SEMIOLOGIA PEDIÁTRICA

RECÉM-NASCIDO AO ADOLESCENTE

MEDICINA
USP

Hospital das Clínicas Fmusp

Instituto da Criança e do Adolescente
Hospital das Clínicas - FMUSP

SEMIOLOGIA PEDIÁTRICA

RECÉM-NASCIDO AO ADOLESCENTE

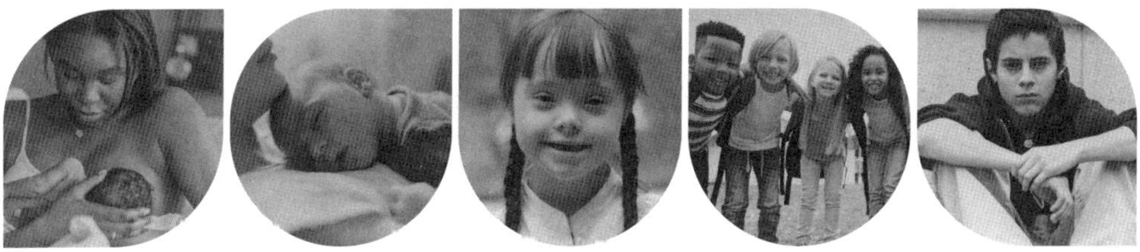

EDITORES
Clovis Artur Almeida da Silva
Sandra Josefina Ferraz Ellero Grisi
Filumena Maria da Silva Gomes
Magda Carneiro-Sampaio
Werther Brunow de Carvalho
Vicente Odone Filho

manole
editora

Produção editorial: Paris Serviços Editoriais e Educacionais
Projeto gráfico: Departamento de Arte da Editora Manole
Diagramação e imagens: Formato Editoração
Capa: Ricardo Yoshiaki Nitta Rodrigues
Imagens de capa: istock.com

CIP-BRASIL. CATALOGAÇÃO NA PUBLICAÇÃO
SINDICATO NACIONAL DOS EDITORES DE LIVROS, RJ

S474
Semiologia pediátrica: recém-nascido ao adolescente / editores Clovis Artur Almeida da Silva ... [et al.]. – 1. ed. – Barueri [SP] : Manole, 2025.

Apêndice
Inclui bibliografia e índice
ISBN 9786555769388

1. Semiologia pediátrica. 2. Crianças – Doenças – Diagnóstico. 3. Adolescentes – Doenças – Diagnóstico. I. Silva, Clovis Artur Almeida da.

CDD: 618.920075
25-96175 CDU: 616-07-053.2-053.6

Meri Gleice Rodrigues de Souza – Bibliotecária – CRB-7/6439

Edição – 2025

Editora Manole Ltda.
Alameda Rio Negro, 967 – CJ 717
Barueri – SP – Brasil
CEP: 06454-000
Fone: (11) 4196-6000
www.manole.com.br | https://atendimento.manole.com.br/

Impresso no Brasil | *Printed in Brazil*

Sobre os editores

Clovis Artur Almeida da Silva
Professor Titular do Departamento de Pediatria da Faculdade de Medicina da Universidade de São Paulo (FMUSP).

Sandra Josefina Ferraz Ellero Grisi
Professora Titular de Pediatria da Faculdade de Medicina da Universidade de São Paulo (FMUSP). Presidente do Conselho Diretor do Centro de Desenvolvimento Infantil da FMUSP.

Filumena Maria da Silva Gomes
Doutora em Ciências pelo Departamento de Pediatria da Faculdade de Medicina da Universidade de São Paulo (FMUSP). Especialista em Pediatria pela Sociedade Brasileira de Pediatria (SBP). Médica assistente do Departamento de Pediatria da FMUSP. Médica assistente em Ensino de Pediatria junto aos cursos de Medicina, Fisioterapia e Fonoaudiologia da FMUSP.

Magda Carneiro-Sampaio
Professora Titular do Departamento de Pediatria da Faculdade de Medicina da Universidade de São Paulo (FMUSP). Membro titular da Academia Brasileira de Pediatria.

Werther Brunow de Carvalho
Professor Titular de Terapia Intensiva/Neonatologia do Instituto da Criança e do Adolescente do Hospital das Clínicas da Faculdade de Medicina da Universidade de São Paulo (ICr-HCFMUSP). Coordenador da Pediatria do Hospital Santa Catarina.

Vicente Odone Filho
Professor Titular do Departamento de Pediatria da Faculdade de Medicina da Universidade de São Paulo (FMUSP). Área de Onco-Hematologia. Diretor clínico do Instituto de Tratamento do Câncer Infantil (Itaci).

Sobre os autores

Alberto Carame Helito

Graduado em Medicina pela Faculdade de Medicina da Universidade de São Paulo (FMUSP). Residência médica em Pediatria na FMUSP. Especialista em Pediatria e Medicina de Adolescentes pela Sociedade Brasileira de Pediatria (SBP). Coordenador médico do Hospital Dia do Instituto da Criança e do Adolescente do Hospital das Clínicas da FMUSP. Coordenador do Programa de Reuniões Clínicas do Departamento de Pediatria da FMUSP. Coordenador do Núcleo Avançado de Cuidados em Saúde a Pessoas Transgênero do Hospital Sírio-Libanês. Doutorado em Ciências da Saúde pela FMUSP.

Alessandro Cavalcanti Lianza

Doutor e pós-graduado pelo Hospital das Clínicas da Faculdade de Medicina da Universidade de São Paulo (HCFMUSP). Cardiologista e ecocardiografista pediátrico e fetal no Hospital Israelita Albert Einstein, Instituto da Criança e do Adolescente do HCFMUSP e do Hospital do Coração, São Paulo.

Amanda Cristina Ramos da Silva Nogueira

Graduada em Medicina pela Universidade Federal do Rio de Janeiro (UFRJ). Residência médica em Pediatria e Neurologia Infantil pela Faculdade de Medicina da Universidade de São Paulo (FMUSP). Complementação especializada em Neurologia Infantil pela FMUSP. Complementação especializada em Neurofisiologia Clínica e Epilepsia pela FMUSP. Especialista em Pediatria pela Sociedade Brasileira de Pediatria (SBP). Título de área de atuação em Neurologia Pediátrica pela Academia Brasileira de Neurologia (ABN) e SBP. Especialista em Neurofisiologia Clínica com área de atuação em eletroencefalograma pela Sociedade Brasileira de Neurofisiologia Clínica. Médica voluntária do serviço de Eletroencefalograma do Hospital das Clínicas da FMUSP (HCFMUSP).

Ana Carolina Marques do Vale Capucho

Residência médica em Pediatria e Gastroenterologia Pediátrica pelo Instituto da Criança e do Adolescente do Hospital das Clínicas da Faculdade de Medicina da Universidade de São Paulo (ICr-HCFMUSP). Pós-graduada em Doenças Funcionais e Manometria do Aparelho Digestivo pelo Hospital Israelita Albert Einstein. Médica gastroenterologista no Hospital da Criança de Brasília José Alencar (HCB).

Ana Cecília Sucupira

Doutora em Ciências pelo Departamento de Pediatria da Faculdade de Medicina da Universidade de São Paulo (FMUSP). Mestre em Ciências pelo Departamento de Medicina Preventiva da FMUSP. Médica assistente da FMUSP e da Prefeitura Municipal de São Paulo.

Ana Maria de Ulhôa Escobar

Professora Livre-Docente do Departamento de Pediatria da Faculdade de Medicina da Universidade de São Paulo (FMUSP). Membro do Conselho Editorial da *Revista Clinics*. Membro do Conselho Editorial e colunista da *Revista Crescer*. Embaixadora oficial do Instituto Jô Clemente (ex-Apae) de São Paulo.

Ana Paula B. M. Castro

Mestre e doutora em Ciências pela Faculdade de Medicina da Universidade de São Paulo (FMUSP). Especialista em Alergia e Imunologia pela Associação Brasileira de Alergia e Imunologia/Associação Médica Brasileira (Asbai/AMB). Médica assistente da Unidade de Alergia e Imunologia do Instituto da Criança e do Adolescente do Hospital das Clínicas da FMUSP (ICr-HCFMUSP).

Ana Paula Scoleze Ferrer

Professora colaboradora no Hospital das Clínicas da Faculdade de Medicina da Universidade de São Paulo (HCFMUSP). Doutora em Pediatria pela FMUSP. Chefe do Ambulatório Geral de Crianças com Condições Crônicas do Instituto da Criança e do Adolescente (ICr) do HCFMUSP. Coordenadora do Serviço de Pediatria do Desenvolvimento e Comportamento do ICr-HCFMUSP.

Andreia Watanabe

Mestre e doutora em Ciências pela Faculdade de Medicina da Universidade de São Paulo (FMUSP). Médica coordenadora da Unidade de Nefrologia Pediátrica do Instituto da Criança e do Adolescente da FMUSP (ICr-FMUSP). Médica pesquisadora do Laboratório de Nefrologia Celular, Genética e Molecular (LIM 29) da FMUSP.

Antonio C. Pastorino

Mestre e doutor em Ciências pela Faculdade de Medicina da Universidade de São Paulo (FMUSP). Chefe da Unidade de Alergia e Imunologia Pediátrica, Departamento de Pediatria do Hospital das Clínicas da FMUSP.

Barbara Bastos de Oliveira Carvalho

Médica assistente do Centro de Terapia Intensiva Neonatal 1 do Hospital das Clínicas da Faculdade de Medicina da Universidade de São Paulo (HCFMUSP). Graduada pela Universidade Federal do Ceará (UFC), pediatra com residência pelo Hospital Universitário Walter Cantídio. Neonatologista pela Maternidade Escola Assis Chateaubriand.

Beatriz Borba Casella

Graduada em Medicina e residência médica em Pediatria e em Neurologia Infantil pela Faculdade de Medicina da Universidade de São Paulo (FMUSP). Preceptoria médica em Neurologia Infantil pela FMUSP. Médica assistente do Ambulatório de Distúrbios de Aprendizagem e Transtorno de Espectro Autista e do Ambulatório de Cefaleia do Instituto da Criança e do Adolescente do Hospital das Clínicas da FMUSP (ICr-HCFMUSP).

Beni Morgenstern

Médico assistente da Unidade de Alergia e Imunologia do Instituto da Criança e do Adolescente do Hospital das Clínicas da Faculdade de Medicina da Universidade de São Paulo (ICr-HCFMUSP). Especialista em Pediatria pela Sociedade Brasileira de Pediatria (SBP) e em Alergia e Imunologia pela Associação Brasileira de Alergia e Imunologia (Asbai).

Benito Lourenço

Doutor em Ciências pela Faculdade de Medicina da Universidade de São Paulo (FMUSP). Especialista em Pediatria e na Área de Atuação em Medicina do Adolescente pela Sociedade Brasileira de Pediatria (SBP) e Associação Médica Brasileira (AMB). Médico chefe da Unidade de Adolescentes do Instituto da Criança e do Adolescente do Hospital das Clínicas da Faculdade de Medicina da Universidade de São Paulo (ICr-HCFMUSP). Membro dos Departamentos de Adolescência da Sociedade Brasileira de Pediatria (SBP) e da Sociedade de Pediatria de São Paulo (SPSP). Membro da Comissão Científica do Adolescente da Secretaria de Estado da Saúde de São Paulo.

Braian Lucas Aguiar Sousa

Doutor em Ciências pelo Departamento de Pediatria da Faculdade de Medicina da Universidade de São Paulo (FMUSP). Graduado em Medicina pela FMUSP. Residência médica em Pediatria pelo Instituto da Criança e do Adolescente do Hospital das Clínicas da FMUSP (ICr-HCFMUSP). *Fellow* em Alergia e Imunologia Pediátrica no ICr-HCFMUSP.

Bruna Furia Buzetti Hourneaux de Moura

Pediatra pela Sociedade Brasileira de Pediatria (SBP) e gastropediatra pela Faculdade de Medicina da Universidade de São Paulo (FMUSP).

Bruno Rafael Cornelio Brom

Médico pediatra e neonatologista. Médico assistente do Centro de Terapia Intensiva Neonatal do Hospital das Clínicas da Faculdade de Medicina da Universidade de São Paulo (HCFMUSP). Médico diarista da unidade neonatal do Hospital Geral de Itapevi-SP (HGI). Especialista em Cuidados Paliativos pediátricos pelo Hospital Sírio-Libanês (HSL). Membro do Grupo de Apoio Integral em Perinatologia para Gestantes e Familiares de Fetos com Malformação (Gaip).

Camila Lúcia Dedivitis Tiossi Wild

Médica assistente no Serviço de Cardiopediatria do Instituto da Criança e do Adolescente da Faculdade de Medicina da Universidade de São Paulo (ICr-HC-FMUSP). Médica assistente no Serviço de Cardiopediatria do Hospital Infantil Darcy Vargas. Médica perita do Instituto de Medicina Social e de Criminologia de São Paulo (Imesc). Mestre em Pediatria pela Faculdade de Ciências Médicas da Santa Casa de São Paulo. Doutoranda em Pediatria pela FMUSP.

Carina Canal
Médica pediatra, membro da Sociedade Brasileira de Pediatria (SBP). Gastroenterologista e hepatologista pediátrica pelo Instituto da Criança e do Adolescente do Hospital das Clínicas da Faculdade de Medicina da Universidade de São Paulo (ICr-HCFMUSP).

Carolina Ferreira Simões
Médica neonatologista pela Faculdade de Medicina da Universidade de São Paulo (FMUSP). Médica assistente do Centro de Terapia Intensiva Neonatal do Hospital das Clínicas da FMUSP.

Caroline Carone
Pediatra e neonatologista. Médica assistente do Centro de Terapia Intensiva Neonatal do Instituto da Criança e do Adolescente do Hospital das Clínicas da Faculdade de Medicina da Universidade de São Paulo (ICr-HCFMUSP).

Caroline de Gouveia Buff Passone
Mestre e doutora em Pediatria pela Faculdade de Medicina da Universidade de São Paulo (FMUSP). Pós-doutora pela Universidade de Paris-Sorbonne, Hôpital Necker. Médica assistente da Endocrinologia Pediátrica no Instituto da Criança e do Adolescente do Hospital das Clínicas da FMUSP (ICr-HCFMUSP) e do Hospital Sírio-Libanês.

Ciro Matsui Junior
Graduado em Medicina pela Faculdade de Medicina da Universidade de São Paulo (FMUSP). Pediatra e neurologista pediátrico pela FMUSP. Foi médico preceptor da residência médica de Neurologia Pediátrica da USP. Médico colaborador do Ambulatório de Doenças Neuromusculares do Hospital das Clínicas da FMUSP.

Claudia de Brito Fonseca
Médica assistente na Unidade de Medicina de Adolescentes do Instituto da Criança e do Adolescente do Hospital das Clínicas da Faculdade de Medicina da Universidade de São Paulo (ICr-HCFMUSP), atuando nas áreas de assistência, ensino e pesquisa em saúde do adolescente. Mestre em Medicina pelo Departamento de Pediatria da FMUSP. Graduada pela Faculdade de Ciências Médicas da Santa Casa de São Paulo.

Cleyde Myriam Aversa Nakaie
Doutora assistente da Unidade de Pneumologia Pediátrica do Instituto da Criança e do Adolescente do Hospital das Clínicas da Faculdade de Medicina da Universidade de São Paulo (ICr-HCFMUSP).

Clovis Artur Almeida da Silva
Professor Titular do Departamento de Pediatria da Faculdade de Medicina da Universidade de São Paulo (FMUSP).

Deipara Monteiro Abellan
Doutora em Medicina pela Faculdade de Medicina da Universidade de São Paulo (FMUSP). Médica assistente da Cardiologia Pediátrica do Instituto da Criança e do Adolescente do Hospital das Clínicas da FMUSP. Especialista em Pediatria, Terapia Intensiva Pediátrica e Cardiologia Pediátrica.

Erasmo Barbante Casella
Professor Livre-Docente em Neurologia pela Universidade de São Paulo (USP). Médico do Instituto da Criança e do Adolescente do Hospital das Clínicas da Faculdade de Medicina da USP (ICr-HCFMUSP). Coordenador do Ambulatório de Distúrbios do Aprendizado do ICr-HCFMUSP. Professor Colaborador Médico do Departamento de Pediatria da FMUSP. Tem experiência em

distúrbios do aprendizado, déficit de atenção, transtornos do espectro autista, erros inatos do metabolismo e emergências em neurologia infantil.

Eric Oneda Sakai

Médico pela Faculdade de Medicina da Universidade de São Paulo (FMUSP). Neuropediatra pelo Hospital das Clínicas (HC) da FMUSP. Médico preceptor de Neuropediatria do HCFMUSP.

Filumena Maria da Silva Gomes

Doutora em Ciências pelo Departamento de Pediatria da Faculdade de Medicina da Universidade de São Paulo (FMUSP). Especialista em Pediatria pela Sociedade Brasileira de Pediatria (SBP). Médica assistente do Departamento de Pediatria da FMUSP. Médica assistente em Ensino de Pediatria junto aos cursos de Medicina, Fisioterapia e Fonoaudiologia da FMUSP.

Gabriela Nunes Leal

Cardiologista e ecocardiografista pediátrica e fetal. Pós-doutora, doutora e mestre pelo Departamento de Pediatria da Faculdade de Medicina da Universidade de São Paulo (FMUSP). Professora orientadora do Programa de Pós-graduação do Departamento de Pediatria da FMUSP. Coordenadora médica do Laboratório de Ecocardiografia do Instituto da Criança e do Adolescente do Hospital das Clínicas da FMUSP. Médica ecocardiografista do Hospital Sírio-Libanês, Hospital do Coração e da Dasa.

Giulianna Falavinha

Graduada em Medicina pela Faculdade de Medicina da Universidade de São Paulo (FMUSP). Residência médica em Pediatria Geral e em Neonatologia pelo Hospital das Clínicas (HC) da FMUSP. Especialista em Pediatria pela Sociedade Brasileira de Pediatria (SBP). Médica assistente do Centro Neonatal do HCFMUSP.

Gloria Diana Sovero Calderón

Médica assistente do Centro de Terapia Intensiva Neonatal 1 (CTIN 1) do Instituto da Criança e do Adolescente do Hospital das Clínicas da Faculdade de Medicina da Universidade de São Paulo (ICr-HCFMUSP). Instrutora do Programa de Reanimação Neonatal da Sociedade Brasileira de Pediatria (SBP).

Guido de Paula Colares Neto

Doutor em Endocrinologia pela Faculdade de Medicina da Universidade de São Paulo (FMUSP). Endocrinologista pediátrico do Hospital Infantil Darcy Vargas, São Paulo. Endocrinologista pediátrico voluntário do Instituto da Criança e do Adolescente do Hospital das Clínicas da FMUSP. Professor de Pediatria do Centro Universitário São Camilo, São Paulo.

Heloísa Helena de Sousa Marques

Chefe da Unidade de Infectologia do Instituto da Criança e do Adolescente do Hospital das Clínicas da Faculdade de Medicina da Universidade de São Paulo (HCFMUSP). Doutora em Pediatria pela FMUSP. Membro do Departamento de Infectologia da Sociedade Brasileira de Pediatria (SBP) e da Sociedade de Pediatria de São Paulo (SPSP).

Jaqueline C. Lanaro Sgroi

Mestre em Ciências pelo Departamento de Pediatria do Hospital das Clínicas da Faculdade de Medicina da Universidade de São Paulo (HCFMUSP). Pediatra assistente do Centro de Saúde Escola Prof. Samuel Barsley Pessoa (CSEB) da FMUSP.

Jéssica Souza Santos
Pediatra e neonatologista. Médica assistente do Centro de Terapia Intensiva Neonatal 1 do Hospital das Clínicas da Faculdade de Medicina da Universidade de São Paulo (HCFMUSP).

Joaquim Carlos Rodrigues
Professor Livre-Docente do Departamento de Pediatria da Faculdade de Medicina da Universidade de São Paulo (FMUSP). Médico da Unidade de Pneumologia Pediátrica do Instituto da Criança e do Adolescente do Hospital das Clínicas da FMUSP. Pneumologista pediátrico do Hospital Israelita Albert Einstein.

Jorge David Aivazoglou Carneiro
Médico pediatra hematologista do Instituto da Criança e do Adolescente do Hospital das Clínicas da Faculdade de Medicina da Universidade de São Paulo (ICr-HCFMUSP). Doutor em Ciências pelo Departamento de Pediatria da FMUSP.

José Roberto Mendes Pegler
Doutorando em Ciências pelo Departamento de Pediatria da Faculdade de Medicina da Universidade de São Paulo (FMUSP). Especialista em Pediatria pela Sociedade Brasileira de Pediatra (SBP). Especialista em Alergia e Imunologia pela Associação Brasileira de Alergia e Imunologia (Asbai). Membro do Departamento Científico de Erros Inatos da Imunidade da Asbai (Biênio 2023-2024). Médico da Unidade de Alergia e Imunologia do Instituto da Criança e do Adolescente do Hospital das Clínicas da FMUSP e do Hospital Sírio-Libanês.

Julia Loureiro Sion
Médica pela Universidade Estadual de Campinas (Unicamp). Pediatra e hematologista pediátrica pelo Hospital das Clínicas da Faculdade de Medicina da Universidade de São Paulo (HCFMUSP). Preceptora da Equipe da Hematologia Pediátrica no Instituto da Criança e do Adolescente do HCFMUSP.

Karen Saori Shiraishi Sawamura
Doutoranda pela Faculdade de Medicina da Universidade de São Paulo (FMUSP). Graduada em Medicina pela FMUSP. Pediatra pela Sociedade Brasileira de Pediatria (SBP). Cardiologista pediátrica pela Sociedade Brasileira de Cardiologia (SBC). Ecocardiografista pediátrica e fetal pelo Departamento de Imagem Cardiovascular da SBC.

Laura Emilia Monteiro Bigélli Cardoso
Médica pediatra e neonatologista pela Faculdade de Medicina da Universidade de São Paulo (FMUSP). Mestre em Ciências Médicas pela FMUSP. Médica assistente e encarregada de setor técnico no Centro Neonatal do Hospital das Clínicas da FMUSP.

Leandra Steinmetz
Mestre em Ciências pela Faculdade de Medicina da Universidade de São Paulo (FMUSP). Médica assistente da Unidade de Endocrinologia Pediátrica do Instituto da Criança e do Adolescente da FMUSP.

Leticia Pereira de Brito Sampaio
Mestre e doutora em Ciências pelo Departamento de Neurologia da Faculdade de Medicina da Universidade de São Paulo (FMUSP). Médica assistente de Neurologia Infantil do Instituto da Criança e do Adolescente da FMUSP, médica neurofisiologista clínica do Hospital Israelita Albert Einstein e

médica neurofisiologista clínica na Empresa Protecting Brain and Saving Futures.

Lígia Bruni Queiroz

Médica assistente na Unidade de Adolescentes do Instituto da Criança e do Adolescente do Hospital das Clínicas da Faculdade de Medicina da Universidade de São Paulo (ICr-HCFMUSP). Mestre, doutora e pós-doutora pela FMUSP.

Lilian dos Santos Rodrigues Sadeck

Doutora em Pediatria pela Faculdade de Medicina da Universidade de São Paulo (FMUSP). Neonatologista do Centro Neonatal do Instituto da Criança e do Adolescente do Hospital das Clínicas da FMUSP. Secretária do Departamento Científico de Neonatologia da Sociedade Brasileira de Pediatria (SBP). Membro da Comissão Executiva do Programa de Reanimação Neonatal da SBP.

Luciana de Carvalho

Médica assistente do Centro de Terapia Intensiva Neonatal do Instituto da Criança e do Adolescente da Faculdade de Medicina da Universidade de São Paulo (ICr-HC-FMUSP). Especialista em Pediatria pela Sociedade Brasileira de Pediatria (SBP). Especialista em Neonatologia pela SBP.

Luciana Harumi Miranda Omori

Médica pediatra. Médica assistente do Centro de Saúde Escola Samuel Barnsley Pessoa (CSEB) da Faculdade de Medicina da Universidade de São Paulo (FMUSP).

Ludmilla Renie Oliveira Rachid

Endocrinologista pediátrica. Doutoranda em Ciências pelo Instituto da Criança e do Adolescente do Hospital das Clínicas da Faculdade de Medicina da Universidade de São Paulo (ICr-HCFMUSP). Médica colaboradora do Setor de Obesidade da Unidade de Endocrinologia Pediátrica do ICr-HCFMUSP. Pós-graduação em Nutrição, Metabolismo e Fisiologia do Esporte pela USP Ribeirão Preto.

Luiz Eduardo Vargas da Silva

Médico assistente da Unidade de Adolescentes do Instituto da Criança e do Adolescente do Hospital das Clínicas da Faculdade de Medicina da Universidade de São Paulo (ICr-HCFMUSP).

Luiz Vicente Ribeiro Ferreira da Silva Filho

Médico pediatra com título de habilitação em Pneumologia Pediátrica. Professor Livre-Docente do Departamento de Pediatria da Faculdade de Medicina da Universidade de São Paulo (FMUSP). Coordenador da Unidade de Pneumologia do Instituto da Criança e do Adolescente do Hospital das Clínicas da FMUSP. Médico pneumologista pediátrico do Hospital Israelita Albert Einstein.

Magda Carneiro-Sampaio

Professora Titular do Departamento de Pediatria da Faculdade de Medicina da Universidade de São Paulo (FMUSP). Membro titular da Academia Brasileira de Pediatria.

Marcela Malheiro Santos

Médica pela Universidade de São Paulo (USP). Pediatra e neonatologista pelo Hospital das Clínicas da Faculdade de Medicina da Universidade de São Paulo (HCFMUSP).

Marcos Jiro Ozaki

Pediatra. Médico assistente da Unidade de Gastroenterologia Pediátrica do Instituto da Criança e do Adolescente do Hospital das

Clínicas da Faculdade de Medicina da Universidade de São Paulo (ICr-HCFMUSP). Gastroenterologista pediátrico do Hospital Sírio-Libanês.

Maria Fernanda Bádue Pereira
Doutora em Ciências da Saúde pela Faculdade de Ciências Médicas da Santa Casa de São Paulo. Médica assistente da Unidade de Infectologia Pediátrica do Instituto da Criança e do Adolescente do Hospital das Clínicas da Faculdade de Medicina da Universidade de São Paulo (ICr-HCFMUSP).

Maria Helena Valente
Mestre e doutora em Ciências pelo Departamento de Pediatria da Faculdade de Medicina da Universidade de São Paulo (FMUSP). Especialista em Pediatria pela Sociedade Brasileira de Pediatria (SBP). Médica assistente do Departamento de Pediatria da FMUSP. Médica assistente em Ensino de Pediatria junto aos cursos de Medicina, Fisioterapia e Fonoaudiologia da FMUSP.

Mariana Deboni
Especialista em Pediatria pela Sociedade Brasileira de Pediatria (SBP). Especialista em Gastroenterologia Pediátrica pela SBP. Gastroenterologista pediátrica do Instituto da Criança e do Adolescente do Hospital das Clínicas da Faculdade de Medicina da Universidade de São Paulo (ICr-HCFMUSP). Membro do Grupo de Estudos de Doença Inflamatória Intestinal do Brasil.

Maria Teresa Bechere Fernandes
Professora do Departamento de Pediatria da Faculdade de Medicina da Universidade de São Paulo (FMUSP). Mestre e doutora em Pediatria. Especialista em Pediatria pela Sociedade Brasileira de Pediatria (SBP), Nutrologia Pediátrica pela SBP e Nutrição Parenteral e Enteral pela Sociedade Brasileira de Nutrição Parenteral e Enteral (SBNPE).

Maria Tereza Galvão Guiotti
Pediatra pelo Instituto da Criança e do Adolescente do Hospital das Clínicas da Faculdade de Medicina da Universidade de São Paulo (ICr-HCFMUSP). Especialista em Pediatria e em Gastroenterologia Pediátrica pela Sociedade Brasileira de Pediatria (SBP). *Fellowship* em Gastroenterologia e Hepatologia Pediátrica pelo ICr-HCFMUSP. Coordenadora e médica assistente do Departamento de Hepatologia Pediátrica do ICr-HCFMUSP.

Marlene Pereira Garanito
Doutora em Bioética pelo Centro Universitário São Camilo. Médica especialista em Pediatria pela Sociedade Brasileira de Pediatria (SBP) e possui certificado de atuação na área de Hematologia e Hemoterapia Pediátrica (AMB/SBP/ABHH). Coordenadora da Unidade de Hematologia do Instituto da Criança e do Adolescente do Hospital das Clínicas da Faculdade de Medicina da Universidade de São Paulo (ICr-HCFMUSP).

Mayra de Barros Dorna
Médica assistente da Unidade de Alergia e Imunologia do Instituto da Criança e do Adolescente do Hospital das Clínicas da Faculdade de Medicina da Universidade de São Paulo (ICr-HCFMUSP). Mestre em Ciências pelo Departamento de Pediatria da FMUSP.

Nara Yuri Yamada Kushikawa
Médica neonatologista pela Faculdade de Medicina da Universidade de São Paulo (FMUSP). Assistente do Centro Neonatal do Hospital das Clínicas da FMUSP com

atuação na Equipe de Cuidados Paliativos Perinatal. Especialista em Cuidados Paliativos Pediátricos pelo Instituto de Ensino e Pesquisa do Hospital Sírio-Libanês.

Nayara Maria Furquim Nasser

Mestranda em Alergia e Imunologia pelo Departamento de Pediatria da Faculdade de Medicina da Universidade de São Paulo (FMUSP). Especialista em Alergia e Imunologia pelo Hospital das Clínicas da Faculdade de Medicina de Ribeirão Preto da USP e pela Associação Brasileira de Alergia e Imunologia (Asbai).

Patricia Albertini Orioli

Médica pediatra pela Faculdade de Medicina da Santa Casa de São Paulo. Especialista em Neonatologia pela Faculdade de Medicina da Universidade de São Paulo (FMUSP). Médica assistente na UTI neonatal do Hospital das Clínicas e desenvolvendo projeto de doutorado em Pediatria pela FMUSP.

Patricia Moreno Grangeiro

Doutora pela Faculdade de Medicina da Universidade de São Paulo (FMUSP). Médica assistente do Grupo de Ortopedia (IOT) do Hospital das Clínicas da FMUSP (HCFMUSP). Coordenadora do Centro de Neuro-Ortopedia da FMUSP.

Patricia Palmeira

Pesquisadora científica nível VI. Doutora em Imunologia pela Universidade de São Paulo (USP). Vice-coordenadora do Laboratório de Investigação em Pediatria Clínica (LIM-36) do Hospital das Clínicas da Faculdade de Medicina da USP (HCFMUSP). Professora e membro da Comissão do Programa de Pós-graduação em Pediatria da FMUSP.

Paula Presti Popoutchi

Médica pela Escola Paulista de Medicina da Universidade Federal de São Paulo (EPM-Unifesp). Especialista em Pediatria pela EPM-Unifesp e pela Sociedade Brasileira de Pediatria (SBP), e em Endocrinologia Pediátrica pelo Instituto da Criança e do Adolescente da Faculdade de Medicina da Universidade de São Paulo (ICr-HCFMUSP) e pela Sociedade Brasileira de Endocrinologia e Metabologia. Pediatra e endocrinologista pediátrica do Hospital Sírio-Libanês e médica pesquisadora do Setor de Endocrinologia do ICr-HCFMUSP.

Paulette Cherez Douek

Mestre em Pediatria pela Faculdade de Medicina da Universidade de São Paulo (FMUSP). Doutora em Ciências da Saúde pela Faculdade de Saúde Pública da Universidade de São Paulo (FSP-USP). Pediatra do Centro de Saúde Escola Samuel Barnsley Pessoa da FMUSP.

Rafaella Monterlei

Médica pela Faculdade de Medicina da Universidade do Estado do Rio de Janeiro (Uerj). Residência em Pediatria no Hospital das Clínicas da Faculdade de Medicina de Botucatu da Universidade Estadual Paulista Júlio de Mesquita Filho (HCFMB-Unesp). Residência em Gastroenterologia Pediátrica no Instituto da Criança e do Adolescente do Hospital das Clínicas da Faculdade de Medicina da Universidade de São Paulo (ICr-HCFMUSP). Médica assistente da Hepatologia Pediátrica no ICr-HCFMUSP.

Raquel Diógenes Alencar Sindeaux

Médica pela Universidade Federal do Ceará (UFC). Residência médica em Pediatria pelo Hospital Infantil Albert Sabin e em

Neurologia Infantil pela Universidade de São Paulo.

Reinan Tavares Campos
Médico pela Universidade Federal da Bahia (UFBA). Pediatra e reumatologista pediatra pela Universidade de São Paulo (USP). Doutorando do Programa de Pediatria da USP.

Renan Andrews de Sousa
Médico residente de Pediatria do Instituto da Criança e do Adolescente do Hospital das Clínicas da Faculdade de Medicina da Universidade de São Paulo (ICr-HCFMUSP). Graduação em Medicina pela FMUSP.

Renata Barbosa Paolilo
Doutora em Ciências pela Faculdade de Medicina da Universidade de São Paulo (FMUSP). Médica assistente do Serviço de Neurologia Infantil do Instituto da Criança e do Adolescente do Hospital das Clínicas da Faculdade de Medicina da Universidade de São Paulo (ICr-HCFMUSP).

Renata de Araújo Monteiro Yoshida
Mestre em Ciências pelo Departamento de Pediatria da Faculdade de Medicina da Universidade de São Paulo (FMUSP). Médica neonatologista assistente do Centro de Terapia Intensiva Neonatal do Instituto da Criança e do Adolescente do Hospital das Clínicas da FMUSP. Médica materno-infantil do Hospital Israelita Albert Einstein. Membro do Departamento de Neonatologia da Sociedade de Pediatria de São Paulo (SPSP). Instrutora de reanimação neonatal pela Sociedade Brasileira de Pediatria (SBP).

Ricardo Katsuya Toma
Mestre e doutor pelo Departamento de Pediatria da Universidade Federal de São Paulo (Unifesp). Médico assistente e coordenador da Unidade de Gastroenterologia Pediátrica do Instituto da Criança e do Adolescente do Hospital das Clínicas da Faculdade de Medicina da Universidade de São Paulo (ICr-HCFMUSP). Gastroenterologista pediátrico do ambulatório de especialidades pediátricas do Hospital Israelita Albert Einstein.

Ruth Rocha Franco
Assistente da Unidade de Endocrinologia Pediátrica da Faculdade de Medicina da Universidade de São Paulo (FMUSP). Coordenadora dos Ambulatórios de Cirurgia Bariátrica do Adolescente e da Síndrome de Prader Willi do Instituto da Criança e do Adolescente do Hospital das Clínicas da FMUSP (ICr-HCFMUSP).

Sandra Josefina Ferraz Ellero Grisi
Professora Titular de Pediatria da Faculdade de Medicina da Universidade de São Paulo (FMUSP). Presidente do Conselho Diretor do Centro de Desenvolvimento Infantil da FMUSP.

Silvia Onoda Tomikawa Tanaka
Médica pela Universidade de São Paulo (USP), título de habilitação em Pneumologia Pediátrica. Mestre em Medicina pela USP. Médica assistente da Unidade de Pneumologia do Instituto da Criança e do Adolescente do Hospital das Clínicas da Faculdade de Medicina da USP (ICr-HCFMUSP).

Tamara Strauss
Neonatologista do Centro Neonatal do Instituto da Criança e do Adolescente do Hospital das Clínicas da Faculdade de Medicina da Universidade de São Paulo (ICr-HCFMUSP).

Thais C. L. Moura

Especialista em Alergia e Imunologia pela Associação Brasileira de Alergia e Imunologia (Asbai). Médica assistente do Hospital Dia do Instituto da Criança e do Adolescente do Hospital das Clínicas da Faculdade de Medicina da Universidade de São Paulo (ICr-HCFMUSP).

Vanessa Dantas Ribeiro de Vasconcelos

Médica pela Universidade Federal do Ceará (UFC). Neuropediatra pelo Hospital das Clínicas da Faculdade de Medicina da Universidade de São Paulo (HCFMUSP). Neurofisiologista e Epileptologista pelo HCFMUSP. Médica neurofisiologista do Setor de Eletroencefalograma do Hospital Infantil Albert Sabin (Fortaleza-CE).

Werther Brunow de Carvalho

Professor Titular de Terapia Intensiva/Neonatologia do Instituto da Criança e do Adolescente do Hospital das Clínicas da Faculdade de Medicina da Universidade de São Paulo (ICr-HCFMUSP). Coordenador da Pediatria do Hospital Santa Catarina.

Sumário

SEÇÃO IV
Anamnese e exame físico do adolescente

SEÇÃO V
Principais sinais/sintomas pediátricos

Prefácio

UM LIVRO DE SEMIOLOGIA PEDIÁTRICA EM UMA PERSPECTIVA HISTÓRICA

> "O método natural de ensino começa com o paciente, continua com o paciente e termina com o paciente, usando livros e aulas como ferramentas para este fim."
> William Osler

Por vários séculos a medicina se desenvolveu de forma muito lenta quando comparada com outras áreas da ciência como física, química, matemática, astronomia, entre outras. Nesse período, o progresso no conhecimento da área médica se deveu especialmente ao espírito aguçado de observação de clínicos e cirurgiões, que descreviam de forma pormenorizada os achados de inspeção, palpação, ausculta e, principalmente, valorizando as queixas de pacientes, visando definir as diversas enfermidades. Ao final do século XIX, Sir William Osler (1849-1919), pai da medicina moderna, utilizava algumas frases de impacto para alertar e cunhar sua perspectiva sobre a importância da semiologia médica, tais como: *"Ouça o seu paciente. Ele está lhe dizendo o diagnóstico"*.

Notadamente, na segunda metade do século XX ocorreram imensos avanços na ciência médica com incorporação de inovações tecnológicas sofisticadas que impactaram decisivamente o diagnóstico, o tratamento, a evolução e o prognóstico de doenças. Paralelamente, esse avanço tecnológico e científico promoveu mudanças na prática médica diária com a multiplicação de protocolos assistenciais e um atendimento menos personalizado.

Diante desse novo cenário, os pacientes queixam-se com alguma frequência de que os médicos modernos dedicam pouco tempo para escutá-los e examiná-los, optando por baterias de testes diagnósticos e tratamentos sofisticados, mesmo sem um diagnóstico clínico definido. Além disso, tem sido exaustivamente demonstrado que essas práticas aumentaram exponencialmente os custos assistenciais e, paralelamente, as demandas por erros médicos.

Uma das frases preferidas de Olser era que "*a medicina é a arte da incerteza e a ciência da probabilidade*". Essa incerteza baseia-se no fato de que pacientes com a mesma doença não têm comportamentos iguais, apresentam peculiaridades individuais que somente um clínico atento pode identificar. Portanto, na busca pelo diagnóstico correto a atenção aos detalhes é fundamental. É uma tarefa que demanda disponibilidade de tempo e empatia médica aliadas a um treinamento adequado. Nesse aspecto pode-se considerar que a disciplina de semiologia, dentre todas aquelas oferecidas na graduação médica, é provavelmente a mais abrangente e a que nos fornece a maior bagagem, assim como as ferramentas necessárias para a correta elaboração diagnóstica e, consequentemente, utilizar os recursos tecnológicos disponíveis mais apropriados.

No contexto atual da medicina no Brasil, o lançamento de um livro dedicado à semiologia pediátrica deve ser saudado e entendido como uma correção de rumo em direção à "medicina personalizada". Nessa perspectiva mais humanista e holística, a medicina personalizada se propõe a oferecer um atendimento médico ajustado às características individuais de cada paciente. A identificação de tais peculiaridades e necessidades individuais somente pode ser descoberta através de um exame semiológico minucioso, por um médico adequadamente treinado. Entendo que o livro *Semiologia pediátrica: recém-nascido ao adolescente* vem preencher exatamente essa lacuna no ensino médico. Revisando a sequência dos capítulos, observa-se o cuidado dos editores e autores para oferecer um livro muito bem estruturado, visando transmitir habilidades na avaliação clínica nas diversas fases da criança e do adolescente, assim como nos diversos sistemas em desenvolvimento nessas fases de grandes transições na vida do ser humano.

Por conhecer e testemunhar de longa data a inquestionável qualificação da imensa maioria dos autores desta obra, não há dúvidas de que este livro deverá se constituir por muitos anos em uma referência nacional e essencial a todo graduando de Medicina e residente de Pediatria. Mais uma vez, o Departamento de Pediatria da USP dá mostras de sua enorme capacidade intelectual e sua vocação para liderar mudanças no ensino médico de nosso país, exatamente como propunha o pai da medicina moderna, Sir William Osler: "Uma grande universidade tem uma dupla função: ensinar e pensar".

Jefferson Pedro Piva
Professor Titular do departamento de Pediatria da UFRGS.
Membro Titular da Academia Brasileira de Pediatria e Academia Sul-riograndense de Medicina

Apresentação

Uma história clínica detalhada, um exame físico completo e uma boa análise dos dados obtidos são os fundamentos da avaliação clínica de pacientes ambulatoriais e hospitalizados. Qualquer exame complementar só deve ser solicitado com base na(s) hipótese(s) diagnóstica(s) dela oriunda(s).

O médico deve ser um ouvinte atento, fazer um bom exame clínico, interpretar e solucionar o problema apresentado. Em particular, o profissional da saúde deve ter uma boa capacidade de elaborar hipóteses diagnósticas baseadas em suas habilidades semiológicas.

Os recém-nascidos, crianças e adolescentes apresentam características diferentes dos adultos, que variam conforme a sua faixa etária e são dependentes dos seus familiares ou cuidadores para informar sobre seu desenvolvimento e seus problemas.

O aluno de graduação e o residente aprendem os fundamentos teóricos e práticos nos seus primeiros anos de treinamento, e após isso passam a ter atividades de atendimento clínico diretamente com os recém-nascidos, crianças, adolescentes e suas famílias.

Este livro organiza o conhecimento da semiologia pediátrica por ciclos de vida da faixa etária pediátrica, apresentando os achados normais e alterados dos diversos órgãos e sistemas do organismo em crescimento e desenvolvimento; e na sua última seção apresenta as síndromes mais frequentes na prática pediátrica.

O Instituto da Criança e do Adolescente do Hospital das Clínicas da Faculdade de Medicina da Universidade de São Paulo (ICr-HCFMUSP) apresenta este livro, escrito por seu corpo clínico, baseado nas práticas clínica e didática desenvolvidas há várias décadas junto a seus alunos de graduação e aos residentes de Pediatria geral e de especialidades pediátricas e multiprofissionais.

Gostaríamos de agradecer aos mais de 60 colaboradores por sua excelente participação, tornando possível este livro, mesmo diante de suas rotinas de trabalho intensas, para nos trazer o seu conhecimento atualizado e experiência consolidada nas diversas áreas da Pediatria.

Assim sendo, uma boa anamnese e diálogo com os pais contribuem para o desenvolvimento adequado do recém-nascido, criança e adolescente, melhorando o seu prognóstico a longo prazo, e, ainda, diminuem os custos da sua saúde.

Os Editores

Conteúdo complementar

Este livro contém conteúdo complementar disponibilizado em uma plataforma digital exclusiva. Nela constam os vídeos sobre diversos temas abordados no livro e alguns outros materiais sinalizados em capítulos específicos ao longo do texto.

Para ingressar no ambiente virtual, utilize o *QR Code* abaixo, faça seu cadastro e digite o *voucher* **semioped**

O prazo para acesso a esse material limita-se à vigência desta edição.

SEÇÃO I

Peculiaridades da consulta pediátrica

1

Comunicação no atendimento pediátrico

Ana Maria de Ulhôa Escobar
Filumena Maria da Silva Gomes
Maria Helena Valente

PONTOS-CHAVE

- A comunicação entre pediatras e pacientes, baseada na escuta, no acolhimento e na compreensão das múltiplas dimensões do universo infantil, é essencial e envolve não apenas a criança, mas também seus familiares, cuidadores e seu entorno.
- A consulta pediátrica envolve uma comunicação eficaz, vencendo barreiras e desafios, por meio de boas estratégias: linguagem simples e acessível, escuta ativa, com empatia e compreensão, fornecendo informações claras e honestas, com participação da criança nas decisões e uso de recursos visuais, de preferência associada a trabalho em equipe.
- O uso de aplicativos de comunicação na relação médico-paciente deve obedecer a algumas condições: garantia da privacidade e sigilo das informações trocadas, realização de registros adequados e preservação da autonomia profissional.

INTRODUÇÃO

A comunicação, seja presencial, seja digital, caracteriza nossos tempos. Determina nosso cotidiano e interfere diretamente em nossas vidas. Infinitas informações, verdadeiras ou não, nos são comunicadas a cada segundo e chegam com variados sinais sonoros e/ou visuais, na palma de nossas mãos, indicando caminhos a seguir ou a evitar.

Comunicamo-nos com quem já conhecemos e com quem nunca vimos presencialmente. As plataformas digitais nos colocam em contato com pessoas e com toda a informação do mundo, em apenas alguns cliques. Nesse universo tecnológico, tudo acontece muito rapidamente e geralmente de forma muito eficiente.

E na vida real, presencial? Será que a forma universal de comunicação eletrônica interferiu na maneira como nos comunicamos presencialmente? Será que essas novas formas de comunicação interferiram no atendimento pediátrico, no modo como profissionais e pacientes ou seus responsáveis, no caso de crianças, se comunicam?

Sabemos que a comunicação entre pediatras e pacientes é essencial para a efetividade do ato médico em sua integralidade, que consiste não apenas em um diagnóstico e uma orientação terapêutica, mas essencialmente na escuta, no acolhimento e na compreensão das múltiplas dimensões do universo infantil, que envolve não apenas a criança, mas também seus familiares, cuidadores e seu entorno. Nesse sentido, valem estas duas perguntas, que procuraremos responder ao longo deste capítulo:

1. O que caracteriza a comunicação no atendimento pediátrico nos dias atuais?
2. Qual a influência do mundo digital e tecnológico na comunicação entre o pediatra e os responsáveis pela criança? O atendimento pediátrico modificou-se em decorrência das novas e mais ágeis formas de comunicação, como o aplicativo WhatsApp?

CARACTERÍSTICAS DA COMUNICAÇÃO NO ATENDIMENTO PEDIÁTRICO

A comunicação é um aspecto fundamental do atendimento pediátrico, pois permite a criação de um ambiente seguro, acolhedor e de confiança para a criança, para os pais e para a equipe de saúde. Vamos aqui abordar os principais aspectos da comunicação no atendimento pediátrico, incluindo a importância do que chamamos de comunicação eficaz, as barreiras e os desafios da comunicação, as estratégias para essa comunicação eficaz e a importância da comunicação em situações críticas (Quadro 1).

QUADRO 1 Comunicação na consulta pediátrica e suas características

1. Importância e definição de comunicação eficaz ▪ Comunicação com a criança ▪ Comunicação com os pais ou cuidadores ▪ Comunicação entre a equipe de saúde
2. Barreiras e desafios da comunicação no atendimento pediátrico ▪ Barreiras linguísticas e culturais ▪ Nível de compreensão e educação ▪ Ansiedade e estresse emocional ▪ Falta de tempo
3. Estratégias para a comunicação efetiva ▪ Utilizar uma linguagem simples e acessível ▪ Escutar ativamente ▪ Demonstrar empatia e compreensão ▪ Fornecer informações claras e honestas ▪ Permitir que a criança participe das decisões ▪ Usar recursos visuais ▪ Estabelecer uma cultura de trabalho em equipe
4. Comunicação em situações críticas

Fonte: elaboração das autoras.

Importância e definição de comunicação eficaz

A criança nunca comparece sozinha a uma consulta. Sempre vem acompanhada da mãe, do pai ou de um responsável. Crianças pequenas não conseguem expressar o que sentem, nem o que se passa em seu entorno, e por essa razão uma das mais marcantes características da consulta pediátrica é que sempre existe a figura de um "tradutor" entre o objeto do cuidado médico – a criança – e o profissional que a assiste. Claro que esse "tradutor" – pai, mãe ou cuidador – coloca os fatos de acordo com suas referências próprias de entendimento. Infere-se, portanto, que cabe ao médico pediatra avaliar a possibilidade de um viés de interpretação, que se evidencia quando, por exemplo, pai e mãe emitem opiniões diversas e muitas vezes divergentes sobre seu filho. Fica aqui, portanto, a primeira habilidade exigida na comunicação durante o atendimento pediátrico: entender o ponto de vista do cuidador e sua real correspondência com os fatos. Por exemplo: uma mãe chega para a consulta comunicando que seu filho não come "nada". Você observa uma criança ativa, que corre e brinca normalmente, com exame físico normal e nos percentis adequados para idade e peso. Quais as razões que levaram a mãe a dizer que seu filho não come nada? Procurar compreender o que não foi dito explicitamente é uma habilidade a ser adquirida e o princípio do entendimento da comunicação eficaz que devemos assimilar e estabelecer.

Outro ponto essencial da comunicação eficaz: sempre que possível, incluir a criança no circuito da conversa. Claro que essa é uma tarefa desafiadora, uma vez que as crianças são frequentemente incapazes de expressar seus sentimentos e sintomas de forma clara e concisa. Mas, dependendo da idade da criança, sempre vale a tentativa.

A comunicação eficaz, portanto, é um processo que envolve a troca de informações entre as partes envolvidas no atendimento, incluindo a criança, os pais e a equipe de saúde. A comunicação eficaz também permite que a equipe de saúde avalie a condição da criança de forma mais precisa, identifique os sinais de alerta e tome as medidas necessárias para garantir seu bem-estar. Dessa forma, a comunicação torna-se uma parte essencial do cuidado pediátrico, pois envolve não apenas a busca de informações para o diagnóstico e o tratamento de doenças, mas também – e principalmente – a compreensão e o apoio às necessidades emocionais e sociais das crianças e suas famílias.

Dadas as peculiaridades do atendimento pediátrico, para que a comunicação eficaz aconteça, faz-se importante segmentá-la com os participantes da consulta em suas três dimensões: a comunicação com a criança, a comunicação com os pais ou cuidadores e a comunicação entre a equipe de saúde. Vamos discutir cada uma dessas dimensões em detalhes.

Comunicação com a criança

A comunicação com a criança é uma parte fundamental do atendimento pediátrico, independentemente de sua idade ou desenvolvimento cognitivo. É importante que os profissionais de saúde estabeleçam uma relação de confiança com a criança, garantindo que ela se sinta confortável e segura durante todo o processo de atendimento. Isso pode ser alcançado por meio de uma linguagem simples e adequada à sua faixa etária. Pode-se "conversar" com bebês, com palavras tranquilas e/ou vínculo ocular. Podem também ser utilizados brinquedos, jogos ou atividades lúdicas para distração e relaxamento, e a demonstração de empatia e compreensão para com as preocupações e medos da criança. Além disso, é importante permitir que a criança participe das decisões relacionadas ao seu cuidado, sempre que possível, naturalmente, e fornecer informações claras e sinceras sobre o diagnóstico, o tratamento e os procedimentos a serem realizados.

Comunicação com os pais ou cuidadores

A comunicação com os pais ou cuidadores é uma dimensão crítica do atendimento pediátrico. Os pais ou cuidadores são parte integrante do cuidado da criança e têm um papel fundamental na tomada de decisões relacionadas à saúde de seus filhos. Portanto, é importante que os profissionais de saúde estabeleçam uma boa comunicação com os pais ou cuidadores desde o início do atendimento. Isso pode ser feito por meio de uma linguagem clara e acessível, com demonstração de empatia e compreensão para com as preocupações e necessidades dos pais, e a escuta ativa para entender suas dúvidas e questionamentos. Além disso, os profissionais de saúde devem envolver os pais ou cuidadores na tomada de decisões relacionadas ao cuidado de seus filhos, explicando as opções de tratamento e seus possíveis resultados, e garantindo que eles tenham todas as informações necessárias para tomar uma decisão informada.

Comunicação entre a equipe de saúde

A comunicação entre a equipe de saúde, quando for o caso, também é uma dimensão fundamental do atendimento pediátrico. Uma equipe de saúde bem coordenada e comunicativa é fundamental para garantir a qualidade e a segurança do atendimento prestado às crianças. A comunicação efetiva entre os membros da equipe pode ser alcançada por meio de reuniões regulares, discussões de casos, comunicação clara de objetivos e tarefas, além do estabelecimento de uma cultura de trabalho em equipe.

A comunicação eficaz, em suas três dimensões, é, portanto, fundamental para estabelecer uma relação terapêutica adequada, promover a adesão ao tratamento, reduzir a ansiedade e o medo das crianças e seus familiares, e garantir a qualidade do atendimento.

Barreiras e desafios da comunicação no atendimento pediátrico

Existem várias barreiras e desafios que podem interferir na comunicação eficaz no atendimento pediátrico. Algumas dessas barreiras incluem a falta de tempo, a falta de habilidades de comunicação da equipe de saúde, as diferenças culturais e linguísticas, a falta de compreensão das necessidades da criança e dos pais, e a presença de fatores emocionais que podem afetar a comunicação. A seguir, são apresentadas algumas possibilidades para vencer essas barreiras e garantir um atendimento mais confiante e com uma comunicação eficaz.

Barreiras linguísticas e culturais

As barreiras linguísticas e culturais podem dificultar a comunicação entre os profissionais de saúde, as crianças e seus pais ou cuidadores. Os profissionais de saúde devem estar cientes das diferenças culturais e linguísticas e adaptar sua comunicação de acordo, para garantir que a mensagem seja entendida corretamente. O respeito à diversidade cultural de cada um é essencial para garantir o acolhimento necessário em uma comunicação eficaz. É importante que, ao final da consulta, os profissionais tenham a certeza de que as orientações foram claramente assimiladas.

Nível de compreensão e educação

O nível de compreensão e educação dos pais ou cuidadores pode afetar sua capacidade de entender as informações médicas e tomar decisões informadas sobre o cuidado de seus filhos. Os profissionais de saúde devem adaptar sua comunicação de acordo com o nível de compreensão e educação dos pais ou cuidadores, além de fornecer informações claras e acessíveis sempre que possível. Da mesma forma, ao final da consulta, os profissionais devem ter a certeza de que as orientações foram assimiladas.

Ansiedade e estresse emocional

A ansiedade e o estresse emocional podem afetar a capacidade das crianças e de seus pais ou cuidadores de compreender e processar informações médicas. Os profissionais de saúde devem estar cientes desses fatores e fornecer informações claras e sinceras, além de demonstrar empatia e compreensão para ajudar a reduzir a ansiedade e o estresse.

Ao mesmo tempo, a consulta de pediatria também mobiliza sentimentos no profissional de saúde, o que pode determinar uma atitude pendular, fazendo com que haja um pareamento ora com os pais ou cuidadores, ora com a criança, o que faz com que o profissional deixe de lado a objetividade, com prejuízo da comunicação.

Falta de tempo

A falta de tempo pode ser um desafio para a comunicação efetiva no atendimento pediátrico. Os profissionais de saúde devem se esforçar para garantir que haja tempo suficiente para estabelecer uma boa comunicação com as crianças e seus pais ou cuidadores, explicar o diagnóstico e o tratamento, e responder a quaisquer dúvidas ou preocupações.

Estratégias para a comunicação efetiva

As principais estratégias para uma comunicação efetiva no atendimento pediátrico incluem:

- Utilizar uma linguagem simples e acessível: é importante que os profissionais de saúde utilizem uma linguagem clara e acessível ao se comunicar com as crianças e seus pais ou cuidadores. Isso pode ser alcançado por meio do uso de palavras simples e frases curtas, evitando termos técnicos desnecessários.
- Escutar ativamente: a escuta ativa é uma habilidade importante que pode ajudar os profissionais de saúde a entender as preocupações e necessidades das crianças e de seus pais ou cuidadores. Isso pode ser alcançado por meio de técnicas como o espelhamento, em que o profissional repete ou parafraseia o que a pessoa acabou de dizer, para garantir que tenha entendido corretamente.
- Demonstrar empatia e compreensão: a demonstração de empatia e compreensão para com as preocupações e necessidades das crianças e seus pais ou cuidadores pode ajudar a construir uma relação de confiança e apoio mútuo. Isso pode ser alcançado por meio de gestos simples, como sorrir, fazer contato visual e tocar gentilmente a criança ou os pais ou cuidadores.
- Fornecer informações claras e sinceras: é importante que os profissionais de saúde forneçam informações claras e sinceras sobre o diagnóstico, o tratamento e os procedimentos a serem realizados. Isso pode ajudar a reduzir a ansiedade e o medo das crianças e seus pais ou cuidadores, e promover uma melhor adesão ao tratamento.
- Permitir que a criança participe das decisões: permitir que a criança participe das decisões relacionadas ao seu cuidado, sempre que possível, pode ajudar a promover um sentimento de autonomia e empoderamento na criança. Os profissionais de saúde devem explicar as opções de tratamento disponíveis e seus possíveis resultados, e permitir que a criança e seus pais ou cuidadores tomem uma decisão informada e compartilhada.
- Usar recursos visuais: o uso de recursos visuais, como imagens e desenhos, pode ajudar a explicar conceitos e procedimentos médicos de forma clara e acessível para as crianças e seus pais ou

cuidadores. Isso pode ajudar a reduzir a ansiedade e a incerteza em torno do atendimento pediátrico.

- Estabelecer uma cultura de trabalho em equipe: a comunicação efetiva entre os membros da equipe de saúde é fundamental para garantir a qualidade e a segurança do atendimento prestado às crianças. Os profissionais de saúde devem estabelecer uma cultura de trabalho em equipe, em que a colaboração e a comunicação aberta são incentivadas e valorizadas.

Os profissionais de saúde que trabalham no atendimento pediátrico devem se esforçar para desenvolver suas habilidades de comunicação e trabalhar em equipe para garantir que as crianças recebam o melhor atendimento possível. A comunicação efetiva ajuda não só a garantir a segurança e a qualidade do atendimento pediátrico, mas também a construir uma relação de confiança entre os profissionais de saúde, as crianças e seus pais ou cuidadores, o que é fundamental para o sucesso do tratamento.

Em resumo, a comunicação é uma habilidade essencial para os profissionais de saúde que trabalham no atendimento pediátrico. A comunicação efetiva envolve a criação de uma relação empática e respeitosa, o uso de uma linguagem simples e direta, o estabelecimento de uma cultura de trabalho em equipe e a utilização de recursos visuais, entre outras estratégias. Além disso, é importante estar ciente dos desafios que podem dificultar a comunicação e trabalhar para superá-los. Com uma comunicação efetiva, os profissionais de saúde podem garantir que as crianças recebam o melhor atendimento possível e ajudar a construir uma relação de confiança com seus pacientes e suas famílias.

A comunicação em situações críticas

A primeira e mais importante função da comunicação na consulta pediátrica em situações críticas é estabelecer uma relação de confiança entre o médico pediatra, a criança e sua família. Em situações críticas, os pais podem estar emocionalmente abalados, o que pode prejudicar sua capacidade de tomar decisões informadas. É papel do pediatra apoiar os pais e ajudá-los a entender o diagnóstico e os tratamentos necessários para a criança. O pediatra deve explicar as opções disponíveis e discutir as implicações de cada escolha. A comunicação deve ser realizada de forma respeitosa e sem julgamento, permitindo que os pais tomem uma decisão informada. Um médico pediatra que demonstre empatia, compreensão e sensibilidade para com as preocupações dos pais pode ajudar a acalmar a ansiedade e a construir uma relação de confiança. A comunicação empática pode criar um ambiente de apoio emocional, em que os pais se sintam à vontade para compartilhar informações importantes sobre o histórico médico da criança, sintomas e suas preocupações.

Além disso, a comunicação clara e efetiva é essencial para o estabelecimento de um diagnóstico preciso. Em situações críticas, o tempo é muitas vezes um fator crucial, e uma comunicação clara pode ajudar a obter informações relevantes de forma rápida e precisa. O médico pediatra deve ser capaz de fazer perguntas pertinentes, ouvir atentamente as respostas dos pais e da criança e utilizar uma linguagem simples e compreensível para explicar o diagnóstico, os riscos e as opções de tratamento. A comunicação clara e objetiva também é importante para fornecer instruções sobre os próximos passos do tratamento. É essencial que o médico pediatra esteja em constante comunicação com a equipe de saúde multidisciplinar envolvida no cuidado da criança, incluindo outros médicos, enfermeiros, especialistas e terapeutas. A comunicação clara e precisa entre os membros da equipe de saúde é necessária para garantir a coordenação adequada do tratamento, a monitorização dos resultados e a tomada de decisões rápidas em situações emergenciais.

O pediatra deve também, dentro do possível em cada situação, estabelecer uma comunicação clara com a criança, se ela for capaz de compreender, ou com os irmãos mais velhos, a fim de ajudá-la a se sentir segura e informada sobre o que está acontecendo. A comunicação com a criança deve ser clara, sincera e em uma linguagem adequada à sua idade e a seu desenvolvimento.

Por fim, a comunicação também desempenha um papel fundamental no apoio emocional às famílias durante situações críticas na consulta pediátrica. O diagnóstico de uma doença grave em uma criança pode ser devastador para os pais, e a comunicação sensível e compassiva do médico pediatra pode ajudar a acolher as emoções dos pais e fornecer suporte emocional adequado.

TECNOLOGIA DIGITAL E NOVAS FORMAS DE COMUNICAÇÃO NO ATENDIMENTO PEDIÁTRICO

O avanço das tecnologias tem revolucionado a forma como a assistência à saúde é prestada. Uma das ferramentas mais utilizadas atualmente é o aplicativo WhatsApp, que permite a comunicação instantânea entre médicos, pacientes e suas famílias.

É importante destacar que o uso do WhatsApp como ferramenta na comunicação do atendimento pediátrico pode apresentar vantagens, mas também desafios e riscos que precisam ser considerados.

Uma das principais vantagens do uso do WhatsApp é a possibilidade de um contato mais próximo e constante entre médicos e pais. Por meio do aplicativo, é possível manter uma comunicação frequente, com troca de informações e esclarecimento de dúvidas, de forma mais clara e objetiva. Além disso, os médicos podem enviar mensagens escritas, áudios, imagens ou vídeos que expliquem de forma clara e acessível as orientações sobre cuidados com a saúde da criança, como a administração de medicamentos, cuidados com a alimentação e higiene pessoal. Isso pode ajudar a melhorar a adesão dos pais ao tratamento e a evitar erros na administração de medicamentos ou na realização de procedimentos de cuidado com a saúde.

Essa forma de comunicação mais ágil, objetiva e com mais recursos audiovisuais é especialmente importante durante a evolução de situações específicas e que requerem maior atenção, pois permite que os profissionais sejam informados sobre possíveis mudanças no estado de saúde da criança de forma mais rápida e precisa, o que pode ser crucial em casos de emergência.

Além disso, o uso do WhatsApp também pode contribuir para a redução do número de consultas presenciais, uma vez que algumas dúvidas e orientações podem ser resolvidas de forma remota. Isso é particularmente útil em casos de doenças comuns na infância, que muitas vezes não requerem uma consulta presencial, desde que, claro, se conheça previamente o paciente e sua história clínica. Da mesma forma, o uso do WhatsApp permite que os pais enviem fotos ou vídeos dos sintomas da criança, o que pode ajudar o médico a avaliar a situação e fornecer orientações adequadas.

No entanto, é importante destacar que o uso do WhatsApp como ferramenta no atendimento pediátrico também apresenta desafios e riscos que precisam ser considerados. Um dos principais desafios é garantir a privacidade e a segurança das informações trocadas pelo aplicativo. É importante que os médicos adotem medidas de segurança, como a criptografia de ponta a ponta, o uso de senhas para acesso às conversas e a não armazenagem de informações sensíveis no celular.

Outro desafio é estabelecer limites claros e definidos para o uso do WhatsApp, a fim de evitar sobrecarga de trabalho e problemas de comunicação. É importante que os médicos estabeleçam horários específicos para o uso do aplicativo e definam as situações em que é adequado e necessário entrar em contato com eles.

Por fim, é fundamental que o uso do WhatsApp como ferramenta no atendimento pediátrico não substitua completamente as consultas presenciais. Embora o aplicativo seja uma ferramenta útil e eficaz para o acompanhamento do tratamento, é importante que os pais levem a criança para uma consulta presencial sempre que necessário, a fim de garantir uma avaliação mais completa e adequada do estado de saúde.

Em resumo, o uso do WhatsApp como ferramenta no atendimento pediátrico pode trazer benefícios significativos para médicos, pacientes e suas famílias. No entanto, é importante que os médicos estejam cientes dos desafios e riscos envolvidos e adotem medidas adequadas de segurança e comunicação para garantir um atendimento eficaz e seguro. O WhatsApp pode ser uma ferramenta valiosa para o acompanhamento do tratamento, mas não deve substituir completamente as consultas presenciais, que são fundamentais para garantir uma avaliação completa e adequada da saúde da criança.

Qual a legislação brasileira a respeito do uso do WhatsApp na prática médica?

No Brasil, ainda não existe uma legislação específica que regulamente o uso do WhatsApp na consulta médica. No entanto, há alguns órgãos que têm se posicionado sobre o assunto, orientando os profissionais de saúde sobre as melhores práticas a serem adotadas.

O Conselho Federal de Medicina (CFM), por exemplo, divulgou em 2019 um parecer em que reconhece o uso de aplicativos de comunicação como o WhatsApp na relação médico-paciente, desde que sejam observadas algumas condições, como a garantia da privacidade e do sigilo das informações trocadas, a realização de registros adequados e a preservação da autonomia profissional.

Já a Agência Nacional de Saúde Suplementar (ANS) publicou em 2020 uma nota técnica que orienta as operadoras de planos de saúde a autorizarem a utilização de aplicativos de comunicação para o atendimento médico não presencial, desde que atendam a determinados requisitos, como a disponibilidade de mecanismos de segurança e a gravação das informações trocadas.

Além disso, é importante destacar que os médicos devem observar as normas do Código de Ética Médica, que preveem que o médico deve manter o sigilo das informações confidenciais obtidas durante o atendimento, além de preservar a autonomia do paciente e garantir uma assistência de qualidade e segura.

Em resumo, ainda não existe uma legislação específica que regulamente o uso do WhatsApp na consulta médica no Brasil.

No entanto, é importante que os médicos observem as orientações dos órgãos reguladores e as normas éticas da profissão, a fim de garantir um atendimento de qualidade e seguro para os pacientes e suas famílias.

CONCLUSÕES

A comunicação é uma habilidade fundamental para qualquer pessoa, em especial para os profissionais da saúde. Com o avanço da tecnologia, o mundo está cada vez mais conectado, e a comunicação rápida e eficaz tornou-se essencial para o sucesso em qualquer campo, seja pessoal, seja profissional. Em uma consulta pediátrica, a comunicação entre profissionais, familiares, cuidadores e crianças é essencial, pois todos precisam estar envolvidos no processo de tratamento e cuidado. Crianças inclusive, dependendo, claro, de sua idade e seu grau de entendimento. O pediatra deve ser capaz de se comunicar de forma clara e concisa com a família, explicando as condições de saúde da criança, o plano de tratamento, quaisquer possíveis efeitos colaterais e o que esperar a curto e longo prazo. Ao mesmo tempo, o pediatra também deve ser capaz de ouvir atentamente as preocupações e perguntas da família, oferecendo orientações e informações relevantes para ajudar a aliviar quaisquer preocupações ou medos. A comunicação eficaz pode ajudar a estabelecer uma relação de confiança e respeito mútuos entre o pediatra e a família, o que é crucial para a obtenção dos melhores resultados de saúde para a criança. Além disso, a comunicação também pode ajudar a garantir a adesão ao tratamento, pois a família estará mais propensa a seguir as recomendações do pediatra se entender claramente a importância e os benefícios do tratamento.

A comunicação por aplicativos como o WhatsApp pode ser uma ferramenta útil na pediatria, permitindo que o pediatra e a família se comuniquem de forma rápida e conveniente. No entanto, é importante lembrar que as informações trocadas por meio do WhatsApp devem ser tratadas com privacidade e confidencialidade, para proteger a privacidade do paciente. Além disso, é importante evitar usar o aplicativo para tomar decisões médicas importantes ou compartilhar informações médicas confidenciais, pois pode haver limitações na precisão e na segurança das informações transmitidas por meio de aplicativos de mensagens. Em geral, o WhatsApp pode ser uma ferramenta complementar útil para a comunicação entre pediatras e familiares, mas não deve substituir completamente a comunicação pessoal e presencial.

SUGESTÕES DE LEITURA

1. Brouwer MA, Maeckelberghe ELM, van der Heide A, Hein IM, Verhagen EAAE. Breaking bad news: what parents would like you to know. Arch Dis Child. 2021;106(3):276-281. doi: 10.1136/archdischild-2019-318398
2. Coleman E, O'Connor E. The role of WhatsApp® in medical education; a scoping review and instructional design model. BMC Med Educ. 2019 Jul 25;19(1):279. doi: 10.1186/s12909-019-1706-8. PMID: 31345202; PMCID: PMC6659203.
3. Lee T, Cui J, Rosario H, Hilmara D, Samuelson K, Lin EC, et al. Assessment of caregiver expectations of physician communication in a pediatric setting. BMC Health Serv Res. 2020;20(1):408. doi:10.1186/s12913-020-05262-x
4. Krynski L, Ghersin S, Del Valle M, Cardigni G. Comunicación a través de medios electrónicos en pediatría. Recomendaciones de uso [Communication through electronic media in pediatrics. Use recommendations]. Arch Argent Pediatr. 2019 Aug;117(4):S175-S179. Spanish. doi: 10.5546/aap.2019.S175. PMID: 31833340.
5. O'Toole JK, Alvarado-Little W, Ledford CJW. Communication with diverse patients: addressing

culture and language. Pediatr Clin North Am. 2019 Aug;66(4):791-804. doi: 10.1016/j.pcl.2019.03.006. Epub 2019 May 23. PMID: 31230623.

6. Peterson E, Morgan R, Calhoun A. Improving patient- and family-centered communication in pediatrics: a review of simulation-based learning. Pediatr Ann. 2021 Jan 1;50(1):e32-e38. doi: 10.3928/19382359-20201211-02. PMID: 33450037.

7. Salam MAU, Oyekwe GC, Ghani SA, Choudhury RI. How can WhatsApp® facilitate the future of medical education and clinical practice? BMC Med Educ. 2021 Jan 14;21(1):54. doi: 10.1186/s12909-020-02440-7. PMID: 33446188; PMCID: PMC7807406.

2

Comunicação no atendimento do adolescente

Benito Lourenço

PONTOS-CHAVE

- A adolescência é um período de desenvolvimento intenso, com alterações físicas, emocionais e mentais importantes, e a consulta com o adolescente deve incentivar sua participação ativa no atendimento e sua autonomia no autocuidado.
- Os adolescentes podem apresentar comportamentos de risco, na maioria das vezes evitáveis, que podem levar a consequências para toda a vida e, ainda, levar a aumentos na sua morbidade e mortalidade.
- O instrumento HEADSSS auxilia na avaliação de comportamentos dos adolescentes e na triagem de comportamentos de risco, auxiliando na abordagem eficaz dessa faixa etária, levando em consideração sua família, escola e comunidade.

INTRODUÇÃO

O médico frequentemente se depara com desafios impostos pelo atendimento de adolescentes, isto é, pela demanda específica que esses indivíduos em transformação trazem às consultas. O atendimento dos adolescentes difere significativamente do cuidado pediátrico clássico ou do atendimento de adultos, porque os adolescentes estão em uma fase de desenvolvimento que é única e complexa. Eles têm necessidades específicas de saúde, relacionadas às transformações puberais e aos aspectos emocionais e comportamentais que se desdobram nesse momento da vida. Além disso, os adolescentes geralmente preferem ser tratados como indivíduos autônomos e participativos em seu próprio cuidado, não como crianças ou pacientes passivos. Uma abordagem centrada no paciente, juntamente com a compreensão das necessidades específicas de saúde dos adolescentes, é essencial para fornecer um atendimento de qualidade e eficaz. Conhecer suas necessidades e idiossincrasias exige um processo de crescimento tanto para o adolescente quanto para o profissional de saúde. Nesse momento particular de desenvolvimento, em que comportamentos são estabelecidos e cristalizados, forja-se um espaço de promoção de hábitos saudáveis que podem se perpetuar para a idade adulta.

Não há um único critério que defina a adolescência, nem mesmo cronologicamente. A Organização Mundial da Saúde (OMS), por exemplo, considera que estão nessa etapa da vida as pessoas de 10 a 19 anos. Já o Estatuto da Criança e do Adolescente (ECA) a delimita entre os 12 e os 18 anos. Dentro dos critérios biológicos, existem os parâmetros universais e visíveis da puberdade. Socialmente, o adolescente é identificado de acordo com sua interação com o meio: em geral, são estudantes e dependentes financeiramente dos pais, em uma espécie de transição ou moratória entre a infância e a vida adulta.

Muitos dos problemas que afetam a saúde dos adolescentes são evitáveis e se relacionam com questões comportamentais em vez de físicas. Todos, se reconhecidos precocemente, podem ser gerenciados de maneira que diminuam a morbidade dos adolescentes e o custo do cuidado. Nesse papel, o médico é um componente-chave em uma abordagem preventiva que inclui a família, a escola e a comunidade. Mas, para serem eficazes, os clínicos precisam estar equipados com as habilidades de comunicação necessárias para envolver os jovens em um processo de promoção da saúde que enfatize a abertura, a confiança e o respeito à confidencialidade. As habilidades interpessoais e técnicas do cuidador são fundamentais na relação com o adolescente, mas diversos estudos apontam que o paciente jovem espera algo mais: respeito, ausência de julgamentos, honestidade nas informações e tratamento confidencial das informações sensíveis. A competência relacionada à comunicação repercute positivamente no vínculo, na tomada compartilhada de decisões e na adesão ao tratamento do paciente adolescente. Além das barreiras na comunicação com adolescentes que envolvem o provedor de saúde, devem-se considerar as dificuldades institucionais que prejudicam o envolvimento do jovem com o serviço de saúde. Adolescentes são mais propensos a utilizar serviços que consideram amigáveis, estruturados com foco em suas necessidades, onde sejam realmente ouvidos e que respeitem sua privacidade e seus direitos.

PREPARO PARA UMA COMUNICAÇÃO EFETIVA COM O ADOLESCENTE

Quando os adolescentes procuram atendimento médico, alguns não esperam ser questionados sobre seus hábitos e comportamentos pessoais. Eles geralmente associam o atendimento do médico com perguntas sobre sintomas ou questões físicas. Muitas vezes, se um médico questiona sobre comportamentos sem explicar o motivo dessas perguntas, o adolescente pode se fechar ou fornecer uma resposta considerada "correta", mas não necessariamente verdadeira. Nesse momento da vida, muitos pacientes não possuem a experiência necessária para entender que os profissionais podem ajudá-los a fazer escolhas mais saudáveis e frequentemente não acreditam que o compartilhamento de informações pessoais será mantido em sigilo. Portanto, esses adolescentes devem primeiro receber uma explicação clara sobre a dinâmica do atendimento, porque serão questionados sobre dados pessoais sensíveis e devem ter a garantia de que o provedor de saúde saberá como realizar uma gestão confidencial dessas informações e ajudá-los, se necessário. Na Seção IV – Anamnese e exame físico do adolescente, no Capítulo 31, "Abordagem geral do adolescente", será apresentada uma sugestão de sistematização da consulta do adolescente.

Um dos aspectos mais desafiadores do atendimento dos adolescentes é a necessidade de entrevistar o jovem paciente sozinho, sem a presença dos pais. Embora os pais estejam compreensivelmente preocupados com a saúde de seus filhos e possam querer estar presentes durante qualquer entrevista – ou pelo menos ser informados sobre todas as informações discutidas –, os adolescentes comumente não se sentem confortáveis em falar sobre comportamentos que potencialmente envolvem riscos na frente de seus pais. Por essa razão, é crucial que os profissionais de saúde se certifiquem de que os pais entendam o papel que o profissional de saúde pode desempenhar como um recurso de informações para seus filhos. Mais ainda, eles precisam entender que seus filhos só usarão esse recurso se tiverem certeza de que podem fazê-lo em privacidade. Ao mesmo tempo, é importante reconhecer aos pais que eles são influências importantes na vida de seus filhos. Os pais que entendem que os clínicos fornecem uma rede de segurança adicional para seus filhos geralmente recebem com satisfação a oportunidade do atendimento privativo, e entendem a necessidade de confidencialidade entre o clínico e seus filhos. Nesse sentido, é melhor explicar aos pais antecipadamente o objetivo da entrevista e por que a privacidade ajuda a alcançar essa meta.

Nomes são centrais para a identidade: perguntar a um adolescente como ele deseja ser chamado demonstra interesse genuíno no estabelecimento de uma relação. Do mesmo modo, a forma de o médico se apresentar pode influenciar a construção desse vínculo. Uma forma de tratamento como "doutor" pode ser uma armadilha; embora útil na caracterização do profissional, pode também ser alienante e destacar um diferencial de poder entre o médico e o adolescente, desequilíbrio que contribui para a má comunicação.

COMO CONVERSAR COM OS ADOLESCENTES?

É um erro os profissionais de saúde emularem uma linguagem jovem durante a conversa com adolescentes. Embora o médico possa conhecer algumas expressões e gírias utilizadas pelos adolescentes (expressões em constantes transformações), é importante lembrar que, como profissional de saúde, ele é um modelo para os pacientes e deve manter uma comunicação clara e objetiva, utilizando uma linguagem acessível e adequada à situação. Os excessos confundem os adolescentes, que procuram conversar com um profissional e não com um colega de turma. O ideal é que o médico esteja atento ao perfil de cada paciente e adapte sua comunicação de acordo com as necessidades individuais. Não há problema em uma indagação curiosa do profissional sobre uma expressão não compreendida gerada na entrevista.

Os primeiros momentos da consulta do adolescente podem ser críticos no estabelecimento de uma relação de confiança. Uma acolhida hostil, que imponha uma série de exigências, pode afastar o adolescente. Modelos de consultas centradas na pessoa apontam estratégias facilitadoras para um bom vínculo inicial:

- Posicionamento do adolescente em uma localização privilegiada no atendimento, mais próximo do médico do que de seus pais.
- Manutenção do contato visual (comunicação não verbal), preferencialmente com o adolescente.
- Boas-vindas, apresentações pessoais e introdução dos pais na consulta ("Sou o médico X, mas pode me chamar de...", "Como gostaria de ser chamado(a)?" e "Quem você trouxe para a consulta contigo?").
- Demonstração de interesse pelo adolescente e pela família, buscando conhecê-los antes de se concentrar em suas questões médicas ("Gosto de conhecer meus pacientes e falar sobre coisas normais antes de entrarmos nos problemas"). É importante que as perguntas sejam inicialmente direcionadas ao adolescente e depois aos pais.
- Apresentação das "regras do jogo": privacidade e confidencialidade (e seus limites) que serão praticadas durante o atendimento médico.

Em algumas situações, o adolescente pode procurar o médico e ativamente propor a discussão de um assunto delicado. Em outras, pode ser necessário que o profissional tome a iniciativa de abordá-lo. Nesse caso, destaca-se a importância de uma conversa particular com o adolescente em um momento conveniente e livre de distrações para ambos. É possível que o adolescente não se abra até perceber que o médico se importa o suficiente, é confiável e está disposto a ouvir. Eventualmente, por se sentirem culpados por incomodar ou decepcionar o profissional, eles podem ocultar ou reduzir a gravidade de seus problemas.

A escuta não julgadora é uma habilidade fundamental para a prática clínica efetiva. Quando os pacientes são ouvidos e atendidos por profissionais que oferecem uma escuta empática e sem julgamentos, eles se sentem mais acolhidos, compreendidos e apoiados em suas necessidades de saúde. Essa abordagem pode ajudar a melhorar a comunicação entre profissional e paciente, aumentar a confiança e a satisfação com o atendimento, além de favorecer a tomada de decisões compartilhadas sobre o tratamento. A escuta não julgadora permite que o profissional possa compreender melhor a experiência do paciente e adaptar o cuidado para atender às necessidades individuais, promovendo assim uma assistência mais humanizada e centrada no paciente.

Deve haver cuidado para que o profissional não comunique uma atitude estigmatizante sobre questões sensíveis do adolescente e evite a utilização de rótulos que eles possam achar discriminatórios ou desrespeitosos, como "doente mental", "viciado em drogas", "rebelde" ou "gay".

Para ajudar um adolescente, é importante falar "com" ele ou ela, nao "para" ele ou ela. Além disso, é essencial dar espaço para que o adolescente defina o ritmo e o estilo da interação. Deve-se evitar falar o tempo todo e ser paciente após falar, permitindo que o adolescente perceba seus pensamentos e reflita sobre seus sentimentos antes de responder. É importante encorajar o adolescente a liderar a conversa, mas é válido fazer perguntas abertas e sinceras para entender melhor suas experiências e sentimentos. Sugere-se evitar interpretações e, em vez disso, perguntar ao adolescente como ele ou ela se sente em relação às experiências vividas.

Quando o adolescente não desejar discutir o problema, sugere-se tranquilizá-lo sobre não ser necessário falar ou revelar nada até que esteja pronto para fazê-lo.

Ao se comunicar com um adolescente, existem várias expressões a serem evitadas. Isso inclui minimizar os sentimentos do adolescente usando declarações como "Quando você for mais velho..." ou "Na minha época..."; suas experiências são dispensáveis ao paciente. Ao falar com o adolescente, não devem ser usadas táticas de ameaça ou intimidação, evitando também atitudes condescendentes ou paternalistas.

A linguagem corporal do adolescente pode fornecer pistas sobre como ele está se sentindo ou quão confortável se sente em conversar. Da mesma forma, o profissional deve ter ciência da sua própria linguagem corporal e do que ela transmite ao se comunicar com o adolescente (postura, expressões faciais e gestos). A utilização de sinais como balançar a cabeça pode manter a conversa fluindo mais tranquilamente.

O médico não deve julgar uma situação com base no que ele faria, mas ter uma discussão com o adolescente sobre o que ele acha que seria útil. A discussão e a ajuda para a avaliação dos diferentes cursos de ação e o entendimento das consequências de cada um é uma estratégia mais adequada.

Caso a reação inicial do adolescente seja negativa, é fundamental evitar presumir que ele ou ela não quer sua ajuda. É importante lembrar que muitos adolescentes têm dificuldade em pedir ajuda ou podem rejeitá-la, mesmo quando a situação parece estar fora de controle. É recomendado evitar pressionar o adolescente a conversar imediatamente, caso ele ou ela não queira se abrir no momento. Em vez disso, deixe o adolescente saber que você está disponível para conversar quando ele ou ela estiver pronto. Isso pode ajudar a construir uma relação de confiança e torná-lo um recurso confiável para o adolescente no futuro.

O QUE CONVERSAR COM ADOLESCENTES? A HISTÓRIA PSICOSSOCIAL

Comunicar-se com adolescentes implica também conhecer as características particulares da adolescência e considerá-las na técnica da entrevista e do atendimento. Durante a adolescência há uma evolução significativa sob o ponto de vista intelectual, caracterizada pelo aparecimento da lógica, que permite a teorização acerca de grandes modificações que ocorrem no mundo exterior. Isso facilita a crítica, as contestações e as reivindicações. A capacidade de fantasiar sustenta os movimentos de experimentação e a busca de uma identidade particular. As oscilações e flutuações repercutem sobre a postura do profissional na consulta preventiva. Hoje, a opinião francamente favorável sobre o preservativo, por exemplo, pode transformar-se em uma significativa aversão algum tempo depois. Os temas preventivos devem ser reiteradamente discutidos. É impróprio, portanto, o entendimento de que "Sobre isso já discuti com o meu paciente e o assunto está encerrado...".

Aflorada do fascínio pelo novo, uma ideia constante permeia o pensamento do adolescente: o "como seria se...". Não nos surpreenderíamos se, durante a consulta de um adolescente que refere suas frequentes relações sexuais com a namorada, "sempre" protegidas com uso do preservativo, quando perguntássemos se nunca houvera vontade de não o utilizar, ele referisse que apenas "uma vez", na última semana, quis experimentar o sexo sem a camisinha. A importância que o grupo tem para o adolescente aponta para a possibilidade de uma entrevista em que sejam questionados os comportamentos dos amigos e as influências da turma nas suas percepções e atitudes. Adolescentes vivem uma certa transitoriedade, com envolvimentos temporários em várias "tribos adolescentes" ou mesmo nas fugazes manipulações da imagem corporal (cabelos, moda, linguagem etc.). Padrões alimentares, religiosidade e movimentos sociais são questionados, às vezes, de forma veemente e com extremismo. Antes de apavorar o médico e sustentar a visão estereotipada do adolescente rebelde, deveriam ser considerados mecanismos modificadores da ordem vigente.

O modelo de entrevista HEADSSS é uma abordagem estruturada que tem como objetivo ajudar os profissionais a conduzir entrevistas com adolescentes de forma mais eficaz. Ele envolve sete áreas de exploração. A primeira, *Home*, inclui perguntas sobre a família do adolescente e sua vida em casa. A segunda, *Education/Employment*, diz respeito à escola e à carreira profissional. A terceira, *Activities*, abrange as atividades de lazer e a rotina do adolescente. A quarta, *Drugs/Alcohol*, é voltada para questões relacionadas ao uso e problemas com álcool e outras substâncias. A quinta, *Suicidality/Depression*, diz respeito aos questionamentos sobre a saúde mental do adolescente. A sexta, *Safety*, abrange questões de segurança, com particular interesse para detecção de violência e abusos. E a sétima, *Sexual*, explora questões da sexualidade do adolescente, incluindo aspectos relacionados às práticas, às proteções e à orientação sexual e identidade de gênero. Essa abordagem estruturada pode ajudá-los a conduzir entrevistas mais eficazes e abrangentes, abordando áreas importantes da vida do adolescente.

Vale destacar que as pautas relacionadas à consulta do adolescente são amplas e estão em constante modificação. Atualmente, aspectos relacionados à saúde digital, como problemas relacionados aos jogos eletrônicos, consumo excessivo de redes sociais e desafios perigosos na internet, têm tomado importância crescente dentre os problemas a serem enfrentados na saúde do adolescente e devem ser ativamente questionados pelos médicos que atendem essa faixa etária.

CONCLUSÕES

Embora a comunicação com adolescentes e jovens possa ser um aspecto desafiador na relação entre o paciente e o médico, quando exercida de forma eficaz ela pode melhorar os resultados no acompanhamento da saúde dos adolescentes. As questões-chave ao se comunicar com jovens envolvem, fundamentalmente:

- A consideração de que o adolescente deve ser considerado o sujeito central na comunicação, com discussões focadas em sua demanda.
- A oferta de um tempo a sós com o médico (privacidade).
- A garantia da confidencialidade condicional, com suas raras exceções de quebra do sigilo, que deve ser rigorosamente respeitada.
- A realização de uma história completa psicossocial como parte fundamental da consulta do adolescente e que deve incluir fatores de resiliência e de proteção, além dos clássicos fatores de risco.
- O conhecimento das características do adolescente pelo profissional que atende adolescentes e que sejam consideradas nas suas ações e orientações de saúde.

Em um ambiente acolhedor ao jovem e com profissionais que representam figuras adultas capacitadas, empáticas e que sirvam de referência ao adolescente, propiciam-se as melhores condições para o estabelecimento do grande eixo estruturante para a atenção à saúde dessa faixa etária: o bom vínculo.

SUGESTÕES DE LEITURA

1. Ha JF, Longnecker N. Doctor-patient communication: a review. Ochsner J. 2010;10(1):38-43.
2. Hashim MJ. Patient-centered communication: basic skills. Am Fam Physician. 2017;95(1):29-34.
3. King A, Hoppe RB. "Best practice" for patient-centered communication: a narrative review. J Grad Med Educ. 2013;5(3):385-93.
4. Sacks D, Westwood M. An approach to interviewing adolescents. Paediatr Child Health. 2003;8(9):554-6.
5. White B, Viner RM. Improving communication with adolescents. Arch Dis Child Educ Pract Ed. 2012;97(3):93-7.
6. Sociedade Brasileira de Pediatria (SBP). Consulta do adolescente: abordagem clínica, orientações éticas e legais como instrumentos ao pediatra. Manual de orientação. Departamento Científico de Adolescência. n. 10, janeiro de 2019. Disponível em: https://www.sbp.com.br/fileadmin/user_upload/21512c-MO_-_ConsultaAdolescente_-_abordClinica_orientEticas.pdf. Acesso em: 8 fev. 2024.

3

A relação médico-paciente-família em pediatria

Ana Cecília Sucupira

PONTOS-CHAVE

- A criança deve ser vista no contexto da família, nas suas diferentes composições existentes atualmente. É fundamental incluir a criança na relação médico-paciente.
- Várias abordagens destacam os efeitos da relação médico-paciente sobre a qualidade da consulta, como a medicina baseada na narrativa, a medicina centrada no paciente e o cuidado centrado na família.
- A qualidade da relação médico-paciente está fortemente influenciada pela habilidade do médico em comunicar-se com a criança e a família.
- A família deve ter uma posição ativa e interagir com o médico, esclarecendo todos os aspectos envolvidos no problema de saúde que motivou a consulta, e ter uma voz ativa na definição das condutas médicas que têm implicações diretas na vida de seu filho.

INTRODUÇÃO

Durante muito tempo, a boa relação médico-paciente era vista como um dom, que alguns médicos tinham a felicidade de ter recebido. Atualmente, a relação médico-paciente já é aceita como um conjunto de habilidades que podem ser ensinadas e aprendidas. Entretanto, é preciso ressaltar que essas habilidades, enquanto elementos técnicos da comunicação interpessoal, não são suficientes para garantir uma boa relação médico-paciente, sendo fundamental entender os vários aspectos que interferem nessa relação. A humanização da relação do médico com o paciente requer reconhecer o paciente em sua dignidade como um ser humano, exigindo do médico uma sensibilidade que não veja apenas a doença, mas perceba o indivíduo que traz uma doença ou um sofrimento. É preciso enfatizar a necessidade de a medicina recuperar os elementos subjetivos da comunicação entre médico e paciente.

Na pediatria, o contexto social da família e a história de vida da criança, que interferem diretamente na relação e nos vínculos que os pais mantêm com a criança, acrescentam mais um aspecto que deve ser considerado: o sofrimento e a ansiedade que a doença da criança traz para os pais. Para uma boa relação médico-paciente, é necessário, portanto, o acolhimento dos pais e da criança e o estabelecimento de uma relação empática e de confiança entre eles e o médico. Caprara (2007) destaca que a questão ética justifica toda a discussão sobre a relação médico-paciente, na perspectiva da humanização dessa relação. "A ética da profissão refere-se à atitude de respeito perante os colegas e o paciente e às qualidades morais que o médico precisa ter".

PECULIARIDADES DA RELAÇÃO MÉDICO-PACIENTE EM PEDIATRIA

Na prática pediátrica, o objetivo da relação médico-paciente é a criança, mas a relação é estabelecida principalmente com os adultos que compõem o núcleo familiar mais próximo da criança e se estende aos outros familiares que participam de alguma maneira de seus cuidados e formação, como os avós. Em pediatria, a relação médico-paciente tem peculiaridades próprias. Aquele a quem chamamos de paciente muitas vezes não é a criança, mas sim a mãe ou o pai. Na realidade, é com estes últimos que o médico constrói a relação médico-paciente de fato. A mãe (ou o pai) não aparece apenas como alguém que representa a criança. Ela (ele) tem uma especificidade própria nessa relação que permite pensar o médico e a mãe (ou o pai) como atores da relação médico-paciente e a criança como o objeto a que ambos se dirigem. A criança, objeto do cuidado, também passa a ter participação ativa nessa relação à medida que já consegue falar e exprimir suas queixas. Novaes (1979) define a complexidade dessa relação: "Na pediatria, por ser a relação de três termos, a complexidade é maior: a criança é, a mãe fala sobre, sem ser e o médico pensa e decide".

A relação médico-paciente ainda apresenta diferenças quando ocorre com o paciente na enfermaria ou no ambulatório. A presença dos pais acompanhantes na internação introduziu um elemento novo no trabalho da equipe da enfermaria. Os pais são participantes ativos no diagnóstico e tratamento da criança. Vários trabalhos têm mostrado que a presença do acompanhante traz inúmeros benefícios para a criança, principalmente reduzindo o tempo de internação. No atendimento ambulatorial, diferentemente da enfermaria, onde a autorização obtida no momento da internação garante a realização das investigações e do tratamento, o contrato entre médico e paciente tem de ser renovado em cada consulta e depende da relação que se estabelece entre ambos. O retorno do paciente e a adesão às orientações e ao tratamento vão depender muito, ainda que não exclusivamente, desse *contrato simbólico*, que sintetiza o conjunto de variáveis necessárias e suficientes para que se concretize aquele atendimento naquele local e com aqueles atores.

A criança deve ser vista no contexto da família, nas suas diferentes composições existentes atualmente. É fundamental incluir a criança na relação médico-paciente. Essa inclusão dar-se-á de formas diferentes conforme a idade da criança, o lugar e as condições em que ocorre a consulta. No primeiro ano de vida, o contato olho no olho com a criança inicialmente já permite verificar a presença do sorriso social. A partir de 2 anos, é possível estabelecer uma relação mais interativa com a criança, o que facilitará bastante o exame físico. Nas crianças acima de 4 anos, é importante ouvir a criança, e aos 7 anos, a anamnese poderá ter várias perguntas dirigidas diretamente a ela. Em qualquer situação em que ocorre a relação médico-paciente, seja em pronto-socorro, seja em ambulatórios ou enfermarias, na maioria das vezes é possível estabelecer uma relação direta e participativa com a criança. Este contato direto com a criança deve ser iniciado visando a diminuir os medos e receios que muitas crianças apresentam diante da figura do médico, principalmente quando já tiveram alguma experiência anterior traumática. Cabe ao médico conquistar a confiança da criança, por meio de conversa ou de brincadeiras, mas sobretudo de muita paciência e respeito por ela. A criança que é deixada de lado, quando a conversa é restrita aos adultos que participam da consulta, com grande frequência reage fortemente à aproximação para o exame físico.

A RELAÇÃO MÉDICO-PACIENTE E A QUALIDADE DO ATENDIMENTO MÉDICO

O atendimento em saúde tem sido objeto de estudos visando a definir instrumentos e métodos que permitam avaliar a qualidade desse atendimento tanto do ponto de vista técnico como da satisfação da clientela. Apesar de todo o avanço tecnológico ter aumentado a capacidade de resolução da medicina, tem crescido a insatisfação dos pacientes, principalmente com os médicos. É preciso considerar como a prática médica acontece atualmente, com diferentes situações do encontro médico-paciente, seja nos consultórios na medicina liberal ou nas diversas instituições de atendimento ambulatorial ou nos serviços de pronto-socorro e, principalmente, qual o grau de incorporação tecnológica no atendimento nesses serviços. Além disso, vale ressaltar que a medicina se dirige de forma desigual para os diferentes grupos sociais e é possível identificar diferenças na relação médico-paciente como produto dessas desigualdades.

Na literatura de modo geral, as dificuldades burocráticas para o atendimento e a conduta do médico, principalmente em relação a atenção, falta de calor humano, fracasso em considerar as queixas e expectativas do paciente e ausência de explicações sobre a doença e o tratamento, são os problemas mais citados. As avaliações sobre a qualidade técnica das consultas diferem nas opiniões da clientela sobre os atendimentos. As críticas ao atendimento médico vão depender do grau de escolaridade e das condições socioeconômicas da clientela, que também definem o acesso ao sistema de saúde, ou seja, a que tipo de serviços de saúde o paciente terá direito. Em pesquisa sobre a Relação Médico-Paciente nas Instituições de Saúde Brasileiras, realizada em São Paulo, a autora observou que as críticas da população que frequentava os serviços públicos de saúde se dirigiam ao atendimento institucional, ou seja, às dificuldades burocráticas no acesso à consulta e ao modo como os funcionários desses serviços fazem o atendimento, desde a recepção até a consulta. O médico, em geral, era poupado das críticas em razão de seu saber técnico, isto é, de sua capacidade de atuar na saúde e na doença. O desconhecimento dos parâmetros técnicos próprios à consulta faz com que as avaliações do paciente estejam voltadas para os elementos que definem o acesso ao atendimento e, muitas vezes, a uma certa mistificação do médico, relevando seu comportamento no que diz respeito à relação interpessoal. Assim, as atitudes de desatenção, ou mesmo agressivas do médico, eram desculpadas por ser ele quem viabilizava o acesso aos medicamentos, aos exames, ao especialista. Nos segmentos da clientela socialmente mais privilegiada, a crítica já se dirigia à forma de relacionamento do médico com o paciente e esboçava um julgamento da competência técnica. Atualmente, observa-se um aumento da consciência dos cidadãos sobre seus direitos e responsabilidades. Maior pressão por um atendimento com mais qualidade e respeito por parte do médico tem pressionado esses profissionais a modificarem suas atitudes durante a consulta. É importante afirmar que a eficácia da terapêutica depende em grande parte da qualidade da relação médico-paciente que permita ao médico compreender as expectativas e os desejos da família.

DIFERENTES ABORDAGENS DA RELAÇÃO MÉDICO-PACIENTE

Na literatura, diferentes abordagens destacam os efeitos da relação médico-paciente sobre a qualidade da consulta, como a medicina baseada na narrativa, a medicina centrada no paciente e o cuidado centrado na família. Essas abordagens têm em comum um questionamento, em vários graus, do modelo biomédico, incorporando uma visão do ser humano como um ser complexo, gerando a necessidade de uma prática integradora dos conhecimentos tanto da área biomédica como das ciências humanas. Ou seja, a compreensão do homem tanto nos aspectos biológicos como nas suas dimensões subjetiva, social e cultural.

Medicina baseada na narrativa

O tema da narrativa vem tendo grande importância na prática médica. Para Rita Charon,"a prática eficaz da medicina exige competência narrativa, ou seja, a capacidade de reconhecer, absorver, interpretar e agir de acordo com as histórias e dificuldades de outros". A medicina praticada com competência narrativa, chamada de Medicina Narrativa, é proposta como um modelo para uma prática médica humana e efetiva. O médico, além da competência técnica, precisa saber ouvir as narrativas do seu paciente, compreender seus significados e procurar agir de acordo com o que seja mais adequado para cada paciente. A medicina narrativa possibilita ao médico praticar a medicina com empatia, reflexão, profissionalismo e confiabilidade. Isso permite que ele possa compreender melhor a situação singular vivenciada pelo paciente com sua doença. O paciente, ao narrar sua doença, utiliza palavras, gestos, silêncios, medos e esperanças, além das informações objetivas sobre a doença. Charon afirma ainda que a narrativa tem efeito terapêutico ao possibilitar ao paciente encontrar palavras para conter seu sofrimento e suas preocupações, enfrentando o caos que a doença produz. Em oposição a uma postura do médico mais distante do paciente, com orientações mais impositivas, atualmente, defende-se que a relação do médico com o paciente deve ser próxima e que o médico precisa manter uma atitude de empatia com o paciente e sua história. O médico, enquanto ouve a narrativa do paciente, imagina a situação do narrador/

paciente – o biológico, o familiar, a situação cultural e existencial – e pode reconhecer os significados das palavras utilizadas, entendendo melhor os eventos descritos. Isso também ajuda a interpretar os achados físicos e laboratoriais e a compreender muitas das questões que afligem o paciente. Charon afirma que "isto requer disciplina e constante reflexão sobre a própria prática. O médico deve reinventar-se, criar diante de cada caso, identificar o diferente e o específico em cada paciente e propor novas formas de atuação". É preciso conhecer a perspectiva do paciente para entender suas expectativas e como devem ser feitas as orientações sobre o seu tratamento.

> Os aspectos fundamentais da competência narrativa podem ser resumidos em: saber ouvir uma história, saber contar uma história, saber entender uma história, saber visualizar o contexto de uma história, saber identificar os sentimentos, os medos, os desejos, as expectativas e as dúvidas que brotam em uma história. Essa é uma proposta que rompe com o modelo biomédico restrito. Trata-se de um modelo que exige uma nova formação do médico. Nova em todos os sentidos, para despertar no médico o gosto pela leitura e pela escrita e, principalmente, aprender a entender o sentido da narrativa (Charon, 2001).

Conclui-se que a formação do médico requer leituras na área de humanidades e principalmente de literatura. Trabalhar com literatura no ensino da medicina é uma forma de despertar no aluno uma sensibilidade fundamental para a relação com seus pacientes. A descrição das doenças nos livros técnicos passa a ideia de que elas são produto apenas de alterações biológicas com etiologias infecciosas, bioquímicas ou genéticas que sempre seguem uma evolução que pode ser previsível, embora com algumas variações decorrentes das condições, também biológicas, dos indivíduos. O indivíduo é visto apenas como um organismo, um corpo que porta uma doença. A introdução da literatura no ensino médico, com histórias reais de doenças vivenciadas por pessoas e narrativas de experiências diversas de sofrimento, possibilita entender que as doenças não são iguais em todas as pessoas e que é preciso buscar outros fatores que influenciam o curso da doença no seu paciente. Na pediatria, esses fatores estão relacionados, principalmente, ao modo como os pais vivenciam o sofrimento junto com o filho. As narrativas dos pais podem esclarecer muitos aspectos da doença e ainda apontar para o médico qual a melhor forma de tratar aquela doença, naquela criança.

A riqueza de informações trazidas pela narrativa é fundamental para estabelecer uma relação empática com o paciente. Empatia pode ser definida como a capacidade de ouvir e se colocar no lugar do paciente, para compreender como ele vivencia seu sofrimento, seus sentimentos e preocupações e o que espera do médico. Uma atitude empática requer do médico sensibilidade e o reconhecimento das emoções do paciente, procurando, também, entender como ele, médico, vivencia essas emoções e preocupações. A empatia gera confiança e respeito na relação médico-paciente, facilitando ao paciente expor mais informações sobre sua doença, contribuindo, assim, para melhorar o diagnóstico. A relação empática possibilita ainda ao médico verificar quais as melhores condutas investigativas e terapêuticas a serem tomadas na medida em que há o reconhecimento das expectativas e condições emocionais do paciente. A falta de empatia na relação médico-paciente pode dificultar a adesão ao tratamento, comprometendo os resultados esperados.

Em resposta a um ambiente médico cada vez mais impessoal, os educadores das humanidades médicas recorrem frequentemente a estudos narrativos para ensinar aos alunos uma prática profissional emocionalmente gratificante. As diversas expressões das artes, principalmente a literatura, têm sido utilizadas para despertar no médico a empatia na relação médico-paciente. O primeiro programa de literatura e medicina teve início em 1972, na Pennsylvania State University. Desde então essa disciplina figura em aproximadamente um terço das faculdades de medicina dos Estados Unidos e cursos de humanidades têm sido introduzidos em universidades de todo o mundo. O ensino da literatura nas escolas médicas tem se expandido, sendo aceito como o principal meio de ensinar a entender e praticar a medicina narrativa. No Brasil, algumas universidades já introduziram estes cursos, em que literatura e arte ajudam os estudantes a compreender a singularidade desta relação.

Segundo Banos (2003), a literatura traz relatos que nos permitem conhecer situações e fatos referentes às doenças que não estão descritos nos compêndios médicos. Conhecer esses outros aspectos que acompanham o sofrimento do paciente abre a possibilidade de motivar os estudantes de medicina para uma maior sensibilidade diante do seu paciente. Ainda de acordo com Banos (2003), "A literatura, assim como a medicina, têm na condição humana, com todas as suas características de singularidade e mistério, um dos seus principais objetivos". São bastante frequentes os exemplos de médicos escritores. O contato com as narrativas dos pacientes e a vivência das situações que acompanham o tratamento e cuidado dos pacientes têm levado os médicos a serem escritores. A medicina praticada com competência narrativa é proposta como modelo para uma prática médica humana eficaz. O médico, além da competência técnica, precisa saber ouvir as narrativas do seu paciente, compreender seus significados e expectativas e procurar agir de acordo com o melhor para o paciente.

Método clínico centrado no paciente

Este método, desenvolvido por Moira Stewart et al., tem como eixo principal a relação médico-paciente, que terá repercussões diferentes conforme a consulta esteja centrada na perspectiva do médico ou tenha como foco principal as necessidades e interesses do paciente, enquanto um sujeito que, além de uma queixa de doença, traz também para a consulta seus medos, ansiedades, emoções e expectativas. No paradigma centrado no médico, o objetivo é localizar a doença no corpo e estabelecer um tratamento. O indivíduo não é mais do que o dono desse corpo que apresenta uma doença. No modelo centrado no paciente, o indivíduo está preocupado com a natureza e a gravidade do que possui. Identificam-se duas agendas específicas e distintas que devem ser consideradas. Não há espaço para a subjetividade do paciente e do médico; o que importa é a qualificação técnica do profissional. O método centrado no paciente propõe seis componentes e um conjunto de orientações para que o médico consiga uma abordagem mais centrada na pessoa:

- **Explorar a doença e a experiência da pessoa com a doença – avaliando a dimensão da doença:** sentimentos, ideias, os efeitos na vida da pessoa e as expectativas que o paciente tem.
- **Entender a pessoa como um todo, inteira:** considerando história de vida,

aspectos pessoais, contexto familiar e social, sua comunidade e os aspectos culturais que definem o modo de vida.

- **Elaborar um projeto comum de tratamento**: identificando as expectativas, os objetivos e as prioridades do paciente e definindo os papéis da pessoa e do profissional de saúde.
- **Incorporar a prevenção e a promoção da saúde.**
- **Fortalecer a relação médico-paciente**, destacando a compaixão, o autoconhecimento, a relação de poder e entendendo a cura como efeito terapêutico da relação estabelecida.
- **Considerar a realidade do paciente**, os recursos disponíveis e a possibilidade de trabalho em equipe.

Fica evidente que a colocação do paciente no centro de toda a atenção tem uma repercussão direta na relação médico-paciente, na qual o foco está realmente nos benefícios para o paciente.

Na abordagem centrada no paciente, em pediatria, é fundamental identificar como a família tem vivenciado o sofrimento da criança e o impacto da doença na vida da família e da criança, em especial na escolaridade, no brincar e na relação com os amigos. É preciso identificar as ideias da família sobre o problema de saúde da criança e as expectativas sobre o que pode ser feito para resolver o problema. No ambulatório do Instituto da Criança e do Adolescente do Hospital das Clínicas da Faculdade de Medicina da Universidade de São Paulo, foi desenvolvida uma sequência mínima de perguntas que têm sido bastante esclarecedoras sobre os medos e receios dos pais em relação à doença da criança. Inicialmente se pergunta: "O que a família *acha* que seja a doença da criança?". Quase sempre não conseguem responder. Segue-se a pergunta: "O que *pensam* que a doença pode ser?". Algumas famílias podem já ter alguma resposta. A terceira pergunta é feita logo em seguida: "O que a senhora ou o senhor *tem medo* que seja?". Nesse momento, a maioria responde que tem medo de que seja alguma doença que já viram em algum parente ou conhecido. Alguns respondem apenas ter medo de que seja algo grave. O entendimento de como a família pensa sobre a doença, seus medos e receios indica ao médico que explicações deverão ser dadas e a forma como essas explicações devem ser repassadas. É fundamental, portanto, a escuta atenta da família e da criança para se ter uma boa história clínica, elemento-base para o diagnóstico.

O cuidado centrado na família

A importância da família na relação médico-paciente já vem sendo mencionada em vários momentos neste texto, por se tratar de pacientes na pediatria. A relação médico-paciente na consulta pediátrica é estabelecida com a família e a criança, daí a importância de considerar a escuta e a perspectiva da criança e da família para as decisões clínicas e do tratamento. A família é a instância primária de apoio e suporte para a criança em todos os processos do cuidado, sendo fundamental conhecer a composição familiar e quem são os principais cuidadores da criança. A presença de acompanhante nas internações em enfermarias e unidades neonatais, a possibilidade da presença dos pais durante os procedimentos e o esquema de visitas 24 horas são conquistas consequentes à valorização da participação da família no cuidado da saúde da criança. É inadmissível que, ainda em alguns serviços de saúde, possam ser vistos cartazes nas portas dos consultórios avisando: "Apenas um acompanhante por paciente", impedindo a participação da família na consulta da criança. A relação centrada no paciente transforma-se obrigatoriamente em relação centrada na família.

OS DIFERENTES CONTEXTOS EM QUE OCORRE A RELAÇÃO MÉDICO-PACIENTE

As abordagens da relação médico-paciente descritas até aqui constituem avanços na perspectiva da humanização da medicina; entretanto, é necessário entender em que contexto essa relação acontece. Na medicina vista apenas no seu caráter técnico, não há o reconhecimento da prática médica como uma prática social que se dirige de forma diferente para os diferentes grupos sociais. Dessa forma, os problemas na qualidade da relação médico-paciente são vistos apenas como dependentes do comportamento das pessoas envolvidas, principalmente dos atributos pessoais do médico. Na medida em que essa relação não se realiza "por fora e acima do social", ela vai estar determinada pelas condições sociais específicas em que ela se realiza. A relação médico-paciente pode ser vista como uma forma de relação social que apresenta peculiaridades próprias. Trata-se de uma relação singular, que envolve um núcleo de saber específico – o saber médico – e que acontece entre sujeitos sociais concretos portadores de sentimentos e desejos, mediada por uma relação institucional específica.

Trata-se, portanto, de uma relação determinada pelas formas de organização do trabalho médico, pela categoria social a que pertence a clientela e pelo tipo de mediação institucional que permeia o encontro entre o médico e o paciente, portanto, a relação médico-paciente expressa o modo como a medicina se dirige de forma diferente para as diferentes categorias sociais. Pode-se afirmar ainda que a relação médico-paciente está determinada pelas representações que o médico tem do paciente, que o paciente tem do médico e que ambos têm da instituição. Essas representações especificam uma forma concreta de ser médico e uma forma concreta de ser paciente. Isso significa dizer que é necessário caracterizar os atores e o espaço em que se dá essa relação, uma vez que as várias instituições determinam diferentes tipos de clientela e diferentes formas de realização da prática médica, definindo condições específicas para o encontro entre o médico e o paciente.

A institucionalização da prática médica e a definição da clientela pela instituição são vistas como limitantes à liberdade de relacionamento do médico e do paciente. Embora atualmente a atividade profissional predominante do médico seja sob a forma de assalariamento, persiste a imagem do consultório particular como o único lugar onde a prática médica tem as condições ideais para sua realização. Essa valorização do trabalho médico liberal é comentada por Donnangelo (1975): "uma ideologia bastante difundida, segundo a qual a dignidade profissional, a motivação para o trabalho, a preservação dos princípios éticos e a própria qualidade da atividade médica podem ser significativamente elevadas, a partir do momento em que se assegure ao médico a possibilidade de ser livremente escolhido pelo paciente e de determinar seus próprios padrões de relacionamento com ele". Ainda que exista uma crítica objetiva às condições do exercício da medicina, na justificativa para a qualidade do atendimento prestado, a referência à falta de condições de trabalho assume um caráter generalizado enquanto expressão dessa ideologia. Assim, aparece como impossível uma medicina de boa qualidade fora dos moldes tradicionais da prática liberal. As consequências imediatas das concepções que os médicos têm de seu trabalho institucional se refletem no tipo de envolvimento com o paciente e, portanto, na relação médico-paciente. Na pesquisa da autora sobre a relação médico-paciente, foi possível observar que, embora uma relação médico-paciente personalizada e acolhedora seja sempre possível no encontro do médico com seu paciente, na grande maioria das consultas nas instituições observadas a relação era burocratizada e não se identificava vínculo com o paciente.

A COMUNICAÇÃO MÉDICO-PACIENTE

Para estabelecer uma boa comunicação médico-paciente, inicialmente é preciso conhecer a criança que está sendo atendida; o contexto familiar: a composição da família nos diferentes formatos; a inserção social dos pais (escolaridade e ocupação); a história de vida da criança, incluindo os problemas que já teve e os problemas atuais; e, finalmente, entender como são os cuidados que a criança recebe. Em pediatria, **a comunicação médico-paciente tem de ser estabelecida tanto com os pais como com a criança**. A qualidade da relação médico-paciente está fortemente influenciada pela habilidade do médico em comunicar-se com a criança e a família. Essa habilidade é fundamental para a obtenção de uma boa história clínica, assim como para facilitar a interação com a criança que favoreça a aproximação do médico para a realização do exame físico. É por meio da leitura das necessidades, medos e expectativas da família que o médico pode chegar a compreender a dinâmica dos pais em relação à doença da criança.

Recentemente, o estudo da comunicação médico-paciente tem sido ampliado para além da visão biomédica e tecnicista da doença, pela incorporação de uma área denominada Humanidades Médicas, que proporciona um novo entendimento do sofrimento do doente, incorporando o plano subjetivo do paciente, assim como a dimensão social, elementos importantes em diferentes aspectos da prática clínica. Nessa perspectiva, a relação médico-paciente vai ser determinada tanto pela formação do médico, que define o modo como ele percebe a clientela, quanto pelas características sociais e culturais da clientela atendida. Infelizmente, as humanidades médicas, como uma disciplina, ainda não estão presentes em todos os cursos médicos e, em alguns, aparecem como uma disciplina optativa, indicando que sua importância ainda não é adequadamente reconhecida. Da mesma forma, o ensino da relação médico-paciente ocupa pouco espaço na graduação médica e na residência em pediatria. Na literatura, as análises críticas sobre a formação do médico e os efeitos na relação médico-paciente podem ser vistos há várias décadas. Para Klein e Mumford (1978), ao longo do curso médico o jovem doutor aprende, muitas vezes com seus professores, a referir-se aos seus pacientes pelas suas doenças: "A vesícula do quarto 408". Ouvimos muitas vezes professores afirmarem: "Onde está a artrite reumatoide que eu falei que ia usar para dar aula?". Jensen (1981) apontava que, ao longo do curso médico e a partir dos modelos com os quais vão se identificando, os estudantes perdem gradativamente a postura inicial de empatia e idealismo em relação aos pacientes para assumir atitudes mais impessoais. Esse autor chama a atenção para o papel da escola no que tem sido chamado de processo de desumanização do estudante durante sua formação acadêmica. Essa constatação pode ser vista em dois trechos escritos, por estudantes de medicina, no Brasil:

> Infelizmente, contudo, com o decorrer do curso, muitos perdem essa visão ampliada da medicina, especialmente a essencial noção do cuidado com o outro, de tal modo que se valoriza em demasia o conhecimento científico, enquanto é menosprezada a sensibilidade fundamental para o exercício da profissão no cuidado com cada paciente, reconhecendo cada indivíduo de acordo com sua subjetividade e suas particularidades (Vieira, 2023).

> Ao entrar na faculdade, lembro que foram inúmeras as vozes que ecoaram as palavras amor, cuidado, lidar com o próximo, amor à medicina, "amor ao próximo". Pensava, ao ouvir tantas palavras bonitas, que isso de fato era essencial e que era óbvio que essas ideias existiriam. Afinal, quem faria medicina sem amar ao próximo... Hoje, no entanto, algo não "bate", é incompatível. Vejo que muitos que encheram o peito e se utilizaram da profundidade dessas palavras, na verdade, não tinham "água no seu poço", eram palavras vazias, ou ainda, palavras que escorreriam pela rotina, pela famosa correriam do dia a dia, pelos moldes do sistema de saúde e dos diferentes exemplos de médicos que serviriam de inspiração... (Mesquita, 2023).

Para Jensen (1981), a dificuldade do médico em perceber os sentimentos do paciente está na sua própria dificuldade em sentir ou expressar esses sentimentos. Várias são as formas de linguagem que permitem estabelecer a comunicação entre o médico e o paciente. Muito importante é a comunicação não verbal expressa pela linguagem corporal, gestual: uma expressão ansiosa, uma expressão de preocupação, um aceno de cabeça, entre outros. Há ainda a linguagem expressa pelos símbolos como o avental branco e o estetoscópio, sendo o médico, que representa o poder de cura, o mais poderoso desses símbolos. Entre as atitudes que expressam mensagens negativas estão o olhar repetidamente para o relógio, dar as explicações ao paciente em pé, enquanto já vai se encaminhando para a porta, comportamentos que expressam pouca disponibilidade para o paciente. O médico também precisa entender a linguagem corporal da família, que expressa medos, incertezas, satisfação ou descontentamento. O comportamento dos pais com a criança informa como eles estão lidando com os problemas apresentados pela criança.

Um aspecto importante que deve ser considerado são as diferenças sociais entre o médico e o paciente, que dificultam, mas não impedem a conversação. Na pesquisa da autora, a conversação só se realiza plenamente nas consultas com pacientes de condições sociais mais elevadas. Com a clientela de baixa condição social, o médico fala pouco e é a clientela quem preenche o silêncio na consulta, falando sobre a criança, enquanto o médico preenche os papéis referentes à consulta.

Uma dificuldade importante na comunicação está principalmente no modo como ambos se referem aos sintomas, expressando as diferenças culturais e suas dificuldades de entenderem e serem entendidos pelo outro.

> É comum os médicos considerarem as crenças e práticas populares barreiras culturais e tentam muitas vezes modificarem essas práticas. Na verdade, é fundamental compreender essas práticas e adaptar as propostas da área da saúde aos diversos contextos culturais. Trata-se de analisar as práticas culturais não como fatores de risco, mas como expressão de elementos positivos, abordando a comunidade como pro-

dutora de valores e de práticas de saúde e não somente como consumidora de serviços (Caprara, 2007).

É somente quando o médico está atento às diferenças sociais, culturais e linguísticas evidenciadas na consulta que elas podem ser superadas e a comunicação, estabelecida. A dificuldade principal de comunicação está na distância entre o que o médico e a mãe ou a criança falam. Essa distância nos discursos, que confere às palavras significados diferentes, é determinada pelas diferenças de classe social que embasam as manifestações culturais. É importante que o médico perceba que a dificuldade de comunicação não se explica apenas por diferenças na linguagem ou no nível de instrução. Ela não se reduz à dificuldade de entendimento de certos termos médicos. A diferença não é só léxica (não é só uma diferença nas palavras que são utilizadas), mas é também semântica (diferença no significado das palavras). Em geral, a percepção que o médico tem da distância do seu discurso é apenas formal, acreditando que a mudança na linguagem permitiria o entendimento. Os estudantes de medicina muitas vezes aprendem que devem usar o termo "obrar" em vez de "evacuar", como se a simples substituição dos termos na linguagem eliminasse a diferença dos discursos. A diferença nos equipamentos linguísticos e a distância nos discursos, provenientes de modos de vida distintos, fazem com que o peso e a importância das palavras assumam valores completamente distintos. Um "sempre" dito pelo paciente pode não ter o mesmo significado para o médico. Muitas vezes, o paciente informa que não melhora dos sintomas porque estes "desapareceram, mas voltaram". Melhorar com o sentido de curar! É importante ressaltar que, além da formação técnica do médico, há a necessidade de uma boa formação em habilidades de comunicação, que não são inatas e devem, portanto, ser ensinadas no curso médico. O médico precisa aprender não só como explicar ao paciente sobre o diagnóstico e tratamento, mas também como se fazer entender por ele.

Quando se dirige à clientela de baixo nível socioeconômico, com outros valores culturais e baixo nível de escolaridade, as dificuldades na comunicação são reforçadas pela imagem que o médico tem da clientela. É como se considerasse a ignorância como própria à condição de vida dessa clientela, portanto, não passível de ser superada. Muitas vezes, o médico, ao dirigir-se à clientela de renda social mais baixa, desiste de prosseguir nas explicações, por achar que elas não serão entendidas. Essa concepção justifica, para o médico, que não sejam fornecidas ao paciente as explicações necessárias sobre o diagnóstico e o plano terapêutico. Essa postura que aliena o paciente da discussão e definição da proposta de tratamento é uma das principais causas de não aderência às condutas propostas.

A satisfação do paciente depende, em grande parte, do quanto o médico identifica as expectativas e as necessidades dele. Maguire e Pitceathly (2002) referem que somente metade das queixas e preocupações dos pacientes é identificada pelo médico e que este obtém poucas informações sobre a percepção do paciente sobre seus problemas e menos da metade das queixas psicológicas são reconhecidas. Em relação às avaliações da relação médico-paciente na pediatria, descritas na literatura, os pais valorizam a quantidade e a qualidade das informações que são fornecidas na consulta, avaliando a disponibilidade do médico em dar essas informações. Outro ponto importante é a sensibilidade interpessoal – comportamentos na área afetiva que refletem a atenção e o interesse do médico em relação aos sentimentos, preocupações e expectativas tanto dos pais como da criança. O terceiro ponto destacado é o modo como o médico permite e estimula os pais a participarem na consulta, valorizando suas opiniões e sugestões. Essa participação é inversamente proporcional à condição social da família. Os médicos tendem a subestimar o desejo dos pais de receberem informações sobre o diagnóstico e o tratamento e, também, de participarem ativamente no plano terapêutico.

O DIÁLOGO

" – Nós, os doentes, talvez façamos muitas perguntas inconvenientes. Todavia me aventuro a perguntar se o que eu tenho é grave ou não?

– Eu já disse ao senhor aquilo que considero necessário e oportuno. A análise da urina indicará o restante. E fez-lhe uma saudação de despedida."

No diálogo descrito por Tolstói na obra *A morte de Ivan Ilitch*, de 1886, é possível identificar a distância entre o médico e o paciente, a arrogância do médico, o modo como ele despreza a necessidade de o paciente saber sobre sua doença e como nega a capacidade do paciente em entender sua doença. Não há a escuta do paciente, nem a intenção de compreender seu sofrimento. Não há a preocupação em estabelecer realmente um diálogo, o que repercute diretamente na relação médico-paciente.

A comunicação do médico com o paciente se expressa na forma como se desenvolve o diálogo na consulta médica. Esse diálogo, que permite ao médico conhecer informações importantes para definir o diagnóstico e o tratamento do paciente, vai depender da habilidade do médico de escutar o paciente, garantindo a objetividade necessária para o desenvolvimento da consulta. Essa escuta é qualificada quando é possível entender e valorizar o sentido que o paciente quer dar à sua narrativa.

O ACOLHIMENTO DA FAMÍLIA

A família vem com uma demanda que pode se referir a dúvidas gerais sobre a criança ou a preocupações e medos relacionados à doença da criança. Nessas duas situações, a relação médico-paciente envolve dois aspectos: um conhecimento técnico para lidar com as questões relativas à saúde/doença da criança; e uma postura empática para entender e lidar com as dúvidas, preocupações e o sofrimento da família.

A dimensão afetiva na relação médico-paciente tem sua expressão no acolhimento da família e da criança, em geral fragilizadas diante da doença e que depositam muitas esperanças no médico que os atende. Um sorriso e uma expressão de afeto com a criança contribuem para humanizar a relação do médico com os pais e a criança. Além disso, o acolhimento requer uma relação de respeito e solidariedade com a família, entendendo seus medos diante da doença e suas expectativas. Receber o paciente em pé, cumprimentando os pais e a criança, olhando nos olhos deles, e apresentar-se dizendo seu nome e perguntando o nome dos pais e da criança marca significativamente esse encontro. Dirigir-se às mães, como é frequente entre os pediatras e os estudantes, chamando-a de "mãe" ou "mãezinha", reforça o caráter impessoal da relação na medida em que reduz a individualidade das mães à categoria genérica, impessoal, mãe. Ainda, é comum também, o médico perguntar o nome da mãe no início da consulta e depois só chamá-la de "senhora". Na pesquisa realizada pela autora, uma mulher falou: "Esse médico é muito bom, ele sabe até o nome da gente". Nessa pesquisa, os pais referiram satisfação quando sabiam o nome do médico e este sabia o nome deles e da criança. A relação com a criança é diferenciada quando ela ouve o médico chamá-la pelo nome. Era muito frequente a queixa de que o médico "nem olhou na minha cara", mostrando o desejo do paciente de ter uma atenção individualizada.

O espaço que é destinado ao paciente na consulta interfere diretamente no modo como se estabelece a relação médico-paciente. No consultório deve haver cadeiras para os pais e para a criança se sentirem à vontade para conversar com o médico. Esse aspecto define a qualidade do acolhimento e, em muitas situações de consulta ambulatorial, o paciente não tem nem sequer direito a sentar-se para ser atendido.

É fundamental identificar, além do motivo que trouxe a família para a consulta, as expectativas dos pais em relação ao problema da criança. Permitir que os pais possam falar sem interrompê-los para evitar que deixem de colocar aspectos importantes relacionados às ansiedades e angústias geradas pelo problema da criança. Eles têm expectativas e esperanças que precisam ser identificadas. Quando possível, verificar se a criança sabe por que veio à consulta. Ouvir também a criança, estabelecendo uma relação médico-paciente direta com ela, para identificar seus medos, preocupações e expectativas em relação ao cuidado que receberá. Como ela está entendendo o que os pais e o médico falam sobre o seu problema. Essa relação direta com ela vai ajudar na adesão da criança ao tratamento.

A escuta atenta é uma das habilidades mais importantes no diálogo, transformando o modo como o médico se dirige ao paciente. Balint (1964) afirmava que a escuta promove mudanças no modo de ser um médico. A expressão facial, a postura corporal, os gestos encorajadores tanto com as mãos como com a cabeça são formas de demonstrar interesse na fala do paciente. O acompanhamento verbal com palavras de incentivo é um recurso para que os pais possam colocar todas as suas angústias e dúvidas sobre o sofrimento do seu filho. O olhar e a escuta atenta ajudam o médico a identificar como a família vem vivenciando a experiência de lidar com o sofrimento da criança e que alterações têm ocorrido no ambiente familiar. Este olhar e a escuta atenta transmitem aos pais e à criança o interesse que o médico tem pela sua queixa, sua história e são fundamentais para estabelecer uma relação empática para obter a confiança deles.

Uma escuta que demonstra respeito e interesse do médico sobre o problema apresentado encoraja a família a falar mais sobre suas preocupações e expectativas. Inicialmente, é recomendado utilizar questões abertas, solicitando que os pais expliquem com mais detalhes o que pensam sobre a doença da criança, para depois fazer perguntas fechadas, direcionadas segundo a necessidade de esclarecimentos do médico.

Gask e Usherwood (2002) chamam a atenção para o fato de que muitas vezes os problemas psicológicos ou sociais podem se apresentar com sintomas físicos, cabendo ao médico identificar as questões emocionais envolvidas. O médico pode identificar sinais dessas questões por meio da comunicação não verbal, representada por mudança no tom de voz, na expressão facial, no olhar ou na postura do paciente. O olhar atento é fundamental para o médico perceber sinais do envolvimento de questões emocionais ou sociais na queixa trazida pelo paciente (Quadro 1).

QUADRO 1 Acolhimento dos pais e da criança na consulta médica

1. Levantar-se para receber de pé o paciente, cumprimentando os pais e a criança, olhando nos olhos deles.
2. Apresentar-se dizendo seu nome e perguntando o nome dos pais e o da criança.
3. Acomodar os pais e a criança sentados, para que se sintam à vontade para conversar com o médico, e fazer um comentário afetuoso com a criança e os pais.
4. Identificar qual o motivo que trouxe a família para a consulta e as expectativas dos pais em relação ao problema da criança.
5. Nas consultas com criança maior, verificar se a criança sabe por que veio à consulta e estabelecer um diálogo direto com ela, identificando também suas expectativas com a consulta.
6. Permitir que os pais possam falar sem interrompê-los, para evitar que deixem de colocar aspectos importantes relacionados ao problema da criança.
7. Identificar como a família vivencia a experiência de lidar com o sofrimento da criança e as alterações na vida dos pais.
8. Identificar as alterações na vida da criança, principalmente em relação à vida escolar e ao convívio com os amigos.

Fonte: elaboração da autora.

Após essa abordagem inicial, outras informações serão obtidas pela coleta de dados habituais na anamnese pediátrica: *conhecer a criança* – o contexto familiar, a história de vida da criança e as doenças que ela já teve; *conhecer a família* – composição, escolaridade e ocupação dos pais, cuidados com a criança. É importante definir com a família qual a ordem de prioridade dos problemas apresentados, para decidir como será a investigação de cada problema referido pelos pais.

Atualmente, o maior acesso aos serviços de saúde e às informações sobre as doenças nos meios de comunicação têm feito com que muitos pacientes exijam do seu médico saber mais sobre sua doença. Quando as pessoas consultam um médico, o fazem com explicações, ideias sobre seus problemas e com ansiedades, preocupações e expectativas que refletem essas ideias. Muitos desejam mais explicações e, também, participar das decisões sobre o tratamento. Outros preferem deixar que o médico decida. É importante que o médico escute e reconheça o desejo do paciente, para que possa definir um plano de tratamento. Na conversa com os pais, o médico vai identificando o que eles já sabem, o que gostariam de saber e o que precisam saber e, ainda por meio de comentários empáticos, pode dar apoio aos pais, verificando se eles estão realmente entendendo o que está sendo dito.

A abordagem centrada no paciente requer que este seja ouvido e considerado na decisão conjunta sobre o plano terapêutico. A escolha de um plano de tratamento por parte do médico não pode mais ser restrita ao modelo biomédico; é preciso considerar o contexto mais amplo do paciente, incluindo seus valores, desejos e expectativas. Para isso, cada vez mais é exigido ao médico fornecer as explicações necessárias ao paciente para que ele também possa tomar decisões. O médico precisa capacitar-se para um melhor desempenho nas suas explicações, de modo a ser devidamente entendido pelo paciente.

Driever et al. (2022) ressaltam a importância da decisão compartilhada, um processo no qual as decisões médicas são feitas de forma colaborativa entre médicos e pacientes, em que são fornecidas informações sobre as opções disponíveis, com seus benefícios e danos. Os valores, preferências e circunstâncias do paciente são levados em consideração. Esses autores afirmam que, quando há a participação do paciente, há maior satisfação com as condutas tomadas e maior probabilidade de aderência ao tratamento.

O VÍNCULO NA RELAÇÃO MÉDICO-PACIENTE

O modo como o médico acolhe os pais e a criança define a dimensão afetiva e o grau de personalização na relação médico-paciente. O acolhimento com um sorriso ilumina a relação inicial, transmitindo à família confiança e familiaridade. É incrível o potencial afetivo de um sorriso! O primeiro olhar, o aperto de mãos e a apresentação do médico e do paciente e seus acompanhantes são elementos que marcam a relação e instituem o primeiro passo para personalizar essa relação. O ato de acolher deve expressar uma relação de respeito e solidariedade com a família e a criança, entendendo seus medos diante da doença, suas expectativas, suas desconfianças. A família, fragilizada diante da doença ou de um sofrimento, deposita muitas esperanças no médico que os atende. Os comentários iniciais sobre a criança, a postura acolhedora do médico, suas atitudes, o tom de voz, as expressões faciais, que constituem as formas de comunicação verbal e não verbal, são decisivos para que o paciente se sinta acolhido. Entretanto, é preciso ressaltar que a personalização dessa relação pressupõe a existência de condições estruturais e funcionais que facilitem a formação de um vínculo efetivo entre o médico e o paciente, de modo a fortalecer o compromisso individual do médico com seu paciente. Isso implica a existência de um sistema de agendamento de retornos que possibilite a fixação da clientela ao médico, um sistema de anotação com registro de dados que permita a identificação individualizada de cada cliente e a valorização do discurso do paciente, respeitando suas demandas e expectativas. Pressupõe, portanto, uma intenção por parte da instituição nesse sentido e uma disponibilidade efetiva do médico para assumir sua clientela.

Na prática, as dificuldades colocadas tanto pela instituição como pelo médico, para o agendamento prévio dos retornos ou para o atendimento extra quando solicitado, exprimem a intenção de impedir a formação de uma clientela fixa. O acolhimento é um aspecto importante na construção do vínculo entre médico e paciente, que vem sendo discutido nas propostas de reorganização do atendimento nos serviços de saúde. A maneira pela qual a instituição acolhe o paciente e suas demandas reflete-se na forma como o médico fará o acolhimento do paciente e sua família. São diversas as formas de acolhimento que se tem observado na prática médica: de um lado, respeito, consideração, interesse pela condição do paciente e o que ele traz para a consulta e, de outro, atitudes de descaso, desrespeito e impessoalidade; enfim, a negação do paciente enquanto pessoa portadora de necessidades e expectativas. As condições do atendimento, as acomodações para a espera da consulta e a disponibilidade de informações sobre o funcionamento da instituição são alguns aspectos que expressam consideração e respeito no acolhimento do paciente.

AS RELAÇÕES DE PODER NA RELAÇÃO MÉDICO-PACIENTE

O médico, ao possuir um saber específico, detém um poder que vai se expressar tanto em uma relação de autoridade, apoiada no reconhecimento e na legitimidade do saber médico, como por meio de práticas autoritárias, que ficam evidentes quando o médico se dirige às pessoas de posição inferior na escala social. A relação médico-paciente reproduz as relações sociais que se dão entre sujeitos de categorias sociais diferentes, nas quais não há o reconhecimento da condição de cidadãos que têm direitos iguais, o que permite o exercício do autoritarismo nas diferentes formas de relação do cotidiano dos sujeitos sociais. Autoritarismo que é legitimado por ser exercido por quem porta um saber que confere poderes para lidar com a vida, a doença e a morte.

O desejo de uma relação médico-paciente mais humanizada passa, necessariamente, pela identificação dos aspectos autoritários incorporados à prática habitual do pediatra. Práticas autoritárias que se expressam sob uma forma velada ou explícita de violência, a qual pode ser identificada em atitudes que vão desde a desconsideração com o cliente (não respeitar a privacidade da consulta, o tempo de espera, não escutar o paciente, negar informações) até comportamentos nitidamente agressivos (o modo como o médico explicita a ignorância e ingenuidade da mãe, a maneira como ele repreende, critica e reprime as mães, as formas agressivas de lidar com a criança durante o exame físico). Observam-se comportamentos que vão de uma postura contida, educada, distante e impessoal até aquele médico explosivo, emocional e grosseiro. São traços diferentes de personalidade que dão forma à relação de dominação autoritária, comportamentos legitimados pela instituição. A relação médico-paciente expressa como são percebidos o poder do médico e os direitos da clientela. O padrão de comportamento do médico em relação ao paciente vai mudando à medida que ele vai reconhecendo direitos na clientela. O significado das atitudes do médico na consulta pode ser apreendido tanto pelo lado do poder do médico como pela ausência de direitos da clientela. Esta "ausência" de direitos na clientela, dando espaço à dominação autoritária do médico, pode ser percebida na relação médico-paciente, no diálogo, na movimentação do médico e do paciente e no modo como são tratados os problemas trazidos pela clientela.

Nas instituições públicas, a "ausência" de direitos pode ser identificada quando se impede o pai de participar da consulta junto com a mãe. Não há espaço para o pai na consulta realizada na maior parte dos serviços de saúde. O diálogo que o médico estabelece com a mãe exclui o pai. Por sua vez, a mãe sabe que não deve incluir o pai na conversa e ele permanece calado, reconhecendo o lugar que lhe é destinado. A definição do espaço no consultório também se estende à mãe. Parece haver, inclusive, uma espécie de marcação cênica que indica os lugares que ela pode ocupar e os movimentos que deve fazer. Os mecanismos pelos quais os serviços de saúde vão contendo a movimentação da clientela no seu interior têm efeitos diretos na relação médico-paciente, contendo seus gestos, sua expressão. Em algumas instituições, sentar e conversar não se incluem no espaço que o cliente deve ocupar (em muitos consultórios não há cadeira para a mãe se sentar). Em outros, como foi visto na pesquisa da autora, a mesa onde o paciente é examinado é colocada na porta, impedindo os pais e a criança de entrar no consultório. A criança também tem seu espaço limitado. É a própria mãe que a reprime, mantendo-a junto a si. Enfim, esta "ausência" de direitos vai se expressar na relação médico-paciente que é possível nestas situações.

Os direitos da clientela tornam-se mais evidentes no consultório particular, onde o pagamento direto pelos serviços explicita também a aquisição de direitos sobre o médico. Este é obrigado a ouvir o paciente, conversar e atender um nível mais acentuado de exigências por parte da clientela. Esta mudança na relação de direitos pode ser percebida nos planos de saúde que se dirigem a uma clientela socialmente diferenciada. Modificam-se o espaço e a movimentação da clientela. Algumas vezes, é a família quem demarca os movimentos do médico. As mães entram e vão se sentando e conversando. A criança tem outro espaço de movimentação, exige atenção. O médico é obrigado a perceber a criança como indivíduo e não apenas como objeto de seu trabalho. Quando a criança excede certos limites, é o médico quem gentilmente a reprime, retirando-lhe o estetoscópio ou outro objeto ameaçado.

A TELEMEDICINA E A RELAÇÃO MÉDICO-PACIENTE

Nas últimas décadas, a prática médica tem sido modificada, em vários níveis, pela incorporação de novas tecnologias tais como o telefone e o computador, seja apenas para o registro de dados da consulta ou pela utilização do prontuário eletrônico e, mais recentemente, pela disseminação da telemedicina, entendendo que esta última envolve todos os tipos de consulta não presencial, realizada por meio de comunicação eletrônica. Os estudos sobre a incorporação dessas tecnologias na medicina enfocam predominantemente os efeitos na consulta médica e nos seus resultados. São poucos aqueles que enfocam especificamente o impacto dessas tecnologias na relação médico-paciente. Keenan et al. (2006) destacam as vantagens da utilização do prontuário eletrônico, que permite o armazenamento e a disponibilização dos dados do paciente, resultados de exames, ordenação de exames e medicamentos por computador e a troca de informações com outros profissionais, subsidiando mais informações para o atendimento individual do paciente. Os autores, entretanto, referem que os médicos de família comentam que o uso do prontuário eletrônico prejudica a interação médico-paciente, principalmente pelo direcionamento mais rígido do que deve ser perguntado e pelo menor tempo disponibilizado para esse tipo de consulta. Um dos problemas apontados refere-se aos objetivos específicos do prontuário, que foi pensado principalmente visando ao armazenamento e à disponibilização de informações, limitando o enfoque mais personalizado da coleta de dados.

A RELAÇÃO MÉDICO-PACIENTE NA CONSULTA POR TELEFONE

As consultas por telefone têm uma longa história. Males (2007) relata a ocorrência da primeira consulta telefônica, ocorrida três anos depois que Graham Bell, em 1786 inventou o telefone, na qual um médico afasta o diagnóstico de crupe após ouvir, pelo telefone, a criança tossir. Desde então, as consultas via contato telefônico começaram a ser bastante utilizadas. Este autor refere o grande aumento no número de consultas por telefone na atenção primária nos Estados Unidos, com pelo menos 15% dos contatos médico-paciente e até 45% na prática pediátrica entre os anos de 1960 e 1970. Atualmente, até um quarto de todas as consultas é realizado por telefone. A consulta por telefone possibilita tomar condutas imediatas em casos específicos e torna a coordenação do cuidado mais dinâmica. Vaona et al. (2017) afirmam que consultas ou esclarecimentos telefônicos ou simples conselhos, realizados em horários previamente estabelecidos pelo pediatra, são desejáveis como parte integrante da prática pediátrica. As consultas por telefone são essenciais quando o paciente se encontra a grandes distâncias ou para fornecer orientações em situações emergenciais. A avaliação da evolução do paciente após a alta hospitalar pode ser facilitada por meio de consultas por telefone ou pelo envio de mensagens tanto do médico como dos pais. O atendimento por telefone pode propiciar formas mais dinâmicas de relacionamento com o paciente, aumento do vínculo e maior responsabilidade e compromisso do médico com o paciente. Um resultado importante das consultas por telefone é a redução dos atendimentos nos serviços de emergência. As orientações feitas pelo telefone podem tranquilizar a família até para aguardar a consulta presencial, se necessária.

Muitos problemas podem ser resolvidos pelo telefone, mas, quando os pais referem problemas na esfera psicológica, é interessante sugerir uma consulta presencial para melhor abordagem do problema.

Atualmente, é fundamental que os aspectos técnicos e éticos da consulta por telefone façam parte da formação médica. Na graduação, os estudantes recebem treinamento em habilidades de comunicação na consulta presencial, mas não necessariamente são incluídas as habilidades de comunicação específicas da consulta por telefone. A importância dessas habilidades cresce à medida que cada vez mais o cuidado médico é fornecido a distância, com suporte das tecnologias da comunicação. As consultas por meio da telemedicina são a realidade atual. Algumas habilidades necessárias às consultas por telefone e outras formas de consulta por telemedicina devem ser aprendidas. A escuta atenta é percebida pelo paciente como uma afirmação do interesse do médico pelo que está sendo falado. O ritmo, as pausas, as mudanças de entonação na voz e os espaços para perguntas dos pais são elementos que ajudam a alcançar uma boa relação médico-paciente. Em 2001, a British Medical Association (BMA) publicou um guia para médicos generalistas, intitulado *Consulting in the Modern World: Guidance for GPs*, afirmando que as consultas por telefone, quando corretamente conduzidas, podem ser consideradas seguras, sendo uma prática aceitável.

O tempo que o médico disponibiliza para ouvir o paciente e a habilidade para dar os limites necessários à fala do paciente são importantes para a relação médico-paciente e para alcançar os resultados terapêuticos. As informações do paciente, assim como as explicações sobre as condutas médicas, necessitam de um tempo maior para serem adequadamente entendidas. É interessante pedir que a pessoa repita as orientações dadas para ter a certeza de que foram bem entendidas. Um recurso interessante tanto na consulta presencial como por telefone é a técnica de parafrasear o conteúdo dito pelo paciente. Isso significa que o médico reproduzirá brevemente em suas próprias palavras os pontos essenciais do que o paciente disse. Van der Molen e Lang (2007) afirmam ser revigorante e animador para o paciente ouvir novamente sua história em outras palavras. Nesta técnica, esses autores afirmam que o médico deve ter um tom hesitante, de modo a dar ao paciente a oportunidade de corrigir o médico, quando este não for inteiramente preciso com o que foi dito por ele. O médico fica seguro de que entendeu o paciente corretamente e expressa seu interesse no problema que o paciente traz.

A ausência do exame físico e a impossibilidade de avaliar a aparência geral do paciente são limitantes na consulta por telefone. Uma dificuldade marcante na relação médico-paciente neste tipo de consulta é a ausência da comunicação por meio da linguagem não verbal entre o médico e o paciente. Muitas informações transmitidas pelas expressões faciais, gestos corporais e principalmente pelo olhar são perdidas na consulta não presencial. Quando a consulta é feita por telefone com vídeo, alguma informação da linguagem corporal do paciente ainda é viável para o médico, mas a percepção pelo paciente da linguagem corporal expressa pelo médico está prejudicada. Nesse tipo de consulta, é possível ter uma ideia do estado geral do paciente e, quando possível, dependendo da idade e das condições do paciente, é interessante conversar com a criança. Fazer algumas perguntas da anamnese diretamente à criança e, principalmente, tentar entender o que a criança pensa da doença dela ajuda a conseguir a colaboração da criança no tratamento. As anotações feitas após a consulta por telefone são importantes para a continuidade do tratamento e para a relação a ser mantida com a família. Essas anotações e o seguimento do paciente são necessários para verificar se as orientações foram bem compreendidas e implementadas e como está a evolução do paciente, possibilitando assim que problemas decorrentes do fato de a consulta não ser presencial possam ser resolvidos. A gravação da consulta deve ser precedida de consentimento autorizado pelo paciente.

Alguns aspectos da relação médico-paciente na consulta por telefone são apresentados no Quadro 2.

QUADRO 2 Sugestões para a relação médico-paciente na consulta por telefone

Fale seu nome e pergunte o nome da criança.
Pergunte o nome de quem está chamando e a relação com a criança.
Anote o telefone dos pais, a data e a hora da chamada.
Obtenha o motivo da chamada e a história completa referente ao motivo.
Forneça as orientações, condutas e investigações a serem feitas.
Peça para a pessoa que está na chamada repetir as principais informações fornecidas.
Pergunte se a pessoa ainda tem alguma dúvida.
Verifique a necessidade de agendar uma consulta presencial.
Oriente quando deve ser feito novo contato.

Fonte: elaboração da autora.

O problema trazido pela facilidade de acesso ao médico pelo telefone é a falta de limites dos pais, que ligam ou enviam mensagens desnecessárias a toda hora. Sempre é necessário educar as famílias em relação aos limites desejáveis para esses contatos telefônicos. Estes limites quanto aos horários para as chamadas, assim como para os motivos das chamadas, devem ser colocados já na primeira consulta presencial. Consultas telefônicas desnecessárias e inadequadas comprometem a relação entre o médico e a família.

O WHATSAPP E A RELAÇÃO MÉDICO-PACIENTE

Atualmente, as mensagens enviadas por meio do WhatsApp constituem uma forma frequente de contato entre a família e o médico. As mensagens escritas ou por áudio são muito utilizadas para resolver dúvidas dos pais e para enviar resultados de exames, principalmente quando o médico ou os pais estão em lugares bastante distantes. Diante de situações em que os pais demandam orientações mais imediatas e não conseguem contato direto, as mensagens por WhatsApp são úteis para informar ao médico a necessidade de um contato. Apesar de não ser um contato presencial, a relação que os pais têm com o médico se fortalece cada vez que recebem uma resposta à mensagem enviada por eles. Por outro lado, a família não aceita bem quando o médico não responde ou demora dias para responder. Uma questão que tem surgido em relação às mensagens por WhatsApp é o uso abusivo do envio de mensagens ao médico e, em muitos casos, por questões banais, que nem sequer precisariam de respostas médicas. Feliciano e Almeida, (2023), no artigo *Pediatra 24 horas. A Ansiedade exacerbada dos pais*, comentam que a facilidade no envio de mensagens faz com que os pais percam a capacidade de pensar e decidir, e imaginam ter o pediatra 24 horas disponível para eles. A adequação do tipo de mensagem que deve ser enviada e os limites que devem ser observados para o envio de mensagens devem ser negociados com o paciente e seguem os mesmos princípios das consultas por telefone. As autoras ressaltam que se o médico não coloca limites para este tipo de consulta, a clientela também não terá limites. Alguns aspectos da falta de limites do médico:

- Atende sempre o telefone.
- Responde mensagens imediatamente.
- Reforça que o paciente pode chamá-lo sempre que precise.
- Não define para si os limites claros de atendimento dentro e fora do horário de trabalho.
- Não entende que não poderá satisfazer as necessidades de todo mundo.

Essa falta de limites garante ao paciente a condição de um pediatra disponível 24 horas. O médico tem de aprender a suportar perder pacientes que não conseguem tolerar seus limites. As autoras comentam sobre as dificuldades do médico de colocar limites. O médico pensa que poderá satisfazer todas as necessidades e inseguranças de seus pacientes e com isso mantê-los vinculados ao seu consultório, mas não percebe que, quanto mais eles são atendidos nas suas demandas, mais exigirão do pediatra, perdendo toda a noção de respeito e limite para com o profissional. Uma relação médico-paciente construída na ilusão traz em seu bojo o desastre da desilusão.

Muitos pediatras têm um número só para WhatsApp de clientes e já orientam o horário para mensagens e chamadas. É preciso destacar ainda que a conversa ou as mensagens por telefone podem apresentar problemas de comunicação, levando a diferenças no entendimento do problema relatado na criança ou, ainda, na consideração da urgência por uma resposta.

Na consulta por telemedicina, mediada por videoconferência, há uma percepção mais real da situação do paciente. A relação médico-paciente fica ainda um pouco prejudicada pela ausência do contato visual direto. O paciente vê o médico e este vê o paciente na tela, mas a dificuldade está na relação olho no olho, que exige que o médico esteja focado na câmera, perdendo a visão do paciente. Vale ressaltar que alguns aspectos da linguagem corporal podem ser apreendidos tanto pelo médico como pelo paciente. É possível avaliar o estado geral do paciente, ter maior visão da relação dos pais com a criança e de como está sendo o cuidado e a atenção com a criança doente.

Em todos os tipos de consulta mediada por meios eletrônicos, discute-se a obrigação de que haja inicialmente uma consulta presencial. A realização da consulta presencial inicial pode facilitar a relação médico-paciente, tornando-a mais personalizada. Há várias recomendações para que isso sempre aconteça, mas a ausência desse contato inicial não impede que se faça a consulta por telemedicina, principalmente quando ela ocorre superando distâncias geográficas importantes ou outras condições que impedem o contato presencial. É importante que os aspectos centrais da relação médico-paciente, como a escuta atenta, a empatia, o respeito ao paciente e as questões éticas, sejam observados. Isto implica a questão da gravação da consulta, que nos consultórios deve ser consentida formalmente pelo paciente e nas consultas em instituições por ambos, paciente e médico. Em todas as formas da telemedicina, o profissional deverá ter infraestrutura apropriada para assegurar o sigilo, a privacidade e a confidencialidade dos dados dos pacientes.

A RELAÇÃO MÉDICO-PACIENTE NA CONSULTA PRESENCIAL COM COMPUTADOR

A utilização do computador nas consultas é de grande importância para o registro dos dados do paciente. Este registro pode ser feito enquanto a consulta ocorre ou após o atendimento. Alguns profissionais preferem fazer os registros manualmente e depois eles próprios digitam no computador. Terceirizar para que outros, como a secretária, façam isso implica questões de privacidade e sigilo, que devem ser consideradas.

É possível manter a relação médico-paciente personalizada mesmo com o computador, desde que se tenha uma escuta atenta e sempre se procure manter o contato visual, a relação olho no olho com o paciente. Por meio do contato visual com o paciente é possível, ainda, valorizar aspectos do comportamento não verbal, como a expressão facial de interesse pelo que o paciente diz e o balançar afirmativamente a cabeça, assim como observar a linguagem corporal do paciente, manifestando seu interesse pelo que está sendo dito pelo médico. A escuta atenta é importante para demonstrar interesse e entendimento do que o paciente diz. Enquanto digita as informações no computador, o médico pode utilizar a técnica de parafrasear o conteúdo dito pelo paciente, mantendo assim uma relação mais próxima com ele.

A finalização da consulta com o computador é um momento em que é fundamental uma relação direta sem mediação da digitação, para que o médico possa perceber o quanto o paciente ficou satisfeito com a consulta e esclarecer dúvidas que ainda permaneçam.

A RELAÇÃO MÉDICO-PACIENTE NO EXAME FÍSICO

Os vários locais onde ocorre o exame físico e a idade da criança determinam situações diferentes para esse exame. Se o médico estabeleceu uma boa relação médico-paciente nos momentos anteriores da consulta, ele terá menos reações e estranhamento no contato com as crianças menores e com certeza terá mais chances de contar com a colaboração das crianças maiores. Esse é um momento em que o pediatra tem de mostrar que realmente gosta de crianças, atuando com muita paciência e respeito com elas. É importante ter uma relação empática, procurando entender o quanto a criança pode estar assustada e perceber seus medos diante da aproximação do médico. Um contato mais afetivo e a explicação a cada momento do que será o procedimento que o médico deve realizar tranquiliza a criança e permite que o exame clínico seja feito contando inclusive com a colaboração da criança. Nas crianças menores, pode-se criar situações para que ela possa relaxar, seja utilizando os brinquedos da própria criança ou contando historinhas. Diante de um procedimento que possa causar incômodo ou mesmo dor, nunca se poderá dizer para a criança que não vai doer. A criança não vai esquecer se for enganada e será muito difícil que ela permita outros procedimentos.

A RELAÇÃO MÉDICO-PACIENTE NA FINALIZAÇÃO DA CONSULTA

Após o exame físico da criança, o diálogo na consulta vai estar focado nas impressões do médico sobre o problema da criança, nas hipóteses diagnósticas e na elaboração de um plano de tratamento. O médico deve estar preparado para apoiar os pais quando se tratar de uma doença grave. Ter uma relação empática, colocando-se no lugar deles para entender o sofrimento que estão vivenciando. No diálogo, o médico deve utilizar palavras que demonstrem estar compreendendo do que os pais podem estar pensando e sofrendo. O plano de tratamento deve ser construído junto com a família, atendendo principalmente às expectativas dos pais e da criança. É importante verificar se eles têm condições de seguir o tratamento necessário, principalmente quanto à aquisição dos medicamentos e horários de administração. Se foram relatados vários problemas, é interessante entender qual preocupa mais os pais e qual escala de prioridade será utilizada no planejamento terapêutico para os problemas apresentados.

O mais importante é verificar se os pais estão concordando com o tratamento que está sendo proposto. Essa é uma discussão que tem de ser feita com cuidado e sempre respeitando a opinião dos pais. Qual o grau de autonomia que podem ter os pais? Como aceitar a recusa diante de uma situação em que os pais não têm o conhecimento necessário para essa decisão? Como conduzir a resistência ao tratamento, nas situações em que a recusa pode levar à morte? Essa discussão é fundamental e não é possível negá-la achando que a argumentação técnica é suficiente para os pais aceitarem.

Na literatura, este é um tema nem sempre discutido nos textos sobre a relação médico-paciente. Lima e Machado (2021), no artigo "Médico como arquiteto da escolha: paternalismo e respeito à autonomia", discutem essa questão colocando não ser possível aceitar a autonomia do paciente enquanto um valor absoluto e também não aceitando a relação excessivamente paternalista, na qual o médico é detentor exclusivo do poder de decisão. Os autores, a partir da análise do conceito de "arquitetura da escolha", apresentado pelo economista Richard Thaler e pelo filósofo Cass Sunstein, propõem a concepção de "um paternalismo libertário", que se fundamenta em "manter as liberdades de escolha, porém otimizando-as, de modo que as pessoas sejam instigadas, jamais coagidas, a tomar as melhores decisões de acordo com o conhecimento científico". Os autores argumentam que nas relações humanas não poderá prevalecer de forma absoluta o conhecimento técnico, sendo necessário considerar os aspectos de cunho pessoal, social e até mesmo legal. Considerando os princípios da relação médico-paciente comentados até aqui, não é possível desconsiderar a autonomia do paciente, embora o médico seja a pessoa mais capacitada para indicar as melhores opções de tratamento. Atualmente, os procedimentos médicos necessários ao tratamento só podem ser realizados após o consentimento livre e esclarecido do paciente e, na pediatria, de seus responsáveis, o que já significa dividir a decisão, que não fica apenas com o médico. O médico deve descrever as alternativas de tratamento disponíveis, seus efeitos colaterais, potenciais de cura e repercussões sobre o paciente, de modo que os pais possam, junto com o médico, decidir de forma consciente o que acham melhor para seu filho. É preciso também que o médico procure ouvir os pais, qual o seu entendimento sobre a doença do filho e sobre as orientações dadas, verificando suas preocupações, dúvidas e a necessidade de mais explicações e negociações quanto às condutas a serem tomadas.

A construção do plano terapêutico tem de ser partilhada com os pais, verificando sempre as condições de realização das propostas. Somente assim há chances de que o tratamento seja aceito e seguido pela família. Lima e Machado (2021) citam o filósofo e bioeticista Dan Brock, afirmando que "na relação médico-paciente cada um traz para o processo de decisão uma informação que falta ao outro, e a comunicação é necessária para a tomada de decisão que melhor serve ao bem-estar do paciente". É importante considerar que o paciente também tem a autonomia e o direito de delegar ao médico a decisão do tratamento, desde que sejam explicitados todos os aspectos referentes ao tratamento proposto. Os autores citados desenvolveram o conceito de "arquiteto da escolha", no qual o médico deve fornecer todas as informações necessárias ao paciente, mas também aconselhá-lo e instigá-lo a tomar a melhor decisão segundo parâmetros técnicos e científicos.

Vale ressaltar que esse aconselhamento e incentivo não podem constranger os pais que buscam a assistência do médico. O médico não pode impor nenhuma conduta, mas pode expressar sua opinião, inclusive indicando determinada conduta como de sua preferência, porém nunca de forma a coagir o paciente. Assim, tem-se o paternalismo na indução a determinada conduta, mas a liberdade de escolha é do indivíduo – por isso a formulação do termo "paternalismo libertário". Na finalização da consulta, é importante resolver as dúvidas que os pais e a criança ainda têm sobre o problema da criança e sobre a conduta proposta. Ouvir a criança e dar as informações possíveis para seu grau de compreensão, esclarecendo suas dúvidas, é uma das formas de conseguir a adesão dela ao tratamento.

REPENSANDO A HUMANIZAÇÃO DA RELAÇÃO MÉDICO-PACIENTE EM PEDIATRIA

Repensar a humanização da relação médico-paciente na pediatria passa por uma (re)definição de atributos intelectuais, técnicos e psicoafetivos necessários ao pediatra. É imprescindível que ele possa compreender sua própria prática, enquanto prática social e histórica, e entender os meandros e a totalidade do universo de seu objeto de trabalho, a família (pais-criança, mãe-criança). É fundamental contextualizar a relação médico-paciente ampliando seus determinantes para além dos atributos individuais de cada um. Isto significa recuperar os sujeitos que dela participam, enquanto protagonistas de uma relação que tem como objetivo o alívio de um sofrimento ou, de uma forma mais ampla, o alcance de uma saúde tal como desejada pelos indivíduos.

Nessa perspectiva, McWhinney (1996) resume esse pensamento ao afirmar que

> A medicina, por todo o sempre, porta problemas morais, dos quais dois são muito sérios presentemente: *insensibilidade* ao sofrimento e abuso de poder. O distanciamento produzido por nossas abstrações nos torna particularmente expostos ao primeiro – insensibilidade. E nosso crescente conhecimento a respeito de prognóstico e terapêutica ao segundo – abuso do poder. Reformar nosso método clínico contém no mais alto nível um objetivo moral: a restauração do equilíbrio entre o trabalho intelectual e o sentimento, e uma renúncia ou, pelo menos, uma disposição para compartilhar o enorme poder que a moderna tecnologia coloca em nossas mãos.

Essas considerações permitem concluir que é necessária uma mudança na estrutura de poder da relação médico-paciente, possibilitando à família partilhar as decisões sobre as questões referentes à saúde de sua criança. É preciso dar realmente voz aos pais, às mães e à criança, para que possam expressar seu sofrimento e as esperanças que trazem para o momento da consulta. A humanização da relação médico-paciente passa necessariamente por uma atitude de respeito e solidariedade do médico para com os pais e a criança, o que se traduz no compromisso que ele assume com eles em relação à saúde daquela criança. Humanização, no sentido de que lidamos com seres humanos e não com portadores de doenças!

CONCLUSÕES

A relação médico-paciente tem sido aceita como um aspecto-chave para a obtenção de informações na anamnese, para a formulação dos diagnósticos e para o resultado da consulta, principalmente no que se refere ao seguimento das condutas e aos resultados do tratamento proposto. A satisfação do paciente com a relação médico-paciente é vista como um avaliador da qualidade do atendimento e um indicador da qualidade do serviço, sendo importante para a melhoria da qualidade do serviço de saúde.

É preciso repensar a relação médico-paciente, colocando a família em posição ativa, interagindo com o médico de modo a poder esclarecer todos os aspectos envolvidos no problema de saúde que motivou a consulta e principalmente ter voz ativa na definição das condutas médicas que têm implicações diretas na vida de seu filho.

SUGESTÕES DE LEITURA

1. Balint M. The doctor, his patient and the illness. London: Pitman; 1964.
2. Baños JE. El valor de la literatura en la formación de los estudiantes de medicina. Educ Méd. [Internet]. 2003;6(2):37-43.
3. British Medical Association (BMA). Consulting in the modern world. London: BMA; 2001. 26p.
4. Caprara A. Aspectos culturais da interação com o paciente e a comunidade. In: Leite AJM, Caprara A, Coelho Filho JM, orgs. Habilidades de comunicação com pacientes e famílias. São Paulo: Sarvier; 2007.
5. Caprara A, Franco ALS. A relação paciente-médico. Para uma humanização da prática médica. Cad Saúde Pública. 1999;15(3):647-54.
6. Ceriani-Cernadas JM. Will physicians be able to recover the empathy we used to have with patients? Arch Argent Pediatr. 2020;118(5):298-9.

7. Charon R. The patient-physician relationship. Narrative medicine: a model for empathy, reflection, profession, and trust. JAMA. 2001;286(15):1897-902.
8. Donnangelo MCF. Medicina e sociedade. São Paulo: Pioneira; 1975.
9. Driever EM, Stiggelbout AM, Brand PLP. Patients' preferred and perceived decision-making roles, and observed patient involvement in videotaped encounters with medical specialists. Patient Educ Couns. 2022;105(8):2702-7.
10. Gask L, Usherwood T. ABC of psychological medicine. The consultation. BMJ. 2002;324(7353):1567-9.
11. Jensen PS. The doctor-patient relationship: headed for impasse or improvement? Ann Intern Med. 1981;95(6):769-71
12. Keenan CR, Nguyen HH, Srinivasan M. Electronic medical record and their impact on resident and medical student education. Acad Psychiatry. 2006;30:522-7.
13. Klein H, Mumford E. The bent twig: psychiatry and medical education. Am J Psychiatry. 1978;135(3): 320-4.
14. Lima AFA, Machado FIS. Médico como arquiteto da escolha: paternalismo e respeito à autonomia. Rev Bioét. 2021;29(1):44-54.
15. Maguire P, Pitceathly C. Key communication skills and how to acquire them. BMJ. 2002;325(7366):697-700.
16. Males T. Telephone consultations in primary care: a practical guide. London: Royal College of General Practitioners; 2007.
17. Mesquita MVT. Monte de argila. In: Leite AJM, Cavalcante GM, orgs. Apanhadores de sensibilidades: narrativas de afeto em Humanidades Médicas. Fortaleza; 2023. 314p.
18. Novaes HMD. A puericultura em questão [dissertação de mestrado]. São Paulo: Departamento de Medicina Preventiva da FMUSP; 1979.
19. Ruiz-Moral R. Relación médico-paciente: desafíos para la formación de profesionales de la salud. Interface (Botucatu). 2007;11(23):619-35.
20. Stewart M, Brown JB, Weston WW, McWhinney IR, McWilliam CL, Freeman TR. Medicina centrada na pessoa: transformando o método clínico. 3. ed. Porto Alegre: Artmed; 2017.
21. Sucupira ACSL. Relação médico-paciente. In: Sucupira ACSL, Kobinger MEBA, Saito MI, Bourroul MLM, Zuccolotto SMC (org.). Pediatria em consultório. 5. ed. São Paulo: Sarvier; 2010.
22. Sucupira ACSL. Relações médico-paciente nas instituições de saúde brasileiras [dissertação de mestrado]. São Paulo: Departamento de Medicina Preventiva da FMUSP; 1982.
23. Tolstói L. A morte de Ivan Ilitch. Tradução de Vera Karam. Porto Alegre: L&PM; 1997.
24. Van der Molen HT, Lang G. Habilidades da escuta na consulta médica. In: Leite AJM, Caprara A, Coelho Filho JM (org.). Habilidades de comunicação com pacientes e famílias. São Paulo: Sarvier; 2007.
25. Vaona A, Pappas Y, Grewal RS, Ajaz M, Majeed A, Car J. Training interventions for improving telephone consultation skills in clinicians. Cochrane Database Syst Rev. 2017;1(1):CD010034.
26. Vieira LEM. A imensidão da medicina. In: Leite AJM, Cavalcante GM, orgs. Apanhadores de sensibilidades: narrativas de afeto em Humanidades Médicas. Fortaleza; 2023. 314p.

4

Pediatria centrada na criança e sua família

Maria Helena Valente
Filumena Maria da Silva Gomes
Ana Maria de Ulhôa Escobar

PONTOS-CHAVE

- O ambiente familiar é o primeiro núcleo de socialização da criança e do adolescente.
- As interações afetivas familiares transmitem valores, normas, padrões éticos e morais.
- Os comportamentos, hábitos, atitudes e costumes infantis, o padrão de atividades, papéis e relações interpessoais, vivenciados pela criança e pelo adolescente no núcleo familiar, influenciarão o indivíduo em toda a sua vida.
- O atendimento pediátrico, à criança e à sua família, é uma arte que demanda percepção, acolhimento, empatia e consideração das relações afetivas em jogo, em que o pediatra deve transformar toda a subjetividade em escuta, anamnese padronizada, cuidados objetivos, diagnósticos, orientações e tratamentos.

A IMPORTÂNCIA DA FAMÍLIA

Os primeiros mil dias de vida do ser humano, aqueles que se referem ao período que vai do primeiro dia de gestação até os 2 anos de idade da criança, são considerados "os mil dias de ouro da pediatria", por serem um período crítico do desenvolvimento de competências, autorregulações e estruturações sociais que se pretende que sejam desenvolvidas no núcleo familiar ou junto aos cuidadores imediatos da criança, com funções que irão alicerçar todo o crescimento e o desenvolvimento infantil.

Há evidências científicas que indicam que as famílias determinam a saúde dos seus membros por meio de vários processos, assim como a saúde dos seus membros estabelece os tipos de dinâmica familiar, as formas de resiliência e de propiciar os cuidados entre seus membros, relações essas de importância central na atenção à criança.

Desde o início, a família deve se estruturar para satisfazer as necessidades vitais do bebê humano, mediando demandas, necessidades e privações que ocorrem ao longo da vida. A família se constitui na principal responsável por assegurar o crescimento adequado, sendo o sistema que influencia diretamente o desenvolvimento saudável e seguro, com proteção contra a exposição ao estresse tóxico, pelo que mobiliza cuidados de toda natureza.

No núcleo familiar acontecem os primeiros intercâmbios afetivos, que possibilitam, inicialmente, vínculos sociais domésticos saudáveis, que devem permitir a extensão progressiva para a sociabilidade comunitária e escolar, com ampliação das relações de forma estruturada, possibilitando a participação em outros grupos, que não apenas o familiar.

A parentalidade responsável, como ambiente de socialização para a criança, permite um processo de aprendizagem e de desenvolvimento de competências emocionais, cognitivas e comportamentais, com os adultos significativos com papel ativo no desenvolvimento afetivo, emocional e social da prole, essenciais para o aprendizado seguro.

Sigolo define o ambiente familiar como o primeiro núcleo de socialização da criança, em que, por meio da possibilidade das interações afetivas, são transmitidos valores, normas, padrões éticos e morais que determinam comportamentos, hábitos, atitudes e costumes infantis, sendo concebido como primeiro sistema no qual um padrão de atividades, papéis e relações interpessoais é vivenciado pelo indivíduo em desenvolvimento e cujas trocas no núcleo familiar darão sustentação para o desenvolvimento do indivíduo em toda sua vida.

O PEDIATRA E O CENÁRIO FAMILIAR

As crianças têm necessidades únicas pelo longo período de dependência dos pais e cuidadores, o que se constitui em um desafio para o pediatra, que tem como objeto de trabalho a criança e sua família.

Quando uma criança é gerada, inicia-se uma nova história desenvolvida no cenário familiar. Do ponto de vista da atenção pediátrica, essa história deve durar pelo menos duas décadas da vida do indivíduo, e seu enredo deve conter informações da concepção até o adulto jovem, com a saúde infantil e o bem-estar muito dependentes dos cuidados recebidos de suas unidades familiares e do ambiente em que vivem.

A atenção pediátrica é diferente das outras especialidades médicas, pois não existe atendimento da criança sem um adulto responsável, sem um núcleo familiar no qual a criança se insira.

A atenção à criança, ser dependente, e sua família não é uma relação binária, e sim triangular: criança, cuidadores ou pais, e profissional da saúde, com uma sequência mutável de relações afetivas.

Nesse cenário de trabalho, o pediatra deve ter a sensibilidade de perceber, acolher e atuar junto à criança, família imediata e ampliada e suas inter-relações, nas várias situações de saúde e intercorrências, e ciclos de vida, com atenção aos próprios sentimentos e posicionamentos nessa relação triangular, para manter a objetividade do atendimento, não permitindo vieses nos cuidados prestados.

O pediatra é o profissional da saúde que mais precoce e intensamente tem contato com a criança e sua família, logo ao nascimento, e às vezes até antes disso, na consulta de pediatria no pré-natal materno. No acompanhamento da criança, nas repetidas consultas de rotina ou intercorrências, o profissional de saúde vivenciará contatos com número crescente e diferente de atores desse núcleo (criança, mãe, pai, avós, primos, tios, amigos, colegas de escola), com suas demandas específicas, repletas de detalhes importantes, com questões objetivas, mas todo o tempo permeadas por questões subjetivas a serem percebidas e tratadas, em relação às quais só o exercício da pediatria se apresenta. O atendimento pediátrico da criança e sua família é uma arte que demanda percepção, acolhimento, empatia e consideração das relações afetivas em jogo, em que o pediatra deve transformar toda a subjetividade em escuta, orientações, cuidados objetivos, diagnósticos e tratamentos.

A atenção ao núcleo familiar exige do pediatra a consideração das necessidades parentais nos cuidados da criança e a promoção de um relacionamento saudável entre pais e filhos como tarefas importantes e desafiadoras. Crianças, adolescentes e famílias beneficiam-se da orientação motivacional e da promoção de condutas antecipatórias em saúde.

Nos encontros com a criança e a família, o profissional da saúde deve observar a qualidade da interação entre pais/cuidadores e a criança/adolescente. A análise do comportamento interativo, das respostas verbais, diz muito sobre a relação parental e suas consequências sobre a autoestima e o desenvolvimento infantil.

Sinais não verbais fornecem informações preciosas sobre o comportamento e o relacionamento da criança e dos pais, e podem fornecer compreensão adicional dos cuidados de saúde do ambiente em que a criança vive. Além disso, o provedor de saúde deve atentar-se para o comportamento infantil, como uma janela para o mundo da criança, que coloca na sua conduta o que se passa no seu psiquismo.

As interações entre pais ou cuidadores, membros da família e o prestador de cuidados de saúde revelam muito sobre a dinâmica familiar, vínculos familiares, autoridade na família e sobre como aquele núcleo resolve seus problemas.

Muitas vezes, o pediatra depara com conflitos e a presença de estresse tóxico na atenção ao núcleo familiar, sem que os envolvidos consigam perceber claramente a questão e a importância da resolução deles para o desenvolvimento infantil, o que demanda intervenções precoces que diminuam o impacto deletério e garantam a saúde psicossocial da criança.

Qualquer tipo de viés do provedor de saúde (racial, cultural ou econômico) contribui para disparidades nos cuidados e nos resultados de saúde. A relação de cuidado pressupõe uma relação criança-família-profissional sem viés, em que o pediatra deve reforçar a parentalidade positiva e fornecer consultoria comportamental para a família em períodos críticos do desenvolvimento infantil.

A FAMÍLIA ATUAL

As transformações na família contemporânea nos últimos séculos têm sido rápidas, profundas e evidenciam um aumento da complexidade das relações, a redefinição de papéis e funções de cada membro da família, assim como a determinação do espaço da criança no núcleo familiar e afetivo, além de suas consequências.

As principais mudanças que afetaram de forma definitiva a estrutura da família se relacionam com: urbanização, inserção da mulher no mercado de trabalho, declínio do patriarcado, autonomia feminina, reestruturação dos papéis familiares, mudanças no funcionamento da família, horizontalização e democratização das relações e terceirização dos cuidados infantis.

Diante de tantas mudanças sociais e econômicas, o caráter institucional da família, responsável pela transmissão e regulagem dos valores e padrões morais, ganhou bastante flexibilidade, e o profissional da saúde passou a atender famílias com estruturas diversas, diferentes da família tradicional, com crianças fazendo parte de famílias informais, monoparentais, anaparentais, reconstituídas, adotivas, várias pessoas vivendo juntas sem laços legais, homoafetivas. Esses cenários influenciam, desde o início, todo o processo de crescimento e desenvolvimento infantil.

A Organização Mundial da Saúde define os Determinantes Sociais da Saúde como "as circunstâncias em que as pessoas nascem, crescem, trabalham, vivem e envelhecem, incluindo o conjunto mais amplo de forças e sistemas que influenciam as condições da vida cotidiana".

O contexto da família, em conjunto com a saúde materna, são apontados como determinantes intermediários da saúde do indivíduo, em relação ao qual vários aspectos do núcleo familiar devem ser considerados quando se trata da saúde infantil: vulnerabilidades, apoio familiar, relações familiares, presença da mãe, qualidade do pré-natal, aceitação da gravidez, condição de saúde da mãe na gestação e no puerpério, idade da mãe, condição de saúde geral da mãe e do pai ou de outras figuras parentais, escolaridade da mãe e do pai, comportamento e estilo de vida do pai, da mãe e da família, escolaridade e habilidades de outro cuidador.

Fatores de proteção, como família acolhedora e vizinhança segura, melhoram a saúde e contribuem para o desenvolvimento saudável, assim como fatores de risco, relacionados com o acesso limitado a cuidados de saúde, comprometem a capacidade para a criança atingir todo o seu potencial de desenvolvimento.

HISTÓRIA GENÉTICA DA FAMÍLIA

A habilidade de reconhecer os padrões de saúde e doença em lactentes, crianças e adolescentes requer a obtenção de dados da criança e do histórico abrangente de saúde das famílias, assim como a identificação dos padrões genéticos de herança das condições de saúde.

A história abrangente pretende reunir num breve período dados disponíveis do cenário clínico da família, que permitam a integração de informações intergeracionais com vistas a promover a saúde das crianças. Além de integrar informações intergeracionais, a história genética permite o *link* de dados do pré-natal com o histórico da criança no núcleo familiar.

Para a história familiar genética, deve-se desenvolver a genealogia familiar, por meio do heredograma ou genograma da família, uma maneira visual de facilitar o reconhecimento de padrões de herança, vínculos, riscos e cenário onde vive a criança.

O heredograma é uma ferramenta que utiliza uma representação gráfica que permite avaliar o comportamento sistêmico de um núcleo familiar, útil na identificação de famílias que apresentam condições de risco de caráter biológico, psicológico ou social.

Esse recurso demanda a disponibilidade de fonte familiar confiável com conhecimento da história de três gerações da família: pode identificar a estrutura da família e seu padrão de relação, registrar doenças no grupo familiar, evidenciar conflitos e registrar a dinâmica familiar e relações entre seus membros. Detalha a estrutura e o histórico familiar, informa os vários papéis de seus membros e permite a análise das interações familiares. Também fornece informações sobre problemas de saúde e elementos sobre relacionamentos, estrutura e dinâmica familiar, com sinalização de eventos importantes como separação, nascimento e morte (Figura 1).

No histórico familiar de saúde, é importante rastrear:

- **Problemas de saúde**, pelo rastreamento de doenças como: hipertensão, problemas cardíacos, diabetes melito, acidente vascular cerebral, câncer, asma, alergia nasal, eczema, problemas de saúde mental, histórico de abuso de substâncias ou alcoolismo, doenças sexualmente transmissíveis, HIV, história familiar de cefaleia ou enxaqueca, anomalias congênitas ou retardo mental, traço ou doença falciforme, doença renal, problemas de aprendizado, morte no primeiro ano de vida, morte precoce por ataque cardíaco ou qualquer causa, epilepsia ou tratamento de tuberculose. As informações podem ser incorporadas ao heredograma.
- **Histórico socioeconômico:** situação profissional, ocupações parentais, horário de trabalho parental ou do cuidador, educação e alfabetização dos pais, acesso a seguro-saúde.
- **Dados sobre a moradia:** quem mora com a criança, número de adultos e crianças na casa, tipo de casa, outras pessoas ou parentes vivendo com a família, problemas na moradia, bairro e comunidade seguros. Arranjos para dormir.

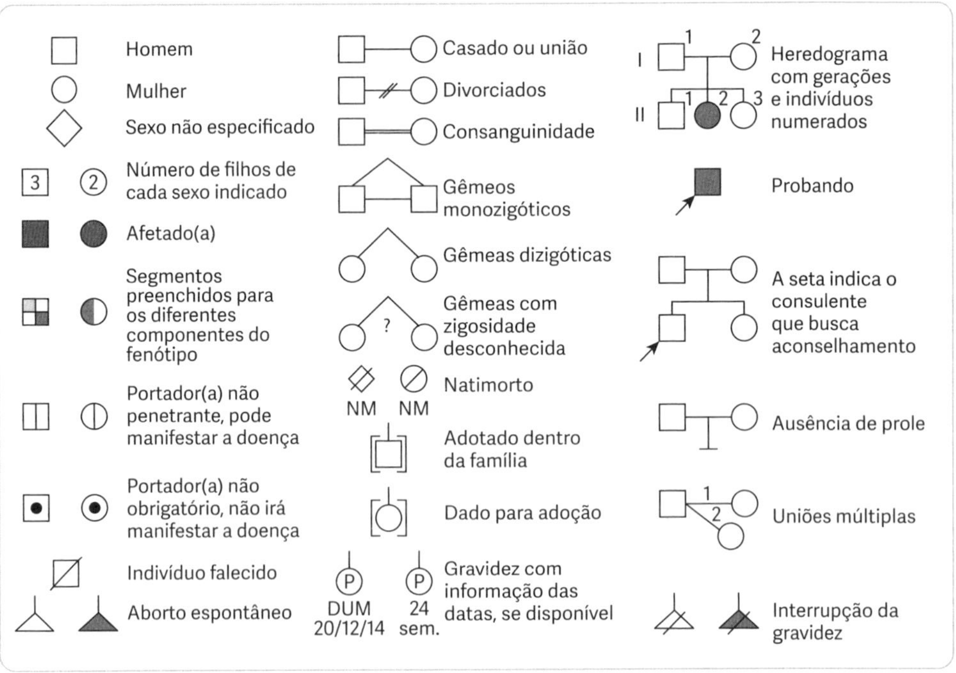

FIGURA 1 Símbolos utilizados no heredograma.
Fonte: Kim et al., 2019.

- **Suporte familiar:** com quem a família conversa quando tem algum problema, apoio da família estendida morando próximo ou em casa, ajuda com cuidados infantis, suporte de amigos.
- **Violência familiar:** sentimento de segurança em casa, presença de história de violência familiar ou doméstica.

ANAMNESE AMPLIADA DA FAMÍLIA

O relacionamento do pediatra com crianças e seus familiares pressupõe:

- Ouvir ativamente as preocupações da família, e compreender sentimentos e valores no contexto familiar.
- Buscar compreender as expectativas da família no encontro com o pediatra. Procurar identificar e tratar a agenda dos pais durante o encontro.
- Fazer perguntas abertas, para permitir o surgimento de dados relevantes.
- Ampliar o atendimento da criança ao perguntar sobre a saúde dos outros membros da família.
- Obter e integrar dados pessoais da criança com os da família para construir o perfil e os relacionamentos familiares.
- Aprender e entender o papel e a importância das influências culturais na família.
- Identificar fatores de proteção na família que determinam um ambiente saudável para a criança.
- Verificar a existência de suporte social para os pais, com a ajuda de parentes ou amigos. Verificar o interesse familiar em atividades esportivas, culturais ou religiosas, que se constituam como fatores de proteção para crianças e adolescentes.
- Elogiar as atitudes parentais nos cuidados com o filho. Reforçar pontos positivos dos cuidados parentais melhora o senso de confiança dos pais e compromete o profissional de saúde na relação de cuidados familiares.
- Realizar o atendimento sempre sentado em vez de permanecer de pé, manter contato visual com a criança e a família entre o tempo de tela e compartilhar informações de saúde, gráficos de crescimento, tabelas de desenvolvimento e resultados de laboratório para reafirmar o envolvimento com as famílias.

A avaliação da criança centrada na família deve ser desenvolvida por níveis, descritos no Quadro 1.

A ATENÇÃO PEDIÁTRICA NOS CICLOS DE VIDA

A saúde da criança é um processo interativo entre genética, exposições, experiências humanas e escolha individual, em que experiências do início da vida podem "programar" a saúde e o desenvolvimento da criança e do adulto.

Inicialmente, o primeiro contato do pediatra com a família deve acontecer no último trimestre de gestação, com pais expectantes em relação ao bebê que irá chegar.

A partir de então, criança/adolescente-pais-profissional de saúde passam a se encontrar inúmeras vezes, em vários momentos, durante anos, com abordagens específicas para cada ciclo de vida da criança ou adolescente, nas quais a presença e o contexto da família são imprescindíveis para a saúde da criança, como mostrado no Quadro 2.

QUADRO 1 Avaliação da criança centrada na família

Nível 1. Microambiente
Refere-se a criança, pai ou pais, parceiro, cuidador, outros adultos ou crianças em casa. ▪ Considerar as características de interação e temperamento dos indivíduos na unidade familiar, estilo de parentalidade, relacionamento entre os pais e o impacto da dinâmica da família no desenvolvimento da saúde física, emocional e comportamental da criança.
Nível 2. Intermediário
Refere-se a família estendida, suporte e recursos familiares, sistemas baseados na comunidade. ▪ Considerar moradia, escola, creche, renda e trabalho dos pais, acesso a cuidados de saúde, igreja e comunidade religiosa, segurança da comunidade, e impacto no bem-estar da criança.
Nível 3. Macroambiente
Refere-se ao contexto social da criança e da família. ▪ Considerar o impacto da comunidade, influências culturais, *status* econômico, saúde ambiental, clima político e impacto na saúde física e mental da criança.

Fonte: Duderstadt e Schapiro, 2016.

QUADRO 2 O núcleo familiar nos ciclos de vida

Ciclo de vida	Atividades
Visita pré-natal (último trimestre de gestação) 1ª visita ao pediatra	▪ Informações sobre saúde parental antes da gestação e no pré-natal, e antecedentes da saúde familiar. ▪ Histórico gestacional da mãe. ▪ Histórico de tabagismo e uso de álcool e drogas. Histórico de violência. ▪ História de ansiedade e depressão. ▪ Expectativas parentais, aleitamento materno, cronograma das primeiras visitas ao pediatra.
Primeira semana de vida do bebê	▪ Informações sobre o parto: idade gestacional, tipo de parto, peso/comprimento ao nascer. Apgar. Onde e com quem o bebê ficou logo após o parto. Eventuais intercorrências durante o parto. ▪ Primeiro exame do bebê. Semiologia do aleitamento materno. ▪ Dificuldades com aleitamento. ▪ Estabelecimento dos novos papéis parentais. ▪ Orientar sobre o processo de desenvolvimento da criança. ▪ Condutas antecipatórias.
Lactente	▪ Assegurar crescimento e desenvolvimento. ▪ Orientar sobre nutrição, alimentação, vacinação, sono. ▪ Introduzir novos alimentos. ▪ Avaliar e estimular a interação entre pais ou cuidadores e crianças. ▪ Estimular a linguagem. ▪ Estimular atividades físicas. ▪ Brincar. ▪ Condutas antecipatórias.

(continua)

QUADRO 2 O núcleo familiar nos ciclos de vida (*continuação*)

Ciclo de vida	Atividades
Pré-escolar	▪ Assegurar crescimento e desenvolvimento. ▪ Acompanhar nutrição, alimentação, vacinação, sono. ▪ Avaliar e estimular a interação entre crianças/pais ou cuidadores. ▪ Frequentar ambientes coletivos. Cuidar da sociabilidade. ▪ Propiciar contato com a natureza. ▪ Iniciar a educação para regras. Desenvolver rotinas. ▪ Estimular a linguagem. Estimular a autoestima. ▪ Estimular atividades físicas. Brincar. ▪ Ensinar. Iniciar ensino de autocuidados. ▪ Orientar sobre "escolinhas" e ambientes coletivos. ▪ Observar prontidão de alfabetização. ▪ Condutas antecipatórias.
Escolar	▪ Assegurar crescimento e desenvolvimento. ▪ Acompanhar nutrição, alimentação, vacinação, sono. ▪ Avaliar e estimular a interação entre crianças/pais ou cuidadores. ▪ Avaliar a sociabilidade em casa e na escola. Avaliar o aprendizado formal. ▪ Propiciar contato com a natureza. Estimular atividades físicas. ▪ Avaliar o cumprimento de regras. ▪ Estimular o aprendizado. Estimular rotinas de estudo. ▪ Estimular a autoestima. ▪ Vigilância de telas. Compartilhamento de telas com pais. ▪ Brincar. ▪ Ensinar. ▪ Condutas antecipatórias.
Adolescente	▪ Avaliar crescimento e desenvolvimento. ▪ Acompanhar nutrição, alimentação, vacinação, sono. ▪ Avaliar a comunicação entre pais e filhos. ▪ Avaliar os "pontos fortes" do adolescente. ▪ Estimular a autoestima. ▪ Avaliar a casa/pessoas com quem mora. Amizades. ▪ Avaliar escolaridade formal/formação profissional. ▪ Avaliar ambiente e comportamento escolar. ▪ Perguntar sobre a vida social. Avaliar sociabilidade/amizades. Avaliar hábitos. Atividades/esportes. ▪ Sexualidade. Prevenção de IST, gestação e abuso sexual. ▪ Avaliar mudanças/conflitos. ▪ Discutir sobre fumo, álcool, drogas. ▪ Depressão/raiva/ideação suicida. ▪ Problemas de segurança. Discutir medidas de proteção. ▪ Educar sobre a ansiedade social. Educar sobre *bullying*. ▪ Educar sobre riscos *online*. ▪ Condutas antecipatórias.

IST: infecções sexualmente transmissíveis.
Fonte: elaboração das autoras.

CONCLUSÕES

As transformações na família contemporânea nos últimos séculos têm sido rápidas, profundas e evidenciam um aumento da complexidade das relações, redefinição de papéis e funções de cada membro da família, assim como a determinação do espaço da criança no núcleo familiar e afetivo, além de suas consequências.

O contexto da família, em conjunto com a saúde materna, são apontados como determinantes intermediários da saúde do indivíduo, em relação a que vários aspectos do núcleo familiar devem ser considerados quando se trata da saúde infantil: vulnerabilidades, apoio familiar, relações familiares, presença da mãe, qualidade do pré-natal, aceitação da gravidez, condição de saúde da mãe na gestação e puerpério, idade da mãe, condição de saúde geral da mãe e do pai, escolaridade da mãe e do pai, comportamento e estilo de vida do pai, da mãe e da família, escolaridade e habilidades do cuidador.

A habilidade de reconhecer os padrões de saúde e doença em lactentes, crianças e adolescentes requer a obtenção de dados da criança e do histórico abrangente de saúde das famílias, como identificação dos padrões genéticos de herança nas condições de saúde.

Para obter a história familiar genética, deve ser desenvolvida a genealogia familiar, por meio do heredograma ou genograma da família, uma maneira visual de facilitar o reconhecimento de padrões de herança, vínculos, riscos e cenário onde vive a criança.

No histórico familiar de saúde, é importante rastrear: problemas de saúde da família, histórico socioeconômico, dados sobre a moradia da criança, suporte familiar e presença de violência familiar.

A anamnese ampliada da família exige do pediatra: ouvir ativamente as preocupações da família, compreender sentimentos e valores no contexto familiar; buscar compreender as expectativas da família no encontro com o pediatra. Procurar identificar e tratar a agenda dos pais durante o encontro. Ampliar o atendimento da criança ao perguntar sobre a saúde dos outros membros da família. Obter e integrar dados pessoais da criança com aqueles da família para construir o perfil e o relacionamento da família. Elogiar as atitudes parentais nos cuidados com o filho. Reforçar pontos positivos dos cuidados parentais melhora o senso de confiança dos pais e compromete o profissional de saúde na relação de cuidados familiares.

A saúde da criança é um processo interativo entre genética, exposições, experiências humanas e escolha individual que se desenvolve no núcleo familiar, que modula o processo saúde-doença da criança e do adolescente em todos os ciclos da vida.

SUGESTÕES DE LEITURA

1. Chaibal S, Chaiyakul S. The association between smartphone and tablet usage and children development. Acta Psychol (Amst). 2022;228:103646.
2. Dahlgren G, Whitehead M. Policies and strategies to promote social equity in health. Background document to WHO – Strategy paper for Europe. Arbets rapport, Institutet för Framtidsstudier; 2007. Disponível em: https://core.ac.uk/download/pdf/6472456.pdf. Acesso em: 8 fev. 2024.
3. Demerdzieva A, Pop-Jordanova N. History information's are indispensable in developmental assessment of children. Pril (Makedon Akad Nauk Umet Odd Med Nauki). 2020;41(1):33-45.
4. Duderstadt KG, Schapiro NA. Comprehensive information gathering. In: Duderstadt KG, editors. Pediatric physical examination. 2. ed. St. Louis, Missouri: Elsevier; 2016. p.36-56.
5. Hagan JF, Duncan PM. Bright futures: guidelines for health supervision of infants, children, and adoles-

cents. 3 ed. Elk Grove Village, Ill: American Academy of Pediatrics; 2008.

6. Hoehn EF, Wilson PM, Riney LC, Ngo V, Bennett B, Duma E. Identification and evaluation of physical abuse in children. Pediatr Ann. 2018;47(3):e97-e101.
7. Kim CA, Albano LMJ, Bertola DR. Avaliação genética. In: Schvartsman BGS, Maluf Jr PT, Carneiro-Sampaio M, editors. Genética na prática pediátrica. 2. ed. Barueri, SP: Manole; 2019. p.10-42.
8. Kwong L, Bodurtha J, Busch DW. An integrative review of family health history in pediatrics. Clin Pediatr (Phila). 2020;59(14):1282-7.
9. Olney RS, Yoon PW. Role of family medical history information in pediatric primary care and public health: introduction. Pediatrics. 2007;120 Suppl 2:S57-9.
10. Rich EC. Reconsidering the family history in primary care. J Gen Intern Med. 2004;19(3):273-80.
11. Sigolo SRRL. Favorecendo o desenvolvimento infantil: ênfase nas trocas interativas no contexto familiar. In: Mendes EG, Almeida MA, Williams LCA, organizadores. Temas em Educação Especial: avanços recentes. São Carlos: Edufscar; 2004. p.189-95.
12. Tarini BA, Gornick MC, Zikmund-Fisher BJ, Saal HM, Edmondson L, Uhlmann WR. Family history collection practices: National Survey of Pediatric Primary Care Providers. Clin Pediatr (Phila). 2018;57(5):537-46.
13. Trotter TL, Martin HM. Family history in pediatric primary care. Pediatrics. 2007;120 Suppl 2:S60-S65.
14. Wu RR, Myers RA, Neuner J, McCarty C, Haller IV, Harry M, et al. Implementation-effectiveness trial of systematic family health history based risk assessment and impact on clinical disease prevention and surveillance activities. BMC Health Serv Res. 2022;22(1):1486.

5

Avaliação do vínculo e do apego

Ana Paula Scoleze Ferrer
Sandra Josefina Ferraz Ellero Grisi

PONTOS-CHAVE

- O vínculo e o apego se referem às relações recíprocas estabelecidas entre cuidador e criança no início da vida.
- O vínculo e o apego são essenciais para o desenvolvimento físico e psíquico da criança e constituem os pilares do Modelo de Atenção e Cuidado Integral à Criança proposto pela Organização Mundial da Saúde.
- Diversos fatores, relacionados ao cuidador, à criança e/ou ao contexto de vida, podem interferir no estabelecimento do vínculo e do apego.
- A identificação de fatores de risco e sinais clínicos de relações disfuncionais criança-cuidador deve ser pesquisada ativamente pelo profissional que atua em saúde materno-infantil.

INTRODUÇÃO

O vínculo mãe-bebê é definido como a relação recíproca estabelecida entre a mãe e o filho, por meio de uma interação psíquica e física, permeada por afeto, segurança, empatia e motivação emocional, sendo considerado o processo psíquico mais importante após o nascimento.

O vínculo é a base para o desenvolvimento do apego seguro e essencial para o desenvolvimento neurofisiológico, físico e psicoemocional da criança. O apego, muitas vezes utilizado como sinônimo de vínculo, desenvolve-se ao longo do primeiro ano de vida e se refere ao quanto a criança se sente acolhida em situações de estresse e à sensação de segurança que ela experimenta em relação ao cuidador, fundamentais para que se sinta confiante em explorar o ambiente, amplie seu repertório social e para o desenvolvimento de sua identidade e autonomia.

O psiquiatra e psicanalista John Bowlby foi o primeiro autor a descrever a importância da relação cuidador-criança, após estudar a saúde mental de crianças que foram separadas de suas famílias durante a Segunda Guerra Mundial. Seu trabalho, posteriormente complementado por Mary Ainsworth, deu origem à Teoria do Apego, que estabelece que o desenvolvimento de vínculos afetivos, desde a fase fetal até a velhice, é uma necessidade humana importante para garantir a sobrevivência da espécie. De acordo com essa teoria, a criança, instintivamente, se apega a um cuidador que possa lhe proteger e dar segurança. O vínculo e a conexão que o cuidador estabelece com o bebê, desde a gestação, são fundamentais para que o apego se configure adequadamente, modulando o comportamento da criança e determinando seu desenvolvimento, uma vez que este é dependente das interações que constitui com o outro e com o mundo, e o vínculo com o cuidador é a relação primordial.

MODELO DE ATENÇÃO E CUIDADO INTEGRAL À CRIANÇA DA ORGANIZAÇÃO MUNDIAL DA SAÚDE (*NURTURING CARE*)

A Organização Mundial da Saúde (OMS) propôs um Modelo de Atenção e Cuidado Integral (no inglês, *nurturing care*) fundamentado em cinco componentes a serem ofertados na primeira infância para que a criança cresça com boas condições de saúde e se desenvolva adequadamente (Figura 1). O profissional de saúde deve estar atento para identificar se o vínculo cuidador-criança está adequado, garantindo que essa atenção integral esteja sendo oferecida.

FATORES QUE INFLUENCIAM O ESTABELECIMENTO DO VÍNCULO CUIDADOR-CRIANÇA

Diversos fatores podem interferir na configuração do vínculo entre o cuidador e a criança, e o profissional de saúde precisa conhecer esses fatores para identificá-los na sua avaliação, como será discutido adiante. Fatores relacionados ao cuidador, à criança ou ao contexto social podem influenciar a forma como se dará essa relação (Quadro 1).

AVALIAÇÃO DO VÍNCULO E DO APEGO NA PRÁTICA CLÍNICA

Em todas as consultas, o profissional de saúde deve estar atento à relação entre o

QUADRO 1 Principais fatores que influenciam o vínculo entre o cuidador e a criança

Fatores relacionados ao cuidador
▪ Idade. ▪ Condições de saúde física, como a presença de doenças crônicas e incapacitantes. ▪ Condições de saúde mental e emocionais, particularmente a presença de depressão materna. ▪ Uso de medicamentos e substâncias ilícitas, dependência de álcool e drogadição. ▪ Características do temperamento. ▪ Condições da gestação: se foi uma gravidez programada, desejada, presença de intercorrências durante a gestação. ▪ Práticas alimentares e aleitamento materno. ▪ Qualidade da relação marital. ▪ Presença ou não de rede de apoio e suporte social.
Fatores relacionados à criança
▪ Presença de condições de saúde que impliquem fragilidade e risco de morte: prematuridade, síndromes genéticas, presença de doenças agudas ou crônicas. ▪ Perfil sensorial. ▪ Características do temperamento. ▪ Aspecto físico.
Fatores relacionados ao ambiente e contexto social
▪ Violência doméstica ou na comunidade ▪ Situação socioeconômica da família, renda, desemprego.

Fonte: elaboração das autoras.

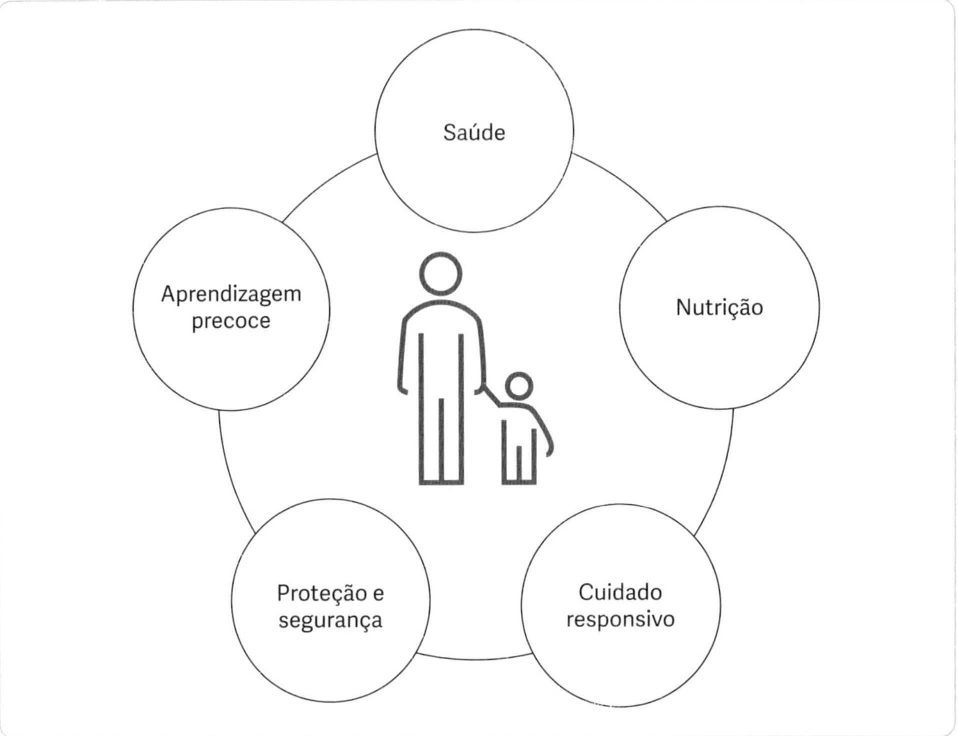

FIGURA 1 Componentes do Modelo de Atenção e Cuidado Integral à Criança da Organização Mundial da Saúde.
Fonte: adaptação de OMS, 2018.

cuidador e a criança. Isso é feito por meio da anamnese, do exame físico e da observação atenta durante o atendimento. Dois aspectos devem ser pesquisados: se há fatores de risco que possam interferir na constituição do vínculo, e se há sinais indicativos de que ele não está se configurando adequadamente. Na maioria das vezes, os problemas de vínculo não aparecerão espontaneamente, como uma queixa na consulta, mas a presença de situações de risco e sinais indiretos da presença de problemas devem ser buscados ativamente pelo profissional.

Na anamnese, é fundamental conhecer as condições de gestação e parto. Gestações não planejadas, principalmente quando não aceitas, mães adolescentes e presença de intercorrências durante a gestação podem comprometer a disponibilidade emocional da mãe para seu bebê. A conexão entre pais e bebê começa durante a gestação, mas é após o nascimento, quando se inicia uma nova vida para toda a família, visto que o bebê sai do imaginário para o real, e quando se dá a primeira separação mãe-filho, que o vínculo passa a ter um papel muito importante para o desenvolvimento físico e psíquico da criança.

O período logo após o parto é um momento crucial para o desenvolvimento da relação afetiva entre a mãe e a criança. As transformações físicas, hormonais e emocionais relacionadas ao ciclo gravídico-puerperal podem afetar essa relação positiva ou negativamente. Nesse sentido, um dos principais fatores que podem comprometer o vínculo é a presença de depressão puerperal, que é bastante frequente e, muitas vezes, não diagnosticada. Portanto, todos os profissionais de saúde que atendem puérperas, recém-nascidos e lactentes jovens devem estar atentos para essa condição, perguntando ativamente para a mãe como ela está se sentindo e demonstrando empatia para que a mulher se sinta confortável para expressar suas angústias e dificuldades. Existem questionários que podem auxiliar na avaliação das condições psicoemocionais maternas e na identificação de depressão puerperal. Em nosso meio, o instrumento de triagem mais utilizado é a Escala de Depressão Pós-Natal de Edimburgo (acesse o *QR Code* do final do capítulo), por ser rápida e de fácil aplicação.

Outro aspecto fundamental a ser investigado na anamnese e verificado durante a consulta é a prática do aleitamento materno. Diversos estudos postulam que a ocitocina e a prolactina liberadas durante o ato de amamentar afetam tanto a produção do leite como o comportamento materno e a sensação de bem-estar e segurança do bebê, promovendo o vínculo. É descrito que as mães que amamentam e têm contato pele a pele com o bebê, particularmente no período do pós-parto imediato, apresentam menos ansiedade e demonstram ser mais afetivas. Apesar disso, é importante deixar claro que o aleitamento materno é um fator que promove e facilita o vínculo, mas não é condição necessária e indispensável. Mães impossibilitadas de amamentar, assim como as mães adotivas, conseguem estabelecer vínculos fortes a despeito dessa prática, uma vez que o contato físico e a troca de olhares durante a oferta alimentar podem ser praticadas da mesma forma.

Nos antecedentes pessoais da criança, deve-se investigar condições de nascimento, idade gestacional e presença de problemas agudos ou condições crônicas que caracterizem maior vulnerabilidade da criança e risco de morte. Podem ocorrer riscos disfuncionais na presença dessas situações, tanto por falta de vinculação (como um mecanismo de defesa inconsciente da mãe de se apegar a uma criança que ela pode perder) quanto o oposto (o surgimento de uma superproteção que dificulte a separação mãe-filho, importante para o desenvolvimento da subjetividade e autonomia da criança). Além disso, algumas condições crônicas, como problemas neurológicos e distúrbios sensoriais de visão e audição, podem comprometer a possibilidade de a criança interagir com o cuidador. O transtorno do espectro autista, por exemplo, pode ter a dificuldade de interação como um dos sinais de sua manifestação precoce.

Averiguar os antecedentes familiares e o contexto familiar e social também é obrigatório. Ambientes de insegurança, em que existam conflitos ou violência, além de dificuldades econômicas, podem comprometer as condições psicoemocionais dos cuidadores, particularmente quando existem riscos cumulativos e ausência de suporte social.

Não há sintomas específicos que indiquem problemas de vínculo e apego, mas algumas queixas relacionadas ao comportamento da criança podem apontar para essa possibilidade. É comum serem referidos problemas de sono e choro excessivo, que no lactente jovem podem ser atribuídos a cólica, dificuldades de amamentação ou recusa alimentar, dificuldade excessiva da criança em se separar da mãe ou do cuidador principal, apatia, irritabilidade, medo desproporcional, entre outros. Na presença de tais queixas, é fundamental que o profissional que está atendendo essa criança se aprofunde na compreensão do contexto e se certifique de que a causa não seja por problemas relacionais.

O exame físico geralmente será normal, mas pode revelar sinais indiretos se o vínculo for gravemente acometido, comprometendo o cuidado oferecido e cursando com negligência e/ou maus-tratos. Nessas situações mais extremas podem ser verificados baixo ganho pôndero-estatural sem outra causa aparente, marcas físicas decorrentes de violência ou acidentes pela insuficiência de segurança e proteção.

A observação direta da relação cuidador-criança durante a consulta é crucial na avaliação, trazendo dados objetivos e permitindo, também, a identificação de problemas não suspeitados por meio da anamnese e do exame físico. O profissional deve estar atento à forma como o cuidador se refere à criança, como a segura no colo, de que maneira se dirige a ela no momento da troca de roupa, como a conforta nos momentos em que ela chora durante a consulta, como a criança reage à presença, à voz e ao toque do cuidador, se ela se acalma e se o procura nos momentos de angústia e medo e se há trocas de olhares entre ambos.

Para sistematizar essa observação e trazer dados objetivos na avaliação do vínculo e do apego, existem algumas escalas de avaliação específicas. Para a prática clínica, um dos mais utilizados, por ser de fácil aplicação e possibilitar o acompanhamento longitudinal da relação bebê-cuidador, é o instrumento denominado Indicadores de Risco (atualmente denominado Referência) para o Desenvolvimento Infantil (Irdi), fundamentado na teoria psicanalítica de estruturação do sujeito e desenvolvido por um grupo de pesquisa brasileiro (acesse o *QR Code* do final do capítulo). Por meio da avaliação de 31 indicadores, o Irdi auxilia na detecção precoce de problemas no desenvolvimento psíquico de crianças de 0 a 18 meses de idade. A detecção precoce permite que o profissional de saúde intervenha antes da instalação de problemas psicopatológicos mais severos.

Há outras escalas e protocolos de avaliação, alguns na forma de questionário, como o *Postpartum Bonding Questionnaire* (PBQ), e outros para avaliar o apego de crianças maiores, com base na gravação de interações e em posterior análise por pessoas treinadas, geralmente psicólogos. Entretanto, esses instrumentos são mais trabalhosos e demandam mais tempo, sendo reservados para serem aplicados por profissionais treinados ou em situações de pesquisa científica.

CONCLUSÕES

O vínculo estabelecido entre cuidador e criança é fundamental para o adequado desenvolvimento e crescimento saudáveis. É essencial que o profissional que atua em saúde materno-infantil tenha conhecimento e esteja atento para identificar situações de risco e possíveis sinais que indiquem problemas nessa relação, por meio de avaliação clínica abrangente, pautada principalmente na observação cuidadosa durante o atendimento, para que orientações e intervenções precoces sejam instituídas. As práticas assistenciais devem incorporar a avaliação rotineira da relação cuidador-criança.

Escala de Depressão Puerperal de Edimburgo e Irdi

SUGESTÕES DE LEITURA

1. Bowlby J. Apego e perda: apego – a natureza do vínculo. v.1. 3.ed. São Paulo: Martins Fontes; 2002. 496p.
2. Cavalcante MCV, Lamy Filho F, França AKT da C, Lamy ZC. Relação mãe-filho e fatores associados: análise hierarquizada de base populacional em uma capital do Brasil – Estudo BRISA. Cienc Saúde Coletiva. 2017;22(5):1683-93.
3. Gibbs BG, Forste R, Lybbert E. Breastfeeding, parenting, and infant attachment behaviors. Matern Child Health J. 2018;22(4):579-88.
4. Martucci M, Aceti F, Giacchetti N, Sogos C. The mother-baby bond: a systematic review about perinatal depression and child developmental disorders. Riv Psichiatr. 2021;56(5):223-36.
5. Perrelli JG, Zambaldi CF, Cantilino A, Sougey EB. Instrumentos de avaliação do vínculo entre mãe e bebê. Rev Paul Pediatr. 2014;32(3):257-65.
6. Pesaro ME, Kupfer MCM, Escobar AMU, Gomes FMS, Valente MH, Barreto APSF, et al. Acompanhamento do desenvolvimento psíquico na primeira infância: o uso dos Indicadores Clínicos de Risco para o Desenvolvimento Infantil – IRDI. In: Grisi SJFE, Escobar AMU, Gomes FMS, editores. Desenvolvimento da criança. Rio de Janeiro: Atheneu; 2018. 238p.
7. Santos IS, Matijasevich A, Tavares BF, Barros AJD, Botelho IP, Lapolli C, et al. Validation of the Edinburgh Postnatal Depression Scale (EPDS) in a sample of mothers from the 2004 Pelotas Birth Cohort Study. Cad Saúde Pública. 2007;23(11):2577-88.
8. Spinner MR. Maternal-infant bonding. Can Fam Physician. 1978;24:1151-3.
9. World Health Organization (WHO), United Nations Children's Fund, World Bank Group. Nurturing care for early childhood development: a framework for helping children survive and thrive to transform health and human potential [Internet]. Geneva; 2018. 55p. [citado em 5 abr. 2023]. Disponível em: https://www.who.int/publications/i/item/9789241514064.
10. World Health Organization (WHO). The importance of caregiver-child interactions for the survival and healthy development of young children [Internet]. 2004 [citado em 5 abr. 2023]. 106p. Disponível em: https://www.who.int/publications/item/924159134X.
11. Wittkowski A, Vatter S, Muhinyi A, Garrett C, Henderson M. Measuring bonding or attachment in the parent-infant-relationship: A systematic review of parent-report assessment measures, their psychometric properties and clinical utility. Clin Psychol Rev. 2020;82:101906.

6

Avaliação da técnica de amamentação

Paulette Cherez Douek

PONTOS-CHAVE

- A avaliação da amamentação envolve o binômio mãe-bebê e sua família, em uma determinada época e em um determinado local.
- Interferir apenas se houver sinais de que a criança não retira leite em quantidade suficiente, ou se ocorrerem queixas maternas relacionadas à amamentação.
- Sinais de boa pega: a boca está bem aberta, o queixo está encostado ou quase encostado na mama, o lábio inferior está evertido e a aréola materna aparece mais acima do que abaixo da boca da criança.
- Sinais de boa posição: a criança está voltada para o corpo da mãe, a cabeça e o corpo da criança estão alinhados, a criança está encostada no corpo da mãe e completamente sustentada.

INTRODUÇÃO

Segundo o *Estudo Nacional de Alimentação e Nutrição Infantil* (Enani-2019), em 2019 a duração mediana de aleitamento materno exclusivo (AME) no Brasil era de 3 meses e a de aleitamento materno, de 15,9 meses. Ainda que as taxas de amamentação no país tenham melhorado nas últimas décadas, não alcançaram as metas preconizadas pela Organização Mundial da Saúde (OMS), isto é, uma prevalência de AME de pelo menos 70% aos 6 meses e de 60% de aleitamento materno aos 24 meses de idade. Com o objetivo de elevar as taxas de amamentação e melhorar a saúde das crianças e das lactantes, além das políticas sociais, o papel dos profissionais de saúde é sempre enfatizado entre as ações de proteção e apoio ao aleitamento materno.

A amamentação, como bem assinalaram Almeida e Novak em 2004, pode ser caracterizada como um híbrido natureza-cultura. Significa que não apenas os fatores biológicos devem ser conhecidos e observados, mas também o entendimento das condições sociais e subjetivas da mulher. Esse aspecto foi muito bem traduzido por um agente comunitário de saúde, ao explicar para médicos residentes de pediatria os motivos do desmame precoce em sua comunidade: "Muitas vezes, a mulher não amamenta porque a vida não deixa".

Nesse sentido, ao atender um bebê, o foco é ampliado e dirigido à família, especialmente à pessoa que agora se tornou mãe pela primeira vez, ou mãe novamente, e esse processo sempre é uma experiência única. Na avaliação da amamentação, é preciso entender o complexo binômio mãe-bebê inserido na família, em uma determinada época e em um determinado local. Muitas vezes, as alegações de dificuldades na amamentação revelam a insegurança e a solidão de quem amamenta.

Para o aconselhamento em amamentação, a OMS divulga, desde a década de 1990, as habilidades de comunicação em aleitamento materno (Quadro 1).

Reconhecer e aceitar a ambivalência dos sentimentos maternos em relação ao bebê, a ser mãe e a amamentar, perceber a vulnerabilidade, a sobrecarga, o cansaço e as outras dimensões da vida da mulher possibilita compreender e oferecer ajuda efetiva. Dessa forma, o atendimento visa fortalecê-la diante das pressões externas, para que possa tomar decisões e aumentar sua autoconfiança e autoestima. Mais importante é ser capaz de ouvir o que ela diz, e não realizar um interrogatório repleto de perguntas, nem sempre úteis.

Manifestações esperadas no recém-nascido saudável, como o choro, a agitação, a necessidade frequente de sugar e a interrupção do sono noturno são, muitas vezes, interpretadas como fome, o que leva a lactante, já muito vulnerável, a considerar que é inadequada para alimentar seu filho. Ao entender o universo objetivo e subjetivo da mulher, compreendemos também o que acontece em relação à amamentação.

QUADRO 1 Habilidades para o aconselhamento em amamentação para a mulher

Habilidades de ouvir e aprender
Usar comunicação não verbal útil.
Manter a cabeça no mesmo nível da cabeça da mulher.
Prestar atenção.
Remover barreiras.
Dedicar tempo.
Tocar de forma apropriada.
Fazer perguntas abertas, que geralmente iniciam a frase com as seguintes palavras: como, que, quem, onde, de que modo, em que.
Repetir o que a mulher ou outro familiar diz, com suas palavras, para demonstrar que entendeu o que ela está dizendo.
Usar expressões e gestos que demonstrem interesse.
Demonstrar empatia – mostrar que entende como a mulher se sente.
Evitar julgamentos para não abalar a autoconfiança da mulher.
Habilidades para aumentar a confiança e dar apoio
Aceitar o que a mulher pensa e sente.
Reconhecer e elogiar a mulher sempre que houver atitudes adequadas.
Dar ajuda prática.
Dar poucas e relevantes informações.
Usar linguagem simples.
Dar sugestões, não ordens.

Fonte: adaptação de Bueno e Teruya, 2004.

FISIOLOGIA DA AMAMENTAÇÃO

Durante a gestação, os hormônios estrógeno e progesterona são responsáveis por desenvolver os ductos lactíferos e os alvéolos mamários. A lactação tem início cerca de um ou dois dias após o parto, e tem um pico ao redor do terceiro ou quarto dia, quando se dá a apojadura. Esse processo é resultante das interações hormonais. Dois dos hormônios envolvidos no aleitamento são a prolactina, responsável pela produção láctea, e a ocitocina, que auxilia na ejeção do leite armazenado, contraindo as células mioepiteliais localizadas ao redor dos ductos e alvéolos mamilares. A partir da apojadura, a regulação da lactação passa a ser primordialmente dependente dos estímulos de sucção e esvaziamento das mamas. Quanto maior a frequência das mamadas e maior o esvaziamento das mamas, maior é a produção de leite. A produção láctea e a ejeção do leite estão sujeitas aos estímulos recebidos pelo córtex cerebral. Estímulos negativos, como estresse, dor ou insegurança, atrapalham, enquanto os estímulos positivos, como prazer, afeto e estímulos visuais e auditivos auxiliam nos reflexos da amamentação. Além dos reflexos maternos, os reflexos do bebê também ajudam no sucesso do aleitamento: o reflexo de procura ou busca provoca a abertura da boca, a protrusão da língua em busca do bico e o selamento labial firme, enquanto o mamilo, ao tocar a junção entre os palatos duro e mole na boca do bebê, desencadeia o reflexo de sucção, deglutição e coordenação da respiração.

QUANDO AVALIAR A TÉCNICA DE AMAMENTAÇÃO

Como enfatizado anteriormente, antes de observar a mamada propriamente dita, é a mulher que precisa ser observada e, muitas vezes, acolhida e auxiliada para aumentar a autoconfiança e a segurança em relação à sua capacidade de oferecer os cuidados e a alimentação adequada à criança.

Por outro lado, se mãe e bebê já estabeleceram sua forma e ritmo de amamentação, não há queixas maternas e a criança retira todo o leite de que necessita, não é necessário e nem desejável interferir na mamada.

A intervenção na técnica de amamentação é necessária em algumas situações: na maternidade, para prevenção de fissuras, ingurgitamentos e outros problemas; na primeira semana após a alta da maternidade, para prevenção de problemas; nos primeiros meses, se a mulher referir dor nas mamas ou nos mamilos ou se trouxer alguma outra queixa em relação à amamentação, como "Meu bebê chora muito", "Meu bebê mama toda hora", "Meu bebê não pega a mama", "Tenho pouco leite", "Meu leite é fraco", ou, ainda, se a criança demonstrar que não recebe todo o leite de que necessita.

COMO AVALIAR SE A CRIANÇA RECEBE TODO O LEITE DE QUE NECESSITA

O peso e a quantidade de micções da criança são os sinais mais objetivos para indicar se a criança está ou não está recebendo todo o leite de que necessita. Nos primeiros dias de vida, o recém-nascido pode perder até 10% do peso de nascimento, em virtude da eliminação do mecônio, da diminuição do edema que apresenta ao nascimento e do período de adaptação à alimentação em ambiente extraútero. Por volta do 10º ao 14º dia de vida, a criança recupera o peso de nascimento e, a partir daí, mantém uma curva ascendente de peso. O número de micções nessa fase é de, ao menos, 6 a 8 nas 24 horas. Os outros sinais indicativos de que o recém-nascido está mamando o suficiente são mais subjetivos: o bebê mostra-se ativo e com tônus adequado quando acordado; ao mamar, apresenta sucções lentas, profundas e rítmicas, com pequenas pausas; esvazia a mama; geralmente interrompe as mamadas espontaneamente; parece tranquilo e satisfeito e, muitas vezes, adormece ao final da mamada.

Uma dúvida comum é sobre o ganho de peso mínimo considerado adequado. E mais, quanto tempo se pode aguardar antes que o recém-nascido comece a ganhar peso de modo satisfatório. Em geral, se diz que a criança deve ganhar, no mínimo, 20 g ao dia, ou 500 g no primeiro mês de vida. Um ganho de peso menor que o esperado indica que o bebê necessita de um acompanhamento mais frequente. Sem dúvida, é um valor arbitrário e deve ser analisado em conjunto com a avaliação geral da criança. Sinais como a icterícia prolongada e o pequeno número de evacuações em um bebê irritado, que não ganha peso adequadamente e que parece emagrecido, com as bochechas encovadas e o tecido subcutâneo escasso, advertem para o fato de a criança estar recebendo pouco leite. Mantendo-se essa situação, sem nenhuma intervenção, o lactente pode apresentar desidratação e acidose metabólica, por falta de ingesta. Por outro lado, alguns bebês demoram para ganhar peso, mas, apesar disso, se mantêm ativos, alertas, com aparência saudável e sugam bem, inclusive à noite.

A observação da criança, da mulher e da mamada com as respectivas orientações práticas são medidas fundamentais a serem adotadas nesses casos. Se for necessário fazer ajustes na pega e/ou na posição da criança ao mamar, o binômio deve ser reavaliado em dois dias, não para pesar o bebê, mas para observar como estão mãe e filho e como a amamentação evoluiu. Ainda que o bebê inicie uma sucção adequada, o ganho de peso só alcança os valores esperados após alguns dias. Assim, está indicado verificar o peso novamente depois de 7 a 10 dias. Pesar a criança antes desse período, mesmo após os ajustes na técnica de amamentar, pode frustrar as expectativas da mãe e do profissional de saúde, gerando um ciclo de grande ansiedade. Um dos primeiros sinais clínicos da recuperação do peso é o aparecimento das bolas de Bichat – corpo adiposo das bochechas, facilmente reconhecido no recém-nascido que está mamando bem e iniciando o ganho de peso adequado.

COMO AVALIAR A TÉCNICA DE AMAMENTAÇÃO

Para avaliar a técnica de amamentação, sugere-se sentar-se perto e no mesmo nível da mulher; aguardar a criança estar acordada, com fome; solicitar permissão para observar uma mamada; aguardar alguns minutos, dando tempo para que mãe e filho se adaptem; não ter pressa em interferir; solicitar autorização para ajudar e fazer sugestões, e não dar ordens (Quadros 2 e 3).

COMO AJUDAR A CRIANÇA A FAZER UMA BOA PEGA

Para que o bebê consiga fazer uma boa pega, a aréola deve estar macia. Quando túrgida, o lactente não consegue abocanhar a aréola, e acaba por sugar apenas o mamilo, o que provoca dor e fissuras. Nesses casos, uma ajuda prática é orientar uma leve ordenha da mama antes de iniciar a mamada, retirando um pouco de leite, até que a aréola se torne macia.

Após a mulher estar confortável e o recém-nascido em uma boa posição, como descrito anteriormente, aproximar o mamilo do lábio superior do bebê. Esse movimento estimula o reflexo de busca, levando a criança a abrir a boca. Deve-se aguardar o bebê abrir completamente a boca para só então trazê-lo

QUADRO 2 Sinais de boa pega e boa posição no aleitamento materno

Sinais de boa pega	Sinais de boa posição
▪ Boca bem aberta.	▪ Criança voltada para o corpo da mãe.
▪ Lábio inferior evertido.	▪ Criança com o corpo encostado no corpo da mãe.
▪ Aréola aparecendo mais acima que abaixo da boca da criança.	▪ Cabeça e corpo da criança alinhados.
▪ Queixo encostado ou quase encostado na mama.	▪ Criança totalmente sustentada.

Fonte: elaboração da autora com base em https://bvsms.saude.gov.br/bvs/publicacoes/partes/aidpi6_2.pdf.

QUADRO 3 Itens a observar durante a amamentação

Itens da amamentação
▪ Verificar se a mulher está confortável, com as costas, os braços e os pés apoiados. O recém-nascido não tem mais que três ou quatro quilos, mas as mamadas frequentes e a fadiga da mulher podem fazer com que ele pareça muito pesado. Para amenizar esse desconforto, um cobertor enrolado, um travesseiro ou outro objeto pode ser colocado sob o braço da mulher. Para o apoio dos pés, uma opção é fazer uso de uma banqueta ou da escada da maca do consultório.
▪ Verificar se a mama está bem exposta. Verificar se há alguma roupa da mãe apertando a mama ou cobrindo parte da aréola.
▪ Verificar se a mama está bem apoiada. Se a mulher se sentir mais confortável, pode apoiar a mama com a mão, em forma de "C". Isso ajuda a mãe a firmar o peito quando traz a criança junto à mama, para que ela faça a pega, e é mais relevante quando as mamas são volumosas. Não se recomenda segurar a mama com os dedos "em tesoura" perto da aréola, o que pode atrapalhar a pega ou obstruir algum ducto lactífero.
▪ Verificar se a mulher parece sentir dor.
▪ Verificar se a criança está confortável, sem muito agasalho.
▪ Verificar se a criança está bem e não parece sentir dor.
▪ Verificar se a criança está muito brava. Neste caso, sugere-se acalmá-la antes de colocá-la ao peito. Não "aproveitar que está com a boca aberta" para colocar o peito na boca do bebê.
▪ Verificar se o recém-nascido busca e alcança a mama quando está com fome.
▪ Verificar se há boa interação mãe-bebê, com troca de olhares, toques e conversas. Essas são formas de comunicação que ajudam na formação do vínculo mãe-filho e diminuem a ansiedade materna.
▪ Verificar se os sinais de boa posição estão presentes (ver Quadro 2).
▪ Verificar se os sinais de boa pega estão presentes (ver Quadro 2).
▪ Verificar se o padrão de sucção está adequado. Um padrão adequado pressupõe um bom selamento labial e ritmicidade dos movimentos de sucção, coordenados com a deglutição e a respiração. Os principais sinais de incoordenação das funções de sucção, deglutição e respiração são náuseas, caretas faciais, retração labial, arqueamento do tronco, tosse, choro e engasgos.
▪ Verificar se a mulher percebe a mama mais vazia ao final da mamada. A sucção e o esvaziamento das mamas são determinantes para estimular a produção de leite.
▪ Verificar se a criança parece satisfeita após a mamada.

Fonte: adaptação de Giugliani, 2000.

bem junto à mama, a fim de que abocanhe grande parte da aréola (Figura 1). Caso essa manobra não ocorra satisfatoriamente, ou a mulher continue sentindo dor, interromper a mamada, colocando um dedo na boca do lactente, para que ele a abra e solte o peito, sem feri-lo. Em seguida, reiniciar o processo, até que a criança consiga fazer uma boa pega. Em se mantendo as dificuldades, sugerir colocar o bebê em posições diferentes para ser amamentado e verificar se a dupla mãe-bebê se adapta melhor.

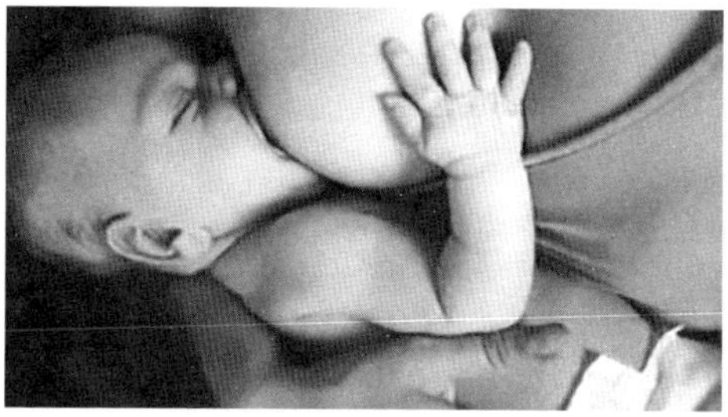

FIGURA 1 Criança mamando com boa pega e em boa posição.
Fonte: Ministério da Saúde.

POSIÇÕES PARA AMAMENTAR (QUADRO 4, FIGURA 2)

QUADRO 4 Posições do lactente e de sua mãe na amamentação

Posição tradicional	Posição clássica, a mais comum, em que o corpo da criança fica apoiado no antebraço da mãe, virado e encostado no corpo da mãe, mantendo a posição barriga com barriga, e a cabeça apoiada na junção do antebraço e do braço. O lactente na posição tradicional mama no seio do mesmo lado do braço que o sustenta (Figura 2A).
Posição tradicional invertida	Na posição tradicional invertida, que é uma variação da tradicional, a mãe segura a cabeça do bebê com a mão oposta à mama que o bebê está sugando, enquanto o corpo da criança é sustentado no antebraço. Esse modo de segurar o recém-nascido é indicado principalmente para os bebês no início da vida, quando ainda estão se adaptando à amamentação. Com a mão por baixo da cabeça da criança, a mãe sente mais firmeza em conduzir o bebê até o peito (Figura 2B).
Posição invertida	Nesta posição, o corpo do bebê fica debaixo do braço da mãe, do mesmo lado do seio em que está mamando, suas pernas se encontram atrás do corpo da mãe, e sua cabeça se mantém apoiada na mão desse mesmo braço. Mulheres com mamas grandes muitas vezes se adaptam melhor nessa posição. Também auxilia nos casos em que existem ductos obstruídos, por favorecer o esvaziamento completo da mama (Figura 2C).
Posição de cavalinho	Os bebês mais sonolentos, com refluxo gastroesofágico, com fenda palatina ou que têm mães que produzem muito leite podem se beneficiar desta posição. A criança fica em pé, virada e encostada no corpo da mãe, que sustenta com sua mão a cabeça do bebê (Figura 2D).
Posição deitada	A mulher fica deitada de lado, podendo ou não permanecer com sua cabeça um pouco mais elevada. Esta é uma boa opção para as mães que estão muito cansadas (Figura 2E).

(continua)

QUADRO 4 Posições do lactente e de sua mãe na amamentação (*continuação*)

Posição *laid-back* ou descontraída	No início dos anos 2000, a enfermeira inglesa Suzane Colson introduziu esta posição, que ficou conhecida como *laid-back*, para ser usada principalmente no início da amamentação. É indicada também para as mulheres que têm mamas grandes ou que produzem muito leite. *Laid-back breastfeeding* significa amamentar de forma descontraída ou, em uma tradução livre, amamentar devagar, com calma e relaxada. A mulher assume uma posição em decúbito dorsal, ou apenas reclinada para trás, e coloca o bebê transversal ou longitudinalmente sobre seu corpo. A criança vai se arrastando até conseguir abocanhar a mama. Além do objetivo maior, promove o respeito, a confiança e a autonomia do recém-nascido. Ao nascer, o bebê já possui o reflexo de procura e os reflexos de sucção e de deglutição coordenados com respiração nasal, o que permite à criança mamar tranquilamente (Figura 2F).

Fonte: elaboração da autora.

QUESTÕES QUE PODEM DIFICULTAR A AMAMENTAÇÃO

Depressão materna pós-parto

A mulher pode apresentar um quadro de maior tristeza no pós-parto. Conhecida também por *baby blues*, costuma ser um quadro benigno, e reflete um período de adaptação entre mãe e bebê. É um período de fragilidade emocional, caracterizado por choro fácil, medo e fadiga. Aparece em mais de 50% das mulheres, geralmente entre o 3º e o 5º dia, e dura por volta de 10 dias.

Já a depressão pós-parto é mais grave, e costuma se manter por pelo menos três meses. A mulher apresenta humor deprimido, sensação de desamparo e desânimo persistentes. A depressão pós-parto merece atenção especial do profissional de saúde que cuida da criança porque, além de prejudicar a mulher, interfere na relação mãe-bebê, dificultando o vínculo e a amamentação. Mesmo mulheres sem depressão, mas que não querem amamentar, podem levar a criança a, inconscientemente, recusar o peito.

DOR NAS MAMAS E NOS MAMILOS

A dor nas mamas ou nos mamilos é uma intercorrência muito comum, principalmente no início da amamentação, sendo causa muito frequente de desmame. Entre os fatores de proteção, que diminuem o risco de aparecimento da dor, estão o início precoce da amamentação, o aleitamento materno em livre demanda, as mamadas frequentes, inclusive à noite, e a técnica adequada, com o esvaziamento das mamas.

Mamas muito cheias

Por volta do 3º ou 4º dia pós-parto, geralmente quando a mulher já saiu da maternidade e voltou para casa, ocorre a apojadura ou "a descida do leite" e as mamas ficam cheias, pesadas, quentes e endurecidas. Essa situação também pode ocorrer mais tarde, sempre que houver um desbalanço entre a produção e a retirada de leite. A aréola pode estar túrgida, dificultando a pega do bebê, que acaba por abocanhar apenas o mamilo, causando fissuras mamilares.

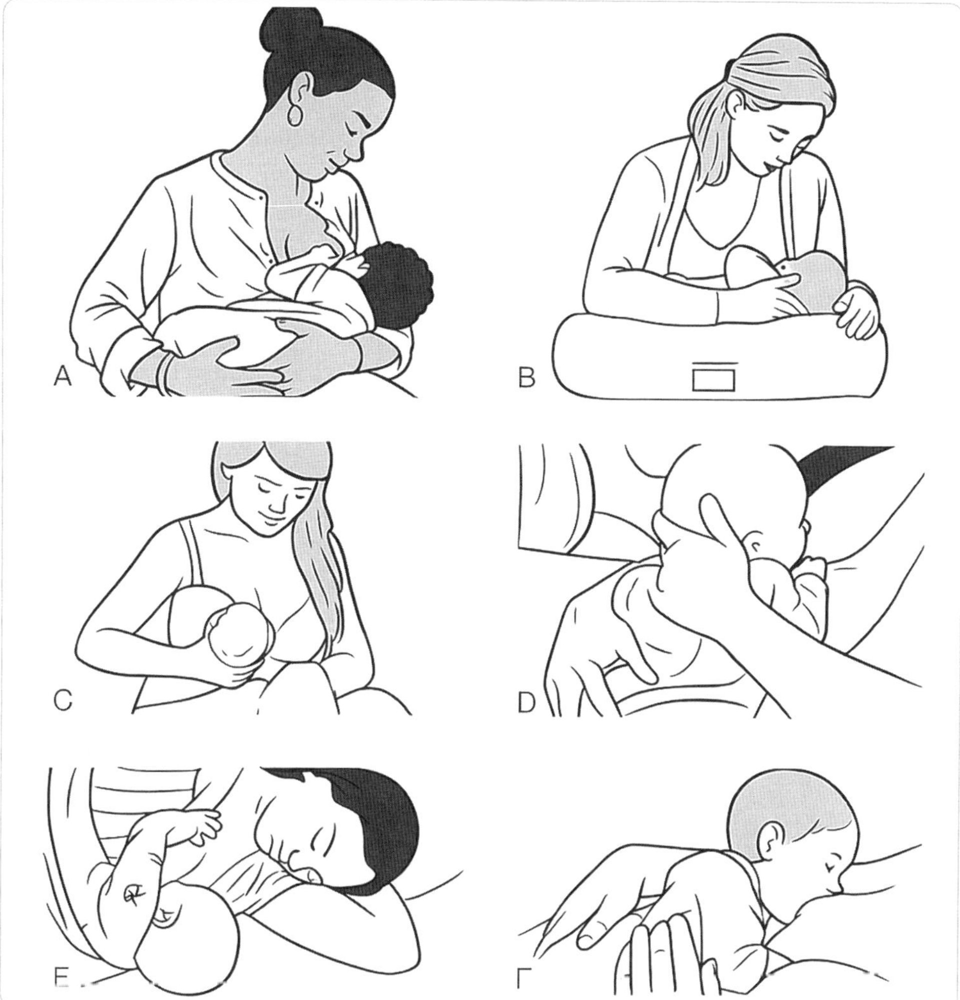

FIGURA 2 Posições para amamentar.

A: Posição tradicional; B: Posição de cavaleiro; C: Posição invertida ou de bola de futebol; D: Posição de cavalinho; E: Posição deitada; F: Posição *laid-back*.

Ingurgitamento mamário

Sintoma bem mais intenso que as mamas muito cheias, o ingurgitamento mamário indica uma estase do leite nas mamas não esvaziadas, que acomete a mama inteira e é bilateral. A mulher apresenta mal-estar geral, febre, cansaço e muita dor. As mamas se tornam pesadas, edemaciadas, quentes, vermelhas, brilhantes e dolorosas. Nos casos mais severos, é possível perceber o extravasamento de secreção serosa pelas aréolas, consequência de intensa congestão vascular e/ou linfática. O leite não flui com facilidade, resultado do aumento da viscosidade do leite estagnado e da obstrução dos ductos lactíferos. A aréola apresenta-se tensa e o lactente não consegue abocanhar a mama e não retira o leite de que necessita, aumentando a estase láctea, levando à manutenção e piora do quadro. Grande produção de leite, início tardio da amamentação, restrição da frequência e da duração das mamadas e sucção ineficaz do bebê favorecem o aparecimento do ingurgitamento.

Ductos lactíferos obstruídos

Quando há obstrução de um ducto lactífero, com estase láctea, forma-se um nódulo endurecido e doloroso à palpação, às vezes eritematoso, referido pelas mães como um "caroço dolorido" na mama. São facilmente percebidos à palpação e se localizam com maior frequência na parte lateral ou inferior da mama. Podem surgir por produção aumentada de leite ou esvaziamento inadequado de uma área específica da mama, muitas vezes decorrente de compressão externa.

Mastite

Infecção bacteriana de um segmento da glândula mamária, que geralmente aparece entre o 8º e o 20º dia pós-parto. O microrganismo mais frequentemente responsável por esse processo é o *Staphylococcus aureus*. A mulher apresenta-se febril, com mal-estar e com a região acometida edemaciada, vermelha, quente e muito dolorida. Os fatores de risco mais importantes são os traumas mamilares, que funcionam como porta de entrada para as bactérias, e os ductos lactíferos obstruídos.

Abscesso mamário

O abscesso mamário é uma complicação da mastite por falta ou falha de tratamento. À palpação da área afetada, percebe-se uma zona de flutuação. A mulher apresenta comprometimento do estado geral, febre e muita dor.

Traumas mamilares: escoriação e fissuras

Os traumas mamilares são causas muito frequentes de dor nos mamilos. Incluem as fissuras e as escoriações mamárias.

As fissuras, que são muito dolorosas, acometem o próprio mamilo ou localizam-se na região de transição aréolo-mamilar. Quando muito profundas e localizadas na borda do mamilo, provocam uma dilaceração, podendo deixar o mamilo pendente. São, na maioria das vezes, resultado de posicionamento e pega incorretos e/ou de mamas muito cheias ou ingurgitadas. Muitas vezes, a mulher com fissuras não consegue amamentar, e as que amamentam com dor geralmente estão tensas e com medo, o que dificulta a aproximação do bebê, o vínculo e uma mamada efetiva.

A escoriação do mamilo é provocada, principalmente, pelo atrito entre a língua do recém-nascido, em posição posteriorizada, e o mamilo. Esse quadro está mais relacionado à pega do que à frequência e à duração das mamadas. Sem a correção da técnica de amamentação, essa escoriação pode evoluir para um quadro mais grave, de erosão do mamilo.

Candidíase mamária

A contaminação dos mamilos por fungos, como a *Candida albicans*, provoca dor, mesmo quando a pega está correta. Os mamilos podem estar com aparência normal, ou vermelhos e brilhantes, e a dor costuma ser referida como em fisgada. O exame da boca do bebê geralmente exibe as placas brancas aderidas à mucosa oral, típicas da monilíase oral. As fissuras mamilares, o uso de antibióticos e a monilíase vulvovaginal são considerados fatores de risco para a candidíase mamária.

Fenômeno de Raynaud

O fenômeno de Raynaud é resultado de vasoespasmo em resposta ao frio, à compressão do mamilo ou ao estresse emocional. Manifesta-se clinicamente pela deformidade dos mamilos, que podem estar achatados, e pela evolução da coloração dos mamilos em três fases após a mamada, acompanhada de dor. Os mamilos podem estar pálidos, evoluir para cianóticos e, por fim, hiperemiados. A dor é referida como intensa e em fisgada, durante a mamada, e se mantém, em queimação, mesmo depois da amamentação. Acomete mulheres hígidas ou que apresentam alguma doença de base, que cursa com alterações isquêmicas, como o lúpus eritematoso sistêmico.

Variações na anatomia dos mamilos: planos, invertidos, pseudoinvertidos ou muito longos

- **Mamilos planos:** mamilos planos são os que não exibem separação nítida entre a aréola e o mamilo. Essa condição pode dificultar a pega adequada. Com a manutenção da sucção, é comum haver alguma protrusão do mamilo.
- **Mamilos invertidos e pseudoinvertidos:** ao comprimir a aréola, o mamilo invertido se retrai, em vez de se protrair; dessa forma, o mamilo, por não alcançar a transição entre o palato duro e o palato mole, não faz a estimulação adequada dos reflexos de sucção e deglutição. Ainda que não seja um impeditivo para a amamentação, uma vez que a criança mama o peito e não o mamilo, o recém-nascido pode apresentar dificuldade em manter a pega. O mamilo pseudoinvertido está voltado para dentro durante a inspeção das mamas, mas, quando a aréola é comprimida, tende a se protrair, sem prejuízo à amamentação.
- **Mamilos muito longos:** os mamilos podem ser grandes demais para a boca do recém-nascido. Mamilos muito longos, por alcançar a região mais interna do palato mole, podem provocar náuseas na criança, dificultando a amamentação.

Dificuldades relacionadas à criança que não suga ou não suga bem

O recém-nascido pode se recusar a mamar apenas por não estar com fome ou simplesmente por estar se adaptando à vida extrauterina.

Pode também recusar o peito por estar com muito sono. Alguns medicamentos, como os anestésicos, que a mulher recebeu ou esteja recebendo, acabam por sedar a criança e prejudicar a sucção. Os prematuros também são mais sonolentos e, dependendo da idade gestacional e da maturidade, têm menos vigor ou até incapacidade de sugar ou de manter a coordenação sucção-deglutição-respiração.

A criança pode estar com alguma dor ou desconforto, como uma clavícula quebrada ou um céfalo-hematoma. A dor pode se manifestar somente quando o bebê é colocado em uma das mamas, ou nas duas. Bebês com alterações neurológicas, doentes ou com obstrução nasal importante podem também não querer, ou não conseguir, sugar o peito.

Por vezes, o recém-nascido não suga porque não consegue abocanhar a aréola, quando o peito está muito cheio. Neste caso, é preciso ordenhar um pouco a mama, até que a aréola fique macia e permita a pega adequada.

Outro motivo, muito frequente, é o lactente ter feito uso de bicos artificiais. Ao ser colocado no peito, acaba por sugar do mesmo modo que suga a mamadeira: faz menos esforço para mamar, utiliza mais os músculos bucinadores em vez dos masseteres, conserva a língua posteriorizada, mal posicionada, hipotônica e mantém os lábios entreabertos, o que resulta em um ponto de sucção na papila incisiva em vez de na junção entre os palatos duro e mole. Não conseguindo receber o leite, como esperado, larga o peito e chora ou, ainda, se recusa a mamar.

O recém-nascido com anquiloglossia, ou frênulo lingual curto, também pode ter dificuldades em se alimentar no peito. Além da avaliação anatômica, é necessária a avaliação funcional da condição encontrada. À inspeção, quando a língua é levantada ou protraída, o frênulo a retém, o que a leva a apresentar um formato semelhante ao de um coração. A anquiloglossia é classificada em quatro classes, em razão da distância da inserção do frênulo no ápice da língua. Varia de leve a completa, sendo as classes III e IV as mais graves, com distâncias de 3 a 7 mm e menores que 3 mm, respectivamente. Mesmo sendo menos frequentes, são as que merecem maior atenção, pela possibilidade de causarem dificuldades na amamentação. A avaliação funcional observa a amplitude dos movimentos da língua. A ponta da língua deve ser capaz de se projetar para fora da boca e percorrer os lábios superiores e inferiores. Ao sugar, a língua deve estar estendida sobre a gengiva inferior, com as bordas levantadas e, juntamente com os lábios, conseguir fazer um selamento completo. Quando o frênulo impede esses movimentos, o lactente abocanha o peito com as gengivas, alcançando apenas o mamilo e traumatizando as mamas.

CONCLUSÕES

O preparo dos profissionais de saúde para a avaliação adequada da técnica de amamentação é necessário e fundamental para que possam apoiar, orientar e fazer sugestões práticas e relevantes. Além de abordar os problemas técnicos, a avaliação da amamentação engloba o atendimento integral à pessoa que amamenta e à família, a percepção das ambiguidades e dos laços de afetos e o entendimento das vulnerabilidades e dos aspectos subjetivos envolvidos na amamentação.

SUGESTÕES DE LEITURA

1. Almeida JAG, Novak FR. Amamentação: um híbrido natureza-cultura [Breastfeeding: a nature-culture hybrid]. J Pediatr (Rio J). 2004;80(5 Suppl):S119-25.
2. Bartick M, Hernández-Aguilar MT, Wight N, Mitchell KB, Simon L, Hanley L, et al. ABM Clinical Protocol #35: Supporting breastfeeding during maternal or child hospitalization. Breastfeed Med. 2021;16(9):664-74. Erratum in: Breastfeed Med. 2021;16(11):928.
3. Bueno LG, Teruya KM. Aconselhamento em amamentação e sua prática [The practice of breastfeeding counseling]. J Pediatr (Rio J). 2004;80(5 Suppl):S126-30.
4. Bueno LGS, Teruya KM. Maternidade. In: Issler H, editor. O aleitamento materno no contexto atual: políticas, práticas e bases científicas. São Paulo: Sarvier; 2008. p.317-29.
5. Brasil. Ministério da Saúde. Secretaria de Atenção Primária à Saúde, Departamento de Promoção da Saúde. Guia alimentar para crianças brasileiras menores de 2 anos. Brasília: Ministério da Saúde; 2019. 265p.
6. Giugliani ER. O aleitamento materno na prática clínica [Breast-feeding in clinical practice]. J Pediatr (Rio J). 2000;76 Suppl 3:S238-52.

7. Gomes JDL, Freitas RC, Costa TN, Carlos AMP. Anatomia, diagnóstico e tratamento de anquiloglossia na primeira infância. REAS [Internet]. 2021;13(2):e5815.
8. Pérez-Escamilla R, Tomori C, Hernández-Cordero S, Baker P, Barros AJD, Bégin F, et al; 2023 Lancet Breastfeeding Series Group. Breastfeeding: crucially important, but increasingly challenged in a market-driven world. Lancet. 2023;401(10375):472-85. Erratum in: Lancet. 2023 Mar 18;401(10380):916.
9. Sociedade Brasileira de Pediatria (SBP). Guia Prático de Aleitamento Materno. Departamento Científico de Aleitamento Materno. Novembro/2020. 33p. Disponível em: https://www.sbp.com.br/fileadmin/user_upload/22800f-GUIAPRATICO-GuiaPratico_de_AM.pdf. Acesso em: 10 fev. 2024.
10. Universidade Federal do Rio de Janeiro. Aleitamento materno: prevalência e práticas de aleitamento materno em crianças brasileiras menores de 2 anos. 4º: ENANI 2019. – Documento eletrônico. – Rio de Janeiro, RJ: UFRJ; 2021. Disponível em: https://enani.nutricao.ufrj.br/wp-content/uploads/2021/11/Relatorio-4_ENANI-2019_Aleitamento-Materno.pdf. Acesso em: 10 fev. 2024.

7

A organização da consulta

Ana Paula Scoleze Ferrer
Sandra Josefina Ferraz Ellero Grisi

PONTOS-CHAVE

- A consulta médica é uma situação dinâmica, cujos resultados estão relacionados ao estabelecimento de uma adequada relação médico-paciente/família.
- A organização da consulta e a sistematização do atendimento, fundamentado no modelo da Medicina Centrada no Paciente e na Família, aumentam a eficácia da consulta e o grau de satisfação entre os envolvidos (paciente/família/profissional).
- A consulta pode ser dividida em sete etapas: 1. recepção; 2. identificação das queixas; 3. anamnese; 4. exame físico; 5. diagnóstico; 6. condutas e plano de cuidados; e 7. encerramento.
- O atendimento pediátrico tem algumas particularidades que devem ser consideradas na consulta e norteiam o acompanhamento da criança.

INTRODUÇÃO

A consulta médica é uma das principais atividades em medicina e uma das mais complexas, uma vez que é considerada um "sistema aberto", no qual ocorre a interação entre o profissional da saúde, o paciente e, no caso da criança, seu responsável, dentro de um contexto parcialmente previsível. Cada um desses participantes traz para o momento do encontro suas singularidades, perspectivas e expectativas, que muitas vezes não coincidem entre si. Além disso, como se trata de uma situação dinâmica, os envolvidos podem exercer influência sobre o outro, podendo alterar a trajetória da consulta inicialmente idealizada pelos participantes e interferir no resultado. Portanto, a consulta exige do profissional conhecimento técnico, capacidade de raciocínio clínico, competência em estabelecer relações e habilidades de comunicação, além do respeito às normas de conduta e ética previstas no Código de Ética Médica.

Embora a consulta seja um processo dinâmico, pode ser organizada e sistematizada de maneira a se tornar mais eficaz, alcançando melhores resultados, e após a qual as demandas do paciente/responsável sejam satisfeitas. O modelo da Medicina Centrada no Paciente e na Família (MCPF), discutido em mais detalhes no Capítulo 4, fundamenta a estruturação da consulta a ser apresentada aqui.

ORGANIZAÇÃO DA CONSULTA PEDIÁTRICA

Antes de começar o atendimento, é importante que o profissional se certifique de que as condições estão adequadas para sua realização: se o ambiente está limpo, arejado, arrumado e com os instrumentos que serão necessários. Lembrando que, nesse aspecto, a consulta pediátrica idealmente deve considerar a disponibilidade de equipamentos adequados, como balança para bebês e para crianças maiores, estadiômetro, fita métrica e manguitos de diversos tamanhos, além de brinquedos ou objetos que a criança possa manusear e que sejam instrumentos por meio dos quais o profissional possa interagir com ela.

Previamente à consulta, quando for uma consulta programada, é interessante também que quem for realizá-la faça uma revisão do prontuário, identificando quem é o paciente a ser atendido, quais são os diagnósticos ou problemas prévios, quais haviam sido as orientações realizadas na consulta anterior e como é a família dessa criança. Esse preparo anterior é muito importante para que as informações sejam atualizadas e para que as particularidades do paciente, de sua família e de seu contexto de vida sejam considerados, de acordo com as premissas da MCPF.

Os profissionais de saúde devem ponderar que o processo saúde-doença é complexo e deve ser entendido como um ecossistema, incluindo o paciente, sua família, suas condições de vida e o ambiente em que vive, além dos aspectos socioculturais e econômicos que permeiam a vida de cada indivíduo, tornando o processo de adoecimento algo muito singular.

A sistematização do atendimento, além de torná-lo mais eficiente, direciona, organiza e facilita o trabalho do profissional. A consulta propriamente dita pode ser dividida em sete etapas (Figura 1):

1. **Recepção**: esse momento, que se inicia logo que o paciente é chamado na sala de espera, é a fase do acolhimento. É quando se estabelece o primeiro contato, em que se prepara o "clima terapêutico" e cuja qualidade pode determinar o sucesso da consulta como um todo. Para isso, é muito importante que o paciente e seu responsável sejam identificados pelo nome e que o profissional que os atende também se identifique, caso seja uma primeira consulta. Durante a recepção, os pacientes e seus familiares formarão uma primeira impressão do profissional e esse, por sua vez, pode identificar diversos aspectos interessantes, principalmente em relação ao desenvolvimento neuropsicomotor, ao observar como a criança estava interagindo na sala de espera, se estava brincando e como ela caminha até o consultório.
2. **Identificação das queixas**: como as consultas costumam ter um tempo limitado, muitas vezes bastante curto, nos primeiros minutos de consulta é interessante que o profissional peça para o paciente ou seu responsável enumerar suas queixas, de forma que possa identificar quais aspectos serão abordados durante a consulta. É

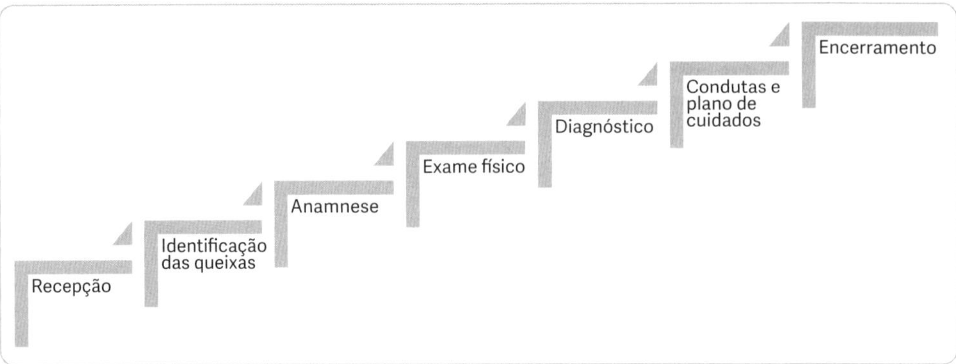

FIGURA 1 Etapas da consulta pediátrica.
Fonte: elaboração das autoras.

fundamental que seja feita uma pergunta aberta, que dê possibilidade ao paciente/responsável para se expressar livremente. Um exemplo de pergunta é: "Quais são as preocupações que o(a) senhor(a) tem em relação ao ...?". Após a enumeração de suas demandas, quando estas forem muitas e excederem o tempo disponível para atendimento, o profissional, em comum acordo com o paciente/responsável, seleciona as principais preocupações a serem abordadas durante esse atendimento e anota as demais para serem abordadas em consultas subsequentes. Essa estratégia otimiza o tempo da consulta e garante que os problemas mais relevantes sejam explorados.

3. **Anamnese**: é a parte mais longa da consulta, durante a qual o profissional vai investigar as queixas de maneira aprofundada. Começando com perguntas abertas e, quando necessário, intercalando com perguntas fechadas, que tragam todas as informações necessárias. As habilidades de comunicação e de escuta são fundamentais durante a anamnese, de maneira a encorajar o paciente/responsável a se expressar, sem respostas induzidas que possam prejudicar o raciocínio clínico. A anamnese, quando bem conduzida, é essencial para o diagnóstico, evitando a realização de exames e intervenções desnecessárias, além de, por si só, ter efeito terapêutico em muitas situações, pelo simples fato de permitir a elaboração da queixa.

   A história clínica inclui muitas outras informações, para que a criança, a família e o contexto de vida sejam conhecidos. Inclui questionamentos sobre a presença de outros sintomas não associados à queixa principal, todos os antecedentes pessoais da criança, desde a gestação, passando pelas condições de nascimento e por problemas, tratamentos e procedimentos cirúrgicos prévios. Além disso, é importante averiguar a rotina de vida, a alimentação de maneira detalhada, verificar se há alguma preocupação em relação ao desenvolvimento pregresso e atual da criança, checar sua caderneta de vacinação e perguntar sobre escolarização e hábitos, como atividades físicas e brincadeiras. Os antecedentes familiares devem ser abordados, principalmente os referentes aos parentes de primeiro grau, assim como as condições socioeconômicas da família e a exposição a fatores de risco emocionais ou ambientais (acesse o *QR Code* do final do capítulo).

É interessante salientar que a criança deve ser incluída e estimulada a participar da anamnese. O profissional pode e deve sempre começar a fazer as perguntas para a própria criança, deixando o responsável apenas complementar as informações ou falar quando ela não tiver possibilidade de se expressar, em virtude da pouca idade ou quando ela se recusar a falar.

4. **Exame físico**: a criança deve ser examinada por completo, levando-se em consideração as particularidades por faixa etária, como será discutido nos respectivos capítulos. Naquelas crianças mais chorosas, o exame pode ser iniciado com ela ainda no colo do seu responsável, permitindo que sejam aferidas as frequências cardíacas e respiratória e realizadas as respectivas auscultas. Outra estratégia interessante é deixar a realização da otoscopia e o exame da orofaringe para o final, uma vez que são procedimentos que deixam as crianças mais assustadas e chorosas, dificultando a realização dos próximos passos. Para facilitar o processo, também é importante que o profissional fale previamente para a criança cada um dos procedimentos que for realizar, deixando-a mais tranquila. Vale ressaltar que, quando o profissional estabelece uma boa relação com a criança desde o momento da recepção, geralmente ela fica mais segura e colaborativa e o momento do exame físico transcorre com maior facilidade.
5. **Diagnóstico:** após a coleta de todas as informações por meio da história clínica e do exame físico, é o momento de inter-relacionar os dados e interpretá-los, por meio do raciocínio clínico.

Esta etapa consiste na listagem dos diagnósticos, incluindo queixas que não tenham significado patológico, mas que podem interferir na qualidade de vida do paciente. Além disso, é importante que os fatores de risco identificados também sejam listados para que as orientações necessárias sejam feitas.

Nas consultas de puericultura, mesmo na ausência de condições patológicas, sempre devem ser anotados os cinco diagnósticos básicos em pediatria: 1. estado nutricional; 2. crescimento; 3. desenvolvimento neuropsicomotor; 4. alimentação; e 5. situação vacinal. A anotação de todos os diagnósticos e problemas no prontuário auxilia na tomada de decisão e facilita a reavaliação nos atendimentos subsequentes.
6. **Condutas e plano de cuidados:** após identificados e listados os diagnósticos, problemas e fatores de risco, é o momento de fazer as orientações preventivas, prescrever os tratamentos, solicitar os exames e realizar os encaminhamentos, quando necessários. Dois aspectos devem fundamentar essa etapa do atendimento: a validade das medidas antecipatórias e a importância da tomada de decisões compartilhadas.

Medidas antecipatórias referem-se àquelas orientações que o profissional de saúde faz no sentido de promover a saúde, o crescimento e o desenvolvimento da criança, e de prevenir problemas. Incluem as orientações de alimentação saudável, suplementação de vitaminas, atividade física, estímulos ao desenvolvimento, imunizações, higiene do sono, estabelecimento de rotinas, prevenção de acidentes, entre outras, sempre levando em consideração a faixa etária, a fase de desenvolvimento, as condições sociais, as crenças e os hábitos da família.

A tomada de decisão compartilhada está dentro dos preceitos da MCPF, e parte do princípio de que a opção por determinado plano de tratamento e intervenção, incluindo a realização de exames, deve estar pautada no conhecimento técnico do profissional adaptado às escolhas do paciente e sua família, de acordo com suas preferências e possibilidades. É essencial que as evidências científicas e os princípios éticos sempre estejam sendo considerados na tomada de decisões.

7. **Encerramento:** a finalização da consulta é o momento em que o profissional faz uma breve reflexão com o paciente/responsável de maneira a sintetizar os diagnósticos realizados e os acordos estabelecidos em conjunto, esclarecendo possíveis dúvidas.

Todo o atendimento deve ser adequadamente registrado em prontuário, facilitando a assistência. O prontuário é um documento de propriedade do paciente, que tem o direito de solicitar acesso e/ou uma cópia sempre que desejar. O profissional tem o dever de elaborar e arquivar o prontuário, de acordo com a regulamentação do Conselho Federal de Medicina.

PARTICULARIDADES DA CONSULTA PEDIÁTRICA

Quando a consulta é pediátrica, algumas peculiaridades devem ser consideradas. Primeiro, o paciente, na grande maioria dos casos, é acompanhado por um responsável e as queixas apresentadas passam pelo viés de observação de um terceiro e representam sua interpretação dos sintomas. Dessa forma, uma das estratégias de comunicação a serem empregadas é perguntar a quem está relatando a história quais são suas preocupações e medos em relação a determinada queixa, permitindo que o profissional identifique a subjetividade presente no relato.

Além disso, a criança é um ser em crescimento e desenvolvimento, necessitando de atendimentos mesmo na ausência de sintomas e problemas, conhecidos como consultas de puericultura ou "de rotina". Essas consultas têm como objetivo a prevenção e a promoção da saúde, nas quais se verifica se a trajetória de crescimento e desenvolvimento está dentro do esperado para a idade e quais são as orientações para garantir que a criança atinja seu pleno potencial (Figura 2).

Os atendimentos de puericultura são mais frequentes quanto menor é a criança (Figura 3), quando as mudanças de peso, de estatura e as aquisições de marcos de desenvolvimento são mais rápidas e quando há maior plasticidade na formação da arquitetura cerebral. Essas mudanças tão intensas, por um lado, fazem com que a criança seja mais sensível às intervenções, quanto mais jovem ela for, mas também a deixam mais vulnerável aos agravos. Dessa forma, as consultas de puericultura têm um importante papel na saúde infantil.

CONCLUSÕES

A consulta pediátrica apresenta algumas particularidades e exige do profissional diversas habilidades que podem ser adquiridas e treinadas. A organização da consulta e a sistematização do atendimento facilitam a assistência, aumentam a eficácia da consulta, promovem o alcance de melhores resultados e aumentam o nível de satisfação entre os envolvidos.

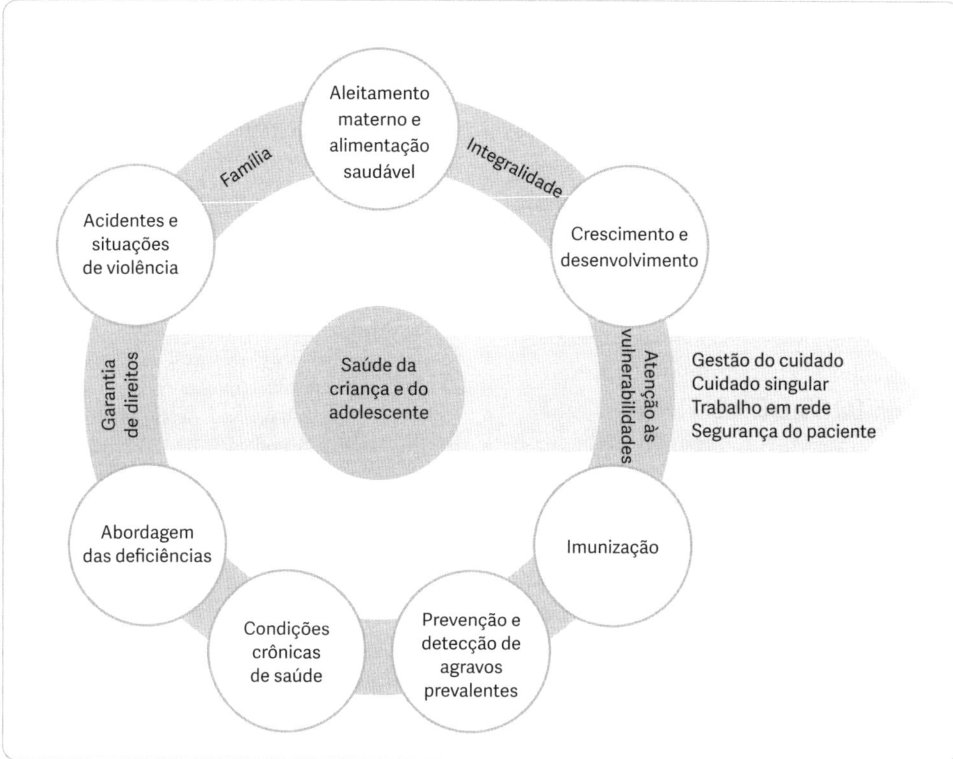

FIGURA 2 Esquema síntese da atenção à saúde da criança.

Fonte: Fundação Oswaldo Cruz. Instituto Nacional de Saúde da Mulher, da Criança e do Adolescente Fernandes Figueira. Esquema Síntese da Atenção à Saúde da Criança; 2015.

1º ano de vida	2º ano de vida	3º ano em diante
7 dias de vida	18 meses	1 consulta anual
1 mês	24 meses	
2 meses		
4 meses		
6 meses		
9 meses		
12 meses		

FIGURA 3 Periodicidade das consultas de puericultura.

Fonte: Fundação Oswaldo Cruz. Instituto Nacional de Saúde da Mulher, da Criança e do Adolescente Fernandes Figueira; 2019.

Modelo de ficha de atendimento

SUGESTÕES DE LEITURA

1. Ballester D, Zuccolotto SMC, Gannam SSA, Escobar AMU. A inclusão da perspectiva do paciente na consulta médica: um desafio na formação do médico. Rev Bas Educ Med. 2010;34(4):598-606.
2. Brasil. Ministério da Saúde. Secretaria de Atenção à Saúde. Departamento de Ações Programáticas Estratégicas. Política Nacional de Atenção Integral à Saúde da Criança: orientações para implementação/ Ministério da Saúde. Secretaria de Atenção à Saúde. Departamento de Ações Programáticas Estratégicas. Brasília: Ministério da Saúde; 2018. Disponível em: https://central3.to.gov.br/arquivo/494643/. Acesso em: 16 fev. 2024.
3. Fundação Oswaldo Cruz. Instituto Nacional de Saúde da Mulher, da Criança e do Adolescente Fernandes Figueira. Calendário de consultas da criança: acompanhando o crescimento e o desenvolvimento na Atenção Primária [Internet]. Portal de Boas Práticas em Saúde da Mulher, da Criança e do Adolescente. 2019. Disponível em: https://www.arca.fiocruz.br/handle/icict/58185. Acesso em: 16 fev. 2024.
4. Fundação Oswaldo Cruz. Instituto Nacional de Saúde da Mulher, da Criança e do Adolescente Fernandes Figueira. Esquema Síntese da Atenção à Saúde da Criança [Internet]. Portal de Boas Práticas em Saúde da Mulher, da Criança e do Adolescente. 2015. Disponível em: https://portaldeboaspraticas.iff.fiocruz.br/atencao-a-crianca/. Acesso em: 16 fev. 2024.
5. Pendleton D, Schofield T, Tate P, Havelock P. The New Consultation: developing doctor-patient communication. New York: Oxford University Press; 2006.
6. Sandman L, Munthe C. Shared decision making, paternalism and patient choice. Health Care Anal. 2010;18:60-84.
7. Van der Molen H, Lang G. Habilidades de escuta na consulta médica. In: Leite AJM, Caprara A, Coelho Filho JM, organizadores. Habilidades de comunicação com pacientes e famílias. 2. ed. São Paulo: Sarvier; 2007.

SEÇÃO II

Anamnese e exame físico do recém-nascido

8

Abordagem geral do recém-nascido: sala de parto, exame físico detalhado, aleitamento materno e triagens neonatais

Lilian dos Santos Rodrigues Sadeck
Tamara Straus

PONTOS-CHAVE

- A maioria dos recém-nascidos a termo completa a transição da vida intrauterina para a extrauterina de forma suave e organizada.
- A presença do pediatra no momento do nascimento é primordial, pois cerca de 10% dos recém-nascidos precisam de ajuda para iniciar a respiração, e aproximadamente 1% deles precisam de medidas avançadas de reanimação para restaurar a função cardiorrespiratória.
- A avaliação cuidadosa do recém-nascido e uma assistência pediátrica especializada durante o período de transição da vida intra para a extrauterina garantem que o recém-nascido que enfrenta problemas na sua transição seja reconhecido e que as intervenções apropriadas sejam iniciadas.
- O contato mãe-recém-nascido pele a pele durante a primeira hora de vida previne a hipotermia, facilita a mamada nos primeiros 60 minutos de vida pós-natal, inicia a colonização da pele e intestino do recém-nascido com uma microbiota protetora e estabelece um bom vínculo afetivo entre mãe e criança.
- O aleitamento materno precoce precisa ocorrer imediatamente após o nascimento na maioria dos bebês saudáveis, pois estimula a lactogênese e já transfere o colostro para o recém-nascido, resultando em inúmeros outros benefícios para a mãe e para a criança.
- As triagens neonatais são medidas de prevenção de saúde pública que permitem a triagem de diversas condições congênitas, que estão assintomáticas na grande maioria das vezes. Em caso de confirmação do diagnóstico, podem levar a tratamentos precoces e específicos, com diminuição ou eliminação das sequelas associadas.

SALA DE PARTO

A transição da vida intrauterina para a extrauterina é um momento crítico de adaptação fisiológica para o ser humano. Enquanto a maioria dos recém-nascidos a termo completa esse processo de forma suave e organizada, algumas crianças experimentam dificuldades na transição ou exibem sinais de doença subjacente. É necessária uma avaliação cuidadosa e assistência especializada durante o período de transição para garantir que o recém-nascido (RN) que está enfrentando problemas na transição seja reconhecido e que as intervenções apropriadas sejam iniciadas.

A presença do pediatra no momento do nascimento é primordial para atender o RN durante esse período de transição da vida fetal para a neonatal. Estima-se que aproximadamente 10% dos RN precisam de ajuda para iniciar a respiração ao nascer e aproximadamente 1% precisa de medidas avançadas de reanimação para restaurar a função cardiorrespiratória. A taxa de mortalidade neonatal nos Estados Unidos e no Canadá caiu de quase 20 por 1.000 nascidos vivos na década de 1960 para a taxa atual, de aproximadamente 1 por 1.000 nascidos vivos.

No Brasil, a asfixia perinatal ainda é a terceira causa básica de óbito de crianças abaixo de 5 anos, atrás apenas de prematuridade e anomalias congênitas. Em 2019, no país, 20% dos óbitos foram associados a asfixia perinatal, à hipóxia ao nascer e/ou à síndrome de aspiração meconial.

A incapacidade dos RN de estabelecer e sustentar a respiração adequada ou espontânea contribui significativamente para mortes precoces e desfechos adversos do desenvolvimento neuropsicomotor entre os sobreviventes. A reanimação efetiva e oportuna ao nascer, realizada por pediatra capacitado, pode melhorar os desfechos neonatais.

Assistência imediata ao nascimento para recém-nascidos

A maioria dos RN nasce com boa vitalidade, definida pelo início da respiração espontânea e pela presença de tônus muscular em flexão (ou movimentação ativa). Para essas crianças, recomenda-se o clampeamento do cordão umbilical pelo menos 1 minuto após o nascimento, tempo adequado para que ocorra a passagem fisiológica de sangue da placenta para o RN, favorecendo maior estabilidade hemodinâmica. Outras recomendações são: possibilitar o contato pele a pele mãe-criança durante a primeira hora de vida para prevenção da hipotermia, cobrindo ambos com um campo cirúrgico estéril e aquecido, e ajudar para que se inicie a primeira mamada nos primeiros 60 minutos de vida pós-natal, permitindo o início da colonização da pele e dos intestinos com microbiota protetora e a facilitação do estabelecimento do vínculo afetivo mãe-criança. São pontos importantes e que se desdobram em muitos outros benefícios para a criança, com impacto ao longo da sua vida.

Para os RN que assumem autonomia respiratória e estabilidade cardiocirculatória nos primeiros 60 segundos de vida (minuto de ouro), o contato pele a pele na primeira hora de vida (*golden hour*) e o monitoramento clínico avaliado pela estabilidade térmica, padrão respiratório (observação do movimento toracoabdominal), frequência cardíaca (FC > 100 bpm) e movimentação ativa precisam ser assegurados.

Nos RN que, logo após o nascimento, estão hipotônicos ou não apresentam respiração efetiva, deve-se fazer o clampeamento imediato do cordão e colocá-los em berço de calor radiante. A seguir, deve-se manter a normotermia, com a temperatura do RN entre 36,5°C e 37,5°C. A hipotermia (≤ 36,5°C) e a hipertermia (> 38°C) devem ser evitadas. Os cuidados para manter a temperatura corpórea são de extrema importância; entre eles, manter o ambiente em que o RN é cuidado a 23-25°C, recepcioná-lo em campos estéreis e aquecidos, secá-lo, retirar os campos úmidos e colocar touca. Posicionar a cabeça em leve extensão, aspirar a boca e as narinas, se apresentar secreção em vias aéreas, e avaliar frequência cardíaca e respiração, para definir as próximas intervenções.

No caso do pré-termo, com idade gestacional (IG) menor do que 34 semanas, é necessário colocá-lo dentro de saco plástico de polietileno (excluindo a face) sem secar, cobrir sua cabeça com touca dupla (uma de plástico e outra de algodão ou lã) e posicioná-lo em berço de calor radiante. Aqueles com peso ao nascer abaixo de 1.000 g podem necessitar de colchão térmico para manter a normotermia. A avaliação da frequência cardíaca e da respiração orientará se novas intervenções são necessárias.

Nos casos de transição alterada ou prejudicada, a efetiva ressuscitação neonatal reduz o risco de mortalidade e morbidade. Cerca de 6% dos RN a termo, 14% dos RN pré-termo tardios e 60% dos RN de muito baixo peso ao nascer (PN < 1.500 g) necessitam de suporte clínico para iniciar a respiração, e uma parte deles requer medidas de reanimação avançada no momento do nascimento. Depressão cardiorrespiratória ao nascer demanda início imediato da reanimação, com a maioria das crianças respondendo aos passos iniciais (estratégias de estabilização térmica e manutenção de vias aéreas pérvias) e ventilação com pressão positiva. Prematuridade é uma causa importante de necessidade das manobras de reanimação neonatal.

Exame sumário do recém-nascido a termo e do pré-termo

A anamnese e o exame físico de um RN apresentam singularidades em relação ao exame pediátrico do lactente e de crianças maiores, tanto na técnica quanto na interpretação de achados e resultados de exames complementares. Características anatomofisiológicas e adaptativas que ocorrem no período crítico da transição da vida fetal à neonatal demandam avaliações clínicas diferenciadas, complementares e sistematizadas, para os primeiros dias e o primeiro mês de vida pós-natal.

Com a criança clinicamente estável, o exame físico sumário deve ser realizado, em condições de estabilidade térmica e clínica, em todos os RN, ainda no centro obstétrico, na sala de parto ou de pós-parto com a mãe. Essa avaliação tem o propósito de identificar malformações congênitas significativas ou outros fatores de risco que definem o plano inicial de cuidados e o encaminhamento para setor adequado, alojamento conjunto ou unidade neonatal.

O exame físico sumário deve ser realizado de forma sistematizada para ter uma avaliação rápida e completa e, sempre que possível, feita o mais próximo possível da mãe e do pai, contemplando:

- Avaliação da temperatura.
- Padrão respiratório: sinais de esforço respiratório, cianose, ausculta assimétrica e presença de gemidos.
- Ausculta cardíaca: frequência e presença de arritmias.
- Pele: palidez, presença de petéquias, equimoses, lacerações.

- Face: observação para presença de dismorfismos com características sindrômicas.
- Malformações grosseiras como fenda labial e palatina, anomalias anorretais, defeitos da parede abdominal, defeitos do tubo neural, alterações da genitália, massas visíveis.
- Vasos do cordão umbilical: 2 artérias e 1 veia.
- Abdome: verificação de defeitos de parede abdominal ou de abdome escavado, na hérnia diafragmática.
- Visceromegalias, na presença de fatores de risco na história perinatal, como doença hemolítica por incompatibilidade de Rh ou infecção congênita.

EXAME FÍSICO DETALHADO

O exame físico detalhado deve ser realizado pelo pediatra, em todo recém-nascido clinicamente estável, nas primeiras 24 horas de vida pós-natal. Esse exame completo deve ocorrer em ambiente confortável e com temperatura controlada para prevenir hipotermia. A iluminação deve permitir a visualização de marcas cutâneas e da cor da pele e de mucosas e a avaliação da icterícia, mais bem avaliada na luz natural do dia. Muitas vezes é necessária a adequação da luminosidade para que a criança faça a abertura espontânea dos olhos.

O exame físico deve ser realizado na presença de um ou de ambos os pais para oferecer oportunidades de esclarecimento e orientação sobre aspectos relevantes da condição clínica e do cuidado.

A avaliação deve seguir uma ordem consistente para o exame físico, geralmente começando pelo sistema cardiorrespiratório, que é mais bem avaliado quando o lactente está quieto. Se o RN está agitado, um dedo enluvado para sugar pode ser oferecido. A oportunidade de realizar o exame oftalmológico deve ser aproveitada sempre que a criança estiver acordada e alerta.

Sinais vitais e medidas

Os sinais vitais devem ser tomados quando a criança estiver quieta, se possível.

- **Temperatura:** geralmente medida na axila, a temperatura retal pode ser medida para confirmar uma temperatura axilar anormal, embora tendam a correlacionar-se muito estreitamente. A temperatura axilar normal está entre 36,5°C e 37,4°C.
- **Frequência cardíaca (FC):** varia entre 95 e 160 bpm. Alguns RN, particularmente aqueles nascidos com 40 e 41 semanas de gestação, podem ter FC de repouso tão baixas quanto 80 bpm. Neste caso, deve-se fazer uma estimulação e, se normal, haverá uma aceleração da FC.
- **Frequência respiratória (FR):** varia entre 30 e 60 respirações por minuto. A respiração periódica é comum em recém-nascidos, e pausas curtas (geralmente de 5 a 10 segundos) são consideradas normais. Crises de apneia, definidas como igual ou maior que 20 segundos ou associadas a cianose e/ou bradicardia, não são normais e merecem investigação.
- **Pressão arterial (PA):** de preferência, deve ser medida nos quatro membros do RN. Deve-se utilizar o tamanho adequado do manguito neonatal. Um gradiente entre a pressão sistólica dos membros superiores e inferiores maior ou igual a 10 mmHg deve ser considerado suspeito para coarctação ou outras anomalias da aorta.

- **Medidas:** todos os RN devem ter seu peso, comprimento e perímetro cefálico medidos logo após o nascimento. Essas medidas devem ser plotadas em curvas de crescimento intrauterino, de acordo com a idade gestacional, para que possa ser classificado como adequado para a idade gestacional (AIG), pequeno para a idade gestacional (PIG) ou grande para a idade gestacional (GIG). Casos de RN PIG ou GIG podem necessitar de avaliação adicional da etiologia e as complicações dessas condições. RN com moldagem extensa e/ou bossa serossanguínea podem exigir uma medida repetida do perímetro cefálico alguns dias após o nascimento.

Sistema cardiorrespiratório

- **Cor:** deve ter uma tonalidade rosa avermelhada subjacente à pigmentação natural da pele, exceto pela possível cianose normal das mãos e pés (acrocianose). Palidez ou pletora excessivas devem levar à dosagem do hematócrito para detectar anemia relativa (hematócrito < 42%) ou policitemia (hematócrito > 65-70%), respectivamente.
- **Respiratório:** a avaliação respiratória pode ser realizada visualmente, sem o uso de estetoscópio. Em repouso, após a transição inicial, o RN deve apresentar respiração sem esforço, sem gemido expiratório (pressão expiratória final positiva [PEEP] autogerada), sem batimento de asa do nariz (diminuição da resistência das vias aéreas) ou retrações intercostais (estabilização da parede torácica). A doença respiratória significativa na ausência de taquipneia é rara, a menos que a criança também tenha depressão grave do sistema nervoso central. Estertores, murmúrios vesiculares diminuídos, bulhas cardíacas diminuídas ou deslocadas ou assimetria dos murmúrios vesiculares são ocasionalmente encontrados pela ausculta em um lactente assintomático e podem revelar doença oculta que deve ser confirmada pela radiografia de tórax (p. ex., edema pulmonar, pneumonia neonatal, pneumotórax, pneumomediastino, dextrocardia).
- **Cardíaco:** observar a atividade precordial; auscultar a frequência, o ritmo, a qualidade e a intensidade dos sons cardíacos e a presença ou ausência de sopros; palpar os pulsos femorais. Deve-se determinar se o coração está do lado esquerdo ou direito do tórax pela palpação do ponto de impulso máximo (IPM) e ausculta. As arritmias, na maioria das vezes por contrações atriais prematuras, são ocasionalmente ouvidas no exame neonatal de rotina. Um eletrocardiograma (ECG) com D2 longo deve ser obtido para identificar a etiologia da arritmia e rastrear evidências de doença estrutural. As bulhas cardíacas devem ser auscultadas, com atenção para a presença de alterações das bulhas cardíacas, como detecção de galopes (achado patológico que merece avaliação adicional) e detecção de estalos de ejeção, que podem indicar estenose da valva aórtica pulmonar ou aórtica ou da valva aórtica bicúspide. A detecção de sopros no RN pode ser enganosa. Sopros sistólicos são frequentemente ouvidos transitoriamente em RN sem cardiopatia estrutural significativa, particularmente quando o canal arterial está se fechando ou naqueles com estenose leve de ramo pulmonar. Por outro lado, um RN com doença cardíaca gra-

ve e hemodinamicamente significativa pode não ter sopros. A presença de sopro diastólico deve ser sempre considerada anormal. Em um lactente assintomático com sopro persistente ou preocupante (p. ex., alto, áspero, pansistólico, diastólico), a investigação deve incluir ECG, medida da saturação de oxigênio pré e pós-ductal e medida da pressão arterial dos quatro membros. Uma radiografia simples de tórax e o ecocardiograma devem ser realizados, se disponíveis. Quando a ecocardiografia não estiver disponível, um teste de hiperóxia deve ser obtido para determinar a presença de cardiopatia cianótica e a potencial necessidade de iniciar prostaglandina E1. Os pulsos femorais devem ser palpados, embora muitas vezes estejam fracos nos primeiros dois dias após o nascimento. Os pulsos femorais são mais facilmente apreciados se o lactente estiver calmo. Se houver dúvida sobre os pulsos femorais no momento da alta, a pressão arterial do membro superior direito deve ser comparada com a de ambos os membros inferiores para investigar a presença de coarctação da aorta.

Tórax

- **Clavículas:** devem ser palpadas, pois à presença de crepitação deve-se suspeitar de fratura da clavícula. A palpação da clavícula deve ser sempre repetida no exame de alta, pois algumas fraturas podem ser mais aparentes no segundo ou terceiro dia de vida. Nos exames de acompanhamento após a alta hospitalar, uma fratura da clavícula cicatrizada pode deixar uma tumoração firme no osso. Nenhum cuidado especial além do manuseio suave para evitar dor nos primeiros dias de vida é necessário para as fraturas da clavícula, que geralmente cicatrizam sem intercorrências e sem sequelas. Sem dúvida, muitas clavículas fraturadas no período neonatal passam despercebidas. O tórax deve ser inspecionado quanto a forma e simetria. Um ou mais mamilos acessórios na linha mamária podem ser notados ocasionalmente. Pequenas marcas de pele periareolar que geralmente secam e caem nos primeiros dias de vida também podem ser observadas. Brotos mamários palpáveis por influência dos hormônios maternos são um achado normal em RN a termo. Os pais às vezes precisam ter segurança de que a ponta do processo xifoide, que pode ser bastante proeminente no recém-nascido, também é um achado normal.

Abdome[5-7]

O exame abdominal de um RN difere do de lactentes mais velhos, na medida em que a observação pode novamente ser utilizada com maior vantagem. Os órgãos abdominais, particularmente o intestino, às vezes podem ser vistos através da parede abdominal, especialmente em recém-nascidos PIG ou pré-termo. A diástase do músculo reto abdominal é frequentemente observada no RN, mais evidente durante o choro. A assimetria por anomalias congênitas ou massas pode ser notada na inspeção.

Ao palpar o abdome, comece com pressão suave ou acariciando, movendo-se dos quadrantes inferiores para os superiores para revelar as bordas do fígado ou baço. A borda normal do fígado pode se estender até 2,5 cm abaixo do rebordo costal direito. O baço geralmente não é palpável. Lembre-se de que pode haver *situs inversus*. Depois que o abdome foi suavemente palpado, a palpação profunda é possível, não apenas por causa da falta de musculatura desenvolvida, mas também porque há pouco alimento e ar no intestino. Palpar as lojas renais é importante; normalmente não se deve detectar massas ou apenas uma pequena massa na loja renal direita, que corresponde à ponta do rim direito.

O coto umbilical deve ser inspecionado. Corrimento, odor ou eritema periumbilical devem ser observados, se presentes. Hérnias umbilicais são frequentemente observadas em neonatos e geralmente são benignas e se resolvem espontaneamente. O ânus deve ser verificado cuidadosamente quanto a patência, posição e tamanho. Ocasionalmente, uma grande fístula é confundida com um ânus normal; após um exame mais detalhado, pode-se notar que a fístula está posicionada anterior ou posterior à localização habitual de um ânus normal.

Genitais

- **Masculino:** normalmente o prepúcio do RN é difícil de retrair totalmente. O comprimento peniano estirado de 2,5 cm ou menor é anormal e requer avaliação. Avaliar a presença e o grau de hipospádia. Outras variantes comuns que também merecem ser avaliadas são a fita penoscrotal e torção de 90 graus ou mais da rafe mediana. O escroto às vezes é bastante grande porque é um análogo embrionário dos lábios femininos e responde aos hormônios maternos. A hiperpigmentação do escroto deve levantar a suspeita de uma das síndromes adrenogenitais. O escroto também pode estar aumentado pela presença de uma hidrocele, que pode ser identificada como uma massa transiluminada em um ou ambos os lados do escroto. Hidroceles são coleções de líquido peritoneal no escroto decorrentes da patência do processo vaginal na vida fetal. São comuns e não requerem ação imediata, embora devam ser monitorados para garantir resolução no primeiro ano de vida. Na palpação dos testículos, deve-se observar se têm o mesmo tamanho, e não devem parecer azuis (um sinal de torção) através da pele escrotal. O tamanho normal do testículo em um recém-nascido a termo varia de 1,6 cm (comprimento) × 1 cm (largura) até 2,9 cm × 1,8 cm. Aproximadamente 2 a 5% dos recém-nascidos a termo têm um testículo não descido ao nascimento, o que deve ser acompanhado, pois deverá descer nos primeiros meses de vida.
- **Feminino:** examinar os pequenos e os grandes lábios. O tamanho relativo dos grandes e pequenos lábios muda nas últimas semanas de gestação, com os pequenos lábios diminuindo em proeminência à medida que o feto progride para o termo. Os grandes lábios das RN termo são frequentemente avermelhados e inchados pela influência dos hormônios maternos, que também são responsáveis por um corrimento vaginal claro ou branco nos primeiros dias de vida. Ocasionalmente, uma saída de pequena quantidade de sangue (pseudomenstruação) pode ocorrer após os primeiros dias de vida, à medida que os hormônios maternos circulantes diminuem. O introito vaginal deve ser examinado e o hímen identificado. O achado de um hímen imperfurado, que às vezes pode ser difícil de distinguir de um cisto parauretral, deve levar ao encaminhamento a um ginecologista pediátrico para tratamento. O clitóris, cuja

proeminência diminui com o aumento da idade gestacional, deve ser observado. O comprimento médio do clitóris em RNT é de 4 mm. O aumento do clitóris (8 mm de comprimento ou > 0,5 cm de largura ou diâmetro), particularmente quando há hiperpigmentação associada, deve levantar a suspeita de excesso de andrógenos.

Pele

- Existem numerosos achados cutâneos, na sua maioria benignos, frequentemente observados em recém-nascidos. O ressecamento, às vezes acompanhado de rachaduras ou descamação da pele, é comum, especialmente no RN pós-termo. Achados benignos mais comuns:
  - *Milium:* cistos de inclusão preenchidos por debris queratinosos, são pápulas brancas minúsculas, discretas, muitas vezes solitárias, comumente vistas na face e no couro cabeludo. Resolvem espontaneamente nas primeiras semanas a meses de vida.
  - *Hiperplasia sebácea:* aparece como pequenas pápulas foliculares brancas amareladas, mais comumente agrupadas no nariz. Essas pápulas se resolvem espontaneamente nas primeiras semanas de vida.
  - *Eritema tóxico:* ocorre em aproximadamente metade dos recém-nascidos a termo. Classicamente, as lesões do eritema tóxico são pápulas amareladas sobre base eritematosa. As apresentações podem variar de algumas lesões isoladas dispersas a extensas, às vezes confluentes, áreas de pústulas ou pápulas com eritema circundante. Geralmente aparece no segundo ou terceiro dia de vida e se resolve nas primeiras semanas.
  - *Nevo simples ou mancha de salmão:* refere-se a uma malformação capilar frequentemente vista localizada na testa (tipicamente em forma de V), nuca, pálpebras, nariz ou lábio superior. Embora a maioria das manchas de salmão no rosto se resolva no primeiro ano, as localizadas na nuca às vezes persistem.
  - *Melanose pustulosa transitória neonatal:* mais comum em lactentes com pele mais escura, consiste em pústulas de 2 a 10 mm de tamanho, contendo neutrófilos que se rompem espontaneamente, deixando máculas hiperpigmentadas subjacentes, que desaparecem ao longo de semanas a meses. Frequentemente ao nascimento se observam somente as máculas hiperpigmentadas da melanose, com a fase pustulosa tendo presumivelmente ocorrido intraútero. Às vezes a melanose, quando se apresenta na fase de pústulas, pode precisar ser distinguida das pústulas bacterianas (geralmente estafilocócicas), que geralmente são maiores que as da melanose, produzem culturas positivas e não estão associadas às máculas hiperpigmentadas típicas.
  - *Melanocitose dérmica:* comumente observada em indivíduos de pele mais escura e asiáticos, consiste em coleções dérmicas de melanócitos que aparecem como máculas de tamanho variável ou manchas de pele preta, cinza ou azul-ardósia, mais frequentemente nas nádegas, embora muitos outros locais também sejam possíveis. É prudente anotar

a melanocitose dérmica no exame do recém-nascido para que não haja confusão com hematomas traumáticos no futuro.

- *Bolhas de sucção:* ocorrem ocasionalmente na mão ou no antebraço de um RN ao nascer. Elas se resolvem sem incidentes e não devem ser motivo de preocupação.
- *Icterícia:* algum grau de icterícia após o primeiro dia de vida é comum. A presença de icterícia no exame nas primeiras 24 horas de vida não é normal e deve levar a uma avaliação mais aprofundada.
- *Linfonodos:* são palpáveis em aproximadamente um terço dos recém-nascidos normais. Geralmente têm até 12 mm de diâmetro e são frequentemente encontrados nas regiões inguinal, cervical e, ocasionalmente, axilar. O excesso de linfadenopatia deve levar a uma avaliação mais aprofundada.

Extremidades

- **Anomalias dos dígitos**, como polidactilia (especialmente polidactilia pós-axial, que às vezes é familiar), clinodactilia ou algum grau de cinta ou sindactilia são vistas com relativa frequência.
- **Pregas palmares** devem ser examinadas. Aproximadamente 4% dos indivíduos apresentam prega palmar única em uma das mãos. Pregas palmares únicas bilaterais são menos comuns, mas não precisam ser motivo de preocupação imediata, a menos que associadas a outras características dismórficas.
- **Adução do antepé, arqueamento tibial ou mesmo torção tibial:** em decorrência do posicionamento fetal, muitos RN apresentam essas alterações. A adução do antepé, também conhecida como aduto do metatarso, muitas vezes se corrige dentro de semanas e pode ser seguida com exercícios de alongamento. Graus leves de arqueamento ou torção tibial também são normais.
- **Pé torto:** sempre requer intervenção ortopédica, que deve ser procurada o mais rápido possível após o nascimento.
- **Articulações:** os RN devem ser examinados para a presença de displasia do desenvolvimento dos quadris. Os "cliques" do quadril podem ser avaliados com a manobra de Barlow, que causa luxação posterior de um quadril instável, e pela manobra de Ortolani, que causa redução da luxação. Os "estalos" do quadril, decorrentes do movimento do ligamento redondo no acetábulo, são muito mais comuns do que os "cliques" do quadril, e não são motivo de preocupação.
- **Coluna vertebral:** o RN deve ser virado e suspenso de bruços com a mão do examinador apoiando o tórax. As costas, especialmente a região lombossacra, devem ser examinadas. Cuidados especiais devem ser tomados para procurar tratos do seio pilonidal, achados cutâneos ou pequenos inchaços moles da linha média que possam indicar uma pequena meningocele ou outra anomalia. Fosseta sacral simples e de fundo cego, um achado comum, não precisa de avaliação adicional, a menos que preencha critérios de alto risco para disrafismo espinhal, incluindo profundidade de 0,5 cm, localização a 0,25 cm da borda anal ou associação com outras alterações cutâneas.

Crânio (cabeça)

- **Couro cabeludo:** deve ser inspecionado em busca de cortes, escoriações e hematomas do processo de nascimento. Raramente, aplasia congênita da cútis ou nevo sebáceo também podem ser identificados. Edema ou tumoração deve ser observado e identificado, distinguindo entre bossa serossanguínea, céfalo-hematomas e hemorragia subgaleal. Bossa serossanguínea, muitas vezes de textura macia, é simplesmente o inchaço dos tecidos moles do processo de nascimento. Bossas são mais comumente localizadas occipitalmente, embora também possam ter forma de "salsicha" na área parietal, cruzando linhas de sutura, e, na maioria das vezes, se resolvem dentro de um ou dois dias. Os céfalo-hematomas, mais comuns no contexto de um parto vaginal instrumentado e na maioria das vezes envolvendo um dos ossos parietais, são o resultado de sangramento subperiosteal e, portanto, não cruzam linhas de sutura. Os céfalo-hematomas podem inicialmente ser obscurecidos pela bossa sobrejacente e tornar-se cada vez mais aparentes nos primeiros 3 a 4 dias de vida. Eles são tipicamente mais tensos à palpação do que a bossa e podem levar semanas e até meses para resolver completamente. As hemorragias subgaleais, associadas a extrações a vácuo, têm incidência muito mais rara. Podem resultar de sangramento abaixo da aponeurose do músculo occipitofrontal e, classicamente, causam um inchaço muito frouxo e macio, que pode fluir livremente da nuca para a testa.
- **Ossos do crânio:** os ossos occipital, parietal e frontal e as linhas de sutura (sagital, coronal, lambdoidal e metópica) devem ser palpados. A mobilidade das suturas descartará craniossinostose. A mobilidade pode ser apreciada colocando os polegares em lados opostos da sutura e, em seguida, empurrando alternadamente enquanto se sente o movimento. Qualquer moldagem dos ossos do crânio, que se resolve nos primeiros dias de vida, deve ser observada. O crânio também deve ser observado quanto à plagiocefalia deformativa e, quando presente, instruções de posicionamento para auxiliar na sua resolução. Ocasionalmente, craniotabes pode ser encontrado na palpação dos ossos do crânio (geralmente os ossos parietais), resultando em um recuo semelhante ao efeito de pressionar uma bola de pingue-pongue. Craniotabes geralmente se resolve em questão de semanas, sem necessidade de avaliação adicional se for um achado isolado.
- **Fontanelas:** devem ser palpadas. Desde que o perímetro cefálico esteja normal e haja movimentação das linhas de sutura, não é preciso prestar muita atenção a seu tamanho (grande ou pequeno). Fontanelas muito grandes refletem um atraso na ossificação óssea e podem estar associadas a hipotireoidismo, trissomias, desnutrição intrauterina e osteogênese imperfeita. As fontanelas devem ser macias, especialmente quando a criança está na posição ereta ou sentada. Fontanelas tensas ou cheias devem levantar preocupação com pressão intracraniana elevada por causas como meningite ou sangramento intracraniano agudo.
- **Olhos:** devem ser examinados quanto à presença de hemorragias esclerais, icterícia, exsudato conjuntival, movimentação da musculatura extraocular,

tamanho pupilar, igualdade, reatividade e centralização. O reflexo vermelho deve ser avaliado e a catarata, descartada. É importante ressaltar que a catarata pode causar fotofobia, resultando em dificuldade em obter cooperação do bebê em manter os olhos abertos para o exame. Pálpebras inchadas às vezes impossibilitam o exame dos olhos e devem ser avaliadas posteriormente.

- **Ouvidos:** devem-se observar o tamanho, a forma, a posição e a presença de canais auditivos, bem como fossas pré-auriculares ou marcas na pele.
- **Nariz:** deve ser inspecionado, observando qualquer deformação da posição uterina, patência das narinas ou evidência de lesão septal.
- **Boca:** deve ser inspecionada em busca de fissuras palatinas. As pérolas de Epstein (pequenos cistos de inclusão branca agrupados na linha média na junção dos palatos duro e mole) são um achado frequente e normal. Achados muito menos comuns incluem mucoceles da mucosa oral, rânula sublingual, cistos alveolares e dentes natais. O frênulo da língua também deve ser inspecionado, assim como qualquer grau de anquiloglossia.
- **Pescoço:** como os recém-nascidos têm pescoços curtos, o queixo deve ser levantado para uma avaliação completa. O pescoço deve ser verificado para torcicolo, bócio e seios do tireoglosso e do arco branquial.

Neurológico

A observação é indispensável. Por um lado, anomalias neurológicas graves podem ser inaparentes ao exame no recém-nascido. Além disso, faltam boas evidências da importância prognóstica do exame neurológico neonatal. Por outro lado, com um olho treinado, uma ampla gama de observações clinicamente relevantes pode ser feita do sistema neurológico do recém-nascido. Categorizar as observações neurocomportamentais em quatro sistemas – autônomo, motor, estado e responsividade – permite que o clínico capture nuances da competência ou vulnerabilidade, regulação ou desregulação de um recém-nascido, maturidade ou imaturidade, bem como identifique evidências de lesão ou comprometimento neurológico, se presentes.

- **Sistema autonômico neonatal:** o exame do sistema autonômico neonatal inclui avaliação da estabilidade dos sinais vitais, estabilidade neurocutânea (cor adequada para etnia *vs.* mancha ou cianose), estabilidade gastrintestinal e presença ou ausência de tremores mioclônicos. Os tremores acentuados devem ser investigados para etiologias, incluindo hipoglicemia, hipocalcemia, hipomagnesemia ou abstinência da exposição intrauterina a drogas, incluindo opiáceos, cocaína, tabaco ou inibidores seletivos da recaptação da serotonina (ISRS). Espirros, soluços e bocejos frequentes também podem ser considerados expressões sutis de estresse autonômico no neonato e são muito comuns em RN a termo normais. É importante ressaltar que muitos dos itens do Escore de Abstinência Neonatal de Finnegan são sinais e sintomas de desregulação autonômica.
- **Sistema motor:** a avaliação do sistema motor inicia-se com a observação das extremidades e do tônus axial, particularmente procurando assimetrias, como as observadas nas lesões do plexo braquial. Uma careta assimétrica du-

rante o choro pode indicar lesão do sétimo nervo craniano (especialmente se acompanhada de fechamento incompleto das pálpebras ipsilaterais) ou ausência congênita ou hipoplasia do músculo depressor angular da boca, uma condição que se torna menos perceptível com o tempo. Atividades motoras autorreguladoras, como esforços mão-boca, enfiar, segurar ou agarrar, ou atividades motoras desreguladoras, como arquear, esfolar ou jogar com as mãos, também devem ser observadas. A parte motora do exame neurológico é completada pela elicitação dos reflexos primitivos, incluindo preensão palmar e plantar, sinal de Babinski, reflexo de Moro, raiz, sucção, reflexo de Galant, reflexo cervical tônico e pisada, e observação da qualidade e quantidade da atividade motora do lactente.

- **Estados:** o recém-nascido apresenta seis estados comportamentais (sono profundo, sono leve, sonolência, estado de alerta silencioso, estado de alerta ativo ou agitação, e choro). Aspectos do sistema de estados que podem ser observados incluem a clareza dos estados do bebê, a variedade de estados exibidos, a maneira como o recém-nascido se move entre os estados, a capacidade de proteger o sono de estímulos externos, a qualidade do choro e a capacidade de ser consolado.
- **Sistema de responsividade:** finalmente, observa-se a responsividade do recém-nascido ao mundo exterior. A capacidade de se envolver socialmente pode ser notada, incluindo a capacidade de fixar e seguir um rosto e voz. A resposta a estímulos inanimados, como a capacidade de fixar e seguir um objeto pequeno e de alto contraste (como uma bola vermelha brilhante) ou responder a um som, como um sino ou chocalho, também pode ser observada.

ALEITAMENTO MATERNO

Desde a sala de parto

A amamentação deve ser iniciada tão logo quanto possível após o parto. A Organização Mundial da Saúde (OMS) e o Ministério da Saúde do Brasil (MS) recomendam contato pele a pele ininterrupto na primeira hora de vida, sempre que as condições de saúde, da mãe e do recém-nascido permitirem.

O contato pele a pele imediato e o aleitamento materno precoce são duas intervenções intimamente ligadas que precisam ocorrer imediatamente após o nascimento e juntas para obter o benefício ideal. O contato pele a pele imediato e prolongado facilita a amamentação, estabelece o microbioma ideal no RN, ajuda a prevenir a hipotermia e a hipoglicemia e estabiliza a funçao respiratória. A sucção precoce no seio materno estimula a lactogênese II (ativação secretora) e transfere o colostro, que é rico em substâncias imunoativas e especialmente importante para o pré-termo. Uma revisão recente observou um aumento de 33% na mortalidade infantil se o início da amamentação foi atrasado em mais de uma hora.

O início precoce do aleitamento materno resulta em inúmeros benefícios para a mãe e para a criança, conforme pode ser visto no Quadro 1 e na Figura 1.

QUADRO 1 Benefícios para as mães e o recém-nascido ao iniciar a amamentação na primeira hora de vida

1. Aumento mais rápido da produção de colostro.
2. Maior proteção contra infecções, uma vez que o colostro funciona como uma primeira imunização do bebê.
3. Estímulo ao desenvolvimento do reflexo de sucção, que é mais forte na primeira hora após o nascimento.
4. Liberação de ocitocina, hormônio que aumenta a contração uterina e auxilia na prevenção da hemorragia pós-parto.
5. Contato pele a pele entre mãe e criança, que fortalece o vínculo entre ambos e transfere calor para o bebê.
6. Motivação e incentivo para a manutenção da amamentação por mais tempo, já que a Organização Mundial da Saúde preconiza o aleitamento materno exclusivo (sem água, chá ou outros leites) até 6 meses de vida e o aleitamento complementado com outros alimentos até 2 anos ou mais.

Fonte: https://www.gov.br/saude/pt-br/assuntos/saude-de-a-a-z/a/aleitamento-materno

Importância do aleitamento materno

O leite materno é o único alimento capaz de fornecer todos os nutrientes na quantidade exata que a criança necessita para seu crescimento e desenvolvimento. A amamentação também garante ao RN melhor desenvolvimento da face, da dentição e da fala, bem como proteção contra infecções, alergias e doenças futuras, como: diabetes, hipertensão, obesidade, doença cardíaca isquêmica, hipercolesterolemia e doenças inflamatórias intestinais.

Quanto à nutriz, sabe-se que tem menos chances de desenvolver câncer de mama e de ovários, diabetes, anemia, osteoporose e depressão pós-parto. O ato de amamentar contribui ainda para a perda mais rápida do peso ganho pela mulher durante a gestação, bem como para o fortalecimento do vínculo mãe-filho.

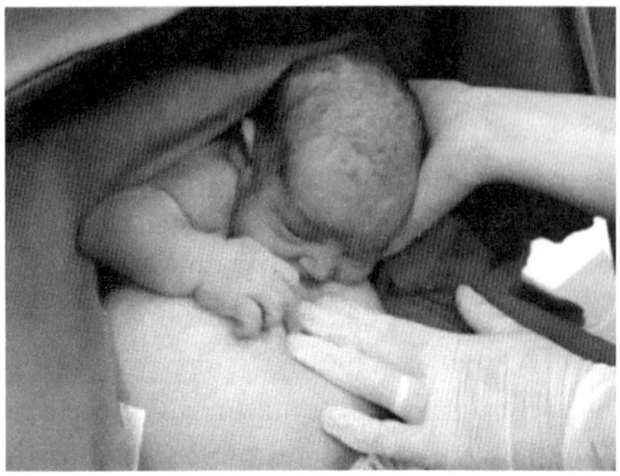

FIGURA 1 Mãe e recém-nascido em contato pele a pele e aleitamento materno desde o nascimento.

Fonte: acervo das autoras.

Técnica de amamentação

Os primeiros dias após o parto são cruciais para o sucesso da amamentação. É um período de intenso aprendizado para os pais e o RN. Durante a internação hospitalar, é muito importante o pediatra orientar a mãe e o pai sobre as vantagens do aleitamento materno exclusivo (AME) e incentivar o aleitamento materno. Durante a avaliação diária do binômio mãe-filho, deve sempre ser avaliada a mamada, conversando sobre as dificuldades e facilitando o estabelecimento de uma mamada adequada e efetiva.

Durante a avaliação do RN, verificar a técnica de amamentação e a pega da mama. Três pontos são indispensáveis para estabelecer uma amamentação de sucesso: posicionamento, pega e estimulação de produção de leite.

- **Posicionamento:** o RN deve ser colocado com o corpo próximo da mãe ou segurado no colo, apoiando a cabeça e o tronco, mantendo-os alinhados e com o rosto de frente para a mama, com o nariz em oposição ao mamilo.

- **Pega:** a pega adequada é quando a boca está bem aberta, a aréola fica pouco visível acima da boca da criança, lábio inferior virado para fora com o queixo tocando a mama.
- **Estimulação da produção de leite:** a melhor estimulação para a produção de leite é a sucção frequente. Portanto, o recém-nascido deve mamar com frequência, sem regularidade quanto a horários. É comum a criança em AME sob livre demanda mamar de 8 a 12 vezes por dia.

O Quadro 2 apresenta os sinais de técnica inadequada, que devem ser corrigidos para facilitar o sucesso da amamentação.

O bebê vai ter que aprender a mamar e a fazer a pega corretamente; por isso, vai ser uma questão de treino e tentativa e erro – para o bebê e para a mãe (Quadro 3).

Nas Figuras 2 e 3, podem-se ver os sinais de uma pega correta.

Se o bebê fizer uma pega ineficaz/incorreta, a mãe vai sentir dor, sem sentir alívio.[15] Se isso acontecer, deve-se orientar a mãe para:

- Com as mãos limpas, colocar o dedo mindinho dentro da boca do bebê devagar, até que o bebê "solte" o vácuo da sucção da mama.
- Reposicionar a mãe ou o bebê, se necessário.
- Voltar a tentar!

Lembre-se que o bebê está aprendendo a mamar exatamente ao mesmo tempo que a mãe está aprendendo a dar de mamar.

QUADRO 2 Sinais indicativos de técnica inadequada de amamentação

1. Bochechas da criança encovadas a cada sucção.
2. Ruídos da língua.
3. Mama aparentando estar esticada ou deformada durante a mamada.
4. Mamilos com estrias vermelhas ou áreas esbranquiçadas ou achatadas quando a criança solta a mama.
5. Dor durante a amamentação.

Fonte: adaptação de WHO, 2018.

QUADRO 3 Passos para fazer uma pega no aleitamento materno

Orientações:
▪ Posicionar corretamente o bebê para a mama.
▪ Estimular o bebê, tocando com a ponta do mamilo no seu nariz ou nos seus lábios.
▪ Assim que o bebê abrir bem a boca (pode ter que repetir algumas vezes), encostar o bebê à mama, no sentido de baixo para cima.
▪ Verificar se o bebê está mamando com uma pega correta.

Fonte: elaboração das autoras.

Não é um processo simples e serão necessárias algumas tentativas e erros, mas isso é absolutamente normal. Se a mãe estiver confiante, contar com o apoio incondicional do companheiro e da sua família e da equipe de profissionais de saúde, terá tudo para que seja uma caminhada feliz!

As primeiras horas e dias de vida de um RN são uma janela crítica para estabelecer a lactação e fornecer às mães o apoio de que precisam para amamentar com sucesso. Esse apoio nem sempre é fornecido, como ilustrado por uma revisão de dados do Fundo das Nações Unidas

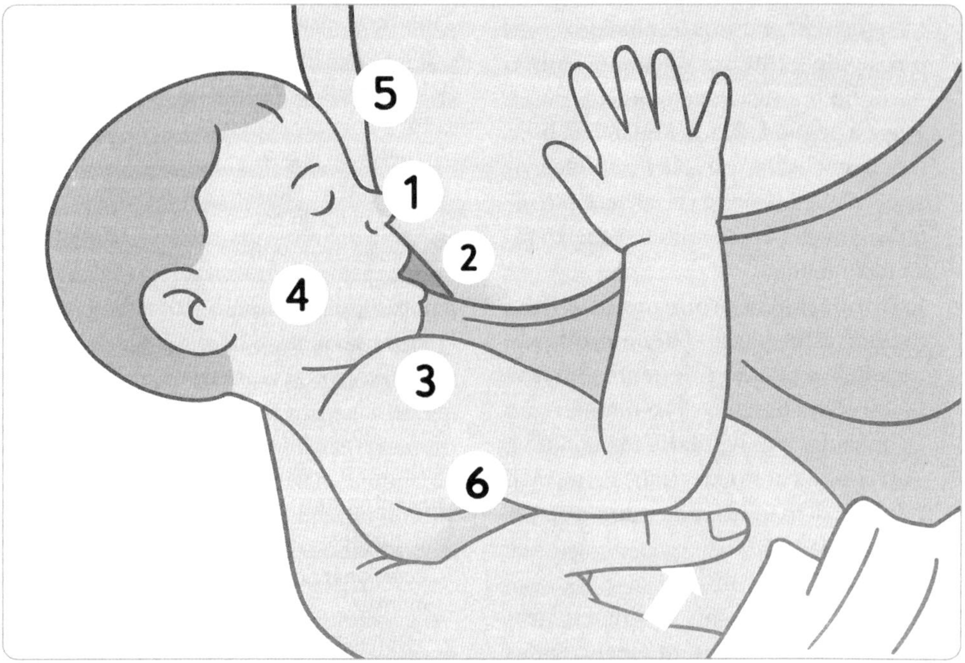

FIGURA 2 Sinais da pega correta. 1. Boca de peixinho – boca bem aberta com os lábios para fora. 2. O bebê pega a mama de baixo para cima, com parte da aréola na boca; deve ficar visível mais a superfície da aréola em cima do que em baixo. 3. Queixo encostado à mama. 4. Bochechas arredondadas. 5. O nariz pode estar encostado na mama, mas com espaço para respirar. 6. Cabeça e tronco alinhados, bebê virado para a mãe (barriga com barriga) e bem sustentado pela mãe ou com a ajuda de uma almofada.

para a Infância (Unicef), mostrando que 78% dos partos foram assistidos por um profissional de saúde qualificado, mas apenas 45% dos recém-nascidos foram amamentados na primeira hora após o nascimento. Embora o aleitamento materno seja a norma biológica, os profissionais de saúde podem realizar procedimentos inadequados que interferem no início da amamentação, como separação da mãe e do bebê, atraso no início do aleitamento materno, fornecimento de alimentos lácteos e suplementação desnecessária. Esses procedimentos aumentam significativamente o risco de desafios da amamentação que levam à interrupção precoce. As famílias precisam receber informações e aconselhamento baseados em evidências sobre aleitamento materno e devem ser protegidas de interesses comerciais que impactam negativamente a amamentação.

Em 1989, a OMS e o Unicef publicaram os Dez Passos para o Sucesso do Aleitamento Materno (Quadro 4), dentro de um pacote de políticas e procedimentos que as instituições que prestam serviços de maternidade e recém-nascidos devem implementar para apoiar o aleitamento materno.

A pega correta

- O bebê abre bem a boca

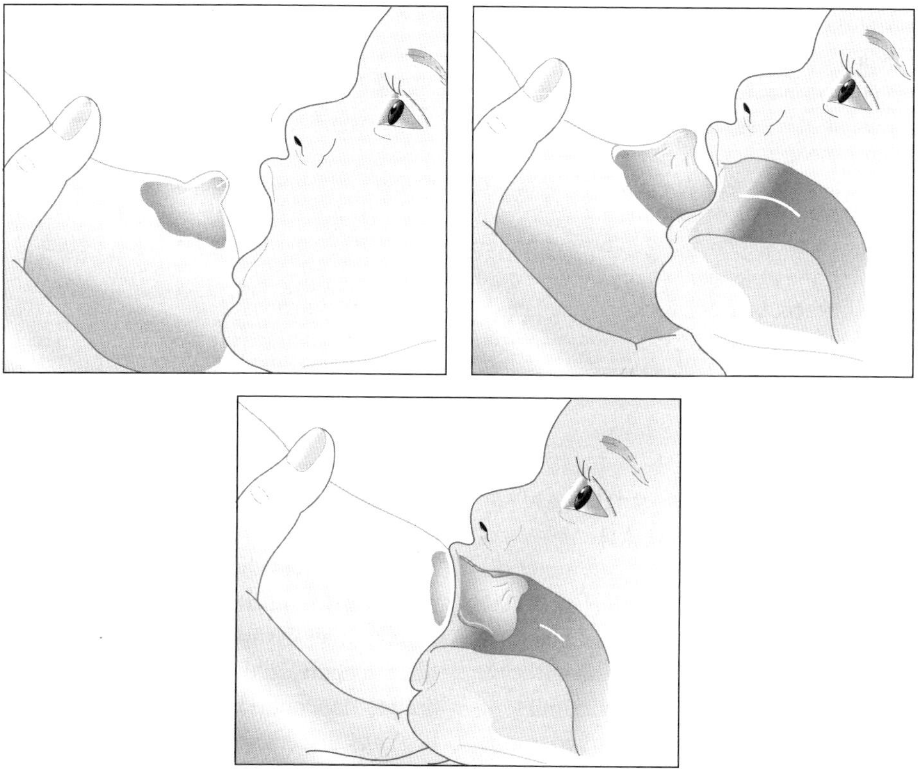

- Abocanha quase toda a aréola

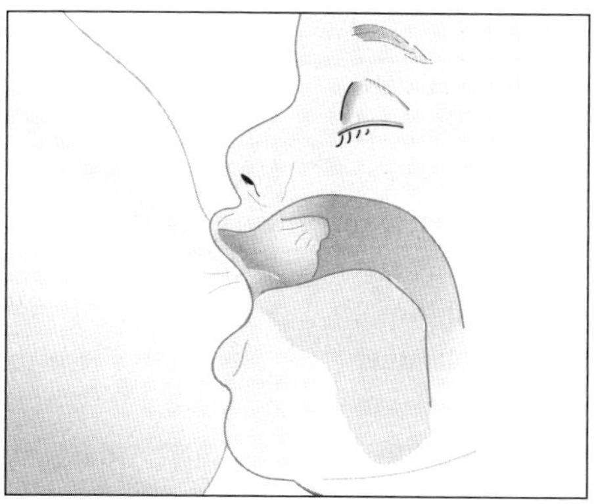

FIGURA 3 Sequência de sinais da pega correta.

QUADRO 4 Dez passos para o sucesso do aleitamento materno

1. Ter uma política de aleitamento materno escrita, que seja rotineiramente transmitida para toda a equipe de cuidados de saúde.
2. Capacitar toda a equipe de cuidados de saúde nas práticas necessárias para implementar essa política.
3. Informar a todas as gestantes sobre os benefícios e o manejo do aleitamento materno.
4. Ajudar as mães a iniciar o aleitamento materno na primeira meia hora após o nascimento.
5. Mostrar às mães como amamentar e como manter a lactação, mesmo se separadas dos seus filhos.
6. Não oferecer aos recém-nascidos bebida ou alimento que não seja o leite materno, a não ser que haja indicação médica.
7. Praticar o alojamento conjunto – permitir que mães e bebês permaneçam juntos 24 h/dia.
8. Incentivar o aleitamento materno em livre demanda.
9. Não oferecer bicos artificiais ou chupetas a crianças amamentadas.
10. Promover grupos de apoio à amamentação e encaminhar as mães a esses grupos na alta da maternidade.

Fonte: WHO, 2018.

TÉCNICAS DE EXAMES DURANTE O PERÍODO HOSPITALAR

Reflexo vermelho ou teste do olhinho

O teste do reflexo vermelho é uma ferramenta de rastreamento de alterações que podem comprometer a transparência dos meios oculares, como catarata, coloboma, glaucoma, inflamação intraocular congênita (p. ex., toxoplasmose, rubéola e citomegalovírus) e retinoblastoma.

Deve ser realizado por profissional capacitado (pediatra ou oftalmologista) utilizando um oftalmoscópio direto, com as lentes em "zero", grande abertura (maior diâmetro de luz) e sem filtros coloridos, a 40 cm do olho do paciente, em sala escurecida; ambos os olhos devem ser examinados simultaneamente. Não há necessidade de midríase.

O reflexo normal é vermelho, alaranjado ou amarelado, homogêneo e simétrico em ambos os olhos (Figura 4).

Ambiente com iluminação inadequada, pupila muito pequena e choro durante o exame podem contribuir para um resultado inconclusivo. Nesse caso, o teste poderá ser repetido em condições favoráveis.

É considerado reflexo alterado (Figura 5) se houver assimetria entre os olhos, reflexo ausente ou muito diminuído, reflexo branco (leucocoria) ou com pontos pretos. Em caso de reflexo alterado ou suspeito, o paciente deve ser encaminhado para avaliação oftalmológica.

Todos os recém-nascidos devem ser submetidos ao teste do reflexo vermelho antes da alta hospitalar.

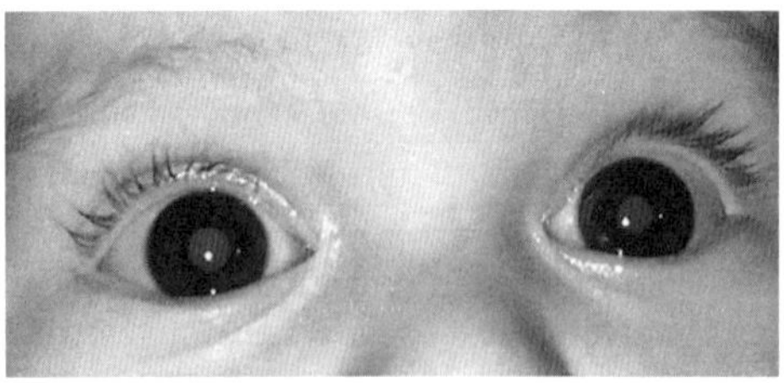

FIGURA 4 Reflexo vermelho normal em ambos os olhos.

Ver imagem colorida na plataforma do livro, *QR Code* disponível na página xxvi.

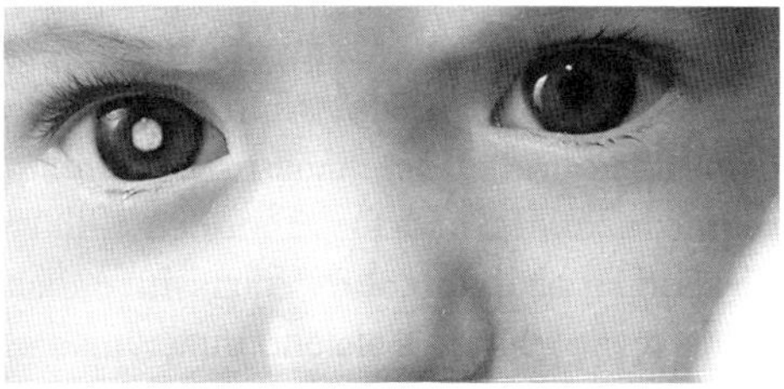

FIGURA 5 Leucocoria à direita.

Nos recém-nascidos com idade gestacional menor que 32 semanas ou peso inferior a 1.500 g, o teste deve ser feito entre a 4ª e a 6ª semana de vida, para investigar retinopatia da prematuridade. Se isso não for possível (p. ex., partos domiciliares), o teste deve ser feito na primeira consulta com o pediatra, principalmente nos primeiros três meses de vida, visto que este é o período crítico do desenvolvimento sensorial da visão.

O teste do reflexo vermelho deverá ser repetido pelo menos três vezes por ano, nas consultas de rotina com o pediatra, durante os primeiros três anos de vida, em todas as crianças com o desenvolvimento neuropsicomotor adequado para a idade. Uma vez detectada qualquer alteração, a criança precisa ser encaminhada para esclarecimento diagnóstico e conduta precoce em unidade especializada.

Triagem metabólica neonatal ou teste do pezinho

A triagem neonatal consiste no rastreamento de doenças raras (metabólicas, genéticas, enzimáticas e endocrinológicas), pela coleta de gotas de sangue do recém-nascido, com o objetivo de realizar diagnóstico e intervenção precoces, evitando morte, deficiências e proporcionando melhor qualidade de vida aos indivíduos acometidos.

A coleta deve ser feita idealmente entre o 3º e o 5º dia de vida, nunca antes de 48 horas de vida, e até 28 dias. Pode ser feita em hospitais/maternidades, casas de parto, comunidades indígenas ou em pontos de coleta da Atenção Básica em Saúde. A coleta consiste no preenchimento de papel-filtro específico com gotas de sangue, que podem ser obtidas do calcanhar do recém-nascido (dando origem ao nome teste do pezinho).

No Brasil, as ações do Programa Nacional de Triagem Neonatal devem ser articuladas entre o Ministério da Saúde e as Secretarias de Saúde dos estados, municípios, Distrito Federal e Distritos Sanitários Especiais Indígenas (DSEI).

O Programa Nacional de Triagem Neonatal foi incorporado ao sistema Único de Saúde (SUS) em 1992, e engloba seis doenças principais:

- Fenilcetonúria.
- Hipotireoidismo congênito.
- Doenças falciformes e outras hemoglobinopatias.
- Fibrose cística.
- Hiperplasia adrenal congênita ou hiperplasia congênita da suprarrenal.
- Deficiência de biotinidase.

Em 2021, foi sancionada a Lei n. 14.154, que estabelece a incorporação gradual de novas doenças no Programa Nacional de Triagem Neonatal, em cinco etapas:

- Primeira etapa: doenças relacionadas ao excesso de fenilalanina, toxoplasmose congênita e outras hiperfenilalaninemias.
- Segunda etapa: galactosemias, aminoacidopatias, distúrbios do ciclo da ureia, distúrbios da betaoxidação dos ácidos graxos.

- Terceira etapa: doenças lisossômicas.
- Quarta etapa: imunodeficiências primárias.
- Quinta etapa: atrofia muscular espinhal.

Nos testes ampliados (já disponíveis em hospitais e maternidades particulares e programados para serem incorporados pelo SUS), as seguintes doenças são pesquisadas:

- Deficiência de G6PD, galactosemia (GALT/GAOS), leucinose e toxoplasmose congênita.
- Tandem: pesquisa de aminoacidopatias, distúrbios do ciclo da ureia, distúrbios dos ácidos orgânicos e distúrbios dos ácidos graxos.
- Imunodeficiência combinada grave (SCID) e agamaglobulinemia (AGAMA).

É importante lembrar que a triagem neonatal tem a função de rastrear doenças, e sempre que houver um resultado alterado devem ser coletados exames confirmatórios o mais rápido possível.

Situações especiais

Recém-nascidos pré-termo

O teste do pezinho deve ser coletado em todos os recém-nascidos, inclusive nos prematuros.

A nutrição parenteral (NPP) apresenta em sua formulação vários aminoácidos que podem causar resultados falso-positivos para alguns testes da triagem neonatal (perfil de aminoácidos e acilcarnitina). Alguns autores recomendam desligar a NPP por 2 a 3 horas antes da coleta em recém-nascidos com mais de 48 horas de vida, prematuros ou não, que estejam recebendo nutrição parenteral por no mínimo 24 horas, com a prescrição mínima de 2 g/kg/dia de proteína. Entretanto, essa prática pode não ser viável nas unidades neonatais.

Os recém-nascidos com peso ≤ 1.500 g deverão realizar uma nova coleta em papel-filtro entre 16 e 28 dias de vida para análise da hiperplasia adrenal congênita.

Transfusão prévia

Em recém-nascidos que receberam transfusão sanguínea, deve-se realizar outra coleta do teste do pezinho em papel-filtro para análise de hiperplasia adrenal congênita e deficiência de biotinidase após o 5º dia da data da última transfusão.

Após o período neonatal, acima de 28 dias, a coleta deverá ser em soro e em plasma heparinizado. Outra coleta em papel-filtro, após 120 dias da data de nascimento ou da última transfusão, será necessária para a análise das hemoglobinopatias em recém-nascidos prematuros ≤ 34 semanas ou transfundidos, respectivamente.

Triagem auditiva

A perda auditiva permanente pode levar a atrasos no desenvolvimento da linguagem, dificuldades com comportamento, interação social e baixo rendimento escolar. Pode estar associada a distúrbios genéticos/hereditários ou condições adquiridas por problemas perinatais (como infecções congênitas, hiperbilirrubinemia severa, asfixia perinatal e exposição a medicamentos ototóxicos – Quadro 5).

A intervenção precoce (antes de 6 meses) é fundamental para otimizar o desenvolvimento da linguagem e o desenvolvimento cognitivo, comportamental e escolar.

No Brasil, a triagem auditiva neonatal universal (TANU) consiste no rastreamento auditivo de todos os recém-nascidos, pre-

QUADRO 5 Indicadores de risco para deficiência auditiva

1. Congênitos ou perinatais:

a. História familiar de surdez permanente na infância de instalação precoce, progressiva ou tardia.
b. UTI neonatal por mais de 5 dias.
c. Hiperbilirrubinemia com exsanguinotransfusão independentemente do tempo de permanência em UTI.
d. Uso de aminoglicosídeos por mais de 5 dias.
e. Asfixia perinatal (Apgar < 6 no quinto minuto) ou encefalopatia hipóxico--isquêmica.
f. Uso de oxigenação extracorpórea (ECMO).
g. Infecções intraútero por toxoplasmose, rubéola, citomegalovírus, herpes, sífilis (TORCH) ou zika.
h. Malformações craniofaciais.
i. Microcefalia congênita.
j. Hidrocefalia congênita ou adquirida.
k. Anormalidades do osso temporal.
l. Síndromes que cursam com surdez.
j. Peso ao nascimento < 1.500 g.

2. Perinatais ou tardias:

a. Infecções que cursam com surdez, como meningites e encefalites bacterianas ou virais (especialmente herpes-vírus e varicela).
b. Trauma craniano (especialmente base de crânio e temporal).
c. Quimioterapia.
d. Suspeita familiar de surdez, alteração de fala ou linguagem e atraso ou regressão do desenvolvimento.

Fonte: elaboração das autoras.

ferencialmente antes da alta hospitalar. As crianças que não foram avaliadas no hospital devem ser triadas no primeiro mês de vida.

Para os neonatos e lactentes sem indicador de risco (Quadro 5), utiliza-se o exame de emissões otoacústicas evocadas (EOA). Caso não se obtenha resposta satisfatória (falha), deve-se repetir o teste de EOA (reteste) em até 30 dias. Caso a falha persista, realizar de imediato o potencial evocado auditivo de tronco encefálico (PEATE) ou BERA (*Brainstem Evoked Response Audiometry*).

O teste EOA detecta a presença ou ausência de ondas sonoras, geradas em resposta a estímulos sonoros. É um exame rápido, objetivo, com alta sensibilidade, não invasivo e aplicável em locais sem isolamento acústico, ou seja, pode ser feito no alojamento conjunto ou em UTI neonatal. O aparelho para triagem de EOA consiste em um microfone em miniatura colocado no canal auditivo externo do bebê. O microfone produz um estímulo e detecta as ondas sonoras à medida que surgem da cóclea (as respostas são dadas como "passa" ou "falha").

Alterações na orelha externa ou média (como vérnix, rolha de cerume ou líquido na orelha média) podem tornar as EOA ausentes ("falha") sem, no entanto, configurar perda auditiva permanente. Por outro lado, EOA podem estar presentes em crianças com perda auditiva significativa, já que é um método que avalia apenas a função coclear.

Nos recém-nascidos com fatores de risco ou com falha no reteste de EOA, deve ser realizado o PEATE/BERA, que avalia a atividade eletrofisiológica do sistema auditivo, em resposta a um estímulo sonoro, desde o nervo coclear até o mesencéfalo (colículo inferior). Como é feito através de eletrodos na mastoide e fronte, contrações da musculatura da face podem causar interferência na captação da resposta. Dessa forma, nas crianças pouco colaborativas pode ser necessária a sedação, embora usualmente seja feito em sono natural, no primeiro ano de vida. O PEATE automático (PEATEa) ou PEATE triagem apresenta maior rapidez de realização que o PEATE convencional e rotineiramente pode ser feito em ambiente hospitalar sem isolamento acústico; o resultado é objetivo ("passa" ou "falha").

Crianças com fatores de risco e/ou exames de triagem auditiva alterados devem ser encaminhadas para acompanhamento otorrinolaringológico e audiológico e, em caso de perda auditiva neurossensorial, a criança deve ser encaminhada para diagnóstico e reabilitação.

Teste de oximetria ou teste do coraçãozinho

As cardiopatias congênitas são defeitos estruturais do coração presentes na vida fetal e no nascimento, que podem levar a diferentes graus de repercussão clínica no recém-nascido. Algumas cardiopatias congênitas ocasionam sintomas fáceis de identificar, porém parte das cardiopatias potencialmente graves é assintomática ao nascimento. O diagnóstico precoce é fundamental, possibilitando tratamento clínico desde as primeiras horas de vida, além de encaminhamento para centro especializado em cardiologia, hemodinâmica e cirurgia cardíaca. O atraso no diagnóstico de algumas cardiopatias congênitas pode aumentar a morbimortalidade, piorando o prognóstico.

As cardiopatias congênitas críticas podem ser dependentes de canal arterial para garantir fluxo pulmonar (como atresia pulmonar e tetralogia de Fallot), para garantir fluxo sistêmico (p. ex., coarctação de aorta, síndrome do coração esquerdo hipoplásico), ou podem ser cardiopatias com circulação em paralelo e circulação dependente de comunicação interatrial (transposição de grandes artérias).

O método ideal para o diagnóstico de cardiopatia congênita é o ecocardiograma com mapeamento de fluxo em cores, seja fetal, seja pós-natal, porém sua utilização como ferramenta de triagem é inviável no Brasil.

A utilização da oximetria de pulso como ferramenta de triagem neonatal para detecção dessas cardiopatias pode ajudar a detectar a hipoxemia, em uma fase em que o exame clínico ainda não consegue detectar. Portanto, o teste de oximetria deve ser feito de forma rotineira em todos os RN com idade gestacional igual ou maior que 35 semanas e que se encontram clinicamente bem, assintomáticos, em ambiente de alojamento conjunto, preferencialmente entre 24 e 48 horas de vida. As medidas de oximetria devem ser realizadas em dois sítios: na mão direita (medida pré-ductal) e em um dos membros inferiores (medida pós-ductal).

Considera-se normal a saturação de oxigênio (SpO_2) maior ou igual a 95% e uma diferença de SpO_2 entre o membro superior direito e um dos membros inferiores menor ou igual a 3%; alterações dessas medidas podem ser utilizadas para a suspeita de cardiopatia congênita crítica no recém-nascido, apresentando sensibilidade de 76% e especificidade de 99% para o diagnóstico definitivo, conforme descrito no fluxograma sugerido pela Sociedade Brasileira de Pediatria (Figura 6).

Caso o teste seja positivo, com SpO_2 menor ou igual a 89% no membro superior direito ou no membro inferior, o RN deverá ser reavaliado de forma minuciosa pelo médico pediatra/neonatologista, e a avaliação cardiológica e ecocardiográfica também deverá ser realizada para confirmação diagnóstica. É importante ressaltar que esse RN não deve receber alta hospitalar antes que seja realizada essa avaliação cardiológica.

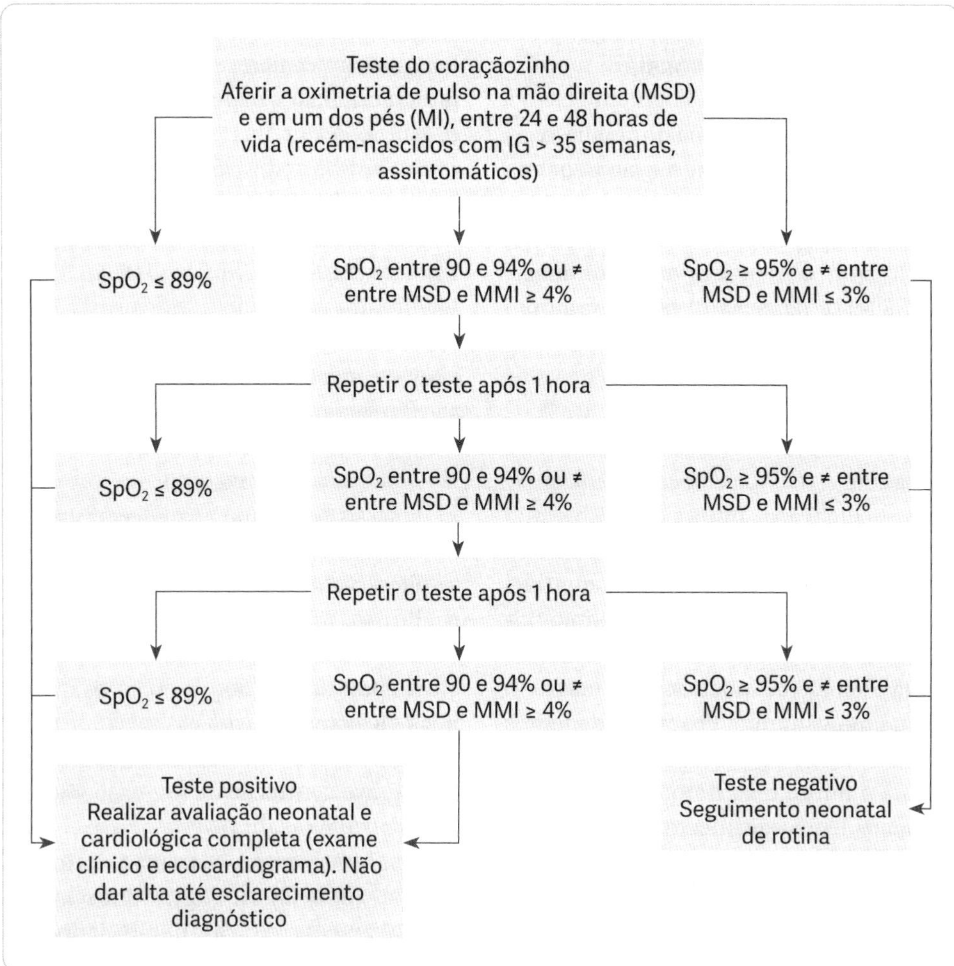

FIGURA 6 Fluxograma para interpretação do teste do coraçãozinho.

IG: idade gestacional; MI: membro inferior; MMI: membros inferiores; MSD: membro superior direito.
Fonte: adaptação de SBP, 2022.

RN com teste duvidoso, ou seja, SpO_2 entre 90 e 94% ou uma diferença entre as medidas do membro superior direito e o membro inferior maior ou igual a 4%, devem repetir o teste após uma hora, até duas vezes. Caso as medidas de oximetria se mantenham nesses valores mesmo após a terceira avaliação, o teste será considerado positivo.

Outras causas de hipoxemia podem ser consideradas (diagnóstico diferencial), como sepse, hipertensão pulmonar, pneumotórax, entre outras.

É importante lembrar que o teste de oximetria deve ser realizado sempre associado ao exame físico detalhado do recém-nascido, com palpação de pulsos nos quatro membros e ausculta cardíaca e pulmonar.

Teste da linguinha ou detecção precoce da anquiloglossia

Anquiloglossia é uma anomalia congênita que ocorre quando uma pequena porção de tecido embrionário, que deveria ter sofrido apoptose durante o desenvolvimento, permanece na face ventral da língua. É caracterizada por um frênulo lingual anormalmente curto e espesso ou delgado, que pode restringir em diferentes graus os movimentos da língua. A espessura, a elasticidade e o local de fixação do frênulo na língua e no assoalho da boca podem variar amplamente nessa condição.

A anquiloglossia tem sido apontada como um dos fatores que podem interferir negativamente na amamentação, diminuindo a habilidade do recém-nascido para fazer a pega e sucção adequadas, dificultando o adequado estímulo à produção de leite e o esvaziamento da mama e causando dor nas mães durante a amamentação, lesões mamilares e ingurgitamento mamário, com a consequente diminuição na oferta do seio materno ao lactente.

Além da possível interferência no aleitamento materno, a anquiloglossia pode estar associada a problemas relacionados ao desenvolvimento craniofacial e à maturação estrutural e funcional do sistema estomatognático, gerando, dessa forma, alterações da fala, deglutição, má oclusão, mordida aberta e separação dos incisivos inferiores, entretanto apenas em casos graves e em uma frequência baixa.

Embora as evidências sobre a associação entre anquiloglossia e dificuldades na amamentação não sejam robustas, alguns testes têm sido propostos para facilitar a identificação de alterações no frênulo lingual que podem interferir na mobilidade da língua. Os protocolos de avaliação do freio lingual devem ser considerados instrumentos auxiliares na avaliação clínica multidisciplinar e não a medida única para definição de conduta.

A avaliação do frênulo da língua em bebês é um protocolo obrigatório segundo a Lei n. 13.002/2014, por meio do Protocolo Bristol (*Bristol Tongue Assessment Tool* – BTAT), e deve ser feita por profissional capacitado da equipe de saúde, em geral pediatra ou fonoaudiólogo.

Os elementos do BTAT são:

1. Aparência da ponta da língua.
2. Fixação do frênulo na margem gengival inferior.
3. Elevação da língua.
4. Projeção da língua.

As pontuações obtidas para os quatro itens são somadas e podem variar de 0 a 8. Escores de 0 a 3 indicam potencial redução mais grave da função da língua, como demonstrado na Figura 7.

Em bebês com pontuação maior ou igual a 6, o seguimento deverá ser feito rotineiramente, com avaliação e apoio ao aleitamento materno.

Nos casos duvidosos (com escores 4 ou 5), deve ser feita a avaliação da mamada, com orientações pertinentes sem intervenções. O retorno após a alta hospitalar deverá ser precoce, levando em consideração a mamada, o ganho de peso e a presença de sintomas maternos como dor, fissura e baixa produção de leite. A avaliação do frênulo lingual deverá ser repetida ambulatorialmente e, em casos excepcionais de dificuldades na mamada, poderá ser indicado o procedimento cirúrgico.

Em caso de interferência na amamentação atribuída ao frênulo lingual e escore menor ou igual a 3, sugere-se que uma nova

Protocolo Bristol de avaliação da língua (BTAT)*

Aspectos avaliados	0	1	2	Escore
Qual a aparência da ponta da língua?	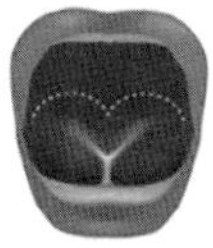 Formato de coração	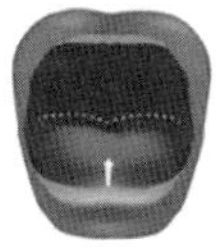 Ligeira fenda/ entalhada	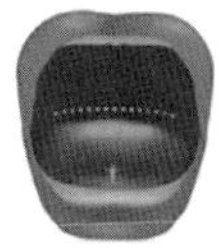 Arredondada	
Onde o frênulo da língua está fixado na gengiva/assoalho?	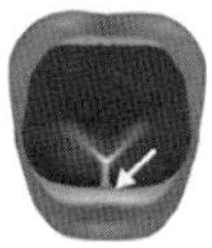 Fixado na parte superior da margem gengival (topo)	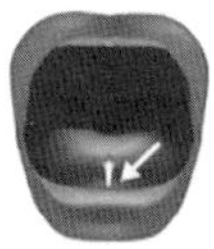 Fixado na face interna da gengiva (atrás)	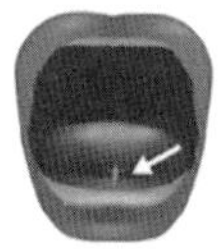 Fixado no assoalho da boca (meio)	
O quanto a língua consegue se elevar com a boca aberta (durante o choro)?	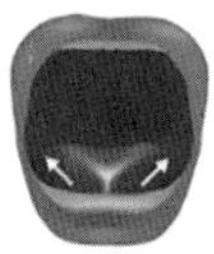 Elevação mínima da língua	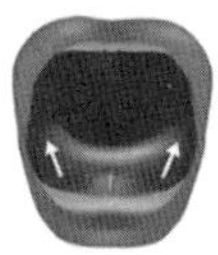 Elevação apenas das bordas da língua em direção ao palato duro	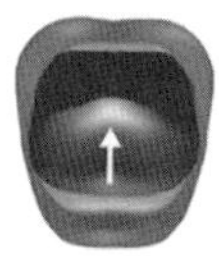 Elevação completa da língua em direção ao palato duro	
Projeção da língua	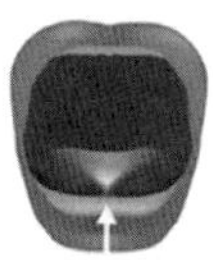 Ponta da língua fica atrás da gengiva	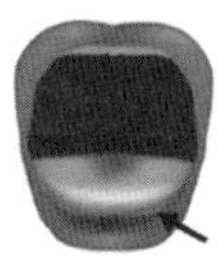 Ponta da língua fica sobre a gengiva	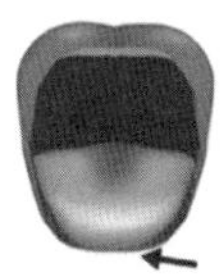 Ponta da língua pode se estender sobre o lábio inferior	

**Tradução do inglês para o português autorizada pela equipe de Bristol, Drs. Jenny Ingram e Alan Edmond.*

FIGURA 7 Protocolo Bristol.

Fonte: adaptação de SBP, 2022.

avaliação da mamada e do frênulo lingual seja realizada antes da alta hospitalar. Caso esse escore se confirme, não existam outros fatores que justifiquem as dificuldades na amamentação e essas sejam atribuídas à alteração do frênulo, considerar como uma boa prática a indicação de procedimento cirúrgico, embora a força de evidência seja baixa/insuficiente quanto à melhoria na amamentação e redução de dor nos mamilos após frenotomia/frenectomia.

É importante levar em consideração a possibilidade de eventos adversos, como hemorragias e recidivas. Dessa forma, o procedimento cirúrgico, quando indicado, deverá ser realizado por profissional capacitado e amparado segundo o exercício legal de sua profissão. É fundamental esclarecer a família quanto aos riscos e possíveis benefícios do procedimento no recém-nascido, além de garantir acompanhamento pós-operatório e de aleitamento materno com equipe multiprofissional.

CONCLUSÕES

Todos os futuros pais esperam por um filho saudável e se preocupam com a possibilidade de anormalidade ou doença em seu filho. Se o exame do recém-nascido é realizado, seja com os pais ou sozinho no berçário, o pediatra deve resumir os achados da avaliação inicial para os pais. A maioria dos recém-nascidos tem exame físico normal e transições suaves da vida fetal para a extrauterina. Quando problemas ou anormalidades são descobertos na avaliação inicial do recém-nascido, é de fundamental importância que eles sejam discutidos de forma clara e objetiva com os pais, incluindo quaisquer planos para avaliação, monitoramento ou tratamento adicionais.

A amamentação deve ser iniciada tão logo quanto possível após o parto, dentro da primeira hora de vida, e ser facilitada pela equipe de saúde.

As triagens neonatais são estratégias de Saúde Pública universais para todos os recém-nascidos. Várias das condições triadas podem até ser fatais, mas são assintomáticas ao nascimento. As triagens alteradas devem ser confirmadas precocemente, pois podem afetar o desenvolvimento físico e mental normal de uma criança.

SUGESTÕES DE LEITURA

1. Aziz K, Lee HC, Escobedo MB, Hoover AV, Kamath-Rayne BD, Kapadia VS, et al. Part 5: Neonatal Resuscitation: 2020 American Heart Association Guidelines for Cardiopulmonary Resuscitation and Emergency Cardiovascular Care. Circulation. 2020. 142 (16_Suppl_2):S524-S550.
2. Almeida MFB, Guinsburg R; Coordenadores Estaduais e Grupo Executivo PRN-SBP; Conselho Científico Departamento Neonatologia SBP. Sociedade Brasileira de Pediatria (SBP). Reanimação do recém-nascido ≥ 34 semanas em sala de parto: diretrizes 2022 da Sociedade Brasileira de Pediatria. Rio de Janeiro: Sociedade Brasileira de Pediatria; 2022.
3. Wyckoff MH, Wyllie J, Aziz K, de Almeida MF, Fabres JW, Fawke J, et al.; Neonatal Life Support Collaborators. Neonatal Life Support 2020 International Consensus on Cardiopulmonary Resuscitation and Emergency Cardiovascular Care Science with Treatment Recommendations. Resuscitation. 2020;156:A156-A187.
4. Madar J, Roehr CR, Ainsworth S, Ersdal H, Morley C, Rüdiger M, et al. European Resuscitation Council Guidelines 2021: Newborn resuscitation and support of transition of infants at birth. Resuscitation. 2021;161:291-326.
5. Pereira LDC, Moreira LMO, Lyra PPR, Nader SS. Semiologia no período neonatal. In: Silva LR, Solé D, Silva CAA, Constantino CF, Liberal EF, Lopes FA. Tratado de pediatria. Sociedade Brasileira de Pediatria. 5.ed. Santana de Parnaíba: Manole; 2022.
6. Johnson L. Assessment of the newborn history and physical examination of the newborn. In: Eichenwald EC, Hansen AR, Martin CR, Stark AR, editores. 9. ed. Cloherty and Stark's manual of neonatal care. Philadelphia: Wolters Kluwer; 2023. p.94-106.
7. Narvey MR, MacDonald MG. Physical assessment and classification. In: MacDonald MG, Seshia MMK, editores. Avery's neonatology pathophysiology and management of the newborn. 7.ed. Philadelphia: Wolters Kluwer; 2016. p.242-64.
8. WHO. Implementation Guidance: protecting, promoting and supporting breastfeeding in facilities providing maternity and newborn services – the revised Baby-Friendly Hospital Initiative. Geneva: World Health Organization; 2018. Disponível em: https://www.who.int/nutrition/publications/infant-feeding/bfhi-implementation-2018.pdf. Acesso em: 24 maio 2024.
9. Jones H, Santamaria N. An observational cohort study examining the effect of the duration of skin-to-skin contact on the physiological parameters of the neonate in a neonatal intensive special care unit. Adv Neonatal Care. 2018;18(3):208-14.

10. Rodriguez NA, Meier PP, Groer MW, Zeller JM. Oropharyngeal administration of colostrum to extremely low birth weight infants: theoretical perspectives. J Perinatol. 2009;29(1):1-7.
11. Smith ER, Hurt L, Chowdhury R, Sinha B, Fawzi W, Edmond KM, et al. Delayed breastfeeding initiation and infant survival: A systematic review and meta-analysis. PLoS One. 2017;12(7):e0180722.
12. Brasil. Ministério da Saúde. Secretaria de Atenção à Saúde. Departamento de Ações Programáticas Estratégicas. Política Nacional de Atenção Integral à Saúde da Criança: orientações para implementação [Internet]. Brasília: Ministério da Saúde; 2018.
13. Brasil. Ministério da Saúde. Amamentação. Disponível em: https://www.gov.br/saude/pt-br/assuntos/saude-de-a-a-z/a/aleitamento-materno. Acesso em: 1 jun. 2024.
14. Breastfeeding. Disponível em: www.breastfedbabies.org/attachment-and-positioning. Acesso em ago. 2024.
15. United Nations Children's Fund. UNICEF data: monitoring the situation of children and women. Access the data: infant and young child feeding. 2022. Disponível em: http://data.unicef.org/topic/nutrition/infant-and-young-child-feeding/. Acesso em: 1 jun. 2024.
16. United Nations Children's Fund. UNICEF data: monitoring the situation of children and women. Delivery care. 2024. Disponível em: https://data.unicef.org/topic/maternal-health/delivery-care/#. Acesso em: 1 jun. 2024.
17. Brasil. Ministério da Saúde. Diretrizes de Atenção à Saúde Ocular na Infância: Detecção e Intervenção Precoce para a Prevenção de Deficiências Visuais. Brasília: Ministério da Saúde, 2013. Disponível em: http://bvsms.saude.gov.br/bvs/publicacoes/diretrizes_atencao_saude_ocular_infancia.pdf. Acesso em: 1 jun. 2024.
18. American Academy of Pediatrics; Section on Ophthalmology; American Association for Pediatric Ophthalmology and Strabismus; American Academy of Ophthalmology; American Association of Certified Orthoptists. Red reflex examination in neonates, infants, and children. Pediatrics. 2008;122(6):1401-4.
19. Brasil. Ministério da Saúde. Triagem Neonatal Biológica: Manual Técnico. Brasília: Ministério da Saúde: Secretaria de Atenção à Saúde; 2016. Disponível em: https://bvsms.saude.gov.br/bvs/publicacoes/triagem_neonatal_biologica_manual_tecnico.pdf. Acesso em: 1 jun. 2024.
20. Brasil. Senado Federal. Lei n. 14.154, de 26 de maio de 2021. Altera a Lei n. 8.069, de 13 de julho de 1990 (Estatuto da Criança e do Adolescente), para aperfeiçoar o Programa Nacional de Triagem Neonatal (PNTN), por meio do estabelecimento de rol mínimo de doenças a serem rastreadas pelo teste do pezinho; e dá outras providências. Disponível em: https://www.in.gov.br/en/web/dou/-/lei-n-14.154-de-26-de-maio-de-2021-322209993. Acesso em: 1 jun. 2024.
21. Brasil. Ministério da Saúde. Diretrizes de Atenção da Triagem Auditiva Neonatal. Brasília: Ministério da Saúde, Secretaria de Atenção à Saúde; 2012. Disponível em: https://bvsms.saude.gov.br/bvs/publicacoes/diretrizes_atencao_triagem_auditiva_neonatal.pdf. Acesso em: 01 jun. 2024.
22. Year 2007 Position Statement: Principles and Guidelines for Early Hearing Detection and Intervention Programs. Pediatrics. 2007;120(4):898-921.
23. Tennant PW, Pearce MS, Bythell M, Rankin J. 20-year survival of children born with congenital anomalies: a population-based study. Lancet. 2010;375(9715): 649.
24. Sociedade Brasileira de Pediatria (SBP). Departamento de Cardiologia e Neonatologia. Manual de Orientação: Sistematização do Atendimento ao Recém-Nascido com suspeita ou diagnóstico de cardiopatia congênita. Sociedade Brasileira de Pediatria, 2022. Disponível em: https://www.sbp.com.br/imprensa/detalhe/nid/sistematizacao-do-atendimento-ao-recem-nascido-com-suspeita-ou-diagnostico-de-cardiopatia-congenita/. Acesso em: 1 jun. 2024.
25. Ingram J, Copeland M, Johnson D, Emond A. The development and evaluation of a picture tongue assessment tool for tongue-tie in breastfed babies (TABBY). Int Breastfeed J. 2019;14:31.
26. Brasil. Ministério da Saúde. Nota Técnica Conjunta n. 52/2023-CACRIAD/CGACI/DGCI/SAPS/MS E CGSB/DESCO/SAPS/MS. Brasília: Ministério da Saúde; 2023.

9

Pele, anexos e sistema ganglionar do recém-nascido

Carolina Ferreira Simões
Caroline Carone

PONTOS-CHAVE

- O diagnóstico diferencial das lesões vesicobolhosas no recém-nascido é bem extenso, assim como o de suas manchas.
- É importante conhecer as alterações mais frequentes de sua pele no período neonatal, que geralmente acometem mais de 50% dessa população.

INTRODUÇÃO

A pele ou tegumento é um órgão formado por dois componentes principais: epiderme (Figura 1) e derme. Ambas, juntamente com suas estruturas anexas (pelos, unhas e glândulas), constituem o sistema tegumentar (Figura 2). Intimamente unido a esses tecidos, localiza-se o tecido subcutâneo, também denominado hipoderme.

A epiderme é uma estrutura formada por cinco camadas que se unem e estruturam um epitélio estratificado avascularizado. Esta é a camada que possui os queratinócitos (responsáveis por atuar no processo de impermeabilidade da pele), os melanócitos (produtores de melanina, determinantes da coloração da pele), além das células de Langerhans, importantes como barreira à perda de água e entrada de agentes nocivos, juntamente com a hipoderme. Por sua vez, a derme, localizada logo abaixo, separada da epiderme apenas por uma membrana basal, é uma porção composta basicamente por tecido conjuntivo, que confere elasticidade à pele, e por nervos e terminações nervosas, responsáveis pela regulação da temperatura corporal, da pressão arterial e da sensibilidade.

O desenvolvimento da pele do recém-nascido ocorre durante toda a gestação, com início no primeiro trimestre e formação a partir do ectoderma e do mesoderma, por volta da décima semana de gestação, quando ocorre a primeira divisão celular. O ectoderma e a placa lateral da mesoderma unem-se e formam a parede rudimentar da pele, em um estágio denominado organogênese. Pos-

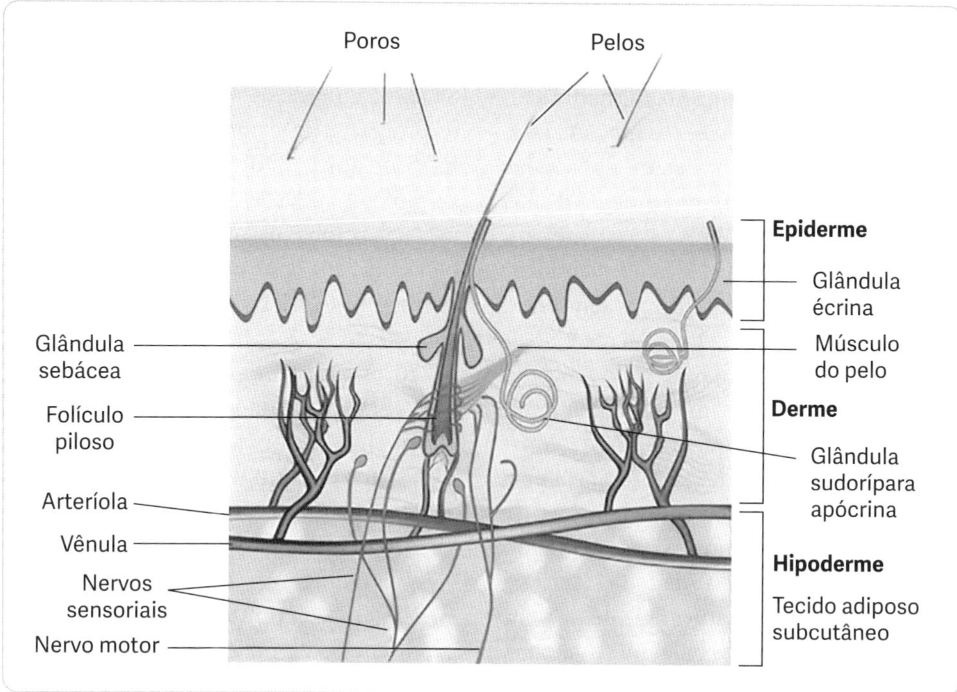

FIGURA 1 Epiderme e suas estruturas.

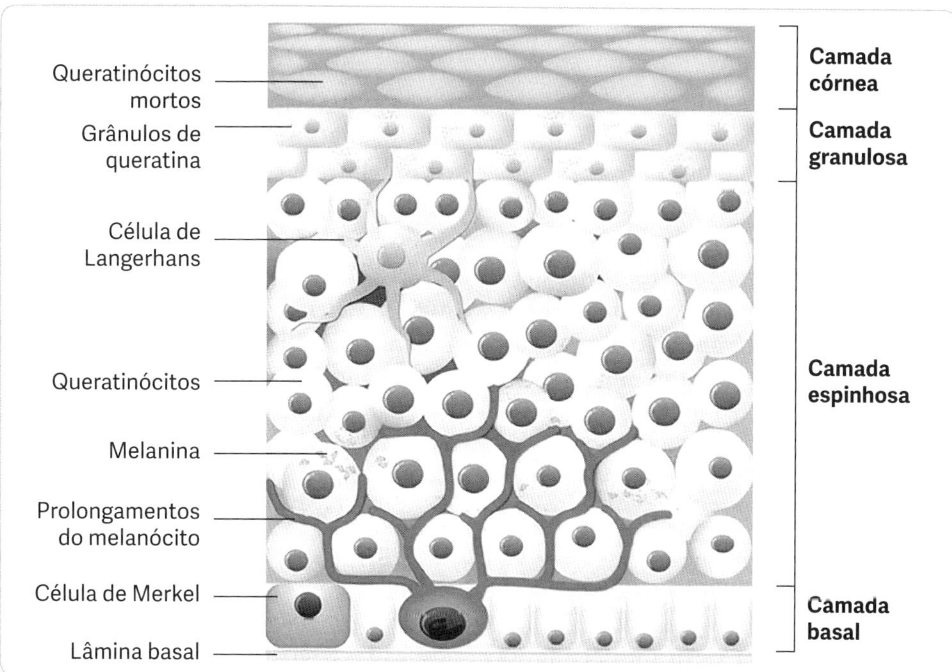

FIGURA 2 Estruturas da pele.

teriormente ocorre a histogênese, quando são formados os tecidos e por último, no início do segundo trimestre, a maturação com diferenciação estrutural e funcional das diferentes porções. Paralelamente a esses processos, ocorre o desenvolvimento de outras estruturas, como células, vasos e nervos. Do ectoderma surgem epiderme, glândulas, pelos e unhas, enquanto do mesênquima formam-se a derme e a hipoderme.

Os estudos mais atuais têm evidenciado importantes mudanças no terceiro trimestre gestacional, fase em que a pele está completamente formada. Estima-se que a pele do feto nesse momento é semelhante à pele do adulto, porém menos funcional. Sendo assim, quanto menor a idade gestacional do bebê, maior é a imaturidade dessa pele, que perde seu papel de barreira funcional, resultando em menor impermeabilidade, o que a torna suscetível à entrada de microrganismos.

Ainda no último trimestre ocorre o surgimento do vérnix caseoso, mistura complexa redutora do pH da pele que atua como uma película impermeável, reduzindo a perda de água transepidérmica. É formado por água, proteínas e células lipídicas. O vérnix distribui-se de forma craniocaudal e atua como biofilme protetor da epiderme contra o líquido amniótico e suas enzimas. Também é responsável por criar um ambiente favorável à formação do subcutâneo e pela maturação final da pele. Os estudos ainda demonstram a presença de outros elementos em sua composição, que estão envolvidos na formação da microbiota.

O RECÉM-NASCIDO PREMATURO

No recém-nascido prematuro, as funções da pele encontram-se prejudicadas. Há aumento da permeabilidade da epiderme, o que favorece a entrada de agentes agressores e facilita a perda de água, importante para os processos de termorregulação. Também há risco aumentado de ruptura da pele e surgimento de lesões. A seguir, são apresentadas as principais alterações responsáveis pelas mudanças na pele do recém-nascido prematuro (RNPT):

- Formação incompleta do estrato córneo.
- Pouca quantidade de fibras de colágeno entre as camadas.
- Derme estruturalmente pobre em proteínas.
- Integridade estrutural deficiente do subcutâneo.
- Presença de pouca ou nenhuma quantidade de vérnix caseoso sobre a pele.

CUIDADOS COM A PELE DO RECÉM-NASCIDO

A Organização Mundial da Saúde (OMS) recomenda que o primeiro banho aconteça após as primeiras 24 horas de vida, ou, caso não seja possível, após completar pelo menos 6 horas de vida, com exceção de filhos de mães com HIV positivo, quando o banho deve ocorrer preferencialmente logo após o nascimento. O banho deve ocorrer diariamente ou três vezes por semana, por cerca de 5 a 10 minutos, com a temperatura da água entre 37 e 37,5°C. O uso de sabonetes adequados, que não alterem o pH da pele, é essencial para a manutenção das características da barreira cutânea. Ao término, é necessário secar gentilmente o bebê com uma toalha de algodão seca e limpa. Se necessário, os hidratantes e óleos naturais podem ser utilizados e são úteis não só para hidratação da pele, mas também para redução de irritações cutâneas e melhora do prurido, e alguns produtos possuem atividade anti-inflamatória e antibacteriana.

Os estudos mais atuais recomendam que o coto umbilical seja apenas mantido limpo e seco. No entanto, em locais de alta mortalidade neonatal, considerando o risco de onfalite e outras complicações, é recomendada a aplicação de antissépticos como álcool 70% ou clorexidina na primeira semana de vida, uma vez ao dia.

EXAME FÍSICO DA PELE

Duas técnicas principais são necessárias para a completa realização do exame físico da pele: a inspeção e a palpação. É necessário que ocorra exposição de toda a região a ser examinada, e é imprescindível que o local tenha iluminação adequada. A palpação, realizada utilizando-se as pontas dos dedos, é essencial para avaliação da elasticidade da pele e da presença de lesões com elevações. Os seguintes aspectos precisam ser avaliados:

- Coloração.
- Temperatura.
- Integridade.
- Textura.
- Espessura.
- Presença de lesões elementares.

Coloração

É importante lembrar que a cor da pele é definida logo ao nascimento, durante o processo de identificação e exame físico inicial do paciente. Também é necessário ressaltar que as mudanças de coloração são mais difíceis de serem identificadas em pacientes com a pele escura. As principais alterações de cor que podem ser identificadas são: vermelhidão/eritema, palidez, cianose, icterícia e bronzeamento da pele.

Temperatura

A temperatura da pele pode ser avaliada por meio da palpação realizada com os dedos em cada segmento avaliado. É importante ressaltar que a temperatura da pele se distingue da temperatura corporal. É necessário avaliar diferenças entre lados homólogos, o que pode indicar alterações relacionadas à irrigação sanguínea daquele local.

Integridade

A perda de continuidade da pele ocorre na presença de lesões elementares. Juntamente com a integridade da pele, é possível analisar a textura (normal, lisa ou fina), além da espessura da pele (normal, hipertrófica ou atrófica).

Presença de lesões elementares

Ocorrem especialmente por defeitos de formação, mas também podem ser desencadeados por processos degenerativos, inflamatórios, neoplásicos e alterações do metabolismo. Durante a avaliação, é importante identificar alterações de cor (manchas, máculas, equimoses e hematomas), formações sólidas (pápulas, placas e nódulos), coleções líquidas (bolhas e vesículas) e perdas teciduais (erosões).

LESÕES DE PELE NO PERÍODO NEONATAL

Icterícia neonatal

Definida como a coloração amarelada de pele, esclera e mucosas, secundária ao acúmulo de bilirrubina nesses tecidos, a icterícia é a alteração de pele mais frequente no período neonatal, ocorrendo tanto em recém-nascidos de termo quanto em prematuros. Estima-se que até 80% dos bebês desenvolvem bilirrubina sérica acima de 6 mg/dL. Possui etiologia multifatorial, com intensidade e tempo de duração variável, especialmente de acordo com a idade gestacional, a etiologia principal e comorbidades associadas.

O surgimento da icterícia pode acontecer de modo precoce, dentro das primeiras 24 horas de vida, ou tardiamente, geralmente a partir do segundo dia de vida. Na grande maioria dos casos, a presença de icterícia neonatal reflete uma adaptação neonatal natural ao metabolismo da bilirrubina, sendo considerada um processo fisiológico. Ainda assim, é importante ressaltar que até 8 a 10% dos casos podem cursar com hiperbilirrubinemia significativa, com níveis acima de 17 mg/dL e risco de *kernicterus*, também denominada encefalopatia bilirrubínica, resultante da passagem de bilirrubina pela barreira hematoencefálica e de seu acúmulo nos núcleos da base.

A avaliação da icterícia neonatal durante o exame físico é examinador-dependente, variando de acordo com a experiência do profissional. Além disso, há risco de interferência de outros fatores, especialmente a luminosidade do local e a pigmentação natural da pele do paciente, podendo ser subestimada em peles mais pigmentadas e em ambientes muito claros, ou subestimada, quando avaliada em locais com pouca luz. A partir de seu surgimento, possui progressão craniocaudal, sendo classificada por meio de zonas dérmicas, também denominadas zonas de Kramer. De acordo com o local do corpo acometido, é possível estimar a concentração de bilirrubina sérica (Figura 3).

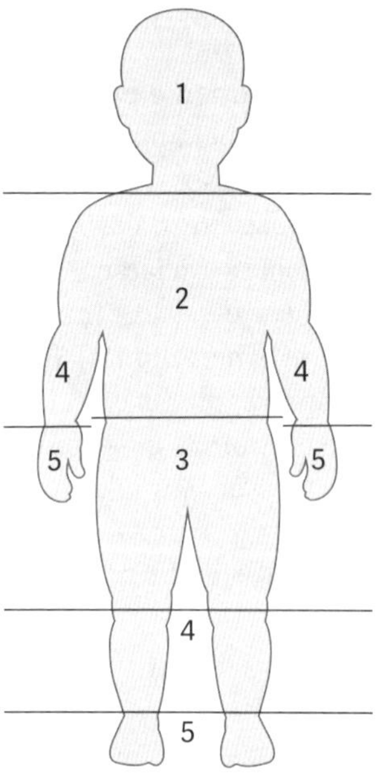

Zona 1	Cabeça e pescoço	BT 4-8 mg/100 mL
Zona 2	Tronco até a cicatriz umbilical	BT 5-12 mg/100 mL
Zona 3	Cicatriz umbilical até os joelhos	BT 8-16 mg/100 mL
Zona 4	Braço, antebraço e região entre joelho e tornozelo	BT 11-18 mg/100 mL
Zona 5	Região de mãos e pés, inclusive palmar e plantar	BT 15 mg/100 mL ou mais

FIGURA 3 Classificação da icterícia neonatal segundo as zonas de Kramer.
BT: bilirrubina total.

A fototerapia é a modalidade terapêutica mais utilizada no mundo, e seu mecanismo de ação engloba a transformação bioquímica da bilirrubina nas áreas expostas à luz. A pele é capaz de absorver a luz na região de 400 a 500 nm, que penetra a pele e atinge o subcutâneo. Apenas a bilirrubina próxima à pele (até cerca de 2 mm de profundidade) será diretamente afetada, e a área de superfície corpórea exposta à luz está diretamente relacionada à velocidade de declínio da bilirrubina.

O recém-nascido pode sofrer efeitos colaterais da fototerapia, especialmente relacionados à perda de líquido corporal e alterações de temperatura corpórea. Os olhos devem ser protegidos com cobertura radiopaca pelo risco de lesão de retina. Também há relatos de eritema cutâneo e síndrome do bebê bronzeado, complicação rara, caracterizada pela coloração cinza-acastanhada da pele, urina e plasma dos recém-nascidos com hiperbilirrubinemia colestática, pelo depósito de derivados de cobreporfirina; seu mecanismo de ação não é completamente esclarecido, porém geralmente se resolve em poucas semanas, sem sequelas após a suspensão da fototerapia.

Também é importante ressaltar que o banho de sol é contraindicado como medida terapêutica. A Sociedade Brasileira de Pediatria (SBP) orienta evitar a exposição ao sol em crianças abaixo de 6 meses, sendo essencial o uso de protetores mecânicos como roupas adequadas, bonés e sombrinhas.

Eritema tóxico neonatal

O eritema tóxico é uma alteração benigna e autolimitada, bastante frequente no período neonatal. Faz parte de um conjunto de desordens caracterizadas por lesões vesicobolhosas que surgem nas primeiras quatro semanas de vida do recém-nascido. É mais frequente nos bebês a termo, sendo raro naqueles com baixo peso ao nascimento e prematuros. Não há preferência por raça ou sexo, acometendo meninos e meninas igualmente. A etiologia do eritema tóxico neonatal é desconhecida, porém alguns autores sugerem a possibilidade do desenvolvimento de uma reação aguda desencadeada pela transferência de linfócitos maternos no momento do parto.

As lesões são caracterizadas inicialmente por máculas e pápulas eritematosas com cerca de 1 a 2 mm, que podem evoluir com pústulas sobrepostas. Geralmente surgem em grande quantidade e estão presentes especialmente em face, tronco e nádegas, poupando as regiões palmar e plantar (Figura 4). Podem ser agravadas por estímulos químicos, mecânicos ou térmicos e desaparecem espontaneamente em um período de horas ou dias.

O diagnóstico é clínico e as lesões devem ser diferenciadas daquelas que estão presentes na melanose pustulosa neonatal, miliária e nas infecções bacterianas, virais e fúngicas (Quadro 1). Durante a avaliação do recém-nascido, além do exame físico, é de suma importância considerar a idade gestacional e o tipo de parto, o histórico familiar de doenças de pele e a presença de sintomas sistêmicos associados.

Melanose pustulosa transitória neonatal

Alteração de pele mais comum em recém-nascidos com pele negra, caracteriza-se por pústulas ou vesículas sem eritema, que estão presentes logo ao nascimento ou nas primeiras horas de vida. Podem acometer todo o corpo, incluindo as regiões palmar e plantar, e tais lesões se rompem e evoluem para manchas hipercrômicas circundadas

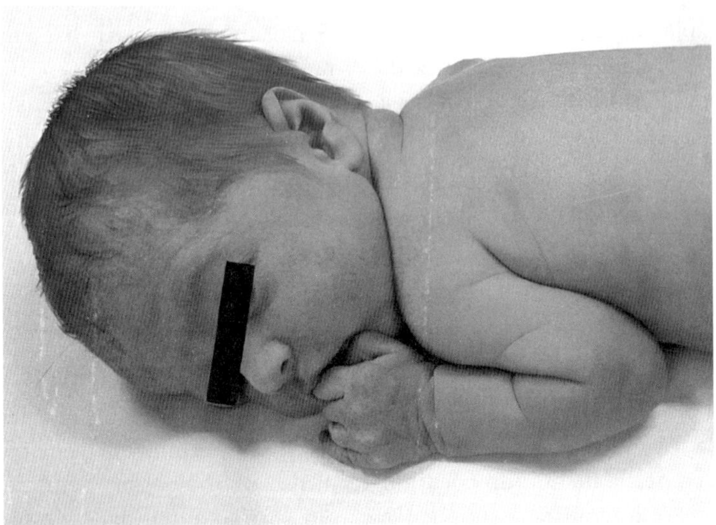

FIGURA 4 Eritema tóxico neonatal.
Fonte: Zanatta, 2025.

por um colarete de escamas, que têm duração de cerca de 3 a 4 semanas. Sua etiologia é desconhecida e as lesões desaparecem espontaneamente, sem deixar sequelas.

QUADRO 1 Diagnóstico diferencial das lesões vesicobolhosas no recém-nascido

Lesões benignas não infecciosas
Eritema tóxico neonatal
Melanose pustulosa neonatal
Miliária
Foliculite pustular eosinofílica
Acrodermatite enteropática
Epidermólise bolhosa
Histiocitose das células de Langerhans
Incontinência pigmentar
Síndrome da hiperimunoglobulina E
Lesões infecciosas
Candidíase neonatal
Impetigo
Escabiose
Infecções bacterianas (*Staphylococcus aureus*, *Chlamydia*, *Escherichia coli*)
Sífilis
Infecções virais (herpes, citomegalovírus)

Fonte: elaboração das autoras.

Hiperplasia sebácea

Caracterizada pela presença de inúmeras micropápulas com cerca de 1 mm de diâmetro, de coloração amarelada, que se localizam na porção dorsal do nariz, podendo se estender para as bochechas e a região malar (Figura 5). Ocorre em até 50% dos recém-nascidos de termo, sem preferência por etnia ou sexo. Seu surgimento é resul-

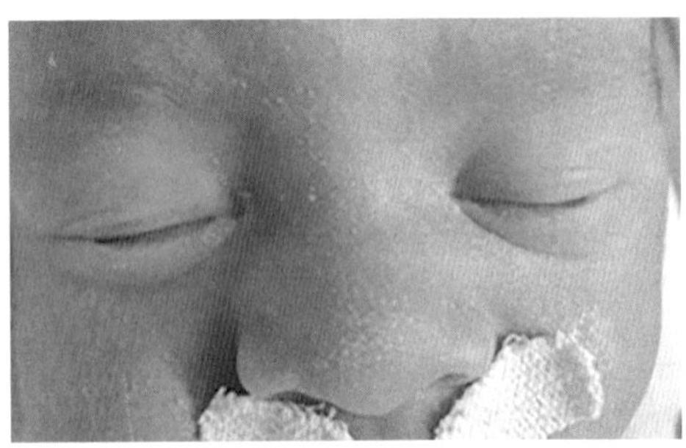

FIGURA 5 Hiperplasia sebácea no nariz do recém-nascido.
Fonte: Constantino et al., 2025.

tante de um superestímulo das glândulas sebáceas nesses locais, provocado pela ação de hormônios andrógenos maternos. Após cerca de 1 mês, as lesões também regridem de modo natural, sem necessidade de tratamento específico.

Miliária

Existem duas formas mais comuns de miliária: a cristalina e a rubra (Figura 6). Ambas ocorrem pela obstrução mecânica da saída de suor dos canais sudoríparos. O suor fica retido nas camadas da pele, e os dois tipos são distinguidos pelo nível anatômico dessa obstrução.

Na miliária cristalina, a obstrução é mais superficial na epiderme, levando à formação de vesículas transparentes e puntiformes. Geralmente surgem em áreas intertriginosas (p. ex., pescoço, áreas de dobras) na presença de calor e umidade. Quando rompemos a vesícula da miliária cristalina, é liberada uma gota clara, o que não ocorre na miliária rubra.

Na miliária rubra, a obstrução é mais profunda, na porção média da epiderme e derme. Essa obstrução provoca pápulas eritematosas ou vesiculopapulosas que podem causar irritação e coceira. Alguns dos diagnósticos diferenciais da miliária rubra são: foliculite, exantema viral, dermatite seborreica e reações medicamentosas.

Os dois tipos de miliária são erupções autolimitadas e desaparecem quando eliminamos as condições causadoras da sudorese com banhos frios, roupas mais leves e temperaturas mais amenas. Nos dois tipos, recomenda-se não utilizar emolientes, pois estes podem piorar a obstrução.

Dermatite seborreica

No recém-nascido, é conhecida como crosta láctea e é uma condição inofensiva e temporária. Apresenta-se como cros-

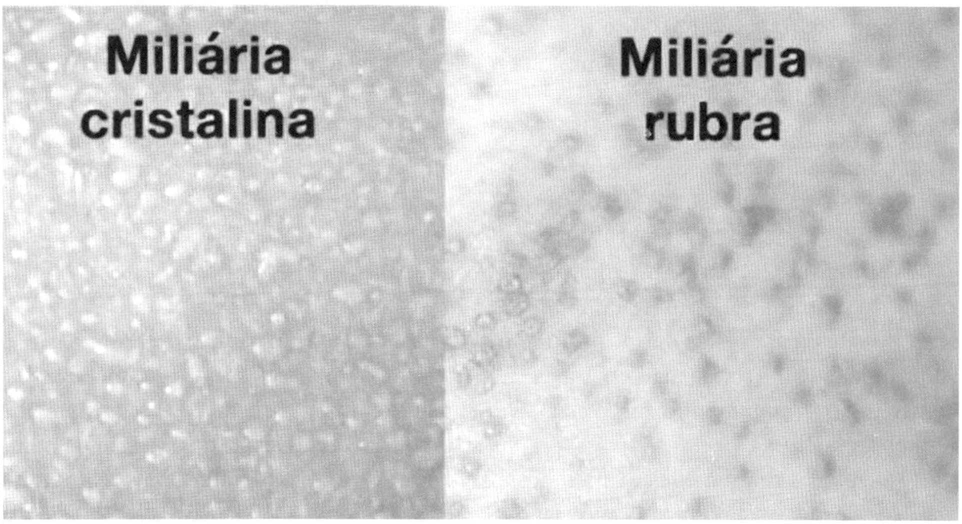

FIGURA 6 Miliária cristalina e rubra em recém-nascido.

tas grossas e descamativas, amareladas ou amarronzadas, que surgem principalmente no couro cabeludo. Pode acometer face, regiões de dobras, região retroauricular e pescoço, porém nesses locais a dermatite apresenta descamação fina e seca, podendo ser acompanhada de placas eritematosas.

Mancha salmão

Presente em 30 a 50% dos recém-nascidos, apresenta-se com manchas de coloração rósea clara (Figura 7), de limites indefinidos, que desaparecem com a digitopressão e ocorrem pela imaturidade vascular. São geralmente encontradas na nuca, pálpebras e glabela. A intensidade da coloração aumenta ao esforço e choro. Desaparece entre o primeiro e o terceiro ano de vida, quando ocorre a maturação do sistema nervoso autônomo, que inerva esses vasos.

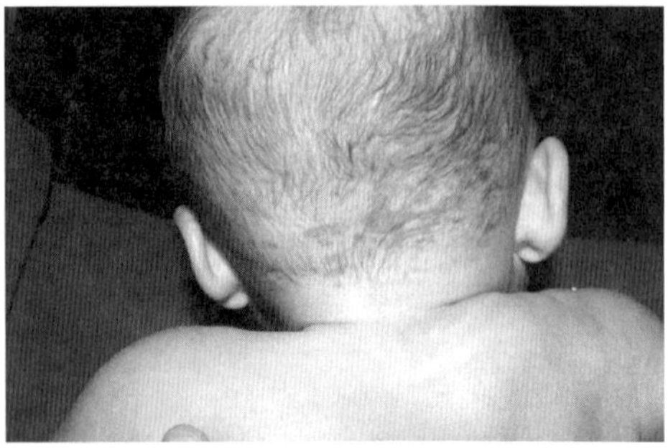

FIGURA 7 Mancha salmão em recém-nascido.
Fonte: Machado, 2022.

Mancha mongólica

Também conhecida como melanose dérmica congênita, a mancha mongólica (Figura 8) é a marca de nascença mais comum em recém-nascidos. São manchas esverdeadas, azuladas ou acinzentadas que ocorrem principalmente na região lombossacral, mas também podem ocorrer em nádegas, dorso, ombro e região posterior da coxa.

Essa mancha ocorre por uma maior concentração de melanócitos dérmicos amplamente espaçados na derme profunda, resultando em uma região mais escura. Pode ser irregular, com tamanho variável, e não tem borda definida.

Ocorre mais comumente em africanos e asiáticos e é menos comum em caucasianos. Acomete ambos os sexos igualmente. Está presente desde o nascimento e geralmente desaparece no primeiro ou segundo ano de vida.

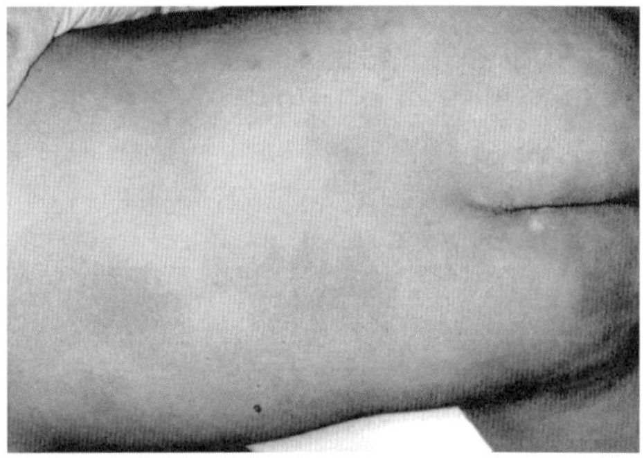

FIGURA 8 Mancha mongólica dorsal em recém-nascido.
Fonte: Machado, 2022.

O diagnóstico é clínico e a mancha geralmente pode ser confundida com hematomas ao nascimento.

Mancha vinho do porto

Malformação capilar presente desde o nascimento, caracterizada por uma mancha plana, homogênea, de cor rosa, vermelha ou púrpura intensa. Ao contrário da mancha salmão, não se altera pelo esforço ou digitopressão, e é permanente. Pode ocorrer em qualquer lugar do corpo, porém na maioria das vezes está localizada na face, podendo ser unilateral (mais comum) ou bilateral. Ocorre em ambos os sexos, sem predileção.

Quando a mancha está localizada na região de inervação do ramo oftálmico do nervo trigêmeo, deve ser investigada a síndrome de Sturge-Weber.

Mancha café com leite

São manchas planas (Figura 9) e bem delimitadas, de coloração marrom-clara ou acastanhada, que podem estar localizadas em qualquer lugar do corpo. Podem ter diferentes formas e tamanhos. Na maioria das vezes é solitária e, quando o recém-nascido apresenta seis ou mais manchas, deve ser investigada a presença de neurofibromatose tipo 1.

CONCLUSÕES

O conhecimento das afecções fisiológicas da pele dos recém-nascidos é importante para o diagnóstico diferencial com as condições patológicas.

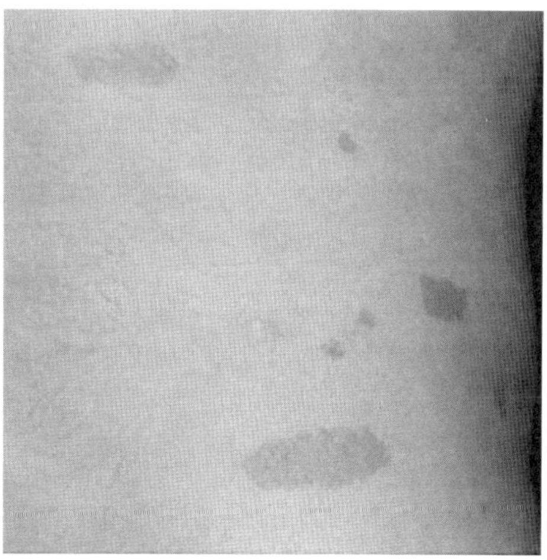

FIGURA 9 Manchas café com leite.
Fonte: Machado, 2022.

A maioria dessas afecções apresenta resolução espontânea durante o período neonatal e não necessita de tratamento medicamentoso.

SUGESTÕES DE LEITURA

1. Albahrani Y, Hunt R. Newborn skin care. Pediatr Ann. 2019;48(1):e11-e15.
2. Ansong-Assoku B, Shah SD, Adnan M, Ankola PA. Neonatal jaundice. 2023 Feb 20. In: StatPearls [Internet]. Treasure Island (FL): StatPearls Publishing; 2024 Jan.
3. Azulay RD, Azulay DR. A pele: estrutura, fisiologia e embriologia. In: Azulay RD, Azulay DR, editors. Dermatologia. 5.ed. Rio de Janeiro: Guanabara-Koogan; 2008.
4. Bessa VR, Samorano LP, Oliveira ZNP. Afecções fisiológicas da pele do recém-nascido. In: Carneiro-Sampaio M, Gomes FMS, editoras; Rivitti-Machado MCM, coordenadora. Dermatologia pediátrica. 3.ed. Santana de Parnaíba: Manole; 2022. p.34-43.
5. Bessa VR, Samorano LP, Oliveira ZNP. Dermatoses do recém-nascido. In: Carneiro-Sampaio M, Gomes FMS, editoras; Rivitti-Machado MCM, coordenadoras. Dermatologia pediátrica. 3.ed. Santana de Parnaíba: Manole; 2022. p.44-54.
6. Constantino CF, et al. Tratado de Pediatria. 6.ed. Barueri: Manole; 2025.
7. Machado MCMR. Dermatologia pediátrica. 3.ed. Barueri: Manole; 2022.
8. Silva MR, Vieira AP, Costa M. E se não é o que parece? Revista SPDV. 2018;76(4):455-7.
9. Sociedade Brasileira de Pediatria (SBP). Departamentos Científicos de Dermatologia e Pediatria. Atualização sobre os cuidados com a pele do recém-nascido. Rio de Janeiro: SBP; 2021.
10. Sociedade Brasileira de Pediatria (SBP). Departamento de Dermatologia. Consenso de cuidado com a pele do recém-nascido. Rio de Janeiro: SBP; 2015.
11. Sociedade Brasileira de Pediatria (SBP). Guia de fotoproteção na criança e adolescente. Rio de Janeiro: SBP; 2017.
12. World Health Organization (WHO). WHO recommendations on newborn health: guidelines approved by the WHO Guidelines Review Committee. Geneva: WHO; 2017. 26p.
13. Zanatta DA. Eritema tóxico neonatal. In: Carvalho VO, Markus JR, Abagge KT. Manual de dermatologia para o pediatra. Barueri: Manole; 2025.

10

Semiologia da cabeça e do pescoço no recém-nascido

Laura Emilia Monteiro Bigélli Cardoso
Luciana de Carvalho

PONTOS-CHAVE

- Recém-nascidos com anomalias craniofaciais necessitam de avaliação mais abrangente de outras alterações físicas no restante do organismo.
- O perímetro cefálico é fundamental na avaliação do segmento cefálico, assim como as fontanelas e suturas; além disso, as alterações da face, olhos, nariz, boca e orelhas podem nos levar à identificação de alguma síndrome genética que necessite de cuidados imediatos do recém-nascido e aconselhamento parental.
- As massas cervicais do recém-nascido podem ser císticas, sólidas ou de origem vascular. As mais comuns são: cistos do ducto tireoglosso, anomalias da fenda branquial e cistos dermoides. É importante fazer o diagnóstico diferencial com tumores sólidos, como teratomas, ou lesões vasculares, como hemangiomas.

CABEÇA

O exame físico detalhado do recém-nascido inicia-se pela avaliação da cabeça.

Os cabelos do recém-nascido são finos e macios; devem ter cor homogênea e distribuição uniforme. A margem frontal dos cabelos pode invadir a fronte, mas as sobrancelhas não devem ser unidas. Pode haver mechas brancas de caráter familiar, sem significado patológico. Grandes mechas brancas frontais devem alertar para a presença de síndromes genéticas, como a síndrome de Waardenburg, o piebaldismo ou o albinismo parcial, entre outras.

Alterações do tegumento da região cefálica são abordadas no Capítulo 9.

Recém-nascidos com anomalias craniofaciais necessitam de avaliação mais abrangente de outras alterações físicas, assim como a identificação de alguma síndrome genética, tanto para tratamento adequado como para prognóstico e aconselhamento familiar.

Perímetro cefálico

O primeiro aspecto a ser observado na avaliação da cabeça é sua dimensão. A cabeça do recém-nascido alcança um quarto de sua superfície corporal. É evidente que o tamanho da cabeça do recém-nascido em relação ao corpo é maior em relação ao que é observado na criança e no adulto. O perímetro cefálico normal do recém-nascido é maior que o perímetro torácico em cerca de 2 cm. Esses perímetros só se igualam por volta dos 6 meses de idade, e posteriormente o perímetro torácico é maior que o cefálico.

A medida do perímetro cefálico deve ser realizada em todos os recém-nascidos nos primeiros dias de vida. Para isso, utiliza-se fita métrica inextensível, graduada em milímetros, utilizando-se como pontos de referência a glabela anteriormente e a proeminência occipital posteriormente, para medir o maior diâmetro encontrado (circunferência occipitofrontal). O perímetro cefálico real pode ser alterado por moldagem craniana ou edema do couro cabeludo.

O perímetro cefálico varia de acordo com a idade gestacional e o sexo. Utilizam-se curvas de crescimento do perímetro cefálico e a estratificação de acordo com os percentis ou escore-z. São considerados dentro da normalidade os perímetros cefálicos situados até dois desvios-padrão da média de acordo com a idade gestacional (Figuras 1 e 2).

O perímetro cefálico no recém-nascido é uma medida antropométrica muito importante, pois reflete o tamanho do cérebro. Desvios no tamanho da cabeça alertam para a possibilidade de alterações anatômicas.

Macrocefalia

A macrocefalia se caracteriza por perímetro cefálico acima de dois desvios-padrão da média para a idade gestacional. Pode ser familiar e benigna, quando irmãos, pais ou avós compartilham a mesma condição, pode ser constitucional não patológica, ou ser associada a alguma condição patológica. Diante de um recém-nascido com macrocefalia, outros achados do exame físico devem ser avaliados, além da realização de uma avaliação neurológica mais detalhada, para definir as hipóteses diagnósticas e a melhor forma de investigar a condição.

Inúmeras condições estão associadas à macrocefalia patológica: síndromes genéticas, malformações cerebrais, tumores, sangramentos, infecções congênitas, entre outras. A avaliação diagnóstica inclui anamnese com histórico familiar, da gestação, do parto e a evolução neonatal.

Todos os recém-nascidos com macrocefalia devem ter o crescimento craniano monitorado e avaliação do neurodesenvolvimento após a alta hospitalar. Na macrocefalia fisiológica, o perímetro cefálico continua crescendo de acordo com a curva de crescimento. Já na macrocefalia patológica, o crescimento do perímetro cefálico ultrapassa os limites dos percentis/escore-z esperados.

Microcefalia

A microcefalia se caracteriza por perímetro cefálico abaixo de dois desvios-padrão da média para a idade gestacional. Está associada à diminuição do tamanho do cérebro, que pode ocorrer por comprometimento do desenvolvimento ou por alguma injúria ocorrida durante a gestação. Vários fatores já foram associados à microcefalia congênita:

- Malformações cerebrais.
- Comprometimento da irrigação sanguínea cerebral no período fetal.

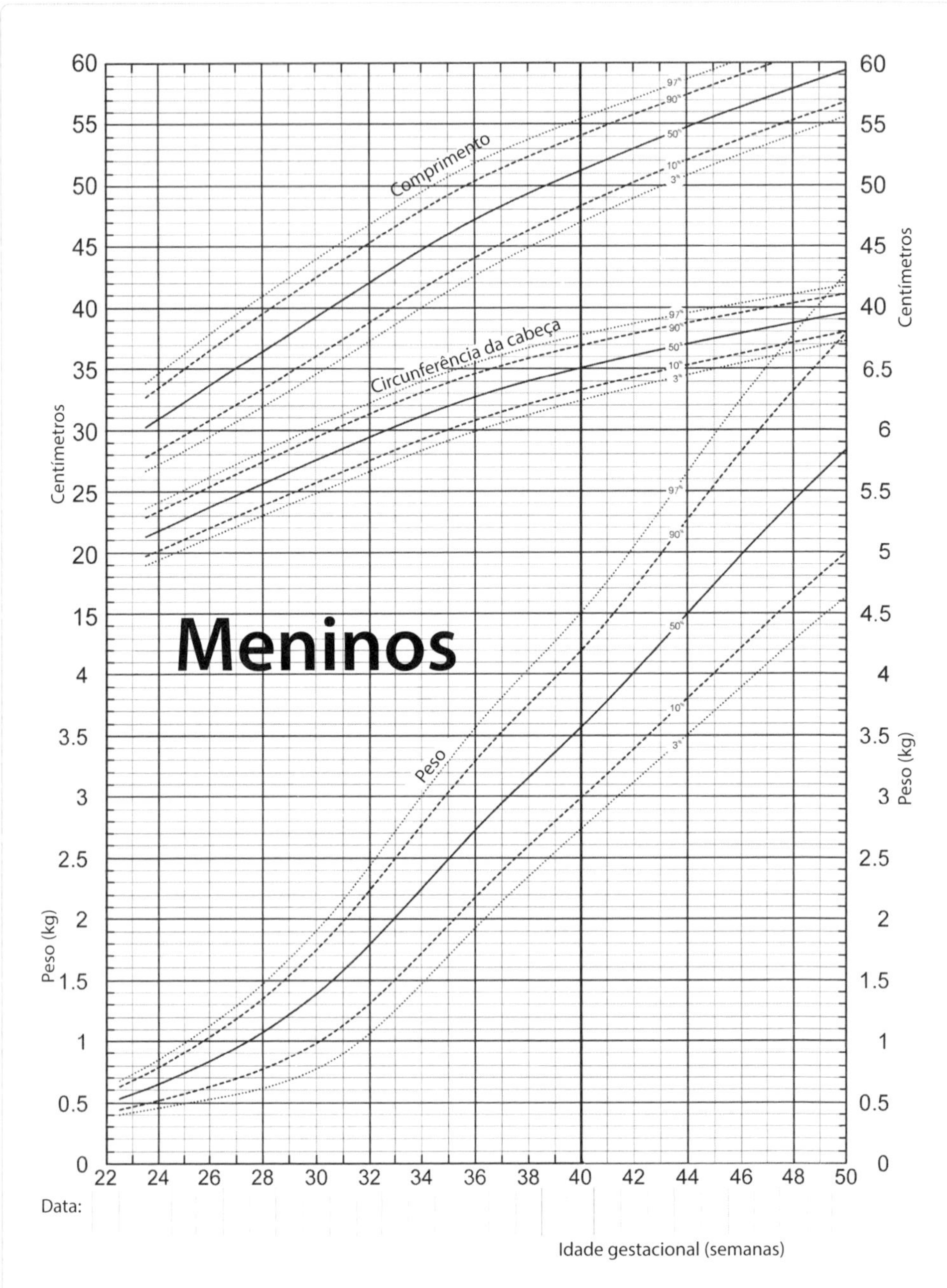

FIGURA 1 Curvas de perímetro cefálico de acordo com a idade gestacional (conforme Fenton). Fonte: Sociedade Brasileira de Pediatria. Disponível em: https://www.sbp.com.br/departamentos/endocrinologia/graficos-de-crescimento/; https://ucalgary.ca/live-uc-ucalgary-site/sites/default/files/teams/418/fenton2013growthchartcolor-boys.pdf (meninos). (*continua*)

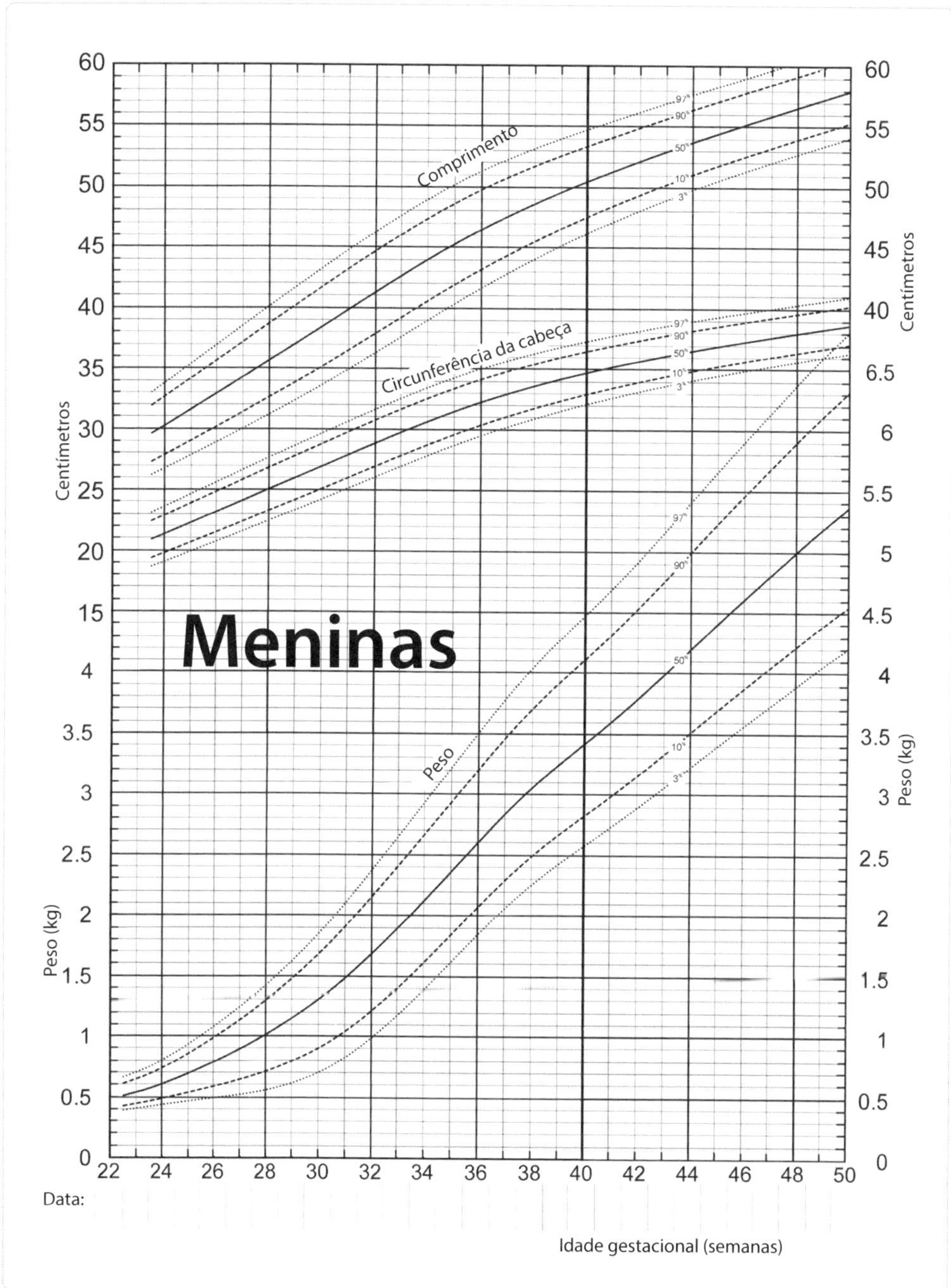

FIGURA 1 (*continuação*) Curvas de perímetro cefálico de acordo com a idade gestacional (conforme Fenton).

Fonte: Sociedade Brasileira de Pediatria. Disponível em: https://www.sbp.com.br/departamentos/endocrinologia/graficos-de-crescimento/; https://ucalgary.ca/live-uc-ucalgary-site/sites/default/files/teams/418/fenton2013growthchartcolor-girls.pdf (meninas).

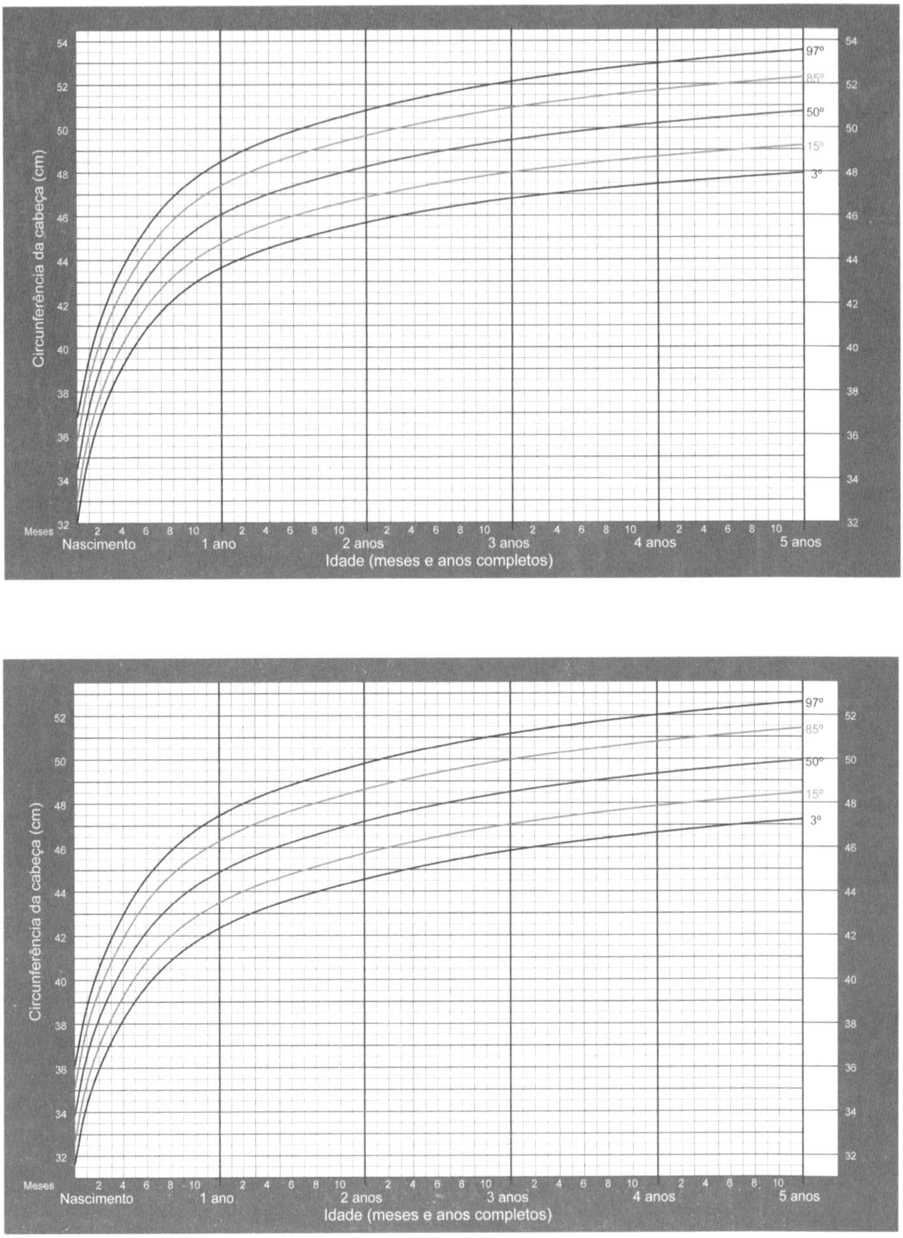

FIGURA 2 Curvas de perímetro cefálico por idade e sexo (Organização Mundial da Saúde).

Fontes: Sociedade Brasileira de Pediatria. Gráficos de Crescimento. Disponível em: https://www.sbp.com.br/departamentos/endocrinologia/graficos-de-crescimento/; https://www.sbp.com.br/fileadmin/user_upload/sbp/2022/abril/27/OMS._Perimetro_cefalico__Meninos_._0-5_anos._Em_Percentil..pdf; https://www.sbp.com.br/fileadmin/user_upload/sbp/2022/abril/27/OMS._Perimetro_cefalico__Meninas_._0-5_anos._Em_Percentil..pdf.

- Infecções congênitas como rubéola, toxoplasmose, citomegalovírus, zika.
- Desnutrição intraútero.
- Exposição a tóxicos como álcool e tabaco.
- Síndromes genéticas.

Os recém-nascidos com macro ou microcefalia podem apresentar graves condições clínicas, como convulsões, alterações do desenvolvimento motor e cognitivo, falha do neurodesenvolvimento, alterações da visão e audição, entre outros.

Exames de imagem utilizados para avaliar macro e microcefalia

- **Ultrassonografia transfontanela:** é um bom método de imagem na avaliação inicial de macro e microcefalia. É um método não invasivo, que não utiliza radiação ionizante e pode ser realizado à beira do leito. No entanto, necessita de um operador experiente e equipamento adequado para melhores resultados.
- **Ressonância magnética:** exame que utiliza campo magnético como instrumento, sem radiação ionizante. Com a possibilidade de realizar o exame sem anestesia em recém-nascido, tornou-se aliada importante no diagnóstico de anormalidades intracranianas. Requer centro diagnóstico avançado.
- **Tomografia:** exame muito utilizado para avaliação do crânio e do cérebro. Permite diagnóstico rápido e preciso. Tem a desvantagem de emitir radiação ionizante.

FONTANELAS E SUTURAS CRANIANAS

Fontanelas

Fontanelas são áreas membranosas que se formam na união de três ou mais ossos na calota craniana. O tamanho das fontanelas pode variar bastante, sendo maior em recém-nascidos prematuros e pequenos para a idade gestacional. As fontanelas são planas e macias à palpação. Fontanelas abauladas e tensas denotam aumento da pressão intracraniana. A pulsação pode ser vista em casos de fontanelas mais amplas. A ausculta de sopro em fontanela anterior pode ser sinal de fístulas vasculares. A palpação dos ossos parietais pode revelar áreas mais macias, chamadas craniotabes, que podem ser fisiológicas ou patológicas, como em casos de sífilis ou osteopenias.

- **Fontanela anterior ou bregmática:** é a maior das fontanelas e a última a fechar completamente, podendo demorar até 36 meses.
- **Fontanela posterior ou lambdoide:** fecha até 3 meses de idade.
- **Fontanelas anterolaterais ou esfenoidais (direita e esquerda):** fecham até 6 meses de vida.
- **Fontanelas posterolaterais ou mastoides (direita e esquerda):** fecham até 18 meses de vida.

Suturas cranianas

Suturas cranianas são as articulações entre os ossos do crânio, estruturas elásticas e flexíveis.

As fontanelas e as suturas cranianas permitem a sobreposição e a compressão dos ossos do crânio durante a passagem no canal de parto, que é mais estreito que a cabeça do feto. Além disso, o crescimento do cérebro é mais rápido que o crescimento dos ossos do crânio. Portanto, é importante que o fechamento das suturas e das fontanelas ocorra em momento oportuno para permitir o crescimento do tecido cerebral (Figura 3).

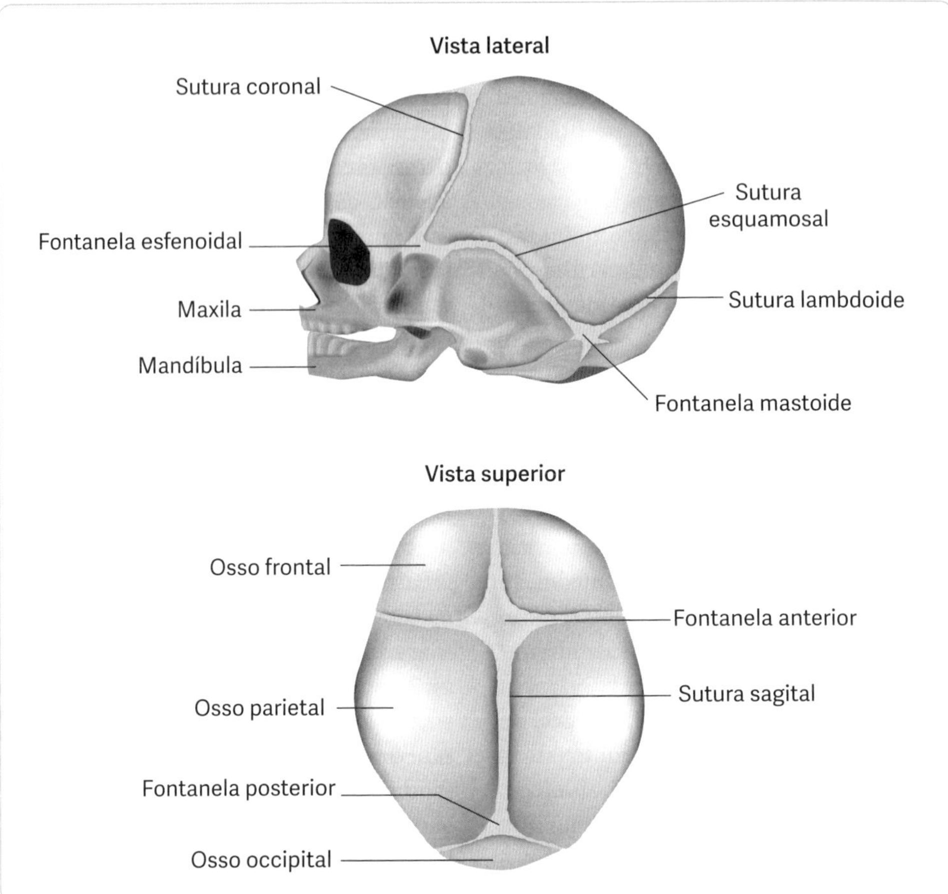

FIGURA 3 Fontanelas e suturas do recém-nascido.

Craniossinostose

Craniossinostose é o fechamento prematuro de uma ou mais suturas cranianas. Em geral, as suturas cranianas começam a fechar a partir dos 12 meses de idade. Se o fechamento for precoce, pode determinar o crescimento assimétrico do crânio e o comprometimento do crescimento cerebral adjacente.

A causa não está bem esclarecida, embora alguns autores relacionem como fatores de risco idade materna ou paterna avançada, mutações sindrômicas ou não sindrômicas, exposição a fármacos ou hipertireoidismo materno. Pode ocorrer como anomalia isolada ou fazer parte de um conjunto de malformações em uma síndrome genética.

A craniossinostose deve ser tratada adequadamente, pois pode trazer prejuízos ao neurodesenvolvimento, com convulsões, alterações visuais, deformidades faciais e cranianas. A intervenção precoce está relacionada a melhores resultados (Figuras 4 e 5).

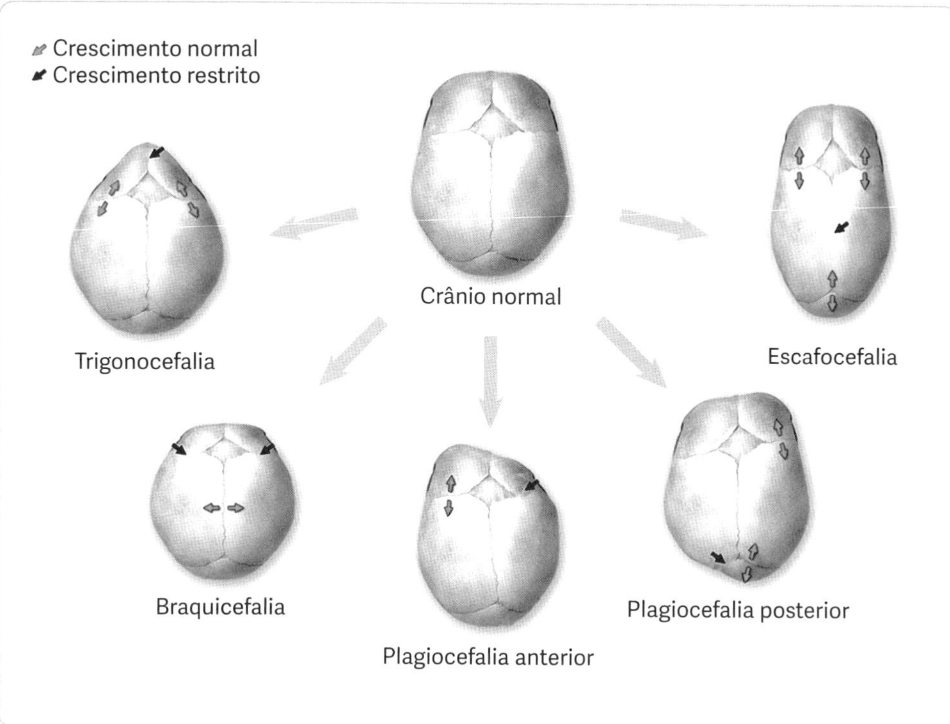

FIGURA 4 Tipos de craniossinostose.

O tipo de deformidade depende da sutura acometida:

- **Sinostose sagital:** 60% dos casos.
- **Sinostose coronal:** 25% dos casos.
- **Sinostose metópica:** 15% dos casos.
- **Sinostose lambdoide:** 2% dos casos.

A tomografia com reconstrução 3D é o melhor método diagnóstico.

Craniossinostose coronal

As suturas coronais direita e esquerda vão de cada orelha até a sutura sagital no topo da cabeça. O fechamento precoce dessas suturas pode causar uma testa achatada na lateral do crânio que fechou precocemente (plagiocefalia anterior). A órbita ocular do bebê daquele lado também pode ser levantada e o nariz pode ser puxado para aquele lado. Este é o segundo tipo mais comum de craniossinostose (Figura 5).

Craniossinostose sagital

A sutura sagital corre ao longo do topo da cabeça, da frente para trás. Quando essa sutura fecha muito cedo, a cabeça do bebê fica longa e estreita (escafocefalia). É o tipo mais comum de craniossinostose (Figura 6).

Acomodação craniana ou moldagem craniana intrauterina

A acomodação craniana é uma modificação do formato habitual do crânio. Pode acontecer pela posição intrauterina

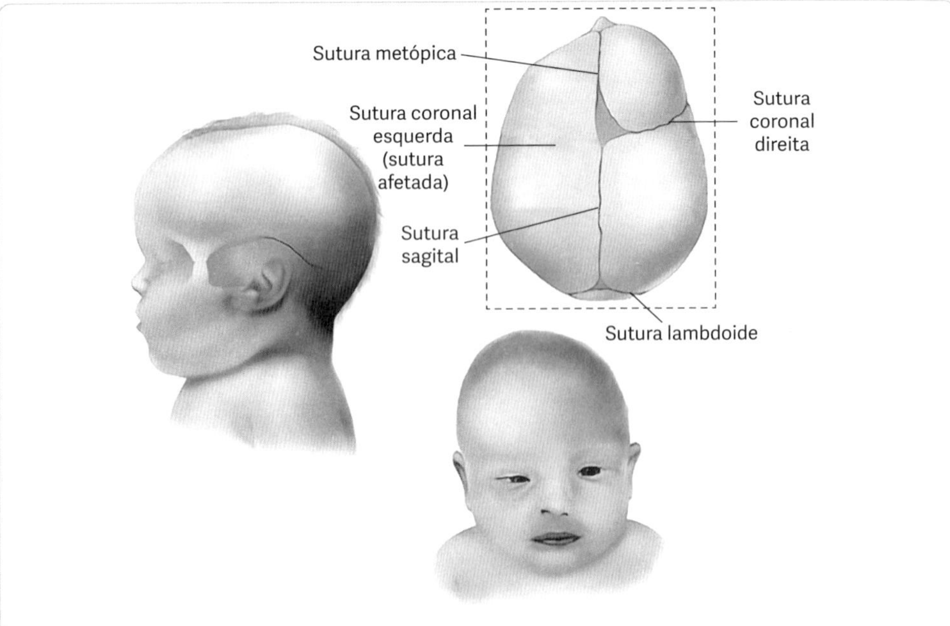

FIGURA 5 Craniossinostose coronal unilateral.

Fonte: Centros para el Control y la Prevención de Enfermedades, Centro Nacional de Defectos Congénitos y Discapacidades de Desarrojo (domínio público).

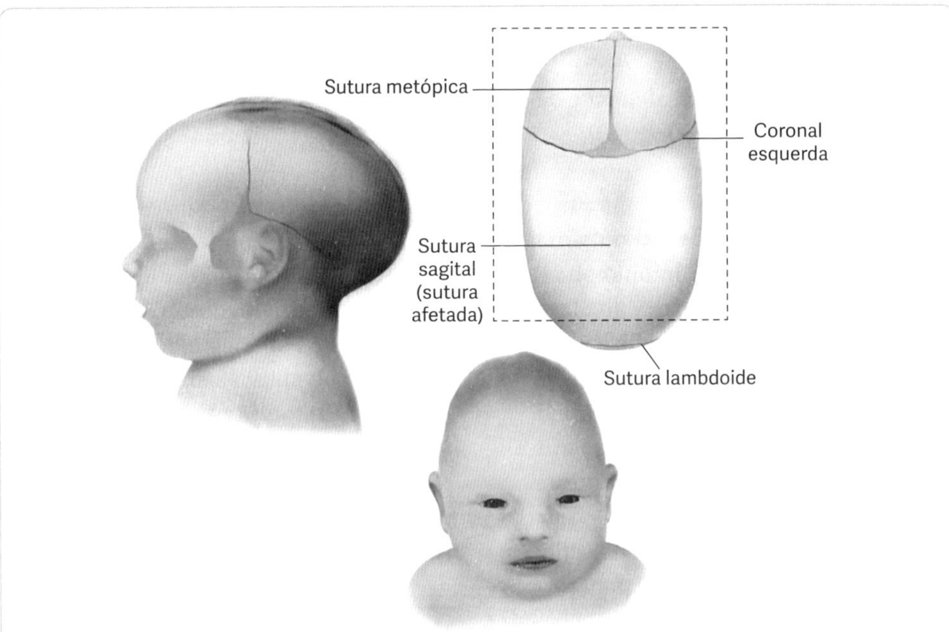

FIGURA 6 Craniossinostose sagital.

Fonte: Centros para el Control y la Prevención de Enfermedades, Centro Nacional de Defectos Congénitos y Discapacidades de Desarrojo (domínio público).

do feto ou pela pressão da cabeça no canal de parto. Como existem espaços entre os ossos do crânio, as suturas cranianas abertas, pode haver a acomodação dos ossos de acordo com os espaços intrauterino e do canal de parto. A cabeça muda o formato arredondado, podendo ficar alongada, assimétrica. Os ossos podem ficar com as bordas sobrepostas, formando um degrau na linha de sutura. Em casos de posição pélvica, o crânio pode assumir formato mais achatado na superfície superior com proeminência occipital mais evidente. Em geral, as deformidades cranianas decorrentes de moldagem intrauterina são resolvidas em algumas semanas sem tratamento.

FACE

A avaliação da face do recém-nascido inclui a simetria, harmonia entre os componentes; o aspecto habitual da face humana se denomina fácies típica. A aparência incomum da face (fácies atípica) pode ter caráter familiar ou fazer parte de alguma condição patológica ou síndrome genética.

Olhos

Os olhos devem ser iguais em tamanho e posição dentro da órbita, as pálpebras devem cobrir totalmente os olhos quando fechadas e as pupilas devem ser simétricas e reagentes à luz. Espaço entre olhos muito grande (hipertelorismo) ou muito pequeno (hipotelorismo) também merece avaliação cuidadosa, assim como a inclinação da fenda palpebral. Olhos que parecem muito grandes, acompanhados de fotofobia, lacrimejamento intenso e córnea opaca, precisam ser avaliados para o diagnóstico de glaucoma congênito.

Teste do reflexo vermelho

Avaliação simultânea dos dois olhos a uma distância de 1 metro. Deve ser realizado em todos os recém-nascidos antes da alta hospitalar. Assimetria na cor, no brilho e no tamanho é anormal, e o recém-nascido deve ser avaliado por um oftalmologista para identificar possíveis condições patológicas.

A presença de hemorragia subconjuntival e retiniana é comum ao nascimento, principalmente após parto vaginal ou por trauma local. Em geral, não há repercussões para o recém-nascido, desaparecendo em alguns dias ou semanas.

A conjuntivite química é uma condição comum em recém-nascidos que recebem profilaxia de conjuntivite gonocócica com colírio de nitrato de prata. Aparece nas primeiras 24 horas de vida. Observam-se edema palpebral e secreção amarelo-esverdeada abundante. É uma condição autolimitada, resolvendo-se espontaneamente em alguns dias, sem repercussões para o recém-nascido.

Orelhas

As orelhas são examinadas à procura de anomalias no formato e posição, tamanho e permeabilidade do conduto auditivo. Tipicamente as orelhas estão posicionadas na cabeça, com a borda superior do pavilhão auricular em linha horizontal com o canto ocular externo. Implantação baixa de orelhas ou anomalias auriculares, denominadas microtias, podem alertar sobre a presença de outras malformações ou fazer parte de síndromes genéticas.

Nariz

Avaliado quanto ao tamanho, forma, simetria e permeabilidade das coanas. O recém-nascido tem respiração preferencialmente nasal; dessa forma, a presença de obstrução de coanas pode levar à insuficiência respiratória. Durante o parto, no processo de moldagem, pode haver compressão da face com deformação nasal, que é transitória na maior parte dos casos. Raramente ocorre deslocamento da cartilagem triangular com necessidade de correção cirúrgica.

Uma anomalia congênita rara observada no período neonatal é a obstrução congênita do ducto nasolacrimal (Figura 7). Os sinais clínicos dessa anomalia incluem lacrimejamento contínuo e produção de secreção conjuntival. A obstrução completa determina a formação de dacriocistocele, que é um cisto decorrente do acúmulo de lágrima. É visto como um cisto de cor cinza-azulada de cerca de 1 cm, abaixo do tendão cantal medial. Pode ser uni ou bilateral. É importante avaliar a extensão para a cavidade nasal, assim como afastar diagnósticos diferenciais, como hemangioma, encefalocele ou cisto dermoide. O tratamento conservador inclui massagem digital local para drenagem do conteúdo acumulado. Pode requerer tratamento cirúrgico se persistir após algumas semanas.

Cistos de inclusão oral

Os cistos de inclusão oral são lesões consideradas resquícios do desenvolvimento embrionário e incluem: pérolas de Epstein, nódulos de Bohn e cistos dentários; atingem de 1 a 3 mm, não têm significado patológico, são assintomáticos e não requerem tratamento, desaparecendo espontaneamente em algumas semanas de vida.

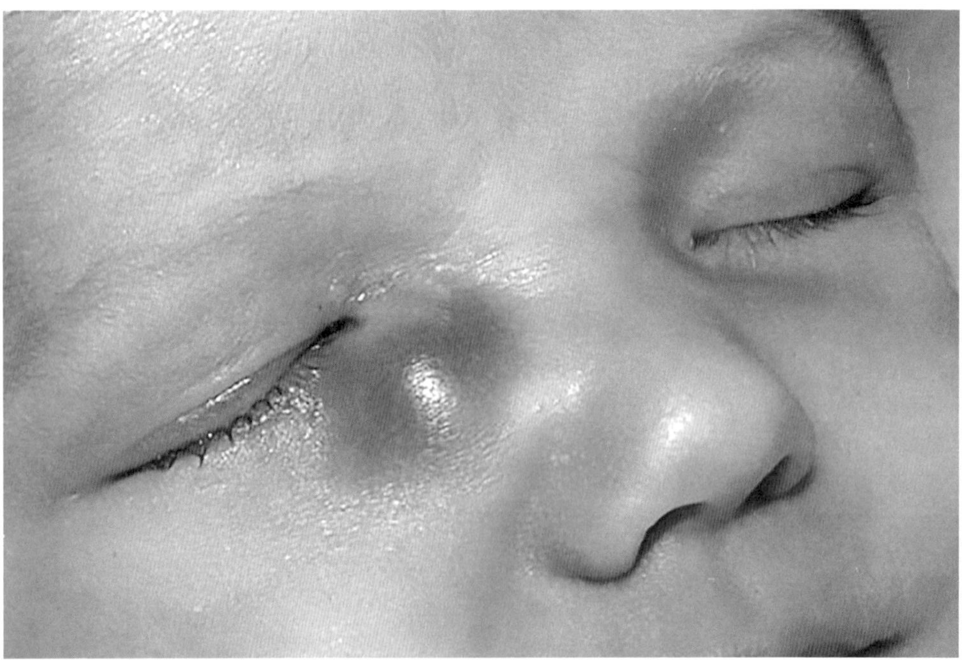

FIGURA 7 Obstrução congênita do ducto nasolacrimal.

- **Pérolas de Epstein:** lesões muito comuns, atingem a maioria dos recém-nascidos. São pequenos nódulos brancos ou amarelados que aparecem na região da rafe palatina mediana (Figura 8).
- **Nódulos de Bohn:** cistos que aparecem na linha gengival do recém-nascido, ou na periferia do palato.
- **Cistos da lâmina dental:** localizados na superfície alveolar gengival.

Dentes natal e neonatal

Dente natal é aquele visível ao nascimento. Já o dente neonatal aparece durante o primeiro mês de vida. Ambos são uma condição rara. Podem ou não ser dentes supranumerários, podendo ou não ser displásicos. O mais comum é o incisivo central mandibular, e parece ser um pouco mais comum entre as meninas. Não há etiologia relatada na literatura no momento, embora haja algumas associações entre dente natal/neonatal e síndromes genéticas com displasias ectodérmicas. Também é mais comum em pacientes com fenda labiopalatina. Devem ser avaliados pelo dentista, pois, se forem móveis, devem ser removidos pelo risco de broncoaspiração. Em alguns casos podem ser mantidos, e as bordas lixadas para evitar traumas linguais, conhecidos como doença de Riga-Fede, ou mamilares durante a amamentação. A maioria dos casos (até 90%) constitui erupção precoce da primeira dentição. Assim, é importante a orientação familiar para monitoramento da erupção dentária.

Anquiloglossia

Condição na qual o frênulo lingual é anormalmente curto, podendo limitar a movimentação da língua. Essa condição acomete de 0,1 a 12% dos recém-nascidos,

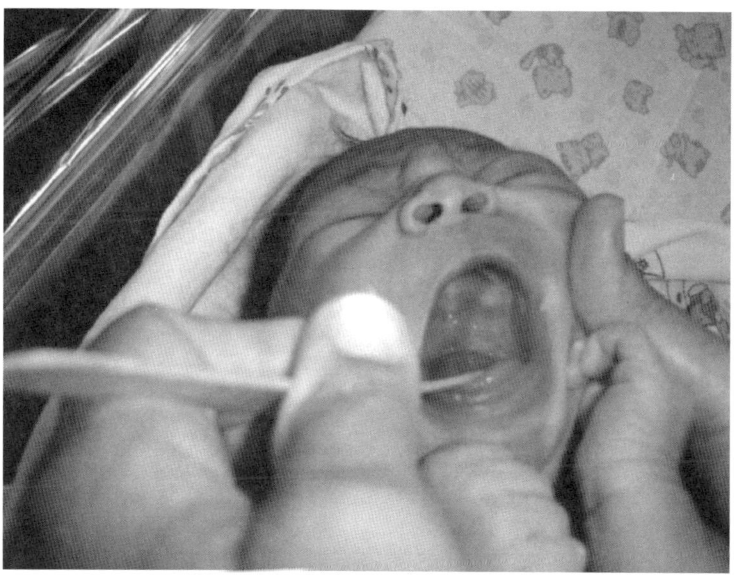

FIGURA 8 Pérolas de Epstein.
Fonte: Constantino et al., 2025.

sendo mais frequente entre os meninos. É um achado isolado em geral ou pode fazer parte de algumas síndromes genéticas, como Moebius e Beckwith-Wiedemann.

A avaliação do frênulo lingual faz parte do exame físico do recém-nascido. A Lei n. 13.002, de 20 de junho de 2014, determinou a utilização de protocolo padronizado na tentativa de uniformizar as avaliações em todas as maternidades brasileiras.

O Ministério da Saúde recomenda a utilização do protocolo Bristol (teste da linguinha) para avaliação do frênulo lingual, para assim avaliar a gravidade da anquiloglossia e a necessidade de realizar a frenotomia em casos indicados (Figura 9).

Protocolo Bristol de Avaliação da Língua (BTAT)*

Aspectos avaliados	0	1	2	Escore
Qual a aparência da ponta da língua?	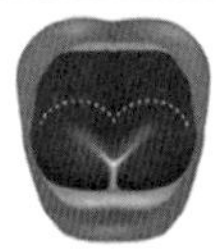 Formato de coração	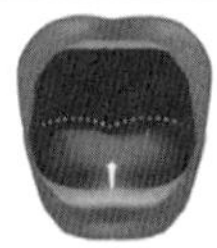 Ligeira fenda/ entalhada	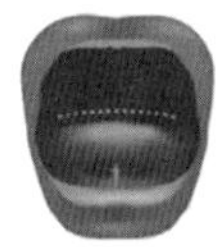 Arredondada	
Onde o freio da língua está fixado na gengiva/assoalho?	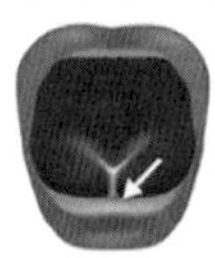 Fixado na parte superior da margem gengival (topo)	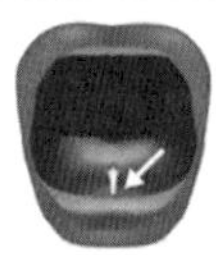 Fixado na face interna da gengiva (atrás)	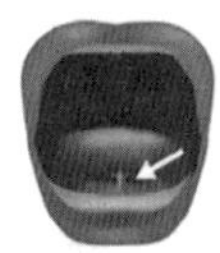 Fixado no assoalho da boca (meio)	
O quanto a língua consegue se elevar com a boca aberta (durante o choro)?	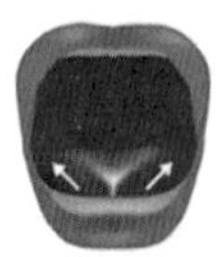 Elevação mínima da língua	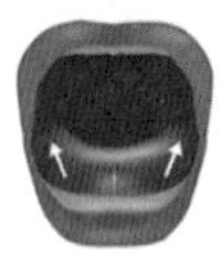 Elevação apenas das bordas da língua em direção ao palato duro	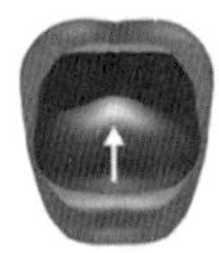 Elevação completa da língua em direção ao palato duro	
Projeção da língua	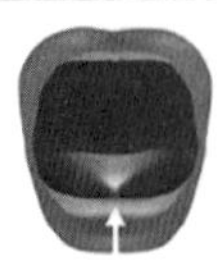 Ponta da língua fica atrás da gengiva	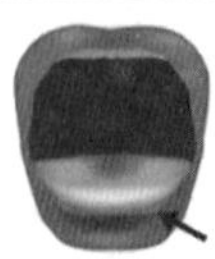 Ponta da língua fica sobre a gengiva	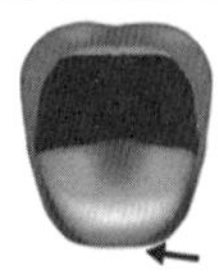 Ponta da língua pode se estender sobre o lábio inferior	

FIGURA 9 Protocolo Bristol de avaliação da língua.
Fonte: adaptação de SBP, 2022.

A anquiloglossia pode variar de leve até grave. Na prática, a anquiloglossia pode prejudicar a pega e sucção no seio materno, com prejuízo na produção láctea e no ganho ponderal, além de dor durante a amamentação e traumas mamilares. Dessa forma, é importante incluir o desempenho do recém-nascido na mamada na avaliação da anquiloglossia. Muitas vezes não há correlação entre o escore obtido na avaliação morfológica e o funcional.

Existe muita discussão a respeito do assunto na literatura e não há consenso até o momento sobre as indicações de intervenção cirúrgica (frenotomia). É um assunto muito discutido nos fóruns de aleitamento materno no momento. Nos últimos anos, houve um aumento substancial no número de frenectomias no mundo, mas o impacto sobre o aleitamento materno não foi estabelecido. Grande parte dos recém-nascidos melhora com terapia muscular orofacial e suporte especializado no aleitamento materno.

Fenda labial e palatina

São malformações congênitas comuns, atingindo em torno de 1:1.000 recém-nascidos. Podem ocorrer de forma isolada ou fazer parte de um conjunto de outras malformações e síndromes genéticas, principalmente as fendas palatais isoladas. As anomalias associadas mais frequentes são hidrocefalia, defeitos cardíacos e urinários. As síndromes genéticas que costumam cursar com defeitos orofaciais são Apert, CHARGE (coloboma, defeito cardíaco, atresia de coanas, crescimento e desenvolvimento retardados, anomalia genital e anomalia dos ouvidos) e síndrome velocardiofacial, Treacher Collins, Pierre Robin, entre outras.

Múltiplos fatores de risco já foram relacionados à ocorrência de fendas labiopalatinas. Entre eles estão tabagismo materno, consumo de álcool, uso de alguns anticonvulsivantes, diabetes e deficiências nutricionais, como folato e vitaminas B6 e B12.

Também se especula a participação de componente genético na ocorrência de fendas labiopalatinas. A maior ocorrência é em meninos e em orientais. A ocorrência de fissuras é mais comum em filhos de pais com fissuras. A classificação mais utilizada é a de Spina (Figura 10).

A presença de fissuras labiopalatinas pode comprometer a alimentação do recém-nascido, que tem dificuldade na sucção e deglutição e risco de aspiração pulmonar, além de poder ter problemas auditivos e respiratórios e no desenvolvimento da fala.

A hereditariedade é considerada um fator importante. Pais fissurados têm maior chance de ter filhos fissurados.

Pacientes fissurados têm alterações importantes na dentição. Alvéolos fissurados podem comprometer a formação dentária, os dentes podem ser mal posicionados e há má oclusão por atraso do crescimento maxilar.

O tratamento de pacientes fissurados é individualizado e deve ser programado com cuidado, respeitando as fases de crescimento facial e a recuperação após cada procedimento. Dessa forma, em geral, não são realizadas cirurgias reparadoras nas primeiras 10 semanas de vida. A programação conta com equipe multidisciplinar com pediatra, cirurgião bucomaxilofacial, dentista, otorrinolaringologista, fonoaudiólogo, ortodontista, cirurgião plástico, psicólogo, assistente social, entre outros. O tratamento segue até a vida adulta para melhores resultados estéticos e funcionais.

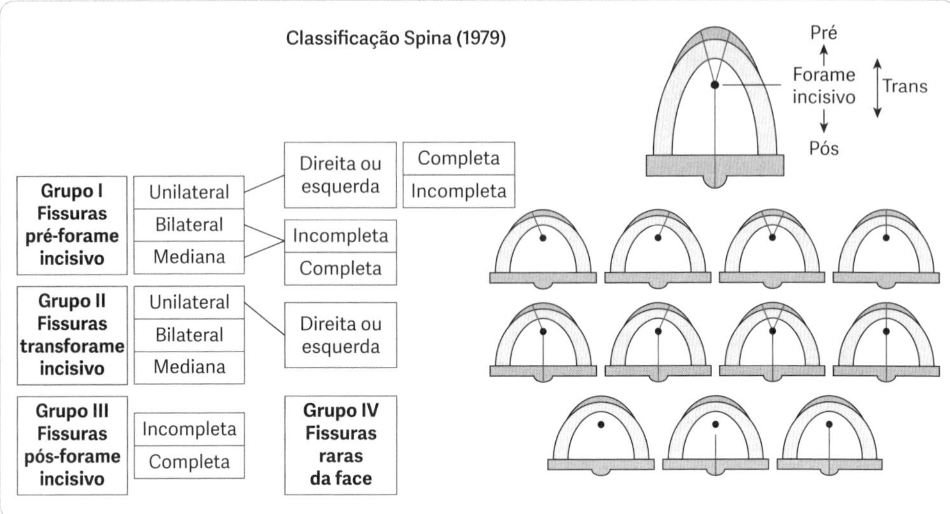

FIGURA 10 Classificação das fissuras labiopalatinas, segundo Spina.
Obs.: as fissuras raras da face são desvinculadas do palato.
Fonte: Trindade, 2007.

Lesões da cabeça associadas ao parto

Lesões do couro cabeludo

Lesões cutâneas provocadas por instrumentos utilizados durante o parto vaginal, como extratores a vácuo ou fórcipe, ou acidentalmente durante o parto cesárea. A inspeção e a palpação do couro cabeludo durante o exame físico detalhado podem identificar escoriações, abrasões, lesões cortantes ou contusões. O tratamento depende da extensão da lesão.

Caput succedaneum ou bossa serossanguínea

Acúmulo extraperiostal de líquido serossanguinolento na parte do couro cabeludo da apresentação, resultante da pressão da cabeça contra o canal de parto. É um edema do couro cabeludo. Fatores de risco:

- Primípara.
- Parto vaginal com instrumentos – extratores a vácuo, fórcipe.
- Oligoâmnio.
- Trabalho de parto prolongado.
- Macrossomia fetal.
- Desproporção cefalopélvica.

Ao exame físico, observa-se um edema flutuante de couro cabeludo logo ao nascimento. O edema é difuso e não respeita os limites das suturas cranianas. Não requer tratamento. Em geral regride em algumas horas, sem trazer prejuízos ao recém-nascido.

Cefalo-hematoma

Manifestação de hemorragia no couro cabeludo, sob o periósteo resultante do rompimento de pequenos vasos sanguíneos (Figura 11). Pode acometer até 2,5% de

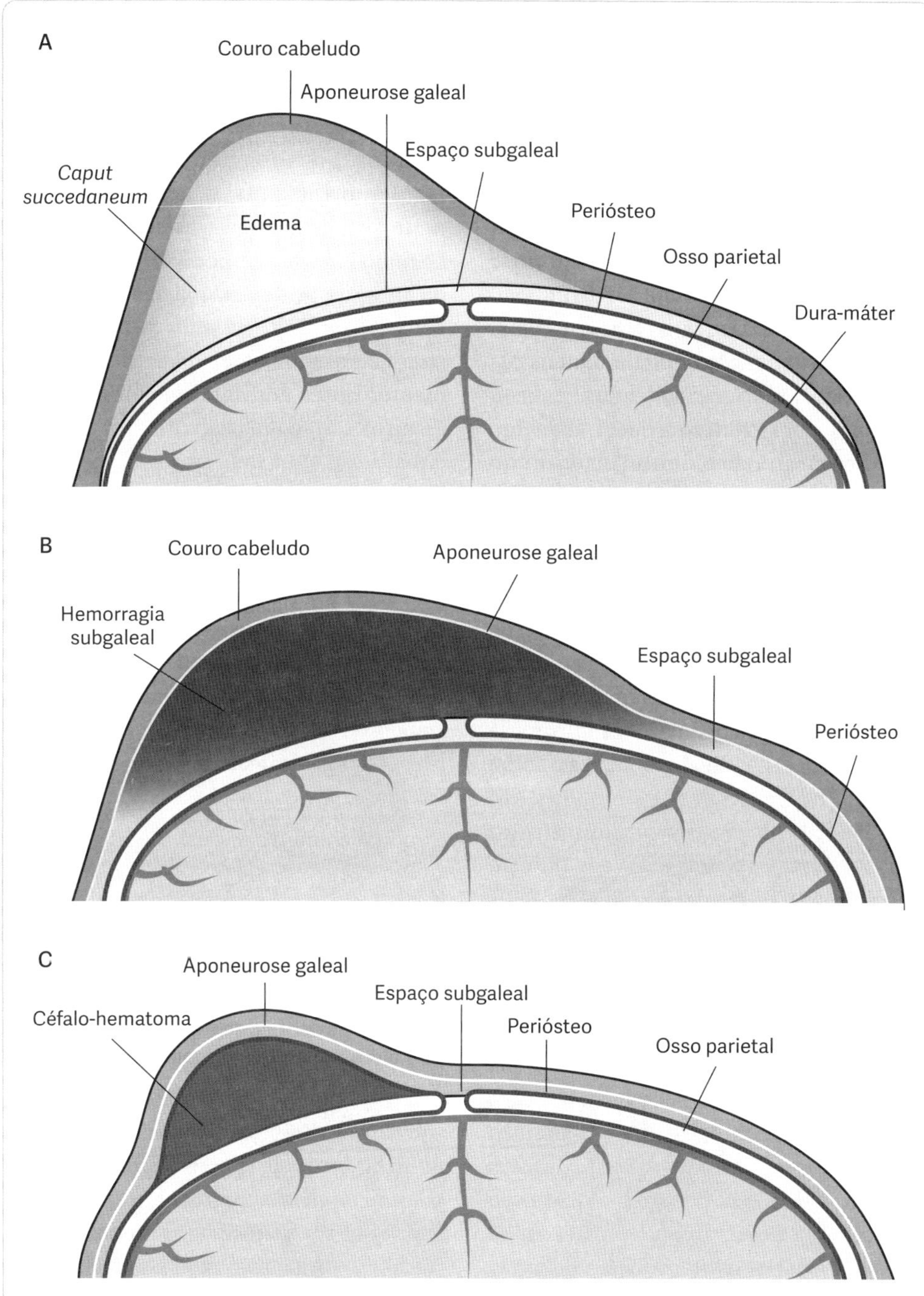

FIGURA 11 Lesões da cabeça associadas ao parto. A: bossa serossanguínea. B: hemorragia subgaleal. C: céfalo-hematoma.

todos os recém-nascidos vivos. Difere da hemorragia subgaleal porque envolve uma área delimitada a um osso, uma vez que o periósteo está aderente às suturas cranianas.

Pode ser notado logo ao nascimento, mas é mais evidente nos primeiros 1 a 3 dias de vida. No início é mais firme, ficando mais flutuante com o tempo. A resolução pode levar semanas, podendo ficar calcificado.

Os fatores de risco são os mesmos listados para o *caput succedaneum*. É mais comum na região parietal, podendo ser uni ou bilateral (Figura 12). Não requer tratamento específico, mas pode acompanhar anemia e aumento da hiperbilirrubinemia neonatal, aumentando o tempo de internação. É desaconselhada a punção de céfalo-hematomas, por risco de contaminação e infecção secundária. É importante monitorizar déficits neurológicos do recém-nascido, pois existe a preocupação de haver associação com sangramento intracraniano ou fratura de osso adjacente. Diante dessa suspeita, deve ser realizada ultrassonografia ou tomografia de crânio, respectivamente, para esclarecimento diagnóstico e tratamento adequado.

Hemorragia subgaleal

Hemorragia que ocorre entre a aponeurose galeal e o periósteo. Esse espaço é amplo e pode acomodar grande volume de sangue, podendo haver repercussão hemodinâmica e necessitar de reposição de volume e sangue. Pode ocorrer por instrumentos utilizados durante o parto ou por distúrbio de coagulação.

Hemorragia subdural

Hemorragia que ocorre entre a dura-máter e o espaço aracnoide. O recém-nascido pode apresentar sintomas neurológicos, dependendo da extensão e do volume do hematoma. Podem ocorrer abaulamento de fontanela, irritabilidade ou sonolência, convulsões, vômitos, anemia. O diagnóstico requer exame de imagem, sendo o ultrassom

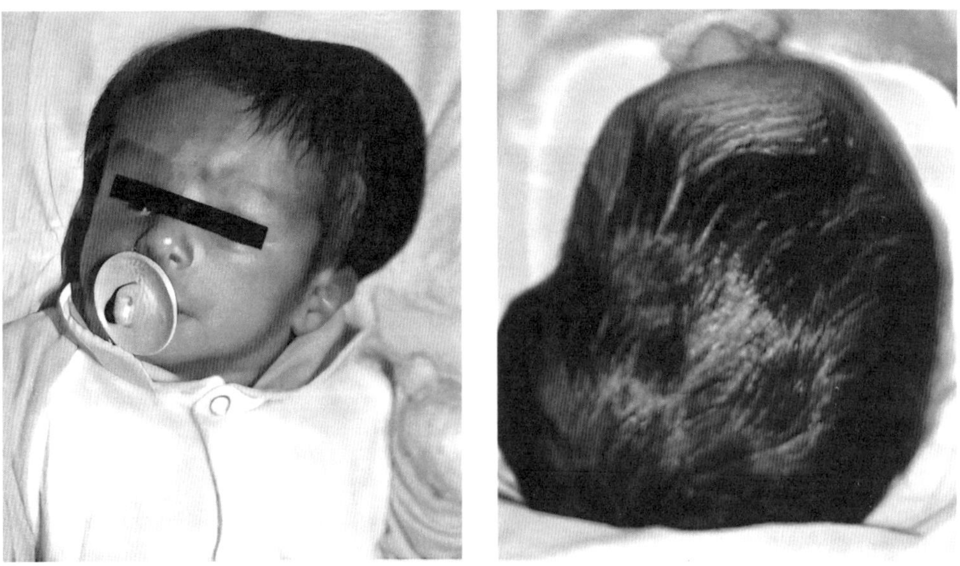

FIGURA 12 Recém-nascido com céfalo-hematoma parietal esquerdo.
Fonte: Reed e Marques-Dias, 2012.

o mais rápido possível, podendo ser realizado à beira do leito. A tomografia de crânio e a ressonância magnética são mais precisos em determinar a extensão e complicações associadas. O tratamento pode ser expectante ou cirúrgico, conforme a gravidade. Pode haver sequelas neurológicas.

Fraturas cranianas

Podem ocorrer por pressão em proeminência óssea na bacia materna durante o trabalho de parto ou durante parto com uso de fórcipe. Em geral as fraturas são lineares, mas podem vir acompanhadas de afundamento craniano, necessitando de cirurgia corretiva. Também pode ocorrer hemorragia epidural, com formação de hematoma, que, quando grande, pode ter repercussões clínicas como convulsões ou alterações no exame neurológico e necessitar de drenagem através de punção ou drenagem cirúrgica.

Assimetria facial

Alteração comum especialmente em trabalho de parto prolongado ou parto vaginal. A mais comum é a assimetria mandibular. A condição é benigna, observando-se movimentação normal dos dois lados da face e melhora em algumas semanas.

Lesão do nervo facial periférico

Resulta da pressão intrauterina ou, mais frequentemente, do uso de fórcipe. Observa-se assimetria facial durante o choro. Em geral não demanda tratamento e regride em algumas semanas.

PESCOÇO

A anatomia do pescoço envolve uma grande quantidade de estruturas que compartilham esse local de sustentação do segmento cefálico, incluindo estrutura óssea, músculos, vasos sanguíneos e linfáticos, glândulas parótidas, tireoide e sistema aerodigestivo (Figura 13).

O exame físico detalhado do pescoço se inicia pela inspeção estática e dinâmica, explorando mobilidade e tônus cervical, segue pela observação e palpação dos elementos da linha média, regiões laterais e posterior do pescoço e superfícies ósseas, incluindo as clavículas. É possível detectar no exame a presença de massas císticas ou sólidas, alterações vasculares e epiteliais, características que compõem síndromes genéticas (pescoço alado, excesso de pele cervical), torcicolo congênito e fratura de clavículas.

A anamnese das condições e achados pré-natais é fundamental para estabelecer possíveis hipóteses diagnósticas das alterações encontradas, assim como antever o risco de obstrução das vias aéreas ao nascimento. Os exames de imagem complementares (ultrassom, tomografia computadorizada e ressonância nuclear magnética) contribuem para o diagnóstico e a definição da estratégia para tratamento cirúrgico, se indicado.

Massas cervicais congênitas

As massas cervicais no recém-nascido são definidas pela consistência cística ou sólida e pela sua localização no pescoço, linha média ou posição lateral. Esses dados fornecem informações de sua provável origem. Elas podem ser originadas pelos folhetos embriológicos, alteração vascular, linfática e neoplásica.

No nível da linha média cervical encontram-se mais frequentemente cistos do ducto tireoglosso, cistos dermoides, teratomas e fendas cervicais. Na posição la-

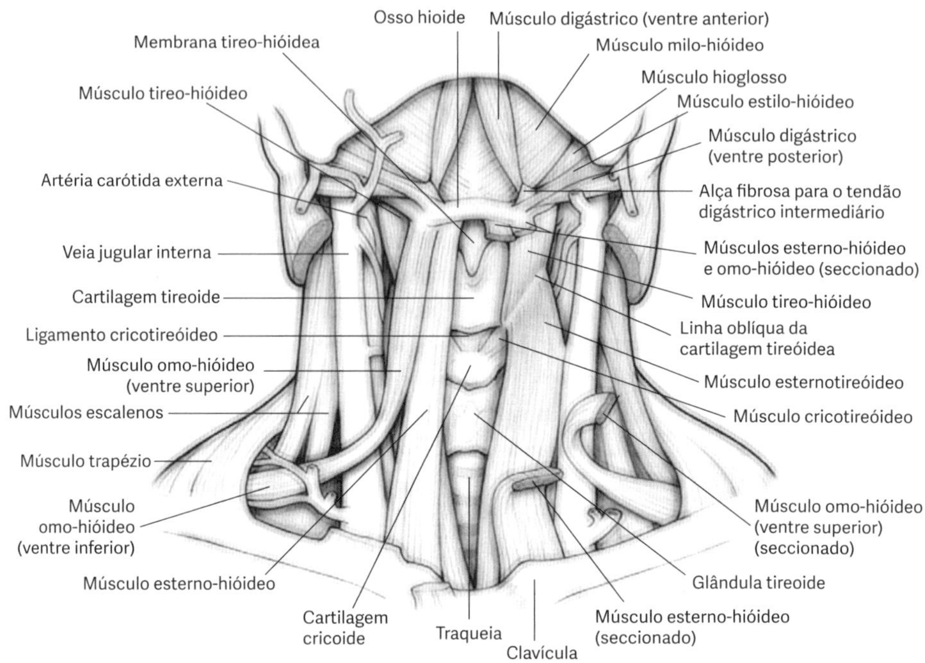

FIGURA 13 Anatomia do pescoço humano.

teral do pescoço, fendas branquiais, massas vasculares, linfáticas e nódulos tireoideanos.

Massas císticas

Cisto tireoglosso

Essa é a massa cervical congênita mais comum, formada entre a 5ª e a 8ª semana de vida embrionária, pelo não fechamento do ducto tireoglosso. Localiza-se entre a base da língua e a glândula tireoide, e em torno de 66% dos casos é adjacente ao osso hioide. Dois terços dos portadores são diagnosticados após 30 anos de idade e 50% deles apresentam manifestação clínica relacionada ao cisto antes dos 10 anos por processo infeccioso secundário, podendo gerar dor, ruptura espontânea ou fistulização (Figura 14).

Fendas branquiais

Resultantes da fusão incompleta ou aberrante de dois arcos branquiais adjacentes, dando origem a cistos ou fístulas. Sua localização depende dos arcos branquiais acometidos e sua relação com nervos, vasos e músculos. Os cistos relacionados ao segundo arco branquial são os mais comuns e conectam as tonsilas palatinas à pele lateral do pescoço e porção anterior ao músculo esternocleidomastóideo.

Cistos dermoides e epidermoides

Neoplasias benignas de origem meso e ectodérmica, podendo ser detectados em 40% dos casos no período neonatal entre a região do crânio, face ou linha média do pescoço.

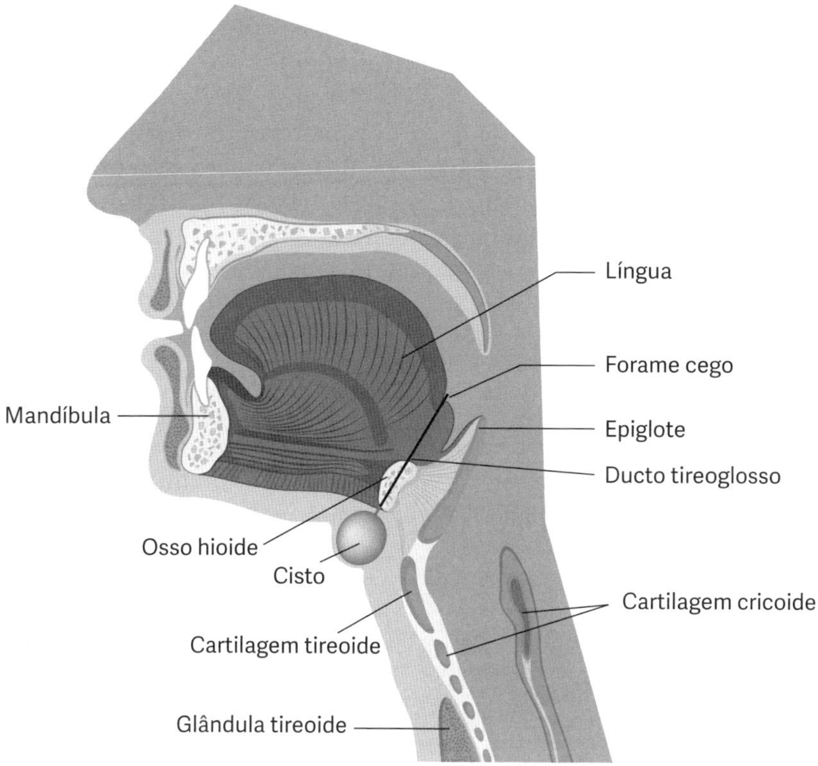

FIGURA 14 Cisto do ducto tireoglosso.

Cistos broncogênicos

Extremamente raros, podem ser localizados nas regiões supraesternal, infraclavicular, base da língua, queixo ou pescoço. Podem ter aspecto flutuante e crescer proporcionalmente ao crescimento corpóreo.

Cistos tímicos

O timo é originado pelo terceiro arco branquial e prossegue pelo mediastino através do ducto timofaríngeo. Cistos gerados no timo podem se desenvolver entre o ângulo da mandíbula, adjacente ao seio carotídeo e entrada torácica. Habitualmente são assintomáticos. Podem se aprofundar pelo mediastino e, em dimensões maiores, gerar sintomas compressivos.

Massas sólidas

Tireoide ectópica

Situação rara, habitualmente assintomática, resultante da interrupção da migração caudal da glândula tireoide, representando, em 75% dos casos, o único tecido tireoideano funcionante no organismo. Sua localização ocupa estruturas da linha média como o espaço sublingual, região supra hióidea, mediastino, podendo atingir a região superior do esôfago, saco pericárdico, coração e mamas.

Anomalias vasculares

Hemangiomas

Tumor vascular benigno que consiste na proliferação hiperplásica de células arteriolares endoteliais. Os hemangiomas infantis são os tumores mais comuns na infância, com incidência de 5 a 10% das crianças e localização na cabeça e no pescoço em 60% dos casos. Seu crescimento rápido pode causar ulceração, alteração da forma e obstrução de estruturas vitais.

Hemangiomas congênitos que apresentam sua máxima dimensão ao nascimento podem ser confundidos com outros tumores vasculares agressivos e processos malformativos (Figura 15).

Malformações venosas

Lesões causadas pela proliferação venosa aberrante com comunicações entre esses vasos. São a terceira causa mais comum de anomalias vasculares na cabeça e no pescoço presentes ao nascimento. Compõem massas compressivas e conferem coloração azulada ou vinhosa à pele local (Figura 16).

Malformações linfáticas

São lesões de baixo fluxo que acometem a cabeça e o pescoço. Pela rica rede linfática existente nessa região, são visíveis em 75% dos casos e podem gerar obstrução ao trato aerodigestivo ao nascimento, podendo necessitar de procedimento de liberação da via aérea através de intubação previamente ao desprendimento, no momento do parto (Figura 17).

Neoplasias

Teratoma

Neoplasia de células germinativas, composto pelos três folhetos germinativos (endoderma, mesoderma e ectoderma). Sua localização mais frequente é na região cervical, podendo se apresentar também na região craniofacial.

Hemangioendotelioma

Tumor vascular raro, de comportamento biológico intermediário entre o hemangioma e o angiossarcoma, epitelioide ou kaposiforme, localmente agressivo, mas sem potencial metastático. Acomete pele e partes moles, 40% na região da cabeça e do pescoço. Ao nascimento costuma se apresentar como lesão plana, vermelho-púrpura, tensa e edemaciada.

Rabdomiossarcoma

Neoplasia maligna de partes moles, de comportamento agressivo, mais comum na população pediátrica, com incidência entre 50 e 70% dos sarcomas infantis. Riscos maiores incluem dados pré-natais de tabagismo materno, exposição uterina à radiação, idade materna avançada, mau passado obstétrico e uso materno de drogas.

Torcicolo congênito

O torcicolo é definido pela posição anormal da cabeça em relação ao pescoço, causada por contratura e encurtamento transitório do músculo esternocleidomastóideo. A gênese do torcicolo congênito está relacionada à apresentação do feto durante o

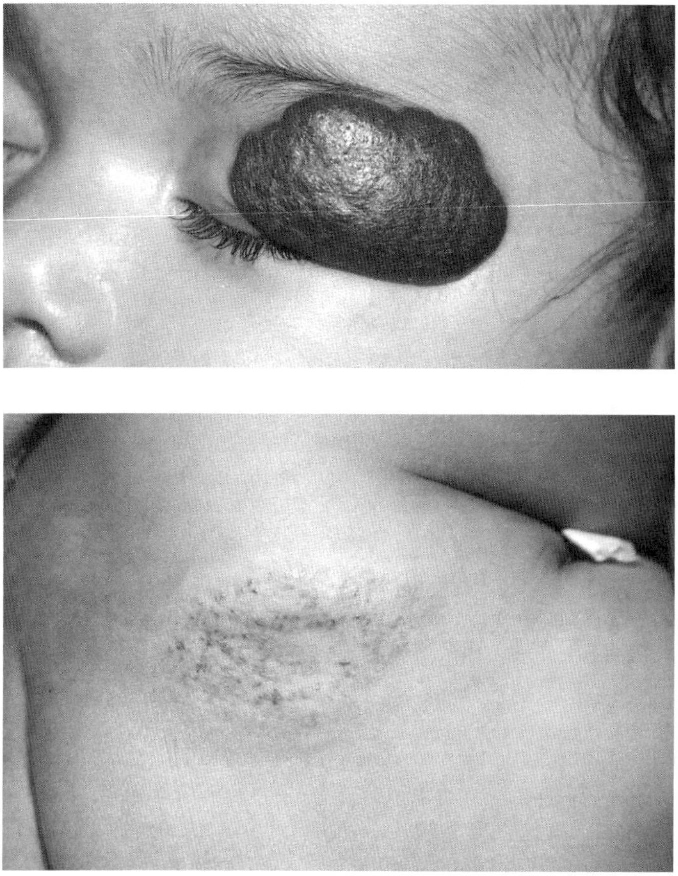

FIGURA 15 Hemangiomas infantis.
Fonte: Machado, 2022.

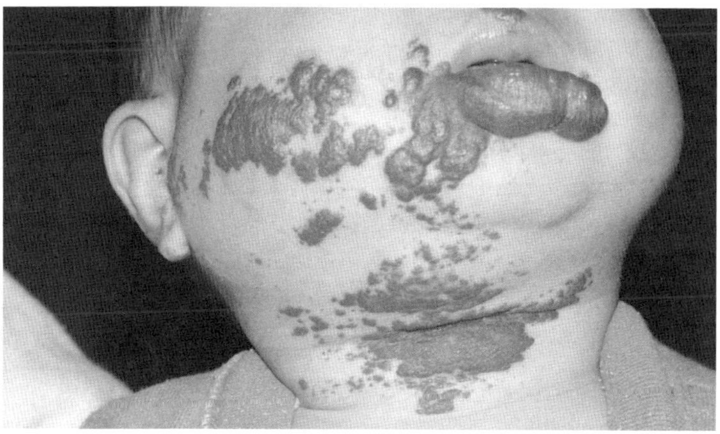

FIGURA 16 Malformação venosa em face e pescoço.
Fonte: Machado, 2022.

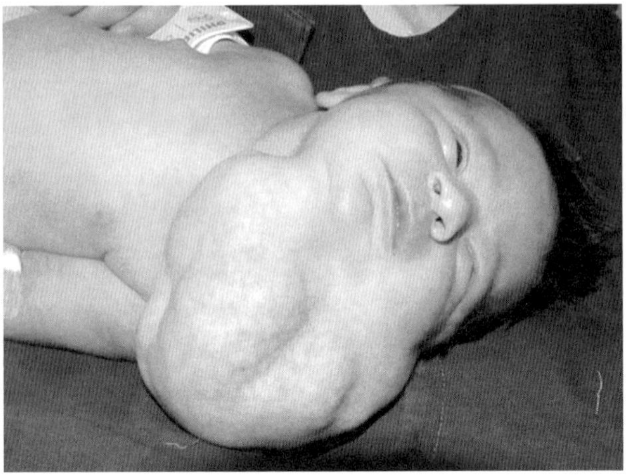

FIGURA 17 Malformações linfáticas na região cervical.
Fonte: Tannuri e Tannuri, 2020.

período intrauterino, mas também pode ser resultante de traumas durante o nascimento por extração difícil.

À inspeção, observa-se a cabeça inclinada para um lado do pescoço e o queixo apontando para o lado oposto. Ao exame físico, palpa-se massa ou saliência sobre o músculo esternocleidomastóideo, resultante da tensão sofrida pelo posicionamento inadequado intrauterino, porém sem limitação dos movimentos do pescoço. Pode-se encontrar torcicolo congênito de origem óssea permanente na síndrome de Klippel-Feil (Figura 18).

Fratura de clavícula no período neonatal

Fratura óssea provocada pela passagem do feto pela porção estreita do canal vaginal durante o desprendimento no parto normal. O diagnóstico é feito pela palpação de crepitação ao longo da clavícula e confirmada na radiografia simples de clavículas.

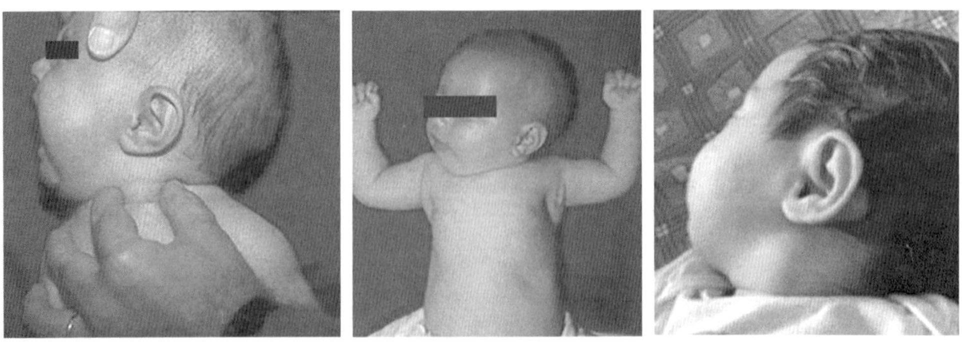

FIGURA 18 Torcicolo congênito.
Fonte: Constantino et al., 2025.

CONCLUSÃO

As anomalias craniofaciais e cervicais são diversas e exigem um exame físico detalhado, associado a uma investigação radiológica. Essas lesões podem ser decorrentes de traumatismo de parto, congênitas ou infecciosas.

O reconhecimento precoce das anomalias craniofaciais e cervicais, no primeiro exame físico completo do recém-nascido, assim como seu tratamento, muitas vezes evita complicações que podem levar a um pior prognóstico.

SUGESTÕES DE LEITURA

1. Accogli A, Geraldo AF, Piccolo G, Riva A, Scala M, Balagura G, et al. Diagnostic approach to macrocephaly in children. V Front Pediatr. 2022;9:794069.
2. Antunes EG, Werner Jr H, Daltro PA, Rodrigues L, Amim B, Guerra F, et al. Avaliação dos linfangiomas cervicais por ressonância magnética e correlação com os achados ultrassonográficos. Radiol Bras. 2009;45(5).
3. Brasil. Ministério da Saúde. Secretaria de Atenção à Saúde. Departamento de Ações Programáticas Estratégicas. Coordenação Geral de Saúde da Criança e Aleitamento Materno. Nota Técnica n. 35/2018.
4. Centers for Disease Control and Prevention (CDC). Birth defects. Craniosynostosis. 2024. Disponível em: https://www.cdc.gov/birth-defects/about/craniosynostosis.html#:~:text=What%20it%20is,are%20filled%20with%20flexible%20material. Acesso em: 18 ago. 2024.
5. Constantino CF, et al. Tratado de Pediatria. 6.ed. Barueri: Manole; 2025.
6. Costa-Romero M, Espínola-Docio B, Paricio Talayero JM, Díaz-Gómez NM. Ankyloglossia in breastfeeding infants. An update. Arch Argent Pediatr. 2021;119(6):e600-e609.
7. De Silva M, Munoz FM, Sell E, Marshall H, Tse Kawai A, Kachikis A, et al; Brighton Collaboration Congenital Microcephaly Working Group. Congenital microcephaly: case definition & guidelines for data collection, analysis, and presentation of safety data after maternal immunisation. Vaccine. 2017;35(48 Pt A):6472-82.
8. Diaz de Ortiz LE, Mendez MD. Palatal and gingival cysts of the newborn. [Updated 2023 Mar 24]. In: StatPearls [Internet]. Treasure Island (FL): StatPearls Publishing; 2024 Jan-.
9. Hills SE, Maddalozzo J. Congenital lesions of epithelial origin. Otolaryngol Clin North Am. 2015;48(1):209-23.7.
10. Johnson AB, Richter GT. Vascular anomalies. Clin Perinatol. 2018;45(4):737-49.
11. Kajdic N, Spazzapan P, Velnar T. Craniosynostosis – recognition, clinical characteristics, and treatment. Bosn J Basic Med Sci. 2018;18(2):110-6.
12. Landry AM, Rutter MJ. Airway Anomalies. Clin Perinatol. 2018;45(4):597-607.
13. Machado MCMR. Dermatologia pediátrica. 3.ed. Barueri: Manole; 2022.
14. Montano Navarro E, Habashneh Sánchez S, Rodríguez Ortega M, Ruiz García A. Cefalohematoma bilateral tras parto domiciliario no asistido. Estudio de un caso. Rev Pediatr Aten Primaria [Internet]. 2017;19(75):117-21.
15. Netter FH. Atlas de anatomia humana. 2.ed. Porto Alegre: Artmed; 2000.
16. Quintanilla-Dieck L, Penn EB Jr. Congenital neck masses. Clin Perinatol. 2018;45(4):769-85.
17. Raines DA, Krawiec C, Weisbrod LJ, Jain S. Cephalohematoma. 2024 Jun 8. In: StatPearls [Internet]. Treasure Island (FL): StatPearls Publishing; 2024 Jan-.
18. Reed UC, Marques-Dias MJ. Neurologia. Barueri: Manole, 2012. (Coleção Pediatria ICr)
19. Ryu J, Igawa T, Mohole J, Coward M. Congenital neck masses. Neoreviews. 2023;24(10):e642-e649.
20. Sociedade Brasileira de Pediatria (SBP). Anquiloglossia: como proceder – Agosto Dourado. Departamento Científico de Aleitamento Materno (gestão 2022-2024), 31 de julho de 2023, n. 85.
21. Sociedade Brasileira de Pediatria (SBP). Documento científico do Departamento de Dermatologia, n. 13, 17/08/2022. Hemangioma na infância. Atualização 2022.
22. Sociedade Brasileira de Pediatria (SBP). Departamento de Cardiologia e Neonatologia. Manual de Orientação: Sistematizçã.o do Atendimento ao Recém-Nascido com suspeita ou diagnóstico de cardiopatia congênita. Sociedade Brasileira de Pediatria, 2022. Disponível em: https://www.sbp.com.br/imprensa/detalhe/nid/sistematizacao-do-atendimento- ao-recem-nascido-com-suspeita-ou-diagnostico-de-cardiopatia-congenita/. Acesso em: 1 jun. 2024.

23. Sociedade de Pediatria de São Paulo (SPSP). Recomendações da Sociedade de Pediatria de São Paulo. Atendimento odontológico ao recém-nascido. Atualização de Condutas em Pediatria Departamentos Científicos SPSP – n. 72, abril 2015. Disponível em: https://www.spsp.org.br/site/asp/recomendacoes/Rec_72_Oral.pdf. Acesso em: 29 ago. 2024.
24. Spazzapan P, Velnar T. Isolated sagittal craniosynostosis: a comprehensive review. Diagnostics (Basel). 2024;14(4):435.
25. Spina V, Psillakis JM, Lapa FS, Ferreira MC. Classificação das fissuras lábio-palatinas. Sugestão de modificação [Classification of cleft lip and cleft palate. Suggested changes]. Rev Hosp Clin Fac Med Sao Paulo. 1972;27(1):5-6.
26. Tannuri U, Tannuri ACA. Doenças cirúrgicas da criança e do adolescente. 2.ed. Barueri: Manole; 2020.
27. Tomczak KK, Rosman NP. Torticollis. J Child Neurol. 2013;28(3):365-78.
28. Trindade IEK, Silva Filho OG. Fissuras labiopalatinas: uma abordagem interdisciplinar. São Paulo: Santos; 2007.
29. Videira-Amaral JM. Tratado de clínica pediátrica. v.1. 3.ed. Lisboa: Círculo Médico; 2022.

11

Sistema respiratório do recém-nascido

Renata de Araújo Monteiro Yoshida
Nara Yuri Yamada Kushikawa

PONTOS-CHAVE

- O desconforto respiratório representa a principal causa de internação em unidades de terapia intensiva neonatal.
- É necessário usar uma abordagem fisiológica para entender e fazer o diagnóstico diferencial do desconforto respiratório em recém-nascidos.
- Avaliar os fatores de risco associados ao desconforto respiratório e distinguir a doença pulmonar das vias aéreas, cardiovascular e outras causas sistêmicas de desconforto respiratório no recém-nascido é fundamental para o tratamento adequado.
- Identificação dos sintomas clínicos e padrões radiográficos que refletem os diferentes diagnósticos de desconforto respiratório no período neonatal, como taquipneia transitória do recém-nascido, pneumonia neonatal, síndrome do desconforto respiratório, síndrome de aspiração de mecônio e hipertensão pulmonar.
- Apresentação das complicações de curto e longo prazo associadas a distúrbios respiratórios neonatais comuns, incluindo pneumotórax, hipertensão pulmonar persistente do recém-nascido e doença pulmonar crônica.

INTRODUÇÃO

O desconforto respiratório é muito comum no período neonatal, acometendo 7% dos recém-nascidos a termo, e sua frequência é tanto maior quanto menor for a idade gestacional. Representa a principal causa de internação na unidade de terapia intensiva neonatal. A falha no reconhecimento do desconforto e o atraso no seu tratamento estão associados ao aumento de complicações como insuficiência respiratória, doença pulmonar crônica e até óbito.

Alguns fatores de risco aumentam a chance de o desconforto respiratório acontecer. São eles: prematuridade, líquido amniótico meconial, parto cesárea, diabetes gestacional, corioamnionite materna, oligoâmnio e malformações. Entretanto, mesmo recém-nascidos sem fatores de risco podem apresentar desconforto respiratório, já que estão no período de transição da vida fetal para a extrauterina.

A transição da vida fetal para a extrauterina é complexa e envolve modificações anatômicas e funcionais de todos os órgãos e sistemas para uma adequada adaptação ao nascimento.

O crescimento e a diferenciação pulmonar se iniciam precocemente no embrião. Por isso, os movimentos respiratórios fetais podem ser notados desde a 11ª semana da gestação.

O desenvolvimento do pulmão fetal pode ser dividido em cinco fases: embriogênica, pseudoglandular, canalicular, sacular e alveolar, conforme apresentado no Quadro 1 e na Figura 1.

No período fetal, os pulmões ainda não são funcionais e as trocas gasosas ocorrem através da placenta, via cordão umbilical. Os alvéolos são preenchidos por um líquido produzido por seu epitélio, que os distende, permitindo o desenvolvimento e crescimento pulmonar. Frequentemente, esse líquido é eliminado, contribuindo para a formação do líquido amniótico.

Antes do nascimento, durante o trabalho de parto, inicia-se a absorção do líquido alveolar pelos capilares e vasos linfáticos, para que os alvéolos possam ser preenchidos por ar. Além disso, a pressão sobre o tórax durante o parto também contribui para a eliminação do líquido pulmonar.

QUADRO 1 Fases embrionárias do desenvolvimento pulmonar de acordo com a idade gestacional

Fase	Desenvolvimento pulmonar
Embriogênica (até a 6ª semana)	Ocorre durante a formação do embrião, dando origem ao broto pulmonar.
Pseudoglandular (6ª a 16ª semanas)	Ocorre ramificação da árvore traqueobrônquica, adquirindo um aspecto de glândula exócrina. Na 16ª semana, as principais estruturas estão formadas, exceto as responsáveis pelas trocas gasosas.
Canalicular (17ª a 26ª semanas)	Os bronquíolos respiratórios se multiplicam e se ramificam, e ocorre um aumento da vascularização. No final desse período, sacos terminais (alvéolos primitivos) se desenvolvem nas extremidades dos bronquíolos, o que torna possível a respiração.
Sacular (26ª semana ao nascimento)	As vias aéreas terminam em estruturas saculares, que se diferenciam em ductos alveolares e alvéolos, os quais realizarão as trocas gasosas. Por volta da 26ª semana, os sacos terminais são revestidos pelas células epiteliais, pneumócitos tipos I e II. Os pneumócitos tipo II promovem a secreção do surfactante pulmonar, que tem a função de reduzir a tensão superficial ar-alvéolo, mantendo os alvéolos distendidos e evitando seu colapso ou atelectasia.
Alveolar (32ª semana e termina aos 8 anos de idade)	Os sacos alveolares são separados por tecido conjuntivo e, com o tempo, há um aumento do número de bronquíolos e alvéolos, levando a um aumento do tamanho pulmonar.

Fonte: elaboração das autoras.

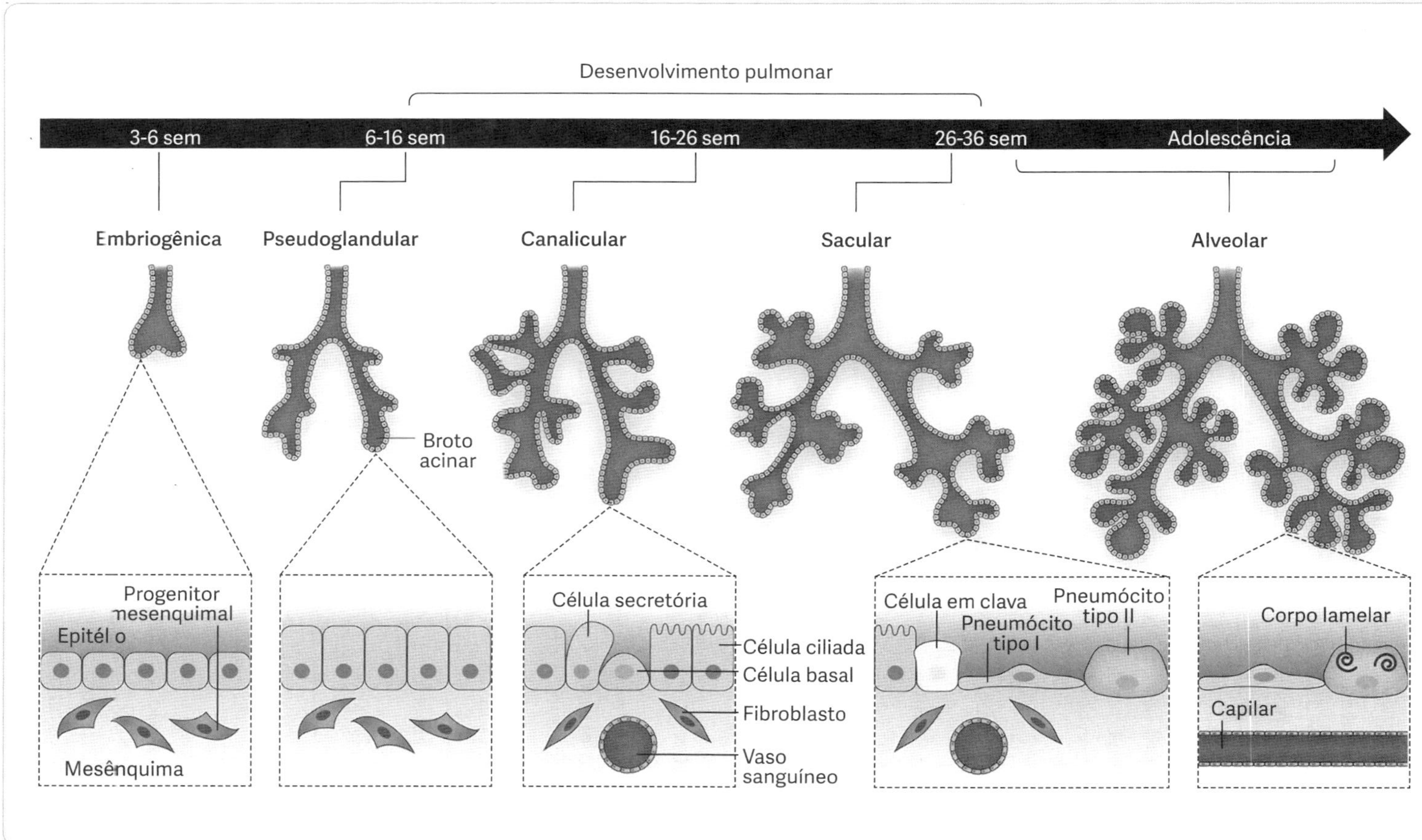

FIGURA 1 Fases embrionárias do desenvolvimento pulmonar.

Fonte: adaptação de Thébaud et al., 2019.

Ao nascimento, com o clampeamento do cordão umbilical, a circulação sanguínea fetoplacentária é interrompida. O recém-nascido (RN) inicia a respiração e o choro, levando à expansão pulmonar. A resistência vascular pulmonar, que era alta no período fetal, começa a diminuir gradativamente, com consequente aumento do fluxo sanguíneo para os pulmões, para que estes se tornem responsáveis pela hematose.

Alguns recém-nascidos não conseguem iniciar ou manter a respiração regular após o nascimento, o que dificulta o processo de transição cardiopulmonar. Esses pacientes apresentam sinais de desconforto respiratório já nas primeiras horas de vida. É muito importante que os pacientes de risco para transição cardiopulmonar inadequada sejam identificados e tratados precocemente.

ANAMNESE

Histórico materno

O histórico materno prévio e gestacional pode fornecer informações essenciais para auxiliar no diagnóstico do desconforto respiratório do recém-nascido.

A idade gestacional influencia o diagnóstico, uma vez que os prematuros podem apresentar deficiência de surfactante e síndrome do desconforto respiratório (SDR), enquanto recém-nascidos de termo e pós-termo podem evoluir com taquipneia transitória do recém-nascido (TTRN) ou síndrome de aspiração meconial (SAM). É importante saber se a mãe recebeu corticosteroide antenatal caso o parto seja pré-termo, pois ele pode reduzir a incidência e a gravidade da SDR.

A quantidade de líquido amniótico avaliada na ultrassonografia durante a gestação também contribui para a suspeita diagnóstica. O histórico de oligoâmnio pode sugerir hipoplasia pulmonar, enquanto o polidrâmnio pode estar relacionado à obstrução do trato gastrintestinal (p. ex., atresia de esôfago) ou à dificuldade de deglutição (p. ex., doença neuromuscular).

Além disso, as doenças maternas prévias e gestacionais podem predispor a doenças no recém-nascido. A diabetes não controlada pode causar hipoglicemia, policitemia e deficiência de surfactante no RN, o que pode ser responsável pelo desconforto respiratório neonatal.

Fatores de risco infecciosos, como trabalho de parto prematuro, infecção urinária materna, rotura de membranas amnióticas por um período superior a 18 horas, colonização materna por *Streptococcus* do grupo B, corioamnionite ou febre materna, podem estar associados a sepse neonatal precoce, pneumonia neonatal e desconforto respiratório no RN.

Dados do parto e nascimento

Durante o parto e o trabalho de parto, algumas informações são importantes e podem ajudar no diagnóstico. Por exemplo, placenta prévia pode causar anemia e hipovolemia no RN, levando à hipoxemia. A cesárea eletiva, fora trabalho de parto, está relacionada ao atraso na absorção do líquido pulmonar fetal e à taquipneia transitória. Já a presença de líquido amniótico meconial pode levar à síndrome de aspiração de mecônio. Algumas medicações utilizadas na analgesia e anestesia maternas podem causar depressão neonatal, asfixia e desconforto respiratório. É recomendado o registro de todos os medicamentos utilizados na gestante e parturiente e, em caso de anestesia geral, o tempo anestésico deve ser cronometrado. Além disso, a necessidade de reanimação neonatal pode indicar sofrimento fetal e asfixia perinatal (Quadro 2).

EXAME FÍSICO

O exame físico deve ser realizado com o recém-nascido todo despido, calmo, sem choro e em um ambiente aquecido (23-26°C). Caso o RN esteja chorando, deve-se atentar à presença de gemido, choro fraco, rouquidão e estridor.

A primeira avaliação deve ser realizada logo após o nascimento, sendo importante identificar data e horário nos próximos exames físicos pela possibilidade de alterações que podem ser fisiológicas ou indicativas de doença.

Na inspeção do tórax, a assimetria pode ser indicativa de pneumotórax, e uma caixa torácica pequena pode estar relacionada à hipoplasia pulmonar. O abdome escavado pode sugerir hérnia diafragmática. Além disso, deve-se atentar para a presença de malformações, fácies típicas e características, sugestivas de síndromes genéticas como as trissomias do 13, 18 e 21 ou a monossomia do X.

No RN, a respiração é do tipo abdominal, isso porque, durante a inspiração, a descida do diafragma é acompanhada por movimentos ativos da parede abdominal.

Durante o período neonatal, devem ser avaliados os seguintes sinais e sintomas: frequência, ritmo e periodicidade respiratória, cor (cianose central) e presença de esforço respiratório (batimento de asa nasal, gemido expiratório, retrações torácicas – subcostal, intercostais e de fúrcula).

A frequência, o ritmo e a profundidade do movimento respiratório são variáveis no RN. Os prematuros podem apresentar pausas respiratórias curtas, de aproximadamente 5 segundos, sem repercussões cardiovasculares e que não indicam uma

QUADRO 2 Correlação entre antecedentes maternos e condições obstétricas com o desconforto respiratório do recém-nascido

Antecedente materno	Hipótese diagnóstica
Diabetes materna	Síndrome do desconforto respiratório
Infecção materna	Pneumonia, sepse
Polidrâmnio	Obstrução do trato gastrintestinal ou doença neuromuscular
Oligoâmnio	Hipoplasia pulmonar
Condições obstétricas	**Hipótese diagnóstica**
Parto cesárea	Taquipneia transitória do RN
Parto prematuro	Síndrome do desconforto respiratório
Corioamnionite	Pneumonia, sepse
Ruptura prematura das membranas ovulares > 18 horas	Pneumonia, sepse
Anestesia geral	Depressão respiratória
Líquido amniótico meconial	Síndrome da aspiração meconial
Hemorragia materna	Anemia, hipovolemia, hipóxia
Reanimação neonatal	Depressão respiratória, asfixia, barotrauma

Fonte: elaboração das autoras.

condição clínica. Por isso, a frequência respiratória deve ser avaliada por pelo menos 60 segundos.

Os principais sinais de desconforto respiratório no recém-nascido são: taquipneia, cianose, gemência, retrações e batimento de asas nasais.

A frequência respiratória normal do recém-nascido varia entre 30 e 60 incursões respiratórias por minuto (irpm), sendo a taquipneia classificada como frequência respiratória maior que 60 irpm. A taquipneia é um dos primeiros sinais a surgirem no comprometimento pulmonar. É um sinal inespecífico, compensatório na presença de hipercapnia, hipoxemia, acidose respiratória e metabólica. Pode também estar presente em quadros de cardiopatia congênita, sendo necessário avaliar outros sintomas, como associação de sopro cardíaco, taquicardia, perfusão periférica lentificada, hepatomegalia, alteração dos pulsos centrais e gradiente de pressão arterial nos quatro membros para fazer o diagnóstico diferencial. Dentre as cardiopatias, destacam-se coartação da aorta, síndrome da hipoplasia do coração esquerdo, transposição das grandes artérias, persistência do canal arterial e defeitos de septo atrioventricular.

A propriedade elástica natural dos pulmões é desinsuflar. Quando equilibrada pela parede torácica, a capacidade residual funcional (CRF) ocorre no final da expiração para evitar o colapso dos alvéolos. A parede torácica do recém-nascido é composta principalmente de cartilagem e, por isso, é mais flexível, predispondo os pulmões neonatais à atelectasia pulmonar e à diminuição da CRF. A complacência pulmonar é definida por uma determinada mudança de volume (delta de volume) para cada mudança de pressão (delta de pressão), e traduz a capacidade dos alvéolos de se encher de ar sob uma pressão definida. A complacência da caixa torácica neonatal é alta e a complacência pulmonar é baixa, por isso ocorrem retrações subcostais e tiragem de fúrcula e intercostal nas doenças respiratórias do período neonatal. Como a tendência é de colabamento, com redução do volume corrente, os recém-nascidos aumentam sua frequência respiratória para manter o volume-minuto.

O aumento do trabalho respiratório resulta da mecânica pulmonar de aumento da resistência das vias aéreas, caracterizada pela variação de pressão causada por uma determinada variação de fluxo (delta de pressão/ delta de fluxo), diminuição da complacência pulmonar ou ambos. A resistência das vias aéreas aumenta quando há obstrução do fluxo de ar. O diâmetro das vias aéreas é muito importante no recém-nascido. Se o raio das vias aéreas for reduzido pela metade, a resistência aumenta em 16 vezes. O batimento das asas nasais é um sintoma compensatório que aumenta o diâmetro das vias aéreas superiores e reduz a resistência e o trabalho respiratório. As retrações, evidentes pelo uso de musculatura acessória cervical, na caixa torácica, esterno ou abdome, ocorrem quando a complacência pulmonar está muito reduzida ou a resistência das vias aéreas está aumentada.

A respiração ruidosa com estridor pode indicar aumento da resistência das vias aéreas, e o tipo de ruído auscultado pode ajudar a localizar a obstrução das vias aéreas (Quadro 3).

O ronco é um som ouvido nas vias aéreas extratorácicas que indica obstrução nasofaríngea. O estridor é um som de respiração monofônico agudo que indica obstrução na laringe, glote ou área subglótica. O sibilo também pode ser agudo, mas é tipicamente polifônico, ouvido na

QUADRO 3 Características ruidosas da respiração em recém-nascidos

Tipo	Definição	Causas
Ronco	Som de ronco, agudo médio, monofônico, transmitido pelas vias aéreas, mais bem observado com estetoscópio perto da boca e do nariz.	Obstrução nasofaríngea: secreção nasal ou das vias aéreas, congestão, estenose de coanas, macroglossia ou tecido das vias aéreas superiores aumentado ou redundante.
Estridor	Som de respiração musical, monofônico e audível. Tipicamente agudo. Tipos: inspiratório (acima das cordas vocais), bifásico (na glote e subglote) ou expiratório (traqueia inferior).	Obstrução laríngea: laringomalácia, paralisia das cordas vocais, estenose subglótica, anel vascular, papilomatose, corpo estranho.
Sibilância	Som agudo como um assobio, tipicamente expiratório, de alta frequência, disseminado em todo o tórax.	Obstrução das vias aéreas inferiores – SAM, bronquiolite, pneumonia.
Gemido	Som expiratório baixo ou médio causado pelo fechamento súbito da glote durante a expiração na tentativa de manter a CRF.	Sintoma compensatório nos quadros de desconforto por redução da complacência: SDR, TTRN, pneumonia, atelectasia, malformação pulmonar congênita ou hipoplasia, derrame pleural, pneumotórax.

CRF: capacidade residual funcional; SAM: síndrome da aspiração meconial; SDR: síndrome do desconforto respiratório; TTRN: taquipneia transitória do recém-nascido.
Fonte: elaboração das autoras.

expiração, e indica obstrução traqueobrônquica. A gemência ou gemido expiratório é um som observado durante a expiração, resultante do fechamento parcial da glote, a fim de aumentar a resistência à saída de ar, mantendo a capacidade residual funcional e evitando o colapso dos alvéolos pulmonares ao final da expiração. Como a complacência pulmonar é pior em quadros de atelectasia (CRF muito baixa) ou hiperinsuflação (CRF muito alta), alcançar e manter a CRF fisiológica é essencial no manejo de distúrbios respiratórios neonatais, especialmente nos quadros de baixa complacência pulmonar, como SDR.

A síndrome de aspiração meconial (SAM) é um exemplo de condição que cursa com aumento da resistência das vias aéreas, com obstrução das vias inferiores. Independentemente da causa, é vital reconhecer os sintomas e agir rapidamente. Se o recém-nascido não consegue sustentar o trabalho extra da respiração para atender às suas necessidades respiratórias, ocorre insuficiência respiratória, com consequente alteração da oxigenação (cianose) e/ou da ventilação (acidose respiratória).

A apneia é um distúrbio de ritmo da respiração, caracterizada como pausa respiratória maior que 20 segundos ou entre 10 e 15 segundos, quando acompanhada de cianose, bradicardia ou queda de saturação. É frequente nos prematuros com idade gestacional abaixo de 34 semanas e é tratada com suporte ventilatório e metilxantinas como a cafeína.

A cianose é um sinal de insuficiência respiratória e pode ser classificada em periférica ou central. A periférica acomete apenas as extremidades (mãos e pés), sendo um sinal geralmente relacionado à dificuldade de regulação térmica. A cianose central está presente nas mucosas (perioral), sendo observada em quadros mais avançados de insuficiência respiratória e surge quando o nível de hemoglobina atinge 5 g/dL, tornando-se insaturada. É importante lembrar que a cianose central também está presente em outras condições, como meta-hemoglobinemia e nas cardiopatias congênitas cianogênicas, sendo fundamental realizar o diagnóstico diferencial.

O RN é um respirador nasal, e, por essa razão, a asa nasal pode apresentar uma resistência à entrada de ar. A presença de batimento de asa nasal com a dilatação das narinas durante a inspiração reduz essa resistência na via aérea superior, minimizando o trabalho respiratório.

As retrações torácicas ocorrem pela alta complacência da caixa torácica do recém-nascido, podendo ser observadas ao menor sinal de desconforto respiratório. Quando há obstrução da via aérea superior, a retração surge na região supraesternal. Nos casos em que o desconforto é causado pela baixa complacência pulmonar, como na síndrome do desconforto respiratório, as retrações são intercostais e subcostais. Em razão da maior complacência da caixa torácica, os prematuros são mais propensos a apresentarem retrações torácicas.

Conforme ocorre a progressão do desconforto, a contratilidade do diafragma torna-se mais intensa, levando a uma distensão do abdome durante a inspiração. Em decorrência da pressão negativa pleural, a porção anterior do tórax se desloca para dentro, caracterizando o balanço toracoabdominal.

O Boletim de Silverman-Andersen (Quadro 4) é um método utilizado para avaliar o grau de desconforto respiratório. Nele são avaliados cinco critérios (gemência, batimento de asas de nariz, tiragem intercostal, retração esternal e balanço toracoabdominal), com notas de 0 a 2 pontos para cada critério. Somatório 0 indica ausência de desconforto respiratório; 1 a 4, desconforto leve; 4 a 7, desconforto moderado; e ≥ 8, insuficiência respiratória grave.

A percussão deve ser realizada em todo o tórax, evidenciando um som claro pulmonar.

Na ausculta pulmonar, deve-se avaliar os ruídos, observando se o murmúrio vesicular é simétrico ou assimétrico e se há presença de ruídos adventícios. A ausência de ruído e sua assimetria podem indicar atelectasia e/ou escape de ar. Roncos e es-

QUADRO 4 Boletim de Silverman-Andersen na insuficiência respiratória do recém-nascido

Parâmetros	0	1	2
Gemência	Ausente	Audível com estetoscópio	Audível sem estetoscópio
Batimentos de asa de nariz	Ausente	Discreto	Acentuado
Tiragem intercostal	Ausente	Três últimos intercostais	Mais de três intercostais
Retração esternal	Ausente	Discreta	Acentuada
Balanço toracoabdominal	Ausente	Discreto	Acentuado

Fonte: elaboração das autoras.

tertores podem ser auscultados logo após o nascimento, pelo fato de o líquido fetal ainda estar presente nos pulmões.

DIAGNÓSTICO DIFERENCIAL

A insuficiência respiratória pode ser causada por diversos fatores, relacionados ou não a causas pulmonares. O diagnóstico precoce torna-se necessário para que intervenções sejam realizadas, a fim de evitar hipoxemia e sequelas futuras. No Quadro 5 estão listadas as principais causas de insuficiência respiratória no recém-nascido.

Causas pulmonares adquiridas

Síndrome do desconforto respiratório

A síndrome do desconforto respiratório (SDR) é comum nos prematuros, sendo causada pela deficiência de surfactante. Essa deficiência leva ao aumento da tensão superficial do alvéolo, causando seu colapso e atelectasia pulmonar. A lesão do epitélio pulmonar leva à transudação de plasma e sangue, formando a membrana hialina, que inativa ainda mais o surfactante, com consequente aumento do colapso alveolar

QUADRO 5 Principais diagnósticos diferenciais da insuficiência respiratória neonatal

Localização	Etiologias
Trato respiratório alto	▪ Atresia de coanas, estenose nasal ▪ Macroglossia, micrognatia, síndrome de Pierre-Robin ▪ Bócio congênito, tumores, higroma cístico ▪ Membrana laríngea, estenose subglótica ▪ Laringotraqueomalácia ▪ Hemangioma ▪ Paralisia de cordas vocais ▪ Anel vascular
Pulmonares	a) Congênitos: ▪ Hipoplasia pulmonar ▪ Hérnia diafragmática ▪ Síndromes malformativas (enfisema lobar, doença adenomatoide cística) ▪ Sequestro pulmonar b) Adquiridos: ▪ Síndrome do desconforto respiratório ▪ Taquipneia transitória do RN ▪ Síndrome de aspiração meconial ▪ Atelectasia ▪ Pneumonias ▪ Pneumotórax, pneumomediastino
Cardíacos	▪ Cardiopatias congênitas ▪ Insuficiência cardíaca congestiva ▪ Cardiomiopatias ▪ Hipertensão pulmonar persistente ▪ Pneumopericárdio ▪ Malformações arteriovenosas ▪ Isquemia cardíaca pós-asfixia

(continua)

QUADRO 5 Principais diagnósticos diferenciais da insuficiência respiratória neonatal (*continuação*)

Localização	Etiologias
Neurológicos	▪ Encefalopatia hipóxico-isquêmica ▪ Hemorragia intracraniana ▪ Hidrocefalia ▪ Malformações do sistema nervoso central ▪ Meningite ▪ Asfixia perinatal ▪ Depressão por uso de drogas ▪ Apneia do prematuro ▪ Doença neuromuscular
Não cardiorrespiratórios	▪ Metabólicos (acidose metabólica, hipoglicemia, hipocalcemia, hipo/hipernatremia) ▪ Anemia/policitemia ▪ Hipo/hipertermia ▪ Erro inato do metabolismo ▪ Sepse ▪ Leucinoses ▪ Condrodistrofias

Fonte: elaboração das autoras.

e efeito de *shunt* intrapulmonar (áreas pulmonares perfundidas, mas não ventiladas), como pode ser observado na Figura 2.

O risco de SDR aumenta quanto menor for a idade gestacional ao nascimento. Além disso, outros fatores elevam o risco de SDR, entre eles: sexo masculino, diabetes gestacional materna, asfixia perinatal, hipotermia, gestação múltipla e ausência de corticosteroide antenatal.

O quadro clínico se inicia logo após o nascimento, com desconforto precoce, taquipneia, batimento de asa nasal, gemência, retrações sub e intercostais e cianose em ar ambiente. Há piora progressiva da insuficiência respiratória nos dois primeiros dias de vida que, se não tratada, pode levar ao óbito.

Os históricos gestacional e do parto são fundamentais para a realização do diagnóstico, dados os fatores de risco já citados. A radiografia de tórax demonstra um aspecto reticulogranular bilateral com broncogramas aéreos (Figura 3).

O tratamento consiste na manutenção de oxigenação e ventilação adequadas (PaO_2 > 50 mmHg e $PaCO_2$ < 50 mmHg) e na administração de surfactante exógeno. Além disso, o uso de corticosteroide antenatal na gestante com risco de parto prematuro pode reduzir a incidência e gravidade da SDR, ao acelerar a maturação pulmonar fetal.

Taquipneia transitória do recém-nascido

A taquipneia transitória do recém-nascido (TTRN) é uma condição que acomete RN de termo e pré-termo tardios. Ocorre pelo atraso na absorção do líquido pulmonar após o nascimento e está relacionada à cesárea eletiva, especialmente quando não acompanhada de trabalho de parto. Além disso, diabetes e asma maternas, asfixia perinatal, policitemia, macrossomia e sexo masculino também predispõem à TTRN.

O quadro clínico inclui sinais de insuficiência respiratória leve a moderada

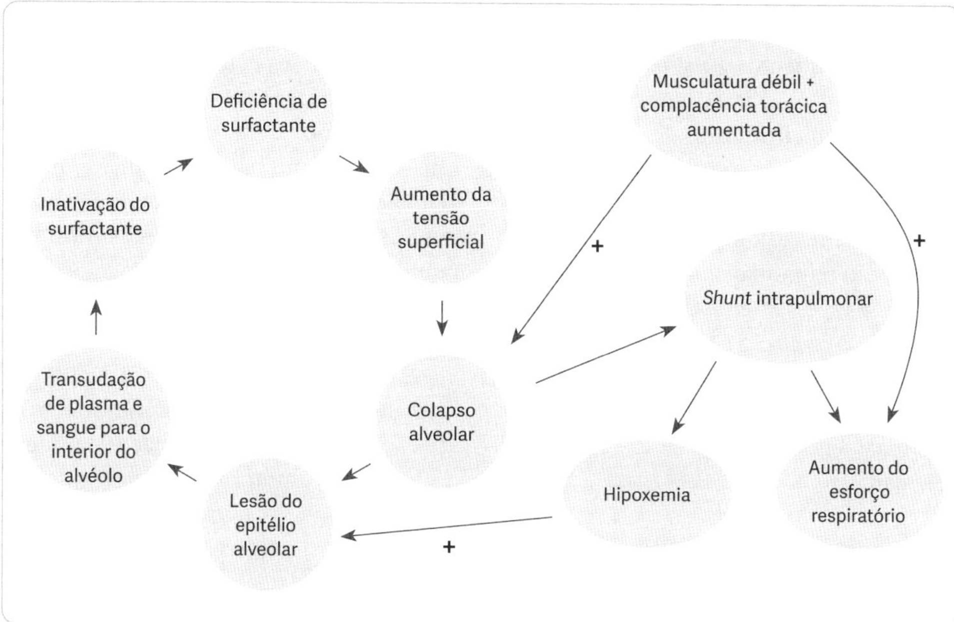

FIGURA 2 Fisiopatologia da síndrome do desconforto respiratório no recém-nascido.
Fonte: elaboração das autoras.

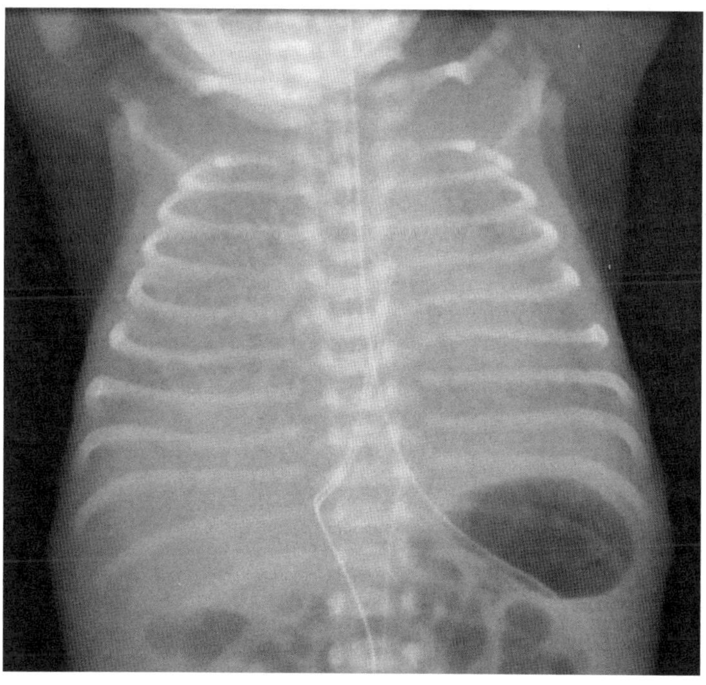

FIGURA 3 Radiografia de tórax de recém-nascido com síndrome do desconforto respiratório.
Fonte: acervo das autoras.

de início logo após o nascimento, com taquipneia, batimento de asa nasal, retrações intercostais, gemência e cianose. Pode haver piora nas primeiras horas de vida e possui curso autolimitado, resolvendo-se em até 3 a 5 dias.

A imagem radiológica apresenta hiperinsuflação pulmonar, congestão peri-hilar bilateral e espessamento de cisuras lobares.

Como a evolução é benigna e autolimitada, o tratamento consiste nos cuidados de sinais e sintomas e no suporte ventilatório para manutenção de oxigenação e ventilação adequadas.

Síndrome de aspiração meconial

A síndrome de aspiração meconial ocorre em RN de termo e pós-termo nascidos em meio a líquido amniótico com mecônio. A eliminação de mecônio geralmente é sinal de sofrimento fetal, hipoxemia e acidose, o que leva ao relaxamento do esfíncter anal e início de movimentos respiratórios intraútero e, com isso, sua aspiração. Os fatores de risco incluem hipertensão materna, eclâmpsia, diabetes, tabagismo, placenta prévia, descolamento prematuro de placenta e restrição de crescimento intrauterino.

O mecônio consiste em água, vérnix, células descamativas do trato gastrintestinal, enzimas pancreáticas, sais biliares, lipídios e mucopolissacarídeos. Os sais biliares e as enzimas pancreáticas podem causar pneumonite química e inativar o surfactante. O mecônio desencadeia uma cascata inflamatória que causa hiper-reatividade, vasoconstrição e hipertensão pulmonar. Além disso, ocorre obstrução mecânica das vias aéreas, levando à atelectasia pulmonar.

Ao nascimento, observa-se a presença de mecônio na pele, cabelo, unhas e cordão umbilical. Porém, se a eliminação for recente, o mecônio estará presente no líquido amniótico, em aspecto de sopa de ervilha, sem a impregnação no RN. O quadro clínico é marcado por desconforto respiratório importante, com batimento de asa nasal, gemência, retrações intercostais e subcostais e cianose de extremidades. Na ausculta pulmonar haverá estertores, roncos e diminuição do murmúrio vesicular, se houver atelectasia e/ou pneumotórax.

A radiografia de tórax mostra áreas de hiperinsuflação pulmonar, infiltrado grosseiro, atelectasias e consolidações, podendo haver pneumotórax e derrame pleural (Figura 4).

Ao nascimento, as diretrizes de reanimação neonatal devem ser seguidas na sala de parto. A seguir, deve-se dar o suporte ventilatório necessário de acordo com a gravidade da insuficiência respiratória. Terapêuticas como antibioticoterapia e uso de surfactante têm sido empregadas.

Pneumonia

A pneumonia é uma importante causa de insuficiência respiratória no RN. Caracterizada por um processo inflamatório pulmonar, tem como etiologia a infecção bacteriana, viral, fúngica e/ou química. Constitui uma causa importante de óbito neonatal, principalmente quando ocorre nas primeiras 48 horas de vida.

As pneumonias podem ser congênitas, quando a infecção é intrauterina, secundárias a infecção materna ou adquiridas, quando a infecção ocorre durante ou após o nascimento.

O RN apresenta sinais e sintomas de sepse, como letargia, distermia, recusa alimentar e icterícia, além de taquipneia, cianose, apneia, desconforto respiratório, redução do murmúrio vesicular e estertores pulmonares.

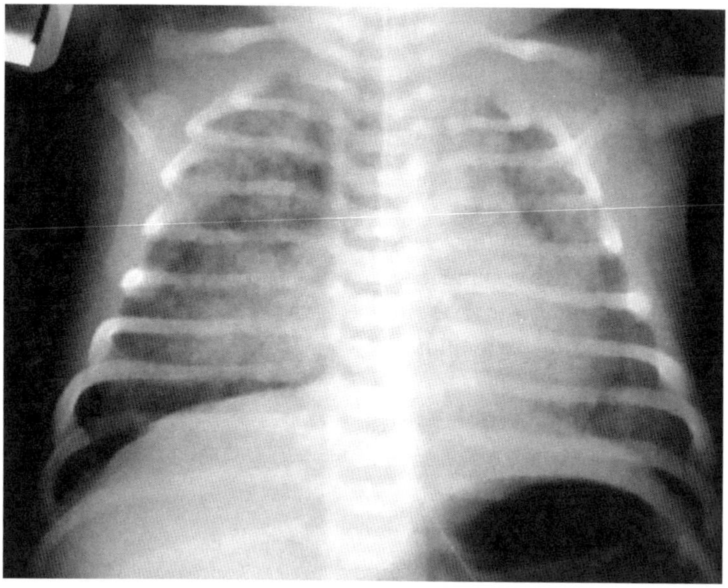

FIGURA 4 Radiografia de tórax de recém-nascido com síndrome de aspiração meconial.
Fonte: acervo das autoras.

O tratamento consiste no suporte hídrico, nutricional e ventilatório e no uso de antimicrobianos específicos para a causa infecciosa.

Hipertensão pulmonar persistente neonatal

A hipertensão pulmonar persistente neonatal se manifesta logo após o nascimento, pela manutenção da resistência vascular pulmonar alta mesmo após o nascimento. Com isso, é mantido o *shunt* da direita (pulmonar) para a esquerda (sistêmico) através do canal arterial e/ou forame oval, levando a mistura de sangue oxigenado com não oxigenado. Essa mistura produz uma hipoxemia grave que, muitas vezes, não responde à oferta de oxigênio.

As principais etiologias são: síndrome de aspiração de mecônio, pneumonia, síndrome do desconforto respiratório e hérnia diafragmática, também podendo ser idiopática.

A clínica se manifesta em todas as idades gestacionais. Os RN apresentam desconforto respiratório desproporcional a hipoxemia, taquipneia e cianose progressiva, de início nas primeiras 4 a 8 horas de vida. Pode haver sopro cardíaco em decorrência da insuficiência tricúspide. A labilidade de oxigenação à manipulação ou ao choro e a diferença de saturação pré e pós-ductais são sinais muito importantes para o diagnóstico.

O tratamento inclui cuidados gerais, atentando-se para o equilíbrio entre a oferta e a demanda de oxigênio. Deve ser realizada manipulação mínima, a fim de minimizar a labilidade, além de oxigenoterapia, suporte hemodinâmico, sedação e analgesia, caso necessárias, e tratamento da doença de base.

CONCLUSÕES

O desconforto respiratório é muito frequente no período neonatal, representando a principal causa de internação em unidades intensivas, e seu principal sinal é a taquipneia.

As causas do desconforto respiratório variam, e um histórico completo, exame físico, achados radiográficos e laboratoriais ajudarão no diagnóstico diferencial.

O reconhecimento do desconforto respiratório e o início de tratamento precoce são fundamentais para evitar a progressão para insuficiência respiratória e melhorar o prognóstico dos pacientes.

SUGESTÕES DE LEITURA

1. Ceccon MEJR, Diniz EMA. Hipertensão pulmonar persistente neonatal. In: Schvartsman BGS, Maluf Jr PT, Carneiro-Sampaio M, editores; Carvalho WB, Diniz EMA, Ceccon MEJR, Krebs VLJ, Vaz FAC, coordenadores. Neonatologia. 2.ed. Santana de Parnaíba: Manole; 2020. p.193-204.
2. Ceccon MEJR, Diniz EMA. Síndrome de aspiração meconial. In: Schvartsman BGS, Maluf Jr PT, Carneiro-Sampaio M, editores; Carvalho WB, Diniz EMA, Ceccon MEJR, Krebs VLJ, Vaz FAC, coordenadores. Neonatologia. 2.ed. Santana de Parnaíba: Manole; 2020. p.173-81.
3. Grassi MS, Ferreira RS. Taquipneia transitória do recém-nascido. In: Schvartsman BGS, Maluf Jr PT, Carneiro-Sampaio M, editores; Carvalho WB, Diniz EMA, Ceccon MEJR, Krebs VLJ, Vaz FAC, coordenadores. Neonatologia. 2.ed. Santana de Parnaíba: Manole; 2020. p.147-51.
4. Hermansen CL, Mahajan A. Newborn respiratory distress. Am Fam Physician. 2015;92(11):994-1002.
5. Pramanik AK, Rangaswamy N, Gates T. Neonatal respiratory distress: a practical approach to its diagnosis and management. Pediatr Clin North Am. 2015;62(2):453-69.
6. Reuter S, Moser C, Baack M. Respiratory distress in the newborn. Pediatr Rev. 2014;35(10):417-28.
7. Sankaran D, Lakshminrusimha S. Pulmonary hypertension in the newborn: etiology and pathogenesis. Semin Fetal Neonatal Med. 2022;(27)4.
8. Thébaud B, Goss KN, Laughon M, Whitsett JA, Abman SH, Steinhorn RH, et al. Bronchopulmonary dysplasia. Nat Rev Dis Primers. 2019;5(1):78.
9. Trachsel D, Erb TO, Hammer J, von Ungern-Sternberg BS. Developmental respiratory physiology. Paediatr Anaesth. 2022;32(2):108-17.

12

Sistema cardiovascular do recém-nascido

Karen Saori Shiraishi Sawamura
Alessandro Cavalcanti Lianza
Gabriela Nunes Leal

PONTOS-CHAVE

- As doenças cardíacas congênitas apresentam-se em 10% dos recém-nascidos, portanto, um exame físico neonatal completo associado à oximetria de pulso é essencial para reduzir as chances de que esses bebês recebam alta inadvertidamente sem o diagnóstico.
- A oximetria de pulso como triagem de cardiopatia congênita crítica deve ser realizada em todo recém-nascido com idade gestacional > 35 semanas, que se encontre assintomático, em ambiente de alojamento conjunto entre 24 e 48 horas de vida.
- Cardiopatias congênitas críticas, cerca de 25% das doenças congênitas cardíacas, são aquelas que se manifestam no período neonatal por hipóxia, insuficiência cardíaca ou baixo débito sistêmico, havendo necessidade da manutenção do forame oval e/ou do canal arterial pérvios para a sobrevivência do recém-nascido até uma intervenção.

INTRODUÇÃO

As doenças cardíacas congênitas ocorrem em 1 a cada 100 recém-nascidos vivos; 1 em cada 4 (25%) desses bebês apresenta cardiopatias congênitas críticas, requerendo intervenção cirúrgica ou via cateterismo cardíaco ainda no período neonatal. Além disso, as cardiopatias respondem por 30% das mortes relacionadas a defeitos congênitos em humanos.

A semiologia cardiovascular de recém-nascidos é particularmente desafiadora, uma vez que a presença do forame oval e do canal arterial pérvios nos primeiros dias de vida pode mascarar sinais e sintomas das cardiopatias congênitas.

Ainda que a maior parte das cardiopatias congênitas críticas possa ser identificada na gestação através da ultrassonografia morfológica e do ecocardiograma fetal, um exame físico neonatal completo associado à oximetria de pulso são essenciais para reduzir as chances de que esses bebês recebam alta inadvertidamente sem diagnóstico.

AVALIAÇÃO INICIAL, INSPEÇÃO E PALPAÇÃO DE PULSOS

Situações frequentemente associadas à ocorrência de cardiopatias congênitas devem ser prontamente reconhecidas na história, tanto materna como fetal (Quadro 1).

QUADRO 1 Situações/fatores que aumentam o risco de cardiopatia congênita

Maternos/familiares:
Familiar com cardiopatia congênita
Filho anterior com cardiopata congênita
Diabetes melito materno
Exposição a agentes cardioteratogênicos: lítio, isotretinoína, álcool etc.
Doenças do colágeno: lúpus, síndrome de Sjögren etc.
Infecções maternas: rubéola, citomegalovírus, toxoplasmose, herpes simples etc.
Idade > 35 anos
Fetais:
Hidropsia não imune
Cromossomopatias
Malformações extracardíacas
Arritmias
Crescimento intrauterino retardado
Anomalia genética
Poli ou oligodrâmnios

Fonte: elaboração dos autores.

A coloração das mucosas e o tempo de enchimento capilar (3 a 4 segundos) são bons indicadores de oxigenação e de débito cardíaco, respectivamente.

A acrocianose (cianose de extremidades) é frequente em recém-nascidos, decorrente muitas vezes de vasoconstrição pelo frio ou de policitemia. Um hematócrito central ≥ 65% com saturações de oxigênio entre 90 e 95% favorece a hipótese de policitemia. Em geral, a acrocianose do recém-nascido normal é generalizada. Quando há um nítido predomínio de cianose em segmentos inferiores, pode-se suspeitar de alguns tipos de cardiopatia congênita, como coarctação de aorta crítica ou interrupção de arco aórtico (Figura 1). Nessas situações, o fluxo para segmentos inferiores é mantido pelo canal arterial, que conduz sangue ainda não oxigenado da artéria pulmonar para a aorta descendente. Quando as pressões pulmonares são suprassistêmicas, como em casos graves de hérnia diafragmática congênita, também pode ocorrer predomínio de cianose em segmentos inferiores, justificada pelo

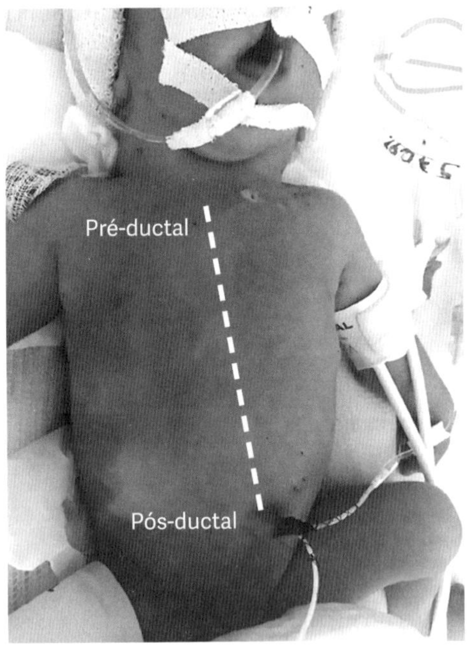

FIGURA 1 Recém-nascido com diagnóstico de interrupção de arco aórtico e hipertensão pulmonar de grau importante. Neste caso, os segmentos pós-ductais exibem cianose evidente (membro superior esquerdo e membros inferiores).

Fonte: acervo dos autores (ver imagem colorida na plataforma do livro, *QR Code* disponível na página xxvi).

fluxo direcionado predominantemente de artéria pulmonar para a aorta descendente através do canal arterial pérvio.

A acrocianose pode ainda ocorrer em situações em que o fluxo sanguíneo em capilares torna-se lento, com aumento de extração periférica de oxigênio pelos tecidos, como sepse e insuficiência cardíaca.

A cianose central (mucosas) é sempre patológica, devendo-se à depressão do sistema nervoso central, patologias pulmonares ou cardiopatias congênitas. Nos casos de patologia pulmonar, nota-se melhora da saturação com a administração de oxigênio. O mesmo não se verifica nos casos de cardiopatias congênitas com restrição ao fluxo pulmonar: estenose crítica de valva pulmonar, atresia pulmonar com septo íntegro, atresia pulmonar com comunicação interventricular, tetralogia de Fallot, atresia tricúspide, anomalia de Ebstein.

As principais causas de cianose de extremidades (acrocianose) e de cianose central são apresentadas na Figura 2.

Palidez mucocutânea e aumento do tempo de enchimento capilar indicam redução do débito sistêmico. Entre as possíveis cardiopatias congênitas implicadas estão as obstrutivas de coração esquerdo: síndrome de Shone, estenose valvar aórtica crítica, coarctação da aorta, interrupção de arco aórtico, ou síndrome da hipoplasia do coração esquerdo. Outras causas, como sepse, miocardite, miocardiopatias, doenças de

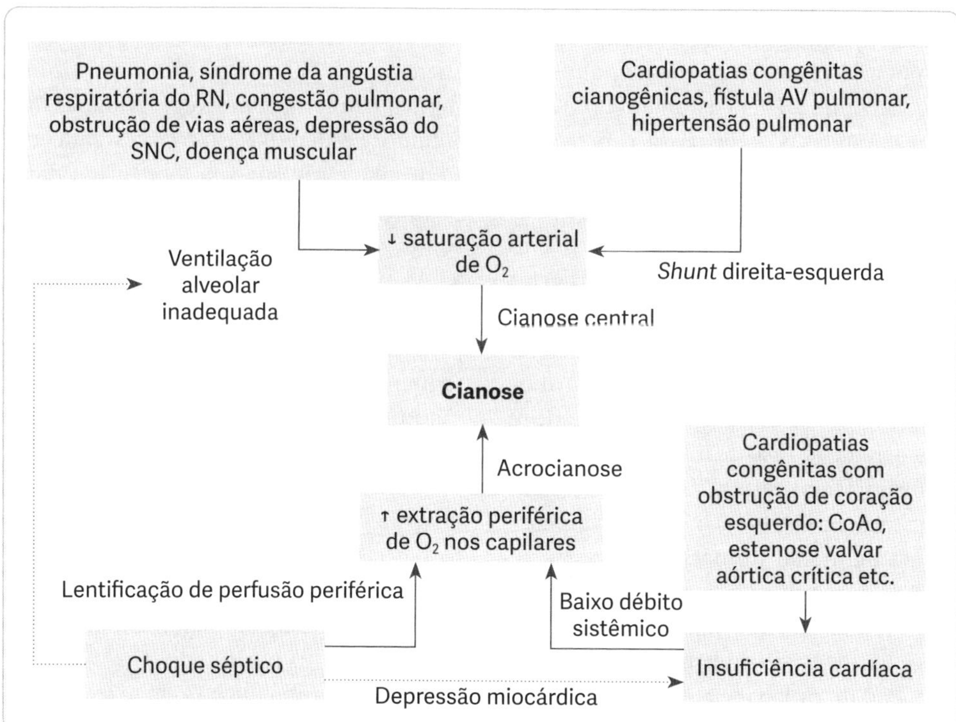

FIGURA 2 Fisiopatologia da cianose em recém-nascidos (RN).

AV: arteriovenosa; CoAo: coarctação de aorta; SNC: sistema nervoso central.
Fonte: elaboração dos autores.

depósito, erros inatos do metabolismo ou disfunção miocárdica pós-asfixia perinatal, devem sempre ser consideradas.

Especial atenção deve ser dada ao padrão respiratório do recém-nascido. A frequência respiratória habitual nos bebês de termo varia de 40 a 60 incursões por minuto. Considera-se taquipneia uma frequência respiratória > 70 incursões por minuto.

Nas cardiopatias congênitas com hipofluxo pulmonar, a complacência pulmonar aumenta e o trabalho respiratório diminui. Além disso, a hipoxemia estimula o centro respiratório no tronco cerebral, estimulando a hiperpneia e a redução da pressão parcial do gás carbônico (pCO_2). A presença de taquipneia, sem uso de musculatura acessória, em um bebê cianótico sugere cardiopatia congênita cianogênica. Já nos casos de cardiopatia congênita com hiperfluxo pulmonar, a presença de edema pulmonar reduz a complacência e aumenta o trabalho respiratório. O bebê passa a apresentar taquipneia acompanhada de tiragem intercostal, uso de musculatura acessória e batimento de asa nasal. Se houver baixo débito sistêmico associado, a perfusão periférica mostra-se comprometida e frequentemente ocorre acidose de padrão misto (respiratória e metabólica). A possibilidade de cardiopatia congênita crítica deve ser sempre considerada no caso de um recém-nascido em insuficiência respiratória, sem achados de história e exame físico compatíveis com doença pulmonar primária.

A palpação de pulsos nos quatro membros é essencial, com atenção para sua frequência, ritmo e amplitude. Sugere-se a palpação de pulsos braquiais e femorais simultaneamente. Pulsos amplos podem indicar canal arterial com repercussão hemodinâmica ou uma janela aortopulmonar. Redução da amplitude dos pulsos em membros inferiores sugere doenças obstrutivas de arco aórtico. Já a redução de amplitude nos quatro membros indica baixo débito sistêmico, como estenose valvar aórtica crítica, síndrome de hipoplasia do coração esquerdo, miocardiopatias que cursem com disfunção ventricular, hipoplasia de coração direito com forame oval restritivo e drenagem anômala total de veias pulmonares obstrutiva.

INSPEÇÃO E AUSCULTA CARDÍACA

O precórdio do recém-nascido normal é habitualmente tranquilo. A presença de impulsões precordiais visíveis e palpáveis sugere dilatação ventricular direita ou esquerda.

A frequência cardíaca (FC) deve variar entre 100 e 160 batimentos por minuto (bpm), rítmicos, sem irregularidades. No entanto, é esperada variação da frequência com a respiração, sono ou choro. Considera-se bradicardia se FC < 90 bpm e taquicardia se FC > 180 bpm. Recomenda-se iniciar a ausculta da base do coração (segundo espaço intercostal) em direção ao ápice, percorrendo a região paraesternal direita e esquerda. As bulhas cardíacas são geradas pelo fechamento das valvas tricúspide e mitral (B1) e pelo fechamento das valvas pulmonar e aórtica (B2). Com o aumento do fluxo pulmonar após o nascimento, a B2 sofre desdobramento com a inspiração, como consequência do atraso no fechamento da valva pulmonar. Uma B2 única, marcada, pode sugerir má posição dos vasos da base (com aorta anterior e mais próxima da parede torácica), atresia pulmonar ou até hipertensão pulmonar. A presença de ruídos cardíacos extras (B3, B4) pode ocorrer em corações normais, porém sempre deve suscitar avaliação cuidadosa. Convém auscultar também o dorso do recém-nascido, verificando a presença de eventuais sopros e suas irradiações.

Sopros inocentes no recém-nascido têm caráter suave, com intensidade entre 1 e 2 +/6. Podem decorrer de canal arterial em fechamento, sendo mais bem auscultados em região infraclavicular esquerda e dorso. A presença de insuficiência tricúspide intermitente nos primeiros dias de vida, principalmente enquanto ainda persiste o padrão fetal de resistência vascular pulmonar, justifica sopro sistólico de caráter regurgitativo em quarto espaço intercostal à direita. Sopros rudes, entre 3 e 6+/6, audíveis em todo o precórdio e no dorso, sugerem a presença de cardiopatia congênita. É importante enfatizar que os recém-nascidos portadores de cardiopatias congênitas críticas nem sempre apresentam sopros cardíacos significativos. Muitas vezes, é a presença de cianose, sinais de baixo débito sistêmico e de insuficiência respiratória que dominam o quadro clínico.

Comunicações interventriculares amplas, ou até defeitos do septo atrioventricular, podem não alterar o exame físico nos primeiros dias de vida. O pequeno volume de sangue que atravessa os defeitos é justificado pelas elevadas pressões em cavidades direitas, presentes ao nascimento. O sopro cardíaco e os sinais de hiperfluxo pulmonar tendem a surgir apenas após a queda na resistência vascular pulmonar, entre 6 e 8 semanas de vida. Pequenas comunicações interventriculares, no entanto, podem gerar sopro de caráter ejetivo ao longo da borda esternal já nos primeiros dias, em virtude do fluxo turbulento e de alta velocidade que as atravessa.

Estenoses críticas de valva pulmonar ou de valva aórtica geram sopros rudes em segundo espaço intercostal, na borda esternal direita e esquerda. Um sopro sistólico suave pode ser ouvido em região infraclavicular esquerda e dorso, correspondendo ao canal arterial pérvio. Nos casos de estenose valvar pulmonar crítica, o recém-nascido apresentará ainda cianose central de grau importante; já na estenose valvar aórtica crítica, são esperados sinais de baixo débito sistêmico. Nas duas condições, o canal arterial pérvio é essencial para a sobrevivência do recém-nascido, já que garante a manutenção do fluxo pulmonar (estenose pulmonar) e do fluxo sistêmico (estenose aórtica).

Na tetralogia de Fallot, a estenose infundíbulo-valvar costuma justificar a presença de sopro sistólico ejetivo em foco pulmonar. No entanto, quanto maior a contração do infundíbulo, menor o sopro e pior a cianose apresentada pelo recém-nascido.

A ausculta cardíaca em casos de cardiopatias críticas como síndrome da hipoplasia do coração esquerdo ou transposição de grandes artérias pode ser relativamente inocente, sem sopros audíveis. Nos casos de transposição, a presença de aorta anterior à pulmonar justifica a ausculta de B2 única, sem desdobramento. Informalmente, os cardiologistas pediátricos costumam lembrar que as piores cardiopatias congênitas são as que menos "sopram".

INSPEÇÃO E AUSCULTA ABDOMINAL

Recém-nascidos em insuficiência cardíaca podem apresentar hepatomegalia secundária à congestão. Cardiopatias congênitas como drenagem anômala total de veias pulmonares, atresia tricúspide ou atresia pulmonar com septo interventricular íntegro dependem da manutenção de um forame oval pérvio, para que haja passagem de sangue para cavidades esquerdas. Quando o forame oval torna-se restritivo, o volume sanguíneo acumula-se em cavidades direitas, e um dos sinais percebidos é justamente a hepatomegalia. Além disso, cardiopatias congênitas que cursam com baixo débito sistêmico podem acarretar isquemia mesentérica, distensão de alças e redução do peristaltismo.

AVALIAÇÃO DA PRESSÃO ARTERIAL

A pressão arterial em recém-nascidos deve ser aferida em membros superiores e em ao menos um dos membros inferiores, comparando-se os valores obtidos com o esperado para peso de nascimento, idade gestacional e dias de vida.

PAPEL DA OXIMETRIA DE PULSO (TESTE DO CORAÇÃOZINHO)

A oximetria de pulso como triagem de cardiopatia congênita crítica deve ser realizada em todo recém-nascido com idade gestacional > 35 semanas que se encontre assintomático, em ambiente de alojamento conjunto.

O teste deve ser realizado entre 24 e 48 horas de vida, com o intuito de reduzir resultados falsos positivos. As medidas de oximetria precisam ser realizadas em membro superior direito (pré-ductal) e em um dos membros inferiores (pós-ductal). A Figura 3 demonstra o fluxograma atualmente sugerido pela Sociedade Brasileira de Pediatria para a realização do teste do coraçãozinho.

RECONHECENDO AS PRINCIPAIS CARDIOPATIAS CONGÊNITAS CRÍTICAS NO PERÍODO NEONATAL

Cardiopatias congênitas críticas são aquelas que se manifestam no período neonatal por hipóxia, insuficiência cardíaca ou baixo débito sistêmico, havendo necessidade da manutenção do forame oval e/ou do canal arterial pérvios para a sobrevivência do recém-nascido até uma intervenção.

Metanálises incluindo um grande número de recém-nascidos concluíram que a oximetria de pulso apresenta alta especificidade (99,9%) e moderada sensibilidade (76,5%) na detecção de cardiopatias congênitas críticas. Segundo literatura recente, a associação entre um exame físico cardiovascular completo realizado por profissional treinado e a oximetria de pulso tem comprovadamente maior acurácia do que cada um dos métodos isolados. A propedêutica armada, que inclui radiografia simples de tórax, eletrocardiograma e ecocardiograma, completa a investigação inicial e permite o diagnóstico oportuno das cardiopatias congênitas no período neonatal, contribuindo sobremaneira para a redução da morbimortalidade.

O Quadro 2 apresenta as principais características clínicas das cardiopatias congênitas críticas que cursam com fluxo pulmonar dependente de canal arterial, fluxo sistêmico dependente de canal arterial, circulação em paralelo, *shunt* misto e *shunt* esquerda-direita exclusivo.

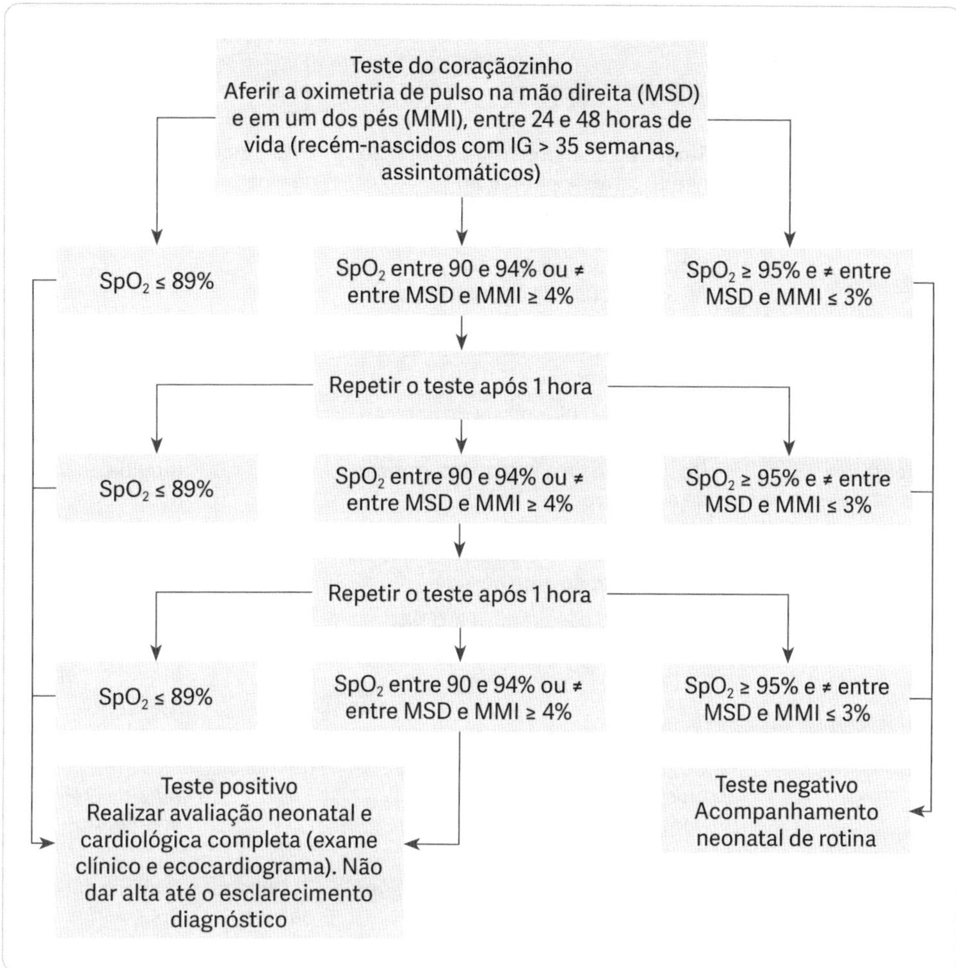

FIGURA 3 Fluxograma para condução e interpretação do teste do coraçãozinho, modificado do Manual de Orientação do Departamento Científico de Cardiologia e Neonatologia da Sociedade Brasileira de Pediatria, de agosto de 2022.

MMI: membro inferior; MSD: membro superior direito; SpO2: saturação periférica de oxigênio.
Fonte: elaboração dos autores.

CONCLUSÕES

As cardiopatias congênitas críticas ainda apresentam grande morbimortalidade, principalmente quando diagnosticadas tardiamente, após a alta hospitalar do recém-nascido. Um exame físico detalhado na maternidade, associado à oximetria de pulso, permite intervenção em tempo hábil, evitando óbitos e sequelas neurológicas em consequência à hipóxia e ao baixo débito sistêmico.

QUADRO 2 Principais características clínicas das cardiopatias congênitas críticas no período neonatal

Tipo de cardiopatia	Principais cardiopatias	Início dos sintomas	Apresentação clínica inicial
CC com fluxo pulmonar canal-dependente	▪ Síndrome da hipoplasia do coração direito (atresia pulmonar) ▪ Atresia pulmonar com CIV ▪ Estenose pulmonar crítica ▪ Tetralogia de Fallot ▪ Atresia tricúspide com estenose pulmonar ▪ Ventrículo único com estenose ou atresia pulmonar	1ª semana de vida	Cianose +++, SpO_2 < 85%, taquidispneia discreta
CC com fluxo sistêmico canal-dependente	▪ Síndrome da hipoplasia do coração esquerdo (atresia aórtica) ▪ Coarctação de aorta ou interrupção do arco aórtico ▪ Estenose aórtica crítica ▪ Ventrículo único com coarctação ou interrupção do arco aórtico	1ª semana de vida	Cianose +, SpO_2 85 a 95%, taquidispneia acentuada, sinais de baixo débito sistêmico
CC com circulação em paralelo	Transposição das grandes artérias	1ª semana de vida	Cianose +++, SpO_2 < 85%, taquidispneia moderada
CC com *shunt* misto	▪ Tronco arterial comum ▪ Conexão anômala total de veias pulmonares ▪ Ventrículo único sem estenose pulmonar	2ª semana de vida	Cianose +, SpO_2 85 a 95%, taquidispneia acentuada
CC com *shunt* esquerda-direita exclusivo	▪ Comunicação interventricular grande ▪ Defeito total do septo atrioventricular total ▪ Persistência do canal arterial ▪ Janela aortopulmonar ▪ Origem anômala da artéria pulmonar da aorta	2ª semana de vida	Cianose ausente, SpO_2 > 95%, taquidispneia acentuada

CC: cardiopatia congênita; CIV: comunicação interventricular; SpO_2: saturação periférica de oxigênio.
Fonte: modificação do Manual de Orientação do Departamento Científico de Cardiologia e Neonatologia da Sociedade Brasileira de Pediatria, de agosto de 2022.

SUGESTÕES DE LEITURA

1. Fillipps DJ, Bucciarelli RL. Cardiac evaluation of the newborn. Pediatr Clin North Am. 2015;62(2):471-89.
2. Huang Y, Zhong S, Zhang X, Kong L, Wu W, Yue S, et al. Large scale application of pulse oximeter and auscultation in screening of neonatal congenital heart disease. BMC Pediatr. 2022;22(1):483.
3. Sociedade Brasileira de Pediatria (SBP). Sistematização do atendimento ao recém-nascido com suspeita ou diagnóstico de cardiopatia congênita. Manual de Orientação do Departamento Científico de Cardiologia e Neonatologia da Sociedade Brasileira de Pediatria (2019-2021). Número 4, 11 de agosto de 2022. Disponível em: https://www.sbp.com.br/fileadmin/user_upload/23544c-MO_Sistemat_atend_

RN_cSuspeita_CardCongenita.pdf. Acesso em: 16 fev. 2024.

4. Song J, Huang X, Zhao S, Chen J, Chen R, Wu G, Xu Z. Diagnostic value of pulse oximetry combined with cardiac auscultation in screening congenital heart disease in neonates. J Int Med Res. 2021;49(5): 3000605211016137.
5. Yoon SA, Hong WH, Cho HJ. Congenital heart disease diagnosed with echocardiogram in newborns with asymptomatic cardiac murmurs: a systematic review. BMC Pediatr. 2020;20(1):322.
6. Zhao QM, Niu C, Liu F, Wu L, Ma XJ, Huang GY. Accuracy of cardiac auscultation in detection of neonatal congenital heart disease by general paediatricians. Cardiol Young. 2019;29(5):679-83.
7. Zuppa AA, Riccardi R, Catenazzi P, D'Andrea V, Cavani M, D'Antuono A, et al. Clinical examination and pulse oximetry as screening for congenital heart disease in low-risk newborn. J Matern Fetal Neonatal Med. 2015;28(1):7-11.

13

Sistema digestório do recém-nascido

Werther Brunow de Carvalho

PONTOS-CHAVE

- A avaliação do abdome do recém-nascido deve ocorrer nas primeiras horas de vida, quando o intestino ainda não está com a presença de gases.
- O exame abdominal deve ser realizado quando o recém-nascido está calmo e os músculos abdominais estão relaxados, nesta sequência: observação, ausculta e palpação.
- A inspeção abdominal inclui pele, formato, movimentação, cordão umbilical, defeitos na parede abdominal e área perineal.
- A ausculta abdominal deve ser realizada antes da palpação.
- A palpação abdominal deve incluir as lojas renais e a área femoral.

INTRODUÇÃO

A avaliação do abdome do recém-nascido (RN) é mais fácil de ser realizada nas primeiras horas de vida, quando o intestino ainda não está preenchido de gases, idealmente com o paciente quieto e com a musculatura abdominal relaxada. Mantenha os joelhos do RN para cima, com os quadris e joelhos flexionados, realizando a palpação com a mão oposta. É importante a história materna, pois o exame de imagem antenatal pode revelar aumento dos rins, dilatação do intestino e massas abdominais. Com esses dados, podem-se dirigir as aéreas para o exame inicial.

A presença de polidrâmnio aumenta o risco de alterações congênitas graves, podendo chegar a 75% dos casos, incluindo:

- Atresia esofágica ou duodenal.
- Fístula traqueoesofágica.
- Onfalocele.
- Gastrosquise.
- Hérnia diafragmática.

INSPEÇÃO ABDOMINAL

A pele do abdome é rosada, mas pode haver a presença de equimoses (achado raro) em decorrência do processo de nascimento. O RN pré-termo poderá apresentar uma vasculatura abdominal mais visível pela diminuição do tecido subcutâneo. O RN pós-termo pode apresentar descamação da pele e um aspecto com rachaduras sobre o abdome.

Observe a forma do abdome; quando escavado, sugere a presença de hérnia diafragmática e a necessidade de um exame mais minucioso. A distensão leve e variável é normal, mas uma distensão persistente sugere a possibilidade de obstrução intestinal ou fluido intra-abdominal, e a presença de um abdome flácido e enrugado sugere a ausência da musculatura abdominal (síndrome de *prune belly*). Essa síndrome é muito rara, ocorre mais em meninos e está associada com alterações renais graves e do trato urinário. Uma distensão isolada na porção inferior do abdome pode estar associada com distensão da bexiga, alterações geniturinárias ou teratomas.

As obstruções intestinais superiores, como atresia de esôfago e duodeno, tendem a apresentar como quadro clínico salivação excessiva e vômitos não biliosos. Conforme a obstrução progrida para um nível mais inferior, podem ocorrer vômitos biliosos quando o nível da obstrução está além da ampola de Vater. A presença de vômito bilioso, com ou sem distensão abdominal, requer investigação imediata para afastar o diagnóstico de má rotação com volvo. Esta é uma das urgências cirúrgicas no período neonatal para evitar o infarto irreversível do intestino. Muitas condições ocasionam obstrução gastrintestinal, e suas principais causas são apresentadas na Figura 1.

Pode-se observar uma diástase do reto, que é uma separação na linha média do músculo reto abdominal, se estendendo abaixo do esterno para o umbigo quando a criança está chorando (achado normal com resolução espontânea). Pode-se verificar também a presença de hérnia umbilical com uma protusão do conteúdo abdominal para a hérnia, facilmente reduzível (as hérnias umbilicais habitualmente têm fechamento espontâneo). O cordão umbilical em RN saudáveis apresenta uma cor perolado-esbranquiçada e gelatinosa, contendo duas artérias e uma veia. Um cordão espesso é observado nos RN grandes para a idade gestacional, e contrariamente uma aparência fina é verificada nos RN pequenos para a idade gestacional, pós-maturos ou que tenham evoluído com a presença de alguma insuficiência placentária. Caso seja verificada alguma alteração no cordão, deve-se fazer seu clampeamento e secção distal nas áreas acima para evitar a lesão de qualquer estrutura, como bexiga e intestino, que pode estar presente na parte herniada. A ausência de uma das artérias no cordão é observada em um 1% nos RN e pode estar associada com alterações cardiovasculares, gastrintestinais ou geniturinárias ou mesmo ser um achado isolado. A presença de cor avermelhada ao redor do cordão estendendo-se para o abdome pode ser um sinal de onfalite, que deve ser tratada imediatamente, pois pode se disseminar rapidamente, ocasionando uma doença sistêmica grave (sepse). Em condições normais, o cordão apresenta-se seco logo após o nascimento e cai ao redor de 10 a 14 dias. A presença de drenagem purulenta a partir do umbigo pode indicar o diagnóstico de abscesso e, quando a drenagem ocorre em grande quantidade, pode indicar a presença de uma conexão entre a bexiga e o umbigo (úraco persistente), o

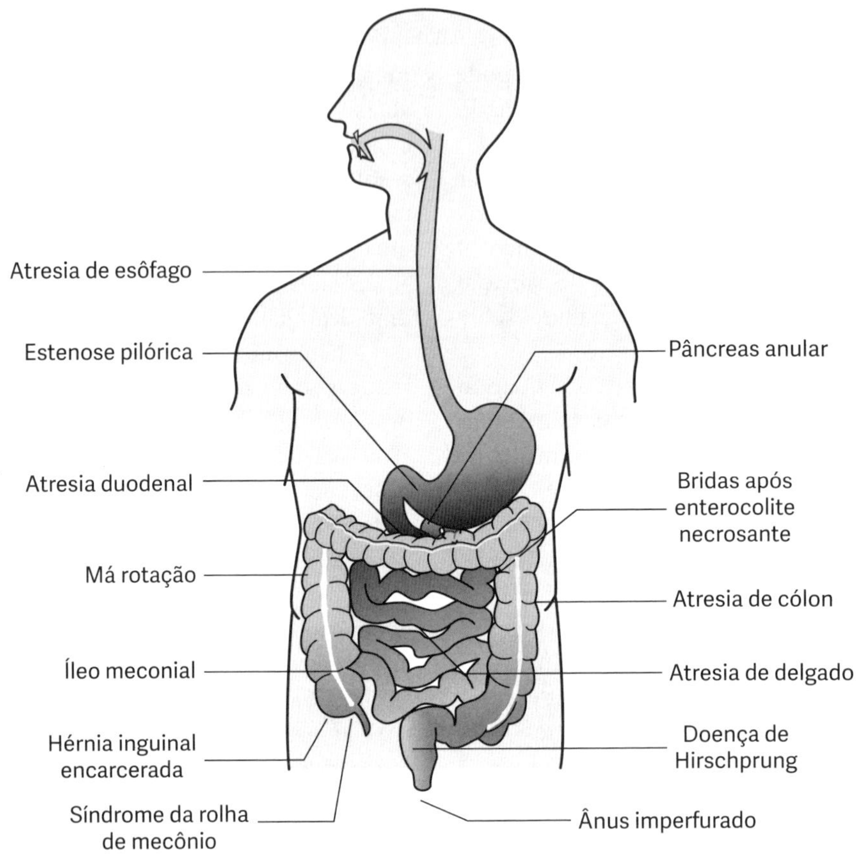

FIGURA 1 Causas de obstrução intestinal.
Fonte: adaptação de Lissauer et al., 2016.

que poderá, também, ter a liberação de um conteúdo ileal através do cordão umbilical.

DEFEITOS DA PAREDE ABDOMINAL

Onfalocele

Defeito em nível umbilical com herniação no conteúdo abdominal; o intestino é coberto pelo peritônio e âmnio (Figura 2).

Quando o efeito ocorre acima da área umbilical, pode produzir a pentalogia de Cantrell, que envolve:

- Defeitos no esterno e no diafragma.
- Defeitos no pericárdio, incluindo externalização do coração.
- Associação com alterações cardíacas, neurológicas, geniturinárias, esqueléticas e alterações cromossômicas em 50 a 75%.

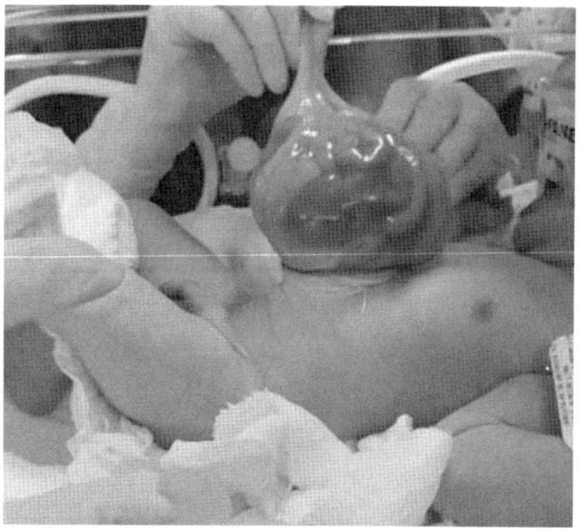

FIGURA 2 Onfalocele.
Fonte: Silva e Solé, 2022.

Gastrosquise

Defeito da parede anterior do abdome, habitualmente à direita do umbigo, com herniação do intestino (Figura 3).

Diferentemente da onfalocele, não existe cobertura do intestino e a incidência de alterações associadas é baixa. Geralmente tem seu diagnóstico na triagem de ultrassonografia pré-natal.

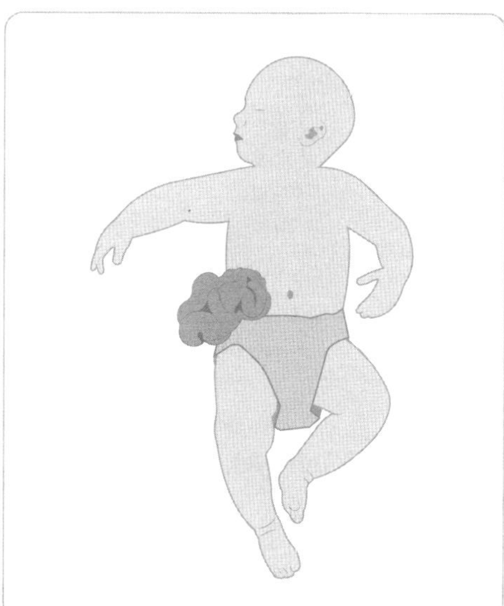

FIGURA 3 Gastrosquise.

Extrofia de bexiga

É um defeito raro, resultante da ausência da formação normal da parede abdominal inferior precocemente durante a gestação. A parede posterior da bexiga permanece exposta e a urina apresenta uma drenagem para o abdome (Figura 4). Esse defeito é mais frequente em meninos.

DEFEITOS DA ÁREA PERIANAL

Ânus imperfurado

Deve-se realizar a inspeção da área perianal e verificação de anormalidades como imperfuração (Figura 5) e fístulas. A incidência varia de 1 para 5 mil nascimentos.

Pode haver a presença de fistulas com a conexão do trato intestinal com o geniturinário. A presença de mecônio na vagina sugere a presença de fistula retovaginal, e, quando o mecônio está presente, o orifício uretral sugere fistula retouretral.

AUSCULTA ABDOMINAL

Deve ser realizada previamente à palpação, pois pode interferir nos ruídos hidroaéreos e

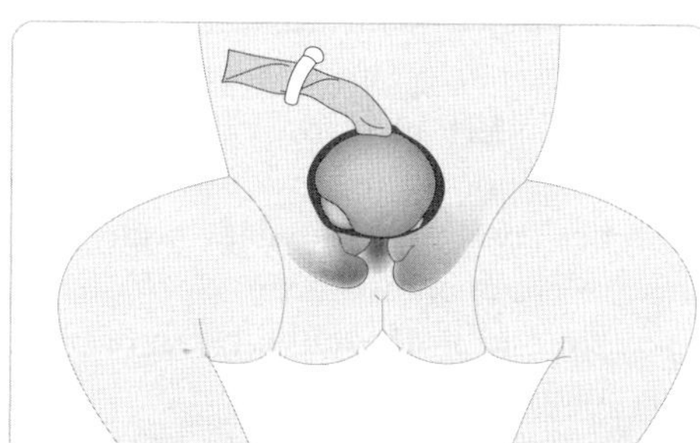

FIGURA 4 Extrofia de bexiga urinária.

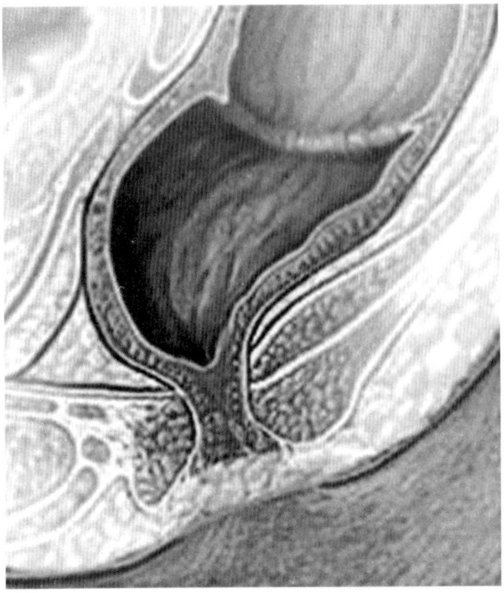

FIGURA 5 Ânus imperfurado.

alterar o comportamento da criança. A ausculta ideal deve ser feita com a criança quieta e com um estetoscópio um pouco aquecido. Devem-se examinar os quatro quadrantes abdominais. Os sons intestinais normais são metálicos e deve-se examinar por um período de 5 minutos antes de afirmar que estão ausentes. A sedação materna pode determinar uma diminuição dos sons intestinais. Podem-se auscultar sopros em qualquer localização abdominal, indicando malformações dos vasos hepáticos e renais ou hemangiomas.

PALPAÇÃO ABDOMINAL

É mais fácil de ser realizada com a criança quieta, sendo o último passo do exame do RN. A hipertonicidade da musculatura abdominal pode indicar dor ou irritação peritoneal; já a hipotonicidade pode estar presente em doença neuromuscular e nos casos em que a mãe tenha recebido medicação que determina depressão do RN. Pode ser um achado normal no RN com prematuridade extrema.

A presença de massas abdominais também pode ser observada na palpação, mas são frequentemente detectadas na triagem de ultrassonografia durante a gestação. As causas estão demonstradas na Figura 6.

A palpação normalmente tem seu início com uma profundidade superficial e posteriormente se avaliam os órgãos mais profundos. O fígado deve ser o primeiro órgão a ser identificado, estendendo-se de 1 a 2 cm abaixo do gradeado costal direito. Sua superfície é normalmente lisa e firme. Inchaço com o amolecimento do órgão é um sinal de congestão e pode indicar falência cardíaca.

Do lado esquerdo faz-se a palpação do baço; na maioria dos casos, ele não se encontra palpável. A ausência do baço pode estar presente em certas condições cardíacas que envolvem asplenia. Quando se palpa o fígado do lado esquerdo e o baço do lado direito, ocorre uma condição de *situs inversus.*

A palpação dos rins pode ser um pouco mais difícil. Apresentam consistência semelhante a uma azeitona grande, e o rim direito está levemente mais inferior que o esquerdo. Quando são facilmente palpáveis e aumentados, podem indicar hidronefrose ou doença cística renal. Qualquer consistência diferente da suave e firme está alterada e deve ser investigada.

A bexiga está situada a 1 a 4 cm acima da sínfise púbica, com um aspecto suave à palpação. Sua distensão pode indicar obstrução urinária ou alteração do sistema nervoso central.

REGIÃO INGUINAL E ÁREA FEMORAL

Idealmente deve ser realizada com a criança quieta e em um momento em que não esteja chorando. Os pulsos da artéria

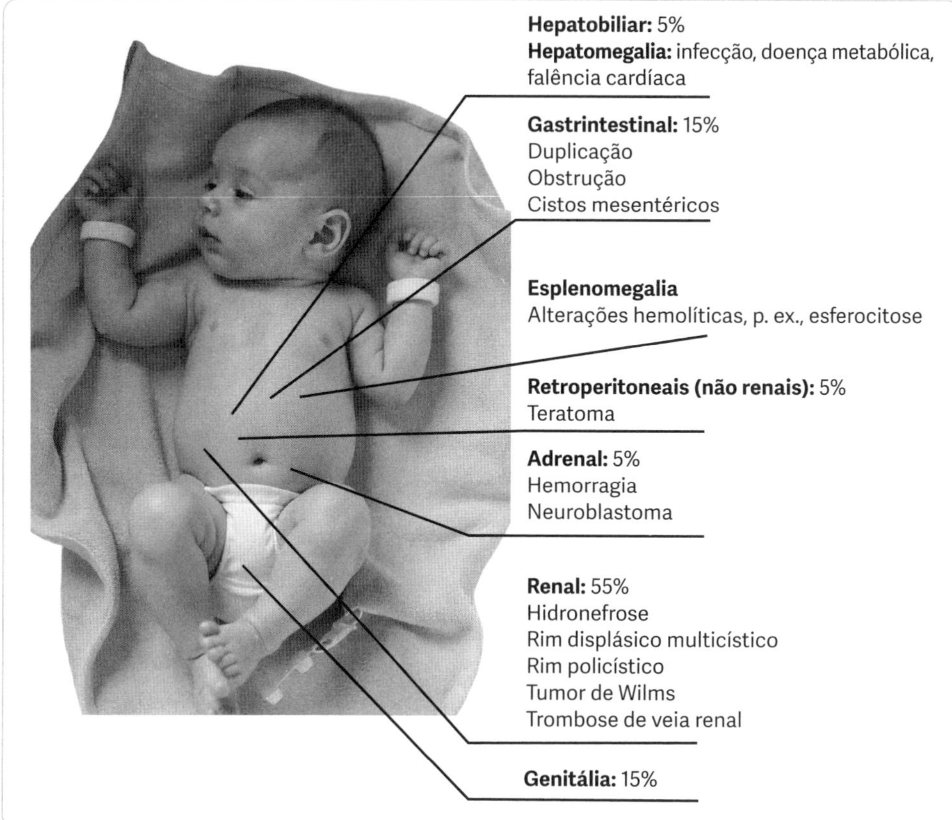

FIGURA 6 Massas abdominais no recém-nascido e suas possíveis causas.

femoral devem ser palpados e sua amplitude, comparada com o pulso braquial. A ausência ou um pulso fraco ao nível femoral podem ser observados na coartação da aorta ou na interrupção no arco aórtico. A região inguinal deve ser observada em relação à presença de abaulamentos, que podem configurar uma hérnia inguinal. A presença da hérnia tem sua observação mais fácil quando a criança está chorando em virtude do aumento da pressão intra-abdominal. As hérnias inguinais são mais comuns em meninos e nos RN pré-termo extremos.

AVALIAÇÃO POR RADIOGRAFIA E ULTRASSONOGRAFIA ABDOMINAL

A avaliação radiográfica em RN com enterocolite necrosante varia de maneira considerável; o achado mais patognomônico é a pneumatose na parede intestinal, observada como lucências lineares de gás.

Quando se observa com cuidado, pode-se verificar a presença de gás no sistema portal e de gás livre na cavidade abdominal.

Existe um interesse cada vez maior da utilização da ultrassonografia *point-of-care* abdominal para avaliação intestinal, principalmente quando a radiografia não é específica e a suspeita clínica diagnóstica indica condições intestinais graves. Uma dessas condições é a enterocolite necrosante do RN, cujo manejo vai depender das complicações associadas. A ultrassonografia *point-of-care* abdominal é útil para detectar sinais de enterocolite necrosante, como se observa na Figura 7.

Recentemente, o grupo de ultrassonografia *point-of-care* da Sociedade Europeia de Pediatria e Neonatologia publicou as diretrizes para ultrassonografia abdominal em RN e delinearam suas vantagens como um complemento da radiografia simples de abdome (Quadro 1).

CONCLUSÕES

Uma rotina sistemática do exame clínico e um ambiente tranquilo para o bebê facilitarão o exame abdominal, permitindo que o examinador diferencie variações normais de achados anormais.

Uma radiografia simples de abdome é a investigação padrão atual para detectar anormalidades intestinais no recém-nascido doente.

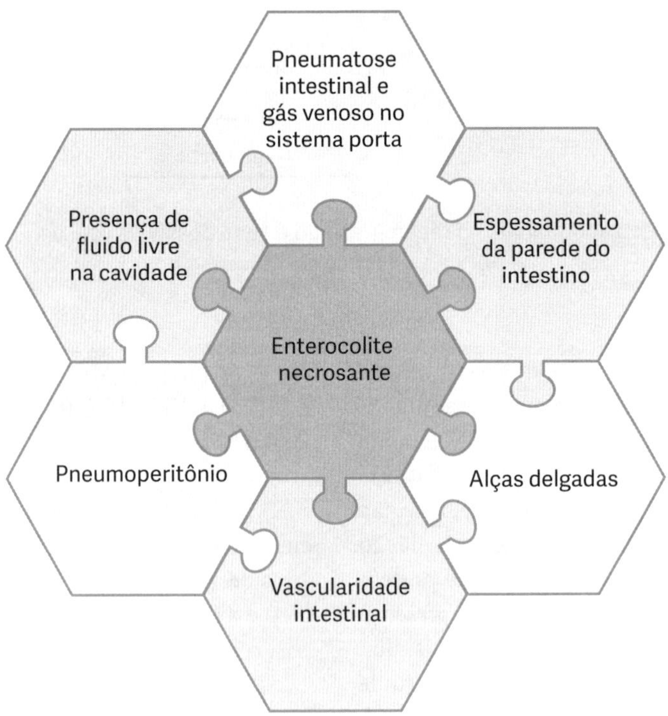

FIGURA 7 Esquema demonstrando a avaliação ultrassonográfica do intestino para o diagnóstico de enterocolite necrosante.

Fonte: adaptação de Priyadarshi et al., 2023.

QUADRO 1 Vantagens da ultrassonografia abdominal no local de atendimento como complemento de uma radiografia simples de abdome no recém-nascido

1. Ultrassonografia intestinal quando a radiografia simples de abdome demonstrar achados inespecíficos no cenário clínico da enterocolite necrosante precoce para uma avaliação de imagem completa para essa doença
2. Detecção de deterioração clínica inconsistente com simples alterações de anormalidade da radiografia simples de abdome
3. Detecção precoce de gás venoso portal em comparação à radiografia simples de abdome
4. Detecção de líquido abdominal livre (anecoico ou ecogênico) com o uso da ultrassonografia
5. Detecção de vascularização específica associada à enterocolite necrosante (na ausência de pneumatose intestinal) com o uso de ultrassonografia
6. Decisão sobre reiniciar a alimentação após diagnóstico de enterocolite necrosante, usando peristaltismo, avaliação da parede intestinal ("assinatura intestinal" normal) e vascularização como guia

Fonte: adaptação de Priyadarshi et al., 2023.

A ultrassonografia abdominal *point-of care* (no local de atendimento), realizada por neonatologistas, pode avaliar o intestino, principalmente quando as alterações da radiografia simples são inespecíficas e é alta a suspeita clínica de alterações intestinais graves.

CONSIDERAÇÕES FINAIS

Descrevemos a abordagem geral para a avaliação do abdome do recém-nascido, incluindo o momento ideal, a posição do paciente e a sequência do exame (observação, ausculta, palpação), além da importância da história materna.

Detalhamos os achados da inspeção abdominal, abordando a pele, o formato do abdome (distensão, escavado, síndrome de Prune Belly), a diástase do reto e a hérnia umbilical. Explicamos as características e anomalias do cordão umbilical, incluindo a contagem de vasos, a aparência em diferentes condições e sinais de infecção (onfalite) ou persistência de estruturas (úraco persistente). Descrevemos os principais defeitos da parede abdominal (onfalocele, gastrosquise e extrofia de bexiga), destacando suas características distintivas e associações. Abordamos a inspeção da área perianal, focando no ânus imperfurado e na identificação de fístulas associadas. Explicamos a técnica e os achados da ausculta abdominal, incluindo ruídos hidroaéreos normais e a presença de sopros. Detalhamos a técnica e os achados da palpação abdominal, incluindo a avaliação da tonicidade muscular, a identificação de massas e a palpação de órgãos específicos como fígado, baço, rins e bexiga, e suas possíveis anomalias. Descrevemos a avaliação da região inguinal e femoral, com ênfase na palpação dos pulsos femorais e na identificação de hérnias inguinais. Discutimos as causas e os sinais clínicos de obstruções intestinais no recém-nascido, com foco na urgência do vômito bilioso. Explicamos o papel da radiografia e da ultrassonografia abdominal no diagnóstico de anormalidades intestinais, especialmente na enterocolite necrosante, e as vantagens da ultrassonografia *point-of-care*.

SUGESTÕES DE LEITURA

1. Gantan EF, Wiedrich L. Neonatal evaluation. [Updated 2023 Aug 14]. In: StatPearls [Internet]. Treasure Island (FL): StatPearls Publishing; 2024 Jan.
2. Goodwin M. Abdominal assessment. In: Tappero EP, Honeyfield ME, editors. Physical assessment of the newborn. 6.ed. New York: Springer; 2019. p.111-20.
3. Gordon, M. Examination of the newborn abdomen and genitalia. In: Lomax A. Examination of the newborn: an evidence-based guide. Oxford: Wiley; 2011.
4. Lissauer T, Fanaroff AA, Miall L, Fanaroff J, Hoque N, Crowley MA, editors. Neonatology at a glance. 3.ed. Chichester, West Sussex; Malden, MA: Wiley; 2016. 224p.
5. Priyadarshi A, Rogerson S, Cruzado R, Crow A, Hinder M, Popat H, et al. Neonatologist-performed point-of-care abdominal ultrasound: what have we learned so far? Front Pediatr. 2023;28:1173311.
6. Silva LR, Solé D (Coord.). Diagnóstico em pediatria. 2.ed. Santana de Parnaíba: Manole; 2022.
7. Wadood Z, Sams CM. Imaging of the pediatric acute abdomen. Semin Roentgenol. 2020;55(4):373-84.
8. Woznitza N, Murphy A, Haouimi A, et al. Neonatal abdominal radiograph (supine view). Reference article, Radiopaedia.org. Acesso em: 7 nov. 2023.

14

Sistema musculoesquelético do recém-nascido

Barbara Bastos de Oliveira Carvalho
Bruno Rafael Cornelio Brom
Giulianna Falavinha

PONTOS-CHAVE

- As alterações do sistema musculoesquelético no período neonatal podem estar relacionadas a condições de origem congênita, traumatismos obstétricos e infecções.
- As anomalias congênitas do sistema musculoesquelético do recém-nascido são variadas, sejam alterações estruturais ou funcionais, e devem ser detectadas no primeiro exame físico completo após o nascimento.
- As principais alterações do sistema musculoesquelético no período neonatal ocorrem no crânio e no pescoço, em membros e no quadril, e cada uma requer tratamento multiprofissional especializado e acompanhamento.

INTRODUÇÃO

As alterações do sistema musculoesquelético mais comuns no período neonatal normalmente estão relacionadas a condições de origem congênita, traumatismos obstétricos e infecções. A anamnese detalhada, que inclui informações do pré-natal, condições do nascimento e do pós-natal imediato, é fundamental, juntamente com o exame físico detalhado, para que seja possível identificar precocemente essas alterações.

O exame físico deve ser realizado de forma sistematizada e segmentar, procurando pela presença de dor ou deformidades. Deve-se avaliar as principais articulações, observando a movimentação ativa do recém-nascido (RN) e pesquisando por assimetrias ou alterações na movimentação passiva. É importante a avaliação do tônus global do RN, além de seus reflexos primitivos, que serão abordados em outro capítulo.

EMBRIOLOGIA E DESENVOLVIMENTO

O osso se desenvolve a partir de dois tipos de tecido conjuntivo: o mesênquima (que originará o tecido conjuntivo propriamente dito) e a cartilagem.

A maioria dos ossos planos desenvolve-se a partir do mesênquima de bainhas membranosas preexistentes; esse tipo de osteogênese é chamado de formação óssea intramembranosa. Moldes mesenquimais da maioria dos ossos dos membros são transformados em moldes cartilaginosos, que mais tarde se tornam ossificados pela formação óssea endocondral. Tal como a cartilagem, o osso é composto de células e substância intercelular orgânica – a matriz óssea, composta de fibrilas de colágeno incorporadas a um componente amorfo.

Estudos de eventos celulares e moleculares que ocorrem durante a formação óssea embrionária sugerem que a osteogênese e a condrogênese são programadas no início do desenvolvimento e são processos independentes, sob a influência de eventos vasculares.

As estruturas musculares, bem como tendões, ligamentos, cartilagens e articulações, originam-se do mesoderma embrionário, exceto por alguns grupos musculares lisos.

O músculo esquelético deriva do mesoderma paraxial, que forma os somitos (desde a região occipital até a sacral) e os somitômeros (na cabeça).

O músculo liso origina-se do mesoderma esplâncnico visceral que cerca o intestino e seus derivados. Já o músculo cardíaco origina-se do mesoderma esplâncnico que cerca o tubo cardíaco.

Fibras musculares se desenvolvem por volta do 4º ou 5º mês de gestação. Elas aumentam de tamanho juntamente com mudanças nas proporções de músculo e gordura durante toda a infância e adolescência

O mesênquima se condensa e se torna altamente vascular; algumas células se diferenciam em osteoblastos (células formadoras de osso) e começam a depositar matriz não mineralizada – osteoide. O fosfato de cálcio é então depositado no tecido osteoide à medida que é organizado no osso. Os osteoblastos ficam presos na matriz e se transformam em osteócitos. Espículas de osso logo se organizam e se unem em lamelas (camadas). Lamelas concêntricas desenvolvem-se em torno dos vasos sanguíneos, formando ósteons (sistemas de Havers). Alguns osteoblastos permanecem na periferia do osso e continuam a depositar lamelas, formando placas de osso compacto nas superfícies. Entre as placas da superfície, o osso intermediário permanece espiculado, ou esponjoso. Esse ambiente esponjoso é acentuado pela ação dos osteoclastos que reabsorvem o osso. Nos interstícios do osso esponjoso, o mesênquima se diferencia em medula óssea. Durante a vida fetal e pós-natal, a remodelação óssea contínua ocorre pela ação coordenada dos osteoclastos e osteoblastos.

A ossificação endocondral (formação de osso cartilaginoso) é um tipo de formação óssea que ocorre nos moldes cartilaginosos preexistentes. Em um osso longo, o centro de ossificação primário aparece na diáfise, que forma o eixo de um osso (p. ex., úmero). Nele, as células cartilaginosas sofrem hipertrofia, a matriz se torna calcificada e as células morrem. Ao mesmo tempo, uma fina camada de osso é depositada sob o pericôndrio em torno da diáfise; assim, o pericôndrio se transforma em periósteo. A invasão do tecido conjuntivo vascularizado por vasos sanguíneos que circundam o periósteo rompe a cartilagem. Algumas células progenitoras invasoras diferenciam-se em células hematopoiéticas (células sanguíneas da medula óssea). Esse processo continua em direção às epífises. As espículas do osso são remodeladas pela ação de osteoclastos e osteoblastos.

À medida que a notocorda e o tubo neural se formam, na 3ª semana de vida intrauterina, o mesoderma intraembrionário lateral a essas estruturas torna-se espesso, de modo a formar duas colunas longitudinais de mesoderma paraxial. No final da 3ª semana, essas colunas, localizadas no tronco (corpo), transformam-se em blocos segmentados de mesoderma – os somitos. Externamente, os somitos aparecem como elevações semelhantes a contas ao longo da superfície dorsolateral do embrião. Cada somito se diferencia em duas partes:

- A parte ventromedial é o esclerótomo; suas células formam as vértebras e as costelas.
- A parte dorsolateral é o dermomiótomo; as células da região do miótomo formam os mioblastos (células musculares primordiais) e as células da região do dermátomo formam a derme (fibroblastos). Os ossos e o tecido conjuntivo das estruturas craniofaciais são formados a partir de mesênquima na região da cabeça, que é derivado de células da crista neural craniana.

O sistema esquelético rudimentar se forma já na 3ª semana de gestação, quando tem início o desenvolvimento das vértebras e as extremidades superiores começam como botões no feto. Já na 7ª semana de gestação, o crescimento vascular embrionário progride em direção ao centro dos osteoblastos no osso longo, que forma a cartilagem. Durante a 9ª semana de gestação, a ossificação, ou crescimento ósseo, começa nos centros de ossificação nas vértebras torácicas inferiores e lombares superiores, e a ossificação no fêmur prossegue. As palmas das mãos se desenvolvem a partir dos botões das extremidades por volta dos dias 33 a 36; e os dedos começam a se formar nos dias 41 a 43 . É durante esse período de gestação que podem ocorrer a polidactilia (presença de dedos extranumerários) e a sindactilia (fusão de dois ou mais dedos), juntamente com outras deformidades das extremidades. O calcâneo ossifica no 6º mês de vida fetal.

A posição do feto no útero tem enorme impacto na formação do sistema esquelético e nas variantes mais comuns presentes no nascimento.

VARIAÇÕES DE DESENVOLVIMENTO

Ao nascimento, as epífises dos ossos longos são compostas por cartilagem hialina. Logo após o nascimento, os centros de ossificação secundários começam a substituir a cartilagem ao longo da placa epifisária. Durante os períodos iniciais de crescimento rápido, a ossificação ocorre em locais secundários por todo o corpo: as extremidades dos ossos longos, as vértebras, os ossos chatos, a clavícula e o crânio. A substituição da cartilagem por osso é conhecida como ossificação endocondral. A placa epifisária ossifica, tornando-se a diáfise; e a cartilagem na placa metafisária substitui as células ósseas.

O crescimento ósseo continua em bebês e crianças ao longo da epífise à medida que novo osso é adicionado à superfície externa do osso existente. O crescimento ao longo da placa epifisária continua até que as células da placa de crescimento amadureçam e parem de se dividir na puberdade, e o fechamento da placa de crescimento ocorre na idade adulta jovem, quando a metáfise e a epífise se fundem.

Vários fatores influenciam o desenvolvimento saudável do sistema esquelético e o crescimento normal da placa epifisária. O trauma durante a infância pode causar separação da epífise e ruptura dos vasos sanguíneos, resultando na parada do crescimento ósseo e no encurtamento da extremidade. Fatores nutricionais, como quantidade de proteína adequada na dieta, quantidade diária de ingestão de cálcio e ingestão adequada de vitamina D, que regula a absorção de cálcio e fósforo no intestino, afetam o crescimento ósseo. Níveis adequados de vitamina D, particularmente importantes no lactente amamentado, também podem ter um papel na melhoria da função muscular e imunitária na infância. O raquitismo é uma deficiência de vitamina D na qual a placa de crescimento é prejudicada pela calcificação do osso recém-formado na placa metafisária. Alterações nos hormônios da tireoide ou do crescimento também podem afetar os padrões normais de crescimento na infância.

EXAME FÍSICO

Crânio

Inicia-se o exame físico do RN pela inspeção, preferencialmente em sentido craniocaudal, deixando as manobras mais desconfortáveis e invasivas para o final do exame. Deve-se observar: formato da cabeça; se há lesões, escoriações ou cortes decorrentes do trabalho de parto, ou de uso de fórceps ou vácuo extrator; se há micro ou macrocefalia; se há crescimento anormal dos cabelos. O formato da cabeça varia consideravelmente na primeira semana de vida, e pode ter características específicas de acordo com a apresentação durante o trabalho de parto. A apresentação pélvica pode produzir cabeça alongada, com protuberância maior do osso occipital. Já nos bebês com apresentação de face, é comum ocorrer edema facial, de pálpebras e lábios, além de equimoses e petéquias (Quadro 1, Figuras 1 e 2).

Região cervical

As massas cervicais no RN podem ser diferenciadas pela sua localização (Quadro 2, Figura 3).

Membros superiores

As principais anormalidades que podem ser notadas no exame físico dos membros superiores possuem basicamen-

QUADRO 1 Principais alterações cranianas no recém-nascido e suas apresentações clínicas

Alterações cranianas	Descrição
Caput succedaneum ou bossa	Edema subcutâneo extraperiosteal de líquido serossanguinolento no couro cabeludo resultante da pressão do útero ou da parede vaginal sobre a cabeça do recém-nascido durante o trabalho de parto, de contornos irregulares, sem respeitar os limites das suturas. Geralmente unilateral, regride espontaneamente no decorrer dos dias.
Céfalo-hematoma	Hemorragia subperiosteal, com limites delimitados pelas linhas de sutura, sendo geralmente resultante de parto traumático ou com uso de fórceps. Pode ser associado a fraturas cranianas e em geral aumenta após o nascimento. Normalmente se resolve em 2-3 semanas, sem ser necessário puncionar.

(continua)

QUADRO 1 Principais alterações cranianas no recém-nascido e suas apresentações clínicas (*continuação*)

Alterações cranianas	Descrição
Hematoma subgaleal	Sangramento que ocorre entre o couro cabeludo e o osso, mais precisamente entre a aponeurose epicraniana e o periósteo, por ruptura das veias emissárias. É raro, mas potencialmente fatal, pois o espaço pode acumular grande quantidade de sangue (até 260 mL). Pode transpor os limites das suturas e se espalhar até a nuca e o pavilhão auditivo. Requer diagnóstico precoce e, dependendo do volume de sangramento, pode haver necessidade de reposição volêmica, além de investigar e corrigir possíveis coagulopatias. É fortemente associado aos partos com uso de vácuo extrator.
Macrocefalia	Ocorre quando o tamanho da circunferência occipitofrontal é maior que o percentil 90 comparado com bebês de mesmo sexo e idade gestacional. Pode ser constitucional ou sugerir hidrocefalia ou desordens cromossômicas. Quando associado a fontanela abaulada, suturas disjuntas e olhar "em sol poente", pode significar hipertensão intracraniana.
Microcefalia	Ocorre quando a circunferência craniana occipitofrontal é menor que o percentil 10 comparado a bebês de mesmo sexo e mesma idade gestacional. Pode ocorrer diminuição de volume cerebral concomitante. As causas incluem: mutações genéticas; doenças como zika, rubéola, citomegalovírus, toxoplasmose; abuso materno de álcool ou drogas na gestação; desnutrição; etc.
Craniossinostose	Fechamento precoce de 1 ou mais suturas cranianas; deve ser sempre investigado nas assimetrias cranianas, com radiografia, bem como encaminhamento para o neurocirurgião.
Fontanelas amplas	Em relação às fontanelas, a anterior fecha por volta de 12 a 24 meses e a posterior fecha por volta de 2 meses. Fontanela anterior ampla e comunicante com a posterior pode ser uma variação da normalidade, encontrada principalmente em prematuros e em bebês com restrição de crescimento intrauterino, mas também pode sugerir quadros de hipotiroidismo congênito, acondroplasia, osteogênese imperfeita, hipofosfatasia e síndrome de Down.
Craniotabes	"Afinamento" congênito dos ossos do crânio, que geralmente ocorre ao redor das suturas. É uma condição benigna, que desaparece até algumas semanas após o parto. Na palpação, os ossos do crânio anormalmente macios e finos dobram sob pressão e recuam como uma bola de pingue-pongue. Quando se prolonga por mais meses, pode estar relacionada a deficiência materna de vitamina D na gestação, osteogênese imperfeita, sífilis e raquitismo.
Plagiocefalia	Crânio de formato oblíquo, assimétrico e achatado. Geralmente é visto em prematuros ou bebês que costumam ficar em decúbito na mesma posição. Quando é anterior, pode ser decorrente de fusão precoce das suturas coronal ou lambdoide. As orelhas podem ficar desalinhadas e a cabeça parece um paralelogramo quando vista de cima.
Braquicefalia	Causada pelo fechamento precoce da sutura coronal, impedindo o crescimento no sentido anteroposterior do crânio, gera formato craniano curto, alto e com região occipital quase plana. Pode ser visto na trissomia do 21 e em síndrome de Apert.

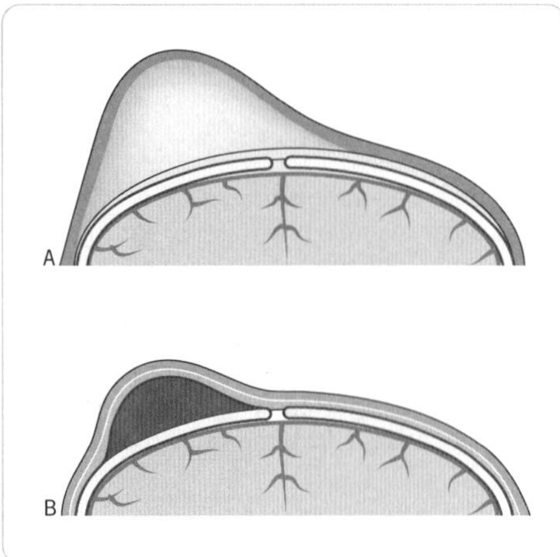

FIGURA 1 Bossa serossanguinolenta (A) e céfalo-hematoma (B).

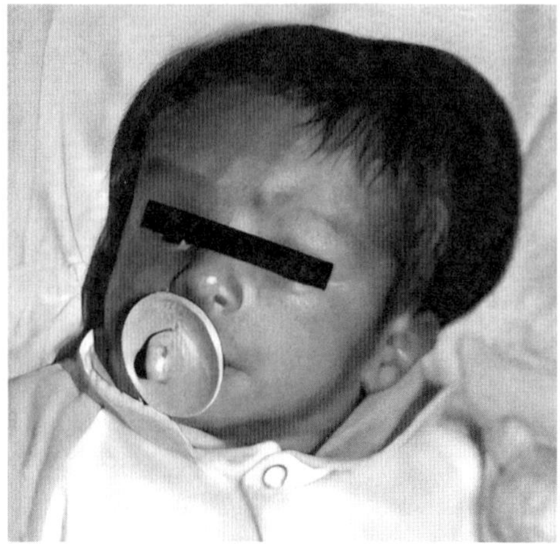

FIGURA 2 Recém-nascido com céfalo-hematoma parietal esquerdo.

Fonte: Reed e Marques-Dias, 2012.

QUADRO 2 Massas cervicais no recém-nascido

Tipo de massa	Descrição
Higroma cístico	Tipo particular de linfangioma com volumosos cistos de conteúdo linfático; é a malformação linfática mais comum em crianças, apresentando-se tipicamente como uma massa mole, transiluminada e indolor, localizada superiormente à clavícula, podendo ser em região cervical ou face.
Cistos de fenda branquial	Podem ser palpados ao longo da margem anterior do músculo esternocleidomastóideo.
Hematomas	Podem ser a causa de massas na parte inferior do pescoço.
Cisto do ducto tireoglosso Tireoide aumentada	Podem ser a causa de massas na linha média.
Linfonodos cervicais aumentados	Palpáveis isolados, com até 1,2 cm de diâmetro, podem ser visualizados em recém-nascidos saudáveis. No entanto, a linfadenopatia também pode resultar de infecções congênitas.
Torcicolo	Geralmente resulta de trauma e contratura no músculo esternocleidomastóideo, causados por lesão no nascimento ou mau posicionamento intrauterino. O torcicolo também pode ser causado por anomalias no desenvolvimento da coluna cervical. Nos bebês afetados, a cabeça fica inclinada para um lado e o queixo girado na direção do outro. Geralmente o tratamento é feito com fisioterapia e em raros casos pode ser necessário cirurgia.
Excesso de pele	Pele redundante no pescoço pode ser uma característica de síndromes genéticas. Exemplos incluem a síndrome de Turner, na qual o pescoço parece alado pela pele redundante ao longo da linha posterolateral, e a síndrome de Down, com excesso de pele na base do pescoço posteriormente.

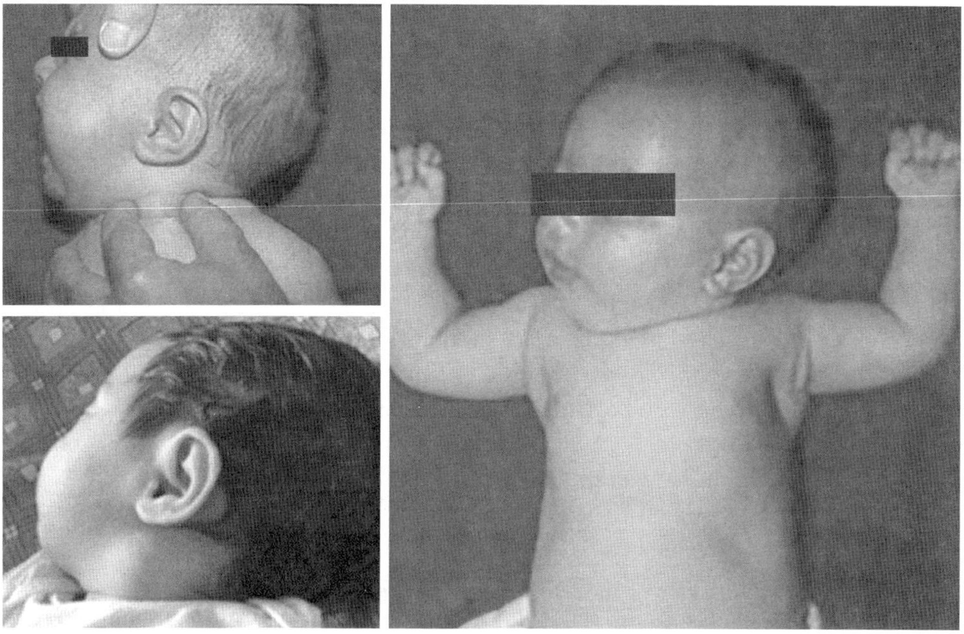

FIGURA 3 Torcicolo congênito.
Fonte: Constantino et al., 2025.

te etiologia congênita ou relacionadas a trauma obstétrico.

Dentre as alterações de origem congênita, pode-se destacar anormalidades das falanges ou dedos, como a sindactilia, que se caracteriza como uma membrana ou fusão entre os dedos adjacentes, ou a polidactilia, condição na qual existem dígitos supranumerários. A sindactilia pode corresponder a uma anomalia isolada ou ser um indicativo de alguma síndrome ou de outras anomalias congênitas. Já a polidactilia normalmente não possui associação com outras afecções congênitas (Figura 4).

Outras anomalias, como aracnodactilia (dedos muito longos), clinodactilia (dedos desviados do eixo) e agenesias (de rádio, fêmur, tíbia, úmero etc.), devem ser procuradas.

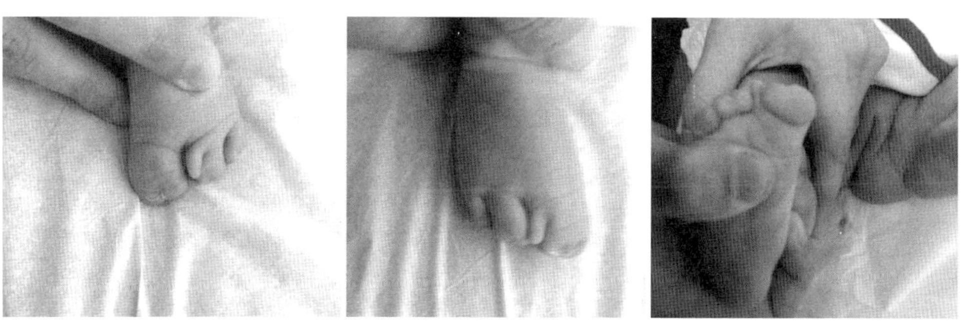

FIGURA 4 Sindactilia de artelhos do pé.
Fonte: Constantino et al., 2025.

No exame das mãos, atentar para as pregas palmares. Prega palmar única em ambas as mãos associada à ausência de prega falangiana no 5º quirodáctilo é observada em situações de hipotonia congênita, como na síndrome de Down. A prega palmar unilateral ocorre em 5 a 10% da população normal.

A ausência parcial ou completa da clavícula pode ocorrer em síndromes congênitas, como a disostose cleidocraniana. As fraturas claviculares geralmente apresentam irritabilidade e diminuição do movimento no lado afetado em decorrência da dor. Os sinais incluem sensibilidade, crepitação, edema local e resposta assimétrica de Moro.

A pseudoartrose congênita da clavícula é uma anomalia rara e pode ter os mesmos sinais clínicos da fratura da clavícula em RN. Causada pela falha na fusão dos centros de ossificação medial e lateral da clavícula, é geralmente unilateral, vista mais frequentemente no lado direito e afeta mais comumente bebês de sexo feminino.

Dentre as alterações que possuem o tocotrauma como etiologia, pode-se destacar a fratura de úmero, pouco comum, associada a partos com mecanismo difícil, em que a fratura geralmente ocorre na diáfise, em "galho verde", e a fratura de clavícula, que é a fratura mais comum no momento do nascimento e será o foco a partir de agora.

Fratura de clavícula

Complicação geralmente relacionada ao parto vaginal, associada a alguns fatores de risco, como presença de distócia de ombro, RN macrossômico, apresentação pélvica e parto com sofrimento fetal, com necessidade de extração rápida. Partos instrumentados com fórceps ou vácuo têm maior associação com a condição, não diretamente, mas por estarem mais relacionados a partos com maior grau de dificuldade.

Logo no primeiro exame físico, a depender da extensão, pode-se notar crepitação à palpação da clavícula fraturada, além de aumento de volume na região, dor e deformidade. A história clínica é fundamental para suspeição do diagnóstico, já que a identificação da fratura de clavícula pode ser difícil para examinadores menos experientes. Deve-se ficar atento a sinais de alerta para outros tocotraumas, no mesmo membro acometido, como paralisia do plexo braquial, ou em outras regiões do corpo. A radiografia é complementar ao diagnóstico clínico.

O tratamento geralmente é conservador, com consolidação da fratura em duas semanas, formando um calo ósseo exuberante e sua remodelação após um mês. Alguns profissionais orientam a imobilização do membro com uma espécie de tipoia feita com a própria roupa do RN, mas normalmente não é necessário e a recuperação ocorre sem sequelas em grande parte dos casos.

Paralisia do plexo braquial

Pode ser uma complicação da fratura de clavícula ou pode ocorrer de forma isolada. Assim, seus fatores de risco são os mesmos das fraturas, já que o mecanismo de lesão é semelhante. Ocorre um estiramento de uma ou mais raízes do plexo braquial, culminando em flacidez e incapacidade de movimentação ou redução da movimentação do membro acometido. A paralisia do plexo braquial pode ser dividida em proximal, distal ou mista.

A paralisia proximal, ou paralisia de Erb, ocorre quando há lesão das raízes nervosas de C5-C6, causando paralisia do ombro e cotovelo. É o tipo de paralisia mais comum. Nota-se ausência de abdução espontânea do ombro e flexão do cotovelo. O RN assume uma postura de adução e rotação interna do membro, preservando a movimentação da mão. Na paralisia distal, ou paralisia de Klumpke, há lesão de raízes mais baixas, entre C7 e T1, atingindo a mão e preservando a mobilidade do ombro. Pode-se observar uma mão em garra, paralisada. Esse tipo de paralisia é mais raro quando se considera etiologia obstétrica. A paralisia completa envolve todo o plexo, de C5 a T1, provocando um déficit sensorial e motor total no lado lesado.

O tratamento dessa condição consiste em reabilitação e seguimento com especialista; a cirurgia é necessária em alguns casos determinados. A lesão pode ter completa remissão, sem sequelas, pode resultar em algum déficit ou em paralisia permanente do membro. A paralisia permanente tem mais chances de ocorrer nos casos em que houve lesão completa do plexo.

Quadril

Displasia do desenvolvimento do quadril

O exame físico do quadril do neonato tem o foco em identificar uma condição chamada displasia do desenvolvimento do quadril (DDQ). O termo em questão se refere à deficiência no desenvolvimento da articulação do quadril, que envolve o fêmur proximal e o acetábulo. A DDQ é uma condição dinâmica e progressiva, já que se acredita que as estruturas componentes do quadril são normais durante a embriogênese e vão se alterando por diversas razões ao longo do crescimento. A luxação ocorre quando há um deslocamento completo de uma articulação e a subluxação se refere a seu deslocamento parcial.

A DDQ possui fatores de risco bem conhecidos, que devem ser sempre levados em consideração na avaliação do RN. Sua incidência varia de acordo com região, sexo e etnia, podendo variar de 1 para 1.000 a 15 para 1.000 crianças. É muito mais frequente em crianças do sexo feminino, numa proporção de 4:1, e na população branca e nativa americana. Outros fatores de risco incluem história familiar positiva para DDQ (a incidência entre irmãos é 7 vezes maior), oligoâmnio, torcicolo congênito, deformidades nos membros inferiores e apresentação pélvica (incidência de 16% de DDQ).

A ideia é que o diagnóstico de DDQ seja realizado o quanto antes, para melhor resultado ao tratamento e para minimizar possíveis sequelas futuras, como osteoartrite degenerativa do quadril, deformidades articulares e dores.

O exame físico deve ser realizado com a criança calma, evitando os momentos de choro intenso para que não haja influência nos resultados. O exame vai se basear em duas manobras muito conhecidas, a manobra de Ortolani (Figura 5) e a manobra de Barlow (Figura 6). A manobra de Ortolani, descrita no início do século XX, reduz a cabeça do fêmur deslocada ou subluxada. O RN deve estar em posição supina, com os quadris e joelhos flexionados a 90 graus. Deve-se segurar cada coxa do paciente entre o polegar e o dedo indicador e médio, e então realizar a abdução e rotação externa da coxa, num movimento único e firme. Idealmente, deve-se posicionar o dedo médio sobre o trocânter maior do fêmur. O teste é positivo se for sentido um estalo nessa região, correspondente à cabeça do fêmur deslizando e se encaixando na articulação. Já a manobra de Barlow consiste na manobra de Ortolani seguida do movimento oposto de adução do quadril, podendo causar o deslocamento ou subluxação posterior da cabeça do fêmur que estava reduzida. O exame pode ser realizado em um quadril por vez, para melhor

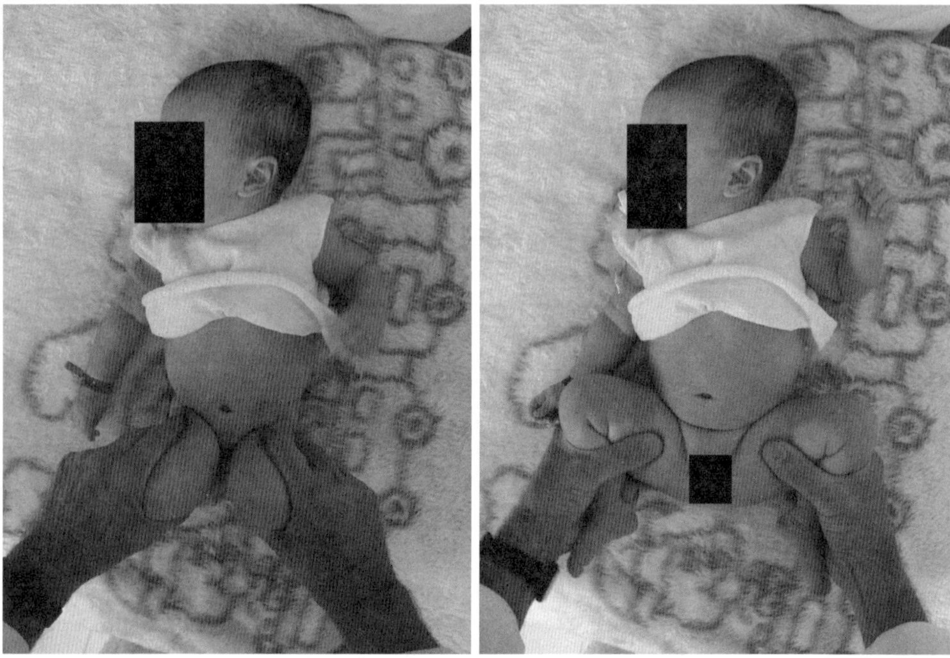

FIGURA 5 Manobra de Ortolani.
Fonte: Constantino et al., 2025.

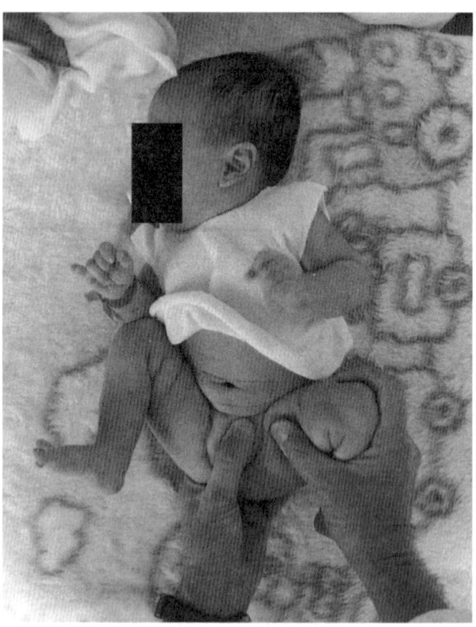

FIGURA 6 Manobra de Barlow.
Fonte: Constantino et al., 2025.

certeza de seu resultado, utilizando uma das mãos como mão pélvica, para manter a estabilidade da bacia, segurando a sínfise púbica e o sacro. Frequentemente, alguns examinadores sentem um estalido agudo ao realizar a manobra de Ortolani, muitas vezes de origem no ligamento da cabeça femoral ou no tendão do iliopsoas, não apresentando relação com a DDQ.

Essas duas manobras, no entanto, estão sujeitas, principalmente, à habilidade do examinador, já que esse estalido pode ser sutil e não é ouvido, mas sim sentido. A manobra de Ortolani possui somente 60% de sensibilidade e a manobra de Barlow possui um valor preditivo positivo de apenas 22%. Sendo assim, a realização da ultrassonografia de quadril como um método complementar no diagnóstico tem sido fundamental, mas ainda não existe um consenso mundial no *screening* de DDQ. Isso porque a ultrassonografia levanta algumas questões, que levam em conta se haveria superdiagnóstico e supertratamento dessa condição, e se estaríamos tratando crianças inclusive que teriam estabilização do quadril sem qualquer intervenção. Normalmente, a ultrassonografia é solicitada para aqueles RN que possuem fatores de risco ou que possuem alterações no exame físico. O tratamento será baseado na classificação dada pelo exame de imagem, e pode variar de tratamento conservador, com o uso de suspensório de Pavlik ou aparelho gessado, ou até mesmo tratamento cirúrgico em casos mais extremos.

O achado de pequenos estalidos causados pela movimentação e pelo deslize de fáscia ou tendão sobre saliências ósseas é considerado normal.

Existem outros sinais clínicos que também podem estar associados à DDQ unilateral, sendo os mais relevantes: o sinal de Nelaton-Galeazzi (Figura 7), que mostra um aparente encurtamento de um fêmur em relação ao outro, visível quando o RN está em posição supina, com ambos os quadris fletidos a 90 graus, quando se consegue comparar a altura dos joelhos; e o sinal de Peter-Bade, que mostra assimetria das pregas na região inguinal e glútea.

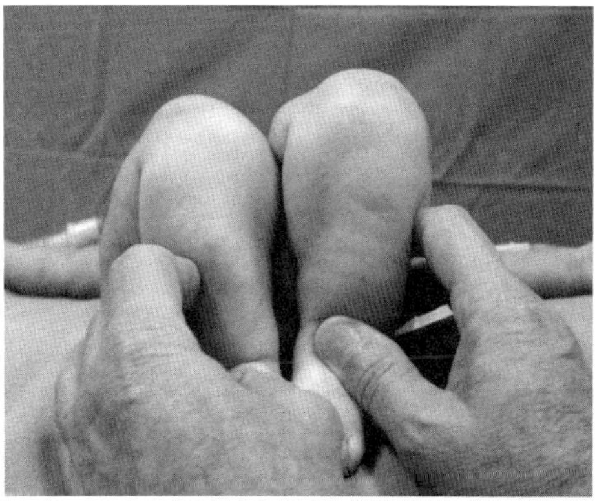

FIGURA 7 Sinal de Galeazzi.
Fonte: Constantino et al., 2025.

Tronco

Na inspeção do tórax do RN, pode-se detectar sua forma normal, cilíndrica. No RN a termo, seu perímetro (passando pelos mamilos) é cerca de 2 cm menor que o cefálico. Assimetria pode estar associada a malformação cardíaca, pulmonar, da coluna e do arcabouço costal.

Pectus excavatum (tórax em funil) é um esterno de formato deprimido. Normalmente essa condição não tem significado clínico, mas pode estar associada às síndromes de Marfan e Noonan. *Pectus carinatum* (tórax de pombo) é caracterizado por um esterno protuberante. Pode estar associado às síndromes de Marfan e Noonan.

A proeminência do processo xifoide é um achado comum, sem significado clínico, caracterizado por um "caroço firme" no final do esterno.

O bebê apresenta uma curva espinhal em formato de "C" ao nascimento, em comparação à curvatura em duplo S que está presente no final da adolescência.

As curvas torácica e pélvica estão presentes ao nascimento, e a curva cervical secundária está presente por volta dos 3 a 4 meses de idade, quando o bebê começa a manter a cabeça erguida.

A curvatura lombar começa a se formar à medida que o bebê suporta o peso e começa a andar. A criança pequena frequentemente apresenta uma curvatura torácico-lombar exagerada e um abdome protuberante até os 3 anos de idade, quando a marcha se torna mais equilibrada.

Durante a avaliação, o RN deve ser virado e suspenso de bruços com a mão do examinador apoiando o tórax. Examina-se a região dorsal, especialmente as áreas lombares e sacrais, buscando por tratos sinusais pilonidais, achados cutâneos ou edemas na linha média, que podem indicar uma pequena meningocele ou outra anomalia. Fossetas sacrais simples, com fundo cego, na linha média, são um achado comum e não precisam de avaliação adicional, a menos que atendam aos critérios de alto risco para disrafismo espinhal, incluindo serem profundos, estarem localizados a 2,5 cm da borda anal ou estarem associados a outros marcadores cutâneos.

Membros inferiores

As extremidades devem mover-se de forma espontânea e uniforme. A diminuição do movimento de um membro pode ser causada por dor causada por uma fratura ou paralisia decorrente de tocotrauma com lesão de feixe nervoso.

A frouxidão ligamentar e o posicionamento fetal no ambiente intrauterino, bem como os padrões de se sentar e dormir nos primeiros anos, contribuem para as variações torcionais normais nas extremidades inferiores durante a infância. Variações torcionais e anomalias musculoesqueléticas estão hereditariamente ligadas e muitas vezes mostram uma forte tendência familiar.

Serão discutidas as anormalidades musculoesqueléticas mais comuns nos membros inferiores identificáveis no período neonatal. É importante a detecção ainda nesse período, pois o atraso no diagnóstico causará prejuízo significativo na vida tanto da criança quanto do futuro adulto. A desatenção no diagnóstico poderá gerar danos físicos, sociais, psicológicos e financeiros para os pacientes e seus familiares.

Em virtude do posicionamento fetal, muitos RN têm adução do antepé, arqueamento tibial ou até mesmo torção tibial, com possível resolução com o crescimento.

Desde o nascimento até a idade adulta, o ser humano passa por variações na angulação dos joelhos que são consideradas normais, fazendo parte do desenvolvimento natural da criança. O RN, em geral, tem os joelhos varos, que ficam retificados (angulação zero entre o fêmur e a tíbia) até por volta dos 2 anos de vida. Seguindo a propedêutica no exame físico, com a avaliação cefalocaudal, podemos nos deparar com alterações no fêmur, nos joelhos e nos pés.

Deficiência femoral congênita

A deficiência femoral congênita (DFC) é uma alteração congênita rara, caracterizada por subdesenvolvimento ou ausência femoral. A condição tem um amplo espectro de apresentações, variando desde fêmur curto congênito a deficiências femorais focais proximais graves (Figura 8).

Ao exame físico, os pacientes com DFC apresentam assimetria no comprimento dos membros. A perna afetada também pode ter deformidades angulares, como geno varo ou geno valgo, com grande correlação com anormalidades no joelho ipsilateral (Quadro 3).

Fratura de fêmur

As lesões traumáticas em partos são incomuns, acontecendo em menos de 1% dos nascimentos, e têm uma prevalência de 0,13 por 1.000 nascidos vivos.

Sabe-se que partos difíceis que exijam tração considerável podem resultar em fraturas nos RN, e que manobras obstétricas forçadas sempre trazem consigo um risco

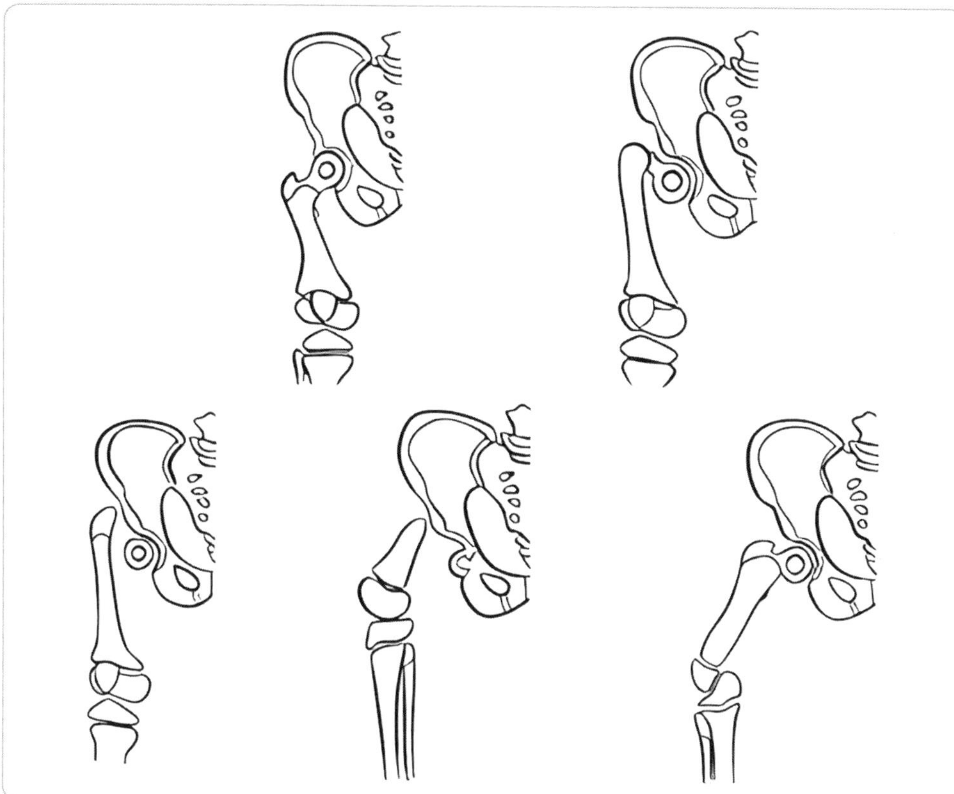

FIGURA 8 Deficiência femoral congênita segundo a classificação de Paley.
Fonte: Galban, 2020.

QUADRO 3 Classificação da deficiência femoral de Paley, 1998

Tipo I: fêmur com conexão entre a cabeça femoral e o restante do fêmur, com joelho e quadril móveis:

- Ossificação do fêmur proximal normal.
- Atraso na ossificação proximal do fêmur (anlage) com deformidade na região subtrocantérica, no pescoço ou combinação de ambos.

Tipo II: fêmur sem conexão entre a cabeça femoral e o restante do fêmur ou pseudoartrose móvel, processo do trocânter maior presente:

- Cabeça femoral móvel no acetábulo.
- Cabeça femoral parcialmente fundida ao acetábulo.

Tipo III: fêmur sem conexão com a pelve, déficit proximal e diafisário do fêmur, processo do trocânter maior ausente:

- Fise distal presente; mobilização do joelho ≥ 45°.
- Fise distal presente; movimento do joelho de 45°.
- Deficiência completa do fêmur distal ou fusão do remanescente femoral distal à tíbia (ausência de fise distal).

Fonte: Galban, 2020.

de lesão de tecidos moles, fratura de ossos longos e complicações neonatais. Cabe destacar que, se não há relato do pediatra em sala de parto quanto à dificuldade em extração, deve-se pensar em displasias ósseas, osteogênese imperfeita ou outras etiologias para serem investigadas.

Ao exame físico, nota-se deformidade na coxa, porém, em alguns casos, a lesão pode não ser observada por alguns dias até que ocorra edema, diminuição de movimento e queixa de dor à palpação.

O tratamento proposto dependerá da apresentação da fratura. Em sua maioria, adotam-se medidas como tração e imobilização com talas e/ou gesso.

Luxação congênita de joelho

A luxação congênita do joelho (LCJ) é uma malformação rara, caracterizada por deformidade de hiperextensão do joelho com deslocamento anterior da tíbia. Presente ao nascimento, a LCJ tem como característica a fibrose e o encurtamento do músculo quadríceps com hipoplasia da bolsa suprapatelar. A LCJ pode ser uma deformidade isolada; no entanto, de 40 a 100% dos pacientes têm anormalidades musculoesqueléticas associadas, sendo as mais comuns DDQ e pé torto congênito. Sua etiologia ainda não é conhecida, mas há três teorias diferentes quanto à enfermidade. A primeira, teoria embriológica primária, explica outras deformidades adicionais que acompanham o problema do joelho. A segunda, que é a teoria mecânica, explica que a deformidade se origina da postura fetal anormal durante o período intrauterino. A terceira é a teoria do defeito mesenquimal que causa o músculo quadríceps fibrótico.

Bebês com LCJ devem ser diagnosticados logo após o nascimento e o tratamento deve ser iniciado ainda na primeira semana de vida. O método preconizado é principalmente conservador. A equipe ortopédica fará a redução direta e tração manual suave e persistente, com gesso seriado, gerando aumento da flexão, com ajustes regulares a cada 2 semanas.

Pé torto congênito

Há diversas alterações congênitas dos pés que podem ser encontradas no RN. O pé torto congênito idiopático (PTC) é uma das principais malformações musculoesqueléticas. A etiologia do PTC é desconhecida e sua incidência é muito variável.

O termo "pé torto congênito" é usado para se referir ao pé equino-cavo-varo (Figura 9). O PTC pode ser uma deformidade isolada (idiopática) ou associada com outras alterações. Há acometimento bilateral em torno de 50% dos casos. O sexo masculino é mais acometido, em uma proporção aproximada de 2:1. Estima-se que mais de 100 mil bebês nascem com pé torto a cada ano em todo o mundo. Globalmente, o pé torto negligenciado é a causa mais séria de incapacidade física entre todos os defeitos musculoesqueléticos congênitos.

Diversos trabalhos publicados a partir da metade do século XX dão sustentação ao tratamento cirúrgico. Porém, a partir da década de 1990, o tratamento conservador voltou a ganhar destaque após Ponseti.

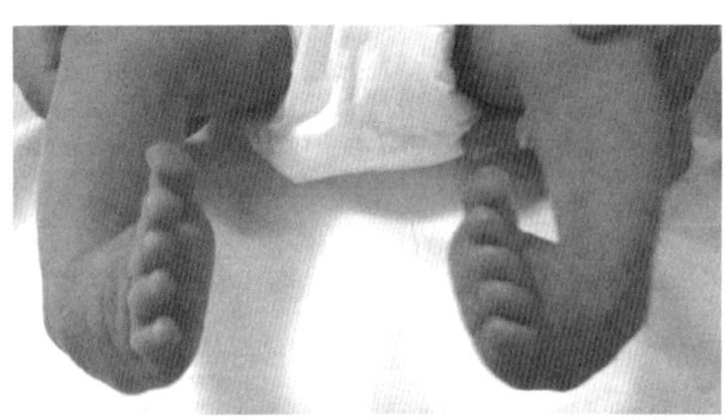

FIGURA 9 Pés tortos congênitos bilaterais.
Fonte: Constantino et al., 2025.

A técnica de Ponseti consegue corrigir a maior parte das deformidades de pés tortos. Quando possível, o tratamento deve ser iniciado, preferencialmente, nas primeiras semanas de vida.

O procedimento consiste na manipulação e aplicação de gesso ou moldes de fibra de vidro na região acometida. Serão trocados semanalmente para corrigir gradualmente a luxação, com duração de aproximadamente 6 semanas (Figura 10).

Metatarso aduto

O metatarso aduto (MTA) é uma alteração apenas da parte anterior do pé, que se encontra aduzido (Figura 11). A aparência nem sempre revela o grau de gravidade. A maioria dos bebês com MTA tem deformidades posicionais como possível causa da postura intrauterina. Quando há mobilidade dos metatarsos, o MTA é chamado de flexível. Essa condição não precisa de tratamento.

Quando se percebe uma rigidez na tentativa de mobilização passiva, o MTA é definido como estrutural, devendo ser tratado com manipulação e imobilização com gesso. As correções cirúrgicas são raramente indicadas. Mesmo não havendo urgência em tratar, a resposta terapêutica é melhor quanto mais cedo for realizada e deve ser feita antes de a criança começar a andar.

Pé calcâneo valgo

É caracterizado pela dorsiflexão e eversão do pé em relação à perna. Os tecidos moles no dorso e na face lateral do pé estão retraídos e limitam a flexão plantar e sua inversão. A causa provável é a má postura dos pés intraútero.

É enquadrado como uma deformidade postural, na qual não houve comprometimento em sua formação. O tratamento sugerido é o manuseio com exercícios de estiramento no sentido plantar, possibi-

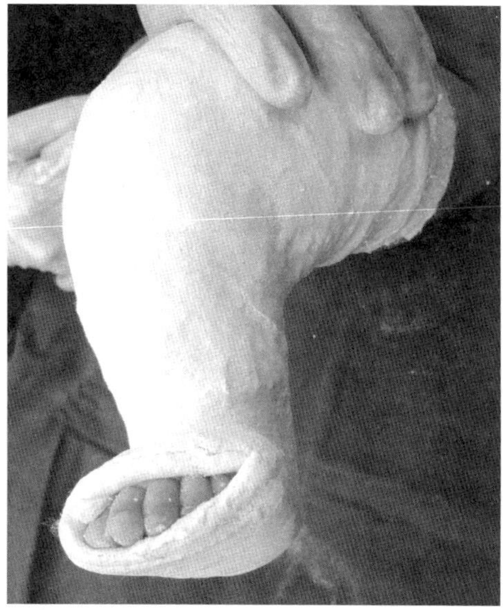

FIGURA 10 Gesso cruropodálico para pé torto congênito – método de Ponseti.
Fonte: Constantino et al., 2025.

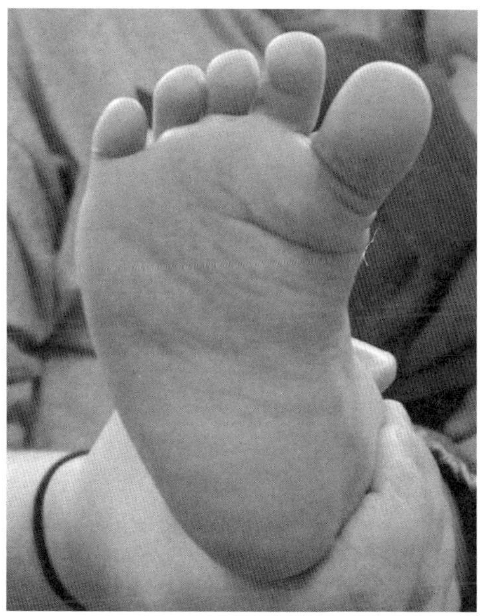

FIGURA 11 Metatarso aduto.
Fonte: Constantino et al., 2025.

litando uma recuperação mais precoce comparativamente aos que não passaram por medidas fisioterápicas.

Pé talo vertical

O pé talo vertical congênito (Figura 12) é uma condição rara, com uma prevalência estimada de 1 em cada 10 mil nascidos vivos.

Cerca de metade dos casos ocorre em conjunto com distúrbios neurológicos ou síndromes genéticas, como artrogripose distal, mielomeningocele e aneuploidias cromossômicas, enquanto a outra metade é considerada idiopática, ocorrendo em crianças sem outras anomalias congênitas aparentes.

Clinicamente, apresenta-se desde o nascimento como um pé valgo convexo rígido ou "pé em mata-borrão", com o antepé valgo e dorsifletido e o retropé em equinovalgo (Figura 13).

O tratamento inicial consiste na aplicação seriada de gesso, com o objetivo de alongamento das partes moles e pele contraídos, mas na grande maioria há necessidade de tratamento cirúrgico. Porém, a evolução na cirurgia ortopédica infantil permitiu, nas últimas décadas, procedimentos menos agressivos, minimamente invasivos, como a tenotomia do tendão de Aquiles, também chamado de tendão calcâneo, que consiste em sua dissecção, não necessariamente em sua totalidade, mas o suficiente para que o pé seja mobilizado com maior amplitude.

CONCLUSÕES

A cirurgia ortopédica pediátrica vem se transformando nas últimas décadas, nos tratamentos clínicos e/ou cirúrgicos, e muitas vezes com tratamento em subespecialidades ortopédicas pediátricas.

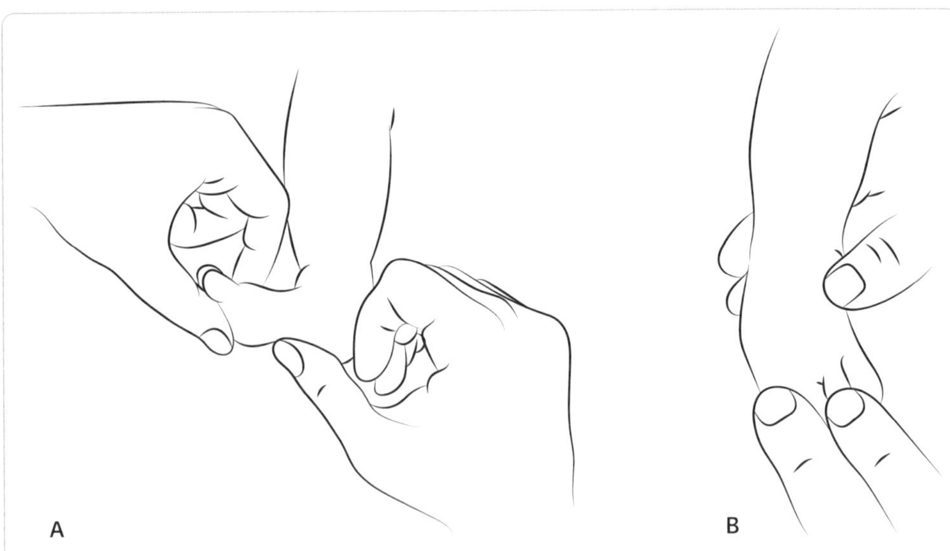

FIGURA 12 Manobra de manipulação no pé talo vertical, alongando o pé em flexão plantar e adução com uma mão (A), enquanto a outra mão confere uma pressão plantar e medial no tálus (B).

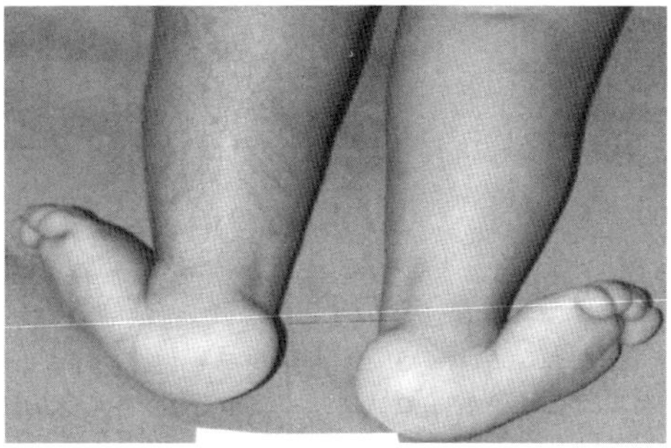

FIGURA 13 Pé talo vertical congênito.
Fonte: Constantino et al., 2025.

O tratamento precoce e o acompanhamento multiprofissional adequado levam ao melhor prognóstico das múltiplas alterações congênitas, traumáticas ou infecciosas do aparelho musculoesquelético do RN.

SUGESTÕES DE LEITURA

1. Agrawal U, Taqi M, Tiwari V. Congenital femoral deficiency. [Updated 2024 Mar 7]. In: StatPearls [Internet]. Treasure Island (FL): StatPearls Publishing; 2024 Jan-.
2. Akira I. Ortopedia. In: Sociedade Brasileira de Pediatria (org.). Tratado de pediatria. v.2. 5.ed. Barueri: Manole; 2022. p.999-1145.
3. Bolander S. A click is not a clunk: developmental dysplasia of the hip in a newborn. Clin Rev. 2016;26(4):22-34.
4. Canpolat FE, Köse A, Yurdakök M. Bilateral humerus fracture in a neonate after cesarean delivery. Arch Gynecol Obstet. 2010;281(5):967-9.
5. Constantino CF, et al. Tratado de Pediatria. 6.ed. Barueri: Manole; 2025.
6. Dobbs MB, Purcell DB, Nunley R, Morcuende JA. Early results of a new method of treatment for idiopathic congenital vertical talus. J Bone Joint Surg Am. 2006;88(6):1192-200.
7. Duderstadt KG. Pediatric physical examination – an illustrated handbook. 3.ed. St. Louis: Elsevier; 2019.
8. Fonseca JRS, Pascoal PC, Fonseca EAB, Monterroso AF, Nogueira MP. Pé talo vertical: tratamento pelo método Dobbs – "Ponseti invertido". Técnicas em Ortopedia. 2023;23(4):15-9. Disponível em: https://www.tecnicasemortopedia.com.br/revista/article/view/442/432. Acesso em: 19 ago. 2024.
9. Galban M, Marrugo M, Sarassac C. Deficiencia femoral congénita tipo IIIb. Presentación de un caso. Rev Col Or Tra. 2020;34(4):403-9.
10. Groenendaal F, Hukkelhoven C. Botbreuken bij voldragen pasgeborenen [Fractures in full-term neonates]. Ned Tijdschr Geneeskd. 2007;151(7):424. Dutch.
11. Grossman SC, Porth CM. Porth's pathophysiology: concepts of altered health states. 9.ed. Philadelphia: Wolters Kluwer/Lippincott Williams & Wilkins; 2014.
12. Hansen A, Lissauer T. Physical examination of the newborn. In: Martin R, Fanaroff A, Walsh M, eds. Fanaroff & Martin's neonatal-perinatal medicine. 11. ed. Philadelphia: Elsevier; 2020. p.440-57.
13. Kumar A, Arumugam M, Azuatul N, Noor K. Congenital knee dislocation at birth – an extraordinary case of spontaneous reduction. Rev Bras Ortop (São Paulo). 2023;58(1):164-7.
14. Lara LCR, Montesi Neto DJC, Prado FR, Barreto AP. Tratamento do pé torto congênito idiopático pelo método de Ponseti: 10 anos de experiência. Rev Bras Ortop. 2013;48(4):362-7.
15. Lee SJ, Kim JK, Kim SJ. The clinical characteristics and prognosis of subgaleal hemorrhage in newborn. Korean J Pediatr. 2018;61(12):387-91.
16. Ma CB, Dugdale DC. Metatarsus adductus. MedlinePlus [Internet]. Bethesda (MD): National Library of Medicine (US); [updated 2022 Sep 20]. Review date 9/20/2022. Disponível em: https://medlineplus.gov/ency/imagepages/9052.htm. Acesso em: 29 ago. 2024.
17. McKay DW. New concept of and approach to clubfoot treatment: Section III – evaluation and results. J Pediatr Orthop. 1983;3(2):141-8.
18. Miller M, Dobbs MB. Congenital vertical talus: etiology and management. J Am Acad Orthop Surg. 2015;23(10):604-11.
19. Moore MK, Zwemer E, Lohr JA. Femur fracture in a newborn. Consultant. 2018;58(11):316-7.
20. Morris S, Cassidy N, Stephens M, McCormack D, McManus F. Birth-associated femoral fractures: incidence and outcome. J Pediatr Orthop. 2002;22(1):27-30.
21. Naik P. Management of congenital knee dislocation. Curr Orthop Pract. 2013;24(1):43-8.
22. New Jersey Pediatric Neuroscience Institute. What is a cephalohematoma? Causes, treatment & more. 19 de agosto de 2022. Disponível em: https://njpe-

diatricneurosurgery.com/posts/news/what-is-a-cephalohematoma/. Acesso em: 19 ago. 2024.

23. Nicholson L. Caput succedaneum and cephalohematoma: the cs that leave bumps on the head. Neonatal Netw. 2007;26:277-81.
24. Paton RW. Screening in developmental dysplasia of the hip (DDH). Surgeon. 2017;15(5):290-6.
25. Pereira JA, Araújo APQC, Vianna EG, Lopes LC, Galvão SF, Torres TF. O diagnóstico da paralisia braquial obstétrica: importância das orientações iniciais. Revista de Pediatria SOPERJ. 2007;8(1 supl 1)(1):0.
26. Ponseti IV. Common errors in the treatment of congenital clubfoot. Int Orthop. 1997;21(2):137-41.
27. Ponseti IV. Treatment of congenital club foot. J Bone Joint Surg Am. 1992;74(3):448-54.
28. Raines DA, Krawiec C, Weisbrod LJ, Jain S. Cephalohematoma. [Updated 2024 Jun 8]. In: StatPearls [Internet]. Treasure Island (FL): StatPearls Publishing; 2024 Jan-.
29. Reed UC, Marques-Dias MJ. Neurologia. Barueri: Manole, 2012. (Coleção Pediatria ICr)
30. Sadler TW. Langman embriologia médica. Rio de Janeiro: Guanabara-Koogan; 2016.
31. São Paulo (cidade). Secretaria Municipal da Saúde. Coordenação de Epidemiologia e Informação – CEInfo. Declaração de Nascido Vivo – Manual de Anomalias Congênitas. 2.ed. São Paulo: Secretaria Municipal da Saúde; 2012. 97p. Disponível em: https://www.prefeitura.sp.gov.br/cidade/secretarias/upload/saude/arquivos/sinasc/SINASC_ManualAnomaliasCongenitas_2012.pdf. Acesso em: 19 ago. 2024.
32. Sociedade Brasileira de Pediatria. Tratado de pediatria. 5.ed. Barueri: Manole; 2022.

15

Sistema nervoso do recém-nascido

Beatriz Borba Casella
Raquel Diógenes Alencar Sindeaux
Patricia Albertini Orioli
Marcela Malheiro Santos
Jéssica Souza Santos

PONTOS-CHAVE

- A avaliação neurológica do recém-nascido é composta de anamnese e exame físico detalhados, o que exige conhecimento técnico e flexibilidade.
- A observação clínica é a principal etapa da avaliação neurológica. Outras etapas fundamentais são: exame do segmento cefálico, pescoço, coluna vertebral, pele, função motora, sensibilidade, nervos cranianos e reflexos primitivos.
- O exame neurológico do recém-nascido é uma importante ferramenta para a identificação de doenças que podem ter impactos no desenvolvimento da criança.
- É fundamental atentar-se às particularidades do exame neurológico do recém-nascido termo e do pré-termo.

INTRODUÇÃO

A propedêutica neurológica do recém-nascido (RN) vem sendo descrita desde o início do século, com a caracterização dos reflexos primitivos, por Magnus, De Kleijn (1912), Moro (1918) e Landau (1923). Porém, foi após 1950 que o exame neurológico dessa faixa etária passou a ser aperfeiçoado e buscou-se estabelecer um processo de padronização.

Estudar o sistema nervoso do RN é fundamental para o reconhecimento de doenças que comprometem o desenvolvimento, muitas das quais podem se manifestar desde o nascimento e podem se beneficiar de intervenções precoces.

Para que achados no exame neurológico sejam identificados e avaliados com precisão, é necessário que sejam precedidos de uma anamnese completa, que aborde aspectos desde a concepção, passando por gestação, parto e evolução, até o momento do exame físico.

O complexo processo de transição da vida fetal para a neonatal exerce uma influência significativa sobre o estado neurológico dos RN, resultando em uma fase de transição neurocomportamental, caracterizada por baixo vigor neurológico transitório. Por essa razão, o exame neurológico deve ser repetido após 48 horas de vida para evitar impressões clínicas equivocadas, uma vez que o tônus e os reflexos primitivos tendem a sofrer modificações com o passar do tempo, logo após o nascimento.

Nos últimos anos, os avanços na medicina e o consequente aprimoramento na assistência aos neonatos têm gerado um impacto positivo na sobrevida dos RN pré-termo. Em contrapartida, aumentaram as preocupações acerca do desenvolvimento neurológico dessa população em particular, uma vez que bebês nascidos prematuros são mais propensos a apresentar alterações no desenvolvimento neurológico, que poderiam ocasionar incapacidades funcionais, cognitivas e comportamentais.

Desse modo, é crucial que todo médico tenha o conhecimento sobre o exame neurológico do RN, para garantir um cuidado de qualidade e promover o melhor desenvolvimento possível para cada bebê.

ANAMNESE

Antes de realizar o exame físico neurológico do RN, para que sejam identificadas e valorizadas sutis alterações, deve-se considerar todo o histórico perinatal daquele indivíduo, incluindo:

- **Dados maternos:** idade, doenças prévias, uso de medicações, uso de álcool/drogas/tabaco, sorologias, antecedentes familiares.
- **Intercorrências ao longo da gestação:** gestação única/múltipla, presença de alterações em ultrassonografia morfológica/exames laboratoriais, necessidade de procedimentos invasivos, existência de sofrimento fetal.
- **Dados do parto e condições de nascimento:** idade gestacional, tipo de parto, duração do trabalho de parto, apresentação, tipo de anestesia, escala de Apgar, necessidade de manobras de reanimação, necessidade de intubação, necessidade de internação em unidade de cuidados intensivos.

EXAME NEUROLÓGICO

O exame neurológico do RN pode parecer desafiador em um primeiro momento. No entanto, por meio de uma abordagem cuidadosa, com o uso de técnicas adaptadas, ele pode ser realizado com sucesso e trazer informações essenciais.

Assim como o exame neurológico da criança, o exame neurológico do RN exige flexibilidade. É fundamental dominar uma abordagem sistemática, assegurando que nenhuma etapa do exame seja negligenciada. Contudo, em algumas circunstâncias, é possível que o exame seja conduzido fora da ordem prevista.

A primeira e principal etapa consiste na observação clínica cuidadosa, quando são obtidas as informações mais relevantes quanto ao estado clínico do RN.

Posteriormente, pode-se proceder para uma avaliação craniocaudal, com o RN despido e de modo que as manobras sejam realizadas de forma gentil e suave. É preferível que o bebê esteja acordado e no período entre mamadas para o exame, já que logo após a amamentação o paciente pode ficar sonolento e antes dela pode estar irritado, fatores que poderiam alterar a interpretação de alguns achados.

Para melhor conforto do RN e para que o exame sofra o mínimo de interferências do ambiente, recomenda-se que o bebê seja examinado em um local calmo, atentando-se a detalhes como a temperatura, que idealmente deve ser mantida entre 24 e 27°C, e a iluminação, que deve ser amena, evitando que seja muito clara para não incomodar o RN, mas ao mesmo tempo não insuficiente.

A seguir, tem-se a descrição detalhada das etapas do exame neurológico.

Observação do estado clínico do recém-nascido

Quando se examina um RN, deve-se notar como ele se comporta no meio que o cerca. Prechtl definiu cinco estados comportamentais no RN a termo com base na observação de três variáveis: abertura ocular, padrão respiratório e movimentos corpóreos (Quadro 1).

As respostas mais fiéis à condição neurológica de base do RN são obtidas durante o despertar quieto (estágio 3), mas em todos os estágios é possível registrar elementos significativos. Manobras com respostas alteradas em um estágio podem ser repetidas em outro estágio para avaliar sua persistência. Os reflexos osteotendíneos são os elementos mais dependentes dos estados comportamentais, podendo ser facilmente obtidos nos estados 1 e 3, mas abolidos ou hipoativos no estado 2.

Em geral, o RN desperto deve se encontrar em uma postura de semiflexão e apresentar variações posturais espontâneas. Além disso, estudos mostram que o direcionamento do olhar para a mãe durante a mamada pode ser tão precoce quanto a capacidade de sucção efetiva.

EXAME DO SEGMENTO CEFÁLICO

Inspeção do crânio

Inicialmente se deve observar o formato do crânio. De acordo com Diament, a distância biauricular (de uma inserção superior da orelha à outra) e a distância anteroposterior (glabela-occipício) devem ser iguais. Variações nessas distâncias promovem a impressão de crânio assimétrico, chamadas assimetrias cranianas.

Assimetrias cranianas

O crânio do RN é formado por ossos e suturas que fazem com que ele seja maleável e sujeito a forças externas que o deformam, permitindo, dessa forma, sua passagem pelo canal do parto e a acomodação do encéfa-

QUADRO 1 Estados comportamentais do recém-nascido de termo (de acordo com Prechtl)

Estado	12	2	3	4	5
Variável	**Sono quieto**	**Sono ativo**	**Despertar quieto**	**Despertar ativo**	**Choro**
Olhos	Fechados	Fechados	Abertos	Abertos	–
Movimentos respiratórios	Regulares	Irregulares	Regulares	Irregulares	Choro
Movimentos corpóreos	Ausentes	Presentes	Ausentes	Presentes	–

Fonte: Gherpelli, 2003.

lo, uma vez que o volume cerebral precisa crescer nos primeiros dois anos de vida.

Estruturalmente o crânio é composto por cinco suturas principais (metópica, sagital, coronal, lambdoide e escamosa ou parietotemporal) e quatro ossos principais (temporal, frontal, parietal e occipital – Figura 1).

As deformidades cranianas são comuns, uma vez que chegam a acometer 25% das

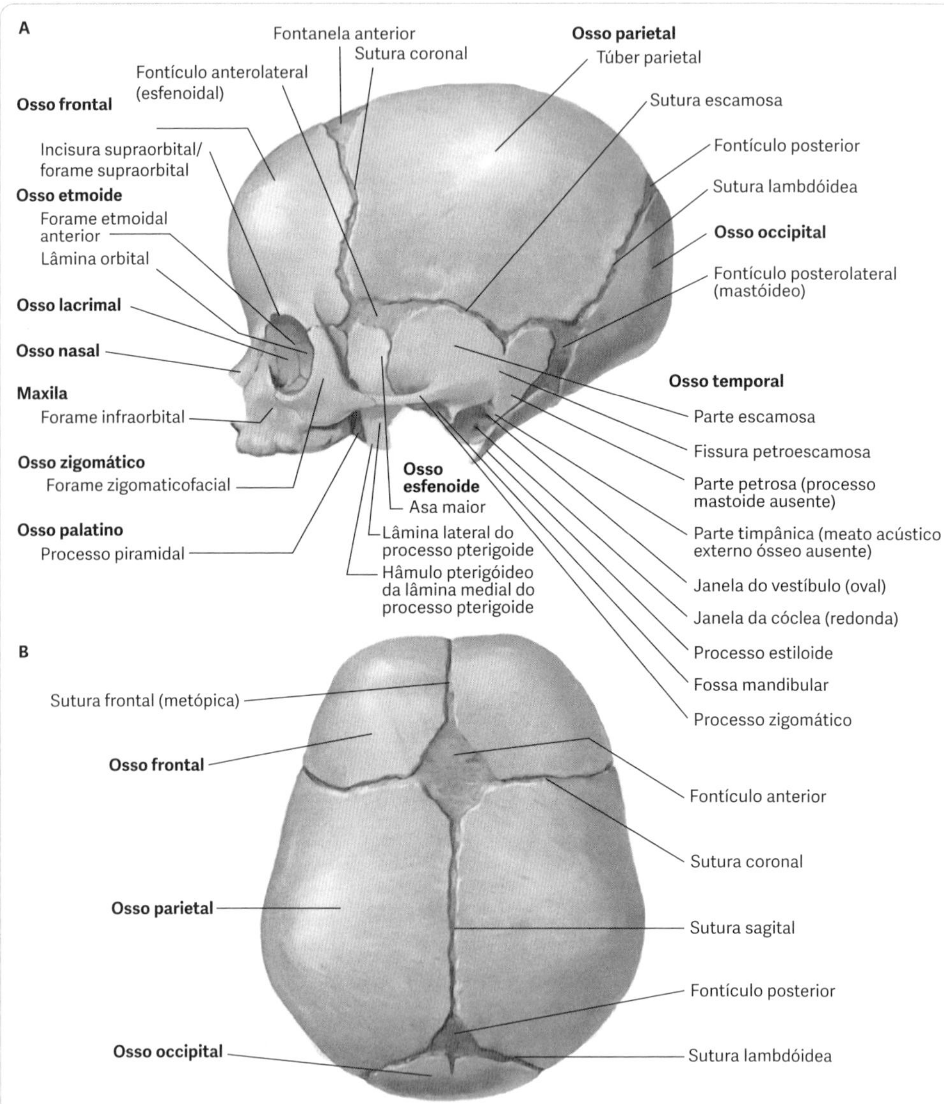

FIGURA 1 A: vista lateral do crânio do recém-nascido. B: vista superior do crânio do recém--nascido.

Fonte: Netter, 2011.

gestações únicas e 50% das gestações múltiplas. Muitas vezes, essas assimetrias já podem ser reconhecidas nas primeiras semanas de vida, devendo-se ter atenção a elas no exame do RN, para assim realizar o diagnóstico diferencial entre um quadro de plagiocefalia posicional e um quadro de cranioestenose.

O termo cranioestenose é usado para descrever uma alteração no formato do crânio secundária à fusão precoce de uma ou mais suturas cranianas, ao passo que o termo craniossinostose corresponde ao processo de fusão prematura das suturas que resulta na cranioestenose. Esse processo impede o crescimento perpendicular do crânio, fazendo que o aumento do volume cerebral leve a um crescimento compensatório do crânio paralelo a este. Vale ressaltar, assim, que a cranioestenose não está associada a perímetro cefálico alterado por esse crescimento compensatório. Sua incidência estimada chega a 1 a cada 2.000/2.500 nascimentos. Clinicamente, apresenta-se como linhas de sutura visíveis e palpáveis. Em caso de suspeita, é importante o encaminhamento para um especialista. Este poderá solicitar um exame de neuroimagem. O padrão-ouro para a investigação clínica é a tomografia computadorizada com reconstrução 3D para a elucidação da extensão da fusão da sutura e possível planejamento cirúrgico. Em casos de dúvida diagnóstica, a ultrassonografia de suturas apresenta-se como uma alternativa de grande utilidade, uma vez que evita os efeitos adversos associados à radiação (Figura 2).

Já a plagiocefalia posterior não sinostótica ou posicional é o principal diagnóstico diferencial das cranioestenoses, sendo caracterizada por uma assimetria craniana decorrente de postura viciosa do RN.

Para diferenciar craniossinostose de plagiocefalia posicional, devem-se levar em consideração algumas questões (Figura 3).

Aferição das medidas do crânio

As medidas antropométricas do crânio são aferidas visando à detecção de anormali-

Primárias: decorrentes de alterações genéticas/ambientais

- **Simples:** envolvendo uma única sutura (mais prevalentes)
- **Complexa:** fusão de duas ou mais suturas, podendo ser classificada em:
  - Sindrômica: Crouzon, Apert, Pfeiffer e Saethre-Chotzen
  - Não sindrômica: bicoronal

Secundárias

- Distúrbios metabólicos: hipertireoidismo, erros inatos do metabolismo
- Malformações variadas: microcefalia, encefalocele
- Após derivação ventricular com drenagem excessiva de líquor
- Exposição fetal a certas substâncias: ácido valproico, fenitoína
- Mucopolissacaridose

FIGURA 2 Classificação das cranioestenoses.
Fonte: adaptação de Riesgo, 2009.

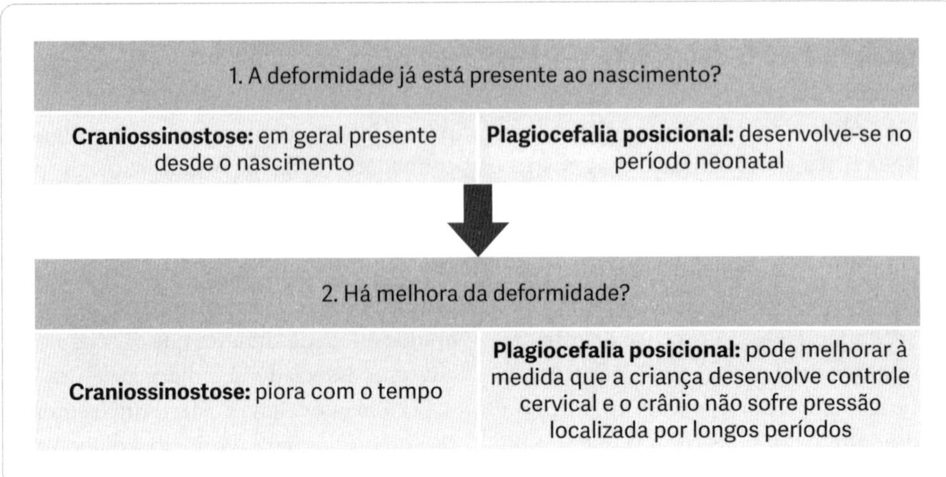

FIGURA 3 Diagnóstico diferencial de craniossinostose de plagiocefalia posicional.
Fonte: adaptação de Riesgo, 2009.

dades e à instituição de tratamento precoce, propiciando assim um melhor prognóstico.

A principal medida do crânio é o perímetro cefálico (PC), e deve ser realizada com fita métrica, de forma que ela passe pelo occipício e pela eminência frontal (glabela).

O PC deve ser realizado no primeiro exame, ao nascimento, e confirmado após 24 horas de vida, em decorrência de variações que podem ocorrer, por exemplo, pelo cavalgamento de suturas por amoldamento no canal do parto.

A medida deve ser correlacionada em um gráfico de PC com percentis que levem em conta o sexo e a idade gestacional.

Considera-se que o PC está alterado quando se encontra dois desvios-padrão acima (macrocrania) ou abaixo (microcrania) da média populacional para a idade na curva de PC. É importante lembrar que sempre se deve ponderar a medida da estatura do paciente e o padrão familiar, uma vez que a alteração para mais ou para menos pode ser constitucional. Em média, o PC cresce 2 cm durante o primeiro mês, 6 cm nos primeiros 4 meses, 7 cm durante os primeiros 6 meses e 12 cm nos primeiros 12 meses.

Conforme discutido anteriormente na seção de assimetrias cranianas, ainda é possível avaliar a distância biauricular (DBA: distância entre as implantações superiores dos pavilhões auriculares) e a distância anteroposterior (DAP: distância entre glabela e occipício). A relação DBA/DAP deve ser 1 para que o crânio não apresente assimetrias.

Palpação do crânio

Ao palpar os ossos da cabeça dos RN, encontram-se espaços entre eles formados apenas por membranas e couro cabeludo, chamados fontanelas. Existem seis fontanelas: uma anterior, duas anterolaterais (ou esfenoidais), duas posterolaterais e uma posterior. As principais, e que devem ser avaliadas em todas as consultas, são a fontanela anterior ou bregmática e a fontanela posterior ou lambdoide (Quadro 2).

A palpação de fontanelas é importante para averiguar se o fechamento está ocor-

QUADRO 2 Fontanelas do recém-nascido

Fontanela	Anterior ou bregmática	Posterior ou lambdoide
Localização	Porção central e superior do crânio	Linha média posterior
Formato e medida	Losango 1-5 cm (média 3 cm)	Triângulo 0,5-1 cm (presente em apenas 40% dos RN)
Fechamento esperado	Até 9 meses – 50% dos recém-nascidos Até 18 meses – aproximadamente 100% dos recém-nascidos	Até 2 meses, em geral no primeiro mês

Fonte: adaptação de Funayama, 1996.

rendo dentro do tempo esperado, assim como para avaliar indícios de condições clínicas que podem ocasionar sua depressão ou abaulamento (Quadro 3).

QUADRO 3 Exame físico da fontanela bregmática e suas implicações clínicas

Depressão de fontanela	Abaulamento de fontanela
Desidratação	Aumento de pressão intracraniana: meningite, hidrocefalia, edema cerebral, hiperidratação

Fonte: elaboração das autoras.

É importante destacar que a fontanela deve ser avaliada mantendo-se o paciente sentado quando há possibilidade de hipertensão intracraniana. Além disso, na etapa da palpação do crânio também devem ser avaliadas possíveis alterações (Figura 4).

Avaliação da fácies

Algumas características faciais podem ser indicativas de síndromes genéticas. Além disso, por meio da inspeção da face, podem-se detectar possíveis assimetrias, deformidades e alterações de mobilidade de pupilas, pálpebras e lábios, como nas paralisias faciais.

EXAME DO PESCOÇO

Nos neonatos, o pescoço deve ser analisado em relação à posição, à simetria, à aparência da pele, à amplitude de movimento e à presença de abaulamentos (ver o Capítulo 10, Cabeça e pescoço).

EXAME DA COLUNA VERTEBRAL

Na inspeção e palpação da coluna vertebral, deve-se avaliar a integridade do dorso com o RN em decúbito ventral ou lateral em toda a sua extensão, a fim de detectar escoliose, assimetrias, possíveis abaulamentos/massas, regiões amolecidas, falhas de fechamento, fossetas ou hemangiomas. É importante a avaliação da presença de defeitos de fechamento de tubo neural, os disrafismos espinhais, conhecidos popularmente como espinha bífida (aberta ou oculta). O termo espinha bífida oculta pode gerar confusão, pois pode se referir a um grupo de anormalidades nas quais há pele sobre o defeito espinhal ou a uma anomalia específica que indica uma falha na fusão do processo espinhoso na região lombar, que tem menor significado clínico e pode ser vista em pacientes com um aumento de pilificação ou um angioma cutâneo na região lombar.

Bossa serossanguínea

- Elevação/edema localizado causado por represamento de sangue e líquido no subcutâneo após tocotrauma
- Caracteristicamente não respeita as suturas
- Costuma regredir em até 2 semanas

Céfalo-hematoma

- Coleção sanguínea superiostal, decorrente de tocotrauma
- Associada a fratura de osso do crânio
- Apresenta consistência endurecida e sempre respeita as suturas cranianas
- Resolução em meses

Craniotabes

- Ossificação incompleta dos ossos do crânio
- Acomete comumente ossos parietais e temporais e é mais nítido próximo às suturas
- O osso acometido é depressível e apresenta consistência tipo "bola de pingue-pongue"
- Sinal comum de raquitismo em evolução

Encefalocele

- Tumoração de dimensões variáveis, recoberta por pele, decorrente de exteriorização do sistema nervoso por "falhas" no crânio
- Mais comumente localizada em região occipital e frontal

FIGURA 4 Exame físico do crânio do recém-nascido: possíveis achados na palpação.
Fonte: adaptação de Pontes, 2013.

São exemplos de disrafismos espinhais: mielomeningocele, lipomielomeningocele, seio dérmico dorsal congênito, diastematomielia e meningocele.

AVALIAÇÃO DA PELE

É fundamental a avaliação da pele do RN para afastar a possibilidade de doenças neurocutâneas, como no caso de máculas hipopigmentadas na esclerose tuberosa, manchas café com leite na neurofibromatose, ou manchas vinho do porto na primeira divisão do nervo trigêmeo, que poderiam sugerir a síndrome de Sturge-Weber.

AVALIAÇÃO DA FUNÇÃO MOTORA

O desenvolvimento motor é caracterizado pela evolução nas habilidades motoras ao longo da vida, que resulta da interação entre processos biologicamente determinados e o ambiente.

A avaliação de motricidade engloba a análise de postura, tônus muscular e movimentação, sendo, em grande parte, dependente de uma observação clínica cuidadosa. Vale destacar que existem particularidades nas avaliações do RN a termo (RNT) e pré-termo (RNPT), conforme descrito a seguir.

Recém-nascido a termo

Inicialmente, avalia-se o paciente em decúbito dorsal horizontal. O RN costuma apresentar uma postura assimétrica, com a cabeça lateralizada e os membros em semiflexão, decorrente da hipertonia fisiológica dessa faixa etária. É comum que o RN permaneça parte do tempo com os punhos cerrados, com adução e fechamento dos polegares. Essa hipertonia permanecerá nos meses seguintes, sofrendo progressiva queda até o final do terceiro mês de vida. Em contrapartida à hipertonia fisiológica observada nos membros, a musculatura da região cervical apresenta tônus diminuído, o qual aumenta com o passar dos meses, facilitando a aquisição de funções motoras.

A posição e a postura devem ser relativamente simétricas. No caso de traumas relacionados ao parto, é relativamente comum a presença de paralisia de plexo braquial, especialmente em RN que sofreram distócia de ombros, parto vaginal prolongado, ou macrossômicos. A mais comum é a paralisia de Erb, caracterizada pela lesão das raízes de C5-C6, na qual é observado um prejuízo da movimentação do membro superior afetado,

QUADRO 4 Reflexos profundos do recém-nascido de termo

Reflexos profundos	Inervação	Nível de integração	Técnica
Peitoral maior	Nervo peitoral lateral	Predominantemente C7 e C8	Percutir sobre o dedo do examinador, que deve ser colocado sobre o músculo peitoral maior
Bicipital	Nervo musculocutâneo	C5 e C6	Percutir sobre o dedo do examinador, que deve ser colocado sobre o tendão do bíceps, com o cotovelo fletido
Braquiorradial/ estilorradial	Nervo radial	C5 e C6	O paciente deve estar com a mão em semipronação e deve-se percutir sobre o tendão do músculo radial, acima do processo estiloide do rádio, em seu terço distal
Tricipital	Nervo radial	C7, C8	Deve-se percutir sobre o dedo do examinador, que deve ser colocado no tendão do tríceps, em sua porção distal, próximo ao cotovelo ou percutir diretamente o tendão
Patelar	Nervo femoral	L3, L4	Deve-se percutir sobre o dedo do examinador no tendão ou percutir diretamente o tendão
Aquileu	Nervo tibial	L5, S1	Percutir sobre o dedo do examinador, que deve ser colocado na planta do pé ou percutir diretamente a planta do pé do recém-nascido

Fonte: adaptação de Swaiman, 2017.

que se encontra em adução, rotação interna, com extensão do cotovelo e pronação do antebraço e flexão do punho, reconhecida frequentemente como postura em "gorjeta de garçom".

Com relação à movimentação do RN, o tronco pode apresentar movimentos de lateralização lentos. A movimentação dos membros deve ser analisada com cuidado, buscando afastar assimetrias de força. Podem-se observar tremores finos, rápidos e rítmicos no queixo e membros, que podem estar presentes durante o sono ou frio e duram alguns segundos. O excesso desses movimentos pode caracterizar hiperexcitabilidade.

Na posição prona, em geral o RN mantém uma postura fletida de braços e pernas, com a pelve e o quadril elevados e joelhos fletidos. O nível de alerta aumenta com a maturação do sistema nervoso central. Com 37 semanas de idade gestacional, o choro é comum durante a vigília, e o bebê se mantém alerta por períodos razoáveis, além de responder à estimulação visual, auditiva e tátil.

Além disso, é importante a realização da avaliação dos reflexos profundos no RN, uma vez que pode auxiliar no diagnóstico de alterações de sistema nervoso central, lesões de nervos periféricos, miopatias congênitas ou atrofia muscular espinhal. O Quadro 4 descreve alguns dos principais reflexos profundos, sua inervação, integração e a técnica para obtê-los.

Recém-nascido prematuro

Para a avaliação neurológica do TN prematuro, deve-se levar em consideração que se trata de um sistema nervoso ainda em desenvolvimento; processos como mielinização, migração celular e arborização dendrítica ainda estão em curso e levam a mudanças no padrão do comportamento. Assim, para a avaliação neurológica dessa população, deve ser considerada a idade gestacional cronológica e a idade gestacional corrigida, destacando-se a importância do acompanhamento evolutivo. Se houver necessidade de suporte ventilatório e hemodinâmico para o RN, recomenda-se que o exame neurológico seja adiado para 1 a 2 dias após o nascimento.

Até a 36ª semana de idade gestacional, os estados comportamentais não estão bem estabelecidos, dificultando a previsão de qual resposta seria esperada para algumas etapas do exame neurológico (reflexos osteotendíneos, reflexos superficiais e respostas a estímulos auditivos). Além disso, os reflexos osteotendíneos variam com a maturidade. Em RN com menos de 33 semanas de idade gestacional, a intensidade desses reflexos é reduzida e os reflexos patelar e bicipital podem não ser obtidos.

A avaliação da função motora do prematuro inclui a observação da movimentação espontânea, a análise do tônus e a movimentação obtida por meio dos reflexos primitivos. Os achados esperados podem ser divididos de acordo com a idade gestacional (Quadro 5).

AVALIAÇÃO DA SENSIBILIDADE

A sensibilidade é raramente avaliada no exame neurológico do RN de forma rotineira. Sabe-se que um prematuro de 28 semanas pode discriminar o toque e a dor. O reflexo da voracidade, caracterizado pelo estímulo tátil na lateral da boca, é mais bem estabelecido com 32 semanas.

A sensibilidade dolorosa pode ser avaliada utilizando o toque da extremidade de uma espátula de madeira partida, devendo-se analisar latência, reação dos membros, movimento facial, choro e habituação.

QUADRO 5 Avaliação neurológica do recém-nascido prematuro: movimentação espontânea, análise do tônus e reflexos primitivos

Idade gestacional	Avaliação neurológica
28 semanas	Períodos de vigília são raros, sendo frequentemente necessários estímulos externos para despertar o recém-nascido. A movimentação espontânea se caracteriza por movimentos lentos, localizados ou generalizados, entremeados por movimentos mais abruptos e rápidos. Os períodos de movimentação são seguidos por períodos de inatividade, por vezes prolongados. Maior mobilidade em membros inferiores quando comparados aos superiores. Tremores finos e abalos musculares tipo *startle* são frequentes. Hipotonia global importante, com postura extensora de extremidades. O ângulo poplíteo é de 180° e o pé-perna, em torno de 40°. Reflexos primitivos: a) Voracidade: esboço de movimentos de lateralização da cabeça. b) Preensão palmar: resposta limitada. c) Moro: observa-se apenas abertura das mãos.
30 semanas	Os movimentos espontâneos são mais rápidos e frequentes. Hipotonia muscular se mantém, porém o ângulo poplíteo é de 150°. Reflexos primitivos: a) Voracidade: observa-se a resposta nas 4 direções. b) Preensão palmar: mais facilmente obtida. c) Moro: abertura das mãos.
32 semanas	Maior movimentação espontânea de membros inferiores, com elevação dos membros inferiores e flexão dos quadris, além de movimentos de torção do tronco. O ângulo poplíteo é de 130° e o balanço passivo dos membros inferiores já denota certa resistência. Reflexos primitivos: a) Voracidade: completo, com a participação da língua, podendo desencadear movimentos de sucção. b) Preensão palmar: sólida, conseguindo-se uma ligeira elevação do recém-nascido do leito, com a tração dos membros inferiores. c) Moro: resposta em abdução, extensão dos membros inferiores, além da abertura das mãos.
35 semanas	Atitude em batráquio: flexão e abdução dos membros inferiores e extensão dos superiores. O ângulo poplíteo é de 90° (semelhante ao recém-nascido a termo). Reflexos primitivos: a) Voracidade: completo. b) Preensão palmar: sólida, com difusão do padrão flexor para os músculos do antebraço. c) Moro: padrão de abdução-extensão semelhante ao do recém-nascido a termo.

AVALIAÇÃO DE NERVOS CRANIANOS (QUADRO 6)

QUADRO 6 Avaliação da integridade dos nervos cranianos do recém-nascido

Sentido (par craniano)	Avaliação
Olfato (nervo I)	Aproximar da narina do recém-nascido um cotonete embebido em uma substância forte (p. ex., menta, cravo) e observar a reação, como sucção, careta, modificação da atividade. Espera-se resposta a partir de 32 semanas de idade gestacional.
Visão (nervo II)	A partir de 28 semanas, pode ser observado o reflexo de *blinking* (piscamento em resposta à ameaça visual) e o fechamento forçado da pálpebra em resposta à luz. Com 32 semanas, o recém-nascido começa a fixar o olhar em um alvo grande (como o rosto do examinador), colocado a menos de 30 cm de distância. Com 34 semanas, aproximadamente 90% dos recém-nascidos conseguem acompanhar o estímulo visual, que deve se mover lentamente no seu campo de visão. O recém-nascido a termo vira a cabeça em direção à luz de moderada intensidade. A avaliação do nervo óptico também pode ser feita por meio do exame de fundo de olho.
Pupila (nervos II e III)	A constrição pupilar em resposta à luz pode ser obtida a partir de 28 semanas, mas se torna mais consistente com 32 semanas. Devem-se avaliar o tamanho das pupilas, o formato e a simetria diante do estímulo luminoso.
Músculos extraoculares (nervos III, IV e VI)	Movimentos oculares desconjugados são comuns nos prematuros e podem persistir de forma mais sutil por vários meses após completar a idade gestacional de termo. A manobra dos olhos de boneca, presente desde as 25 semanas, é realizada rotacionando gentilmente a cabeça do recém-nascido de um lado para o outro. A partir de 32 semanas, observa-se uma movimentação extraocular completa na mesma direção para a qual foi rotacionada a cabeça. Com 36 semanas, os olhos devem deslocar-se na direção oposta aos movimentos da cabeça. Além disso, faz parte da avaliação do nervo III (oculomotor) a observação das pálpebras, a fim de verificar se há ptose.
Sensibilidade facial e capacidade de mastigação (nervo V)	Testes para avaliar sensibilidade no recém-nascido são imprecisos. Pode-se realizar estímulo tátil na face com algodão ou estímulo doloroso com alfinete, de forma cuidadosa para não machucar o bebê. Em seguida, observar se há uma resposta de retirada ou choro, por exemplo. Já a mastigação pode ser avaliada por meio da sucção e pela força de preensão passiva, quando se testa a sucção com o dedo do examinador.
Motilidade facial (nervo VII)	Observar o aspecto da face em repouso e na movimentação (espontânea ou provocada), verificando se há fechamento palpebral incompleto no sono ou desvio de rima labial durante o choro, por exemplo. Deve-se pesquisar a presença de hipomimia facial ou assimetrias.

(continua)

QUADRO 6 Avaliação da integridade dos nervos cranianos do recém-nascido (*continuação*)

Sentido (par craniano)	Avaliação
Audição (nervo VIII)	A partir de 28 semanas, observa-se uma resposta de sobressalto a sons mais intensos, como sinos ou a voz do próprio examinador. Também pode ser avaliado o reflexo cocleopalpebral, que consiste no fechamento palpebral em resposta ao estímulo sonoro.
Sucção e deglutição (nervos V, VII, IX, X e XII)	A sucção depende dos nervos cranianos V, VII e XII, e a deglutição, dos nervos IX e X. Se a criança está se alimentando extremamente bem, normalmente há pouca necessidade de avaliar a função desses nervos. No recém-nascido a termo saudável, a coordenação de sucção, deglutição e respiração pode levar 48 horas para apresentar um padrão e ritmo maduro. No pré-termo, esse período pode ser mais longo e apenas com 34-35 semanas há sinais consistentes de maturidade na coordenação sucção-deglutição. A avaliação neurológica da sucção é realizada primeiro com a pesquisa do reflexo de voracidade, que induz a criança a abrir a boca. A seguir, introduz-se o dedo enluvado com a polpa digital voltada para cima e avalia-se o vedamento labial, a pressão positiva, a pressão negativa e a movimentação da língua. O reflexo nauseoso está presente no termo e pode ser testado com a introdução mais profunda do dedo na boca do recém-nascido ou com uma haste de algodão. A cavidade oral pode ser avaliada com a ajuda de um abaixador de língua ou, caso a criança venha a chorar durante o exame, observando a movimentação e a simetria de língua, palato mole e úvula.
Atividade do esternocleidomastóideo (nervo XI)	São avaliadas assimetria entre a altura dos ombros e postura viciosa da cabeça.

Fonte: elaboração das autoras.

AVALIAÇÃO DE REFLEXOS PRIMITIVOS

Os padrões de movimento do neonato estão sob influência predominante dos núcleos subcorticais, os quais maturam antes do córtex. Com a maturação do córtex, esses padrões comportamentais primitivos são inibidos, o que ocorre em progressão craniocaudal.

Os reflexos primitivos são reações desencadeadas por estímulos que impulsionam diversos receptores nervosos e estão presentes na dinâmica da maturação infantil. Os reflexos são importantes para a adaptação da vida intrauterina para a vida extrauterina. A pesquisa desses reflexos é uma ferramenta útil para avaliar a integridade do sistema nervoso no RN. Alguns desses reflexos desaparecem dentro dos primeiros seis meses de vida, para dar lugar a uma atividade motora voluntária no segundo semestre.

É importante destacar que a persistência desses reflexos além do esperado sinaliza a possibilidade de doenças do sistema nervoso central. O Quadro 7 apresenta os principais reflexos primitivos, como obtê-los, a resposta esperada e a idade mais comum de seu desaparecimento .

CONCLUSÕES

O exame neurológico em RN é uma ferramenta fundamental na identificação

QUADRO 7 Reflexos primitivos do recém-nascido

Reflexo	Estímulo	Resposta	Desaparecimento
Moro	Queda cefálica de 30°	Abdução-extensão seguida de adução-flexão de MMSS. A abertura das mãos está presente com 28 semanas de gestação, extensão e abdução com 32 semanas, flexão com 37 semanas	Até o 6º mês (em geral antes)
Preensão palmar	Estímulo pressórico na palma da mão	Flexão dos dedos da mão Presente com 28 semanas, forte com 32 semanas	3-6 meses
Preensão plantar	Estímulo pressórico na planta do pé	Flexão dos dedos do pé	Em torno de 12 meses (até 15 meses em alguns casos)
Tônico-cervical ou Magnus-Klein	Rotação lateral cefálica	Extensão do membro superior ipsilateral ao movimento da cabeça e flexão do contralateral. Surge com 35 semanas, e é mais evidente após 1 mês	Em geral até 3 meses
Cutaneoplantar em extensão	Estímulo na região lateral da planta do pé, estendendo-se no sentido do calcanhar aos dedos	Extensão dos dedos	12 meses
Marcha reflexa	RN em pé, apoiando-se as plantas dos pés no leito	Movimento de marcha dos MMII Aparece com 37 semanas	2-4 meses
Sucção	Estímulo de pressão sobre o palato com uma luva	Movimentos de sucção	6 meses
Voracidade	Estímulo tátil da região lateral da boca	Lateralização da boca e cefálica em direção ao estímulo	Em torno de 4 meses
Gallant	Em decúbito ventral, suspenso pelo examinador, realizar estímulo tátil na pele do dorso, paralelamente à coluna vertebral, de cada lado	Encurvamento do dorso afastando-se do estímulo	2-4 meses

MMII: membros inferiores; MMSS: membros superiores; RN: recém-nascido.
Fonte: adaptação de Swaiman, 2017.

precoce de potenciais problemas neurológicos que podem afetar o desenvolvimento infantil. A sensibilidade e a habilidade dos profissionais de saúde são essenciais para detectar sinais sutis que podem passar despercebidos. Ao considerar o contexto clínico e os fatores de risco associados, é possível fornecer intervenções precoces e adequadas, melhorando os resultados a longo prazo para a criança. Portanto, a realização regular e minuciosa do exame neurológico é uma prática indispensável na atenção à saúde neonatal.

SUGESTÕES DE LEITURA

1. Boardman J, Groves A, Ramasethu J (eds.). Avery's neonatology: pathophysiology & management of the newborn. 8.ed. Philadelphia: LWW; 2021. 1184p.
2. Funayama CAR. Exame neurológico em crianças. Medicina (Ribeirão Preto). 1996;29(1):32-43.
3. Gherpelli JLD. Propedêutica neurológica do recém-nascido e sua evolução. Rev Med (São Paulo). 2003;82(1-4):22-33.
4. Ghizoni E, Denadai R, Raposo-Amaral CA, Joaquim AF, Tedeschi H, Raposo-Amaral CE. Diagnosis of infant synostotic and nonsynostotic cranial deformities: a review for pediatricians. Rev Paul Pediatr. 2016;34(4):495-502.
5. Netter FH. Netter atlas de anatomia humana. 5.ed. Rio de Janeiro: Elsevier; 2011. 593p.
6. Pontes FM. Assistência ao RN de risco. 2013.
7. Riesgo RS, Ohlweiler L, Winckler MI, Ranzan J, Riesgo IS, Rotta NT. Vigor neurológico de recém-nascidos a termo segundo tipo de parto e realização de manobras obstétricas. Rev Bras Ginecol Obstet. 2009;31(6):279-84.
8. Rotta TN, Pedroso SF. Desenvolvimento neurológico: avaliação evolutiva. Revista AMRIGS. 2004;48(3):175-9.
9. Swaiman KF, Ashwal S, Ferriero DM, Schor NF, Finkel RS, Gropman AL, et al. Swaiman's pediatric neurology: principles and practice. 6.ed. Philadelphia: Elsevier; 2017. 1432p.
10. Volpe JJ, Inder TE, Darras BT, Vries LS, Plessis AJ, Neil J, Perlman JM. Volpe's neurology of the newborn. 6.ed. Philadelphia: Elsevier; 2017. 1240p.

16

Sistema reprodutor masculino e vias urinárias do recém-nascido

Gloria Diana Sovero Calderón
Lilian dos Santos Rodrigues Sadeck

PONTOS-CHAVE

- Identificar precocemente as principais malformações congênitas do sistema reprodutor masculino e rins e vias urinárias.
- Orientar o manejo inicial de um recém-nascido portador dessas anomalias.
- Solicitar os exames complementares necessários para elucidação diagnóstica.
- Conduzir a terapêutica adequada de acordo com as características de cada caso.
- Reconhecer a importância do seguimento adequado na redução da mortalidade neonatal e na qualidade de vida.

INTRODUÇÃO

O primeiro exame físico realizado após o nascimento permite conhecer as características anatômicas e fisiológicas do recém-nascido – que refletem a transição e adaptação à vida extrauterina –, assim como permite identificar sinais ou anomalias físicas que sugerem a existência de alguma doença ou malformação congênita.

A avaliação inicial da região genital visa ao reconhecimento imediato de anomalias genitais que podem estar associadas a malformações urinárias, de modo a agilizar a realização de exames complementares, o encaminhamento oportuno e o tratamento precoce, minimizando o risco de o recém-nascido desenvolver complicações e sequelas. Cabe ressaltar que a maioria das anomalias do sistema urinário pode ser diagnosticada precocemente graças à ultrassonografia obstétrica e/ou morfológica realizada no pré-natal.

Dentre os defeitos encontrados nos órgãos genitais, hipospadia, sexo indeterminado e desordens da diferenciação sexual fazem parte da lista de anomalias congênitas prioritárias para vigilância ao nascimento, emitida pelo Ministério de Saúde. Segundo o Boletim Epidemiológico de fevereiro de 2021, da Secretaria de Vigilância em Saúde, foram registrados defeitos de órgãos genitais em 4,6/10.000 nascidos vivos entre os anos de 2010 e 2019.

Diante da associação de malformações genitais e urinárias severas, faz-se necessária a avaliação genética, pela possibilidade de se tratar de uma síndrome congênita.

SISTEMA REPRODUTOR MASCULINO

Até a sétima semana gestacional, o embrião humano é bissexual, com primórdios dos ductos genitais internos masculino (ductos de Wolff) e feminino (de Müller). Durante a vida fetal, a partir do sexo genético do embrião, ocorrerão a diferenciação sexual e a formação de testículos ou ovários. O gene *SRY* (*Sex-determining Region Y*), localizado no braço curto do cromossomo Y (região 1A1), tem papel fundamental no desenvolvimento do testículo a partir da gônada indiferenciada. No entanto, a gonadogênese masculina também depende de outros genes, presentes nos autossomos e no cromossomo X.

Na sétima semana de gestação, o gene *SRY* faz com que as células epiteliais se diferenciem em células de Sertoli, que secretam o hormônio antimülleriano (HAM), cuja função é induzir a regressão dos ductos de Müller. Os resquícios desses ductos são o utrículo prostático e os apêndices testiculares. A partir da oitava semana de gestação, as células intersticiais de Leydig começam a produzir testosterona, que permite a diferenciação dos ductos de Wolff em epidídimos, canais deferentes, vesículas seminais e ducto ejaculatório. A partir da 12ª semana, a testosterona é convertida em di-hidrotestosterona (DHT) andrógena, hormônio essencial para a formação da genitália externa. A descida dos testículos da cavidade pélvica para a bolsa escrotal inicia-se na 33ª e 34ª semanas, e estende-se às seis últimas semanas de gestação.

A avaliação da região genital deve ser realizada imediatamente após o nascimento, com o recém-nascido em posição supina, no intuito de caracterizá-lo como masculino ou feminino. Na genitália masculina, os parâmetros a serem avaliados são: comprimento do pênis, presença de testículos, aparência e coloração do escroto, posição da abertura uretral e presença de massas ou testículo no canal inguinal. O períneo deve ter a pele lisa e sem a presença de fístulas.

Além disso, alguns bebês podem apresentar um pequeno cisto sebáceo (epidérmico) branco, de aproximadamente 1 mm, na ponta do prepúcio. Não é patológico.

Cabe ressaltar que a idade gestacional interfere na aparência da genitália externa.

Pênis

O órgão deve ser examinado em toda a sua extensão. Em algumas situações, o pênis encontra-se encoberto pela pele escrotal (pênis encarcerado), o que dificulta sua avaliação. Nesses casos, é necessário afastar o excesso de pele de modo a deixá-la esticada e possibilitar a avaliação correta.

O comprimento normal do pênis de um recém-nascido varia em torno de 2,5 a 3,5 cm.

O não desenvolvimento adequado do tubérculo peniano ocasiona agenesia peniana ou micropênis. Denomina-se micropênis quando o comprimento do órgão é dois desvios-padrão menor em relação à população geral. As causas podem ser idiopáticas, embora seja comum a associação do micropênis a problemas hormonais (GnRH e testosterona) e síndromes.

Ao avaliar o prepúcio, este geralmente se encontra tenso e aderente à glande, o que se denomina fimose. Por isso, o orifício prepucial é estreito e a glande não pode ser exposta, mesmo com a tentativa de retração do prepúcio.

Em recém-nascidos, é comum a fimose fisiológica (prepúcio não retrátil), sendo a abertura do prepúcio suficiente para garantir a micção. A retração fácil geralmente só se torna possível após vários meses ou anos. Segundo a Sociedade Brasileira de Urologia (SBU), 50% dos recém-nascidos retraem o prepúcio até o final do primeiro ano de vida e 89% até os três anos.

Também deve ser avaliada a posição do orifício uretral. A posição normal é quando ele se encontra centralizado na extremidade (ponta) da glande. Porém, sua localização pode variar, podendo estar em qualquer lugar dentro da glande, da transição balanoprepucial, da haste do pênis, do escroto ou do períneo.

Dentre as anormalidades na saída da uretra, destacam-se a hipospadia e a epispadia.

Hipospadia

Anomalia congênita do pênis, resultante do desenvolvimento incompleto da uretra anterior, do corpo cavernoso e do prepúcio. Neste caso, o orifício uretral encontra-se posicionado na face ventral do pênis, defeito associado à curvatura peniana. De acordo com a SBU, atinge cerca de 1 a cada 250 meninos.

De acordo com a localização da abertura uretral, a hipospadia pode ser:

- Distal: abertura próxima à glande.
- Peniana: abertura ao longo do corpo do pênis.
- Proximal: abertura próxima do escroto.
- Perineal: abertura próxima do ânus.

Epispadia

Defeito congênito incomum, decorrente da falha no fechamento da uretra, na qual o meato uretral se encontra na face dorsal (parte superior) do pênis. Está associada a infecções do trato urinário de repetição e incontinência urinária na infância. Geralmente associada à extrofia da bexiga.

Bolsa testicular ou escroto

A bolsa testicular deve ser examinada em toda a sua superfície. De acordo com a maturidade física fetal, a pele do escroto se torna mais enrugada e pigmentada. Contudo, nos casos de hiperpigmentação escrotal, deve-se suspeitar de síndromes adrenogenitais.

Na superfície da bolsa testicular, encontra-se a rafe escrotal, linha externa que corresponde ao septo fascial interno (linha de fusão das eminências labioescrotais na embriogênese). Essas duas estruturas dividem o escroto para alojar os testículos separadamente.

Fisiologicamente, o tamanho da bolsa testicular é bastante grande ao nascimento, pois é um análogo embrionário dos lábios vaginais do sexo feminino e responde aos hormônios maternos.

Às vezes, o aumento ou inchaço do escroto pode ser resultante de anomalias como hidroceles, hérnias ou, raramente, torção testicular.

Hidrocele

Acúmulo de líquido seroso peritoneal no escroto em volume anormal, devido à permeabilidade das camadas da túnica vaginal que envolve os testículos. Essa condição é comum e a reabsorção espontânea do líquido se dá nos primeiros meses de vida, não exigindo intervenção imediata, embora seja necessário monitoramento para assegurar uma resolução completa no primeiro ano de vida.

A hidrocele pode ser identificada pela técnica da transiluminação, que consiste em escurecer o ambiente e aproximar uma lanterna da região escrotal. Esta ficará translúcida em um ou em ambos os lados do escroto.

De acordo com a SBU, a incidência de hidrocele em recém-nascidos a termo é de 6%.

Escroto bífido

Pode ser uma pista para um distúrbio do desenvolvimento sexual (DDS).

Testículos

Durante o desenvolvimento embrionário, os testículos são formados entre a 7ª e a 8ª semana gestacional na cavidade abdominal. Sua migração da cavidade abdominal para o escroto inicia-se a partir da 28ª semana de gestação, através do canal inguinal. A descida do testículo esquerdo precede a do direito e alcança o escroto geralmente na 32ª semana. Ambos os testículos geralmente são palpáveis ao longo dos canais inguinais ao fim da 33ª até a 34ª semana. Simultaneamente, a pele escrotal engrossa e desenvolve rugas mais profundas e mais numerosas. Por esse motivo, cerca de 30% dos bebês prematuros do sexo masculino nascem com o testículo não descido. Em contraste, nos bebês nascidos a termo a prevalência gira em torno de 2 a 5%. Geralmente, o testículo desce nos primeiros seis meses de vida. A presença de escroto hipoplásico ou pouco rugoso é um indicador de que o testículo não descerá espontaneamente.

A palpação da bolsa testicular permite verificar a presença dos testículos, assim como sua sensibilidade, tamanho, consistência e a simetria dos testículos direito e esquerdo. Normalmente, os testículos medem de 1 a 1,5 cm cada, têm consistência firme, algo elástica e superfície lisa. Testículos muito pequenos sugerem hipogonadismo ou síndrome de Klinefelter. Qualquer área endurecida deve ser considerada como tumor maligno até investigação diagnóstica definitiva.

Os testículos e o canal inguinal devem ser palpados com as polpas digitais de ambas as mãos, com cuidado, com as mãos aquecidas e lubrificadas. Para realizar o exame físico, é necessário aplicar pressão na região da virilha, próximo à bolsa testicular que será examinada, utilizando dois dedos da mão esquerda, enquanto a palpação é realizada com a mão direita. Deve-se repetir o procedimento do outro lado, a fim de evitar a movimentação do testículo dentro da bolsa escrotal, caso já tenha ocorrido a descida.

Para avaliar o canal inguinal, uma mão é colocada próximo à espinha ilíaca anterossuperior (EIAS) e a outra no escroto. Deve-se deslizar as pontas dos dedos da primeira mão da EIAS ao longo do canal inguinal para palpar de forma suave o testículo não descido. Um testículo inguinal ectópico pode deslizar ou "estourar" sob os dedos do examinador durante essa manobra.

Um testículo retrátil pode ser sentido pela segunda mão à medida que o testículo é ordenhado no escroto pela primeira mão.

Ao exame físico, é possível identificar:

- **Testículo ectópico:** o testículo está localizado fora do eixo normal que deveria percorrer para atingir o escroto (região suprapúbica, raiz da coxa).

- **Testículo retrátil ou migratório:** o testículo permanece na bolsa escrotal de forma intermitente, deslocando-se cranialmente por contrações do músculo cremaster.
- **Anorquidia:** ausência congênita dos testículos. Exige reposição hormonal exógena.
- **Monorquidia:** ausência de um testículo, por malformação embriológica ou torção intrauterina.
- **Criptorquidia:** a malformação genital mais comum nos meninos.

Definição de criptorquidia

A criptorquidia ocorre quando os testículos estão localizados fora da bolsa, em um ponto qualquer de seu trajeto habitual de descida, como no canal inguinal ou no abdome.

Geralmente, a criptorquidia é um achado isolado, com predomínio do lado esquerdo. Aproximadamente 10% dos casos de criptorquidia são bilaterais e podem estar associados a distúrbios endócrinos, síndromes genéticas e anormalidades morfológicas. À palpação, encontram-se: escroto ou hemiescroto vazio e hipoplásico ou pouco rugoso, plenitude inguinal do testículo ou hidrocele. Em alguns casos, pode haver saco herniário (hérnia inguinal).

Complicações da criptorquidia

A criptorquidia está associada a maior risco de:

- **Hérnia inguinal:** presença de saco herniário no exame físico.
- **Torção testicular:** quando ocorre no intraútero, à palpação encontra-se um testículo de coloração azulada – sinal característico de torção –, consistência firme e insensível. Também é possível observar assimetrias testiculares, uma vez que o tamanho do testículo depende da extensão da atrofia que ocorreu antes do nascimento. Em contraste, a torção pós-natal apresenta sensibilidade aguda e inchaço em um testículo que foi previamente considerado normal no exame.
- **Trauma testicular.**
- **Infertilidade.**
- **Transformação maligna:** risco aumentado de câncer de testículo.

Condições associadas à criptorquidia

- **Defeitos da parede abdominal:** por exemplo, síndrome de *prune belly* ou síndrome da "barriga de ameixa", uma anomalia rara, mais frequente no sexo masculino, caracterizada pela tríade: hipoplasia ou ausência da musculatura abdominal, criptorquidia bilateral e malformação do trato urinário (uretero-hidronefrose).
- **Defeitos do tubo neural:** por exemplo, mielomeningocele.
- **Paralisia cerebral.**
- **Distúrbios genéticos que cursam com:**
  - Diminuição da secreção de testosterona: síndromes de Kallmann, Klinefelter, Prader-Willi.
  - Diminuição da ação da testosterona: síndrome de insensibilidade androgênica.
  - Hipogonadismo primário e aumento dos níveis de gonadotrofinas: síndromes de Noonan e de Laurence-Moon.
  - Trissomia 18, trissomia 13, síndromes de deleção 22q11.2 e 1p36, síndromes de Beckwith-Wiedemann, Smith-Lemli-Opitz, Cornélia de Lange.

Distúrbio do desenvolvimento sexual

Deve-se suspeitar de DDS em todo recém-nascido com aparência de genitália externa masculina, testículos não palpáveis no canal inguinal e criptorquidia uni ou bilateral associada a hipospadia e/ou micropênis. Exemplos: disgenesia gonadal mista, síndrome persistente do ducto mülleriano, hiperplasia adrenal congênita (HAC).

Nos casos de HAC clássica perdedora de sal, a investigação se torna urgente, uma vez que, como as glândulas adrenais não conseguem produzir quantidades suficientes de cortisol e aldosterona, causam hiponatremia, hiperpotassemia e desidratação, podendo levar o indivíduo sem tratamento adequado à morte (Quadros 1 e 2).

QUADRO 1 Distúrbios do desenvolvimento sexual: suspeita clínica

Pesquisar na avaliação clínica
1. História familiar de: HAC, hipospadia, epispadia, criptorquidia, infertilidade, atraso puberal, cirurgia genital corretiva, síndromes genéticas ou consanguinidade, anomalias genitais, desenvolvimento puberal anormal ou infertilidade.
2. Morte neonatal de um irmão do sexo masculino por vômito ou desidratação nos primeiros meses de vida (pode sugerir HAC não diagnosticada).
3. Medicações utilizadas pela mãe durante a gestação, como andrógenos (testosterona, danazol), antiandrogênicos (finasterida, espironolactona), estrógenos, progesterona ou fármacos anticonvulsivantes (fenitoína, trimetadiona).
4. Virilização materna durante a gestação em razão da HAC materna, tumor adrenal ou ovariano virilizante ou deficiência de aromatase placentária.

(continua)

QUADRO 1 Distúrbios do desenvolvimento sexual: suspeita clínica (*continuação*)

Pesquisar na avaliação clínica
5. Insuficiência placentária: a síntese de testosterona no primeiro trimestre nos testículos fetais depende da hCG placentária por causa de sua função de ativação do receptor de LH.
6. Achados pré-natais sugestivos de condições associadas, como oligo-hidrâmnio, anomalias renais (malformações geniturinárias) ou anormalidades esqueléticas (displasia campomélica).

HAC: hiperplasia adrenal congênita; hCG: gonadotrofina coriônica humana; LH: hormônio luteinizante.
Fonte: elaboração das autoras.

QUADRO 2 Distúrbios do desenvolvimento sexual: exames complementares

Exames
1. Cariótipo, eletrólitos séricos, creatinina, 17-OHP e testosterona. Pode-se indicar a FISH para o gene *SRY*.
2. Outros exames laboratoriais: ARP, níveis de LH, de FSH, de HAM ou de outros hormônios adrenais.
3. Ultrassonografia pélvica: pode evidenciar a presença de útero. Os testículos muitas vezes podem ser visualizados pela ultrassonografia.
4. Ultrassonografia de rins e vias urinárias: pela associação com as malformações urológicas.
5. Outros exames de imagem: RM para localizar testículos intra-abdominais ou para confirmar a presença de útero quando a ultrassonografia é indeterminada.
6. UCM: para investigar fístulas entre as vias urinárias e genitais.
7. Genitografia: radiografia com contraste para visualizar a presença de vagina.

17-OHP: 17-hidroxiprogesterona; ARP: atividade da renina plasmática; FSH: hormônio folículo estimulante; FISH: hibridação fluorescente *in situ*; HAM: hormônio antimülleriano; LH: hormônio luteinizante; RM: ressonância magnética; UCM: uretrocistografia miccional.
Fonte: elaboração das autoras.

VIAS URINÁRIAS

O sistema genital e urinário se desenvolve a partir do folheto germinativo intermediário (mesoderma), cuja diferenciação dará origem aos cordões nefrogênicos: pronefro, mesonefro e metanefro, que se diferenciam no sentido craniocaudal. A nefrogênese inicia-se a partir da terceira semana de idade gestacional, com a diferenciação do pronefro, estrutura excretória transitória. Na quarta semana, inicia-se a diferenciação do mesonefro, o qual involui em fetos masculinos e se desenvolve em algumas partes dos órgãos genitais, em fetos femininos.

Na quinta semana, os metanefros dão origem aos glomérulos, túbulos e alça de Henle dos néfrons. Na nona a décima semanas, os néfrons tornam-se funcionais e a urina hipotônica começa a ser produzida. Ao redor da 16ª semana de gestação, o feto é o principal produtor de líquido amniótico.

É importante levar em consideração que, embora a maioria das anomalias congênitas dos rins e vias urinárias não apresente sinais clínicos ao nascimento, elas estão presentes em 3 a 4% das gestações. Assim, torna-se indispensável a realização de ultrassonografia obstétrica em tempo oportuno, de modo a permitir a detecção precoce e o seguimento adequado das malformações durante a gestação e após o nascimento.

Com base na nefrogênese, a ultrassonografia obstétrica deve ser realizada no primeiro trimestre, ao redor da 12ª até a 15ª semana de gestação. Durante a avaliação ultrassonográfica no plano transversal, os rins fetais encontram-se na fossa renal, em ambos os lados da segunda vértebra lombar, possuem uma estrutura arredondada e são hiperecogênicos. A bexiga com urina pode ser vista entre a 13ª e a 15ª semana gestacional. Ao redor da 20ª à 25ª semana de gestação, o córtex renal e a medula são nitidamente visualizados.

Dentre os níveis de corte preditores de obstrução ou refluxo, considera-se: 4,5 mm até a 24ª semana, 7 mm até a 32ª semana e até 10 mm até o nascimento.

As anomalias congênitas dos rins e vias urinárias representam aproximadamente 20 a 30% de todos os defeitos congênitos detectados no período pré-natal e são responsáveis por 40 a 50% dos casos de doença renal crônica na faixa etária pediátrica.

É possível encontrar graus variados de alterações morfológicas e funcionais do rim e das vias urinárias, desde alterações benignas e transitórias, como a hidronefrose transitória, até síndromes genéticas letais, com disfunções graves incompatíveis com a vida extrauterina, como a agenesia renal bilateral. O achado mais frequentemente encontrado na ultrassonografia obstétrica, principalmente em fetos masculinos, é a dilatação do sistema pielocalicial ou hidronefrose, que ocorre em torno de 1 a 5% dos casos (Quadro 3).

A presença de hidronefrose e o grau de comprometimento renal após o nascimento dependem do grau de dilatação, da evolução durante a gestação, da presença de oligo-hidrâmnio ou de obstruções baixas (Quadro 4).

Nos casos de suspeita de malformação, seja pela história pré-natal, seja pelo exame físico ao nascer, deve-se avaliar a primeira micção (o jato urinário) e fazer um exame físico minucioso, já que as anomalias do sistema urinário podem estar presentes em outras condições (Quadro 5).

É importante salientar que, nos primeiros dias de vida, a taxa de filtração glomerular (TFG) e o débito urinário ainda estão baixos; por esse motivo, ocorre maior perda de proteínas na urina. Também podem

QUADRO 3 Malformações renais e das vias urinárias mais comuns no recém-nascido

Malformação
1. Estenose da JUP: geralmente decorre da formação de bandas aberrantes de colágeno ou fibrina na altura da JUP. É a causa mais frequente de dilatação das vias urinárias fetais (50%) e, na maior parte das vezes, é unilateral e esporádica (70 a 90% dos casos).
2. RVU primário: neste caso, as dilatações ureterais são menores que nas obstruções. Geralmente a função renal está normal ou pouco comprometida. Porém, os recém-nascidos podem evoluir com infecção urinária grave ou pielonefrite nos primeiros dias de vida. Para investigação diagnóstica e identificação da causa primária (deficiência anatômica intrínseca da JUV) ou secundária (bexiga neurogênica e válvula de uretra posterior), o exame padrão-ouro é a UCM.
3. Duplicação ureteral: defeito congênito no qual o rim é drenado por dois ureteres. Está presente em 1 a cada 150 RN. Frequentemente está associada ao RVU, a algum grau de obstrução das vias urinárias ou à ureterocele (em 34% dos meninos). O diagnóstico definitivo é realizado por meio de USG e UCM pós-natais.
4. VUP: causa mais comum e mais grave de obstrução infravesical em meninos, é acompanhada de bexigoma com parede espessa e de jato urinário fraco.
5. Rim multicístico: segunda anormalidade mais comum, sua incidência é estimada em 1:1.000 a 1:4.300 dos nascidos vivos. Sua etiologia ainda é desconhecida. Pode estar relacionada à obstrução completa ou atresia do ureter proximal, levando à falha do desenvolvimento do parênquima renal.

JUP: junção ureteropiélica; JUV: junção ureterovesical; RN: recém-nascido; RVU: refluxo vesicoureteral; UCM: uretrocistografia miccional; USG: ultrassonografia; VUP: válvula de uretra posterior.
Fonte: elaboração das autoras.

QUADRO 4 Classificação das uropatias obstrutivas conforme o local da obstrução

Nível de obstrução	Descrição
1. Obstruções altas	Ocorrem em condições como a estenose de JUP, na qual há dilatação do bacinete e dos cálices renais, sem dilatação dos ureteres. O comprometimento do parênquima renal é variável (uni ou bilateral), podendo estar ausente.
2. Obstruções médias	A dilatação ureteral uni ou bilateral pode indicar obstrução na JUV, ureterocele ou RVU.
3. Obstruções baixas com megabexiga	A bexiga encontra-se arredondada, com volume aumentado, podendo alcançar o meato uretral. Geralmente estão associadas a hidronefrose ou uretero-hidronefrose bilateral. Estão presentes na síndrome de *prune belly* e nos casos de bexiga neurogênica. Quando a causa é a obstrução uretral, como na VUP, observa-se a parede da bexiga espessada e trabeculada (bexiga de luta).

JUP: junção ureteropiélica; JUV: junção ureterovesical; RVU: refluxo vesicoureteral; VUP: válvula de uretra posterior.
Fonte: elaboração das autoras.

QUADRO 5 Alterações clínicas associadas a malformações de vias urinárias no recém-nascido

Topografia/ alteração no exame físico	Descrição
Abdome	No rim multicístico, o volume renal está aumentado. Encontra-se uma massa abdominal palpável.
Barriga em ameixa	Decorrente da hipoplasia dos músculos retos laterais e excesso de pele na região abdominal.
Síndrome de *prune belly*	Caracterizada pela tríade barriga em ameixa-criptorquidia-uretero-hidronefrose em RN do sexo masculino. É decorrente da alteração da musculatura lisa dos ureteres e da bexiga (megabexiga), associada à hipoplasia dos músculos retos abdominais.
Bexigoma	No sexo masculino, é sugestivo de obstrução da via de saída da bexiga, por exemplo, presença de VUP.
Malformação da orelha externa	Por exemplo, presença de apêndices auriculares (microtia), anotia e cisto pré-auricular.
Artéria umbilical única	Se presente, indica risco aumentado de malformações do trato urinário, por exemplo, RVU.

RN: recém-nascido; RVU: refluxo vesicoureteral; VUP: válvula de uretra posterior.
Fonte: elaboração das autoras.

surgir cristais de urato, que dão à urina uma cor avermelhada.

No RN de termo, a diurese é de aproximadamente 1 mL/kg/h, e no RN prematuro é de 0,5 a 1 mL/kg/h. Todo atraso na micção após 24 horas deve ser investigado.

A avaliação urológica inicial consiste na realização de ultrassonografia de rins e vias urinárias:

- Nas primeiras 24 horas de vida: quando há suspeita de comprometimento bilateral, rim único e/ou oligoâmnio severo, pelo risco de ter uma malformação renal grave que precise de intervenção rápida. Por exemplo: válvula de uretra posterior (VUP).
- Entre 48 horas e 7 dias de vida: quando é sugestivo de comprometimento unilateral. Nestes casos se recomenda esperar, de modo a garantir repleção do volume, aumento do débito urinário e da TFG, de modo a evitar supervalorização dos resultados.

Exames complementares (dependem do diagnóstico diferencial):

1. **Uretrocistografia miccional (avaliação anatômica e funcional):** realiza-se mediante a administração de contraste iodado diluído por gravidade, em paciente com cateterização vesical prévia. Este exame é indicado especialmente se a ultrassonografia mostrou dilatação ureteral ou alterações da bexiga. É realizada com a finalidade de afastar refluxo vesicoureteral (RVU), duplicação ureteropiélica, ureterocele e válvula de uretra posterior. É o exame padrão-ouro para diagnóstico e etiologia do RVU.
   De acordo com a uretrocistografia miccional (UCM), o RVU pode ser classificado em:

- **Grau 1:** o contraste atinge apenas o ureter.
- **Grau 2:** o contraste atinge pelve e cálices, mas sem dilatação.
- **Grau 3:** o contraste promove leve ou moderada dilatação da pelve ou dos cálices.
- **Grau 4:** tortuosidade do ureter e dilatação da pelve renal e cálices.
- **Grau 5:** dilatação grave de ureteres, pelve e cálices. Perda das impressões papilares.

2. **Cintilografia renal:** é realizado com 1 mês de vida, em duas etapas:
   2.1 99mTc-ácido dietileno-triamino-pentacético (99mTc-DTPA): para avaliar a função renal.
   2.2 99mTc-ácido dimercaptossucciníco (99mTc-DMSA): para avaliar a morfologia renal.

- **Cintilografia renal dinâmica com DTPA:** avalia a função glomerular e tubular e a perviedade das vias excretoras urinárias. Se houver acúmulo anormal de contraste, sugere processo obstrutivo de vias urinárias e o exame deve ser complementado com a administração intravenosa de furosemida, com o objetivo de diferenciar uma obstrução mecânica de uma dilatação primária.
- **Cintilografia renal estática com DMSA:** é o exame padrão-ouro para o diagnóstico de defeitos do parênquima renal, mas também avalia a presença de cicatrizes pós-infecção urinária e a função renal. Indicada para pacientes com 1 a 3 anos de vida e com infecção do trato urinário de repetição.
- **Ressonância magnética:** indicada na presença de variações anatômicas renais e/ou do trato urinário complexas, suspeita de obstrução do trato urinário, com a finalidade de planejamento operatório, e para avaliação pós-operatória, quando os exames de imagem convencionais não fornecerem informações suficientes para diagnóstico.

3. **Exames laboratoriais:**

- Com 48 horas:
  - Função renal: ureia, creatinina.
  - Eletrólitos: sódio, potássio, fósforo.
  - Gasometria arterial (acidose).
- Com 1 semana:
  - *Clearance* de creatinina: dosagem sérica e urinária de creatinina colhidas no mínimo em um período de 6 h.
  - Taxa de filtração glomerular: fórmula de Schwartz: TFG (mL/min/1,73 m^2) = [constante (K)* × comprimento (centímetros)] [creatinina sérica (mg/dL)].
    *O valor de K para pré-termos é 0,33 e para termos, 0,45.
  - Urina 1 e urocultura: a primeira coleta deve ser realizada por saco coletor; se positiva, colher por sonda uretral ou punção suprapúbica.

Nos processos obstrutivos, a dilatação renal afeta ambos os rins. Nestes casos, indica-se a intervenção cirúrgica, tanto paliativa (nefrostomia ou pielostomia) quanto definitiva (ureteropieloplastia).

Nos casos em que a dilatação não ocorre por processos obstrutivos, o acometimento renal é unilateral. A conduta é conservadora, com acompanhamento ambulatorial mediante uroculturas mensais, avaliação periódica da função renal, repetição da ultrassonografia de abdome e cintilografia.

ANOMALIAS ANORRETAIS

Durante o exame físico da região genital, é importante observar também a presença de malformações anorretais, com fístula e eliminação de mecônio pela uretra ou períneo.

Segundo o Ministério da Saúde, no Brasil a incidência das anomalias anorretais é de 1:5.000 nascidos vivos.

As anomalias anorretais que podemos encontrar nos recém-nascidos do sexo masculino são:

- Fístula perineal: nas fístulas perineais pequenas, a saída de mecônio pode acontecer após 24 horas de vida. A presença de alteração em alça de balde é patognomônico de fístula perineal. Assim, também, a presença de um orifício na pele adjacente com mecônio ou material mucoso branco em seu interior é sugestiva dessa anomalia.
- Fístula retouretral bulbar.
- Fístula retouretral prostática.
- Fístula retovesical.
- Ânus imperfurado sem fístula.
- Defeitos raros e complexos (atresia do reto, defeitos associados a massas pré-sacrais).

Segundo o Ministério da Saúda, cerca de 25 a 50% das malformações anorretais estão associadas a outras malformações. As alterações dos rins e vias urinárias são as mais frequentes (50%). Dentre elas, podemos encontrar:

- Hidronefrose.
- Agenesia renal.
- Refluxo vesicoureteral.
- Megaureter.

Por esse motivo, é mandatória a realização de ultrassonografia de rins e vias urinárias em todo paciente portador de anomalia anorretal.

CONCLUSÕES

O exame físico completo e detalhado do sistema reprodutor e vias urinárias é de extrema importância na detecção de malformações que necessitarão de intervenção precoce. No entanto, muitas vezes as alterações podem não ser detectadas no exame, sendo importante valorizar os antecedentes maternos e a ultrassonografia morfológica realizada no pré-natal.

Na suspeita de malformação urogenital, a investigação deve ser interdisciplinar e incluir a realização de exames de imagem.

É indispensável o aconselhamento dos pais, que necessitam de entendimento mais amplo da fisiopatologia da uropatia e da história natural dos casos não tratados, assim como da disponibilidade e dos potenciais benefícios das diferentes modalidades de tratamento pré e pós-natais. Os riscos e possíveis complicações de tais terapias também devem ser exaustivamente discutidos.

SUGESTÕES DE LEITURA

1. Brasil. Ministério da Saúde. Secretaria de Vigilância em Saúde e Ambiente. Boletim Epidemiológico: Análise da situação epidemiológica das anomalias congênitas no Brasil, 2010 a 2021. 2023;54(3):1-26.
2. Brasil. Ministério da Saúde. Secretaria de Vigilância em Saúde. Boletim Epidemiológico: Anomalias congênitas no Brasil, 2010 a 2019: análise de um grupo prioritário para a vigilância ao nascimento. Brasília: Ministério da Saúde; 2021.
3. Brasil. Ministério da Saúde. Secretaria de Atenção à Saúde. Departamento de Ações Programáticas e Estratégicas. Atenção à saúde do recém-nascido: guia para os profissionais de saúde. Brasília: Ministério da Saúde; 2011.
4. Binsfeld L, Gomes MASM, Kuschnir R. Análise estratégica da atenção às malformações congênitas: proposta de abordagem para o desenho de linhas de cuidado. Cienc Saúde Coletiva. 2023;28(4):981-91.

5. Calado A, Rondon AV, Netto JMB. Bresolin NL, Barroso Jr RMU; Sociedade Brasileira de Pediatria (SBP); Sociedade Brasileira de Urologia (SBU). Manual de uropediatria: guia para pediatras. 2020. 526p.
6. Nguyen V, Ngo L, Jaqua EE. Cryptorchidism (undescended testicle). Am Fam Physician. 2023;108(4):378-85.
7. Public Health England (PHE). Newborn and infant physical examination (NIPE) screening programme handbook. Updated 7 March 2024.
8. Sadeck LSR, Bunduki V, Giron AM, Falcão MC. Revisão/atualização em nefrologia pediátrica: diagnóstico e abordagem perinatal das anomalias nefro-urológicas. J Bras Nefrol. 1998;20(1):60-7.
9. Sadeck LSR, Bentlin MR, Rebello CM. Situações clínicas em neonatologia: bases para o diagnóstico e conduta. Rio de Janeiro: Atheneu; 2023.
10. Zerati Filho M, Nardozza Júnior A, Reis RBR. Urologia fundamental. São Paulo: Planmark; 2010.

17

Mamas e sistema reprodutor feminino do recém-nascido

Werther Brunow de Carvalho

PONTO-CHAVE

- Aumento da mama no recém-nascido, mastite neonatal, menstruação neonatal, alterações do desenvolvimento do sexo feminino no recém-nascido.

MAMAS

O estrógeno materno ocasiona graus variados de aumento da mama em aproximadamente 70% dos recém-nascidos (RN) (Figura 1). Habitualmente o diâmetro do broto mamário é de 1 a 2 cm nas primeiras semanas de vida, existindo alguns casos com tamanhos muito grandes. A razão para essa resposta exagerada ainda não está bem esclarecida.

Existem várias hipóteses para explicar esse aumento das mamas. Primeiro, altas concentrações de estrógenos atravessam a barreira fetoplacentária, ocasionando crescimento e proliferação do tecido mamário do RN. Outra explicação seria que a queda aguda dos níveis de estrógeno após o nascimento estimula a glândula pituitária do RN, ocasionando aumento da prolactina, o qual determina aumento da mama

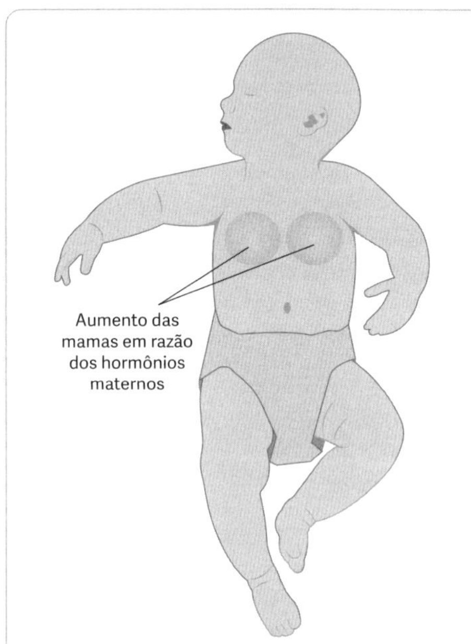

FIGURA 1 Aumento bilateral das mamas.

e galactorreia (Figura 2). Como terceira hipótese, altos níveis de kisspeptina, um neuropeptídeo, ocasionam aumento da liberação de gonadotropinas. As razões para alguns RN terem resposta com graus diferentes de aumento da mama ainda não são completamente explicadas.

O conhecimento nos achados de ultrassonografia (US) relacionados ao aumento da mama no RN é importante para um pronto diagnóstico diferencial com a presença de mastite neonatal, que indica a necessidade de hospitalização e utilização de antibioticoterapia. O exame físico do RN demonstra uma região eritematosa com uma massa um pouco endurecida, sem evidência de aumento de gânglios axilares, que ao exame de US descartou a presença de mastite.

A US desse caso demonstrou aumento da mama, uma massa de formato ovoide localizada paralelamente à pele com uma região retroareolar de ambas as mamas com margens bem distintas tanto à direita quanto à esquerda.

A US com Doppler colorido demonstrou a presença de massa mamária direita e esquerda com uma vascularidade interna indicando a presença de aumento mamário com celulite e havendo a confirmação do diagnóstico. A US realizada após 14 dias de tratamento não demonstrou regressão significativa das alterações retroaureolares. O exame indicou aumento mamário neonatal benigno com celulite adjacente (ou ginecomastia). Não foram necessários exames adicionais para o paciente e a US esclareceu o diagnóstico.

A Figura 3 demonstra um procedimento contraindicado aos pacientes com aumento da mama, que é a compressão do tecido mamário.

O Quadro 1 mostra as diferenças entre US e aparência clínica para o diagnóstico diferencial de aumento da mama *versus* mastite.

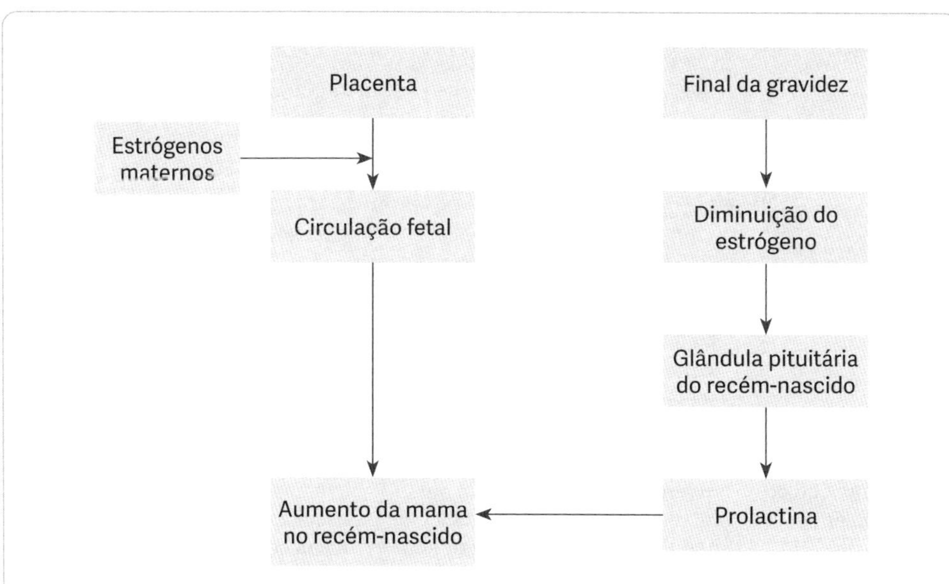

FIGURA 2 Mecanismos relacionados ao aumento mamário no recém-nascido.
Fonte: adaptação de Pant et al., 2023.

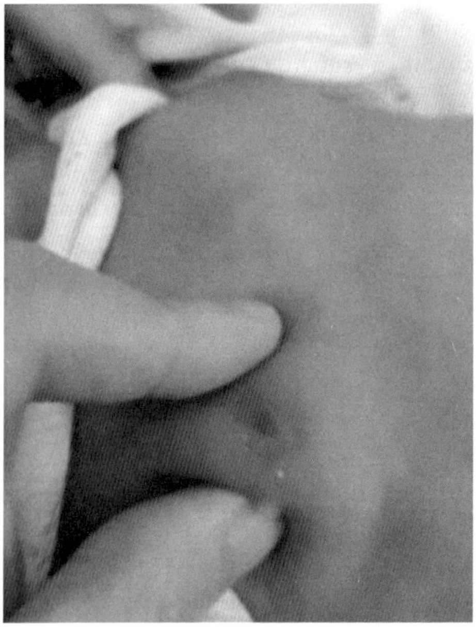

FIGURA 3 Aumento bilateral das mamas com a presença de hiperemia e o procedimento de compressão bidigital do tecido mamário. Fonte: acervo do autor.

A mastite neonatal indica uma infecção no tecido mamário, ocorrendo mais comumente em RN de termo. Encontrada em pacientes abaixo de cinco semanas de idade, com um pico máximo de incidência ao redor de três semanas, é mais frequentemente unilateral, sendo encontrada com frequência igual tanto em meninos quanto em meninas nas duas primeiras semanas de vida, mas após 14 dias de vida é duas vezes mais provável de ocorrer no sexo feminino. *Staphylococcus aureus* é um microrganismo mais comum, estando presente em aproximadamente 80% dos casos da mastite neonatal; portanto, a cobertura antibiótica mais adequada deve incluir o uso parenteral de antimicrobiano dirigido para o *Staphylococcus*.

SISTEMA REPRODUTOR FEMININO

O exame da parte genital feminina de um RN é realizado na posição supina. Nos primeiros dois meses de vida o RN de termo do sexo feminino tem os lábios proeminentes, o clitóris mais largo e o meato uretral

QUADRO 1 Diagnóstico diferencial entre aumento da mama e mastite

	Aumento do tecido mamário	Mastite
Pico de incidência	1ª semana de vida	2ª a 3ª semana de vida
Relação homem:mulher	Sem predominância	1:2
Achados locais comuns	Sem sensibilidade Tecido mais endurecido Inchaço eritematoso, sem secreção purulenta ou inflamação	Aumento da sensibilidade, inchaço eritematoso, secreção purulenta, flutuação, erupção cutânea, aumento dos gânglios linfáticos
Ultrassonografia com integração do eco-Doppler colorido	Tecido mamário hipoecoico heterogêneo bem definido ou tecido retroareolar hipoecoico ou nódulo retroareolar hiperecoico com áreas centrais em forma de estrela ou hipoecoicas lineares – vascularização mínima	Tecido hiperecoico mal marginado Vascularização aumentada em casos de formação de abscesso: áreas híper ou anecoicas avasculares com hiperemia circundante

Fonte: adaptação de D'Auria et al., 2021.

que apresenta visualização mais difícil pela influência do estrógeno materno. A anatomia do genital externo da menina está colocada na Figura 4.

A presença do hormônio materno pode estimular a saída de uma secreção vaginal branca e mucoide e/ou sangramento. Esses achados podem persistir durante 7 a 10 dias. A idade gestacional pode influenciar na aparência da genitália feminina, e nos pré-termos os pequenos lábios e o clitóris são muito proeminentes, e os grandes lábios são pequenos pela ausência de tecido adiposo. Os grandes lábios são maiores em crianças de termo e habitualmente recobrem o clitóris e os pequenos lábios. O posicionamento do meato uretral é importante, pois o desvio relacionado à posição ventral pode indicar genitália ambígua ou um *sinus* urogenital.

O orifício vaginal mede em média 1,5 cm na menina nascida de termo. O hímen é uma membrana avascular com um orifício central. As marcas himenais são uma variação comum que habitualmente desaparece em poucas semanas.

A presença de menstruação no período neonatal, semelhante a um sangramento, é um evento fisiológico não habitual, também descrito como sangramento uterino neonatal.

A evidência disponível indica que o sangramento neonatal é uma menstruação caracterizada pela suspensão da progesterona. Por fatores feto-maternos que influenciam sua frequência (restrição do crescimento fetal, pré-eclâmpsia), existe uma redução do fornecimento sanguíneo para a placenta e o processo de decidualização é provocado pela hipóxia fetal crônica no último trimestre da gravidez. A menstruação neonatal semelhante ao sangramento pode representar um aumento de risco do desenvolvimento de endometriose durante a adolescência. Embora a hemorragia vaginal da RN seja

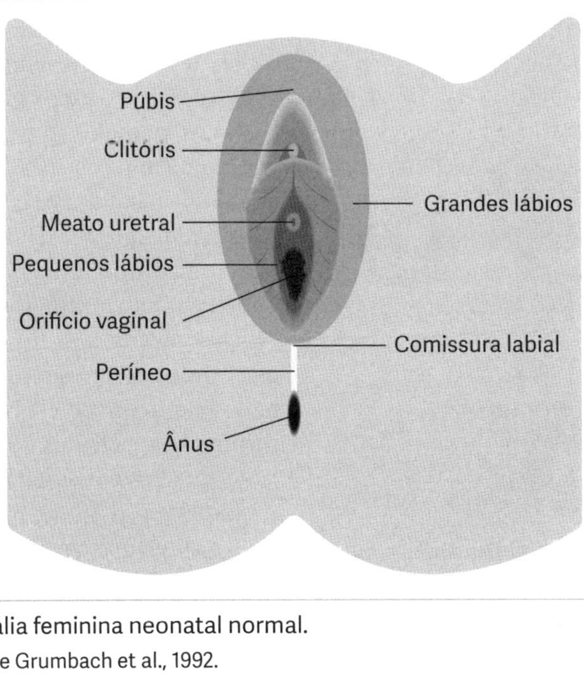

FIGURA 4 Genitália feminina neonatal normal.
Fonte: adaptação de Grumbach et al., 1992.

chamada de fisiológica e descrita na literatura leiga como um sangramento sem problemas, pediatras franceses e alemães demonstraram que o sangramento ocorre nas RN que estão sujeitas a estresse fetal na gestação tardia. A Figura 5 é uma ilustração do sangramento uterino na RN.

Um estudo de autópsia em RN entre 35 e 41 semanas de gestação e com peso abaixo de 3 kg, com endométrio decidual, foi realizada por Ober et al., descrevendo o espectro de resposta do endométrio à progesterona, que variou a partir de uma proliferação até uma decidualização completa e perda menstrual (Quadro 2).

O estudo indica que o sangramento uterino na RN apresenta similaridade com o sangramento menstrual decorrente da ausência da progesterona.

Ao exame da RN também se pode observar uma visão parcial ou mesmo total dos pequenos lábios, como evidenciado na Figura 6.

A genitália ambígua pode ser definida pela ausência de estrutura fálica, um meato

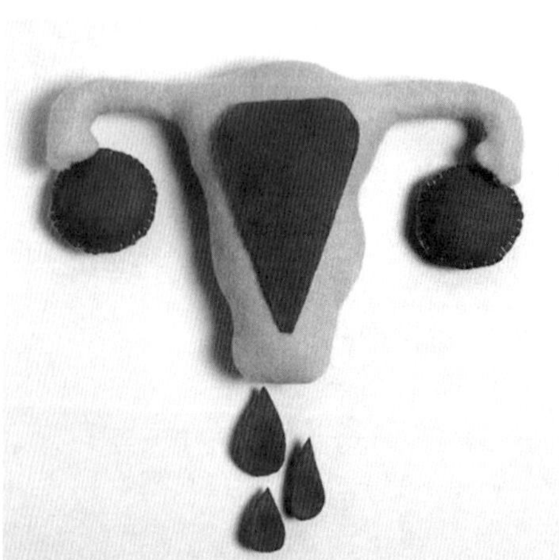

FIGURA 5 Ilustração demonstrando sangramento genital em uma recém-nascida.
Fonte: Purwar, 2023.

QUADRO 2 Classificação das alterações observadas no endométrio de 169 recém-nascidas

Alteração no endométrio	Recém-nascidas
Proliferativa	116 (68%)
Secretora	45 (27%)
Decídua ou menstrual	8 (5%)

Fonte: adaptação de Ober e Bernstein, 1995.

uretral de localização anormal e a impossibilidade de uma ou ambas as gônadas em RN masculinos. Deve-se suspeitar de problema na diferenciação sexual na menina que se apresenta com clitóris hipertrofiado, gônada palpável, lábios fundidos ou abertura anormal no peritônio.

Nestes casos, é fundamental a avaliação de endocrinologista, geneticista e psicólogo para atuação e avaliação multidisciplinar dessa criança até que seja determinado o sexo pelo qual o RN deve ser chamado.

CONCLUSÕES

Neste capítulo, resumimos as principais condições fisiológicas e patológicas relacionadas às mamas e ao sistema reprodutor feminino em recém-nascidos. Detalhamos as causas e mecanismos por trás do aumento mamário neonatal e da menstruação neonatal, incluindo influências hormonais e outros fatores contribuintes mencionados.

Descrevemos a apresentação clínica e os achados diagnósticos para o aumento mamário neonatal e a mastite neonatal, incluindo os achados do exame físico e o papel da ultrassonografia.

Explicamos o diagnóstico diferencial entre o aumento mamário neonatal e a mastite, destacando as principais distinções na apresentação clínica, incidência e achados

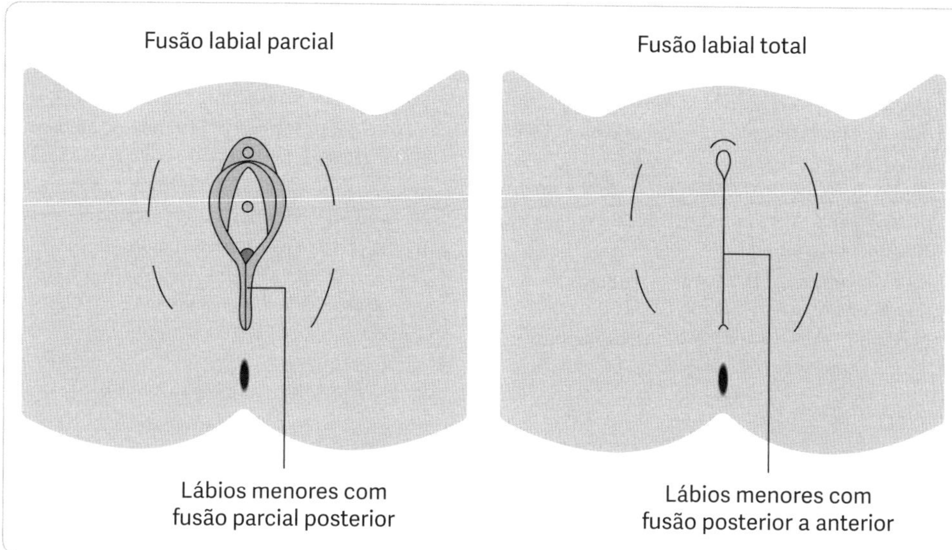

FIGURA 6 Fusão parcial e total dos lábios menores.
Fonte: adaptação de File, 2023.

ultrassonográficos, conforme apresentado no texto.

Delineamos as características da genitália feminina normal do recém-nascido e como a idade gestacional influencia sua aparência.

Identificamos e descrevemos as alterações no desenvolvimento sexual feminino mencionadas, como a fusão labial e a genitália ambígua, incluindo seus sinais clínicos e a avaliação multidisciplinar recomendada.

Discutimos as implicações e estratégias de manejo para condições como a mastite neonatal (por exemplo, antibioticoterapia) e os potenciais riscos a longo prazo associados à menstruação neonatal (por exemplo, endometriose).

SUGESTÕES DE LEITURA

1. Amer A, Fischer H. Neonatal breast enlargement. N Engl J Med. 2009;360:1445.
2. Cavaliere TA. Genitourinary assessment. In: Tappero EP, Honeyfield ME, eds. Physical assessment of the newborn: a comprehensive approach to the art of physical examination. 6. ed. Springer Publishing Company; 2018. p.121-37.
3. Congenital adrenal hyperplasia causes. What causes congenital adrenal hyperplasia (CAH)? Disponível em: https://iraniansurgery.com/en/congenital-adrenal-hyperplasia-causes/. Acesso em: 28 mar. 2024.
4. D'Auria D, Ferrara D, Aragione N, De Chiara C, Argenziano G, Noschese I, et al. Role of ultrasound in diagnosis of neonatal breast enlargement: a newborn case report. Radiol Case Rep. 2021;16(9):2692-6.
5. File G. Labial fusion in children. KidsHealth. Disponível em: https://www.kidshealth.org.nz/labial-fusion-children. Acesso em: 28 mar. 2024.
6. Grumbach MM, Conte FA. Disorders of sexual differentiation. In: Wilson JD, Foster DW, eds. William's textbook of endocrinology. 8.ed. Philadelphia, PA: Saunders; 1992.
7. Jayasinghe Y, Cha R, Horn-Ommen J, O'Brien P, Simmons PS. Establishment of normative data for the amount of breast tissue present in healthy children up to two years of age. J Pediatr Adolesc Gynecol. 2010;23(5):305-11.
8. Kaya A, Orbak Z, Polat H, Çayır A, Erdil A, Döneray H. Plasma kisspeptin levels in newborn infants with breast enlargement. J Clin Res Pediatr Endocrinol. 2015;7(3):192-6.

9. Masoodi T, Mufti GN, Bhat JI, Lone R, Arshi S, Ahmad SK. Neonatal mastitis: a clinico-microbiological study. J Neonatal Surg. 2014;3(1):2.
10. Meshram GG, Kaur N, Hura KS. Breast enlargement in newborns: a folkloric-medical dilemma. Trop Doct. 2018;48(2):150-1.
11. Ober WB, Bernstein J. Observations on the endometrium and ovary in the newborn. Pediatrics. 1955;16(4):445-60.
12. Pant VP, Mishra D. Neonatal giant mastauxe: a case report. Ann Med Surg (Lond). 2023;85(8):4134-6.
13. Purwar K. Why do some newborn girls bleed? Gynaecologist weighs. Herzindagi.com. Disponível em: https://www.herzindagi.com/health/do-all-newborn-girls-have-periods-article-255151. Acesso em: 28 mar. 2024.
14. Samsudin DD, Samsudin JJ, Samsudin S. Neonatal mastitis treatment: oral or intravenous antibiotics. eJKI. 2020;8(1).
15. Vatankhah S, Jalivand M, Sarkhosh S, Azarmi M, Mohseni M. Prevalence of congenital anomalies in Iran: a review article. Iran J Public Health. 2017 Jun;46(6):733-43. Disponível em: htt ps://iraniansurgery.com/en/congenital-adrenal-hyperplasia-causes/. Acesso em: 28 mar. 2024.

18

Sistema imunológico do recém-nascido

Filumena Maria da Silva Gomes
Patricia Palmeira
Magda Carneiro-Sampaio

PONTOS-CHAVE

- Reconhecer as particularidades imunológicas do período neonatal no ciclo de vida.
- A história clínica, os antecedentes familiares e o exame físico completo do recém-nascido auxiliam no diagnóstico precoce de erros inatos da imunidade.
- A triagem neonatal de erros inatos do metabolismo e de erros inatos da imunidade altera o curso clínico e o prognóstico das doenças imunológicas no recém-nascido.

INTRODUÇÃO

O sistema imunológico começa a se desenvolver muito cedo na vida intrauterina; no primeiro mês, são encontradas no saco vitelino células-tronco com capacidade de dar origem a progenitores leucocitários. Embora a maioria dos outros órgãos e sistemas já esteja desenvolvida ao nascimento, o sistema imune apresenta uma imaturidade funcional que se desenvolverá e amadurecerá ao longo da infância e adolescência à medida que ocorre a exposição aos vários antígenos.

Em conjunto, os mecanismos da imunidade inata se desenvolvem mais cedo do que a imunidade adaptativa, e, entre os componentes da imunidade adaptativa (linfócitos T e B), a capacidade plena de formar anticorpos é a última a ser adquirida, o que só ocorre no final da infância ou início da adolescência para os anticorpos imunoglobulina A (IgA) séricos (Figura 1).

A ausência de memória imunológica preexistente e o pequeno número de linfócitos presentes nos órgãos linfoides secundários, assim como a imaturidade do sistema imune de mucosas, contribuem para a maior gravidade e facilitam a disseminação de infecções de qualquer natureza logo após o nascimento.

As funções das células do sistema imune do recém-nascido (RN), incluindo as células

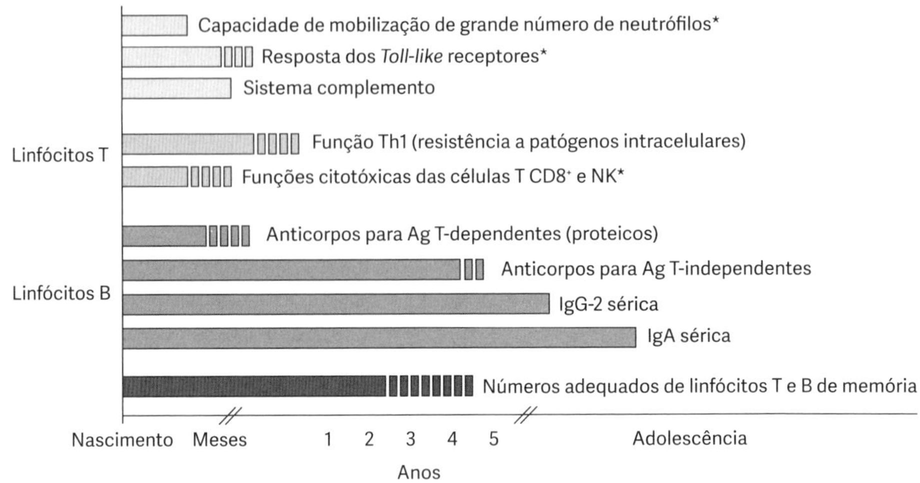

FIGURA 1 Componentes do sistema imune: do nascimento até a adolescência (possíveis faixas etárias em que alguns dos mecanismos efetores da imunidade anti-infecciosa alcançam sua maturidade plena, cabendo aqui a ressalva de que o conhecimento nesta área ainda apresenta lacunas importantes).

*: poucos dados fora do período neonatal; IgA: imunoglobulina A; IgG: imunoglobulina G; NK: células *natural killer*.

Fonte: elaboração das autoras.

do sistema imune inato, como fagócitos (mononucleares e polimorfonucleares), células NK (do inglês *natural killer*) e células dendríticas, e as células do sistema imune adaptativo, como os linfócitos T e B, apresentam-se imaturas, principalmente em relação aos seus mecanismos efetores (imunidade celular e humoral), tornando-o suscetível a doenças infecciosas graves no período neonatal.

SISTEMA IMUNE INATO

O sistema imune inato representa um conjunto de fatores, tanto celulares como solúveis, que desempenha papel crítico na linha de frente da defesa do hospedeiro contra os patógenos. É responsável pelo pronto reconhecimento de uma ampla variedade de microrganismos e seus componentes, sendo crucial para a apresentação antigênica e ativação apropriada do sistema imune adaptativo. As células apresentadoras de antígenos (APC) "profissionais" são representadas pelas células dendríticas, monócitos/macrófagos e linfócitos B, e, nos RN, elas exibem alterações funcionais que podem levar a deficiências secundárias nas respostas de células T.

Ao nascimento, o RN dispõe de poucas células progenitoras de neutrófilos e assim tem uma limitação de precursores na medula óssea, o que pode resultar em grave deficiência para mobilizar números adequados de neutrófilos durante uma infecção. Os neutrófilos neonatais também apresentam múltiplos defeitos funcionais, incluindo quimiotaxia, adesão e migração, que são ainda mais pronunciados em prematuros. Em relação aos monócitos de neonatos a termo, também são descritas algumas deficiências funcionais, como baixa expressão de moléculas coestimuladoras, ausência de resposta aos lipopolissacarídeos (LPS) e ao interferon-gama (IFN-γ), capacidade reduzida de se diferenciar em células dendríticas e diminuição da produção de interleucina-12 (IL-12), porém a competência fagocítica para bactérias Gram-positivas e Gram-negativas *in vitro* é equivalente à dos adultos. As contagens de células NK são mais elevadas em neonatos do que em adultos, porém também são descritas algumas deficiências funcionais, principalmente menor capacidade citolítica.

Ainda como componentes do sistema imune inato, estão presentes as células linfoides inatas (*innate lymphoid cells* ou ILC), derivadas de um precursor linfoide comum, que, ao contrário dos linfócitos T convencionais, não expressam receptores específicos, nem medeiam respostas imunes específicas para antígenos. São linfócitos abundantes residentes nos tecidos e que respondem rapidamente às mudanças no ambiente circundante, atuando como uma ponte entre a imunidade inata e a adaptativa, participando de resposta imune, homeostase tecidual e inflamação. As ILC são paralelos funcionais com os subconjuntos convencionais de células T *helper* polarizadas (Th1, Th2, Th17), com a diferença de que as ILC não possuem receptores específicos para antígenos respondendo, em vez disso, a sinais de perigo e estresse derivados do epitélio da mucosa, estroma e células de linhagem mieloide. As ILC incluem: células NK; ILC do tipo 1 (ILC1), produtoras de IFN-γ; ILC do tipo 2 (ILC2), produtoras de IL-5 e IL-13; e ILC do tipo 3, produtoras de IL-17 e IL-22 (ILC3).

O sistema complemento é um sistema efetor crucial da imunidade inata no qual três vias (clássica, alternativa e das lectinas) convergem para um ponto onde importantes moléculas efetoras são geradas, entre elas as opsoninas C3b, iC3b e C4b, a anafilotoxina C5a e o complexo de ataque à membrana (MAC) C5-C9. Comparado com sangue de adultos saudáveis, o RN apresenta níveis baixos dos vários componentes do sistema complemento, principalmente da via alternativa, que alcançam, em média, metade dos níveis do adulto, exceto o componente C9, que se encontra em valores que não ultrapassam 20% dos níveis vistos em adultos. Estudos com lactentes saudáveis demonstram que, após o segundo semestre de vida, a concentração da maioria dos componentes e a atividade lítica, tanto da via clássica como da via alternativa, já são equivalentes às de adultos. Uma redução mais acentuada e consistente dos componentes e das atividades da via clássica e alternativa é vista em neonatos pré-termo.

SISTEMA IMUNE ADAPTATIVO

Resposta imune celular

Os primeiros anos de vida são caracterizados pela presença no sangue periférico de números elevados de linfócitos, tanto percentuais como absolutos. Assim, a presença de linfocitopenia, caracterizada por números totais de linfócitos repetidamente inferiores a 2.500 células/mm^3, pode representar um sinal de alerta importante para uma imunodeficiência grave. A linfocitose começa a reduzir-se por volta de 4 anos, mais ou menos no mesmo período em que o crescimento dos tecidos linfoides periféricos está bem estabelecido, o que leva à especulação de que a linfocitose poderia ser necessária para "povoar" os órgãos linfoides secundários.

Em relação às várias subpopulações de linfócitos, as frequências permanecem muito semelhantes às de adultos em todas as fases da vida, com predomínio das células T auxiliares (40-50%), seguidas das T citotóxicas (15-25%), sabendo-se que as células T constituem entre 70 e 80% dos linfócitos circulantes. Alguns lactentes saudáveis podem apresentar relações CD4/CD8 elevadas, não raro alcançando valores de 2 ou mais. Evidentemente, a proporção de células T *naïve* é elevada nos primeiros tempos de vida, caindo gradualmente à medida que crescem as percentagens de células de memória. O desenvolvimento das funções dos linfócitos T também é gradual ao longo dos primeiros meses de vida. Em neonatos e lactentes jovens, observa-se uma imaturidade intrínseca das células T $CD4^+$, com menor capacidade para exercer as funções efetoras e se transformar em células de memória.

Os linfócitos do sangue periférico de neonatos produzem baixas quantidades de IFN-γ, o que leva a uma diminuição na produção de IL-12 pelas células dendríticas, prejudicando a diferenciação de uma resposta do tipo T *helper* 1 (Th1), que tem um papel fundamental na ativação dos macrófagos, sendo importante na resistência a patógenos intracelulares, como micobactérias, toxoplasma e diversos fungos. Já as funções T *helper* 2 (Th2), caracterizadas pela secreção de IL-4 e IL-5, favorecem as reações imunes mediadas por IgE e por eosinófilos/mastócitos contra os helmintos. A resposta Th2 está mais preservada ao nascimento, sendo bem conhecido o conceito de que há no feto e no RN um desvio para respostas do tipo Th2, o que pode favorecer a sensibilização alérgica precoce.

Em relação à função citotóxica dos linfócitos T $CD8^+$, também está descrita uma redução nos primeiros meses de vida, promovendo maior vulnerabilidade do RN e lactente jovem a infecções virais graves.

Além dos linfócitos chamados de convencionais já descritos, que apresentam receptores de antígeno (TCR) policlonais, existem linfócitos T não convencionais, como as células NKT (do inglês *natural killer T cells*), células MAIT (do inglês *mucosal-associated invariant T*) e células Tγδ. Essas subpopulações apresentam receptores antigênicos com diversidade limitada, que reconhecem um número limitado de tipos de antígenos e que não são exibidos por moléculas do MHC de classes I e II nas APC. São abundantes nos tecidos epiteliais, como o trato gastrintestinal, e suas funções incluem: i. defesa inicial contra microrganismos encontrados nos epitélios; ii. vigilância e eliminação de células estressadas, como células que sofreram dano no DNA ou estão infectadas; iii. produção de citocinas que influenciam as respostas imunes adaptativas.

É descrito que as células Tγδ proveem uma das principais linhas de defesa contra patógenos durante o início da vida, expandindo-se rapidamente e se desenvolvendo funcionalmente em bebês prematuros e a termo em um curto período. As células NKT compartilham semelhanças fenotípicas e funcionais com células T e células NK.

Por fim, alguns linfócitos T autorreativos no timo que deveriam ser eliminados durante a seleção negativa podem se diferenciar em células T reguladoras (Tregs), indispensáveis para a manutenção da tolerância imune e homeostase, por suprimir uma aberrante ou excessiva resposta imune na periferia. As Tregs derivadas do timo são chamadas de células T reguladoras naturais (nTreg), mas também podem ser induzidas nos órgãos linfoides periféricos (iTreg) a partir de células T maduras. Em RN, as células T reguladoras constituem cerca de 5 a 10% das células T CD4 circulantes e são predominantemente de origem tímica, mais frequentes nos RN pré-termo em relação aos RN de termo, e está descrito que sua frequência diminui discretamente ao longo da vida.

Resposta imune humoral

A capacidade de produzir anticorpos da classe IgM é uma aquisição precoce, sendo a presença de bons níveis de IgM uma garantia de que um lactente com infecções não é portador de uma imunodeficiência grave do tipo imunodeficiências combinadas graves (SCID, do inglês *severe combined immunodeficiency*) ou agamaglobulinemia. A IgA é indetectável no sangue do cordão umbilical, e seu desenvolvimento é lento, pois níveis equivalentes aos de adultos só são alcançados no final da infância ou começo da adolescência. Ao nascimento, o RN ainda não é capaz de produzir IgA secretória (IgAS), mas, ao final do primeiro mês, pequenas concentrações dessa imunoglobulina já podem ser mensuradas na saliva, e metade dos valores de adultos é alcançada no segundo semestre de vida, por isso a importância do aleitamento materno.

Já em relação à produção de IgG, a idade cronológica, ou seja, a idade pós-natal, é um determinante mais importante do que a idade gestacional nas respostas de anticorpos a antígenos timo-dependentes (resposta que ocorre somente na presença de sinais adicionais derivados das células T). A imunização dos RN normalmente induz uma resposta protetora para antígenos proteicos (timo-dependentes), incluindo para os toxoides tetânico e diftérico. Por outro lado, as vacinas polissacarídicas (antígeno timo-independente, que não envolve a participação da resposta de células T) são ineficazes antes dos 18 meses de idade, mas, quando conjugadas a proteínas, são eficazes nos primeiros seis meses por se tornarem uma resposta timo-dependente (Figuras 2 e 3).

Assim, o aumento da suscetibilidade dos RN e lactentes às infecções é, em grande parte, compensado pela aquisição passiva de imunidade conferida por dois mecanismos cruciais: a transmissão transplacentária de anticorpos IgG e a amamentação, que proporcionam proteção transitória sistêmica e de mucosas, respectivamente, durante esse período.

A transmissão transplacentária de anticorpos IgG maternos para o feto confere proteção temporária contra patógenos aos quais a mãe foi exposta durante sua vida ou a vacinas que recebe durante a gravidez, que auxiliam na diminuição da gravidade das doenças neonatais. A transferência de anticorpos IgG maternos varia de acordo com os níveis maternos de anticorpos IgG totais e específicos, com os níveis de subclasses de IgG (e, portanto, a natureza do antígeno), com a idade gestacional e com a integridade da placenta. Nos RN prematuros, quer pelo déficit de anticorpos maternos, quer pela imaturidade dos linfócitos, pode haver uma imunodeficiência mais acentuada.

O conhecimento das características da transmissão placentária de anticorpos IgG é crucial para a exploração e manipulação desse mecanismo visando ao benefício do RN. A IgG materna transferida para o feto apresenta meia-vida de 3 a 4 semanas no RN (Figura 4).

O RN recebe a vacina anti-hepatite B nas primeiras 12 horas de vida e, à alta da maternidade, a vacina BCG (antituberculose). Após o nascimento, passa a ser exposto a antígenos ambientais e a desenvolver seus anticorpos, enquanto os anticorpos maternos transferidos durante a vida fetal

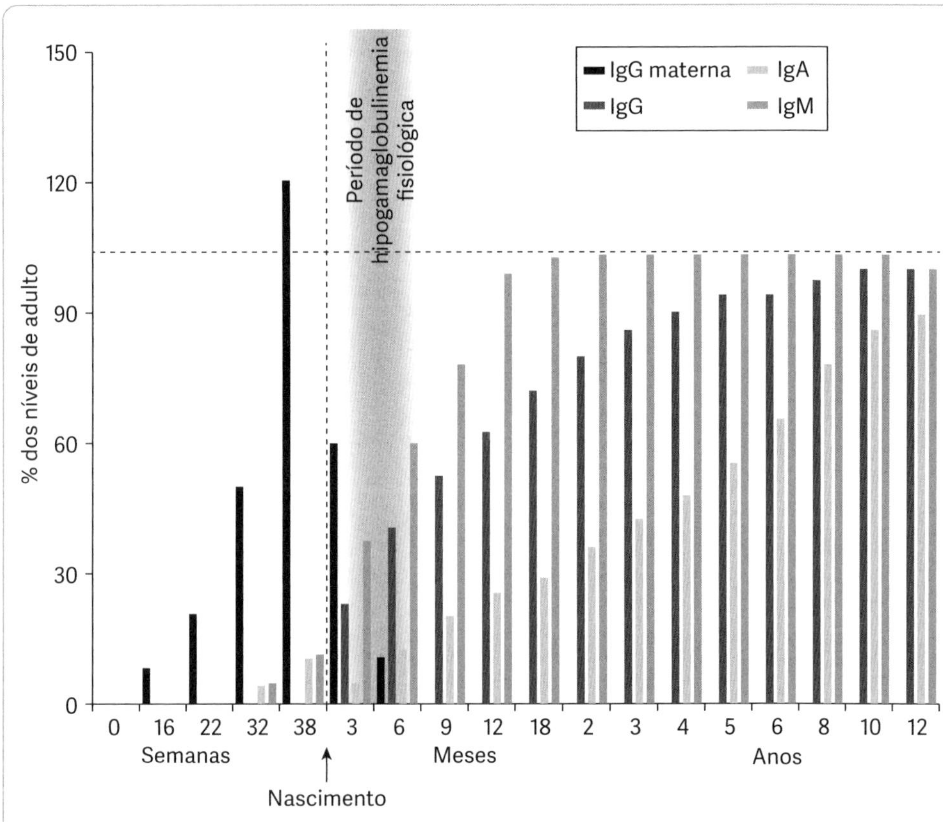

FIGURA 2 Clássica curva de desenvolvimento das imunoglobulinas séricas nas várias faixas etárias e com dados da literatura da passagem de anticorpos durante a gestação.

IgA: imunoglobulina A; IgG: imunoglobulina G; IgM: imunoglobulina M.
Fonte: Fujimura, 1990.

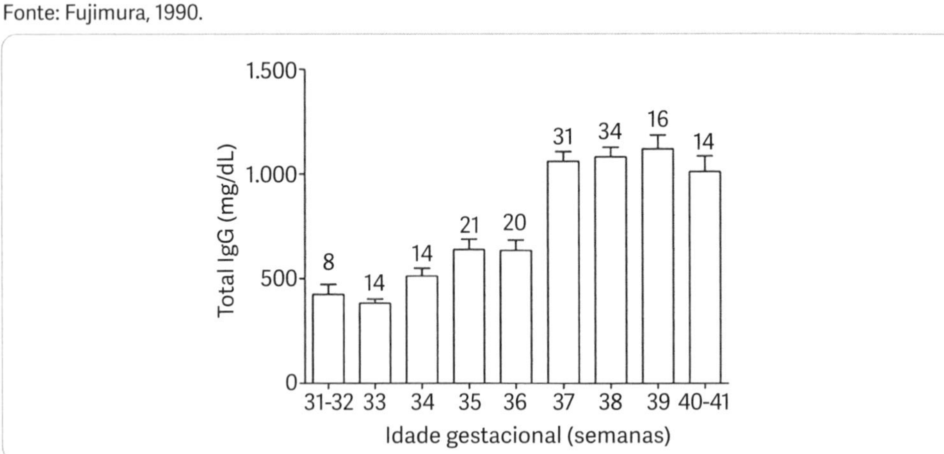

FIGURA 3 Concentração de IgG no sangue do cordão umbilical de recém-nascidos conforme a idade gestacional.

IgG: imunoglobulina G.
Fonte: Palmeira et al., 2012.

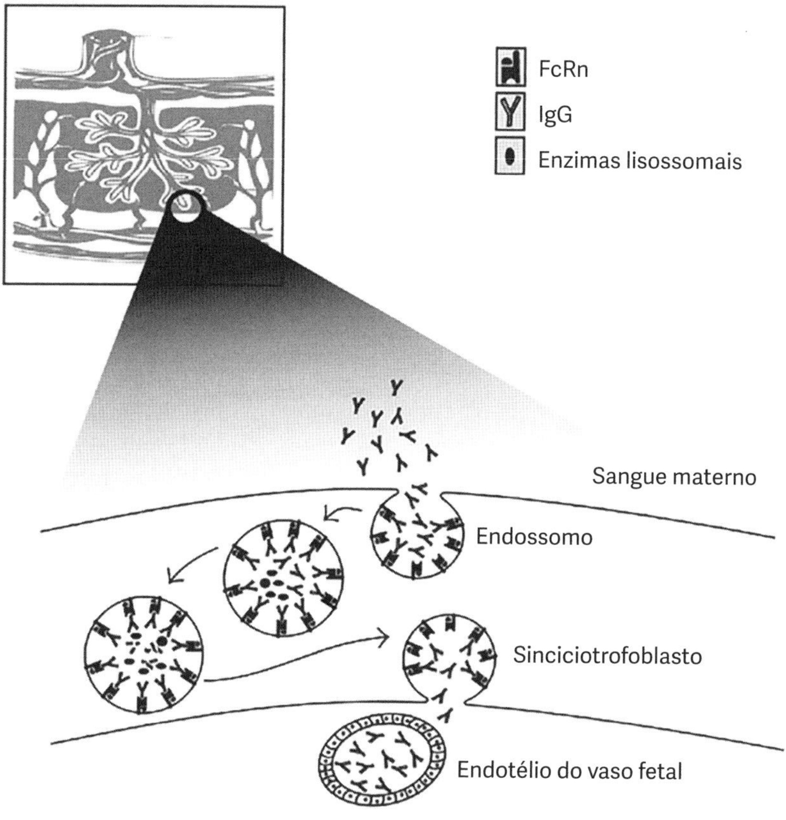

FIGURA 4 A transferência de IgG da mãe para o feto ocorre durante a gestação através do sinciciotrofoblasto da placenta. O sinciciotrofoblasto é banhado de sangue materno e internaliza a IgG materna em endossomos que possuem, em sua superfície interna, o receptor FcRn. Após a acidificação do endossomo, os anticorpos IgG maternos se ligam ao FcRn e são protegidos da degradação por enzimas lisossomais. Após a transcitose através da célula epitelial, os endossomos se fundem à membrana do sinciciotrofoblasto do lado fetal e, por ação do pH fisiológico, os anticorpos IgG se dissociam dos receptores FcRn e ganham acesso à circulação fetal. Anticorpos IgG em níveis elevados são degradados pela saturação dos receptores FcRn.

FcRn: receptor Fc neonatal; IgG: imunoglobulina G.
Fonte: Palmeira et al., 2012.

vão se degradando e diminuindo em concentração. A imunização ativa de lactentes é a melhor defesa contra as infecções, mas sabe-se que algumas doenças são até mais bem prevenidas pela imunização da mãe (com a transferência de anticorpos pela placenta e pelo leite humano), pois esses anticorpos circulantes podem persistir em níveis protetores por meses. O benefício em longo prazo da imunização do RN é o desenvolvimento da memória imunológica, tal que a reexposição ao mesmo imunógeno leve a uma resposta mais rápida e mais eficiente, por ser uma resposta de memória.

LEITE HUMANO

Outro mecanismo crucial de proteção passiva para o RN é o aleitamento materno. O colostro e o leite materno possuem uma infinidade de fatores bioativos, incluindo células imunes e anticorpos, que atuarão nas superfícies mucosas do RN, promovendo a maturação dos epitélios e o desenvolvimento de seu sistema imunológico e de uma microbiota mais saudável. Esses fatores do leite humano possuem atividade antimicrobiana, desenvolvem as respostas imunológicas e inflamatórias, possuem atividade antioxidante, estimulam o crescimento e a maturação intestinal, melhoram a absorção de micronutrientes, modulam a microbiota e desenvolvem o sistema nervoso do RN.

O colostro, leite humano produzido até o sétimo dia de vida do RN, é rico em proteínas, anticorpos IgA secretora (IgAS), lactoferrina, leucócitos e fatores de crescimento, e sua função é basicamente imunológica. IgA é o anticorpo mais abundante no leite humano e estará presente na mucosa do RN durante todo o período de amamentação. Sua principal função é atuar como primeira linha de defesa contra antígenos estranhos, ligando-se a bactérias (tanto comensais quanto patogênicas), toxinas, vírus, protozoários e outros materiais antigênicos, como lipopolissacarídeos (LPS), evitando assim a adesão microbiana e sua penetração no epitélio, sem desencadear reações inflamatórias que possam ser prejudiciais à mucosa do RN em um mecanismo de neutralização denominado "exclusão imune". Vários estudos clínicos e epidemiológicos demonstraram que os anticorpos IgAS do leite humano previnem eficazmente a entrada de microrganismos nos tecidos e representam um importante fator de proteção para os bebês contra diarreia infecciosa e infecções respiratórias superiores, incluindo otite média.

O leite humano de transição, do sétimo dia até a segunda semana de vida, possui as mesmas funções imunológicas e apresenta maior conteúdo nutricional, e a partir da quarta semana de vida é considerado maduro e atende mais às necessidades nutricionais do lactente, mas mantém os fatores de defesa.

Os oligossacarídeos do leite humano ou *human milk oligosaccharides* (HMO) possuem propriedades anti-infecciosas contra patógenos no trato gastrintestinal infantil, como *Salmonella*, *Listeria* e *Campylobacter*, e desempenham um importante papel no desenvolvimento de uma microbiota diversificada e equilibrada, essencial para respostas imunes inata e adaptativa adequadas.

O aleitamento materno exclusivo é recomendado pela Organização Mundial da Saúde (OMS) até os seis meses de idade, quando é introduzida a alimentação complementar, e deve ser mantido até os dois anos de idade ou mais.

ERROS INATOS DA IMUNIDADE

Os erros inatos da imunidade (EII), denominados anteriormente imunodeficiências primárias, constituem mais de 485 doenças hereditárias, geneticamente diferentes, causadas por mutações ligadas ao X ou a doenças autossômicas recessivas que alteram a função e o desenvolvimento do sistema imunológico.

Os EII são associados a morbidade e mortalidade significativas, para as quais o diagnóstico e o tratamento precoces melhoram o prognóstico para os indivíduos portadores. Pode haver história familiar de consanguinidade ou de mortes inexplicáveis de crianças na família, principalmente de meninos.

Os EII podem ser assintomáticos no RN e no lactente jovem ou ser associados a infecções graves, à autoimunidade e a neoplasias. Devem ser considerados em casos de infecções graves ou prolongadas, não comuns ou recorrentes (Quadro 1).

QUADRO 1 Sinais de alerta para erros inatos da imunidade no recém-nascido e no primeiro ano de vida

Sinal de alerta
1. Infecções fúngicas, virais e/ou bacterianas persistentes ou graves
2. Reações adversas a vacinas de germes vivos, em especial BCG
3. Diabetes melito persistente ou doença autoimune e/ou inflamatória
4. Quadro sepse-símile, febre sem identificação de agente infeccioso
5. Lesões cutâneas extensas (eritrodermia, eczema)
6. Diarreia persistente
7. Cardiopatia congênita (em especial anomalias dos vasos da base)
8. Atraso na queda do coto umbilical (acima de 30 dias)
9. História familiar de erros inatos da imunidade ou de óbitos precoces por infecção
10. Linfocitopenia (abaixo de 2.500/mm³), outra citopenia persistente ou leucocitose persistente sem infecções (acima de 30.000/mm³)
11. Hipocalcemia com ou sem convulsão
12. Ausência de imagem tímica à radiografia de tórax

Fonte: Carneiro-Sampaio et al., 2011.

A triagem metabólica neonatal ampliada abrange alguns dos EII, como a imunodeficiência combinada grave (SCID), identificando bebês com anomalias no desenvolvimento de células T, com o objetivo de identificação pré-sintomática e encaminhamento para tratamento. O tratamento precoce, antes do aparecimento de infecções, melhora a sobrevivência dessas crianças.

HISTÓRIA CLÍNICA E EXAME FÍSICO

A história clínica e o exame físico do sistema imunológico do RN devem ser minuciosos, na busca de sinais e sintomas indicativos de EII ou síndromes congênitas associadas a imunodeficiências. A seguir são detalhados os principais pontos da anamnese do RN na suspeita de EII.

História familiar

Histórias de consanguinidade parental, de óbito fetal ou neonatal, mortes por infecções graves, neoplasias ou autoimunidade de crianças da família, reações vacinais graves de crianças da família, mortes inexplicáveis de crianças da família (principalmente de meninos), antecedentes de imunodeficiências etc.

Exame físico

O RN deve ter um exame físico completo entre 12 e 24 horas de vida, sistematicamente da cabeça aos pés, para detectar quaisquer anormalidades:

- **Medidas ponderais:** verificar a presença de baixo peso por prematuridade ou retardo de crescimento intrauterino. Medir a estatura.
- **Cabeça:** palpar a cabeça e as fontanelas, medir o perímetro cefálico.

- **Olhos:** realizar a pesquisa do reflexo vermelho para afastar catarata ou outra anormalidade.
- **Boca:** pesquisar a presença de fenda palatina.
- **Pele:** verificar a presença de vitiligo, manchas café com leite e manchas de nascença, além da presença de cianose.
- **Linfonodos:** devem ser examinados em todo o corpo, no sentido cefalocaudal. Os gânglios axilares bilaterais podem estar aumentados após a vacinação neonatal com o bacilo Calmette-Guérin (BCG).
- **Tórax:** ausculta cardíaca para pesquisa de sopros cardíacos, principalmente diastólicos, ou ritmo de galope; presença de cianose ou apneia; pesquisar a ausência de pulsos femorais.
- **Abdome:** sempre verificar aumento de fígado ou baço; avaliar lojas renais.
- **Membros:** pesquisar a presença de pulsos femorais; ausência sugere coarctação da aorta. Pesquisar deformidades e presença de dedos extranumerários.
- **Costas:** examinar cuidadosamente à procura de nevos ou lipomas na linha média, que podem indicar defeitos do tubo neural.
- **Genitália e região perineal:** pesquisar hipospádia, criptorquidia, genitália ambígua ou sexo indeterminado.
- **Sistema nervoso:** verificar a presença de hipotonia ou hipertonia, irritabilidade, ausência de reflexo de Moro ou problemas de sucção (Quadro 2).

Síndrome de DiGeorge

Esta síndrome surge como consequência de um defeito do desenvolvimento embriológico, causando aplasia ou hipoplasia do timo e das glândulas paratireoides, anomalias cardíacas como *truncus arteriosus* ou tetralogia de Fallot, dismorfia facial (implantação baixa das orelhas e boca em forma de "peixe"), atraso na erupção dentária e hipoplasia do esmalte, fenda palatina, atraso do desenvolvimento psicomotor e hipocalcemia (por hipoparatireoidismo). A candidíase oral crônica é frequente. A deleção do cromossoma 22q11.2 tem sido observada em 35 a 90% dos doentes. Uma minoria apresenta deleção do cromossoma 10p13-14. Alguns casos estão relacionados com o consumo materno de álcool. Sua prevalência é estimada em 1:4.000 nascimentos. Os defeitos imunitários mais comuns são imunodeficiência celular com diminuição do número de linfócitos T $CD3^+$. O tratamento é dirigido para as manifestações clínicas, podendo estar indicado o transplante do timo.

Imunodeficiência combinada grave

A imunodeficiência combinada grave (SCID, do inglês *severe combined immunodeficiency*) é formada por um grupo heterogêneo de doenças com comprometimento das respostas celular e humoral, e caracteriza-se pelo baixo número ou ausência de linfócitos T, e um defeito na produção de anticorpos, que pode ser resultante de defeitos intrínsecos dos linfócitos B ou da atividade inadequada das células T. Os pacientes com SCID são saudáveis ao nascimento; no entanto, desenvolvem infecções graves de repetição, bacterianas, virais ou fúngicas nos primeiros meses de vida e, quando não tratados adequadamente, vão a óbito antes de completarem um ano de idade. Alguns lactentes com SCID podem aparentar ser saudáveis nos primeiros meses de vida, mas podem apresentar infecções graves

QUADRO 2 Sinais de alerta para o diagnóstico de imunodeficiência no recém-nascido, com possíveis diagnósticos e exames laboratoriais

Sintomas	Imunodeficiência	Laboratório
Ausência de imagem tímica à radiografia Eczema, monilíase, diarreia crônica	Imunodeficiência combinada grave História familiar positiva de morte precoce por infecção	CD3, CD4, CD8, CD19, CD16/56, linfopenia no hemograma
Tetania neonatal	Síndrome de DiGeorge Outras características: hipoparatireoidismo, hipocalcemia de difícil controle, linfopenia, cardiopatia congênita	CD3, CD4, CD8 Teste de FISH
	Defeitos dos canais de cálcio	STIM1 e ORAI1
Diabetes neonatal Enteropatia autoimune	IPEX Outras manifestações: hipotireoidismo, eczema, plaquetopenia e anemia hemolítica autoimune	Ausência de número ou função das células T reguladoras Expressão de FOXP3
Eczema	Síndrome de Wiskott-Aldrich	Plaquetopenia com plaquetas pequenas e expressão da WASP
	Síndrome de hiper-IgE	Dosagem de IgE
	IPEX	Expressão de FOXP3
	Imunodeficiência combinada grave (eritrodermia)	CD3, CD4, CD8, CD19, CD16/56
Onfalite	Defeitos de adesão leucocitária	Hemograma com leucocitose intensa; expressão de CD18

FISH: hibridização *in situ* fluorescente; IPEX: síndrome de imunodesregulação, poliendocrinopatia e enteropatia ligada ao cromossomo X; WASP: proteína da síndrome de Wiskott-Aldrich.
Fonte: Sullivan et al., 2014.

após a vacinação com microrganismos vivos, particularmente a BCG. Outra parcela desses lactentes pode apresentar desde o início da vida falha no crescimento, alterações hematológicas e dismorfismos sugestivos de síndromes associadas a EII. A SCID é uma emergência médica e o tratamento curativo é realizado com transplante de células tronco-hematopoiéticas (TCTH), preferencialmente antes dos três meses de idade, ou, em alguns casos, com terapia gênica. Quanto mais precocemente o TCTH for realizado, melhor o prognóstico desses pacientes. Em alguns casos, o óbito por infecção ocorre antes mesmo da descoberta da doença.

TRIAGEM METABÓLICA NEONATAL

Triagem neonatal para imunodeficiência combinada grave, agamaglobulinemia e outras linfopenias de células B e T

A triagem é feita por meio da análise de amostra de sangue seco de RN coletado em papel-filtro, analisado com metodologia de

PCR quantitativo em tempo real, que quantifica os pequenos marcadores produzidos durante o desenvolvimento dos linfócitos T e B presentes na amostra, ligados à produção recente de linfócitos T e B.

A quantificação de fragmentos TREC (do inglês *T-cell receptor excision circles*), liberados na diferenciação do linfócito T, e a quantificação de fragmentos KREC (do inglês *kappa-deleting recombination circles*), liberados na diferenciação do linfócito B, são realizadas por uma reação em cadeia de polimerase (PCR, do inglês *polymerase chain reaction*) em tempo real (qRT-PCR), refletindo a atividade do timo e da medula, respectivamente.

TRATAMENTO

A confirmação diagnóstica é realizada por meio de leucograma e imunofenotipagem de linfócitos de sangue periférico, e se confirmada alteração, estudo genético.

O tratamento dos EII dependerá do problema identificado. As vacinas vivas atenuadas estão contraindicadas nas imunodeficiências graves (como sarampo, caxumba, rubéola, varicela, BCG, febre amarela etc.), pelo maior risco de infecção ligada a esses agentes. Já as vacinas mortas ou inativas são seguras para esses doentes.

Importante lembrar que, em junho de 2024, na atual situação epidemiológica da tuberculose no Brasil, a vacinação com a BCG do RN é obrigatória e necessária nas maternidades, mas constitui um desafio para o manejo dessas crianças com EII. É importante considerar a inclusão, na triagem neonatal universal, da pesquisa de EII, sendo acessível para toda a população.

CONCLUSÕES

Os RN são suscetíveis a infecções graves e com risco à vida, e seu sistema imunológico imaturo fornece proteção limitada.

A transferência materna de anticorpos para o feto no terceiro trimestre de gestação, o oferecimento de leite humano como fonte de imunidade contra infecções e a higiene ambiental reduzem a mortalidade infantil nesse período da vida. A imunização materna e do RN fornece proteção contra várias doenças infecciosas.

A incidência dos EII é desconhecida no Brasil. A triagem neonatal universal para EII possibilita diagnóstico e tratamento precoces para todas as crianças, evitando que muitas morram nos dois primeiros anos de vida, antes que o diagnóstico seja realizado.

SUGESTÕES DE LEITURA

1. Basha S, Surendran N, Pichichero M. Immune responses in neonates. Expert Rev Clin Immunol. 2014;10(9):1171-84.
2. Carneiro-Sampaio M, Jacob CM, Leone CR. A proposal of warning signs for primary immunodeficiencies in the first year of life. Pediatr Allergy Immunol. 2011;22(3):345-6.
3. Carneiro-Sampaio M, Moraes-Vasconcelos D, Kokron CM, Jacob CM, Toledo-Barros M, Dorna MB, et al. Primary immunodeficiency diseases in different age groups: a report on 1,008 cases from a single Brazilian reference center. J Clin Immunol. 2013;33(4):716-24.
4. Consales A, Cerasani J, Sorrentino G, Morniroli D, Colombo L, Mosca F, Giannì ML. The hidden universe of human milk microbiome: origin, composition, determinants, role, and future perspectives. Eur J Pediatr. 2022;181(5):1811-20.
5. Duarte AJS, Moraes-Vasconcelos D, Rangel-Santos, Sumita NM, Carneiro-Sampaio M. Erros inatos da imunidade. In: Carneiro-Sampaio M, Sumita NM,

Slhessarenko N, Duarte AJS, editores. Medicina laboratorial em pediatria. Santana de Parnaíba: Manole; 2023. p.104-35.

6. Fujimura MD. Níveis séricos das subclasses de IgG em crianças normais e nefróticas [tese de doutorado]. São Paulo: Universidade de São Paulo; 1990.
7. Kanegae MPP, Barreiros LA, Sousa JL, Brito MAS, Oliveira EB Junior, Soares LP, et al. Newborn screening for severe combined immunodeficiencies using TRECs and KRECs: second pilot study in Brazil. Rev Paul Pediatr. 2017;35(1):25-32.
8. King JR, Grill K, Hammarström L. Genomic-based newborn screening for inborn errors of immunity: practical and ethical considerations. Int J Neonatal Screen. 2023;9(2):22.
9. Klaes PF, Mariz FP, Goudouris ES, Sousa JL, Barreiros LA, Condino Neto A. Triagem neonatal para erros inatos da imunidade com quantificação de trec e krec em recém-nascidos prematuros e a termo. Rev Ped SOPERJ. 2022;22(1):21-8.
10. Lev A, Somech R, Somekh I. Newborn screening for severe combined immunodeficiency and inborn errors of immunity. Curr Opin Pediatr. 2023;35(6): 692-702.
11. Notarbartolo V, Giuffrè M, Montante C, Corsello G, Carta M. Composition of human breast milk microbiota and its role in children's health. Pediatr Gastroenterol Hepatol Nutr. 2022;25(3):194-210.
12. Palmeira P, Quinello C, Silveira-Lessa AL, Zago CA, Carneiro-Sampaio M. IgG placental transfer in healthy and pathological pregnancies. Clin Dev Immunol. 2012;2012:985646.
13. Sullivan KE, Stiehm ER, Notarangelo LD, Holland SM, Cunningham-Rundles C, Fischer A. Stiehm's immune deficiencies. Amsterdam: Elsevier; 2014.
14. Semmes EC, Chen JL, Goswami R, Burt TD, Permar SR, Fouda GG. Understanding early-life adaptive immunity to guide interventions for pediatric health. Front Immunol. 2021;11:595297.
15. van den Elsen LWJ, Garssen J, Burcelin R, Verhasselt V. Shaping the gut microbiota by breastfeeding: the gateway to allergy prevention? Front Pediatr. 2019;7:47.
16. Zheng Y, Correa-Silva S, Palmeira P, Carneiro-Sampaio M. Maternal vaccination as an additional approach to improve the protection of the nursling: anti-infective properties of breast milk. Clinics (São Paulo). 2022;77:100093.

SEÇÃO III

Anamnese e exame físico da criança

19

Avaliação do crescimento e do estado nutricional da criança

Maria Teresa Bechere Fernandes

PONTOS-CHAVE

- As manifestações da má nutrição compreendem os estados de subnutrição, déficit de estatura e excesso de peso.
- Anamnese e exame físico criteriosos permitem acessar um adequado diagnóstico clínico do crescimento e estado nutricional das crianças.
- A antropometria fornece dados relevantes para verificar o estado nutricional, e as curvas da Organização Mundial da Saúde são o padrão-ouro para essa avaliação.
- A composição corporal de um indivíduo está intimamente relacionada à sua saúde metabólica.
- Proteínas e micronutrientes, como ferro, folato, iodo, vitaminas A, B12 e D, além do zinco, são os principais biomarcadores para a detecção de déficits nutricionais.

INTRODUÇÃO

O crescimento e o estado nutricional de uma criança são parâmetros essenciais para detectar seu bem-estar no presente e no futuro. Essas avaliações contribuem para diagnósticos precoces e prognósticos de várias doenças.

Vale ressaltar que esse tema tem importância não somente clínica, mas assume grande valor do ponto de vista epidemiológico, uma vez que o crescimento e o estado nutricional refletem o bem-estar nutricional de uma população, o qual é diretamente influenciado por determinantes sociais e econômicos. Tais fatores pautam as políticas públicas em saúde.

Um bom profissional clínico não pode se dissociar do panorama socioeconômico e político de seu país. Todas essas variáveis estão interligadas e contribuem para a tomada de decisão diante da criança/família à qual presta atendimento.

Em nosso país, coexistem as três manifestações da má nutrição: a subnutrição, o excesso de peso e o déficit de estatura. A esse fenômeno damos o nome de triplo fardo da má nutrição infantil (*triple burden of malnutrition*), que gera efeitos intergeracionais. Em regiões com média e alta vulnerabilidade social, onde preponderava a subnutrição infantil, a exposição aos alimentos ultraprocessados, muitas vezes com o objetivo de sanar a fome, favoreceu o aumento do excesso de peso. Subnutrição ao nascer, déficit de estatura e excesso de peso é a trajetória percorrida por muitas crianças, o que traz reflexos nos padrões nutricionais populacionais.

Nesse contexto, o estudo aqui proposto é de extrema relevância para a formação do profissional de saúde.

AVALIAÇÃO DO ESTADO NUTRICIONAL PELA ANAMNESE E EXAME CLÍNICO

A anamnese detalhada e o exame físico criterioso, associados a uma percepção atenta por parte do profissional de saúde, são instrumentos valiosos para detectar manifestações precoces de distúrbios nutricionais. Nos tempos atuais, particularidades de dinâmicas familiares em relação à alimentação são importantes determinantes do estado nutricional das crianças. Por isso, para obter um diagnóstico que englobe questões comportamentais, é importante que o profissional de saúde esteja aberto para o encontro com crianças/famílias e disponível para a construção de vínculos, traçando um acompanhamento longitudinal para esse núcleo.

A anamnese deve conter dados relativos ao pré-natal, antecedentes neonatais (com destaque para o peso de nascimento), mórbidos e nutricionais; além disso, o histórico de aleitamento materno desde a primeira hora de vida é relevante e seu sucesso corresponde a bons hábitos alimentares futuros. Hábitos de vida também devem ser abordados: mais interessante que obter dados sobre atividade física (frequência, duração e intensidade) é conhecer as possibilidades de realizar qualquer tipo de movimento, como subir escadas em vez de elevadores, andar de bicicleta em vez de utilizar veículos automotores, optar por passeios ao ar livre e assim por diante. A partir dessas informações será possível compor e compartilhar possíveis intervenções. Por fim, convém abordar questões familiares e socioambientais.

Na fase da adolescência, as questões alimentares estão vinculadas a outros comportamentos. É interessante que o profissional de saúde conheça a dinâmica do adolescente no que se refere às suas forças de resiliência e situações de risco. Essas dinâmicas estão descritas no manual *Proteger e cuidar da saúde de adolescentes*, do Ministério da Saúde.

Outro ponto importante que vale ser lembrado, uma vez que atinge cerca de 25% das crianças, é a dificuldade de alimentação (*feeding difficulties*), uma alteração que tem base no comportamento das crianças e dos pais. Não se trata, porém, de uma doença psiquiátrica, como é o caso das desordens alimentares (*feeding disorders*), que possuem bases orgânicas (Quadros 1 e 2).

Finalizando, conhecer o estilo dos pais em relação à alimentação dos filhos pode auxiliar a construir e compartilhar orientações mais próximas à realidade das famílias e com possibilidade de gerar transformações.

Durante o exame físico, crianças com má nutrição apresentam sinais e sintomas de subnutrição, excesso de peso, *failure to thrive* e deficiências de micronutrientes (vitaminas

QUADRO 1 Sinais e sintomas da dificuldade de alimentação em crianças e adolescentes

Crianças com dificuldade de alimentação		
Sintomas gerais	**Sintomas orgânicos que requerem pronta atenção**	**Sintomas comportamentais que requerem pronta atenção**
Refeições prolongadas. Recusa alimentar por 1 mês continuamente. Refeições estressantes. Necessidade de ajuda para se alimentar. Comer à noite. Uso de distração para aumentar ingestão (subterfúgios). Amamentação prolongada ou uso excessivo de mamadeira. Dificuldade em oferecer novas texturas de alimentos.	Disfagia. Aspiração. Dor para se alimentar. Vômitos/diarreia. Atraso no desenvolvimento. Sintomas cardiorrespiratórios crônicos. *Failure to thrive.*	Fixação alimentar (seletividade, limitações dietéticas extremas). Alimentação forçada. Cessação abrupta da alimentação após um evento desencadeador. Engasgos antes de ingerir os alimentos. *Failure to thrive.*

Fonte: elaboração da autora.

QUADRO 2 Comportamentos das famílias de crianças com dificuldades de alimentação

Comportamento das crianças com dificuldades alimentares e de seus familiares
I – Classificação do comportamento alimentar das crianças (segundo a percepção dos pais)
1. Criança com apetite limitado, que não come o suficiente.
2. Crianças seletivas, que comem pouca variedade de alimentos.
3. Crianças que têm medo de comer.
II – Comportamento dos responsáveis pela alimentação das crianças
1. Responsivos: guiam a alimentação da criança em vez de controlá-la.
2. Controladores: cerca de metade das mães. Este estilo ignora os sinais de fome da criança e usa a força, punição ou recompensas para alimentá-la.
3. Permissivos: tendem a alimentar a criança sempre que esta exige, frequentemente oferecendo múltiplas opções de alimentos. Ignora sinais de fome e não define limites.
4. Negligentes: atribuem toda a responsabilidade do alimentar-se à própria criança. Evitam contato visual. Ignoram sinais de fome e podem apresentar depressão ou outras condições psíquicas.

Fonte: adaptação de Kerzner et al., 2015.

e minerais). Marasmo e *kwashiorkor* são quadros clássicos de subnutrição grave. A criança com excesso de peso pode apresentar acúmulo de gordura abdominal, estrias e acantose *nigricans*.

A definição da literatura para *failure to thrive* é peso/comprimento-estatura ou IMC < percentil 5 ou uma diminuição mantida na velocidade de crescimento com queda sucessiva de 2 escores-z ou 2 percentis nas curvas de peso/idade ou peso/comprimento-estatura. Essa condição pode ser o primeiro sinal da presença de anemia, uma vez que a palidez cutânea e de mucosas é um sinal detectado tardiamente.

As deficiências de micronutrientes afetam principalmente crianças menores de 5 anos de idade, as quais, por estarem em processo de crescimento e desenvolvimento acentuados, necessitam de alimentação adequada e variada. No Brasil, desde 2002 o Programa Nacional de Suplementação de Ferro provê suplementação profilática com ferro para crianças sem agravos de 6 a 24 meses de idade, gestantes e mulheres no pós-parto, além de fortificação das farinhas de trigo e de milho com ferro e ácido fólico (Quadro 3).

QUADRO 3 Deficiências de micronutrientes: manifestações clínicas

Micronutriente	Deficiência
Ferro	Anemia, apatia, problemas de crescimento e desenvolvimento.
Vitamina A	Alterações oculares como cegueira noturna, xerose conjuntival e corneal, manchas de Bitot. Alterações do crescimento e predisposição a infecções. Xerose cutânea.
Iodo	Alterações do crescimento e desenvolvimento, de caráter irreversível. Doenças clássicas associadas ao seu déficit: cretinismo em crianças e bócio.
Vitamina B12	Anemia megaloblástica, irritabilidade, glossite, diarreia, parestesias, transtornos psiquiátricos e neuropatia desmielinizante central e periférica.
Folato	Anemia macrocítica, estomatites, parestesia, defeitos do tubo neural.
Vitamina D	Raquitismo carencial: deformidades ósseas, hipotonia e fraqueza muscular generalizada.
Zinco	Alteração do crescimento, desenvolvimento e sistema imune. Dermatite acro-orificial, anorexia, diarreia.

Fonte: Centers for Disease Control and Prevention, 2020.

MÉTODOS DE AVALIAÇÃO DO CONSUMO ALIMENTAR

Existem dois grupos de métodos para medir o consumo alimentar dos indivíduos. O primeiro baseia-se em obter dados quantitativos do consumo alimentar e é composto por recordatórios ou registros alimentares desenhados para medir o consumo alimentar em um dia. Existem formas de aprimorar esse método: é possível aumentar o número de dias em que os recordatórios são aplicados, avaliando um dia habitual da semana e outro do fim de semana; elaborar o recordatório de forma livre, perguntando toda a ingestão alimentar nas últimas 24 horas ou organizar uma lista de alimentos por grupo alimentar e abordar se houve ou não a ingestão deles no período. É possível aperfeiçoar a qualidade dos dados obtidos fornecendo imagens do tamanho dos pratos, talheres, copos e assim por diante, ou imagens das porções. Em geral, esse método é bem conduzido para pessoas com mais de 12 anos de idade.

No caso de crianças de 5 a 12 anos de idade, a entrevista com o cuidador principal é fundamental, além de ser complementada por informações obtidas da escola, local onde as crianças frequentemente fazem parte das refeições diárias. Isso vale inclusive para crianças de 2 a 5 anos de idade; porém, neste caso, muitas delas fazem todas as refeições na escola e a menor parte em casa. A entrevista principal deverá ser realizada com a professora responsável por essa tarefa na escola, ou é preciso orientá-la a enviar por escrito essas informações.

O segundo grupo de métodos de consumo alimentar inclui o histórico alimentar e o questionário de frequência alimentar, considerados métodos retrospectivos porque avaliam o consumo de alimentos ao longo de um período menos preciso.

O questionário de frequência alimentar foi desenhado originalmente para descrever informações qualitativas do consumo alimentar. Com a adição de questões sobre estimativas do tamanho das porções, o método tornou-se semiquantitativo, permitindo cálculos e análise de ingestão de energia e nutrientes. O questionário é formulado a partir de uma lista de alimentos, que em versões mais recentes são reunidos em grupos alimentares e associados a perguntas sobre a frequência de ingestão de cada um deles.

A escolha do método depende do objetivo do estudo. Para abordagem exclusivamente clínica, o recordatório de 24 horas de um dia habitual, com detalhes sobre quantidades ingeridas e modo de preparação dos alimentos, é o mais indicado para obter informações sobre o consumo alimentar das crianças.

AVALIAÇÃO DO CRESCIMENTO E DO ESTADO NUTRICIONAL PELA ANTROPOMETRIA

O crescimento e o estado nutricional adequados em todas as fases da vida pediátrica são reflexos de um ambiente biopsicossocial favorável, que potencializa os fatores genéticos inerentes ao indivíduo. Desvios da normalidade indicam possíveis problemas, que podem ou não ser de origem orgânica.

Crescimento inicial de um bebê nascido a termo:

- 25 cm no primeiro ano de vida.
- 15 cm no segundo ano de vida.
- 5-7 cm/ano do terceiro ano até o início da puberdade.

Com o início da puberdade e a ação dos hormônios sexuais e do crescimento, o pico da velocidade de crescimento em média para as meninas é de 8 a 10 cm ao ano e para os meninos é de 10 a 12 cm ao ano. Essa diferença de velocidade de crescimento e o fato de a puberdade iniciar-se antes nas meninas confere uma diferença média na estatura final de 13 cm entre os sexos, a favor dos meninos.

Ao acompanhar o crescimento da criança, é comum que, na avaliação clínica, seja considerada a projeção para a estatura alvo final desta. Para tanto, é utilizada a fórmula a seguir:

Estatura-alvo:

Meninas: estatura-alvo (cm) =

$$\frac{(\text{estatura do pai} - 13) + (\text{estatura da mãe})}{2}$$

Meninos: estatura-alvo (cm) =

$$\frac{(\text{estatura do pai}) + (\text{estatura da mãe} + 13)}{2}$$

Caso haja alterações na velocidade de crescimento, deve-se completar as avaliações com a radiografia de idade óssea.

Em relação ao peso, o primeiro dado a ser considerado é o de nascimento. Peso ao nascimento inferior a 2.500 g é o principal preditor de prejuízo no crescimento durante a infância, além de estar associado a risco para doenças crônicas não transmissíveis. Por outro lado, peso de nascimento superior a 4.000 g é associado a risco de obesidade futura e outras comorbidades.

Ganho esperado de peso durante o primeiro ano de vida para um bebê nascido a termo:
1º trimestre: 25-30 g/dia.
2º trimestre: 20 g/dia.
3º trimestre: 15 g/dia.
4º trimestre: 10 g/dia.

Porém, na prática clínica, a partir do segundo trimestre, são preferencialmente valorizadas as curvas de crescimento da Organização Mundial da Saúde (OMS).

Outro parâmetro relevante é a observação do crescimento craniano (Figura 1), sendo um marcador antropométrico da capacidade de desenvolvimento da criança. Esta medida deve ser realizada rotineiramente até os 36 meses de idade.

Os valores esperados para o perímetro cefálico com um crescimento normal são:

- 2 cm/mês do nascimento até os 3 meses de idade.
- 1 cm/mês dos 3 aos 6 meses de idade.
- 0,5 cm/mês dos 6 aos 24 meses de idade.
- 2 cm em todo o segundo ano de vida.
- Aos 2 anos de idade, o tamanho da cabeça da criança atinge cerca de 80% do tamanho craniano de um adulto.

A aferição do peso, da estatura e da circunferência craniana exige o conhecimento e a prática de técnicas padronizadas. O uso de aparelhos calibrados e o treinamento

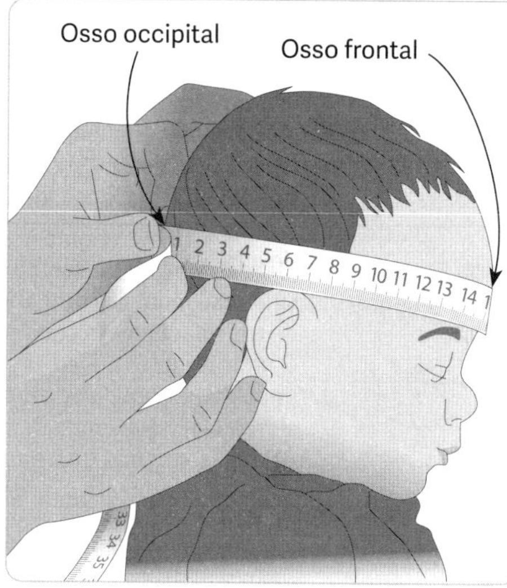

FIGURA 1 Medida do perímetro cefálico.

técnico minimizam a ocorrência de erros entre os avaliadores, sendo este o principal limitante da antropometria (Quadro 4).

Após a obtenção das medidas corpóreas, avalia-se o estado nutricional, compondo índices (Quadro 5).

Isoladamente, os índices têm pouco significado. Eles são utilizados tendo como referência uma população que representa o melhor padrão de crescimento humano possível. As curvas consideradas "padrão-ouro" são resultado de uma pesquisa multicêntrica realizada pela OMS em 2006. Essa pesquisa desenvolveu-se em seis locais geográficos distintos (Brasil, Gana, Índia, Noruega, Omã e Estados Unidos). O estudo combinou um desenho longitudinal de acompanhamento de bebês de 0 a 24 meses com um estudo transversal de crianças de 18 a 71 meses nos mesmos locais. Uma abordagem prescritiva foi adotada para o desenvolvimento desses padrões de crescimento com o objetivo de fornecer uma única referência internacional que representasse a melhor descrição do crescimento fisiológico para todas as crian-

QUADRO 4 Técnicas de antropometria em crianças e adolescentes

Variável	Técnica
Peso	▪ Crianças menores de 2 anos de idade devem ser pesadas sem roupas, deitadas em uma balança própria para bebês, de alta precisão. ▪ Crianças maiores de 2 anos de idade devem ser pesadas em uma balança tipo plataforma, posicionadas no centro desta, de modo que seu peso seja igualmente distribuído sobre ela; as crianças podem usar roupas leves e devem estar sem calçados.
Comprimento/ estatura	▪ Crianças menores de 2 anos de idade: o comprimento é avaliado por meio de um infantômetro, que consiste em uma régua de mensuração horizontal. O infantômetro possui uma placa fixa na qual a cabeça do bebê deve ser encaixada e uma placa móvel que se adapta aos pés da criança; nesse local, será observada a medida obtida em centímetros. ▪ Crianças maiores de 2 anos de idade: a estatura deve ser obtida por meio de um estadiômetro. As crianças devem ser medidas descalças e com o mínimo de roupas, com o peso distribuído entre os dois pés e os braços pendidos livremente sobre os lados do corpo; a cabeça deve estar posicionada no plano horizontal de Frankfurt. Os calcanhares devem permanecer unidos, tocando a base vertical do estadiômetro; a escápula e as nádegas devem ficar em contato com a base vertical dele.
Perímetro cefálico	A circunferência da cabeça é medida com uma fita métrica inelástica e de precisão. A fita deve ser colocada na porção posterior mais proeminente do crânio (occipício) e na parte frontal da cabeça (glabela), e o valor observado é medido em centímetros.

Fonte: elaboração da autora.

QUADRO 5 Índices antropométricos utilizados pela OMS e Ministério da Saúde

Índice	Descrição
Peso para idade	Expressa a relação do peso corporal da criança de acordo com sua idade e é utilizado até os 10 anos.
Estatura para idade	Expressa o crescimento linear da criança de acordo com sua idade e é utilizado até o fim da adolescência (19 anos).
Peso para estatura	Expressa o quanto o peso é proporcional para a estatura da criança e é utilizado até 5 anos de idade.
Índice de massa corporal	Peso (kg)/estatura (m^2): este índice pode ser utilizado em todas as idades. É considerado o melhor rastreamento para alterações do estado nutricional. Tem alta sensibilidade, mas sua especificidade não é boa, porque sua avaliação não permite o conhecimento da composição corporal de um indivíduo.

Nota: todos esses índices podem ser calculados pelos *softwares* Anthro ou Anthro Plus da OMS.
OMS: Organização Mundial da Saúde.
Fonte: elaboração da autora.

ças menores de 5 anos. Para tanto, todos os bebês do estudo foram amamentados ao seio materno (por 4 meses de modo exclusivo ou predominante e sua manutenção parcial por pelo menos um ano).

Para as crianças em idade escolar e adolescentes, de 5 a 19 anos, as curvas de referência foram desenvolvidas a partir do conjunto de dados do Centro Nacional de Estatísticas da Saúde de 1977, complementado com dados do padrão de crescimento infantil da OMS e utilizando a mesma metodologia estatística empregada nas curvas da OMS de 2006.

Em 2015, o projeto INTERGROWTH-21st publicou novas curvas de crescimento pós-natal para bebês prematuros. Elas se tornaram o novo padrão para essa população, visto que o estudo foi realizado com os mesmos critérios da OMS, ou seja, multicêntrico, multiétnico, de base populacional, incluindo na pesquisa gestantes saudáveis. Esse trabalho teve como objetivo principal estudar o crescimento e o desenvolvimento do feto desde a 14ª semana de gestação, ao nascimento e com acompanhamento pós-natal até os dois anos de idade. O produto do estudo foi a elaboração de padrões prescritivos para a idade gestacional por meio de ultrassonografia, ganho de peso materno durante a gravidez, crescimento fetal, antropometria do recém-nascido, crescimento pós-natal de recém-nascidos pré-termo e desenvolvimento cognitivo até os dois anos de idade. Essas curvas se complementam perfeitamente com as da OMS de 2006.

Para a classificação do estado nutricional, a OMS e o Ministério da Saúde seguem os seguintes pontos de corte, em escores-z (Quadro 6).

COMPOSIÇÃO CORPORAL E MÉTODOS DE AVALIAÇÃO

Acessar a composição corporal de um indivíduo ao longo da vida é importante

QUADRO 6 Classificação do estado nutricional em crianças e adolescentes (Ministério da Saúde e Organização Mundial da Saúde)

Pontos de corte do IMC	Classificação do IMC para crianças de 0-5 anos incompletos	Classificação do IMC para crianças/adolescentes (5-19 anos de idade)	Classificação da estatura/idade para crianças/adolescentes (0-19 anos de idade)
Escore-z < -3	Magreza acentuada	Magreza acentuada	Muito baixa estatura para a idade
Escore-z ≥ -3 e escore-z < -2	Magreza	Magreza	Baixa estatura para a idade
Escore-z ≥ -2 e escore-z < -1	Eutrofia	Eutrofia	Estatura adequada para a idade
Escore-z ≥ -1 e escore-z ≤ +1	Risco de sobrepeso		
Escore-z > +1 e escore-z ≤ +2	Sobrepeso	Sobrepeso	
Escore-z > +2 e ≤ +3 escore-z	Obesidade	Obesidade	
Escore-z > +3		Obesidade grave	

IMC: índice de massa corporal.
Fonte: elaboração da autora.

porque ela está intimamente ligada à sua saúde metabólica. Mudanças na quantidade de massa magra e massa gorda e na sua distribuição corpórea estão associadas a maiores ou menores riscos de doenças crônicas não transmissíveis.

Sua mensuração pode ser obtida por medidas antropométricas, de execução relativamente simples, ou de medidas de média complexidade (como a bioimpedância) e ainda de difícil empregabilidade, como a DEXA (absorciometria por dupla emissão de raios X) e a pletismografia (Bod Pod e Pea Pod).

Todas essas técnicas possuem fórmulas validadas para os cálculos de massa magra e gorda, e muitos estudos podem ser utilizados como referências para os resultados obtidos. Na prática clínica, a execução de técnicas antropométricas é de grande valor e suficiente para o conhecimento da composição corporal dos pacientes (Quadro 7).

Para o cálculo de massa gorda por meio da medida das pregas cutâneas, a equação preferencial é a de Slaughter (1988) para crianças e adolescentes de 8 a 18 anos. Uma sugestão de referencial é o estudo de Ellis (2000).

QUADRO 7 Composição corporal: medidas antropométricas

Medida	Descrição	Referencial
Circunferência do braço	O braço deve estar flexionado a 90º; marca-se o ponto médio entre o acrômio e o olécrano. Com o braço estendido ao longo do corpo, obtém-se a circunferência do braço no ponto médio medido.	A OMS recomenda como ponto de corte uma circunferência < 115 mm para o diagnóstico de subnutrição aguda grave em crianças de 6-60 meses. A Academia Americana de Nutrição e Dietética e a Sociedade Americana de Nutrição Parenteral e Enteral recomendam como pontos de corte para a circunferência do braço de crianças de 6-60 meses os valores de < 115 mm para subnutrição grave, 115-124 mm para subnutrição moderada e 125-134 mm para risco de subnutrição. As curvas da OMS também podem ser utilizadas como referenciais.
Circunferência da cintura	Representa a circunferência obtida no ponto médio entre a crista ilíaca anterossuperior e o último arco costal, possuindo boa correlação com a presença de gordura visceral.	O referencial recomendado pela Sociedade Brasileira de Pediatria é o estudo de Freedman (1999), com dados provenientes do *Bogalusa Heart Study.* Outro referencial muito utilizado pela literatura é o de Fernandez (2004), estudo de base populacional específico para sexo, idade e etnicidade.
Prega cutânea tricipital	É medida com um plicômetro, na face posterior do braço esquerdo (pele mais gordura subcutânea), sobre o músculo tríceps, no ponto médio entre o acrômio e o olécrano.	A OMS possui curvas de referência para crianças de 0-60 meses.

(continua)

QUADRO 7 Composição corporal: medidas antropométricas (*continuação*)

Medida	Descrição	Referencial
Prega cutânea subescapular	É uma prega de pele e subcutâneo, pinçada com um plicômetro a 1 cm abaixo e medial ao ângulo interno da escápula esquerda. A prega deve ter uma inclinação inferolateral de 45° em relação ao plano horizontal.	A OMS possui curvas de referência para crianças de 0-60 meses.
Índice cintura (cm)/ estatura (cm)	Cintura abdominal relacionada com a estatura.	> 0,5 indica acúmulo de gordura abdominal.

OMS: Organização Mundial da Saúde.
Fonte: elaboração da autora.

BIOMARCADORES

Os biomarcadores nutricionais são marcadores biológicos que podem ser medidos e auxiliam no diagnóstico e no acompanhamento de crianças com distúrbios nutricionais. Na prática clínica e do ponto de vista epidemiológico, os marcadores mais estudados e avaliados são as proteínas e os micronutrientes. Na vigência de resposta inflamatória, eles se encontram alterados e não necessariamente refletem as condições nutricionais preexistentes: por exemplo, a ferritina encontra-se aumentada na fase aguda de um processo inflamatório e o contrário acontece com a albumina, que terá valores diminuídos nessa fase (Tabelas 1 a 7).

TABELA 1 Proteínas séricas

Proteínas	Valores normais	Descrição
Albumina	Crianças > 1 ano: 3,2-5 g/dL	Proteína mais abundante, com meia-vida de 20 dias.
Pré-albumina	20-50 mg/dL	Marcador de estoques proteicos viscerais, com meia-vida de 2 dias.

Fonte: elaboração da autora.

TABELA 2 Pontos de corte para hemoglobina (g/L) em crianças, adultos e gestantes

População	Nível normal	Anemia leve	Anemia moderada	Anemia grave
Crianças 6-59 meses	> 110	100-109	70-99	< 70
Crianças 5-11 anos	> 115	110-114	80-109	< 80
Crianças 12-14 anos	> 120	110-119	80-109	< 80
Mulheres não gestantes a partir de 15 anos	> 120	110-119	80-109	< 80
Mulheres gestantes	> 110	100-109	70-99	< 70
Homens a partir de 15 anos	> 130	110-129	80-109	< 80

Fonte: elaboração da autora.

TABELA 3 Pontos de corte para deficiência de ferro – ferritina sérica (μg)

População	Deficiência de ferro em indivíduos saudáveis	Deficiência de ferro em indivíduos com infecção ou inflamação
Lactentes e crianças 0-4 anos	< 12	< 30
Crianças e adolescentes 5-19 anos	< 15	< 70
Adultos > 20 anos	< 15	< 70
Mulheres gestantes 1º trimestre	< 15	< 70

Fonte: elaboração da autora.

TABELA 4 Vitaminas e oligoelementos

Elemento	Exame/valores
Vitamina A	Segundo a OMS, o melhor marcador para acessar o *status* de vitamina A é o retinol sérico. A OMS considera baixos os níveis séricos de retinol inferiores a 0,7 μmol/L (= 20 μg/dL) para crianças de 6-71 meses. O valor de corte de retinol sérico de 1,05 μmol/L é utilizado para indicar insuficiência de vitamina A.
Iodo	A deficiência de iodo é avaliada pela alteração dos hormônios tireoidianos e da presença clínica de bócio. O exame de urina para detectar a deficiência de iodo é utilizado em pesquisas para a detecção desse déficit em nível populacional.
Vitamina B12	O valor de corte recomendado pela OMS para considerar a deficiência sérica desta vitamina é 203 pg/mL (150 pmol/L). Este é o ponto de inclinação na curva da relação entre a vitamina e o ácido metilmalônico. Nesse ponto, as concentrações do ácido metilmalônico aumentam acentuadamente em resposta à diminuição da vitamina B12 sérica, acarretando anormalidades metabólicas. As concentrações de vitamina B12 entre 200 e 300 pg/mL são caracterizadas por deficiências subclínicas ou risco de depleção.
Zinco	Do ponto de vista populacional, o zinco sérico é o principal indicador para avaliar a deficiência de zinco total no corpo. Entretanto, ele não pode ser utilizado para diagnóstico e tratamento em indivíduos com essa deficiência, porque as concentrações séricas de zinco não são um reflexo direto do *status* de zinco em um indivíduo. Ainda assim, o zinco sérico pode fornecer uma avaliação da magnitude do risco de sua deficiência dentro de uma população ou subgrupo específico.

OMS: Organização Mundial da Saúde.
Fonte: elaboração da autora.

TABELA 5 Concentração de folato no soro e nos glóbulos vermelhos para determinar o nível de folato individual em todas as faixas etárias, utilizando a anemia macrocítica como indicador hematológico

Níveis de folato sérico ng/mL	Níveis de folato nos glóbulos vermelhos ng/mL	Interpretação
> 20	–	Elevado
6-20	–	Normal
3-5,9	–	Possível deficiência
< 3	< 100	Deficiência

Fonte: elaboração da autora.

TABELA 6 Concentração plasmática de 25-hidroxivitamina D para determinação dos níveis individuais de vitamina D em todos os grupos etários

Níveis séricos (nmol/L)	Interpretação
< 30	Risco de deficiência.
30 < 50	Normal.
50-75	Limites de suficiência.
> 75-125	Não acarreta benefícios.
> 125	Risco de excesso.

Fonte: elaboração da autora.

TABELA 7 Valores de corte para o limite inferior das concentrações séricas de zinco por grupo etário, sexo, hora do dia e tempo da última refeição, recomendados pelo International Zinc Nutrition Consultative Group

	Pontos de corte para o limite inferior para zinco sérico (µg/dL)		
	Idade < 10 anos	> 10 anos	
Hora do dia e jejum	Homens e mulheres	Mulheres não gestantes	Homens
Manhã, jejum	Não disponível	70	74
Manhã, sem jejum	65	66	70
Tarde, sem jejum	57	59	61

Fonte: elaboração da autora

CONCLUSÕES

O crescimento físico e o desenvolvimento da criança e do adolescente são o resultado de sua nutrição, atividade física, saúde emocional e mental e qualidade do sono.

Um bom profissional da área de saúde não deve prescindir de realizar rotineiramente a avaliação do estado nutricional da criança e do adolescente, uma vez que esta faz parte do acompanhamento de saúde dessa fase de vida. Essa avaliação é executada por meio de anamnese e exame clínico, análise do consumo alimentar, das medidas antropométricas e de composição corporal, quando necessário, pelos biomarcadores nutricionais.

SUGESTÕES DE LEITURA

1. Brasil. Ministério da Saúde. Secretaria de Atenção à Saúde. Departamento de Ações Programáticas e Estratégicas. Proteger e cuidar da saúde de adolescentes na atenção básica/Ministério da Saúde, Secretaria de Atenção à Saúde, Departamento de Ações Programáticas e Estratégicas. 2. ed. Brasília: Ministério da Saúde; 2018. 233p. Disponível em: https://bvsms.saude.gov.br/bvs/publicacoes/proteger_cuidar_adolescentes_atencao_basica_2ed.pdf. Acesso em: 19 fev. 2024.
2. Brasil. Ministério da Saúde. Secretaria de Atenção à Saúde. Departamento de Atenção Básica. Programa Nacional de Suplementação de Ferro: manual de condutas gerais/Ministério da Saúde. Secretaria de Atenção à Saúde. Departamento de Atenção Básica. Brasília: Ministério da Saúde; 2013. 24p. Disponível em: https://bvsms.saude.gov.br/bvs/publicacoes/manual_suplementacao_ferro_condutas_gerais.pdf. Acesso em: 19 fev. 2024.
3. Centers for Disease Control and Prevention, World Health Organization, Nutrition International, UNICEF. Micronutrient survey manual. Geneva: World Health Organization; 2020. 201p. Disponível em: https://iris.who.int/bitstream/handle/10665/336010/9789240012691-eng.pdf?sequence=1. Acesso em: 19 fev. 2024.
4. Ellis KJ. Human body composition: in vivo methods. Physiol Rev. 2000;80(2):649-80.
5. Fernández JR, Redden DT, Pietrobelli A, Allison DB. Waist circumference percentiles in nationally representative samples of African-American, European-American, and Mexican-American children and adolescents. J Pediatr. 2004;145(4):439-44.
6. Freedman DS, Serdula MK, Srinivasan SR, Berenson GS. Relation of circumferences and skinfold thicknesses to lipid and insulin concentrations in children and adolescents: the Bogalusa Heart Study. Am J Clin Nutr. 1999;69:308-17.
7. Frisancho RA. Anthropometric standards for the assessment of growth and nutritional status. Ann Arbor: University of Michigan Press; 1990. 200p.
8. Frisancho RA. Anthropometric standards: an interactive nutritional reference of body size and body composition for children and adults. 2. ed. Ann Arbor: University of Michigan Press; 2008. 352p.
9. Gibson RS. Principles of nutritional assessment. 3. ed. New York: Oxford University Press; 2023. Disponível em: https://nutritionalassessment.org/#1.2.3. Acesso em: 19 fev. 2024.
10. International Fetal and Newborn Growth Consortium for the 21st Century (INTERGROWTH-21st). Disponível em: https://intergrowth21.ndog.ox.ac.uk/. Acesso em: 19 fev. 2024.
11. International Zinc Nutrition Consultative Group (IZiNCG); Brown KH, Rivera JA, Bhutta Z, Gibson RS, King JC, Lönnerdal B, Ruel MT, Sandtröm B, Wasantwisut E, Hotz C. International Zinc Nutrition Consultative Group (IZiNCG) technical document #1. Assessment of the risk of zinc deficiency in populations and options for its control. Food Nutr Bull. 2004;25(1 Suppl 2):S99-203.
12. Kerzner B, Milano K, MacLean WC, Berall G, Stuart S, Chatoor I. A practical approach to classifying and managing feeding difficulties. Pediatrics. 2015;135(2):344-53.
13. Slaughter MH, Lohman TG, Boileau RA, Horswill CA, Stillman RJ, Van Loan MD, Bemben DA. Skinfold equations for estimation of body fatness in children and youth. Hum Biol. 1988;60(5):709-23.
14. Sociedade Brasileira de Pediatria (SBP). Gráficos de crescimento. Disponível em: https://www.sbp.com.br/departamentos/endocrinologia/graficos-de-crescimento/. Acesso em: 19 fev. 2024.
15. Sociedade Brasileira de Pediatria (SBP). Departamento Científico de Nutrologia. Manual de avaliação nutricional. 2.ed. atualizada. São Paulo: SBP; 2021. 120p. Disponível em: https://www.sbp.com.br/fileadmin/user_upload/_22962f-ManAval_Nutricional_-_2Ed_Atualizada_SITE.pdf. Acesso em: 19 fev. 2024.
16. Unicef. The State of the World's Children 2019. Children, Food and Nutrition: growing well in a changing world. New York: Unicef; 2019. 258p. Disponível em: https://www.unicef.org/media/63016/file/SOWC-2019.pdf. Acesso em: 19 fev. 2024.
17. World Health Organization (WHO). Child growth standards. Disponível em: https://www.who.int/tools/child-growth-standards. Acesso em: 19 fev. 2024.

20

Avaliação do desenvolvimento da criança

Ana Paula Scoleze Ferrer
Sandra Josefina Ferraz Ellero Grisi

PONTOS-CHAVE

- A avaliação permite identificar fatores de risco e atrasos de desenvolvimento, essenciais para as orientações e condutas necessárias para garantir o pleno potencial de desenvolvimento da criança.
- O desenvolvimento infantil depende de uma complexa interação entre fatores biológicos e ambientais, o que determina uma ampla variação no padrão de desenvolvimento típico.
- A vigilância do desenvolvimento deve fazer parte de toda a consulta de puericultura e é realizada por meio de anamnese detalhada, exame físico e interação/observação atenta da criança, permitindo verificar a aquisição das habilidades e competências esperadas por faixa etária.
- A triagem do desenvolvimento é realizada por meio de escalas, que devem ser criteriosamente escolhidas para quem, quando e qual escala deve ser utilizada, de acordo com a suspeita diagnóstica.
- Os encaminhamentos para avaliação especializada devem ser oportunos e precisos, evitando a realização de exames desnecessários e diagnósticos incorretos.

INTRODUÇÃO

Avaliar o desenvolvimento é um processo que visa verificar a aquisição de determinadas competências e habilidades pela criança ao longo do tempo e, portanto, pressupõe a comparação a determinado padrão de referência. Entretanto, o desenvolvimento é o resultado de uma complexa interação entre diversos fatores que o determinam e influenciam, portanto, esse assunto pode ser entendido e abordado a partir de diferentes perspectivas e referenciais teóricos.

A avaliação do desenvolvimento é um dos pilares do atendimento pediátrico, pautando as ações de prevenção e promoção da saúde. Por meio da avaliação é possível identificar precocemente situações que coloquem em risco o desenvolvimento e verificar se a criança está apresentando uma trajetória adequada. A identificação de fatores de risco, de atrasos na aquisição das competências e habilidades esperadas para determinada idade e/ou de problemas de comportamento é fundamental para as orientações e medidas necessárias para que a criança atinja seu pleno potencial.

O desenvolvimento infantil reflete a interação entre os aspectos biológicos (genéticos e maturacionais) e os ambientais. O desenvolvimento cerebral e a maturação do sistema nervoso dependem de crescimento celular, migração neuronal, formação de sinapses, poda neuronal e mielinização, que se iniciam na quarta semana de gestação e se completam apenas na segunda década de vida. Esse processo é mais intenso quanto mais nova é a criança, particularmente nos primeiros mil dias de vida – o período intraútero e os primeiros 2 anos de idade, resultando em maior plasticidade cerebral. Essa maior plasticidade explica por que a criança responde tão bem aos estímulos adequados na primeira infância e, por outro lado, sua maior vulnerabilidade aos agravos. A plasticidade cerebral, embora tenha uma base biológica, é amplamente influenciada pelos fatores ambientais e socioculturais a que o indivíduo é exposto.

O aspecto maturativo é universal e acontece no sentido craniocaudal, explicando por que a sequência de aquisições é a mesma entre os diferentes indivíduos. Por outro lado, observa-se uma grande variabilidade na velocidade das aquisições e nos diferentes modos com que cada um expressa suas capacidades e habilidades, em virtude da influência ambiental e sociocultural a que cada um é exposto. Portanto, a avaliação do desenvolvimento deve levar em consideração esses aspectos, pois, embora seja esperado determinado padrão nas aquisições, conhecidas como marcos do desenvolvimento, os limites da normalidade são amplos e variados e devem sempre ser considerados dentro do contexto de vida de cada criança.

COMO AVALIAR O DESENVOLVIMENTO NEUROPSICOMOTOR?

A avaliação do desenvolvimento compreende duas práticas: a vigilância ou monitoramento e a triagem ou *screening*, diferenciadas em relação aos seus objetivos, periodicidade e métodos utilizados (Quadro 1).

Vigilância do desenvolvimento

A vigilância é um processo contínuo e permanente, que deve fazer parte de toda a consulta de puericultura e que permite identificar crianças que devem ser submetidas a uma triagem mais específica. Consiste na realização de anamnese, exame físico completo, observação da criança durante a consulta e comparação dos achados com os marcos que compõem as fichas de vigilância do desenvolvimento.

A anamnese deve ser detalhada, no sentido de identificar não apenas as aquisições da criança, mas também quais fatores podem ter afetado e quais ainda podem estar influenciando o desenvolvimento, não se limitando aos fatores de risco, mas dentro de uma perspectiva que permita conhecer em qual contexto a criança vive e a quais

QUADRO 1 Comparação entre as práticas de avaliação do desenvolvimento da criança – vigilância e triagem

	Vigilância	Triagem
Objetivo	Eleger crianças que devem ser submetidas a um processo de triagem específico.	Identificar crianças que necessitam de um processo diagnóstico mais detalhado.
Periodicidade	Processo contínuo e permanente – em todas as consultas pediátricas.	Processo episódico, cujas idades são variadas de acordo com o protocolo adotado.
Métodos	Anamnese, exame físico, observação e monitorização dos marcos.	Escalas de triagem.

Fonte: elaboração das autoras.

valores e experiências ela é exposta. Como descrito anteriormente, esse conhecimento é importante para abalizar o padrão de normalidade a ser considerado. A história deve abranger todos os antecedentes gestacionais, incluindo a saúde materna, de parto e condições de nascimento, condições mórbidas da criança, antecedentes familiares, aspectos sociais – econômicos e condições de vida da família. Mais especificamente em relação ao desenvolvimento, é fundamental perguntar o que os cuidadores acham do desenvolvimento da criança: se acham que tudo aconteceu no período esperado e se existe alguma dúvida ou preocupação com algum domínio ou aspecto. Diversos estudos demonstram que os cuidadores possuem boa sensibilidade em identificar possíveis atrasos, e, na presença de queixas, estas merecem ser mais bem exploradas.

O exame físico deve ser completo, envolvendo mensuração do perímetro cefálico, pesquisa dos reflexos primitivos durante o primeiro ano de vida e identificação de sinais que sugiram alguma patologia ou doença subjacente. A observação da criança desde a sala de espera e durante a consulta, incluindo a relação entre a criança e o cuidador, a criança com outras crianças, a criança e o médico e a própria forma como ela explora o ambiente e se comporta durante a consulta, fornece dados essenciais para a avaliação. O examinador sempre deve incluir a criança durante a conversa, podendo utilizar diversos recursos, como realização de desenhos, proposição de jogos e solicitação de narrativas sobre as atividades e brincadeiras que costuma realizar. A observação da forma de brincar da criança traz elementos essenciais sobre como está o seu desenvolvimento nos vários domínios.

O desenvolvimento cerebral não é linear, existindo o tempo certo para a aquisição de diferentes habilidades; além disso, sabe-se que o desenvolvimento de funções mais complexas deve ser precedido por capacidades em outras áreas e que, embora os diversos domínios sejam separados didaticamente, um interfere diretamente no outro. Por exemplo, para o adequado desenvolvimento da linguagem, é fundamental que as funções sensoriais de audição estejam bem conformadas. Apesar de os diferentes domínios se desenvolverem concomitantemente, em cada faixa etária há predominância de um setor sobre os demais. Assim, no primeiro ano de vida, as maiores aquisições acontecem do ponto de vista sensorial e motor; no segundo ano de vida ocorre o maior desenvolvimento da linguagem e, no pré-escolar, das funções executivas e cognitivas. Esse conhecimento permite delinear os principais aspectos aos quais o pediatra deve estar atento no acompanhamento de rotina da criança (Quadro 2).

A partir da avaliação clínica, composta por anamnese, exame físico e observação, os achados podem ser comparados às fichas de vigilância do desenvolvimento, que, embora não permitam fazer diagnósticos, podem apontar para situações que demandem alguma intervenção simples, orientação ou estímulo específico ou que necessitem de uma avaliação diagnóstica mais detalhada, com necessidade de encaminhamento.

Em nosso meio, a ficha de vigilância proposta pelo Ministério da Saúde é a mais utilizada, por ser validada e de fácil acesso, constando da Caderneta de Saúde da Criança. Esse instrumento permite acompanhar o desenvolvimento das crianças nos primeiros três anos de vida, verificando a aquisição dos marcos esperados para cada faixa de idade, além de contar com as orientações para a tomada de decisões a partir dos dados obtidos na avaliação.

Para monitorar o desenvolvimento psíquico há, em nosso meio, outro instrumento, denominado Indicador de Risco para Desenvolvimento Infantil (IRDI), baseado na observação direta ou no interrogatório sobre sinais de como está ocorrendo o desenvolvimento psíquico de crianças de 0 a 18 meses, com base nas interações estabelecidas entre os bebês e seus cuidadores.

QUADRO 2 Principais aspectos do desenvolvimento e comportamento a serem avaliados de acordo com a faixa etária da criança

Faixa etária	Desenvolvimento	Comportamento
0-1 ano	▪ Audição: observar a reação aos sons e à voz materna. ▪ Visão: como fixa e segue com o olhar. ▪ Motor: controle cervical – sentar-se – primeiros passos.	▪ Observar como é a interação cuidador-bebê. ▪ O bebê responde inicialmente com o sorriso social – passa a "provocar" e "chamar a atenção" do cuidador com sons e reações motoras –, e ao final do primeiro ano começa a imitar e a fazer as "gracinhas".
1-2 anos	▪ Motor: andar e explorar o ambiente. ▪ Linguagem: fala com ampliação crescente do vocabulário, entendimento do que lhe é dito (responde às ordens simples) e apresenta diversas formas de se expressar.	▪ Observar como é a interação com os familiares e com as outras crianças – passa a demonstrar interesse pelo que as outras crianças fazem. ▪ Tem interesse em se olhar no espelho. ▪ Passa a fazer brincadeiras de imitação.
Pré-escolar	▪ Desenvolvimento maior de autonomia e das funções executivas (desenvolvimento progressivo do foco, atenção, memória e flexibilidade). ▪ Passa a ter a capacidade de relatar fatos e recontar histórias.	▪ Ampliação do círculo social, passa a brincar com as outras crianças. ▪ Gosta de brincadeiras de faz de conta. ▪ Demonstra interesses variados e passa a fazer muitas perguntas.

Fonte: elaboração das autoras.

Triagem do desenvolvimento

Diferentemente da vigilância, a triagem é um processo de avaliação pautado na utilização de escalas de triagem, que, embora também não permita fechar diagnósticos, identifica as crianças que devem ser encaminhadas para uma avaliação mais especializada, de acordo com a suspeita levantada. É relatado na literatura que a utilização dos métodos de triagem aumenta a sensibilidade para a detecção de problemas, descrita como em torno de 30% quando realizada apenas a vigilância e de 80% quando aplicados instrumentos de *screening*. Entretanto, têm surgido diversas controvérsias a respeito da indicação de quando e quais crianças devem ser submetidas à triagem, uma vez que o aumento da sensibilidade é associado a um grande risco de falsos positivos e, consequentemente, a encaminhamentos e realização de exames desnecessários.

A American Academy of Pediatrics (AAP) recomenda que todas as crianças sejam submetidas à vigilância do desenvolvimento em todas as consultas de puericultura e que métodos de triagem sejam aplicados aos 9, 18 e 30 meses, além de escalas para a detecção de transtorno do espectro autista aos 18 e 24 meses, independentemente de riscos apresentados. Mas essa recomendação tem sido questionada por diversos autores, e tanto a U.S. Preventive Services Task Force como a Canadian Task Force on Prevent Health Care não recomendam a triagem universal e orientam que os métodos de triagem sejam reservados para as crianças que possuem algum fator de risco para problemas no desenvolvimento, naquelas em que é detectada alguma alteração durante a vigilância ou quando existe alguma preocupação específica por parte dos pais e cuidadores.

Além da discordância a respeito de para quem e quando realizar métodos de triagem, há muita controvérsia sobre qual escala utilizar. Há na literatura uma infinidade de escalas para a avaliação do desenvolvimento, que podem variar em diversos quesitos: grau de abrangência, por quem é preenchida e modo de avaliação. Quanto ao alcance, algumas são abrangentes e abordam os diversos domínios do desenvolvimento (motor fino e grosso, linguagem, cognitivo e psicoemocional), enquanto outras podem abordar apenas um dos domínios ou servir para determinada suspeita diagnóstica (p. ex., escala para triagem de transtorno do espectro autista). A execução também varia para cada escala: enquanto algumas são dirigidas aos pais/cuidadores, outras são preenchidas pelo próprio paciente (no caso de crianças maiores e adolescentes), pelos professores ou pela própria equipe de saúde, podendo, nesse último caso, ser feita a partir de questionamento, observação direta ou teste aplicado. Além disso, variam muito em relação ao grau de sensibilidade e especificidade, faixa etária a que são destinadas, tempo médio para aplicação, e algumas escalas exigem a utilização de materiais e treinamento específicos para sua realização. Muitas escalas, embora validadas e traduzidas para diversos idiomas, necessitam de licença para serem utilizadas, na prática clínica e em situações de pesquisa. O profissional deve ter todas essas considerações no momento de escolher qual escala de triagem irá aplicar.

Além disso, é fundamental que seja levada em consideração a ampla variação normal do desenvolvimento e comportamento típicos, resultantes da forte influência sociocultural sobre o desenvolvimento, como descrito anteriormente. Na utilização de uma escala, o profissional deve se questionar se ela é capaz de identificar a diversidade de manifestações que expressam o desenvolvimento de uma criança.

Dessa forma, as escalas de triagem podem ser métodos auxiliares no processo de avaliação e diagnóstico, complementando as informações obtidas por meio da anamnese, do exame físico e da observação, quando se identifica que o desenvolvimento e/ou comportamento da criança não está de acordo com o esperado para sua idade e contexto de vida, não podendo ser analisadas isoladamente.

QUANDO ENCAMINHAR A CRIANÇA PARA AVALIAÇÃO ESPECIALIZADA?

Quando houver suspeita de algum problema no desenvolvimento e no comportamento da criança, é importante que o pediatra tenha feito uma avaliação criteriosa. Se, por um lado, não é desejável o atraso nos encaminhamentos necessários, por outro deve-se ter cuidado com os rótulos que podem acompanhar os diagnósticos e, por isso, constituir um agravante na situação.

O Quadro 3 traz os principais sinais de alerta a que o pediatra deve estar atento sobre a necessidade de encaminhamento para avaliação especializada, que deverá estar de acordo com a suspeita realizada. Geralmente, o diagnóstico e a terapêutica são interdisciplinares e o pediatra deve atuar como gerenciador do cuidado.

QUADRO 3 Principais sinais de alerta para problemas de desenvolvimento e comportamento da criança

- Existe alguma preocupação por parte dos pais.
- Não aquisição de marcos do desenvolvimento de acordo com a idade.
- Perda de capacidade/habilidade já adquirida.
- Manutenção de reflexos primitivos além da idade esperada.
- Hipotonia persistente/hipertonia.
- Movimentação assimétrica dos membros.
- Alteração do perímetro cefálico: maior que escore-z +3 ou menor que escore-z –3 ou cruza 2 percentis.
- Atraso de linguagem verbal e não verbal: não fala nada aos 18 meses, especialmente se não tenta se comunicar de outra forma.
- Dificuldade de interação – crianças que não buscam compartilhar os interesses.
- Falta de brincadeiras imitativas.
- Interesses restritos.
- Comportamentos que atrapalham a socialização e o cotidiano.
- Alterações de sono.
- Distúrbios alimentares significativos.
- Presença de sinais de autoagressão.
- Mudanças súbitas de comportamento e personalidade.
- Delírios, alucinações, discurso desorganizado.
- Sinais sugestivos de uso de álcool e drogas em crianças maiores e adolescentes.

Fonte: elaboração das autoras.

CONCLUSÕES

A avaliação do desenvolvimento é um dos pilares fundamentais da pediatria, para garantir que cada criança atinja seu pleno potencial. Entretanto, pela diversidade de fatores que influenciam e atuam sobre o desenvolvimento, a avaliação é um processo complexo, que deve ser abrangente, detalhado e longitudinal durante toda a infância e adolescência.

SUGESTÕES DE LEITURA

1. American Academy of Pediatrics. Council on Children with Disabilities. Section on Developmental Behavioral Pediatrics. Bright Futures Steering Committee. Medical Home Initiatives for Children with Special Needs Project Advisory Committee. Identi-

fying infants and young children with developmental disorders in the medical home: an algorithm for developmental surveillance and screening. Pediatrics. 2006;118(1):405-20. Erratum in: Pediatrics. 2006;118(4):1808-9.
2. American Academy of Pediatrics. Committee on Practice and Ambulatory Medicine and Bright Futures Periodicity Schedule Workgroup. 2016 recommendations for preventive pediatric health care. Pediatrics. 2016;137:1-3.
3. Bellman M, Byrne O, Sege R. Developmental assessment of children. BMJ. 2013;346:e8687.
4. Canadian Task Force on Preventive Health Care. Recommendations on screening for developmental delay. CMAJ. 2016;188(8):579-87.
5. Center on the Developing Child at Harvard University. From best practices to breakthrough impacts: a science-based approach to building a more promising future for young children and families. 2016. 52p. Disponível em: https://harvardcenter.wpenginepowered.com/wp-content/uploads/2016/05/From_Best_Practices_to_Breakthrough_Impacts-4.pdf. Acesso em: 11 jul. 2024.
6. Lipkin PH, Macias MM. AAP Council on Children with Disabilities. Section on Developmental and Behavioral Pediatrics. Promoting optimal development: identifying infants and young children with developmental disorders through developmental surveillance and screening. Pediatrics. 2020;145(1):e20193449.
7. Pesaro ME, Kupfer MCM, Escobar AMU, Gomes FMS, Valente MH, Barreto APSF, et al. Acompanhamento do desenvolvimento psíquico na primeira infância: o uso dos Indicadores Clínicos de Risco para o Desenvolvimento Infantil – IRDI. In: Grisi SJFE, Escobar AMU, Gomes FMS, editores. Desenvolvimento da criança. Rio de Janeiro: Atheneu; 2018. 238p.
8. Sameroff A. A unified theory of development: a dialectic integration of nature and nurture. Child Dev. 2010;81(1):6-22.
9. Sheldrick RC, Merchant S, Perrin EC. Identification of developmental-behavioral problems in primary care: a syste-matic review. Pediatrics. 2011;128(2):356-63.
10. WHO Multicentre Growth Reference Study Group. WHO Motor Development Study: windows of achievement for six gross motor development milestones. Acta Paediatr Suppl. 2006;450:86-95.

21

Pele, anexos e sistema ganglionar na criança

Luciana Harumi Miranda Omori

PONTOS-CHAVE

- Conhecer a estrutura da pele.
- Conhecer quais dados de anamnese são importantes na avaliação da pele e anexos.
- Entender as nomenclaturas utilizadas na avaliação da pele.
- Conhecer as cadeias ganglionares e como realizar sua avaliação clínica.

PELE E ANEXOS

A avaliação da pele e dos anexos faz parte da semiologia pediátrica nas consultas, independentemente de haver uma queixa específica do órgão. A pele é o órgão mais extenso do corpo humano, correspondendo a quase 16% do peso corporal. Ela é responsável por diferentes funções: proteção, imunológica, termorregulação, endocrinológica e percepção sensorial, além de sintetizar a vitamina D. São considerados anexos ou apêndices da pele: cabelo, unhas e glândulas sebáceas e sudoríparas.

As queixas dermatológicas são responsáveis por até 30% das consultas pediátricas; assim, conhecer bem esse órgão é de fundamental importância. Uma anamnese completa e exame físico minucioso (reconhecendo a aparência, distribuição e localização da lesão) são responsáveis pela maioria dos diagnósticos dermatológicos, sendo o uso de exames complementares a minoria da prática pediátrica.

Estrutura da pele

A pele é composta por três camadas: epiderme, derme e hipoderme (Figura 1).

A epiderme é a camada mais superficial, cujos componentes estão organizados em estratos ou camadas: basal, espinhosa, granulosa, lúcida e córnea. É nela que estão os melanócitos, células de Langerhans, células neuroendócrinas e axônios.

A derme é a camada mais espessa, onde estão as estruturas vasculares, nervosas e

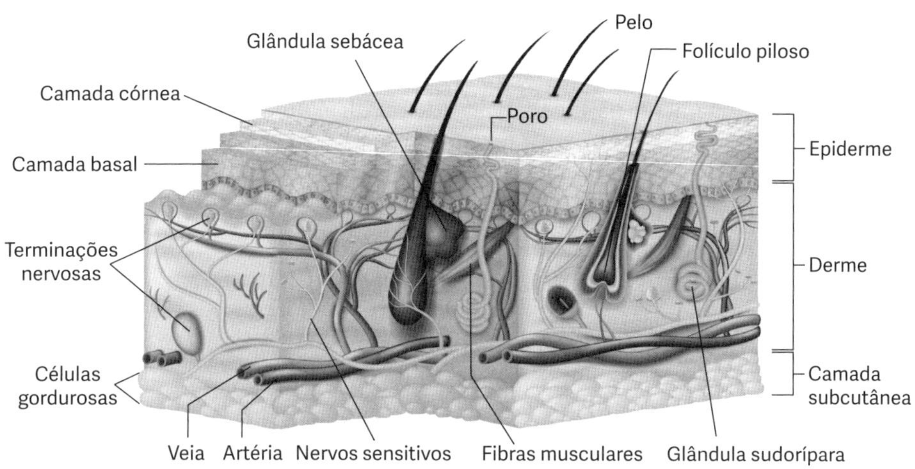

FIGURA 1 Estrutura da pele.

linfáticas, além dos anexos cutâneos (glândulas sebáceas, glândulas sudoríparas e folículos pilosos).

A hipoderme é a camada do tecido adiposo subcutâneo, responsável pela absorção de choques mecânicos, reservas energéticas, manutenção da temperatura corporal e por definir o formato das estruturas anatômicas corporais.

A cor da pele depende da quantidade e do tipo de melanina, mas também é influenciada por estruturas vasculares, alterações hemodinâmicas e alterações pigmentares como a bilirrubina.

Pelos

O corpo é recoberto por diferentes tipos de pelos, a depender da fase da vida. Inicialmente temos a lanugem, que recobre o feto e desaparece após o nascimento, sendo de composição macia e delgada. A cobertura ao nascimento, chamada de vérnix caseoso, é o resíduo de lanugo associado a gordura. O pelo que substitui a lanugem é o velo, de aspecto macio, fino (< 0,1 mm), curto (< 2 cm) e pouco pigmentado. Em algumas regiões e a partir de determinadas faixas etárias, há evolução do velo para o pelo terminal, que é mais comprido (> 2 cm), mais grosso (até 0,6 mm) e pigmentado.

Unhas

As unhas têm a função de proteção das extremidades dos dedos de mãos e pés, crescendo 0,1 mm ao dia nas mãos e mais lentamente nos pés.

Glândulas sebáceas e sudoríparas

As glândulas sebáceas são responsáveis pela produção de uma substância gordurosa que é secretada para a superfície da pele através dos folículos capilares. São encontradas em todas as superfícies da pele, exceto nas palmas e plantas.

Existem dois tipos de glândulas sudoríparas: écrinas e apócrinas. As glândulas sudoríparas écrinas são amplamente distribuídas, abrem-se diretamente na superfície da pele e ajudam a controlar a temperatura corporal pela produção de suor; já as apócrinas se abrem em folículos pilosos e são encontradas principalmente nas regiões axilar e genital. A decomposição bacteriana do suor apócrino é responsável pelo odor fétido, principalmente após a adrenarca.

ANAMNESE

Compreender a história da lesão é tão importante quanto conhecer o histórico da criança. Fatores pré e perinatais, história familiar dermatológica e de doenças que cursam com manifestações de pele, uso de medicações, contatos com familiares e escolares com casos semelhantes compõem espectros importantes da anamnese (Quadro 1).

EXAME CLÍNICO

A avaliação clínica dermatológica inclui toda a pele e anexos. A inspeção deve ocorrer com o paciente despido, em ambiente bem iluminado (preferencialmente em luz natural), inicialmente a distância para uma avaliação global e então de modo mais

QUADRO 1 Anamnese dermatológica em pediatria

Item	Descrição
Queixa atual	Início do quadro e evolução no tempo. Aspecto – localização, cor, tamanho. Sinais e sintomas locais – prurido, dor, ardência, alterações de sensibilidade, temperatura. Sintomas gerais – febre, coriza, diarreia, odinofagia, inapetência. Fatores de melhora e piora. Tratamentos já utilizados e sua resposta. Impacto do problema na criança e na família.
Interrogatório dos diversos aparelhos	Questionar problemas dos outros órgãos, queixas psicológicas e avaliar a socialização da criança.
Antecedentes neonatais e gestacionais	Condições do pré-natal, uso de medicações, patologias maternas na gestação. Parto, condições de nascimento, uso de medicações no período neonatal, tempo de internação.
Antecedentes pessoais	Doenças crônicas e infectocontagiosas; histórico de internações, uso de medicações, alergias e cirurgias.
Antecedentes familiares	Familiares com mesmo quadro, consanguinidade.
Imunização	Avaliar *status* vacinal, reações vacinais, relação temporal entre vacinas e o início do problema.
Desenvolvimento neuropsicomotor	Avaliar marcos do desenvolvimento e o atual.
Fatores ambientais	Condições de habitação, atividades lúdicas e exposições a agentes físicos/químicos/ambientais/cosméticos, contato com animais, contactantes sintomáticos (principalmente em escolas e creches), viagens recentes, alimentos consumidos.

Fonte: adaptação de Hoeger, 2019.

próximo. A palpação permite avaliar a temperatura e a consistência da lesão, bem como espessura e infiltração (turgor, que consiste em tracionar uma prega de pele para avaliar sua elasticidade e se há aderência a planos profundos). A digitopressão, uma manobra clínica em que se pressiona a lesão com os dedos, também é utilizada na avaliação. Pode-se utilizar a vitropressão (pressionar a lesão contra uma lâmina de vidro). Outra manobra importante é a compressão, avaliando o edema local e ao redor da lesão.

No couro cabeludo, observar a pele e os fios, utilizando a manobra de tração leve (manobra de Sabouraud) quando necessário. Deve-se lembrar de incluir a avaliação de sobrancelhas, cílios e demais pelos no corpo.

O exame das unhas inclui também as regiões periungueal e interdigital (Quadro 2).

Considerando que lesão é qualquer área de pele alterada, avaliar sua distribuição e configuração é de fundamental importância no raciocínio clínico. A ação de agentes agressores leva a alterações microscópicas, que se traduzem por lesões visíveis (macroscópicas), denominadas lesões elementares. A partir do conhecimento dessas lesões, podem-se elaborar hipóteses diagnósticas e a consequente condução terapêutica adequada (Quadros 3 a 5).

Outra terminologia utilizada na descrição das lesões inclui:

- **Erupção:** surgimento de lesões em grupos que podem variar em número. As erupções podem ser denominadas monomórficas (em mesmo aspecto) ou polimórficas (diferentes lesões ao mesmo tempo, como na varicela).
- **Eczema (do grego "ferver de dentro"):** designa a pele inflamada com tendência à exsudação e formação de vesículas e crostas (como na dermatite atópica).
- **Exantema (do grego "explodir, emergir"):** designa erupção cutânea que acompanha uma doença.

QUADRO 2 Avaliação clínica da pele e anexos

Item	Descrição
Pele	Umidade: ressecamento, sudorese e oleosidade. Temperatura: resfriamento e aquecimento. Textura: áspera ou lisa. Coloração: icterícia, cianose, hipopigmentação, hiperpigmentação, eritema, presença de pigmentos exógenos. Mobilidade e turgor. Lesões: tipo, formato, tamanho, localização (verificando se a área está exposta ou não) e distribuição.
Cabelos e pelos	Quantidade. Pigmentação. Distribuição. Textura.
Unhas	Coloração. Formato. Tipo de implantação. Presença de lesões nas unhas ou ao redor delas. Consistência. Lesões interdigitais.

Fonte: elaboração da autora.

QUADRO 3 Lesões elementares dermatológicas

Lesão elementar	Característica
Alteração de cor	▪ Hipopigmentada ou hipocrômica. ▪ Hiperpigmentada ou hipercrômica. ▪ Acinzentada. ▪ Eritematosa.
Elevações edematosas	▪ Acima da pele.
Formações sólidas	▪ Palpáveis, elevadas, circunscritas e sólidas, resultantes de processos inflamatórios ou neoplásicos que acometem, isolada ou conjuntamente, a epiderme, a derme e a hipoderme.
Coleções líquidas	▪ Elevadas preenchidas por líquido.
Alteração da espessura	▪ Resultantes da perda de componentes cutâneos ou da deposição de materiais na superfície da pele.
Perdas e reparações teciduais	▪ Oriundas da eliminação ou destruição patológica e da reparação dos tecidos cutâneos.

Fonte: elaboração da autora.

QUADRO 4 Lesões dermatológicas (exemplos na Figura 2)

Nome	Característica	Exemplos
Mácula	Alteração de cor menor que 1 cm, lesão plana.	Efélides (Figura 2A).
Mancha	Alteração de cor maior que 1 cm, lesão plana.	Vitiligo, mancha mongólica (Figura 2B), malformação capilar (mancha vinho do porto – Figura 2C).
Pápula	Lesão palpável, elevada, circunscrita e menor que 1 cm.	Verruga vulgar (Figura 2D), miliária (Figura 2E).
Placa	Lesão palpável, elevada, circunscrita e maior que 1 cm, pode ser formada pela confluência de pápulas.	Dermatite atópica (Figura 2F), psoríase, urticária.
Nódulo	Lesão profunda e sólida de 1 a 2 cm, mais palpável que visível; a superfície cutânea que a recobre é normal. Pode envolver epiderme, derme ou tecido celular subcutâneo.	Granuloma, lipoma (Figura 2G).
Tumor	Lesão sólida circunscrita e profunda que modifica a superfície cutânea e mede mais de 2 cm.	Hemangioma, dermatografismo.
Vesícula	Elevação circunscrita de até 1 cm com conteúdo seroso ou sangue.	Herpes simples, varicela, molusco contagioso (Figura 2H).
Bolha ou flictena	Elevação circunscrita maior que 1 cm de conteúdo seroso, sangue ou pus.	Queimadura (Figura 2I).
Pústula	Elevação circunscrita de até 1 cm de conteúdo purulento.	Acne, miliária (pústula asséptica – Figura 2E).

(continua)

QUADRO 4 Lesões dermatológicas (exemplos na Figura 2) (*continuação*)

Nome	Característica	Exemplos
Abscesso	Formação circunscrita de tamanho variável e conteúdo purulento.	Abscesso odontogênico, furúnculo.
Crosta	Concreção em área de perda tecidual – dessecamento de pus ou sangue.	Impetigo crostoso (Figura 2J).
Escama	Acúmulo de células epidérmicas que se desprendem da superfície cutânea, por alteração da queratinização.	Ictiose, crosta láctea (Figura 2K).
Fissura	Fenda linear estreita e profunda. Atinge a epiderme e a derme, principalmente em áreas de pregas ou dobras ou ao redor dos orifícios naturais.	Fissura anal (Figura 2L).
Escoriação	Erosão traumática, por coçadura; pode sangrar.	Dermatite atópica (Figura 2F).
Erosão ou exulceração	Perda parcial da epiderme cuja resolução não deixa cicatriz.	Impetigo bolhoso, bolha rota (Figura 2M).
Úlcera	Perda circunscrita de epiderme e derme, que pode atingir a hipoderme.	Úlcera de pressão, reação vacinal à BCG (Figura 2N).
Atrofia	Adelgaçamento da pele com perda dos sulcos normais.	Cicatriz após infecção por herpes-zóster.
Liquenificação	Pele áspera e espessa com acentuação dos sulcos naturais, pela coçadura.	Dermatite atópica (Figura 2F).
Cicatriz	Tecido fibroso que se forma na reparação de processo destrutivo da pele, podendo ser fina (atrófica), hipertrófica ou queloide (aquém da área traumatizada).	Cicatrizes pós-varicela, lesões cirúrgicas (Figura 2O).

Fonte: elaboração da autora.

QUADRO 5 Descrição complementar das lesões dermatológicas

Descrição	Características
Cor	Rósea, avermelhada, purpúrica, esbranquiçada, pigmentada, acastanhada, preta, azulada, acinzentada, alaranjada, nacarada, amarelada.
Limites	Bem ou mal definidos.
Forma	Redonda, oval, poligonal, anular, serpiginosa, em íris, umbilicada.
Número	Única ou múltipla.
Disposição	Agrupadas, serpiginosas, herpetiformes, arciformes, lineares, disseminadas.
Confluência	Sim ou não.
Distribuição	Extensão (isoladas, localizadas, regionais, generalizadas), padrão (simétricas, áreas expostas, locais sob pressão, áreas intertriginosas, foliculares, aleatórias, acompanhando dermátomos).

Fonte: elaboração da autora.

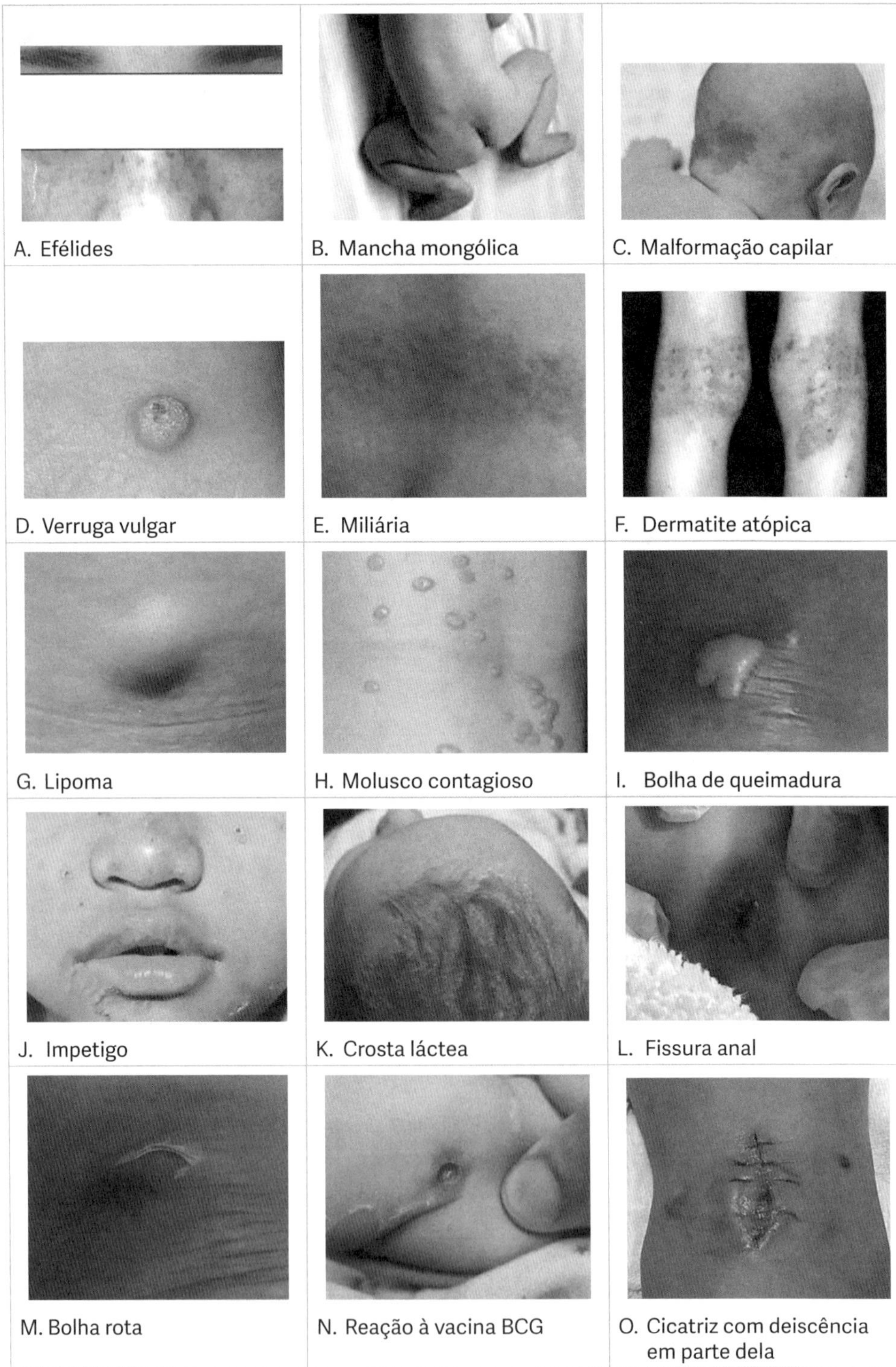

A. Efélides
B. Mancha mongólica
C. Malformação capilar
D. Verruga vulgar
E. Miliária
F. Dermatite atópica
G. Lipoma
H. Molusco contagioso
I. Bolha de queimadura
J. Impetigo
K. Crosta láctea
L. Fissura anal
M. Bolha rota
N. Reação à vacina BCG
O. Cicatriz com deiscência em parte dela

FIGURA 2 Prancha dermatológica.

- **Enantema:** erupção eritematosa localizada nas mucosas.
- ***Rash*:** erupção cutânea de curta duração; irritação cutânea inespecífica ou de várias etiologias.

Uma lesão de pele que requer uma anamnese mais ampliada e específica são os nevos, seguindo um método mnemônico: ABCDE-EFG (**A**ssimetria de um lado da lesão a outro, irregularidade da **B**orda, variação de **C**ores – se duas ou mais –, **D**iâmetro maior que 6 mm, **E**volução ou alteração rápida; **E**levação; **F**irmeza à palpação; e crescimento (***G**rowth*) progressivo), devendo ser encaminhado ao dermatologista quando qualquer uma dessas características estiver alterada.

SISTEMA GANGLIONAR

O sistema ganglionar ou linfático é outro importante órgão na avaliação da consulta pediátrica. Sua principal função é a reabsorção de líquido dos tecidos corporais (linfa) e a posterior distribuição desse líquido de volta ao sistema venoso via ductos principais (torácico e linfático direito). Entre a formação dos capilares linfáticos e sua desembocadura nesses ductos principais, a linfa é filtrada por uma série de estruturas nodulares encapsuladas denominadas linfonodos ou gânglios, que são ovais ou esféricos, cujas funções estão associadas ao sistema imunológico (local onde ocorrem a fagocitose de microrganismos e de restos celulares e a produção dos anticorpos específicos). Assim, a depender da estimulação, o gânglio pode aumentar de tamanho e mudar de característica.

Conhecer a rede linfática (Figura 3), sua área de drenagem e os locais dos linfonodos é importante para a avaliação da criança e

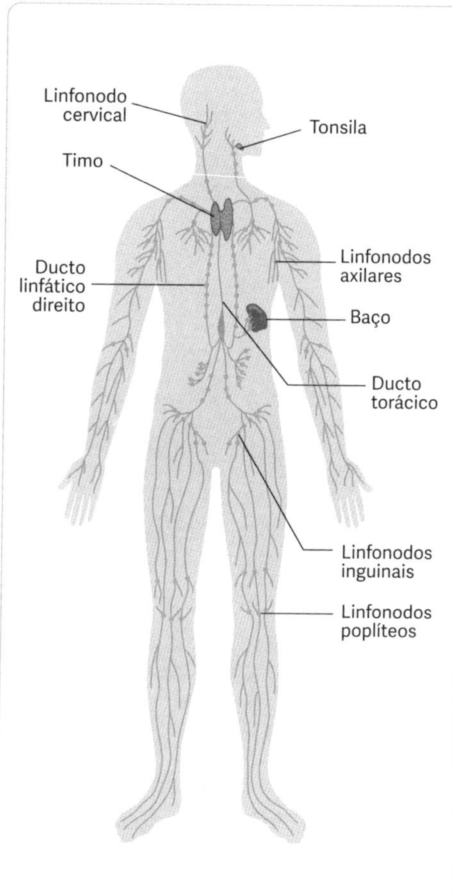

FIGURA 3 Rede linfática.

o direcionamento do raciocínio clínico em casos de alterações.

A cadeia ganglionar cervical é mais complexa e detalhada, como mostra a Figura 4 .

Caso exista queixa da família em relação ao sistema ganglionar, anamnese e exame físico completos também são fundamentais (Quadro 6).

O exame físico deve ser realizado pela palpação dos locais onde estão os gânglios com a face palmar da falange distal dos dedos indicador e médio, realizando movimentos circulares sobre a cadeia analisada para diferenciar a sensação tátil dos linfono-

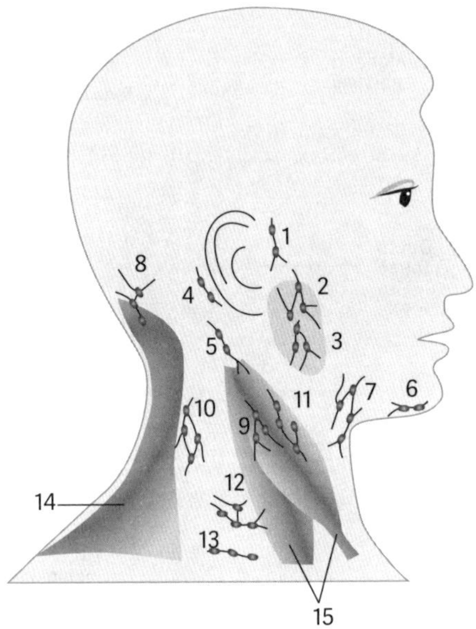

1. Gânglios pré-auriculares
2. Gânglios intraparotídeos
3. Glândula parótida
4. Gânglios pós-auriculares ou mastóideos
5. Gânglios mastóideos
6. Gânglios submentonianos
7. Gânglios submandibulares
8. Gânglios occipitais
9. Gânglios cervicais superficiais anteriores
10. Gânglios cervicais superficiais posteriores
11. Gânglios cervicais profundos superiores
12. Gânglios cervicais superficiais inferiores
13. Gânglios supraclaviculares
14. Músculo trapézio
15. Músculo esternocleidomastóideo

FIGURA 4 Cadeia ganglionar cervical.

QUADRO 6 Dados importantes na anamnese do sistema ganglionar

Item da anamnese
▪ Idade da criança ou do adolescente.
▪ Localização do linfonodo.
▪ Duração (tempo notado do aparecimento).
▪ Sintomas de infecção associados (tosse, odinofagia, coriza, conjuntivite e outros).
▪ Sinais e sintomas da síndrome de Horner (miose + ptose + anidrose).
▪ Sintomas sistêmicos (febre, perda de peso, artralgia, *rash* e outros).
▪ Problemas dentários e na boca.
▪ Traumas cutâneos.
▪ Exposições a: doentes, leite não pasteurizado, carne malcozida, animais (gato, cabra, coelho, cachorro, peixes), picadas de mosquitos.
▪ Viagens recentes.
▪ Atividade sexual.
▪ Medicações em uso atual ou recente e acesso à medicação de outros.
▪ Antecedentes de infecções recorrentes de pele.
▪ Doenças autoimunes, da própria criança e familiares.
▪ *Status* vacinal.

Fonte: elaboração da autora.

dos em relação ao tecido celular subcutâneo e à musculatura regional (o polegar pode ser utilizado em cadeias maiores).

Como avaliar cada cadeia:

- Cabeça e pescoço: com a criança deitada ou sentada (sozinha ou no colo do acompanhante), com o pescoço levemente fletido, utilizando ambas as mãos e palpando as cadeias contralaterais simultaneamente.
- Axilares: com o membro superior do lado examinado apoiado pelo examinador, que deve avaliar a cadeia axilar esquerda com a mão direita, enquanto apoia o membro superior esquerdo da criança com a mão esquerda. Na avaliação da cadeia axilar direita, o processo inverso deve ocorrer.
- Inguinais: cada cadeia deve ser analisada separadamente, com a criança deitada com o membro inferior estendido.
- Poplíteos: criança deitada com a perna semifletida e o examinador utilizando ambas as mãos em garra para palpar a fossa poplítea, uma de cada vez.

Deve-se sempre descrever no exame clínico quais cadeias foram avaliadas e em quais delas há linfonodos palpáveis. Na presença de linfonodos palpáveis, devem ser avaliados: tamanho, consistência, mobilidade em relação aos planos profundos, dor ou desconforto à palpação, sinais flogísticos (edema, rubor, calor), coalescência.

Na avaliação dos gânglios palpáveis, sempre levar em consideração os sinais de alerta na criança e adolescente, pois serão passíveis de maior investigação (Quadro 7).

Em resumo, é de suma importância na consulta pediátrica conhecer o sistema ganglionar da criança, avaliar sua normalidade, compreender as queixas que o envolvem e realizar sua adequada avaliação (anamnese e exame clínico).

QUADRO 7 Sinais de alerta nos gânglios aumentados em crianças

Sinal de alerta nos gânglios aumentados
1. Sintomas sistêmicos (como febre prolongada por mais de uma semana, sudorese noturna, perda de peso, irritabilidade).
2. Gânglios supraclaviculares palpáveis.
3. Adenomegalia generalizada (duas ou mais cadeias aumentadas).
4. Nódulos fixos, aderidos.
5. Tamanho > 1 cm no período neonatal.
6. Tamanho ≥ 2 cm com aumento progressivo ou não responsivo (não reduzir) após 2 semanas de tratamento com antibiótico.
7. Aumento de linfonodos em cadeia cervical, na ausência de sintomas em ouvidos, nariz e região da garganta.
8. Persistência de aumento ganglionar por mais de 4 semanas.
Sinais de alerta nos gânglios aumentados após exames complementares
9. Com alteração radiográfica.
10. Com alteração de hemograma.
11. Elevação de provas inflamatórias (proteína C reativa ou velocidade de hemossedimentação) de modo persistente ou em elevação, apesar de uso correto de antibiótico.

Fonte: elaboração da autora.

CONCLUSÕES

A anamnese e o exame físico de pele, anexos e sistema ganglionar devem ser realizados na consulta regular da criança, pois algumas vezes podem não surgir como uma demanda do paciente ou da família, mas os achados que eles proporcionam são de fundamental importância, uma vez que diagnósticos precoces têm impactos na qualidade de vida, além de proporcionarem prognósticos melhores.

SUGESTÕES DE LEITURA

1. Bertanha F, Nelumba EJP, Freiberg AK, Samorano LP, Festa Neto C. Profile of patients admitted to a triage dermatology clinic at a tertiary hospital in São Paulo, Brazil. An Bras Dermatol. 2016;91(3):318-25.
2. Deosthali A, Donches K, DelVecchio M, Aronoff S. Etiologies of pediatric cervical lymphadenopathy: a systematic review of 2687 subjects. Glob Pediatr Health. 2019;6:2333794X19865440.
3. Hoeger P, Kinsler V, Yan A, Harper J, Oranje A, Bodemer C, et al., editors. Harper's textbook of pediatric dermatology. 4.ed. New York: John Wiley & Sons; 2019. 2656p.
4. Martins MA, Quintino CR, Tibério IFLC, Atta JA, Ivanovic LF, editores. Semiologia clínica. Santana de Parnaíba: Manole; 2021. 570p.
5. Panosyan EH, Gotesman M , Lasky III JL. Lymphadenopathy. In: Berkovwitz AC, editor. Berkowitz's pediatrics: a primary care approach. 6.ed. Itasca, IL: American Academy of Pediatrics; 2021.

22

Exame da cabeça e do pescoço da criança

Jaqueline C. Lanaro Sgroi

PONTOS-CHAVE

- O exame físico da cabeça e pescoço na criança envolve desde o sistema nervoso até audição, visão, nariz, boca em geral e pescoço.
- A realização de adequado exame morfológico e funcional na cabeça e no pescoço é fundamental para orientações, diagnósticos e promoção da saúde da criança
- Reconhecer as alterações no exame físico da cabeça e do pescoço que demandam investigação.

INTRODUÇÃO

O exame clínico da cabeça e do pescoço é parte importante da semiologia pediátrica e, embora os segmentos envolvidos possam pertencer a especialidades médicas bem definidas, como cirurgia de cabeça e pescoço, otorrinolaringologia, oftalmologia e neurologia, é imprescindível que estudantes e profissionais de qualquer área da saúde tenham um conhecimento propedêutico mínimo. Fundamentalmente, inspeção e palpação constituem os métodos propedêuticos mais utilizados para o exame da cabeça e do pescoço; no entanto, a percussão e a ausculta podem, eventualmente, ser úteis para uma avaliação mais completa.

CRÂNIO

Suturas e fontanelas

O crânio é constituído de quatro suturas primárias (Figura 1):

- Metópica separa os ossos frontais.
- Sagital separa os ossos parietais.
- Coronal separa os ossos parietal e frontal.
- Lambdoide separa os ossos parietal e occipital.

No exame clínico, as suturas devem ser palpadas observando-se o tempo de fusão fisiológica, conforme demonstrado no Quadro 1. Ao nascimento, o cavalgamento de suturas é bastante comum, especialmente em crianças nascidas de parto vaginal, e tendem a desaparecer nos primeiros meses de vida.

As fontanelas constituem um espaço mole e membranoso que separa os ossos do crânio (Figura 1). A fontanela anterior (ou bregmática) é delimitada pelos ossos frontais e parietais; em geral, apresenta um formato losangular; mede de 1 a 4 cm ao nascimento e seu fechamento fisiológico ocorre por volta dos 24 meses de idade. A fontanela posterior (ou lambdoide) é delimitada pelos ossos occipital e parietais, tem formato triangular, apresenta cerca de 0,5 cm ao nascimento e fecha até o terceiro mês de vida. Ambas são planas e normotensas à palpação.

QUADRO 1 Idade de início da fusão das suturas cranianas primárias

Sutura	Início da fusão (meses)
Metópica	2
Sagital	22
Coronal	24
Lambdoide	26

Fonte: elaboração da autora.

Tamanho e formato do crânio

A medida do perímetro cefálico (PC) é parte importante da avaliação clínica da criança e deve ser realizada de rotina até os 36 meses de idade. A técnica de medida consiste no posicionamento de uma fita métrica não extensível ao redor da maior circunferência da cabeça, tomando como referências anatômicas a proeminência occipital posterior, posteriormente, e a glabela, anteriormente (Figura 2). Após a medida, o

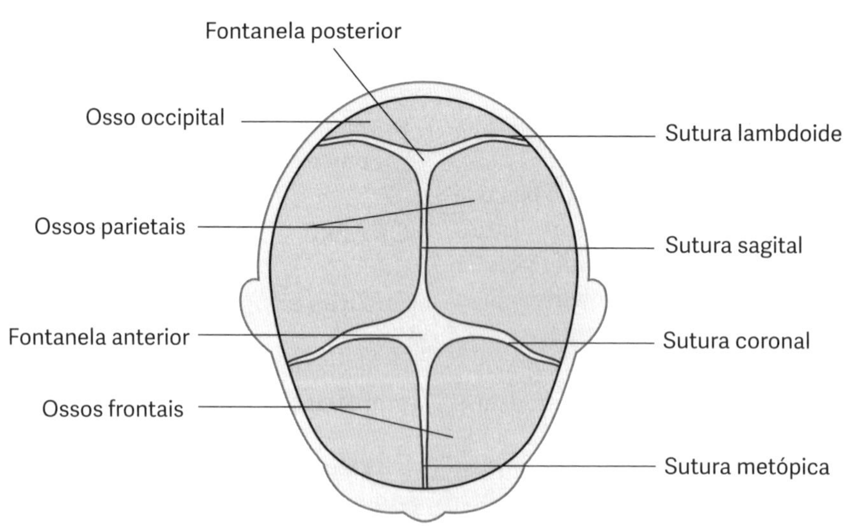

FIGURA 1 Suturas primárias do crânio e fontanelas.

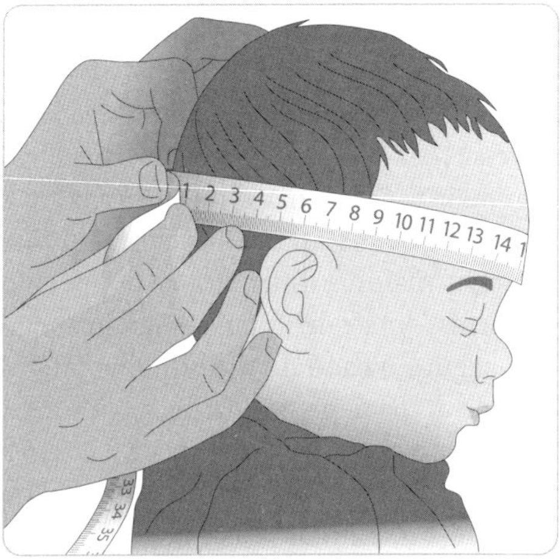

FIGURA 2 Técnica de medida do perímetro cefálico.

valor obtido deve ser plotado em um gráfico de percentis de PC para idade e sexo.

O PC normal é definido como uma medida situada entre dois desvios-padrão (DP) acima e dois DP abaixo da média para idade e sexo, ou entre os percentis 2,5 e 97,5. Quando a medida se encontra abaixo de 2 DP, ou abaixo do percentil 2,5 para idade e sexo, define-se a microcefalia; quando acima de 2 DP ou acima do percentil 97 para idade e sexo, tem-se a macrocefalia.

À inspeção, o crânio deve ser avaliado quanto à presença de assimetrias e deformidades. O fechamento precoce das suturas pode determinar alterações no formato craniano. A escafocefalia decorre do fechamento precoce da sutura sagital e leva ao aumento do diâmetro anteroposterior e à diminuição do diâmetro biparietal do crânio. O fechamento precoce da sutura coronal produz uma assimetria com proeminência frontotemporal do lado contralateral à sutura afetada, resultando também em uma assimetria facial. A trigonocefalia decorre da fusão antecipada da sutura metópica e causa deformidade frontal de formato triangular; trata-se da alteração que mais se relaciona a anormalidades cromossômicas e síndromes genéticas. Quando a sutura lambdoide se funde antes do tempo fisiológico previsto, determina o achatamento da região occipitoparietal (plagiocefalia posterior sinostótica); consequentemente a isso, a região occipitoparietal contralateral torna-se mais proeminente.

A plagiocefalia posicional ou deformacional é o resultado da ação de forças externas aplicadas ao crânio maleável da criança pequena, gerando um achatamento occipital que adquire uma forma oblíqua, de causa não sinostótica.

Cabelo e couro cabeludo

O cabelo deve ser examinado quanto à sua implantação, distribuição, quantidade e textura. Implantação baixa de cabelo pode estar relacionada a síndromes genéticas. Fios finos, quebradiços, com alterações de coloração e perda de brilho, podem associar-se a diversas doenças. Buscar por áreas de rarefação capilar e alopecia e, quando presentes, distinguir se são localizadas ou generalizadas. É possível avaliar a resistência dos fios por meio do teste de tração: selecionar uma mecha com cerca de 50 fios de cabelo, tracionar de maneira firme, porém sem causar desconforto, começando do couro cabeludo até as pontas dos fios. O teste é realizado em diferentes partes do couro cabeludo e, em seguida, observa-se a quantidade de fios perdidos durante a manobra.

Na inspeção do couro cabeludo, utilizar os dedos para separar as mechas de cabelo propiciando adequada condição de visualização. Observar a presença de descamação, lesões e até mesmo piolhos e lêndeas. Na palpação, observar a presença de pontos dolorosos e massas.

Orelhas

A inspeção das orelhas exige a observação do formato, tamanho e simetria. Na implantação da orelha típica, a extremidade superior do pavilhão auricular encontra-se na altura dos olhos. Algumas síndromes genéticas e cromossômicas estão associadas à baixa implantação das orelhas. Alterações no formato da orelha externa são observadas com frequência em síndromes cromossômicas. As malformações variam desde alterações pouco perceptíveis até ausência total da orelha externa (anotia).

Orelhas com formato normal e tamanho reduzido estão presentes em portadores de síndrome de Down. Define-se macrotia quando o tamanho das orelhas é superior ao percentil 97% das curvas de tamanhos padronizadas, e está presente, por exemplo, na síndrome do X frágil.

Nas orelhas protusas, existe uma distância aumentada da orelha em relação ao crânio, formando as popularmente conhecidas "orelhas de abano".

Apêndices pré-auriculares são achados relativamente comuns, com tamanhos que variam de 1 a 2 milímetros a vários centímetros; podem ser pedunculados ou fixos e podem relacionar-se ao comprometimento da audição.

A região retroauricular, onde se localiza a mastoide, também deve ser avaliada quanto à presença de hiperemia, edema e dor à palpação.

A otoscopia permite a inspeção do conduto auditivo e da membrana timpânica, que, por ser translúcida, torna possível a visualização indireta de estruturas da orelha média. Para a correta execução, deve-se acoplar ao aparelho o maior espéculo capaz de permitir a adequada exposição do conduto auditivo, sem causar desconforto ou dor ao paciente. A retificação do conduto auditivo favorece a introdução do espéculo e a visualização. Para isso, no momento do exame, deve-se tracionar delicadamente o pavilhão auricular para baixo nos recém-nascidos e lactentes jovens e para cima e para trás nas crianças maiores. Introduz-se o espéculo de forma lenta e delicada, apoiando a mão que segura o cabo do aparelho na lateral da face do paciente, de forma a garantir a firmeza do otoscópio no caso de a criança se movimentar bruscamente. Através da lente de aumento do aparelho, observar o conduto auditivo quanto à presença de cerume, secreção, edema, hiperemia e corpos estranhos. A membrana timpânica normal é translúcida, íntegra, ligeiramente côncava e capaz de refletir a luz do otoscópio em uma pequena área triangular em seu quadrante anteroinferior (Figura 3). No exame, buscar por alterações como hiperemia, abaulamento, neovascularização, opacificação, retração, perfuração e calcificação das membranas timpânicas (Figura 4A e B).

FACE

Olhos

O exame físico dos olhos deve ser executado sob boas condições de iluminação do ambiente e, preferencialmente, com o auxílio de uma lanterna de bolso. Verificar o formato ocular, a presença de prega epicântica, lacrimejamento, secreção, edema e hiperemia.

Nas pálpebras, avaliar a presença de ptose (a margem palpebral, em posição primária do olhar, cobre mais que 2 mm do limbo superior, tornando-a caída), entrópio (inversão da margem palpebral para dentro) e ectrópio (margem palpebral voltada para fora).

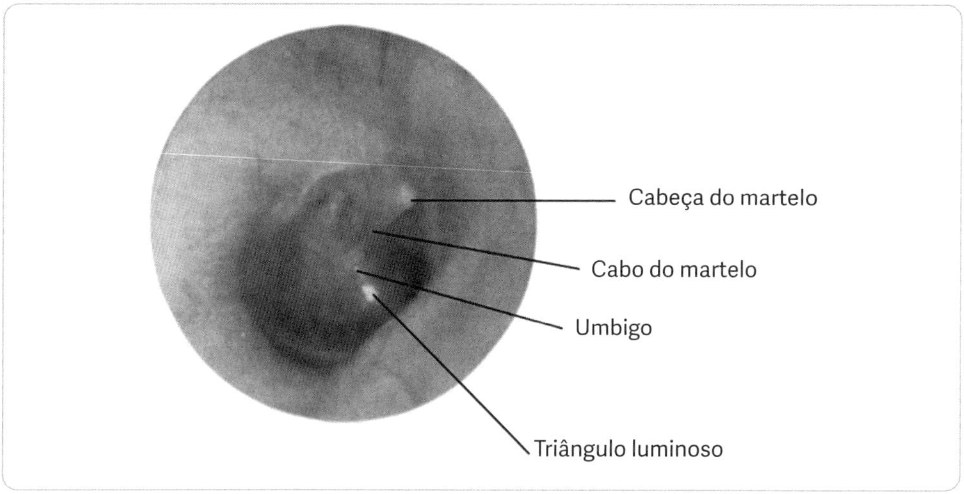

FIGURA 3 Membrana timpânica normal vista à otoscopia.

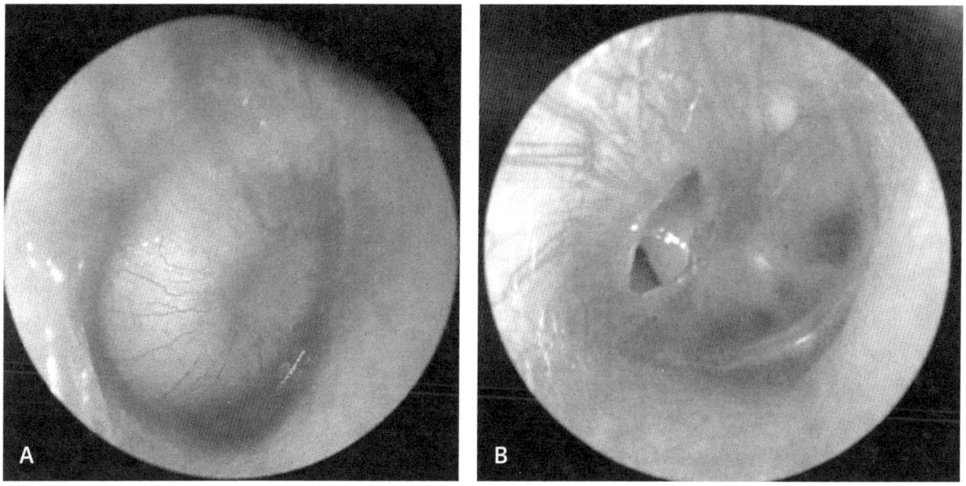

FIGURA 4 A: Abaulamento, hiperemia e neovascularização da membrana timpânica. B: perfuração da membrana timpânica.

As pupilas, além de simétricas e sem opacidades, precisam ser fotorreagentes. Para testar o reflexo fotomotor das pupilas, posiciona-se um foco de luz diretamente sobre a área pupilar: a pupila fotorreagente deve apresentar contração de seu diâmetro, condição conhecida como miose. Midríase é uma condição em que as pupilas se encontram dilatadas, e, na anisocoria, as pupilas apresentam tamanho diferentes entre si (Figura 5).

O globo ocular deve apresentar movimentação completa e simétrica. A avaliação do alinhamento ocular para a pesquisa de estrabismo pode ser feita por meio de dois testes simples:

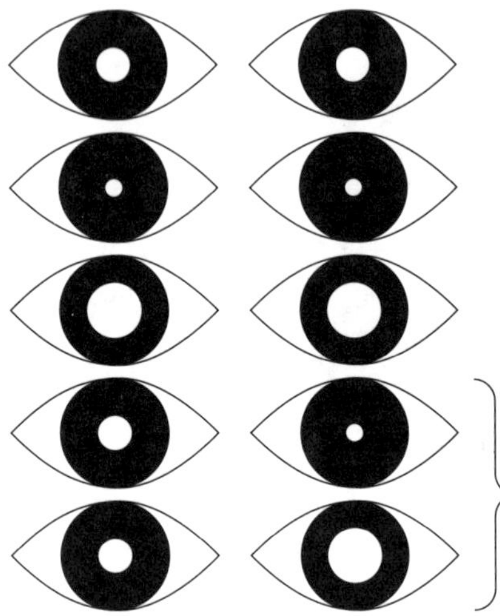

FIGURA 5 Avaliação pupilar.

- **Teste de Hirschberg:** um foco de luz é colocado a 1 metro do paciente e se observa a posição do reflexo luminoso em relação à pupila. Quando o alinhamento ocular é simétrico, o reflexo luminoso é observado no centro de ambas as pupilas; se os reflexos estiverem assimétricos, o estrabismo pode estar presente.
- ***Cover test* ou teste de cobertura:** solicita-se que o paciente olhe atentamente para um alvo fixo à sua frente. Cobre-se um dos olhos e observa-se o comportamento do outro: se o olho descoberto estiver bem alinhado, ele não mudará de posição quando o oclusor é colocado; porém, se o olho descoberto se movimentar para tomar a fixação, é porque ele estava desviado.

O teste do reflexo do olho vermelho (ROV) é útil no rastreamento de doenças que comprometem a transparência dos meios oculares, como catarata, glaucoma, retinoblastoma, toxoplasmose e descolamentos de retina tardios. A execução do teste consiste na emissão de luz por meio do oftalmoscópio, nos olhos da criança, mantendo-se o examinador a uma distância de 30 a 50 cm; as pupilas devem refletir a cor avermelhada dos vasos da retina (ROV normal), o que significa que as principais estruturas internas do olho (córnea, câmara anterior, íris, pupila, cristalino, humor vítreo e retina) estão transparentes.

Nariz

Avaliação externa

À inspeção e palpação, buscar assimetrias relevantes e alterações da pele. Quanto ao formato, o nariz merece ser atentamente avaliado, pois anormalidades congênitas podem envolver estruturas nasais, resultando em alterações características na sua conformação externa. Comprometimento do segmento cartilaginoso, hipoplasia ou ausência do osso nasal resultam em um nariz pequeno, com achatamento da ponte nasal, caracterizando o chamado nariz em "sela", descrito na sífilis congênita tardia e nas síndromes de Down, de Edwards e alcoólica fetal. A avaliação externa deve, ainda, incluir a observação de outras anormalidades, como hipoplasia de asas, batimento de asas, narinas antevertidas e distância nasolabial aumentada.

Avaliação de estruturas internas

Com o auxílio de um foco luminoso, o examinador pode inspecionar as narinas elevando delicadamente a ponta do nariz com um dos dedos (o exame pode ser executado com o paciente sentado e, neste caso, inclinar a cabeça da criança um pouco para trás para facilitar a visualização). Essa manobra permite a visualização do vestíbulo nasal (porção anterior das fossas nasais). Verificar a coloração da mucosa, que se encontra rosada em condições normais, hiperemiada nos quadros inflamatórios e pálida nos processos alérgicos. Na presença de secreção, observar sua coloração, se hialina, purulenta ou sanguinolenta. Buscar por atresias, desvio de septo, lesões, pólipos e corpos estranhos. Observar as conchas (ou cornetos) nasais inferiores, estruturas localizadas nas paredes laterais cuja hipertrofia pode causar obstrução do nariz.

Seios paranasais

Também conhecidos como seios da face, os seios paranasais são cavidades aeradas revestidas de mucosa do epitélio ciliado respiratório que se comunicam com as fossas nasais por meio de canais e óstios de drenagem e são nomeados de acordo com os ossos da face em que estão localizados. Assim, os seios anteriores são os frontais, os etmoidais anteriores e os maxilares; já os posteriores são representados pelos seios etmoidais posteriores e esfenoidais. Somente os seios etmoidais e maxilares encontram-se rudimentarmente aerados ao nascimento e completam seu desenvolvimento ao longo da vida. A Figura 6 mostra a radiografia dos seios paranasais anteriores, e o Quadro 2 destaca as principais características do desenvolvimento dos seios da face.

Em crianças maiores e adolescentes, a palpação pode ser bastante útil, pois a presença de dor à compressão dos seios frontal e maxilares, quando associada a rinorreia purulenta persistente, tosse e febre, é sugestiva de rinossinusite. Utilizar o dedo indicador para comprimir, de cima para baixo a região dos seios frontais e de baixo para cima a área topográfica dos seios maxilares. A pesquisa dolorosa nos seios etmoidais faz-se apertando com o dedo mínimo a junção do canto interno dos olhos com o nariz.

Boca

Na semiologia pediátrica, deve-se considerar a avaliação de boca e orofaringe uma das últimas etapas do exame clínico por tratar-se de um procedimento desconfortável para muitas crianças. Serão úteis um abaixador de língua e uma lanterna.

Antes de partir para a oroscopia propriamente dita, observar a presença de sialorreia e alterações da voz, rouquidão e estridor, presentes no comprometimento laríngeo, por exemplo. Pacientes com obstrução crônica de vias aéreas superiores podem manter os lábios continuamente entreabertos para uma respiração oral de suplência, o que provoca alterações da morfologia e do crescimento craniofacial, como fácies alongada, palato em ogiva, retrognatia mandibular, protrusão maxilar, proeminência de dentes incisivos, mordida aberta e mordida cruzada.

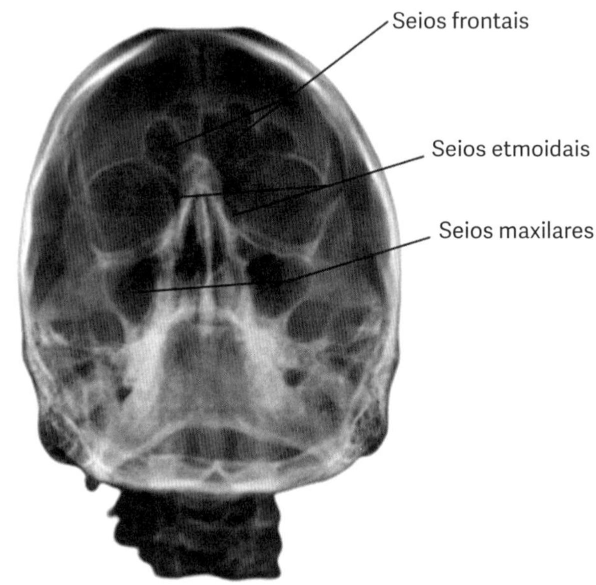

FIGURA 6 Seios paranasais anteriores.

QUADRO 2 Características do desenvolvimento dos seios paranasais

Seio paranasal	Pneumatização	Visível à radiografia	Término do desenvolvimento
Frontal	2-3 anos de idade	6-8 anos de idade	Vida adulta
Esfenoidal	1-2 anos de idade	3-6 anos de idade	Vida adulta
Etmoidal	Ao nascimento	3 anos de idade	Adolescência
Maxilar	Ao nascimento	3 anos de idade	Adolescência

Fonte: elaboração da autora.

Os aspectos mais relevantes a serem avaliados na inspeção da boca encontram-se destacados no Quadro 3.

As amígdalas ou tonsilas palatinas estão localizadas na parede lateral da orofaringe entre os pilares amigdalianos anterior e posterior. A hiperplasia dessas estruturas é bastante frequente entre as crianças, em especial naquelas com queixas respiratórias de origem infecciosa ou alérgica. A Figura 7 mostra a classificação clínica do tamanho das amígdalas de acordo com o grau de obstrução que causa na orofaringe.

Glândulas salivares

As glândulas salivares são tecidos especializados na produção e secreção da saliva. Encontram-se divididas em maiores (parótidas, submandibulares e sublinguais) e menores (centenas de pequenas glândulas distribuídas pela cavidade bucal). As parótidas localizam-se abaixo e à frente das

QUADRO 3 Inspeção da boca

Lábios	Palidez, cianose, edema, lesões, paralisia, queilite angular, fenda (lábio leporino.
Dentes	Número, estado de conservação.
Gengiva	Hiperemia, sangramento, edema, lesões, frênulos labiais.
Língua	Tamanho (macroglossia), aspecto (em framboesa, geográfica, saburrosa), papilas, candidíase, lesões, paralisia, frênulo.
Mucosa jugal	Enantema, lesões, traumas, candidíase, mucocele.
Palato	Formato ogival, presença de fenda.
Faringe	Hiperemia, secreção posterior, lesões (aftosas, ulceradas), amígdalas (tamanho, hiperemia, exsudato, *caseum*), úvula (bífida, desvio), epiglote (edema).

Fonte: elaboração da autora.

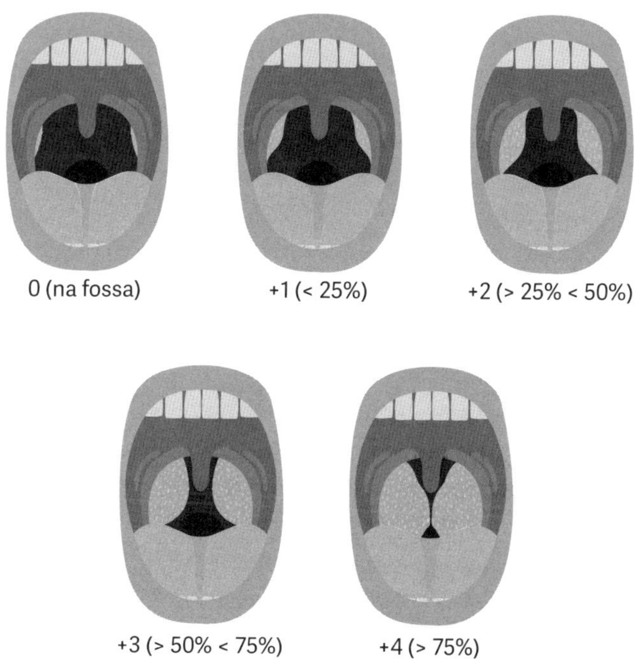

FIGURA 7 Classificação clínica do tamanho das tonsilas palatinas ou amígdalas.

orelhas, e seu principal ducto excretor é o ducto de Stensen; as glândulas submandibulares situam-se na parte interna da mandíbula, e seu principal ducto excretor é o ducto de Wharton, que se abre na parte de baixo da língua; as glândulas sublinguais estão localizadas abaixo da língua. O Quadro 4 resume as doenças das glândulas salivares mais prevalentes na faixa etária pediátrica e suas características semiológicas.

QUADRO 4 Doenças das glândulas salivares na infância

Doença	Etiologia	Glândula mais acometida	Semiologia
Caxumba ou parotidite epidêmica	Paramixovírus	Parótidas	Dor e aumento uni ou bilateral da região parotídea; apagamento do ângulo da mandíbula; pode ocorrer trismo; ducto de Stensen com edema e hiperemia sem drenagem purulenta.
Doença da glândula salivar associada ao HIV	Vírus da imunodeficiência humana	Parótidas	Aumento bilateral das parótidas, xerostomia.
Sialoadenite supurativa aguda	*Staphylococcus aureus*	Parótidas	Glândula aumentada, dolorosa à palpação, consistência amolecida; pele local com sinais flogísticos e ponto de flutuação; saída de secreção purulenta pelo ducto à compressão da glândula.
Parotidite supurativa recorrente	*Streptococcus viridans*, pneumococo, estafilococos	Parótidas	Glândula aumentada, dolorosa à palpação; saída de exsudato purulento pelo ducto.
Rânula	Obstrução do ducto sublingual	Sublingual	Abaulamento azulado e flutuante, geralmente unilateral no assoalho bucal, lateral à linha média.
Mucocele	Ruptura do ducto salivar	Salivares menores	Lesão cística submucosa, de coloração azulada, pouco dolorosa.
Neoplasias	Adenoma pleomórfico (mais comum)	Parótidas	Aumento não doloroso da glândula.

Fonte: elaboração da autora.

EXAME FÍSICO DO PESCOÇO

À inspeção, o pescoço deve apresentar simetria entre as metades direita e esquerda, sem abaulamentos, deformidades ou limitação à movimentação.

Alterações fenotípicas do pescoço são comuns a diversas síndromes genéticas, como trissomia do 21, Noonan, Turner e Klippel-Feil. O *pterygium colli* (pescoço alado) caracteriza-se por uma prega fascial fibrótica ectópica, superficial ao músculo trapézio, que se estende do mastoide ao acrômio. O pescoço curto deve-se à ausência ou fusão de corpos vertebrais cervicais.

A mobilidade cervical deve ser testada quanto a flexão e extensão anteroposterior e laterolateral, bem como à circundução, devendo ser indolor e sem limitações: estabilizar a cabeça com uma das mãos e tentar movê-la para os lados. Quando a idade permitir, testar a mobilidade com a criança sentada.

A rigidez nucal deve ser pesquisada sempre que houver suspeita de irritação meníngea: com a criança em decúbito dorsal, o examinador apoia a mão esquerda na base do crânio e flexiona o pescoço e a cabeça do paciente em direção ao tórax, observando-se a presença de resistência ou dor local.

Os torcicolos são relativamente frequentes na faixa etária pediátrica e decorrem, na maior parte das vezes, da contratura unilateral do músculo esternocleidomastóideo (MECM), fazendo com que cabeça e pescoço assumam uma atitude viciosa típica, com flexão lateral homolateral e rotação do queixo para o lado oposto à lesão. As formas congênitas dos torcicolos infantis representam a maioria dos casos. No torcicolo muscular congênito ocorre uma fibromatose do MECM com manifestação no período neonatal, entre 2 e 4 semanas de vida; à inspeção, a cabeça encontra-se inclinada em direção ao músculo acometido com rotação da face para o lado oposto, e há uma limitação da mobilidade do pescoço; à palpação, é possível identificar uma nodulação ou espessamento intramuscular fusiforme do MECM.

A região mediana do pescoço deve ser inspecionada e palpada para identificação de anormalidades no tamanho da tireoide. Na inspeção, sempre que possível, manter o paciente sentado com o pescoço levemente estendido para trás, solicitando que execute movimentos de deglutição. Na palpação, a cabeça deve manter-se levemente fletida para a frente, a fim de promover o relaxamento do MECM e facilitar o exame. Quando palpada, a tireoide deve ser avaliada quanto ao tamanho, à simetria, à consistência (se elástica ou endurecida), à presença de dor ou nodulações. Crianças com tireotoxicose podem apresentar sopros na tireoide, e, para ausculta da glândula, deve-se posicionar o estetoscópio sobre cada lobo e proceder à ausculta enquanto o paciente prende a respiração.

Detalhes da semiologia do pescoço são úteis no diagnóstico diferencial entre tireoide ectópica com localização na linha mediana e cisto tireoglosso. O tecido tireoidiano ectópico se apresenta como um nódulo de consistência fibroelástica, acima da localização habitual da tireoide, e não acompanha os movimentos de deglutição.

As técnicas semiológicas de inspeção e palpação do pescoço auxiliam também no diagnóstico diferencial das massas cervicais, de natureza tanto congênita quanto infecciosa/inflamatória ou neoplásica.

Os linfonodos superficiais das cadeias occipitais, submentonianos, submandibulares, cervicais (superficiais, profundos e posteriores) e retroauriculares são massas facilmente identificadas no exame clínico do pescoço e devem ser descritos quanto ao número, tamanho, simetria, coalescência, consistência, mobilidade, aderência a planos profundos, presença de dor e alterações tróficas da pele. As linfonodomegalias correspondem às causas mais frequentes de massa cervical em crianças.

Na região do pescoço, resquícios embriológicos podem dar origem a cistos e fístulas cervicais congênitas, e correspondem à segunda maior causa de massa cervical na população pediátrica. O Quadro 5 destaca as massas congênitas do pescoço e suas principais características semiológicas.

CONCLUSÃO

O exame clínico da cabeça e pescoço na criança, embora apresente pontos comuns à semiologia do adulto, guarda particularidades que devem ser de conhecimento do profissional de saúde que lida com a faixa etária pediátrica na sua prática diária. A avaliação adequada desses segmentos exige o conhecimento dos aspectos de normalidade,

QUADRO 5 Massas cervicais congênitas

Tipo de massa	Localização no pescoço	Semiologia
Cisto e fístula do ducto tireoglosso	Linha mediana	Massa bem delimitada; consistência cística; móvel à palpação; acompanha os movimentos da deglutição; pode haver saída de secreção pela formação de fístula.
Cisto tímico	Linha mediana (região baixa do pescoço)	Massa assintomática, de consistência cística.
Cisto dermoide	Linha mediana (geralmente na região submentoniana)	Massa indolor; móvel; consistência cística; não acompanha os movimentos da deglutição.
Cisto branquial	Lateral (borda anterior do MECM)	Massa bem delimitada; consistência elástica; móvel; pode haver saída de secreção pela formação de fístula.
Higroma cístico (linfangioma)	Sem preferência (mais comum na região posterior)	Massa multilobulada; limites imprecisos; consistência amolecida; indolor à palpação.
Hemangioma	Sem preferência	Lesão violácea; bordas bem delimitadas; depressível.

MECM: músculo esternocleidomastóideo.
Fonte: elaboração da autora.

o domínio das diversas técnicas disponíveis para a execução completa e pormenorizada e a interpretação adequada dos elementos propedêuticos obtidos por meio do exame clínico.

SUGESTÕES DE LEITURA

1. Bickley LS. Cabeça e pescoço. In: Bickley LS. Bates – Propedêutica médica essencial. 8.ed. Rio de Janeiro: Guanabara Koogan; 2018. p.121-49.
2. Bickley LS, Szilagyi PG, Hoffman RM. Cabeça e pescoço. In: Bickley LS, Szilagyi PG, Hoffman RM. Bates – Propedêutica médica. 13.ed. Rio de Janeiro: Guanabara Koogan; 2022. p.289-305.
3. Brasil. Ministério da Saúde. Secretaria de Atenção à Saúde. Departamento de Ações Programáticas e Estratégicas. Atenção à saúde do recém-nascido: guia para os profissionais de saúde. Brasília: Ministério da Saúde; 2011. 4 v. (Série A. Normas e Manuais Técnicos).
4. Brasil. Ministério da Saúde. Secretaria de Atenção à Saúde. Departamento de Ações Programáticas Estratégicas. Diretrizes de Atenção à Saúde Ocular na Infância: detecção e intervenção precoce para prevenção de deficiências visuais. Brasília: Ministério da Saúde; 2013. 40p.
5. Ejzenbaum F, et al. Semiologia oftalmológica para o pediatra. In: Silva LR, Solé D, editores. Diagnóstico em pediatria. 2.ed. Santana de Parnaíba: Manole; 2022. p.640-53.
6. Francesco RC, et al. Semiologia otorrinolaringológica em pediatria. In: Silva LR, Solé D, editores. Diagnóstico em pediatria. 2.ed. Santana de Parnaíba: Manole; 2022. p.630-9.
7. Ghizoni E, Denadai R, Raposo-Amaral CA, Joaquim AF, Tedeschi H, Raposo-Amaral CE. Diagnóstico das deformidades cranianas sinostóticas e não sinostóticas em bebês: uma revisão para pediatras. Rev Paul Pediatria. 2016;34(4):495-502.
8. Sennes LU, Pinheiro-Neto CD. Massas cervicais. In: Di Francesco RC, Bento RF, editores. Otorrinolaringologia na infância. Barueri: Manole; 2009. p.245-58.
9. Sitnik D. Semiologia de cabeça e pescoço. In: Martins MA, Quintino CR, Tibério IFLC, Atta JA, Ivanovic LF, editores. Semiologia clínica. Santana de Parnaíba: Manole; 2021. p.46-89.
10. Sociedade de Pediatria de São Paulo (SPSP). Pediatra Atualize-se: Torcicolo na infância. 2022. Disponível em: https://www.spsp.org.br/publicacao/AtualizeA7N2.pdf. Acesso em: 19 fev. 2023.

23

Sistema respiratório da criança

Silvia Onoda Tomikawa Tanaka
Luiz Vicente Ribeiro Ferreira da Silva Filho

PONTOS-CHAVE

- A doença respiratória crônica pediátrica é de alta prevalência entre as doenças crônicas, principalmente a asma.
- A maioria das doenças pulmonares na criança se manifesta como infecções respiratórias de repetição.
- O exame físico pulmonar é realizado com inspeção, palpação, ausculta e percussão, sendo fundamental a medida da frequência respiratória em um minuto, que varia com a idade da criança, e, ainda, a observação das tiragens torácicas.

INTRODUÇÃO

Na prática pediátrica, a história e o exame físico são de fundamental importância para permitir um diagnóstico correto e um tratamento adequado ao paciente. Apesar dos constantes avanços tecnológicos, o médico ainda deve orientar seu raciocínio com base nos dados obtidos no contato com o paciente e sua família, e na sua observação propedêutica detalhada.

A história médica deve ser obtida em um ambiente confortável para todos e a privacidade deve ser assegurada para que o paciente e a família fiquem à vontade ao relatar seus problemas. Dependendo da idade do paciente, a história será dada pelo acompanhante, mas o médico deve, sempre que possível, perguntar também diretamente à criança sobre suas queixas.

ANAMNESE PEDIÁTRICA

Queixa e duração

Devem ser questionados detalhadamente o início e a duração dos sintomas, o ambiente e as circunstâncias em que se desenvolveu, suas manifestações e seus tratamentos e seu impacto sobre o paciente e a família. Os sintomas devem ser definidos por suas características qualitativas e quantitativas, bem como por seu momento, localização, fatores agravantes ou atenuantes e manifestações associadas.

O início da doença pode ser gradual (p. ex., doenças intersticiais pulmonares) ou súbito (p. ex., aspiração de corpo estranho). A idade da primeira apresentação é importante porque as doenças respiratórias que se manifestam logo após o nascimento têm maior probabilidade de serem doenças congênitas ou decorrentes de malformações.

Dependendo da duração dos sintomas, a doença será classificada como aguda, subaguda, crônica ou intermitente/recorrente. A doença aguda tem duração inferior a três semanas, a subaguda dura de três semanas a três meses e a crônica tem duração superior a três meses. A doença intermitente/recorrente é caracterizada por mais de três episódios no período de um ano. Além disso, é importante avaliar a presença de sintomas no período intercrítico, entre as exacerbações da doença.

Pode haver relação entre sintomas respiratórios e atividades diárias. O exercício é um fator desencadeante comum para tosse e chiado em muitos pacientes com vias aéreas hiper-reativas. A variação circadiana deve ser avaliada; sintomas como gotejamento pós-nasal ou refluxo gastroesofágico são piores na posição deitada, por isso mais intensos à noite.

Antecedentes pessoais

No que se refere aos antecedentes pessoais, deve ser dada atenção à presença de doenças obstétricas maternas e tabagismo durante a gestação, às condições de nascimento do paciente, à necessidade de manobras de reanimação na sala de parto e à evolução do paciente no berçário e suas condições de alta.

Deve-se questionar sobre internações hospitalares anteriores, uso de medicamentos atuais e pregressos do paciente e a eficácia do tratamento.

Antecedentes familiares

Muitas doenças do trato respiratório em crianças têm um componente genético. Portanto, deve-se investigar o histórico familiar, com atenção especial a histórias de asma, alergias, enfisema, tuberculose, fibrose cística e morte infantil súbita e inesperada.

Vacinas

Deve ser obtido um relatório detalhado das imunizações anteriores, principalmente questionando sobre as vacinas pneumocócica e anti-influenza.

Alimentação

Para o recém-nascido e lactente, a alimentação é um exercício físico e pode, na presença de problemas respiratórios, causar desconforto respiratório, tanto quanto subir escadas causa no paciente mais velho. Alergias alimentares podem desencadear broncoespasmo e até doença pulmonar intersticial. Pacientes com doenças neurológicas podem apresentar sintomas com a aspiração pulmonar de alimentos em decorrência de disfagia e reflexos deficientes protetores das vias aéreas superiores, demonstrada pela história de tosse ou engasgo com a alimentação.

Ambiente

As doenças respiratórias são frequentemente afetadas por fatores ambientais. Deve haver uma busca cuidadosa para descobrir possíveis causas alérgicas (como as condições de ventilação e limpeza da residência, presença de umidade, mofo, animais domésticos, plantas, brinquedos e cortinas) ou exposição a agentes inalados nocivos (poluição industrial, cigarro, fogão a lenha).

Uma grande proporção de crianças apresenta problemas respiratórios por infecções, na maioria das vezes virais. Por isso é importante saber se outros membros da família ou pessoas em contato regular com o paciente também são afetados, questionar se os sintomas coincidem com a entrada na escola e perguntar sobre viagens recentes.

Interrogatório sobre os diversos aparelhos

Apesar de a ênfase ser no sistema respiratório, devemos questionar sobre o estado geral do paciente, sono, apetite, atividade, sintomas cardiovasculares (palpitações, arritmias), gastrintestinais (vômitos, diarreia, dor abdominal), dermatológicos e neurológicos.

EXAME FÍSICO DO TÓRAX

Inspeção

O aspecto geral do tórax e a presença de quaisquer deformidades, como *pectus carinatum* ("peito de pombo") ou *pectus excavatum* ("peito em funil"), devem ser observados. Além disso, o aumento na dimensão anteroposterior do tórax (deformidade torácica em barril) está associado à doença pulmonar obstrutiva. O sulco de Harrison, uma depressão horizontal na caixa torácica inferior no local de fixação do diafragma anterior, pode ser observado em pacientes que têm aumento crônico do trabalho respiratório, como na displasia broncopulmonar, fibrose pulmonar, fibrose cística ou asma mal controlada.

À inspeção, observa-se o padrão respiratório, que se compõe de frequência, ritmo e esforço respiratórios. A frequência respiratória considerada normal para as crianças varia com a idade (Tabela 1). A taquipneia consiste no aumento da frequência respiratória e a bradipneia, na diminuição. Condições como febre e agitação podem levar a um aumento da frequência respiratória na ausência de doença pulmonar.

Há ainda a diferenciação quanto à profundidade dos movimentos respiratórios, que é de difícil quantificação na criança. Os termos hiperpneia ou hipopneia se referem a anormalidades na profundidade da respiração.

A apneia é definida pela presença de pausas respiratórias superiores a 15 segundos, associada a cianose e bradicardia.

A observação do ritmo respiratório permite o reconhecimento de padrões como respiração de Kussmaul (inspirações profundas seguidas de um período de apneia e uma expiração rápida e breve, acompanhados por outro período de apneia; ocorre na cetoacidose), respiração de Cheyne-Stokes (ciclos de amplitude crescente e decrescente do volume corrente separados por períodos de apneia; ocorre por aumento da pressão intracraniana) e respiração de Biot (respiração muito irregular com períodos alternados de hiperpneia e apneia; ocorre na lesão cerebral grave).

Finalmente, além do ritmo e da frequência respiratória, devem ser avaliados os sinais de aumento do esforço respiratório, para definir a presença de dispneia. São sinais de dispneia: batimento de asa de nariz, uso de músculos acessórios da respiração, gemido expiratório, ortopneia e aumento do pulso paradoxal (diferença de

TABELA 1 Percentis de frequência respiratória normal para crianças de 0 até 18 anos de idade

Idade	Frequência respiratória (inspirações por minuto)		
	Limite inferior (percentil 1)	Intervalo normal (percentil 10 a 90)	Limite superior (percentil 99)
0 a 3 meses	25	34-57	66
3 a < 6 meses	24	33-55	64
6 a < 9 meses	23	31-52	61
9 a < 12 meses	22	30-50	58
12 a < 18 meses	21	28-46	53
18 a < 24 meses	19	25-40	46
2 a < 3 anos	18	22-34	38
3 a < 4 anos	17	21-29	33
4 a < 6 anos	17	20-27	29
6 a < 8 anos	16	18-24	27
8 a < 12 anos	14	16-22	25
12 a < 15 anos	12	15-21	23
15 a 18 anos	11	13-19	22

Fonte: Fleming et al., 2011.

pressão arterial sistólica entre inspiração e expiração). Retrações da pele das regiões de fúrcula esternal, subdiafragmática e intercostais também são sinais de aumento do trabalho respiratório.

Palpação

Embora geralmente considerada apenas no exame abdominal, a palpação também é importante no exame respiratório.

A palpação é realizada colocando toda a mão no peito do paciente para sentir com a palma e as pontas dos dedos (Figura 1). Os atritos podem ser sentidos como vibrações de alta frequência em sincronia com o padrão respiratório. O frêmito tátil (transmissão de vibrações associada à vocalização) é difícil de avaliar em crianças em razão da falta de cooperação e da voz mais aguda. A diminuição do frêmito sugere obstrução das vias aéreas, líquido pleural ou espessamento pleural, enquanto o aumento do frêmito está associado à consolidação do parênquima.

Pode-se também avaliar a excursão do tórax colocando as mãos com as pontas dos dedos nas regiões anteriores e os polegares nas posteriores, observando o grau de movimento da parede torácica e comparando a excursão de um lado com o outro, observando o movimento dos polegares para longe da linha média.

Percussão

Deve ser realizada com a técnica correta, em que o indicador ou dedo médio da mão dominante percute a falange distal do dedo médio da outra mão, evitando-se o contato dos outros dedos com o tórax do paciente.

- **Som claro pulmonar:** obtido ao percutir os campos pulmonares normais.

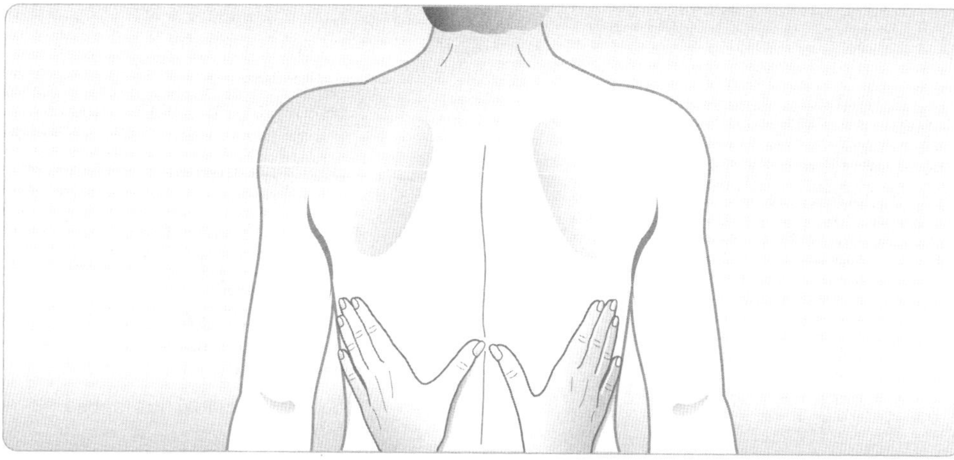

FIGURA 1 Palpação na avaliação da expansibilidade torácica.
Fonte: Martins, 2021.

- **Som timpânico:** indica quantidade aumentada de ar no parênquima pulmonar (p. ex., enfisema pulmonar) ou caixa torácica (p. ex., pneumotórax).
- **Som submaciço:** obtido ao percutir parênquima pulmonar com densidade aumentada e diminuição da quantidade de ar armazenada (p. ex., pneumonia ou infarto pulmonar).
- **Som maciço:** indica presença de líquido entre a parede torácica e o parênquima pulmonar (p. ex. derrame pleural).

Ausculta

O médico deve evitar fazer a ausculta através de roupas ou roupas de cama. A criança deve permanecer na posição em que fique mais calma, seja em decúbito dorsal, seja sentada ou no colo do acompanhante. Recomenda-se, quando possível, realizar a ausculta em mais de uma posição.

A ausculta do tórax deverá ser orientada de acordo com a anatomia do pulmão (Figura 2), observando-se a projeção dos diversos segmentos para orientar o diagnóstico anatômico da doença. Os lobos superiores são mais bem auscultados anteriormente nas regiões infraclaviculares, os lobos inferiores são auscultados posteriormente abaixo das escápulas, e o lobo médio direito e a língua anteriormente, lateralmente ao terço inferior do esterno. Todos os lobos podem ser auscultados nas axilas.

Ao auscultar, o clínico deve observar a amplitude dos sons produzidos. Também é importante especificar o tempo (contínuo, inicial ou tardio), o tom (alto, médio ou baixo) e a característica (fina, média ou grosseira) dos sons.

Esses sons podem ser divididos em sons respiratórios normais (produzidos pelo movimento do gás pelas vias aéreas), sons vocais (modificações da fonação não ouvidas distintamente no estado normal) e sons adventícios (indicam alteração na normalidade).

Sons respiratórios

- **Som traqueal ou laringotraqueal:** audível sobre a traqueia ou sobre a laringe, nas regiões anterolaterais do pesco-

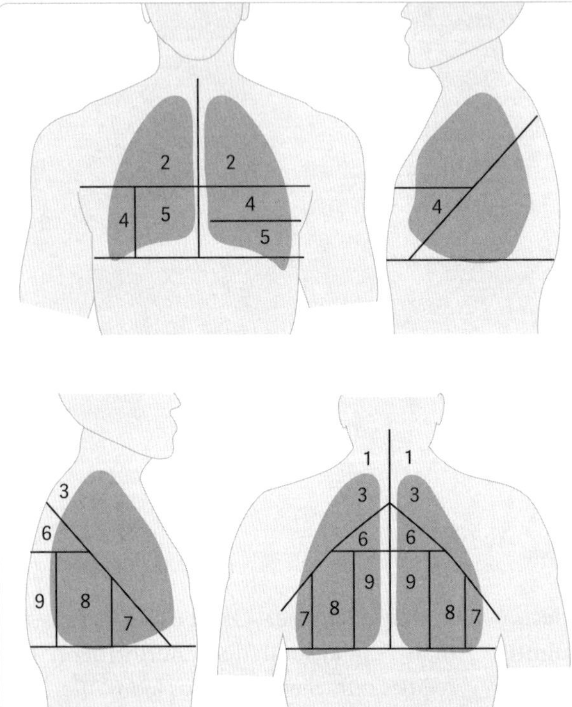

1. Segmento apical dos lobos superiores
2. Segmento anterior dos lobos superiores
3. Segmento posterior dos lobos superiores
4. Segmento lingular superior (esquerda) e lateral do lobo médio (direita)
5. Segmento lingular inferior (esquerda) e medial do lobo médio (direita)
6. Segmento apical dos lobos inferiores
7. Segmento basal anterior dos lobos inferiores
8. Segmento basal lateral dos lobos inferiores
9. Segmento basal posterior dos lobos inferiores

FIGURA 2 Projeções dos segmentos broncopulmonares na superfície do tórax.
Fonte: Brown et al., 2008.

ço e acima da fúrcula. Trata-se de um som tubular, produzido pela passagem do ar em estruturas de grande calibre e pela alteração do fluxo na glote. A fase expiratória é mais intensa e longa que a inspiratória, e pode-se notar uma pausa entre elas.

- **Respiração brônquica ou broncovesicular:** trata-se da associação de outros dois sons (transição entre o som traqueal e o murmúrio vesicular), sendo audível nas regiões de projeção da traqueia e dos brônquios de grande calibre, anteriormente no primeiro e segundo espaço intercostal e posteriormente na região interescapular.
- **Murmúrio vesicular:** som suave, audível sobre a maior parte periférica do pulmão, exceto onde se encontra a respiração brônquica. A inspiração é maior que a expiração e não existe pausa entre elas.

Sons da voz

O parênquima pulmonar normal filtra a vocalização de modo que os sons sussurrados geralmente não são ouvidos durante a ausculta e as sílabas normalmente faladas são indistintas. O método para auscultar a voz no tórax consiste em pedir ao paciente para repetir o número "trinta e três", lentamente e com a mesma intensidade, enquanto se faz a ausculta.

A broncofonia é a percepção da voz auscultada. A diminuição ocorre nas estenoses, enfisemas, derrame pleural e pneumotórax. O aumento é indicativo de condensações.

Quando, durante a ausculta da voz, ouve-se a articulação das palavras nitidamente e com mais intensidade, esse evento recebe a denominação de pectorilóquia. Há três tipos de pectorilóquia: fônica (voz com intensidade normal), áfona (se ausculta a voz do paciente mesmo se ele cochicha) e egofônica ou egofonia (voz de timbre anasalado de tonalidade aguda).

Sons adventícios

Existem muitas controvérsias quanto à denominação e classificação dos sons adventícios na literatura mundial.

Sibilos são sons musicais contínuos, mais comumente de natureza expiratória, e geralmente associados a fases inspiratórias curtas e expiratórias prolongadas. Decorrem da passagem rápida do fluxo aéreo por uma via aérea com calibre reduzido (obstrução brônquica). Podem ser fixos e localizados (monofônicos), sugerindo a presença de corpo estranho, ou variáveis e difusos (polifônicos), como na hiper-reatividade brônquica.

O estridor é um som musical, monofônico, habitualmente mais grave e rude, geralmente considerado de natureza inspiratória; pode ser também expiratório, como quando produzido pela obstrução parcial de uma via aérea central, tipicamente extratorácica. Sua presença tanto na inspiração quanto na expiração sugere obstrução severa e fixa das vias aéreas.

Estertores ou crepitações finas (subcrepitantes) são considerados o resultado da reabertura das vias aéreas terminais (próximas aos alvéolos) que colapsaram durante a expiração anterior, produzindo estalidos. Ocorrem exclusivamente durante a inspiração e estão associados a condições como bronquiolite, bronquite, pneumonia, infarto pulmonar e atelectasia. Eles podem ser imitados enrolando várias mechas de cabelo entre o polegar e o indicador na frente da orelha ou puxando um velcro.

Estertores ou crepitações grosseiras (crepitantes) são sons de estalido mais grosseiros e graves, provavelmente produzidos pelo movimento de fluidos finos nos brônquios ou bronquíolos. Ocorrem no início da inspiração e na expiração, e podem desaparecer ou mudar de padrão após uma tosse.

Roncos são sons gorgolejantes ou borbulhantes, geralmente ouvidos durante a expiração. Esses sons são o resultado do movimento de secreções dentro das vias aéreas de maior calibre. Podem se modificar com a tosse.

Outros: baqueteamento digital

Ocasionalmente, a doença pulmonar se manifesta por alterações ou sinais em outros sistemas de órgãos. Um exemplo é o baqueteamento digital, constituído pelo alargamento e espessamento das extremidades dos dedos das mãos e dos pés. Embora possa ser um achado primário (idiopático ou hereditário), geralmente é observado em associação com doenças pulmonares, cardíacas, hepáticas ou outras doenças gastrintestinais.

Pode ser bastante sutil, mas pode ser confirmado clinicamente pela verificação do sinal de Schamroth (Figura 3): as superfícies dorsais das falanges terminais de dedos semelhantes são colocadas juntas. Quando dois dedos opostos são mantidos de costas, um contra o outro, geralmente é possível ver um espaço em forma de diamante entre os leitos ungueais e as unhas dos dois dedos. No baqueteamento digital, nota-se a ausência desse espaço.

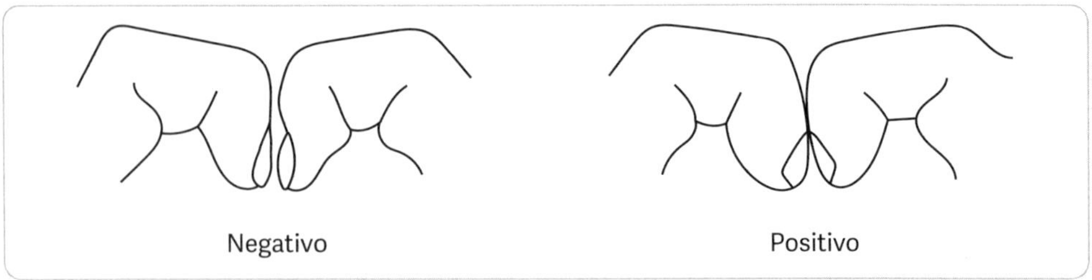

FIGURA 3 Sinal de Schamroth.

CONCLUSÕES

Apesar dos avanços tecnológicos na medicina, diversas informações podem ser obtidas com uma anamnese cuidadosa e um exame físico minucioso. Neste capítulo, descrevemos os passos mais importantes na anamnese e exame físico com ênfase no sistema respiratório.

SUGESTÕES DE LEITURA

1. Brown MA, von Mutius E, Morgan WJ. Clinical assessment and diagnostic approach to common problems. In: Taussig LM, Landau LI. Pediatric respiratory medicine. Philadelphia: Mosby Elsevier; 2008. p.116.
2. Cardieri JMA. História e exame físico. In: Rozov T. Doenças pulmonares em pediatria: diagnóstico e tratamento. São Paulo: Atheneu; 1999. p.32-6.
3. Ferreira AB, Minanni CA, Kayano AE, Ethel Filho J. Propedêutica do aparelho respiratório. In: Ferreira AB. Propedêutica médica da criança ao idoso. São Paulo: Atheneu; 2015. p.124.
4. Fleming S, Thompson M, Stevens R, Heneghan C, Plüddemann A, Maconochie I, et al. Normal ranges of heart rate and respiratory rate in children from birth to 18 years of age: a systematic review of observational studies. Lancet. 2011;377(9770):1011-8.
5. Martins MA, Quintino CR, Tibério IFLC, Atta JA, Ivanovic LF. Semiologia clínica. Santana de Parnaíba: Manole; 2021.
6. Pasterkamp H. The history and physical examination. In: Chernick V, Boat TF, Wilmott RW. Kendig's disorders of the respiratory tract in children. Philadelphia: Saunders; 2006. p.75-93.
7. Seidel HM. Mosby's guide to physical examination. 7. ed. St. Louis: Mosby/Elsevier; 2011.

24

Sistema cardiovascular da criança

Deipara Monteiro Abellan

PONTOS-CHAVE

- Realizar anamnese detalhada e exame físico completo é importante para a identificação precoce de cardiopatias congênitas, adquiridas ou secundárias a doenças sistêmicas.
- Reconhecer sinais e sintomas de alerta, como dispneia, cianose e sopros cardíacos, e relacioná-los com possíveis diagnósticos.
- Deve-se realizar um exame físico cardiológico completo, incluindo técnicas para inspeção, palpação, percussão e ausculta cardíacas, bem como interpretação de parâmetros como frequência cardíaca, pressão arterial e saturação de oxigênio.
- A coleta de dados clínicos da história e do exame físico pode levar a hipóteses diagnósticas, acelerar a investigação e o planejamento terapêutico, melhorando o prognóstico das doenças cardiovasculares em crianças.

INTRODUÇÃO

A semiologia, por meio de métodos ou técnicas para a coleta de dados clínicos da história e exame físico, é uma ferramenta essencial para adequada interpretação do quadro clínico e formulação de uma hipótese diagnóstica. A habilidade em reconhecer sinais e sintomas clínicos de uma cardiopatia e quadros diferenciais acelera a investigação, a confirmação e o planejamento terapêutico, alterando o curso da doença e os resultados a médio e longo prazos. Nesse contexto, a observação de sinais de alerta, mesmo que sutis, como dispneia aos esforços, cianose, sopros ou variações de ritmo cardíaco, pode levar ao diagnóstico de cardiopatias congênitas ou adquiridas, assim como doenças sistêmicas com repercussão cardíaca, agudas ou crônicas.

A maioria das alterações cardiovasculares em crianças é decorrente de cardiopatias congênitas, mas várias doenças sistêmicas têm manifestações cardiovasculares, como mostram os Quadros 1 e 2.

QUADRO 1 Principais grupos de cardiopatias congênitas e suas manifestações clínicas

Cardiopatias congênitas	Principais alterações	Principais manifestações clínicas
Cardiopatias de hiperfluxo	Comunicação interatrial, comunicação interventricular, defeito do septo atrioventricular	Sopros cardíacos, cansaço, dispneia, atraso no crescimento, infecções respiratórias, insuficiência cardíaca
Obstrutivas ao fluxo sistêmico	Estenose aórtica, coarctação da aorta, síndrome de hipoplasia do coração esquerdo	Sopros, hipertensão nos membros superiores, redução ou ausência de pulso em membros inferiores, dor torácica, choque
Obstrutivas ao fluxo pulmonar	Estenose pulmonar, atresia pulmonar, tetralogia de Fallot	Sopros, cianose, hipoxemia, taquipneia, fadiga, dedos baqueteados
Transposição das grandes artérias	Transposição das grandes artérias	Cianose e hipoxemia intensa desde o nascimento, insuficiência respiratória, choque
Tumores cardíacos	Fibroma, rabdomioma	Arritmias, sinais de obstrução do fluxo cardíaco, sopros, sintomas relacionados ao local de aparecimento
Arritmias	Taquicardia supraventricular, fibrilação atrial, *flutter*	Palpitações, tontura, fadiga, síncope, dispneia durante esforço ou repouso

Fonte: elaboração da autora.

QUADRO 2 Doenças sistêmicas com manifestações cardiovasculares na faixa etária pediátrica

Doenças sistêmicas	Manifestações cardiovasculares	Incidência
Doenças inflamatórias		
Sepse	Hipotensão arterial, disfunção miocárdica, derrame pericárdico, hipertensão pulmonar	20-50 casos por 100.000 crianças/ano
Covid-19	Miocardite, síndrome inflamatória multissistêmica (MIS-C)	Desconhecida, aumento pós-pandemia
Doença de Kawasaki	Dilatação, aneurisma e trombose coronariana, infarto agudo do miocárdio, insuficiência valvar mitral	15-25 casos por 100.000 crianças < 5 anos/ano
Artrite idiopática juvenil	Pericardite, miocardite	34-60 casos por 100.000 crianças
Lúpus eritematoso sistêmico	Pericardite, miocardite, endocardite de Libman-Sacks, arterite e aterosclerose coronariana, bloqueio atrioventricular congênito	0,3-0,9 caso por 100.000 crianças/ano
Síndrome de Marfan	Insuficiência mitral e aórtica, aneurisma da aorta, prolapso da valva mitral	1 em 5.000-10.000
Síndrome de Ehlers-Danlos	Prolapso da valva mitral, aneurisma da aorta	1 em 5.000-20.000

(continua)

QUADRO 2 Doenças sistêmicas com manifestações cardiovasculares na faixa etária pediátrica (*continuação*)

Doenças sistêmicas	Manifestações cardiovasculares	Incidência
Doenças neuromusculares		
Distrofia muscular de Duchenne	Miocardiopatia, insuficiência cardíaca	1 em 3.600-6.000 meninos
Esclerose tuberosa	Rabdomiomas intracardíacos	1 em 6.000-10.000
Doenças endocrinometabólicas		
Hipotireoidismo	Bradicardia, derrame pericárdico, miocardiopatia	1 em 2.000-4.000 recém-nascidos
Doença de Graves	Taquicardia, arritmias, insuficiência cardíaca	0,02% da população pediátrica
Doenças hematológicas		
Anemia falciforme	Insuficiência cardíaca, miocardiopatia, hipertensão pulmonar	1 em 365 nascimentos de afro-americanos
Talassemia maior	Insuficiência cardíaca, hemocromatose	1 em 100.000

Fonte: elaboração da autora.

Neste capítulo, a apresentação sistemática tem por objetivo fornecer uma visão prática e abrangente da semiologia para auxiliar estudantes ou pediatras na avaliação e no diagnóstico das doenças cardiovasculares em crianças.

ANAMNESE

A coleta de dados referentes às condições de saúde maternas, evolução da gestação, condições perinatais e antecedentes mórbidos da criança é de extrema importância, independentemente da faixa etária da criança, exatamente para diferenciar a presença de uma cardiopatia de outras doenças ou comorbidades com manifestações cardíacas semelhantes.

Antecedentes pessoais, como ganho pôndero-estatural, desenvolvimento neuropsicomotor, social e cognitivo e histórico de outras doenças associadas, bem como hábitos alimentares, tolerância às atividades físicas, padrão de sono e estado vacinal, são condições que podem estar correlacionadas à manifestação clínica de uma doença cardiovascular na criança.

Antecedentes familiares, incluindo condição de saúde dos pais ou irmãos e familiares próximos, especialmente portadores de cardiopatias ou morte súbita em pessoas jovens, são relevantes pela possível associação com doenças familiares ou genéticas. Por outro lado, crianças assintomáticas, mas com alterações fenotípicas ou histórico de cardiopatias na família, merecem atenção especial do médico para investigação ou observação de manifestações sutis de uma cardiopatia.

A avaliação clínica de uma criança com queixa cardiovascular deve incluir sintomas da queixa principal, características, fatores desencadeantes de melhora ou piora, duração e a relação deles com as atividades da criança no momento dos sintomas.

O estado nutricional e o desenvolvimento físico estão intimamente relacionados à função cardiovascular na criança. Crianças com insuficiência cardíaca costumam ter dificuldade para aceitação alimentar, cansaço ou desconforto respiratório, limitação para progressão de volumes de mamadas ou dieta, náuseas ou vômitos, e acabam tendo menor ganho pôndero-estatural por maior gasto energético cardiorrespiratório. Por outro lado, baixa ingestão por aceitação seletiva, erros alimentares e doenças gastrintestinais ou sistêmicas podem ser fatores associados à desnutrição.

Assim, a partir da história pessoal e familiar, o pediatra pode se preparar para um exame clínico minucioso investigativo e direcionado à queixa ou motivo da avaliação.

No Quadro 3 são apresentados os itens para investigação detalhada dos antecedentes pessoais e familiares.

EXAME FÍSICO

Aspectos gerais

Para que o exame físico da criança seja mais tranquilo e menos estressante, estabele-

QUADRO 3 Antecedentes pessoais e familiares em cardiopatias pediátricas

Antecedentes	Itens de investigação
Gestacionais/ perinatais	**Condições maternas:** idade, doenças durante a gestação (diabetes gestacional, hipertensão arterial, infecções, doenças autoimunes) **Condições gestacionais:** fertilização *in vitro*, gemelaridade, sangramentos, restrição de crescimento intrauterino, uso de substâncias como álcool, drogas ilícitas, substâncias tóxicas, qualidade da nutrição, suplementação de vitaminas, minerais e ácido fólico **Atenção pré-natal:** frequência e qualidade do acompanhamento pré-natal, diagnóstico fetal de cardiopatias congênitas ou arritmias **Condições do parto:** idade gestacional, tipo de parto, duração do trabalho de parto, complicações (distocias, ruptura prematura de bolsa, intervenções) **Condições ao nascimento:** peso, estatura, perímetro cefálico, Apgar **Intervenções pós-natais:** fototerapia, suporte respiratório, cirurgias
Pessoais/ hábitos	**Alimentação:** início da amamentação, adequação da dieta, ingestão de nutrientes, desvios ou erros alimentares **Ganho de peso e estatura:** padrão de crescimento, estagnação ou perda de peso **Desenvolvimento:** marcos do desenvolvimento motor, social e cognitivo **Doenças crônicas:** asma, epilepsia, doenças respiratórias, gastrintestinais ou endócrinas, histórico de hospitalizações e cirurgias **Cansaço e desconforto respiratório:** características, época do aparecimento, circunstâncias de ocorrência (sugerindo insuficiência cardíaca) **Atividade física:** intolerância ao exercício, fadiga rápida, tonturas, mal-estar durante atividades físicas **Infecções:** frequência e gravidade, principalmente infecções respiratórias e gastrintestinais **Quadro vacinal:** aderência ao calendário, reações adversas significativas **Síncope:** características, episódios relacionados a esforços **Sono:** padrão, distúrbios do sono, pausas respiratórias, apneias, roncos
Familiares	**Cardiopatias na família:** presença de cardiopatias congênitas, hipertensão arterial, dislipidemias, morte súbita em familiares jovens **Condições genéticas:** histórico de condições genéticas com manifestações cardíacas em familiares

Fonte: elaboração da autora.

cer um contato afável e sem temor por parte da criança é muito significativo. A inspeção geral inicial da criança, caminhando ou no colo da mãe, permite ao médico a observação inicial do seu bem-estar, postura, nível de consciência, estado nutricional, coloração, desconforto respiratório ou presença de edema. Crianças com insuficiência cardíaca ou hipoxemia costumam apresentar alterações de comportamento como irritabilidade, fadiga ou hipoatividade, revertidas após controle terapêutico ou mesmo correção cirúrgica em casos de cardiopatias congênitas. Da mesma maneira, são frequentes os atrasos no desenvolvimento neuropsicomotor, como se sentar, andar ou falar, pela repercussão da condição cardiovascular.

Seguindo a avaliação geral, os aspectos fenotípicos da criança, incluindo características físicas peculiares como alterações faciais, corporais ou pôndero-estaturais, podem sugerir condições genéticas ou dismorfismos compatíveis com síndromes genéticas que se associam a cardiopatias congênitas, displasias valvares ou hipertrofias miocárdicas, como apresentado no Quadro 4.

Coloração da pele

A cor da pele, principalmente pálida ou cianótica, pode estar associada a doenças cardiovasculares. A palidez cutaneomucosa é observada em situações de disfunção ventricular, baixo débito cardíaco ou presença de cardiopatias congênitas de hiperfluxo pulmonar (comunicação interventricular) ou obstrutivas ao fluxo sistêmico (estenose aórtica ou coartação de aorta graves).

A cianose central, que é uma coloração azulada especialmente em lábios, extremidades e mucosas por concentrações elevadas de hemoglobina arterial reduzida ou não oxigenada, é característica da transposição das grandes artérias e das cardiopatias congênitas com obstrução ao fluxo sanguíneo pulmonar (tetralogia de Fallot ou estenose pulmonar grave). No entanto, é muito importante lembrar que a manifestação clínica da cianose só é possível quando a concentração de hemoglobina arterial reduzida ultrapassa 3 g/dL, situação que passa despercebida pelo pediatra em muitas circunstâncias. Assim, mesmo crianças portadoras de cardiopatias congênitas cianogênicas com anemia só apresentam cianose se a saturação arterial de oxigênio estiver abaixo de 70%. Ao contrário, pacientes hiperglobúricos se mostram cianóticos, com discretas reduções de saturação arterial de oxigênio.

Edema

O edema de causa cardiogênica na criança costuma ser global, não afetando somente extremidades ou região ocular, como costuma ocorrer em adolescentes e adultos. Nos lactentes e crianças menores com insuficiência cardíaca, por exemplo, o edema generalizado pode ser avaliado de maneira mais adequada pelo controle de peso evolutivo. Somente em crianças maiores a pressão sobre a tíbia ou o dorso dos pés mostra o característico sinal de Godet por edema predominante em extremidades. No entanto, é muito importante diferenciar o edema de causa cardiogênica de outros quadros associados, como desnutrição, hipoproteinemia, doença renal ou hipotireoidismo.

Padrão respiratório

A avaliação do padrão respiratório de uma criança durante o exame físico cardiovascular é fundamental, com atenção à regularidade, profundidade das incursões

QUADRO 4 Síndromes genéticas com cardiopatias congênitas associadas

Síndrome	Incidência	Principais características físicas	Cardiopatias associadas
Trissomia do 21	1:700	Face achatada, pescoço curto, olhos amendoados, prega palmar única, hipotonia muscular	Comunicação interventricular, defeito do septo atrioventricular, tetralogia de Fallot
Turner	1:2.500	Baixa estatura, pescoço alado, tórax largo, ausência de desenvolvimento sexual	Coarctação e estenose aórtica, hipoplasia do arco aórtico
DiGeorge (deleção 22q11)	1:4.000	Orelhas de implantação baixa, fenda palatina	Tetralogia de Fallot, interrupção do arco aórtico, comunicação interventricular, *truncus arteriosus communis*
Trissomia do 18	1:6.000	Crânio alongado, orelhas malformadas, mãos cerradas, baixa estatura, mandíbula pequena	Comunicação interventricular, comunicação interatrial, persistência do canal arterial, displasias valvares
Williams	1:7.500	Fácies élfica, nariz pequeno com ponta para cima, lábios carnudos, baixa estatura	Estenose aórtica supravalvar, estenose pulmonar, estenose arterial periférica
Marfan	1:5.000	Membros longos, aracnodactilia, deformidades no esterno, subluxação de cristalino	Dilatação da raiz aórtica, prolapso da válvula mitral, dissecção aórtica
Noonan	1:1.000 a 2.500	Pescoço alado, tórax largo, hipertelorismo ocular, ptose palpebral	Estenose pulmonar, cardiomiopatia hipertrófica, comunicação interatrial
Alagille	1:70.000	Testa proeminente, olhos profundos, nariz pontudo, queixo pequeno	Estenoses pulmonares, tetralogia de Fallot, comunicação interventricular
Holt-Oram	1:100.000	Dedos e antebraços malformados, possível presença de apenas um osso no antebraço	Comunicação interatrial, comunicação interventricular, bloqueio cardíaco

Fonte: elaboração da autora.

e frequência respiratória para a idade. A presença de alterações, incluindo tiragens intercostais, subcostais e supraclaviculares, assim como batimentos de asas de nariz, pode refletir elevação do fluxo arterial pulmonar e/ou restrição ao retorno venoso e, consequentemente, insuficiência cardíaca, embora alterações respiratórias ou metabólicas possam ter a mesma manifestação clínica. A presença de tiragens especialmente associadas a batimentos de asas de nariz ou elevação da frequência respiratória evidencia maior gravidade do quadro cardiovascular e é um sinal de alerta para condutas terapêuticas imediatas como oxigenação, administração de vasodilatadores e/ou diuréticos.

Pulsos

A palpação dos pulsos arteriais é outro ponto imprescindível na avaliação da criança em todas as idades. Os pulsos periféricos normais são regulares e sincronizados, com amplitude normal, e semelhantes entre membros superiores e inferiores. Pulsos globalmente diminuídos são observados em crianças com baixo débito cardíaco, choque cardiogênico ou em portadores de cardiopatias com obstrução grave ao fluxo sistêmico, como estenose valvar aórtica grave e síndrome de hipoplasia de coração esquerdo. Pulsos assimétricos, especialmente diminuídos em membros inferiores, indicam obstrução anatômica ao fluxo aórtico, como coarctação da aorta, interrupção do arco aórtico ou hipoplasia de arco aórtico. Pulsos aumentados em amplitude são reflexo de uma condição cardiocirculatória hiperdinâmica de origem cardíaca, como insuficiência valvar aórtica, persistência de canal arterial calibroso, fístulas arteriovenosas sistêmicas ou hipertireoidismo.

Parâmetros vitais

A aferição de parâmetros vitais, incluindo frequência cardíaca e respiratória, pressão arterial, temperatura e saturação de oxigênio, é essencial na avaliação cardiovascular e respiratória. Os dados obtidos, comparados com os valores de referência de normalidade para a idade, permitem analisar o grau de estabilidade da criança e a eventual necessidade de condutas em caráter de urgência.

Para aferição da pressão arterial (PA), deve-se utilizar esfigmomanômetro calibrado e apropriado para crianças, com manguito de tamanho adequado, que cubra de 80 a 100% da circunferência do braço e ocupe cerca de 40% da largura do braço. A criança deve estar em repouso há pelo menos cinco minutos, deitada ou sentada, com os pés apoiados no chão e o braço apoiado ao nível do coração. A aferição da PA deve ser obtida do braço direito e de uma das pernas, exatamente pela possibilidade de coarctação de aorta. Os valores obtidos devem ser comparados com tabelas de referência específicas para idade, sexo e altura da criança. Valores de PA acima do percentil 95 podem indicar alterações cardiológicas, renais ou endócrinas.

A saturação arterial de oxigênio ($SatO_2$) em crianças portadoras de cardiopatias congênitas cianogênicas pode estar significativamente reduzida pela mistura de sangue arterial e venoso. Em portadores de tetralogia de Fallot, a $SatO_2$ oscila entre 75 e 85%, dependendo da gravidade da estenose pulmonar. Em outras cardiopatias, como atresia tricúspide ou *truncus arteriosus communis*, os níveis de $SatO_2$ são variáveis e dependem da anatomia e das comunicações entre as circulações sistêmica e pulmonar.

No Quadro 5 são apresentados os valores de normalidade de parâmetros vitais nas diversas faixas etárias.

ASPECTOS CARDIOVASCULARES

Na avaliação, o médico em geral tem o ímpeto de iniciar sua avaliação pela ausculta, mas a inspeção e a palpação são passos iniciais extremamente importantes.

Inspeção

O exame cardiovascular, de modo sistemático, deve ser iniciado pela avaliação da configuração do tórax da criança. Desvios e assimetrias, por si sós, são indicativos de alterações cardiológicas ou doenças subja-

QUADRO 5 Valores de normalidade de parâmetros vitais por faixa etária

Faixa etária	Frequência cardíaca (bpm)	Frequência respiratória (rpm)	Pressão arterial sistólica (mmHg)	Pressão arterial diastólica (mmHg)	Pressão arterial média (mmHg)
Recém-nascido (0-1 mês)	100-180	30-60	60-90	20-60	40-70
Lactente (1-12 meses)	100-160	30-50	70-100	30-70	50-80
Pré-escolar (1-5 anos)	80-110	20-30	80-110	40-80	60-90
Escolar (6-12 anos)	70-110	18-24	85-120	50-80	65-95
Adolescente (13-18 anos)	60-100	12-20	90-130	60-85	70-100

Fonte: elaboração da autora.

centes. Por exemplo, deformidades como *pectus excavatum* (escavado) ou *pectus carinatum* (abaulado), além de influenciarem a mecânica respiratória, podem estar associadas a alterações do tecido conectivo como síndrome de Marfan. Desvios torácicos e assimetrias também podem ser observados em crianças com doenças como hipoplasia pulmonar, pós-pneumectomias por causas diversas ou desvios de coluna torácica e lobar. Ainda durante a inspeção podem ser observados abaulamentos precordiais por cardiomegalia global ou do ventrículo direito, mais visíveis em crianças pela maleabilidade da parede torácica.

Palpação

A palpação à procura do *ictus* cardíaco, geralmente no quinto espaço intercostal à esquerda, na linha hemiclavicular, permite reconhecer o ápice cardíaco, desvio em amplitude, intensidade e duração. Em crianças menores ou com distensões abdominais, o *ictus* pode ser palpado no quarto espaço intercostal. E, ao contrário, em crianças maiores que sejam longilíneas, pode ser palpado no sexto espaço intercostal. O deslocamento do *ictus* para a esquerda e para baixo é sugestivo de dilatação ou hipertrofia do ventrículo esquerdo. Em geral, a dilatação ou hipertrofia do ventrículo direito desloca o *ictus* para fora da linha hemiclavicular. O *ictus* deslocado para a direita também pode indicar alterações na posição cardíaca, como dextrocardia ou deslocamentos devidos a condições torácicas.

Durante a palpação, ainda é possível detectar impulsões ventriculares, principalmente do ventrículo direito ao longo da borda esternal esquerda, em situações de hipertrofia ou sobrecarga ventricular geralmente direita. Impulsões sistólicas no precórdio também podem indicar um precórdio hiperdinâmico.

Frêmitos são vibrações palpáveis indicativas de fluxo sanguíneo turbulento e representam a sensação palpatória dos sopros correspondentes, sejam sistólicos, sejam diastólicos ou contínuos. A presença de frêmitos garante a existência de um sopro intenso, mas não necessariamente de uma cardiopatia grave, caso das comunicações interventriculares pequenas, que podem apresentar frêmitos e sopros intensos sem repercussão hemodinâmica. Continuando a avaliação, frêmitos na região da fúrcula ou pescoço são irradiação de sopros originados no tórax ou em regiões superiores, como na turbulência sanguínea por estenose grave. Ainda durante a palpação, além de *ictus*, impulsões e frêmitos, a palpação do abdome para avaliação hepática e esplênica faz parte da semiologia cardíaca.

A palpação do fígado é fundamental, pois a hepatomegalia pode representar congestão venosa sistêmica, um dos sinais clássicos de insuficiência cardíaca congestiva.

Ausculta

A ausculta cardíaca propriamente dita, também de modo sistemático, deve começar pelas bulhas, seguida pela investigação de sopros e eventuais ruídos acessórios, como cliques e atrito pericárdico. Neste ponto da avaliação clínica, em geral a tendência do examinador é se deter na exuberância dos sopros. No entanto, a avaliação torna-se mais elucidativa quando a atenção inicial é voltada às bulhas e posteriormente aos sopros e ruídos acessórios.

Bulhas cardíacas

As bulhas cardíacas normais são claras e distintas. A primeira bulha (B1) corresponde ao fechamento das valvas atrioventriculares mitral (M1) e tricúspide (T1), momento de início da sístole. A segunda bulha (B2) corresponde ao fechamento das semilunares, aorta e pulmonar. O intervalo entre B1 e B2 varia com a respiração, estando mais próximas na inspiração e mais espaçadas na expiração. O primeiro componente da segunda bulha corresponde ao fechamento aórtico (A2) e o segundo componente, ao fechamento da pulmonar (P2), também com intervalo curto e variável entre eles de acordo com o ciclo respiratório. O intervalo entre fechamento aórtico e pulmonar determina o desdobramento fisiológico da B2, mais evidente na inspiração profunda.

As alterações na B2 são muito significativas na investigação e no diagnóstico de cardiopatias congênitas e seus diferenciais. Assim, a hiperfonese de B2 pode ser reflexo de elevação da pressão arterial pulmonar (componente P2 elevado pela hipertensão pulmonar) ou proximidade da aorta em relação à parede torácica (componente A2 elevado na transposição das grandes artérias). Ao contrário, a hipofonese de B2 na área pulmonar (P2) é decorrente da falta de incursão valvar, como na estenose pulmonar leve ou moderada. O desdobramento fixo da B2 é indicativo de elevação constante de volume ejetado pelo ventrículo direito para o tronco pulmonar, característico da comunicação interatrial.

A terceira bulha cardíaca (B3) geralmente é resultante da redução de complacência ou sobrecarga de volume ventricular esquerdo e caracteriza o ritmo de galope em três tempos, como ocorre na insuficiência cardíaca congestiva grave. Na criança, a B3 pode ser fisiológica, desaparecendo com a posição sentada ou em pé, mas torna-se patológica e indicativa de investigação a partir da adolescência.

A quarta bulha cardíaca (B4), precedendo a primeira bulha (B1), pode estar presente na insuficiência mitral ou insuficiência cardíaca diastólica, mas pode ser fisiológica em crianças, com desaparecimento nas posições sentada ou em pé.

O Quadro 6 apresenta as características das bulhas cardíacas.

QUADRO 6 Características das bulhas cardíacas e suas anormalidades

Bulhas cardíacas	Causa	Localização	Significado clínico
B1	Fechamento das valvas atrioventriculares mitral (M1) e tricúspide (T1)	Ápice cardíaco em focos mitral e tricúspide	Início da sístole. B1 hiperfonética pode indicar estenose mitral, enquanto B1 hipofonética pode indicar insuficiência mitral.
B2	Fechamento das valvas semilunares (aórtica e pulmonar)	Borda esternal superior esquerda e direita	B2 fixa pode indicar comunicação interatrial. B2 hipofonética pode indicar estenose ou atresia valvar pulmonar.
B3	Rápida fase de enchimento ventricular durante a diástole	Ápice cardíaco	Pode ser fisiológica em crianças, mas em adultos pode indicar insuficiência cardíaca.
B4	Contração atrial tardia na diástole	Ápice cardíaco	Geralmente patológica, indicativa de restrição ventricular, comum em cardiopatia isquêmica e hipertensão.

Fonte: elaboração da autora.

Sopros

Por último, na avaliação cardiológica, busca-se a presença e interpretação dos sopros cardíacos, que podem ser avaliados em relação ao local de presença, característica, intensidade e padrão temporal entre B1 e B2. Alguns sopros são evidentes desde a vida fetal e se mantêm com o crescimento, como ocorre, por exemplo, nas estenoses aórtica e pulmonar. Outros podem ser auscultados em determinado período da vida da criança ou da evolução da doença, como o sopro da comunicação interventricular, muitas vezes audível somente após queda da resistência vascular pulmonar.

Em relação ao ciclo cardíaco, os sopros podem ser sistólico, diastólico, sistodiastólico e contínuo.

- **Sopro sistólico:** ocorre durante a sístole ventricular, podendo ser em ejeção, ou seja, em crescente e decrescente (estenose aórtica ou pulmonar), em regurgitação ou constante ao longo do tempo (insuficiência mitral ou tricúspide, comunicação interventricular).
- **Sopro diastólico:** durante a diástole ventricular (insuficiência aórtica e pulmonar ou estenose mitral e tricúspide).
- **Sopro contínuo:** durante todo o ciclo cardíaco (persistência do canal arterial, fístulas arteriovenosas).
- **Sopro sistodiastólico:** durante os dois ciclos cardíacos com uma interrupção entre os ciclos sistólico e diastólico (dupla lesão aórtica).

Sopros inocentes na criança são muito frequentes e motivam grande número de encaminhamentos ao cardiologista pediátrico para exclusão de alterações patológicas. Relatos bibliográficos mostram que podem ser auscultados em até 40 a 50% das crianças, sendo os mais frequentes o venoso, o de Still e o da estenose pulmonar periférica, descritos a seguir.

- **Sopro venoso:** o mais frequente dos sopros inocentes, é contínuo, localizado abaixo da junção da clavícula com o esterno bilateralmente, audível apenas na posição sentada ou em pé. Desaparece com a criança deitada, com a rotação contralateral do pescoço ou compressão digital direta da veia jugular homolateral.
- **Sopro de Still:** localizado na área tricúspide ou entre tricúspide e mitral, musical e vibratório, diminui de intensidade ou desaparece com a mudança da posição deitada para sentada ou em pé. Pode ter diminuição em intensidade ao pressionar a campânula do estetoscópio no tórax da criança, principalmente naquelas que ainda não se sentam ou não conseguem ficar em pé.
- **Sopro da estenose pulmonar periférica:** audível nas regiões infraclaviculares, axilares e torácica dorsal bilateralmente, sistólico e suave, decorrente do calibre ainda reduzido das artérias pulmonares em relação ao tronco pulmonar calibroso. Audível desde o nascimento, desaparece ao redor do quinto ou sexto mês de vida, com o desenvolvimento das artérias pulmonares e a abertura do ângulo entre tronco e artérias pulmonares.

Ruídos acessórios (cliques e estalidos)

- **Cliques:** podem ser auscultados em valvas mitral e tricúspide com prolapsos.
- **Estalidos:** aparecem em estenoses valvares aórtica e pulmonar.

Embora os cliques e os estalidos sejam audíveis na sístole, os cliques são mais intensos nas insuficiências valvares mais importantes e os estalidos são mais intensos nas estenoses mais leves, geralmente associados a sopros mais significativos.

- **Atrito pericárdico:** caracterizado pelo som semelhante ao roçar de couro com couro, o atrito é sempre patológico e indicativo de pericardite secundária a infecções ou no pós-operatório de cirurgia cardíaca, geralmente associado a dor torácica.

CONCLUSÃO

A semiologia cardiovascular pediátrica é essencial para a detecção precoce e o manejo adequado de diversas condições cardíacas. Inspeção, palpação, ausculta e o entendimento dos parâmetros vitais são fundamentais para uma avaliação clínica completa. A história clínica integrada aos achados do exame físico permite ao pediatra formular hipóteses diagnósticas e diferenciar cardiopatias congênitas ou adquiridas de outras doenças sistêmicas. A abordagem detalhada e sistemática dos aspectos cardiovasculares discutidos neste capítulo visa fornecer um guia prático e útil para o exame físico e o diagnóstico diferencial de doenças cardíacas em crianças.

SUGESTÕES DE LEITURA

1. American Academy of Pediatrics (AAP). Advanced Pediatric Life Support (APLS): the pediatric emergency medicine resource. 5.ed. Sudbury: Jones & Bartlett Learning; 2012. 538p.
2. Flynn JT, Kaelber DC, Baker-Smith CM, Blowey D, Carroll AE, Daniels SR, et al.; Subcommittee on Screening and Management of High Blood Pressure in Children. Clinical Practice Guideline for Screening and Management of High Blood Pressure in Children and Adolescents. Pediatrics. 2017;140(3):e20171904. Erratum in: Pediatrics. 2017;140(6):e20173035. Erratum in: Pediatrics. 2018;142(3):e20181739.

3. Merchant RM, Topjian AA, Panchal AR, Cheng A, Aziz K, Berg KM, et al.; Adult Basic and Advanced Life Support, Pediatric Basic and Advanced Life Support, Neonatal Life Support, Resuscitation Education Science, and Systems of Care Writing Groups. Part 1: Executive Summary: 2020 American Heart Association Guidelines for Cardiopulmonary Resuscitation and Emergency Cardiovascular Care. Circulation. 2020;142(16_suppl_2):S337-S357.
4. Burns JC, Glodé MP. Kawasaki syndrome. Lancet. 2004;364(9433):533-44.
5. Centers for Disease Control and Prevention (CDC). Information for Healthcare Providers about Multisystem Inflammatory Syndrome in Children (MIS-C). 2023. Disponível em: https://archive.cdc.gov/www_cdc_gov/mis/mis-c/hcp/index.html. Acesso em: 9 jul. 2024.
6. Croti UA, Mattos SS, Pinto Jr VC, Aiello VD, Moreira VM. Cardiologia e cirurgia cardiovascular pediátrica. 2.ed. São Paulo: Roca; 2012. 1240p.
7. Fleischmann-Struzek C, Goldfarb DM, Schlattmann P, Schlapbach LJ, Reinhart K, Kissoon N. The global burden of pediatric and neonatal sepsis: a systematic review. Lancet Respir Med. 2018;6(3):223-30.
8. Hoffman EP, Brown RH, Kunkel LM. Dystrophin: the protein product of the Duchenne muscular dystrophy locus. Cell. 1987;51(6):919-28.
9. Kliegman R, Stanton B, St Geme J, Schor N, Behrman R. Nelson textbook of pediatrics. 21.ed. Philadelphia: Elsevier; 2020.
10. LaFranchi SH, Austin J, Howards CR. How should we be treating children with congenital hypothyroidism? J Pediatr Endocrinol Metab. 2005;18(8):889-905.
11. Loeys BL, Dietz HC, Braverman AC, Callewaert BL, De Backer J, Devereux RB, et al. The revised Ghent nosology for the Marfan syndrome. J Med Genet. 2010;47(7):476-85.
12. National Heart, Lung, and Blood Institute (NHLBI). Evidence-based management of sickle cell disease. Expert Panel Report. 2014.
13. Northrup H, Krueger DA. Tuberous sclerosis complex diagnostic criteria update: recommendations of the 2012 International Tuberous Sclerosis Complex Consensus Conference. Pediatr Neurol. 2013;49(4): 243-54.
14. Sociedade Brasileira de Cardiologia. Diretrizes, Posicionamentos e Recomendações da Sociedade Brasileira de Cardiologia. Arq Bras Cardiol. [Publicação periódica]. Disponível em: https://portal.cardiol.br/br/diretrizes/2. Acesso em: 9 jul. 2024.

25

Sistema digestório da criança

Rafaella Monterlei
Mariana Deboni
Maria Tereza Galvão Guiotti
Ricardo Katsuya Toma

PONTOS-CHAVE

- Realizar um bom exame clínico geral e abdominal – anamnese e exame físico – é essencial para uma hipótese diagnóstica assertiva e para o direcionamento da solicitação de eventuais exames complementares para o diagnóstico.
- Para tanto, é importante sistematizar a realização do exame clínico, mas sendo flexível quanto à ordem de suas etapas, levando em conta as particularidades do paciente pediátrico.

INTRODUÇÃO

Uma anamnese detalhada direciona um bom exame físico. Para tanto, é importante que seja realizada uma abordagem sistematizada de ambos, levando em consideração todas as peculiaridades do atendimento pediátrico e respeitando a individualidade de cada criança e de seus cuidadores informantes.

O exame clínico do sistema digestório das crianças não é diferente da clínica médica. Além da sistematização da avaliação clínica, é importante desenvolvê-la e aprimorá-la constantemente com base no conhecimento atualizado da normalidade e das condições patológicas que acometem esse sistema.

É importante ainda levar em consideração as condições clínicas que acometem mais frequentemente as crianças por faixa etária e como determinados sintomas podem ser manifestados de formas diferentes conforme a idade da criança.

Ressalte-se que o exame clínico do trato digestório pode ocorrer de forma diferente de acordo com o contexto do atendimento. Por exemplo, no contexto do pronto-socorro, uma criança com sangramento gastrintestinal agudo e sinais de comprometimento hemodinâmico terá a avaliação clínica do trato digestório realizada de forma objetiva e direcionada para esse contexto. Por outro lado, a criança em atendimento ambulatorial com hematoquezia cronicamente terá esse sistema avaliado de forma mais abrangente e com outro direcionamento.

Ao realizar o exame clínico do trato digestório pediátrico, também se deve levar em conta a ocorrência dos sinais e sintomas temporalmente e no contexto de cada criança. Por exemplo, diante de sintomas agudos ou crônicos em uma criança previamente hígida, direciona-se o raciocínio para o que é mais prevalente e provável para a faixa etária dessa criança com determinados sinais e sintomas.

Por outro lado, em uma criança com comorbidades, particularmente do trato gastrintestinal e/ou hepático, pode haver predisposição para determinadas situações e complicações clínicas da própria doença de base, que podem acarretar sintomas agudos, ou mesmo crônicos, do trato gastrintestinal. Nesses casos, deve-se direcionar a avaliação clínica, com atenção para a ocorrência dessas complicações possíveis dentro do contexto da comorbidade em questão, mas sem ignorar o fato de que patologias comuns são sempre mais prevalentes, por mais óbvio que isso seja.

ANAMNESE DIRECIONADA AO SISTEMA DIGESTÓRIO

Identificação e apresentação do paciente

Devem constar em toda anamnese nome, data de nascimento, idade, nome dos pais e dos acompanhantes, procedência, naturalidade, contato.

Queixa principal e história médica atual

É importante realizar perguntas à criança, quando ela tem condições de responder e explicar, e ao acompanhante cuidador, ouvindo as respostas com atenção. Inicialmente, é sugerido perguntar de forma mais abrangente sobre a queixa principal, deixando o paciente ou cuidador responder livremente, para depois realizar perguntas direcionadas.

Para melhor entendimento da queixa principal, caso o paciente não fale livremente, deve-se perguntar e definir com clareza em relação a essa queixa as seguintes características: início, tempo de duração, frequência de ocorrência (contínua ou intermitente), intensidade, fatores de alívio ou melhora, fatores agravantes ou de piora, outros sintomas associados, caracterizando adequadamente também esses sintomas. Dependendo do contexto e do tempo de duração da queixa, é importante perguntar se já foi empregada alguma terapêutica específica, qual foi e como foi a resposta a ela.

Além das alterações do hábito intestinal, a dor abdominal é uma das queixas mais recorrentes em pediatria.

Define-se como dor abdominal aguda aquela que ocorre há menos de 2 meses e como dor abdominal crônica aquela que ocorre há 2 meses ou mais, de forma constante ou intermitente, de etiologia funcional ou orgânica. Para melhor entendimento do padrão da dor abdominal e para chegar a uma hipótese diagnóstica assertiva, é importante investigar as seguintes características:

- Localização (específica; se sim, onde? Difusa?).
- Irradiação.
- Intensidade, o que pode ser perguntado de forma simples como leve, moderada ou grave.
- Duração da dor.
- Frequência de ocorrência desde o início do sintoma.

- Fatores de melhora e de piora.
- Outros sinais e sintomas associados à dor.
- Se existe relação com a alimentação ou com o jejum prolongado. Havendo relação com a alimentação, perguntar se há relação com alimentos específicos.
- Se existe relação com a evacuação.

Considerando a avaliação de dor abdominal crônica em pediatria, para diferenciação entre as etiologias funcional e orgânica, é importante estar atento, perguntar ativamente e observar no exame físico sobre a presença de sinais de alarme para causas orgânicas de dor abdominal. Não havendo a presença desses sinais de alarme, em uma criança hígida, crescendo e se desenvolvendo normalmente, é mais provável que estejamos diante de uma dor abdominal crônica de etiologia funcional, ou seja, de um distúrbio do eixo cérebro-intestino. Assim, caso não seja mencionado pelo paciente ou cuidador, perguntar e avaliar no exame físico se há sinais e sintomas de alarme. Esses sinais e sintomas devem ser perguntados ativamente e observados ao exame físico, caso não sejam referidos espontaneamente pelo paciente (Quadro 1).

As principais causas de dor abdominal aguda em crianças estão resumidas no Quadro 2.

Em relação às queixas principais do sistema digestório, é comum avaliarmos também a criança com queixa de vômitos. Ao questionar sobre esse sintoma, além das perguntas mencionadas para qualquer queixa principal, é importante estar atento às definições apresentadas no Quadro 3.

QUADRO 1 Sinais de alarme para causas orgânicas de dor abdominal crônica

- História familiar de doença inflamatória intestinal, doença celíaca, doença ulcerosa péptica ou câncer?
- Dor abdominal persistente no quadrante superior direito ou no quadrante inferior direito?
- Disfagia ou odinofagia?
- Vômitos persistentes, biliosos, prolongados ou em jato?
- Sangramento do trato gastrintestinal?
- Diarreia noturna, crônica ou sanguinolenta?
- Doença perianal ou retal?
- Artrite?
- Perda involuntária de peso?
- Desaceleração do crescimento linear?
- Puberdade atrasada?
- Febre inexplicada?
- Sintomas urinários?
- Dor lombar?
- Alterações cutâneas?

Fonte: elaboração dos autores.

Antecedentes pessoais

História gestacional e obstétrica

Verificar se houve intercorrências ou comorbidades gestacionais. A Organização Mundial da Saúde (OMS) recomenda pelo menos oito a dez consultas de pré-natal durante toda a gravidez para garantir um acompanhamento adequado da saúde da gestante e do feto.

História perinatal e neonatal

São pesquisados os seguintes aspectos:

- Idade gestacional e idade gestacional corrigida se prematuro.
- Tipo de parto.
- Intercorrências no parto.

QUADRO 2 Principais causas de dor abdominal na criança e no adolescente, por faixa etária

Neonato	1 mês a 2 anos	2 a 5 anos	Maiores de 5 anos
Enterocolite necrosante*	Ingestão de corpo estranho*	Apendicite aguda*	Apendicite aguda*
Volvo intestinal*	Síndrome hemolítico-urêmica*	Ingestão de corpo estranho*	Cetoacidose diabética*
Cólica do lactente#	Doença de Hirschsprung*	Síndrome hemolítico-urêmica*	Síndrome hemolítico-urêmica*
Alergia à proteína do leite de vaca	Hérnia encarcerada*	Intussuscepção*	Miocardite, pericardite*
Torção testicular	Intussuscepção*	Trauma*	Úlcera perfurada*
Íleo meconial	Trauma*	Gastroenterite aguda#	Peritonite bacteriana espontânea*
	Gastroenterite aguda#	Infecções virais#	Trauma*
	Infecções virais#	Faringoamigdalite aguda#	Constipação intestinal#
	Alergia à proteína do leite de vaca	Constipação intestinal#	Gastroenterite aguda#
	Crise vaso-oclusiva na anemia falciforme	Púrpura de Henoch-Schönlein	Faringoamigdalite aguda#
	Toxinas	Doença inflamatória intestinal	Infecções virais#
	Tumores	Infecção do trato urinário	Migrânea abdominal
		Pancreatite	Colelitíase e colecistite
		Pneumonia	Púrpura de Henoch-Schönlein
		Crise vaso-oclusiva na anemia falciforme	Doença inflamatória intestinal
		Tumores	Pancreatite
			Pneumonia
			Ruptura de cisto ovariano
			Crise vaso-oclusiva na anemia falciforme
			Torção testicular
			Infecção do trato urinário
			Urolitíase

* Condições ameaçadoras à vida; # condições comuns.
Fonte: Neuman, 2022.

QUADRO 3 Principais queixas referidas como vômitos durante a avaliação do sistema digestório e suas verdadeiras definições

Queixa	Definição
Refluxo	Retorno do conteúdo alimentar do estômago para o esôfago, que é comum e ocorre em qualquer indivíduo saudável. Pode ou não estar associado a desconforto retroesternal, identificado como pirose ou azia.
Regurgitação	Exteriorização do refluxo, sendo visível o retorno do conteúdo alimentar até a boca, que escapa para fora, ou é engolido novamente. Pode ocorrer em pequena ou grande quantidade (e não é o volume que o diferencia dos vômitos), e pode ou não causar desconforto retroesternal, como já mencionado.
Vômitos	Retorno de conteúdo gástrico através do esôfago e boca, de forma não natural, habitualmente necessitando de esforço muscular abdominal e diafragmático para ocorrer, e que causa dor. Geralmente tem conteúdo alimentar (se estômago cheio), secreção gástrica (se estômago vazio), ou ainda pode ter conteúdo bilioso, o que chama a atenção para sinais de obstrução ou suboclusão intestinal baixa. Quando precedidos de náusea, habitualmente existe uma queixa do trato gastrintestinal. Porém, quando se observam vômitos em jato, ou seja, sem serem precedidos por náusea, deve-se considerar etiologia neurológica/central desse sintoma. Também pode haver vômitos no paciente com infecção do trato urinário, ou ainda no paciente com queixa de dor intensa, localizada ou não no abdome, como nos pacientes com crise de migrânea.

Fonte: elaboração dos autores.

- Apgar.
- Dados antropométricos do nascimento.
- Complicações perinatais.
- Peso de alta da maternidade.
- Tempo para eliminação de mecônio.
- Dificuldade com amamentação.
- Uso de fórmula infantil.
- Se houve icterícia, fototerapia e exames realizados na maternidade para investigar a causa.
- Tipo sanguíneo da mãe e do bebê.
- Presença de hipoglicemia e como foi manejada.

Também são pesquisadas outras complicações do período neonatal, em especial se prematuro, como uso de sonda para alimentação, íleo meconial, cirurgias abdominais e ressecção intestinal (topografia e comprimento ressecado), além dos resultados dos exames de triagem neonatal.

Antecedentes pessoais patológicos

Outras comorbidades prévias já diagnosticadas e em tratamento, além de internações, cirurgias e procedimentos realizados.

Medicações

Em uso e já utilizadas.

Alergias

Medicamentosas, alimentares, outras.

Vacinação

Se em dia para a idade, considerar as condições especiais se paciente com comorbidades.

História fisiológica

Hábito intestinal

Investigar frequência evacuatória, consistência das fezes, classificação de acordo com escala de Bristol, coloração, se há dor ou esforço evacuatório, se há gases, distensão abdominal, assadura associada. Considerando a constipação muito prevalente na população pediátrica, além das perguntas habituais de qualquer queixa principal, devem ser feitas perguntas específicas (Quadro 4).

QUADRO 4 Perguntas da anamnese da constipação intestinal na criança

1) Há manobras de retenção (evacua em pé, sentado no chão, arqueia o tronco para trás, cruza as pernas comprimindo as nádegas) quando sente vontade de evacuar? (Na maioria das vezes, os cuidadores não sabem que essas manobras são de retenção fecal e as consideram parte do hábito evacuatório normal da criança.)
2) Há necessidade de "rituais" para que a criança consiga evacuar?
3) Como foi o processo de desfralde?
4) A constipação se iniciou em época propícia ao desenvolvimento de constipação funcional (desmame de leite materno e início de fórmula infantil, época da introdução alimentar, desfralde, início da escola, marco familiar/social importante)?

Fonte: elaboração dos autores.

Considerando também a diarreia um sintoma bastante frequente em pediatria, como sintoma agudo ou crônico, além das perguntas gerais, sempre perguntar sobre:

- Frequência evacuatória.
- Volume das fezes.
- Consistência e aspecto (brilhosa, flutua no vaso, com odor rançoso).
- Presença de muco ou sangue, odor fétido.
- Urgência.
- Relacionada à ingestão alimentar.
- Despertar noturno.

Hábito urinário

Cor, quantidade de urina e frequência urinária.

Alimentação

Até quando recebeu aleitamento materno exclusivo e complementado, quando foi realizada a introdução de leite de vaca e derivados na dieta, época da introdução alimentar, ingestão de água e ingestão de alimentos ricos em fibras.

Perguntar sobre a necessidade de processamento ou adaptação de consistência dos alimentos. Caso haja correlação dos sintomas apresentados com a ingestão de determinados alimentos, caracterizar quais são esses sintomas, e relacionar temporalmente com a ingestão do alimento em questão, pois isso é importante na avaliação de alergias e intolerâncias alimentares. Indagar à família se está em contexto de segurança alimentar e se tem conhecimentos básicos de nutrição saudável.

Desenvolvimento neuropsicomotor

Marcos do desenvolvimento neuropsicomotor esperados para a idade.

Social

Escolaridade, ambiente escolar e ocorrência de *bullying*. Socialização com a família e em outros ambientes. Personalidade da criança e dos pais ou cuidadores. Tipo e condições da habitação.

História familiar

Comorbidades que afetam os familiares de primeiro grau (irmãos, pais), tios e avós. Doenças raras, precoces ou graves na família. Questionar sobre consanguinidade.

Crescimento e desenvolvimento

A avaliação do crescimento e desenvolvimento da criança faz parte da anamnese e do exame físico geral de toda consulta pediátrica. Não é o objetivo deste capítulo descrever toda a avaliação do crescimento e do desenvolvimento para cada faixa etária. Porém, é importante destacar se, no que diz respeito à avaliação do sistema digestório da criança, há sinais de atraso do desenvolvimento neuropsicomotor esperado para idade. Isso porque não alcançar os marcos do desenvolvimento apropriados para idade pode ser a causa e a consequência de determinados sinais e sintomas do trato gastrintestinal. Por exemplo, uma criança com antecedente de hipóxia neonatal que evolui com atraso motor importante e não sustenta bem o tronco e o pescoço com mais de 6 meses de vida, mas está recebendo dieta via oral, pode se apresentar com queixa de vômitos, sendo estes possivelmente secundários a uma disfagia orofaríngea. Além disso, em toda consulta pediátrica, as crianças devem ser pesadas e medidas, sendo esses dados plotados nas curvas de crescimento (de peso, estatura, IMC, perímetro cefálico), conforme apropriado para idade.

Essa medida é importante para observar se há sinais de desnutrição aguda ou crônica, que podem estar correlacionadas aos sinais e sintomas do trato digestório apresentados durante a avaliação. Por exemplo, uma criança com diarreia crônica inflamatória pode apresentar síndrome disabsortiva e, consequentemente, repercussões no peso e na estatura. A avaliação dessas repercussões pode nos dar indícios quanto à cronicidade do quadro e quanto à gravidade dos sintomas.

Sendo assim, a avaliação do crescimento e do desenvolvimento da criança é imprescindível em qualquer consulta pediátrica, bem como complementa a avaliação do sistema digestório da criança.

EXAME FÍSICO DO SISTEMA DIGESTÓRIO

O exame físico deve ser realizado em ambiente apropriado, respeitando a privacidade do paciente, que deve estar acompanhado de seu cuidador responsável, assegurando o respeito e a permissão para examinar o corpo da criança, com cuidado, delicadeza e empatia. É de grande ajuda conversar com a criança, ainda que muito pequena, explicando as etapas do exame físico, para que ela se sinta segura e fique mais tranquila. A sistematização do exame físico deve ocorrer de modo que seja realizado de forma completa, mas muitas vezes na ordem que é possível para maior conforto e confiança da criança.

Somatoscopia

É importante observar o estado geral da criança, considerando se pode estar gravemente enferma ou não, bem como agudamente ou cronicamente doente. Observar se há fácies típicas de alguma doença específica. Observar o trofismo da pele, do tecido subcutâneo, da musculatura e a distribuição de gordura, particularmente nas regiões malar, de coxas e nádegas, sinais que se relacionam a aspectos nutricionais, e também de modo geral, podendo indicar deficiências de micronutrientes. Observar na pele e mucosas se há sinais de anemia, icterícia ou cianose.

Alguns sinais do exame físico geral importantes nas patologias do sistema digestório

Sinais como icterícia, telangiectasias, eritema palmar e circulação colateral abdominal são indicativos de doença hepática crônica. A presença de baqueteamento digital indica doença pulmonar crônica, que pode se associar a doenças hepáticas e gastrintestinais. Telangiectasias, púrpuras e petéquias devem ser observadas se há queixa de sangramento do trato gastrintestinal ou dor abdominal. Lesões de pele típicas podem corroborar diversas hipóteses diagnósticas, por exemplo, a presença de dermatite atópica em um lactente com suspeita de alergia alimentar ou a dermatite herpetiforme na suspeita de doença celíaca. Achados de artrite e artralgia podem estar presentes na doença inflamatória intestinal e em outras doenças autoimunes. Sinais neurológicos variados podem chamar a atenção para doenças metabólicas específicas, sendo importante observar o desenvolvimento neuropsicomotor, o tônus da criança e se há nistagmo, por exemplo.

Cavidade oral

É importante observar integridade e simetria de lábios, dentes (se houver), cavidade oral, oclusão dentária, bem como o vedamento dos lábios, se a criança é respiradora bucal ou não, a integridade do palato, o aspecto e tamanho do frênulo lingual, todos componentes importantes da alimentação e que podem se correlacionar a dificuldades alimentares quando alterados. Atentar para a cor dos lábios e se há lesões de mucosa típicas, como máculas escurecidas que estão presentes na síndrome de Peutz-Jeghers. Observar se há queilite angular, que pode ser sugestiva de deficiência de vitaminas do complexo B e anemia ferropriva.

Ao abrir a cavidade oral, observar:

- Se há halitose, que pode se associar a má conservação dos dentes, corpo estranho, rinossinusite, outras infecções de via aérea superior ou ainda divertículos esofágicos.
- A integridade da gengiva, que deve ser rósea e uniforme, e pode conter alterações sugestivas de carências nutricionais, além de sangramentos sugestivos de coagulopatias primárias ou secundárias.
- Se há lesões aftosas ou úlceras orais; se presentes, observar a extensão, profundidade, se causam dor e quão numerosas são. Lesões aftosas recorrentes são queixa comum no consultório do gastropediatra e envolvem diagnóstico diferencial de doenças autoinflamatórias, doença inflamatória intestinal, doença de Behçet, doença celíaca, doença péptica, endocrinopatias, entre outras.
- Se os dentes têm coloração e formato normal e se têm bom estado de conservação. Verificar a presença de manchas sugestivas de alguma patologia, como a hipoplasia do esmalte dentário na doença celíaca, ou se são escurecidos, como na impregnação por ferro ou com o uso de tetraciclinas.

Exame abdominal

O avaliador deve estar posicionado à direita do paciente e este deve permanecer, preferencialmente, deitado. Ao avaliar o abdome, deve-se ter em mente os órgãos e as estruturas viscerais que se localizam dentro das divisões anatômicas abdominais em quadrantes (superiores direito e esquerdo e inferiores direito e esquerdo) e por regiões (hipocôndrios direito e esquerdo, epigástrio, flancos direito e esquerdo, mesogástrio, fossas ilíacas direita e esquerda, hipogástrio – Figura 1). Isso facilita a correlação dos sinais ao exame físico com o acometimento dessas estruturas.

Inspeção

Paciente despido ou com roupas íntimas, relaxado, em decúbito dorsal, com os braços estendidos ao lado do corpo. Avalie o aspecto do abdome, ou seja, se é simétrico atípico ou plano, semigloboso (o habitual em lactentes), globoso, escavado (se emagrecido), se aparenta distensão gasosa visível, tensão abdominal (se não há movimentação abdominal com a respiração) e se há postura antálgica. Havendo distensão ou abaulamentos, observe a topografia, que pode ser sugestiva de determinadas condições específicas, como massas abdominais e hérnias por defeitos de parede. Estar atento à pele, se apresenta cicatrizes cirúrgicas, lesões cutâneas, presença de estrias (causadas por obesidade, gestação atual ou prévia, distensão da pele por ascite ou massas, síndrome de Cushing se mais exuberantes e arroxeadas) e distribuição dos pelos. Observar se há veias abdominais normais, que costumam ser mais proeminentes nos lactentes e ficam mais evidentes no abdome distendido, mas que podem ser mais exuberantes em condições patológicas em que o retorno venoso cardíaco é prejudicado (insuficiência cardíaca e hipertensão portal cirrótica ou não), inclusive com fluxo venoso reverso, cursando com circulação colateral abdominal. Ondas peristálticas visíveis sugerem obstrução do trato gastrintestinal, em geral em topografia de piloro e duodeno.

Ausculta

A avaliação de ruídos hidroaéreos (ou borborigmos) pode ser útil. Estando aumentados em intensidade e frequência, há indícios de movimentação anormal do conteúdo intraluminal, como em situações de má-absorção, distúrbios de motilidade, suboclusão ou obstrução intestinal. No último caso, os ruídos podem ser menos frequentes e metálicos. Já os ruídos diminuídos ou ausentes indicam que a motilidade intestinal cessou, o que ocorre em resposta a inflamação peritoneal ou isquemia intestinal.

Percussão

A percussão é apenas mais um dos recursos de avaliação global do paciente. Em condições normais, a percussão abdominal geralmente produz um som que é descrito como "timpânico". Esse som é caracterizado por ser alto, oco e ressonante. No entanto, se houver algum problema nos órgãos internos do abdome, como acúmulo de líquido (ascite), gases excessivos, tumores sólidos ou órgãos inflamados, o som da percussão pode ser diferente do normal. O som produzido varia dependendo do conteúdo do abdome e da densidade dos órgãos internos.

Outros sons à percussão:

- **Subtimpânico:** som semelhante ao timpânico, mas um pouco mais abafado. Pode ser ouvido sobre órgãos sólidos, como o fígado, que fica abaixo da área onde a percussão é realizada.
- **Maciço:** som mais surdo e opaco do que os sons timpânicos e subtimpânicos. Pode ser encontrado sobre órgãos sólidos e pode indicar a presença de alguma anormalidade, como um tumor ou aumento visceral (p. ex., esplenomegalia).

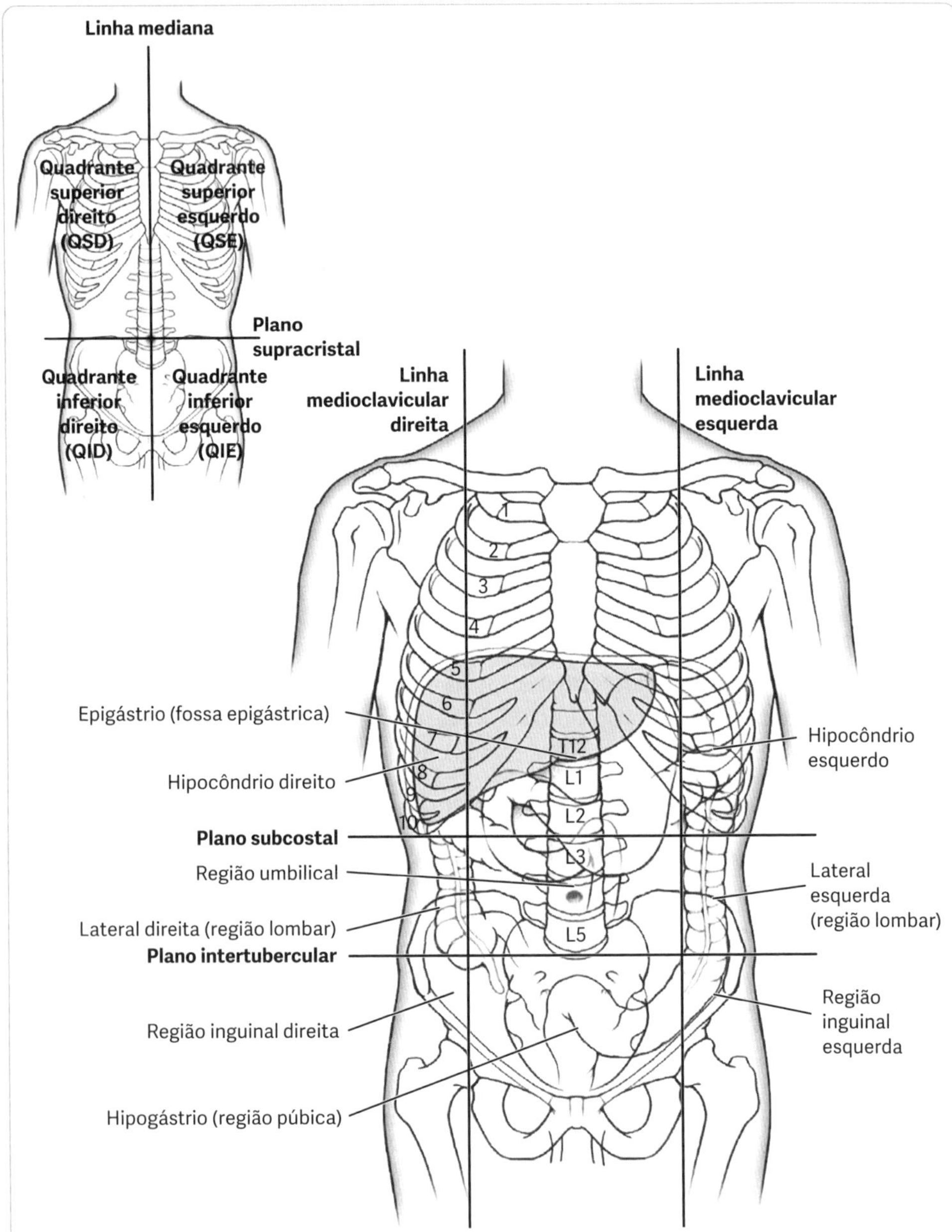

FIGURA 1 Abdome dividido em regiões e quadrantes.

- **Hipertimpânico:** resultado do acúmulo de gases. Pode ou não estar associado à distensão abdominal.

Ao avaliar paciente com doença hepática pressuposta ou confirmada, é importante realizar a hepatimetria em relação à linha hemiclavicular no rebordo costal direito e em relação ao apêndice xifoide, visto que as doenças hepáticas crônicas tendem a causar remodelamento hepático com aumento do lobo esquerdo, enquanto as agudas não.

As manobras que podem ser utilizadas para diagnosticar e mensurar a ascite ao exame físico são:

- **Semicírculo de Skoda:** com o paciente em decúbito dorsal, ao realizar a percussão de toda a extensão abdominal, a região com líquido lateralmente estará maciça/submaciça, e a com ar, medialmente timpânica. Observa-se a presença de ascite e sua extensão.
- **Macicez móvel de decúbito:** ao realizar a percussão com o paciente em decúbito dorsal, a região com líquido lateralmente estará maciça/submaciça, e a com ar, medialmente timpânica. Ao pedir que o paciente se deite em decúbito lateral, haverá deslocamento do líquido ascítico com a gravidade, o que pode ser observado com a percussão.
- **Manobra de piparote:** com o paciente em decúbito dorsal, peça que coloque a lateral medial de uma das mãos verticalizada no centro do abdome (ou que o cuidador/responsável o faça). Apoiando a palma de uma de suas mãos em uma das laterais do abdome, deve-se percutir a lateral oposta abdominal e sentir na mão espalmada do outro lado a vibração do líquido ascítico. Essa manobra fica mais evidente quando há ascite mais volumosa.

Palpação superficial e profunda

A palpação abdominal deve ser realizada de forma cuidadosa, preferencialmente deixando a área em que o paciente refere sentir dor como a última a ser palpada, para evitar desconforto e não prejudicar o restante da avaliação abdominal com manobras de defesa. Caso não haja dor referida ou percebida, deve-se priorizar a palpação de forma sistematizada, em sentido horário. Inicialmente, realiza-se a palpação superficial, observando a reação do paciente, depois a palpação profunda. A palpação de massas e visceromegalias deve avaliar: posição, tamanho, aspecto da superfície, presença de dor à palpação, mobilidade e pulsatilidade, se houver. A palpação do fígado pode ser feita por meio de duas técnicas:

- Palpação em garra (método de Mathieu – Figura 2).
- Palpação bimanual (método de Lemos-Torres), em que a mão esquerda fica na região lombar com o intuito de rechaçar o fígado anteriormente.

Geralmente a vesícula biliar não é palpável, a não ser que esteja muito distendida. Se dolorosa, sugere processo inflamatório, caracterizando o sinal de Murphy.

O baço habitualmente não é palpável ou é apenas discretamente palpável. Localiza-se no quadrante superior esquerdo e sua avaliação é mais bem realizada na expiração profunda. A mão esquerda do examinador deve estar posicionada no dorso do paciente e a direita progride suavemente em direção ao rebordo costal esquerdo (manobra bimanual). Alternativamente, utiliza-se a posição de Schuster (Figura 3). Nela, o paciente deve estar posicionado em decúbito lateral direito com o membro inferior esquerdo fletido a

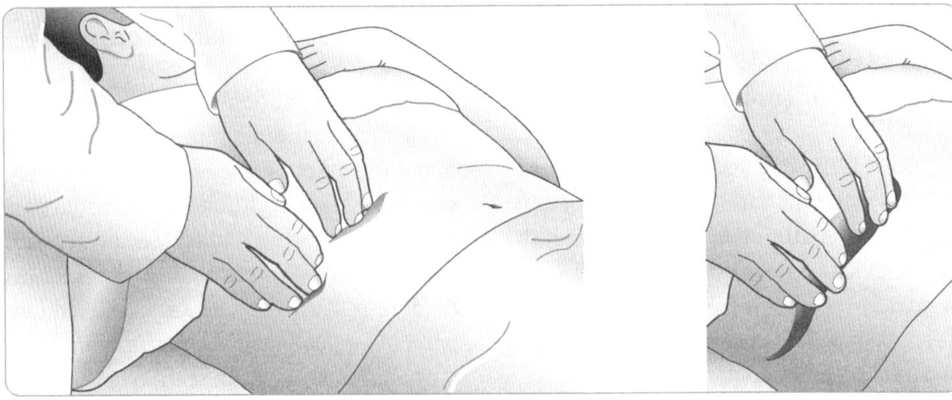

FIGURA 2 Palpação em garra do fígado (método de Mathieu).
Fonte: Martins, 2021.

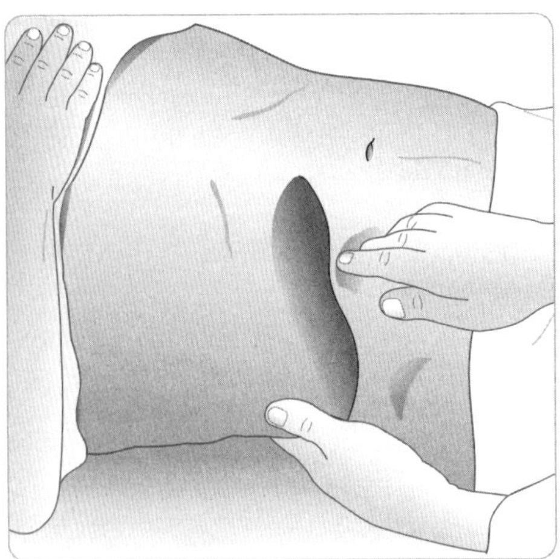

FIGURA 3 Palpação bimanual do baço na posição de Schuster.
Fonte: Martins, 2021.

90° e o joelho serve como ponto de apoio sobre a mesa do exame, garantindo equilíbrio ao paciente. O membro inferior direito deve estar estendido. O membro superior direito fica estendido enquanto o membro superior esquerdo deve ficar fletido sob a cabeça. Essa posição induz a movimentação do baço em direção ao rebordo costal, o que facilita a palpação.

Nos quadros agudos, além do estado geral do paciente, sinais vitais alterados e fácies de dor, deve-se observar se há sinais clássicos de abdome agudo (Quadro 5).

Exame da região perianal

O exame da região perianal faz parte da avaliação do sistema digestório, sendo importante realizar a inspeção cuidadosa. A descrição dos achados da região perianal é descrita com o paciente em posição de litotomia e usando como guia o ponteiro das horas do relógio. Fissuras, quando pequenas, podem estar presentes em pacientes constipados (principalmente as que se localizam na topografia de 12 e 6 horas). Também pode haver plicomas em pacientes constipados, geralmente na linha média e de dimensões reduzidas. Pode haver também a presença de hemorroidas, internas ou externas, com ou sem sangramento retal associado, geralmente indolores, mas que podem estar associadas à dor na presença de trombose. Observar ainda se há abscessos ou fístulas, com drenagem de secreção ou não, e qual o aspecto dessa secreção, ob-

QUADRO 5 Sinais clássicos de abdome agudo no exame físico

Sinal de abdome agudo	Descrição
Ausculta abdominal diminuída ou abolida	Borborigmos diminuídos, abolidos ou metálicos.
Observação abdominal alterada	Distensão abdominal.
Palpação abdominal dolorosa	À palpação, presença de dor, chamando a atenção quando há dor mesmo à palpação superficial.
Descompressão brusca dolorosa	Descompressão brusca dolorosa, que indica peritonite.
Sinal de Murphy	Positivo quando o paciente, ao ter o hipocôndrio direito palpado, interrompe sua respiração por causa da dor. Com isso, tem-se a hipótese de colecistite aguda.
Sinal de Blumberg	Presença de dor à descompressão brusca no ponto de McBurney (ponto entre o terço externo e o terço medial de uma linha entre a cicatriz umbilical e a crista ilíaca direita). A reação de dor sugere apendicite aguda.
Sinal de Rovsing	Dor à palpação do quadrante inferior esquerdo do abdome, embora o paciente apresente dor no quadrante inferior direito, é um indicativo de apendicite aguda.
Sinal do obturador	O sinal é positivo caso haja dor em região hipogástrica à flexão e à rotação externa da coxa direita, sugestivo de apendicite aguda.
Sinal do psoas	Esse sinal é positivo caso haja dor à extensão da coxa direita sobre o quadril contra a resistência em decúbito lateral esquerdo, sugestivo de apendicite aguda.
Sinal de Chandelier	Dor à movimentação do colo uterino durante toque vaginal, sugestivo de doença inflamatória pélvica.

Fonte: elaboração dos autores.

servando se também há secreção vaginal e retal quando houver fístula com drenagem.

Tais lesões podem ocorrer em pacientes com doença inflamatória intestinal com acometimento perianal, mas também podem ocorrer em decorrência de abscesso ou *fistula-in-ano* em lactentes, que tem evolução habitualmente benigna. Pode ser necessário realizar toque retal na consulta pediátrica, como em pacientes com queixa de sangramento retal. Nesses casos, realizar sempre com o dedo indicador, utilizando pomada lubrificante e anestésica de preferência. O toque pode ainda ser necessário para avaliar a presença de impactação fecal, quando se identificam fezes em ponta de dedo de luva ao exame, sendo útil também para avaliar o tônus do esfíncter anal em determinados casos de constipação, bem como a sensibilidade da região.

CONCLUSÕES

A apresentação, o diagnóstico e o tratamento das doenças do aparelho digestório são diferentes em crianças e em adultos. A anamnese e o exame físico são mais abrangentes e detalhados no paciente pediátrico do que no adulto.

SUGESTÕES DE LEITURA

1. Bastos Rodrigues PP, Toledo Rodrigues Y. Semiologia pediátrica. 3.ed. Rio de Janeiro: Guanabara Koogan; 2009. 448p
2. Benninga MA, Nurko S, Faure C, Hyman PE, St James Roberts I, Schechter NL. Childhood functional gastrointestinal disorders: neonate/toddler. Gastroenterology. 2016;150(6):1443-55.
3. Carvalho E, Silva LR, Ferreira CT. Gastroenterologia e nutrição em pediatria. Barueri: Manole; 2012.
4. Chacko MR, Chiou EH. Functional abdominal pain in children and adolescents: Management in primary care. UpToDate. Disponível em: https://www.uptodate.com/contents/functional-abdominal-pain-in-children-and-adolescents-management-in-primary-care?search=Functional%20abdominal%20pain%20in%20children%20and%20adolescents:%20Management%20in%20primary&source=search_result&selectedTitle=1~150&usage_type=default&display_rank=1. Acesso em: 20 fev. 2024.
5. Di Lorenzo C, Colletti RB, Lehmann HP, Boyle JT, Gerson WT, Hyams JS, et al. Chronic abdominal pain in children: a clinical report of the American Academy of Pediatrics and the North American Society for Pediatric Gastroenterology, Hepatology and Nutrition. J Pediatr Gastroenterol Nutr. 2005;40(3):245-8.
6. Hansen JT. Netter: anatomia para colorir. Ilustrações de Frank H. Netter, Carlos A. G. Machado. Tradução Fernanda Gurgel Zogaib et al. Rio de Janeiro: Elsevier; 2010.
7. Martins MA, Quintino CR, Tibério IFLC, Atta JA, Ivanovic LF. Semiologia clínica. Santana de Parnaíba: Manole; 2021.
8. Neuman MI. Causes of acute abdominal pain in children and adolescents. UpToDate [Internet]. 8 abr. 2022. Disponível em: https://www.uptodate.com/contents/causes-of-acute-abdominal-pain-in-children-and-adolescents?search=Causes%20of%20acute%20abdominal%20pain%20in%20children%20and%20adolescents&source=search_result&selectedTitle=1~150&usage_type=default&display_rank=1. Acesso em: 20 fev. 2024.
9. Porto CC. Semiologia médica. 8.ed. Rio de Janeiro: Guanabara Koogan; 2019.

26

Semiologia do sistema musculoesquelético da criança

Reinan Tavares Campos
Patricia Moreno Grangeiro
Clovis Artur Almeida da Silva

PONTOS-CHAVE

- As mudanças do crescimento musculoesquelético na criança apresentam um padrão previsível, com características próprias em cada faixa etária, sendo importante observar os sinais que indiquem alterações.
- Durante a anamnese se observam a marcha e os movimentos corporais, durante a movimentação ativa e passiva, além da presença de dores e dos impactos que podem causar na funcionalidade.
- O exame físico musculoesquelético deve contemplar marcha, coluna, ombros e cotovelos, mãos e punhos, quadril, membros, pés e tornozelos.

INTRODUÇÃO

O sistema osteomuscular tem como funções básicas o suporte corporal e a facilitação dos movimentos. Na infância, as mudanças decorrentes do crescimento tendem a seguir um padrão previsível. Faz-se necessário, portanto, conhecer os achados normais para cada faixa etária e observar sinais que indiquem alterações.

A anamnese deve incluir a caracterização das dores, o questionamento sobre as alterações da marcha ou dos movimentos corporais, além da investigação sobre os impactos que os sintomas causam na funcionalidade. Nessa faixa etária é comum que as queixas sejam notadas pelos cuidadores, podendo ser vagas e nem sempre encontrar relação com o relato da criança.

O exame físico inclui desde a observação da marcha e movimentação espontânea da criança durante a chegada no consultório até a realização de manobras específicas para cada segmento corporal. A avaliação estática e dinâmica, a busca de alterações articulares e a análise do *status* neurovascular também serão incluídas no exame. Como regra, a movimentação ativa deve ser feita sempre antes da passiva. Além disso, a retirada da roupa permite a melhor visualização das estruturas examinadas.

Ferramentas já foram desenvolvidas na tentativa de ajudar na sistematização do exame físico osteomuscular. O pGALS – *pediatric Gait* (marcha), *Arms* (braços), *Legs* (pernas), *Spine* (coluna vertebral) – é uma abordagem mínima desenvolvida para que médicos generalistas possam identificar precocemente alterações no aparelho locomotor.

Para fins didáticos, este capítulo tratará do exame específico de cada segmento corporal, explicando também as variações esperadas em cada faixa etária.

MARCHA

Para os pacientes que já adquiriram a marcha, este é o primeiro aspecto do aparelho locomotor a ser avaliado, e é possível observá-lo já durante o percurso do paciente da sala de espera ao consultório. No entanto, também é interessante examinar de forma mais detalhada posteriormente, inclusive com o paciente sem roupa.

Em geral, as crianças iniciam a marcha por volta dos 12 meses e aos 18 meses já conseguem correr. Contudo, só atingem a marcha semelhante à dos adultos por volta dos 7 anos de idade.

A análise da marcha é complexa, mas pode ser dividida didaticamente em etapas que facilitam seu entendimento. Considerando apenas um dos lados do corpo, a marcha pode ser entendida como um ciclo e dividida em fase de balanço e fase de apoio. O apoio corresponde a 60% do ciclo e diz respeito ao período em que o pé está em contato com o solo. A fase de balanço, por outro lado, engloba o período de aceleração em que o pé não está em contato com o solo (Figura 1).

As crianças menores de 3 anos e meio em geral apresentam um centro de gravidade mais baixo (mais flexão das articulações dos membros inferiores), um alargamento da base (afastamento e rotação dos pés externamente) e mais tempo de marcha

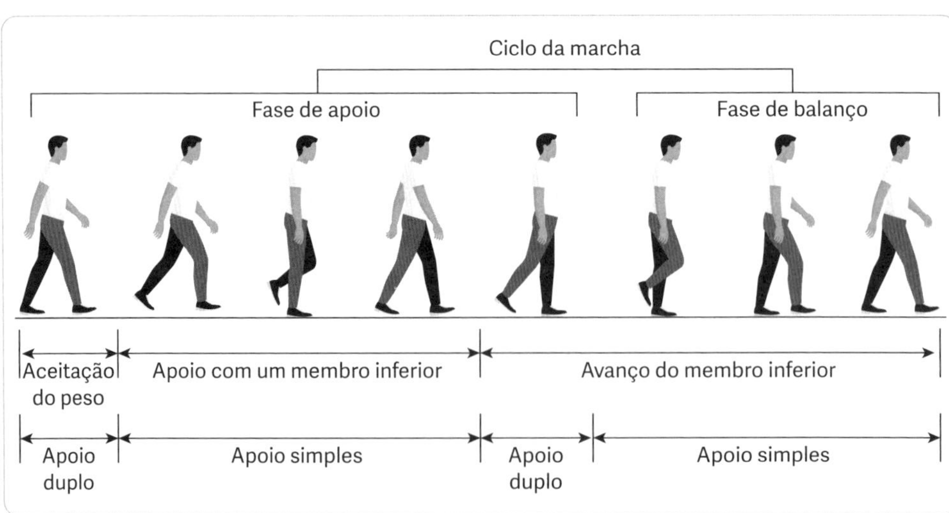

FIGURA 1 Fases de apoio e balanço da marcha.

apoiado em dois membros. Essas alterações favorecem um maior equilíbrio e compensam o menor tamanho do passo. No entanto, podem dificultar a avaliação da marcha por um profissional não treinado. Por isso, diante de uma queixa familiar de que a criança está mancando, deve-se encaminhar para uma avaliação cuidadosa. Independentemente da idade, é importante ter em mente que a marcha deve ser simétrica e fluida. A presença de esforço e assimetrias deve levantar suspeitas.

Outro aspecto prevalente na prática pediátrica é a marcha em equino dos pés. Muitas crianças têm por hábito caminhar na ponta dos pés sem necessariamente ter alguma condição que o justifique. Nesses casos, é importante observar se a criança também consegue caminhar normalmente. Caso não consiga, causas neurológicas e ortopédicas devem ser investigadas. Além disso, uma consequência desse hábito a longo prazo é o encurtamento do tendão calcâneo. Por isso, a persistência da marcha em equino dos pés também deve ser motivo de encaminhamento.

COLUNA

Inicialmente a avaliação da coluna pode ser feita pela inspeção estática. Com a criança de pé de costas e de frente, ao examinar deve-se investigar se existem desalinhamentos ou assimetrias. Uma forma de verificar a presença dessas alterações é traçando linhas imaginárias entre pontos fixos como ombros, pontas inferiores das clavículas, linhas intermamilares e espinhas ilíacas anteriores. Na sequência, nos posicionamos ao lado do paciente e verificamos se existe uma exacerbação das curvas fisiológicas da coluna (lordose cervical, cifose torácica, lordose lombar e cifose sacral). Para facilitar a visualização das curvaturas, o paciente poderá elevar os braços.

Algo importante de ser observado nas crianças menores, em especial, é a presença de estigmas que indiquem dismorfismos espinhais. Sinais óbvios como abaulamentos e herniações dificilmente passam despercebidos. No entanto, diversas alterações cutâneas podem estar associadas a dismorfismos espinhais ocultos. Alguns exemplos de lesões em linha média que devem desencadear investigação: fosseta sacral atípica, hemangioma, pilificação excessiva, apêndice cutâneo caudal e desvio isolado de dobra glútea.

A próxima etapa da avaliação consiste na inspeção dinâmica. Para isso, pede-se que o paciente realize movimentos ativos de flexão (colocar as mãos na direção dos pés), extensão, rotação e inclinação. Busca-se avaliar nessa etapa a amplitude de movimento da coluna e a reversibilidade de possíveis deformidades.

Outra etapa importante é a palpação dos processos espinhosos da coluna em toda a sua extensão. Aumenta-se assim a sensibilidade para a identificação de deformidades. Nesse momento, pode-se verificar também a presença de pontos dolorosos em musculatura paravertebral. A mobilidade cervical também deve ser testada com movimentos de flexão, extensão, rotação e inclinação lateral. Além disso, deve-se palpar o músculo esternocleidomastóideo em busca de contraturas e nodulações que possam apontar para torcicolo muscular congênito.

Por fim, a avaliação da coluna deve incluir o exame neurológico. Para saber mais a respeito, recomenda-se a leitura do capítulo sobre exame neurológico.

OMBROS E COTOVELOS

O ombro é uma articulação complexa, composta por diversas estruturas que, em conjunto, garantem a maior mobilidade articular do membro superior. O cotovelo, por sua vez, é uma articulação uniaxial em dobradiça que se movimenta em um único plano. Felizmente, na faixa etária pediátrica o acometimento dessas topografias é raro, sendo mais ligado a trauma ou a malformações.

Iniciando pela inspeção estática, devem-se pesquisar assimetrias, comparando os dois lados, e a presença de postura antálgica. Podem-se utilizar como referencial as proeminências ósseas do acrômio, clavículas e úmeros.

Um acometimento comum entre crianças de 1 a 3 anos é a presença de subluxação da cabeça do rádio. Nessa situação a criança tende a adotar uma postura viciosa, com o cotovelo estendido junto ao corpo ou levemente fletido, com pronação permanente do antebraço e pseudoparalisia.

Na inspeção dinâmica, avalia-se a amplitude de movimento mediante a realização da movimentação ativa e posteriormente a movimentação passiva. O ombro saudável consegue realizar elevação nos planos coronal e sagital de 180°, rotação externa de 90° e rotação interna de 90°. A depender da idade, podem-se utilizar artifícios lúdicos para estimular a movimentação ativa, oferecendo objetos de interesse da criança ou envolvendo os pais em brincadeiras e desafios que estimulem a participação (Figura 2).

A palpação das estruturas nos permite identificar pontos dolorosos e, por vezes, a presença de edema articular no cotovelo. Alguns testes podem ajudar no diagnóstico de paralisias decorrentes de lesões obstétricas. Vale destacar o teste do lenço, manobra indicada para lactentes acima de 5 a 6 meses. Nesse teste, coloca-se um pano sobre o rosto da criança e o esperado é que ela retire o pano com a mão testada, enquanto se segura o membro contralateral. Em casos de paralisias, a criança terá dificuldade para a remoção do objeto.

Outra alteração que se pode observar nos casos de paralisia obstétrica ou pseudoparalisia por fratura de clavícula é a assimetria do reflexo de Moro. Esse reflexo está presente em crianças de 0 a 6 meses e consiste na abdução e extensão brusca dos membros superiores, seguida de adução dos membros superiores. Uma das formas de desencadear o reflexo é segurar a criança em posição supina e deixá-la cair de forma súbita, simulando uma queda. A presença de assimetria nos movimentos sugere presença de paralisias.

MÃOS E PUNHOS

A mão é composta por inúmeras estruturas que permitem uma ampla variedade de movimentos. Por meio das mãos, as crianças exploram o mundo e interagem com uma série de estímulos. Na faixa etária pediátrica, um aspecto importante é a busca ativa de anormalidades anatômicas. A presença de dedos extranumerários é uma alteração congênita relativamente comum.

Na inspeção, deve-se pesquisar a presença de: dedos extranumerários (polidactilia), fusão de dedos (sindactilia), prega palmar única ou alterações adicionais como cistos, tumorações ou deformidades ósseas. A presença de anormalidades congênitas pode ser causada por variações isoladas da normalidade, mas também componentes fenotípicos de síndromes genéticas. As alterações nos dedos podem variar de pequenos apêndices a dedos completamente formados com fusão óssea. A pronta identificação ainda na maternidade é importante para o encaminhamento precoce ao cirurgião.

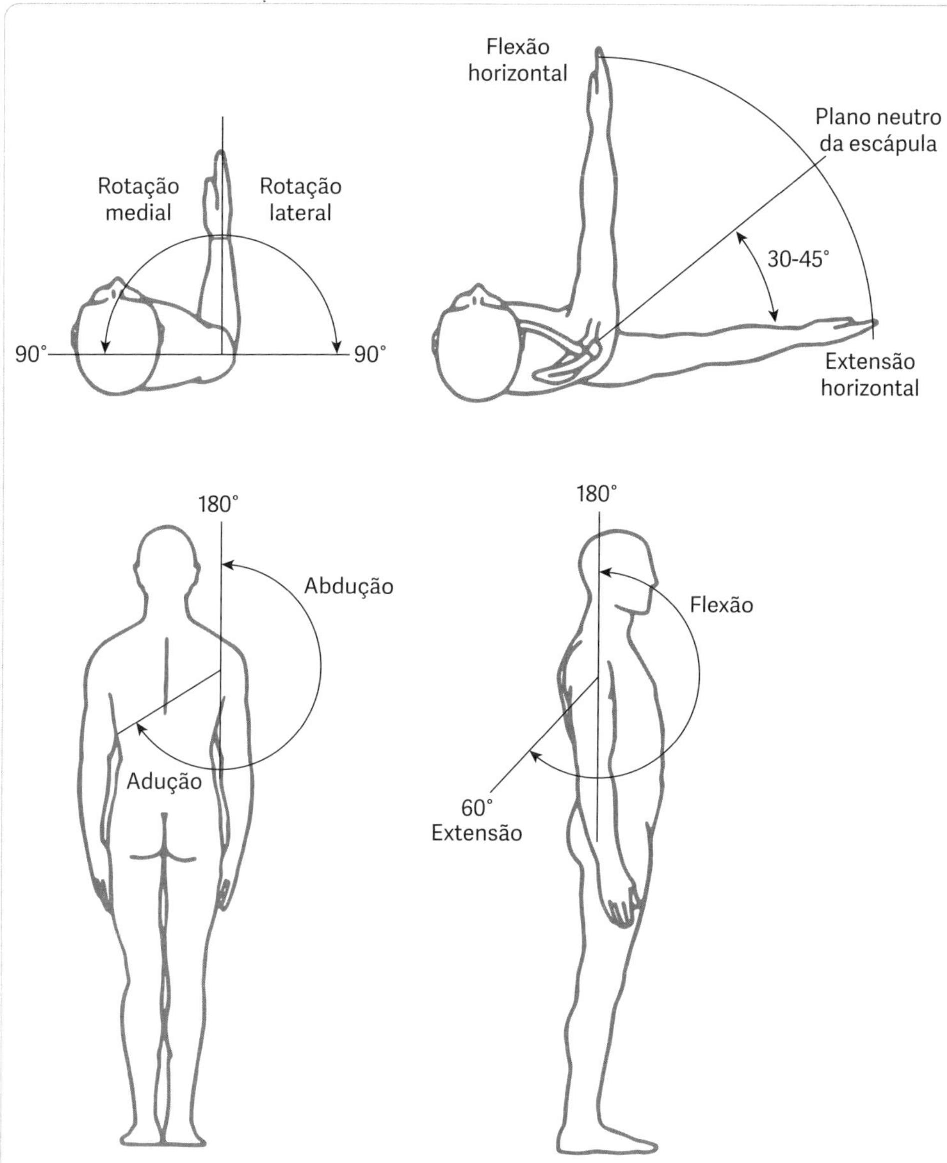

FIGURA 2 Movimentação do ombro e cotovelo.

Além da inspeção com mãos estendidas, pode-se solicitar que a criança faça movimentos: preensão palmar, pinça (toque a ponta do polegar em todos os dedos), juntar as palmas e o dorso das mãos. Com esses movimentos, é possível avaliar a mobilidade dos dedos e dos punhos.

QUADRIL

O exame físico do quadril permite identificar precocemente displasias e garantir um melhor prognóstico. Além disso, outras condições de natureza infecciosa, inflamatória ou até mesmo neoplásica podem se manifestar com sintomas nessa região. Isso reforça a importância do exame físico detalhado do quadril.

Na avaliação estática com o paciente em decúbito ventral e dorsal, procura-se identificar assimetria no tamanho dos membros, ou rotação mantida e assimetria de dobras (inguinal, glútea, coxa ou poplítea). Vale ressaltar que mais de um terço dos pacientes pode ter displasia bilateral e os achados de assimetria podem não ocorrer. A inspeção dinâmica inclui a marcha e a checagem das amplitudes dos diferentes movimentos. Lembrando que os ângulos variam conforme a maturidade e, por isso, os achados devem ser interpretados levando-se em conta esse aspecto.

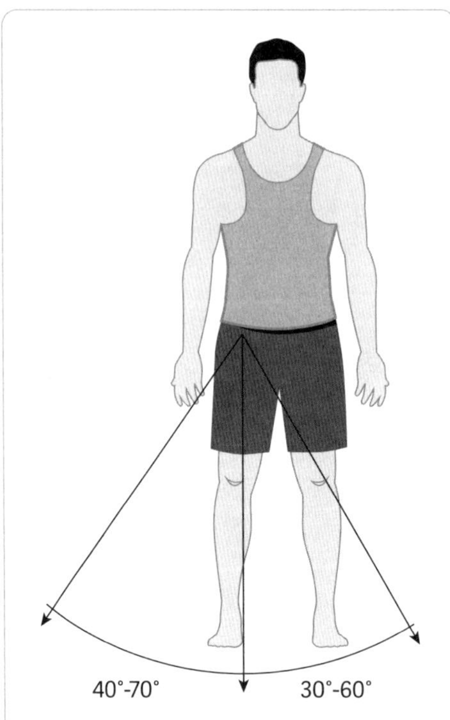

FIGURA 3 Investigação da abdução e adução na posição dorsal (supina): a perna oposta deve estar elevada para a medida da adução.

Para as crianças que já andam, além da análise da marcha, deve-se testar a mobilidade em busca de restrições. Com o paciente em decúbito dorsal em posição supina: flexão, extensão, rotação interna e externa, abdução e adução com quadril estendido. Em posição prona: extensão, rotação com quadril estendido e estimativa do ângulo de anteversão femoral. Em decúbito lateral: extensão (Figuras 3 a 9).

- **Manobra de Ortolani (0-3 meses):** busca-se um estalido palpável enquanto se reduz o quadril luxado. Para isso,

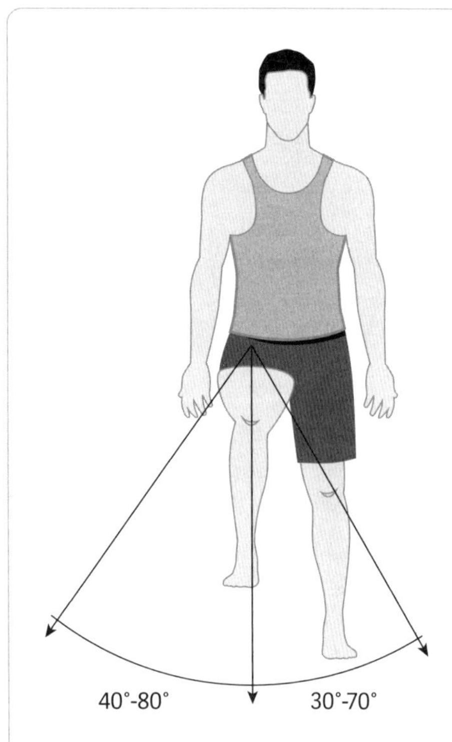

FIGURA 4 Investigação da rotação externa e interna na flexão de 90° do quadril da posição dorsal (supina): a parte inferior da perna é usada como ponteiro. Note que a rotação externa da perna produz rotação interna do quadril.

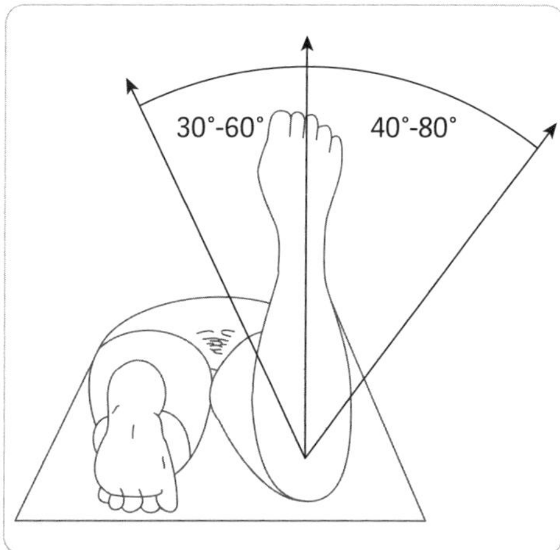

FIGURA 5 Investigação da rotação interna e externa na posição prona (de bruços) com os quadris estendidos: note que a perna é usada como ponteiro nos testes da posição prona.

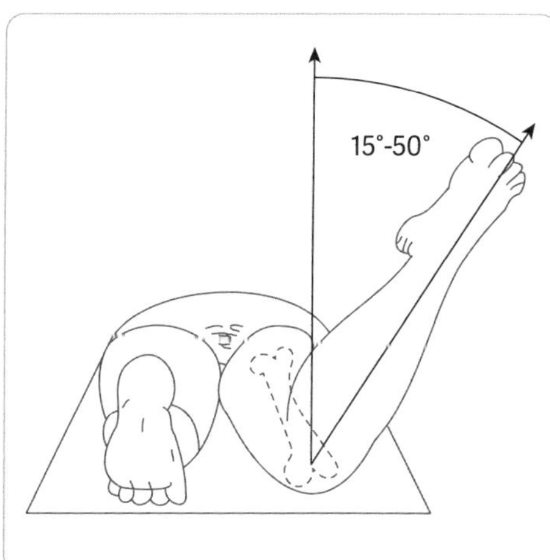

FIGURA 6 Medição clínica da anteversão: a anteversão é examinada na posição prona. O examinador palpa o trocanter maior com uma das mãos para determinar a posição de protusão lateral máxima. A outra mão move a parte inferior da perna (joelho em flexão). Quando o trocanter maior está em lateralização máxima, a anteversão pode ser medida diretamente pelo desvio da vertical. Nessa posição, o colo femoral fica horizontal, enquanto os côndilos do joelho e a perna mostram o ângulo de anteversão.

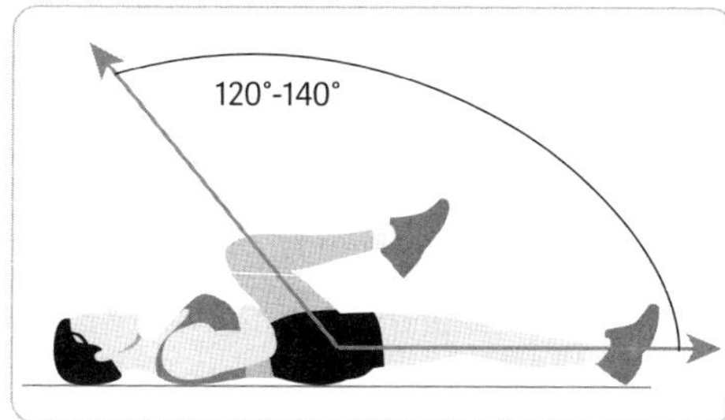

FIGURA 7 Medida da flexão do quadril na posição supina (dorsal).

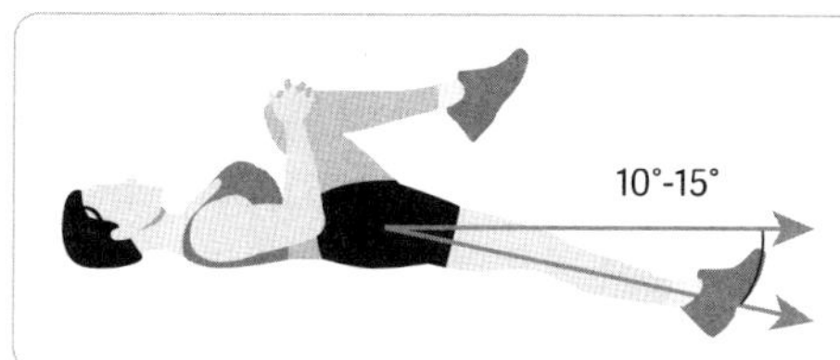

FIGURA 8 Medida da extensão na posição lateral. A pelve do outro lado é fixada flexionando o quadril. Isso evita qualquer hiperlordose da coluna lombar. A dimensão da extensão em relação à posição neutra é medida.

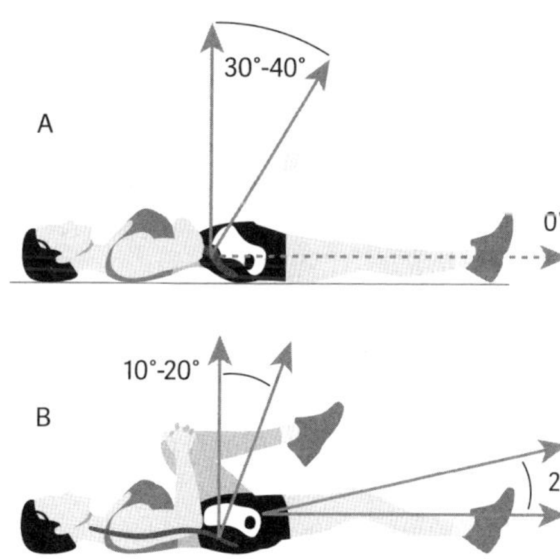

FIGURA 9 Teste de Thomas (*Thomas grip*). A: na posição supina, a extensão total do quadril pode ser estimulada pela hipelordose da coluna lombar e pelo aumento da inclinação pélvica. B: o paciente segura a perna contralateral com flexão máxima no quadril. Se houver uma contratura em flexão, o joelho afetado se eleva.

deita-se a criança sobre uma superfície firme, segura-se a coxa com os dedos indicador e médio no trocanter maior e o polegar na parte interna da coxa. Da posição aduzida, o quadril é suavemente abduzido enquanto levanta ou empurra o trocanter anteriormente. O exame é feito unilateralmente enquanto a outra mão estabiliza o membro contralateral. A manobra é positiva quando se sente o estalido.

- **Manobra de Barlow (0-3 meses):** com a mão na mesma posição da manobra anterior, sutilmente é feito o movimento de adução. A manobra será positiva se for possível sentir a cabeça do fêmur sendo deslocada do acetábulo, sem esforço.
- **Sinal de Galeazzi (teste de Allis):** com o paciente em decúbito dorsal, as coxas fletidas e os quadris posicionados simetricamente, observa-se se existe diferença na altura dos côndilos femorais.
- **Teste de Dupuytren:** com a criança deitada, o examinador flete a perna a 90º e, em seguida, traciona a perna para cima e para baixo. Quando a criança tem o quadril deslocado existe uma mobilidade excessiva do fêmur, também chamada de telescopagem.
- **Teste de Klisic (maiores de 3 meses):** com o paciente em decúbito dorsal, o examinador posiciona o dedo médio sobre o trocanter maior e o indicador sobre a espinha ilíaca anterossuperior. Traça-se uma linha imaginária ligando os pontos, a qual deve cruzar o umbigo. Em caso de luxação, a linha passará entre umbigo e púbis.
- **Teste de Hart:** os testes de Ortolani e Barlow podem não ser facilmente detectados no terceiro mês de vida, quando o ganho de tônus e até a contratura dos adutores prejudica o exame e os testes podem ser negativos mesmo em pacientes com displasia e quadris luxados. Nesta situação, o teste de Hart torna-se mais relevante, deixando evidente a restrição da abdução do quadril que está subluxado ou luxado. Esse sinal ocorre pela contratura dos adutores e começa a se tornar positivo a partir do segundo mês de vida, sendo altamente significativo quando presente a partir da oitava semana. Para avaliação desse teste, deve-se partir da mesma posição do teste de Ortolani e fazer a abdução de ambos os quadris; o normal é o quadril do recém-nascido atingir entre 60 e 80°. No teste de Hart positivo, pode-se atingir 40° ou menos de amplitude da abdução. No caso de doença bilateral, pode ser difícil identificar um caso positivo, sendo mais fácil nos casos unilaterais.

Os diagnósticos das displasias e alterações do quadril podem ser difíceis, especialmente em examinadores pouco experientes. É salutar levar em conta as queixas dos pais, como a percepção de alterações de marcha ou dificuldade nas trocas de fralda. Por vezes os achados podem ser sutis ou não estar presentes. Por isso é importante o exame físico de forma processual e encaminhamento para especialistas diante da suspeita de alterações.

JOELHOS

O desenvolvimento normal do joelho da criança envolve uma variação significativa do alinhamento. Ao nascer, o habitual é que os joelhos se afastem da linha média (*genu varum*), com progressivo alinhamento até por volta dos 18 ou 19 meses, quando se endireitam. A partir de então os joelhos tendem a se aproximar da linha média até por volta dos 3 a 4 anos de idade. Só por volta dos 6 a 8 anos eles tendem a ficar retos novamente. Conhecer essas tendências nos permite entender quando se deve encaminhar as crianças para avaliação do ortopedista.

Para avaliação do alinhamento, o paciente deve ficar em posição supina, com as patelas posicionadas para a frente. Orienta-se o paciente a juntar os maléolos mediais e os joelhos, desse modo é possível observar se existem desalinhamentos. Ainda na inspeção, com o paciente em decúbito dorsal, podem-se observar abaulamentos ao redor da patela que sugerem edema articular. Com o paciente em decúbito ventral, podem-se buscar abaulamentos na fossa poplítea que indicam a presença de cisto de Baker.

Para testar a mobilidade, pode-se examinar o paciente em decúbito dorsal, com a perna a 0°, posteriormente com a perna fletida (150-160°) e com o quadril fletido (90°). Além da movimentação ativa e passiva, é interessante a busca pelo sinal da tecla. Realiza-se a palpação com o paciente em decúbito dorsal e o membro inferior estendido; coloca-se a mão não dominante na porção distal da coxa em forma de C, e com a mão dominante empurra-se a patela para baixo. Na presença de líquido intra-articular, pode-se sentir a patela ser rechaçada, como se estivesse nadando (Figura 10).

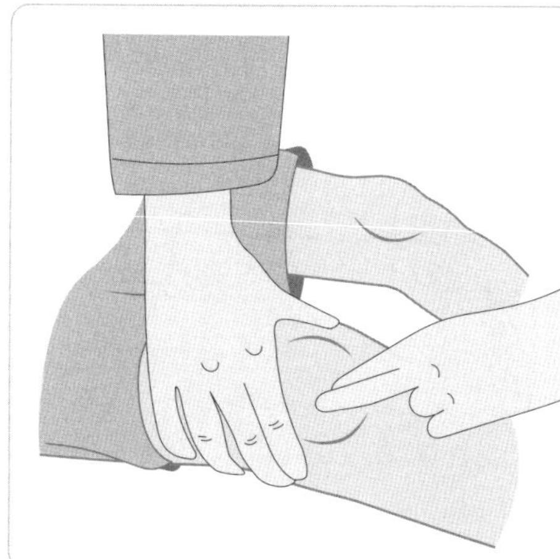

FIGURA 10 Sinal da Tecla no exame dos joelhos.

TORNOZELOS E PÉS

Assim como no exame das mãos, deve-se procurar na inspeção dos pés a presença de alterações de dedos (polidactilia e sindactilia). Atenção especial deve ser dada à presença de pé torto e anormalidades do primeiro pododáctilo. No pé infantil algumas alterações posturais são comuns e autolimitadas, como o *metatarsus adductus* e o pé torto postural. No primeiro, observa-se a adução do antepé em relação ao pé traseiro, enquanto no segundo está presente uma flexão plantar anormal. Ambas as situações, a dificuldade ou impossibilidade de redução da deformidade, devem levar a encaminhamento (Figura 11).

HIPERMOBILIDADE

Na faixa etária pediátrica, uma condição muito comum é a hipermobilidade articular. Pode ocorrer de forma isolada, acometendo juntas específicas, ou de forma generalizada. A instabilidade articular decorrente dessa condição aumenta o risco de dor generalizada por microtraumas, e por isso é importante identificá-la no exame físico.

A síndrome da hipermobilidade pode ser diagnosticada pelos critérios de Beighton. A presença de seis ou mais deles leva ao diagnóstico de síndrome de hipermobilidade (Quadro 1).

CONCLUSÕES

O exame físico musculoesquelético da criança e do adolescente inclui a observação

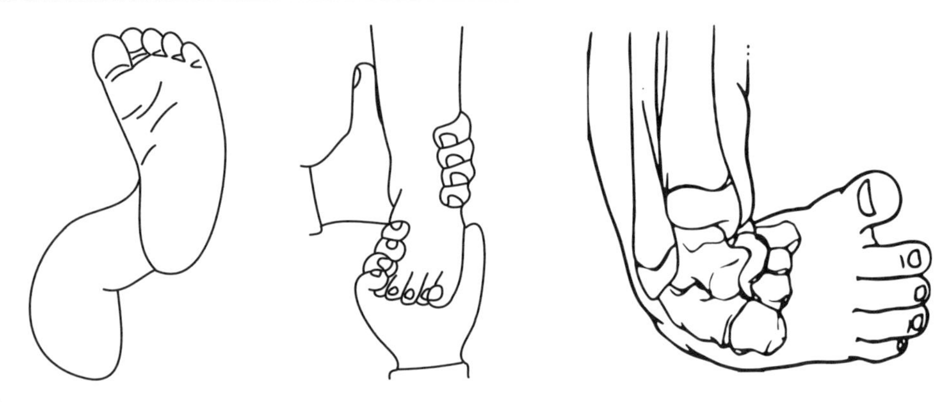

FIGURA 11 Alterações do pé: *metatarsus adductus* e pé torto postural.

QUADRO 1 Síndrome da hipermobilidade articular pelos critérios de Beighton

Seis ou mais critérios presentes fazem o diagnóstico da síndrome da hipermobilidade articular
▪ Tocar o polegar no antebraço volar.
▪ Hiperestender as articulações metacarpofalangeanas para que os dedos fiquem paralelos ao antebraço.
▪ > 10° de hiperextensão dos cotovelos.
▪ > 10° de hiperextensão dos joelhos.
▪ Tocar as palmas das mãos no chão com os joelhos retos.

Fonte: elaboração dos autores.

da marcha e da movimentação espontânea, além da realização de manobras específicas para cada segmento corporal. A avaliação estática e dinâmica de alterações articulares e do *status* neurovascular deve estar contemplada no exame físico.

SUGESTÕES DE LEITURA

1. Barros Filho TEP, Lech O. Exame físico em ortopedia. 2.ed. São Paulo: Sarvier; 2002. 339p.
2. Foster HE, Kay LJ, Friswell M, Coady D, Myers A. Musculoskeletal screening examination (pGALS) for school-age children based on the adult GALS screen. Arthritis Rheum. 2006;55(5):709-16. Erratum in: Arthritis Rheum. 2006;55(6):981.
3. Grangeiro PM, Nordon DG, da Silva CAA. Semiologia do aparelho locomotor. In: Silva LR, Solé, D, editores. Diagnósticos em pediatria. 2.ed. Barueri: Manole; 2021.
4. Guarniero R, Montenegro NB, Paula A, Grangeiro PM, Massa BSF, Nordon DG. SOS residência em ortopedia pediátrica. Barueri: Manole; 2018. 476p.
5. Herring JA. Tachdjian's pediatric orthopaedics, v. 3. Philadelphia: Saunders; 2001.
6. Hefti F. Pediatric orthopedics in practice. Heidelberg: Springer; 2007.
7. Magee DJ. Orthopedic physical assessment. 5.ed. Philadelphia: Saunders; 2007.

27

Sistema neuropsiquiátrico da criança

Renata Barbosa Paolilo
Ciro Matsui Junior
Leticia Pereira de Brito Sampaio

PONTOS-CHAVE

- O diagnóstico neurológico depende de uma história detalhada associada ao exame neurológico sistemático e estruturado, considerando a etapa do neurodesenvolvimento em que a criança se encontra.
- O exame físico neurológico completo da criança deve buscar dismorfismos e malformações de outros sistemas, e avaliar o comportamento, que é fundamental na construção do raciocínio.

INTRODUÇÃO

Os diagnósticos neurológicos são considerados difíceis e complexos; no entanto, muitos transtornos neurológicos podem ser diagnosticados pelo pediatra e pelo clínico geral a partir do conhecimento de princípios básicos.

Na neurologia, mais que em outras áreas da medicina, a integração de anamnese e exame neurológico permite a conclusão diagnóstica na maioria dos casos. Isso decorre da alta correlação dos sinais e sintomas neurológicos com as estruturas anatômicas, sendo importante ter uma noção de neuroanatomia e neurofisiologia para interpretar corretamente os achados do exame. Técnicas diagnósticas complementares, como exames de neuroimagem, testes eletrofisiológicos e testes genéticos, não substituem a anamnese e o exame neurológico, apenas suplementam a avaliação clínica.

O sucesso no diagnóstico neurológico depende de uma história colhida de forma atenta, associada a um exame neurológico sistemático e estruturado. O exame neurológico da criança pode ser sistematizado da mesma maneira que o exame neurológico do adulto, porém tem particularidades importantes. Nas crianças, o exame físico completo e a inspeção devem buscar dismorfismos e malformações de outros sistemas. O período de inspeção também permite uma melhor observação do comportamento, que pode ser fundamental na construção do raciocínio. Em crianças pequenas, pode ser necessário alterar a sequência das etapas do exame neurológico, respeitando o conforto e o tempo da criança nas suas atividades e brincadeiras na consulta. A avaliação pode ser lúdica para maior engajamento.

Para adequadas avaliação e interpretação, deve-se considerar a etapa do neurodesenvolvimento em que a criança se encontra. Com isso, o exame do lactente jovem é uma evolução do exame do recém-nascido. À medida que novas habilidades são adquiridas, elas devem ser avaliadas durante o exame e questionadas na anamnese. Por volta dos 6 anos de vida, a maioria das crianças é capaz de realizar o exame neurológico sistematizado e completo, como o realizado em adolescentes e adultos (ver Capítulo 38, Sistema neurológico do adolescente).

Após anamnese e exame neurológico, o raciocínio neurológico será construído em hipóteses diagnósticas: sindrômica (cognitiva, motora, sensitiva, álgica, epiléptica, de nervos cranianos, cerebelar, vestibular), topográfica, nosológica (vascular, inflamatória, traumática, autoimune/desmielinizante, metabólica, infecciosa, neoplásica, degenerativa, elétrica, congênita) e etiológica. Essas hipóteses guiarão a investigação complementar e o tratamento.

ANAMNESE

Uma história clínica detalhada dos sinais e sintomas neurológicos é o aspecto mais importante na construção do raciocínio clínico. Para isso, é importante ouvir atentamente as famílias e as crianças mais velhas nas suas queixas.

O objetivo da história é entender os quatro principais tópicos:

- O processo é agudo ou insidioso?
- É focal ou generalizado/multifocal?
- É progressivo ou estático?
- Em que idade os sinais e sintomas iniciaram? Já apresentou esses sintomas anteriormente?

Portanto, a caracterização da queixa principal da consulta envolve entender o início dos sinais e sintomas (início, localização, duração, gravidade, qualidade, fatores de melhora/piora), o histórico medicamentoso e suas respostas, além das investigações já realizadas. É importante ouvir o acompanhante/paciente falar livremente e, então, direcionar os questionamentos para abarcar diagnósticos diferenciais. Perguntas dirigidas aos problemas neurológicos mais comuns estão detalhadas no Capítulo 45, Principais sinais e sintomas do sistema neuropsiquiátrico na criança e adolescente: crises epilépticas, atrasos do desenvolvimento, fraqueza e hipotonia muscular, ansiedade e depressão.

A próxima etapa é o interrogatório dos antecedentes da criança. Iniciando pela história antenatal e obstétrica, deve-se questionar sobre a concepção (planejamento, uso de tecnologia para concepção, idade dos pais), histórico gestacional de patologias maternas, uso de medicações e substâncias, sorologias, presença e qualidade dos movimentos fetais percebidos pela mãe. Os dados do parto podem estar sujeitos a viés de memória, sendo muitas vezes importante solicitar o cartão da maternidade para acessar as informações de idade gestacional, peso de nascimento, dados antropométricos, Apgar, exames de triagem neonatal e condições de alta. Ao avaliar os antecedentes médicos pessoais, devem-se detalhar outros diagnósticos, o histórico de tratamentos, a história vacinal e o diagnóstico de alergias. O detalhamento da rotina do sono e o questionamento do histórico alimentar são importantes para diversas condições neuropsiquiátricas. Por fim, questionar a história familiar, buscando a possibilidade de consanguinidade na família ou familiares com queixas semelhantes. A história social ajuda a identificar se a criança está exposta a pobreza, violência, *bullying* e depressão parental. Nesse contexto, também é fundamental caracterizar o ambiente escolar e o desempenho acadêmico de crianças maiores.

Em todas as consultas, mesmo não sendo a queixa principal da família, devem-se detalhar os marcos do desenvolvimento neuropsicomotor da criança. Atrasos e regressões do desenvolvimento podem ocorrer como consequência de algumas patologias neurológicas, por falta de estímulo, ou serem o diagnóstico em si.

A utilização de escalas de triagem é útil e de fácil realização em consultas rotineiras. A escala mais utilizada é a Escala de Denver II, em que os marcos do desenvolvimento são categorizados em motor grosso, motor fino, linguagem e pessoal-social. Nessa escala, 125 habilidades estão listadas e distribuídas de acordo com a idade, com os percentis 25, 50, 75 e 90%. É uma escala factível de aplicar em avaliações mais rápidas, servindo como triagem para orientação a maior investigação caso sejam encontrados desvios da normalidade.

Muitas vezes não há uma queixa do desenvolvimento, mas do comportamento em si. Devem-se detalhar as queixas e tentar diferenciar se há um problema de atenção, impulsividade, agressividade ou de mudanças de humor. É importante entender se os sintomas são desencadeados em algum contexto específico ou de forma espontânea e quais os ambientes em que os comportamentos aparecem. Algumas escalas de triagem também podem ser utilizadas, como o MCHAT (do inglês *Modified Checklist for Autism in Toddlers*), para lactentes de 18 a 24 meses com suspeita de transtorno do espectro autista, e o SNAP-IV (do inglês *Swanson, Nolan and Pelham Teacher and Parent Rating Scale*), para crianças maiores com suspeita de transtorno do déficit de atenção e hiperatividade.

EXAME NEUROLÓGICO DO LACTENTE

Antes de iniciar o exame neurológico da criança, o examinador deve atentar à idade e às habilidades que espera encontrar, planejando sua avaliação. Para isso, é importante considerar a idade gestacional corrigida nos dois primeiros anos de vida para a criança nascida prematura (idade gestacional inferior a 37 semanas).

É importante deixar a criança confortável, podendo iniciar sua avaliação com ela no colo do responsável ou brincando livremente na sala de avaliação. Também é importante atentar ao horário da alimentação da criança e a sua rotina de sono.

O exame se inicia com a inspeção para avaliação da presença de dismorfismos que possam indicar alguma síndrome, como forma e simetria do crânio e face, distribuição do cabelo no couro cabeludo, implantação, tamanho e forma das orelhas, base e implantação do nariz, tamanho e formato da boca, características das mãos, dedos, pés e artelhos, presença de lesões de pele e sinais de disrafismo em coluna lombar.

Na avaliação do segmento cefálico, é importante realizar a palpação do crânio em busca de assimetrias e da identificação das fontanelas. A fontanela posterior (lambdoide) normalmente se fecha no primeiro mês de vida e a fontanela anterior (bregmática) se fecha entre 6 e 18 meses de vida.

Por fim, são realizadas as medidas do perímetro cefálico no maior diâmetro occipitofrontal, passando na glabela, por cima das orelhas, até o occipito. Também pode ser calculado o índice cefálico de Diament, que é a razão dos diâmetros biauricular (distância entre as duas porções superiores das orelhas) e anteroposterior (medida da glabela ao occipito). O resultado deve ser próximo a 1. Valores diferentes são encontrados em casos de braquicefalia e dolicocefalia.

É importante ressaltar que, para crianças menos colaborativas, a realização de um exame mais direcionado pode ser necessária, obtendo mais informações por meio da observação. Sempre se deve comunicar aos pais/responsáveis e à criança o que será feito em cada etapa do exame.

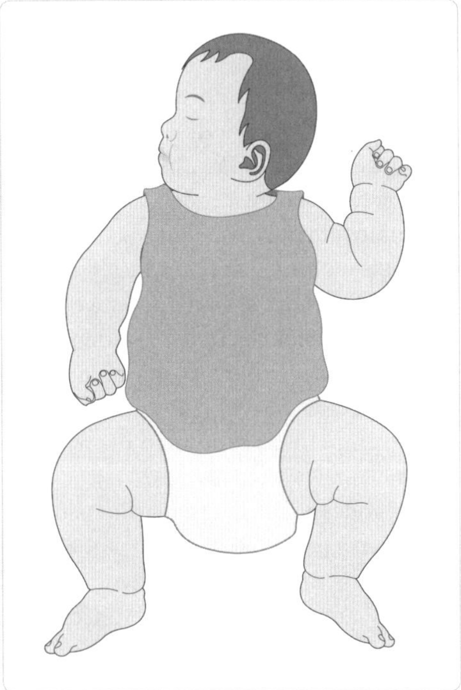

FIGURA 1 Atitude do lactente até o terceiro ou quarto mês é assimétrica, com tendência à lateralização da cabeça.

Atitude

A avaliação da atitude consiste na observação do bebê, idealmente despido, sendo observados o padrão e a qualidade dos movimentos dos membros, a simetria e a responsividade da criança.

A atitude do lactente até o terceiro ou quarto mês é assimétrica, com tendência à lateralização da cabeça. Pode haver momentos de posicionamento dos membros que lembrem o reflexo tônico-cervical assimétrico (RTC). Os membros predominam em posição de semiflexão. Os movimentos dos membros podem ser bruscos, com movimentos de pedalar nos membros inferiores (Figura 1).

A atitude simétrica passa a ocorrer a partir do terceiro ao quarto mês, com centralização da cabeça e movimentação mais simétrica dos membros, sem fragmentos de RTC. As mãos passam a estar semiabertas.

Logo após essa idade, o lactente passa a ter atitude deitada, que predomina do sexto ao décimo mês de vida. Nesse momento, os movimentos dos membros são espontâneos, menos bruscos. Assim que a criança adquire a capacidade de se sentar e ficar de pé, temos o predomínio da atitude ativa.

Reflexos primitivos

Os reflexos primitivos ou reflexos do desenvolvimento representam etapas da maturação cerebral e vão surgir e desaparecer em determinadas faixas de idade no lactente. A ausência desses reflexos ou a presença deles além da idade esperada podem refletir algum grau de comprometimento neurológico em casos de injúria neurológica aguda ou em casos de atraso do desenvolvimento, respectivamente. Podem ter valor localizatório ao exame neurológico, mas em geral são pouco específicos (Quadro 1).

QUADRO 1 Reflexos primitivos e a idade-limite para desaparecimento

Reflexo	Idade-limite para desaparecimento
Moro	2-4 meses
Voracidade	5-6 meses
Sucção	5-6 meses
Tônico-cervical assimétrico (Magnus-De Kleijn)	1-4 meses
Preensão palmar	5-6 meses
Preensão plantar	12 meses
Apoio plantar	3 meses
Marcha reflexa	2-3 meses
Galant	4-6 meses
Landau	3-11 meses

Fonte: elaboração dos autores.

Equilíbrio

A avaliação do equilíbrio pode ser dividida em equilíbrio estático e dinâmico, observando-se a capacidade do paciente de controle do tronco e da marcha, quando em idade pertinente. Habitualmente, o equilíbrio permite avaliar parte da função cerebelar, mas, no lactente, a avaliação do equilíbrio também é importante para verificar se ele está adquirindo os marcos motores no tempo esperado, além de buscar sinais de atraso motor e de hipotonia.

Estático

Nessa etapa, espera-se observar se o paciente está adquirindo o controle axial, ou seja, se progressivamente tem controle do tronco. O lactente primeiro vai adquirir o sustento cefálico, depois a capacidade de se sentar, ficar de pé e andar.

Espera-se que o lactente tenha sustento cefálico entre 2 e 4 meses de vida. Começa a rolar com 4 meses. A capacidade de se sentar inicialmente ocorre com apoio do tronco, depois a criança consegue se sentar com apoio de seus próprios braços, formando um tripé, e posteriormente se senta sem apoio, começando a esboçar progressivamente a capacidade de se defender de quedas por meio de apoio dos braços e passando para a posição sentada sem necessidade de ajuda.

O bebê pode adquirir a capacidade de engatinhar entre 8 e 9 meses de idade, não sendo este um marco obrigatório no desenvolvimento motor do lactente. Entre 9 e 10 meses começa a ficar de pé com suporte, habitualmente segurando-se em algo, passando a andar de maneira independente por volta dos 12 meses de vida.

Além da observação da criança, algumas manobras podem auxiliar na avaliação da aquisição das habilidades citadas. A manobra do arrasto consiste em tracionar a criança pelos membros superiores e observar se há queda da cabeça para trás ou se ela acompanha o tronco de maneira paralela a ele. Colocando a criança na posição sentada, também é possível observar se a cabeça permanece em posição vertical de maneira consistente ou intermitente, ou se não há sustento cefálico (Figura 2).

Ao posicionar a criança na posição sentada, pode-se observar: se ela tem controle do tronco quando apoiada pelo quadril; se ela se senta apoiada com apoio dos braços, formando um tripé; se ela tem completo controle do tronco sem apoio dos membros superiores; e se, após leve desestabilização

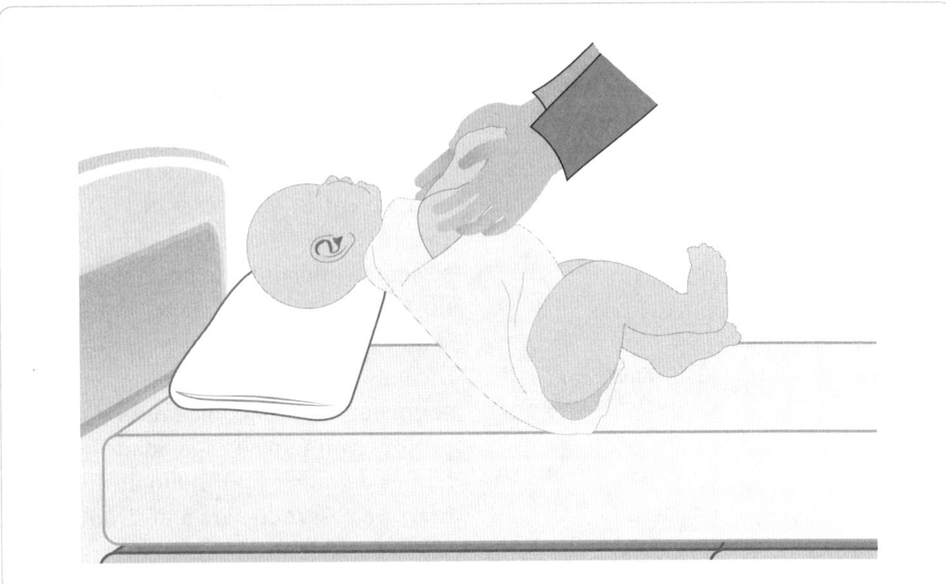

FIGURA 2 Manobra do arrasto (tracionar a criança pelos membros superiores e observar se há queda da cabeça para trás ou se ela acompanha o tronco de maneira paralela a ele).

postural, ela se protege com ajuda das mãos para impedir a queda.

Também se pode suspender a criança segurando as axilas para avaliar se ela consegue se manter apoiada sobre as pernas e se assume posição de ortostase com ou sem apoio.

Dinâmico

A partir do momento em que a criança passa a deambular de maneira independente, pode-se avaliar sua marcha.

Inicialmente o lactente começa a andar com apoio, bilateral ou unilateral. Passa então à marcha sem apoio, que nos primeiros meses tem base alargada e com episódios frequentes de queda. Porém, é importante a ressalva de que evolutivamente a marcha torna-se mais estável, até que por volta dos 24 meses de vida a criança já consiga correr, escalar objetos e subir escadas.

MOTRICIDADE

Como no lactente não se pode contar com a colaboração voluntária de execução de movimentos de oposição ou para a manutenção de posturas, a avaliação dos movimentos e da força muscular se dará por meio da observação e de manobras.

Nos primeiros meses, como citado anteriormente, o bebê assume uma postura assimétrica, além de manter os membros e as mãos fletidos. A qualidade dos movimentos também é diferente nos primeiros meses de vida, com movimentos bruscos, arrítmicos, assíncronos e por vezes atetoides, lentos. Movimentos de pedalar dos membros inferiores são observados com frequência.

Progressivamente, os movimentos se tornam mais uniformes, coordenados e precisos, com postura mais simétrica e menor tendência de flexão dos membros e das mãos, e o bebê começa a mover os braços de maneira voluntária para pegar objetos a partir do quarto mês.

Para estimar a força muscular, deve-se observar se a criança consegue mover os membros no plano do leito (o que corresponde ao grau II de força muscular da escala do Medical Research Council) e se consegue mover os membros contra a gravidade, elevando-os acima da plano do leito (grau III). Para tanto, dispomos de algumas manobras para essa observação:

- **Manobra beira-leito para observação da força dos membros inferiores:** colocando o bebê com o quadril no limite da maca, com as pernas para fora, suspensas, observa-se se ele consegue elevar os membros acima da linha da maca. Tal manobra corresponderia à manobra de Mingazzini, utilizada para pesquisa de fraqueza de membros inferiores em pacientes maiores (Figura 3).
- **Manobra de rechaço:** ainda em decúbito dorsal, realiza-se a flexão simultânea, forçando as pernas em direção ao abdome e rapidamente soltando-as. Observa-se se há assimetria no padrão de queda das pernas, que poderia denotar um déficit e uma assimetria de força.
- **Manobra de propulsão:** também avalia a força dos membros inferiores em decúbito ventral, realizada fletindo e apoiando os pés do bebê e observando se ele irá estender as pernas e empurrar-se.

A partir de um estímulo tátil ou doloroso (com a ponta de um lápis, ou por preensão), é possível observar o padrão de retirada dos membros do lactente, sejam membros inferiores, sejam superiores, de modo que podemos descrever se há retirada ou não e se o bebê é capaz de vencer algum grau de resistência ou não, o que possibilita estimar a força muscular e identificar se há uma fraqueza focal ou generalizada dos membros.

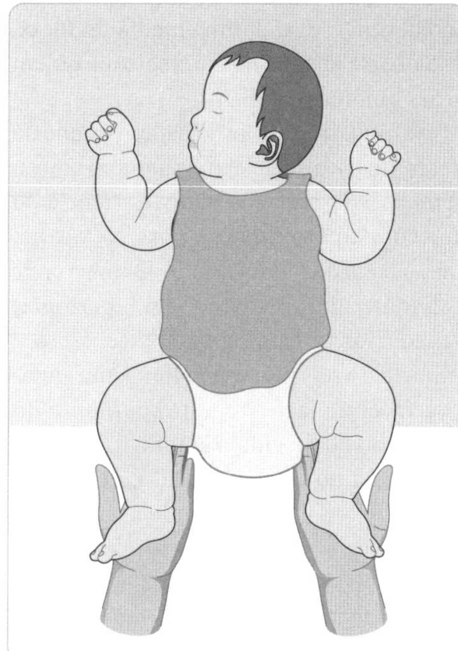

FIGURA 3 Manobra de beira-leito ou de Mingazzini para observação da força dos membros inferiores: coloca-se o bebê com o quadril no limite da maca, com as pernas para fora, suspensas, e observa-se se ele consegue elevar os membros acima da linha da maca.

Para avaliação dos membros superiores, a manobra do xale (ou manobra da echarpe) que consiste na tração dos membros superiores em direção à linha média, cruzando-os sobre o tórax até alcançar a resistência máxima, liberando-os de maneira súbita, permite observar se há assimetria no padrão de abertura dos braços, que pode mostrar assimetria e fraqueza de um dos membros superiores, além de permitir uma avaliação do tônus muscular do lactente. No recém-nascido de termo, os cotovelos não devem cruzar a linha média do tórax. Isso ocorre apenas nos prematuros ou em bebês hipotônicos (Figura 4).

Na avaliação da motricidade, o exame do tônus muscular é de extrema importância. O tônus é o padrão basal de resistência do músculo ao movimento passivo, ou sua tensão basal quando relaxado. O tônus pode estar normal, aumentado (em hipertonia) ou reduzido (em hipotonia). No entanto, é importante ressaltar que o tônus muscular é variável no lactente, especialmente no primeiro ano de vida. Há uma hipertonia fisiológica no recém-nascido, de predomínio flexor. O tônus tende a diminuir, chegando a uma hipotonia fisiológica por volta do sexto mês de vida, paulatinamente retomando um padrão de normotonia por volta dos 12 meses.

A avaliação do tônus dar-se-á a partir do balanço passivo da extremidade dos membros superiores e inferiores. As manobras do arrasto (detalhada no tópico de equilíbrio), do xale e do rechaço podem dar indícios de alteração do tônus muscular.

Vale ressaltar a necessidade da avaliação do tônus axial (do eixo central do corpo), representado pela capacidade de sustento e controle do tronco, e do tônus apendicular, representado pelos membros. O lactente pode ter um padrão de hipotonia axial e hipertonia apendicular em alguns padrões de atraso do desenvolvimento e de acometimento cerebral (p. ex., em alguns casos de paralisia cerebral). Porém, se encontramos uma hipotonia axial e apendicular, especialmente no primeiro semestre de vida, estamos diante de uma criança com a síndrome do bebê hipotônico (detalhada no Capítulo 45).

O exame do trofismo muscular também contribui para avaliação da força muscular. O trofismo refletirá o volume muscular. A inspeção e a palpação dos grupos musculares poderão definir se há atrofia ou hipertrofia.

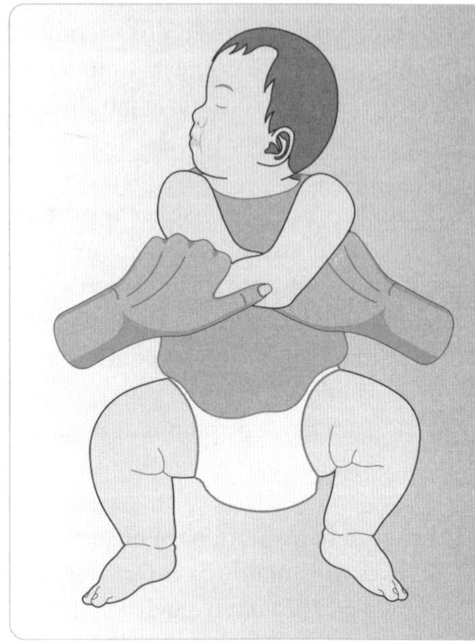

FIGURA 4 Manobra do xale ou manobra da echarpe (bebê está deitado de barriga para cima na cama/maca e o examinador segura suas duas mãos e cruza os braços à frente do tórax).

Por fim, os reflexos compõem importante etapa da avaliação da motricidade. Os reflexos profundos e superficiais podem ser testados de maneira semelhante aos reflexos avaliados no adolescente e no adulto e serão mais bem apresentados no Capítulo 38.

SENSIBILIDADE

O estudo da sensibilidade no lactente é bastante limitado pela necessidade de colaboração e de resposta do paciente para adequada avaliação desse ponto.

Ainda assim, pode-se observar que a sensibilidade superficial (dolorosa e térmica) deve ser pesquisada da mesma maneira que no adulto em relação à sua distribuição em dermátomos (que correspondem às raízes sensoriais na medula espinhal).

Pode-se observar a reação de retirada quando se aplica estímulo doloroso, especialmente nos membros, ou mesmo a reação com fácies de dor e alterações autonômicas como resposta à dor em caso de paciente com fraqueza muscular grave.

COORDENAÇÃO

O exame da coordenação poderá ser realizado após o lactente adquirir a capacidade de pegar objetos, que ocorre a partir do quarto mês. Antes de essa idade ser alcançada, pode-se inferir se há alguma incoordenação apendicular observando o bebê levando a mão à boca.

Após os quatro meses, pode-se mostrar um objeto à criança e observar se há decomposição do movimento (que pode lembrar um tremor), dismetria ou se o bebê alcança o alvo de maneira adequada. Além da prova de mão-objeto, na manobra do lenço, que consiste em colocar um lenço sobre a face da criança e observá-la retirando-o, pode-se avaliar a coordenação apendicular. A criança consegue realizar tal manobra a partir do quinto mês de vida.

A avaliação da coordenação axial é de difícil realização no lactente, pois é difícil avaliar a fala antes de um ano. A presença de nistagmo também pode ter diferentes causas para além de um acometimento cerebelar ou vestibular. As reações posturais avaliadas no adulto não são reprodutíveis no lactente.

NERVOS CRANIANOS

O exame dos nervos cranianos segue o mesmo padrão do exame do adolescente, que será apresentado no Capítulo 38. Cabe ressaltar que há algumas limitações no exame do lactente e que é possível adaptar algumas manobras para esta etapa do exame neurológico.

Não é possível avaliar o nervo olfatório (I par craniano) no lactente, e o nervo óptico é de difícil avaliação (II par craniano), sendo possível avaliar de maneira indireta por meio do reflexo fotomotor (aferente) e do reflexo de piscamento (*blinking*) com estímulo luminoso ou visual abrupto.

A motricidade ocular (III, IV e VI nervos) pode ser examinada observando-se o acompanhamento dos olhos do bebê à face do examinador ou a estímulo luminoso a partir do terceiro mês de vida. Além disso, a presença do reflexo fotomotor direto e indireto dá indícios da atividade do III par.

É possível avaliar o nervo trigêmeo (V par craniano) observando a resposta a estímulo sensitivo na face, bem como já se observa a atividade do nervo facial (VII par craniano) verificando a mímica facial. O reflexo córneo-palpebral, em que se estimula a esclera ocular, no limite da margem da íris com um algodão testando a sensibilidade (V nervo), leva a uma reação de piscamento (VII nervo). Tais reflexos devem ser avaliados bilateralmente e deve-se observar a presença de possíveis assimetrias.

O nervo vestibulococlear (VIII par craniano) pode ser avaliado por meio do reflexo cócleo-palpebral, em que o examinador faz estímulo sonoro (bate palma) de cada lado e observa resposta com piscamento (VII nervo). O reflexo do olho de boneca também permite avaliar o componente vestibular do VIII nervo. Nesse teste, deve-se virar a cabeça e o tronco da criança em posição vertical, suspenso pelos braços. A resposta esperada é que os olhos acompanhem a posição da cabeça quando a criança é girada.

O reflexo nauseoso é uma das possíveis formas de testar os nervos glossofaríngeo e vago (IX e X nervos).

A avaliação do nervo acessório (XI nervo) é semelhante ao exame do adulto, e o nervo hipoglosso (XII nervo) é examinado observando-se a movimentação da língua e a pesquisa de fasciculação e atrofia da língua.

EXAME NEUROLÓGICO EVOLUTIVO

A partir da análise das habilidades adquiridas, o exame neurológico pode ser adaptado até a fase em que se iguala ao exame neurológico do adolescente/adulto. Portanto, deve-se saber o que esperar do paciente para escolher os testes adequados, especialmente para a avaliação cognitiva. As funções cognitivas superiores, como orientação, atenção, memória, função executiva, praxia e comunicação, não podem ser avaliadas em lactentes menores, porém por volta do terceiro ano de vida muitos testes podem ser realizados. O exame cognitivo das crianças mais velhas e adolescentes está descrito no Capítulo 38. Para uma avaliação evolutiva adequada, o examinador deve acompanhar e testar as habilidades das diferentes áreas do desenvolvimento neuropsicomotor, resumidas no Quadro 2.

Vale ressaltar que a observação da criança durante toda a fase de anamnese e avaliação é a maior fonte de informações para a

QUADRO 2 Marcos do desenvolvimento neuropsicomotor de acordo com a idade

Idade	Motor grosso	Motor fino/visual	Linguagem/ comunicação	Habilidades sociais/cognitivo
1 mês	Levanta a cabeça.	Segue até a linha média.	Arrulhos. Alerta aos sons do ambiente.	Sorriso social.
2 meses	Sustento cefálico.	Segue passando da linha média.		Reconhece os pais.
3 meses	Sustenta-se nos antebraços em decúbito ventral (apoia-se nos cotovelos).	Mão aberta no repouso.	Vira-se para a fonte sonora.	Tenta alcançar objetos ou pessoas familiares. Sorri ao reflexo.
4 meses	Rola de prono para supino.	Segura brinquedos e os chacoalha. Manipula os dedos. Leva as mãos à boca.	Começa a balbuciar. Chora de maneira diferente para demonstrar diferentes interesses.	Sorri de forma espontânea. Imita algumas expressões faciais. Responde ao afeto.
5 meses	Rola de supino para prono. Senta-se com apoio.			
6 meses	Senta-se sem apoio.	Transfere objeto de mão. Pega palmar. Leva objetos à boca.	Responde ao ser chamado pelo nome; articula consoantes labiais.	Reconhece rostos familiares e estranhos. Gosta de se ver no espelho.

(continua)

QUADRO 2 Marcos do desenvolvimento neuropsicomotor de acordo com a idade (*continuação*)

Idade	Motor grosso	Motor fino/visual	Linguagem/ comunicação	Habilidades sociais/cognitivo
8 meses	Senta-se sozinho. Engatinha.		Fala "mama" e "papa" inespecífico.	
9 meses	Fica de pé com apoio e puxa-se para se levantar.	Pega de pinça.	Compreende o "não". Emite sons como "mamama" e "bababa". Imita sons e gestos.	Pode ter medo de estranhos. Brinca de esconder e achar o rosto.
11 meses			Fala "mama" e "papa" específico.	Compreende comando de 1 ação com gesto.
12 meses	Fica de pé sem apoio. Anda sem apoio.	Pega de pinça mais elaborada. Bebe de um copo. Solta objetos. Coloca e põe objetos em uma caixa.	Fala 1 palavra (além de "mama" e "papa"). Responde a pedidos simples verbais. Emite sons com alterações de tom.	Imita ação. Ajuda para se vestir.
15 meses	Anda para trás.	Monta torre de 2 blocos. Rabisca.	Fala 4-6 palavras.	Brinca sozinho.
18 meses	Corre. Puxa e empurra objetos.	Come com colher.	Fala 7-20 palavras. Nomeia uma figura. Reconhece uma parte do corpo.	Aponta para demonstrar desejo. Brinca de faz de conta (p. ex., alimentar boneca). Copia atividades domésticas.
24 meses	Pula. Sobe e desce degraus se segurando. Chuta uma bola.	Retira roupa e sapato. Abre portas. Monta torre de 5 cubos. Desenha ou copia linha reta e círculo.	Frases com 2-4 palavras. Repete palavras. Reconhece objetos/imagens. Reconhece partes do corpo.	Imita. Começa a incluir outras crianças nas brincadeiras. Tolera melhor a separação. Segue instruções simples.
30 meses	Joga bola acima da cabeça.	Desabotoa roupas. Segura o lápis corretamente.	Usa pronomes adequadamente.	

(*continua*)

QUADRO 2 Marcos do desenvolvimento neuropsicomotor de acordo com a idade (*continuação*)

Idade	Motor grosso	Motor fino/visual	Linguagem/ comunicação	Habilidades sociais/cognitivo
3 anos	Pedala. Alterna pés ao subir escadas.	Veste-se e retira a roupa parcialmente.	Frases de 3 palavras. Fala o nome e idade. Fala metade compreensível. Fala no mínimo 250 palavras. Usa o plural.	Brinca em grupo. Reveza brincadeiras. Preocupa-se com amigo chorando. Mostra emoções.
4 anos	Alterna pés para descer degraus.	Copia um quadrado e algumas letras de fôrma. Desenha uma pessoa com 2-4 partes do corpo. Usa tesouras.	Canta música e histórias. Faz questionamentos. Fala cores e números.	Entende a ideia de contar. Começa a entender o tempo. Lembra-se de partes de histórias.
5 anos	Pula obstáculos. Fica em 1 pé só por 10 segundos. Dá cambalhota.	Copia um triângulo. Escreve algumas letras e números. Usa garfo e colher. Desenha pessoa com 6 partes do corpo.	Fala com clareza. Conta história simples com frases complexas. Fala nome e endereço.	Cumpre regras. Separa o real do imaginário. Brinca de jogos competitivos.

Fonte: elaboração dos autores.

construção do raciocínio diagnóstico, pois informa sobre a atitude, o cognitivo, o equilíbrio, a motricidade e o comportamento. Com relação ao comportamento, observar a presença de comportamentos anormais para a idade, o relacionamento da criança com os pais/responsáveis durante a consulta e sua forma de brincar é etapa fundamental da avaliação neuropsiquiátrica.

CONCLUSÕES

A avaliação do lactente é uma evolução do exame do recém-nascido, assim como uma adaptação do exame neurológico estruturado realizado em crianças maiores e adolescentes. A anamnese detalhada, com caracterização da queixa principal e dos antecedentes, e a avaliação dos marcos do desenvolvimento neuropsicomotor e do comportamento da criança são fundamentais para a construção do raciocínio clínico. O exame neurológico completo e sistemático, adaptado para cada idade e habilidade do paciente, complementa as informações para elaboração das hipóteses diagnósticas baseada nos diagnósticos sindrômicos, topográficos, nosológicos e etiológicos.

A complementação e o detalhamento do exame neurológico da infância e adolescência podem ser encontradas no Capítulo 38, e as principais queixas neuropsiquiátricas estão resumidas no Capítulo 45.

SUGESTÕES DE LEITURA

1. Ashby AT, Beier AD. Review of pediatric neurologic history and age-appropriate neurologic examination in the office. Pediatr Clin North Am. 2021;68(4):707-14.
2. Jan MM. Neurological examination of difficult and poorly cooperative children. J Child Neurol. 2007;22(10):1209-13.
3. Lefévre AB. Exame neurológico evolutivo. São Paulo: Sarvier; 1975.
4. Marques-Dias MJ, Reed UC, coordenadoras. Neurologia. Coleção Pediatria do Instituto da Criança do HC-FMUSP. Barueri: Manole; 2012.
5. Sims KB, Peters JM, Musolino PL, Elibol MZ, editors. Handbook of pediatric neurology. Philadelphia: Lippincott Williams & Wilkins; 2013.
6. Sociedade Brasileira de Neurologia Infantil. Aprenda os sinais. Aja cedo. Disponível em: https://sbni.org.br/wp-content/uploads/2019/09/1568137484_livreto_alta.pdf. Acesso em: 21 fev. 2024.
7. Swaiman KF, Phillips J. General aspects of the patient's neurologic history. In: Swaiman KF, Ashwal S, Ferriero DM, Shor NF, editors. Swaiman's pediatric neurology: principles and practice. 6.ed. Edinburgh: Elsevier; 2018.
8. Swaiman KF, Phillips J. Neurologic examination after the newborn period until 2 years of age. In: Swaiman KF, Ashwal S, Ferriero DM, Shor NF, editors. Swaiman's pediatric neurology: principles and practice. 6.ed. Edinburgh: Elsevier; 2018.

28

Vias urinárias e sistema reprodutor masculino da criança

Alberto Carame Helito
Andreia Watanabe

PONTOS-CHAVE

- O exame clínico do genital e do períneo deve ser realizado ao final do exame físico, após consentimento do responsável e da própria criança.
- O exame do sistema reprodutor masculino da criança abrange a via urinária, o pênis e a bolsa escrotal.
- A avaliação do sistema reprodutor masculino na criança pode detectar distúrbios de desenvolvimento sexual ou genitália atípica.

INTRODUÇÃO

Após anamnese detalhada e exame clínico geral, deve ser realizado o exame geniturinário, pautado pelas queixas e sintomas principais.

Em meninos, o exame clínico geniturinário pode gerar desconforto e os pacientes podem não cooperar. Por essa razão, antes do início dessa etapa do exame, é fundamental que o profissional informe ao paciente e aos seus acompanhantes como o exame será realizado, em linguagem acessível. O adulto responsável pelo paciente lactente ou criança deve estar presente durante todos os momentos do exame do períneo. O conhecimento da anatomia pré-púbere típica e o uso de nomenclatura precisa são essenciais para descrever e documentar os achados do exame físico (Figura 1).

EXAME CLÍNICO DA VIA URINÁRIA

O exame clínico dos rins inclui a palpação, a punho-percussão e a ausculta. São situados no retroperitônio e envoltos pelas costelas e pela musculatura dorsal, o que dificulta sua palpação. Em crianças, principalmente naquelas com menor quantidade de gordura abdominal, o polo inferior renal pode ser palpável. O paciente

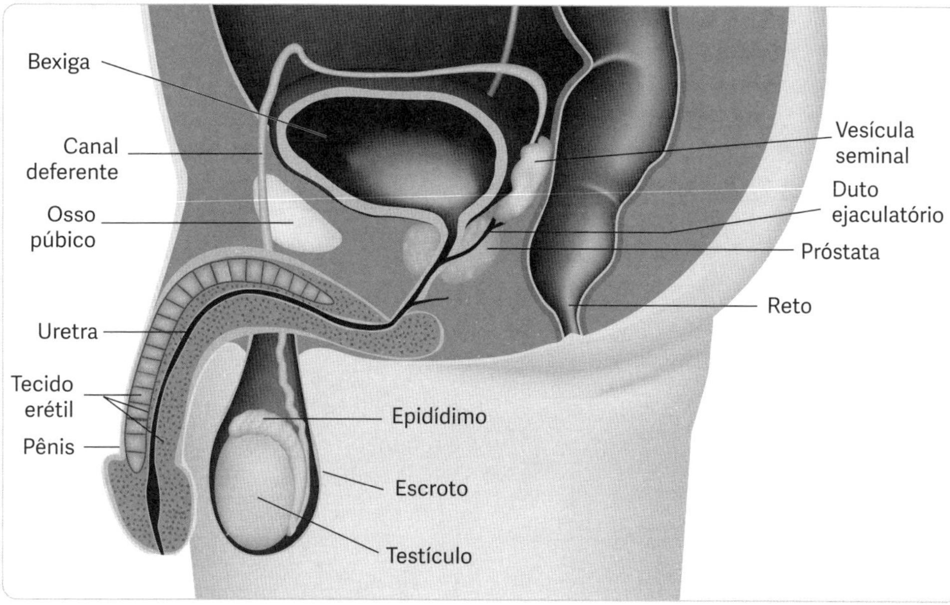

FIGURA 1 Anatomia do aparelho reprodutor masculino.

deve ser posicionado em decúbito dorsal. O examinador utiliza uma mão para elevar a região do flanco e palpar com a outra mão o ângulo costovertebral. Crianças colaborativas podem contribuir para a realização do exame realizando inspirações profundas. A ausculta do abdome ou da região lombar pode revelar sopro associado à estenose de artérias renais. A punho-percussão da região dorsal pode ser útil na detecção de cólica nefrética ou pielonefrite aguda (sinal de Giordano).

EXAME CLÍNICO DO PÊNIS

Inclui a avaliação do tamanho peniano, do formato e da função do prepúcio e da localização do meato uretral.

Após o período neonatal, a medida detalhada do comprimento peniano não é etapa fundamental do exame clínico de rotina. Em casos nos quais a avaliação inicial chame a atenção do examinador quanto a risco para micropenia, a medida do comprimento peniano é realizada utilizando régua rígida apoiada na face dorsal do pênis não ereto. Comprime-se a gordura suprapúbica, traciona-se levemente o corpo do pênis e afere-se a distância entre o ramo púbico e a ponta da glande. Em estudo com população predominantemente caucasiana, a média do comprimento peniano de meninos de um ano de idade foi de aproximadamente 3,75 cm (± 0,54 cm), com gradual aumento para 4,84 cm no fim da infância.

Até um ano de vida, é comum haver estreitamento da parte proximal do prepúcio, e, à sua retração delicada, o examinador deve ser capaz de visualizar o meato uretral (Figura 2).

Passados os primeiros anos de vida, espera-se que a fimose fisiológica esteja resolvida na maior parte dos meninos, uma vez que o prepúcio se torna progressivamente mais retrátil. Algum grau de aderência balanoprepucial pode persistir, por fusão

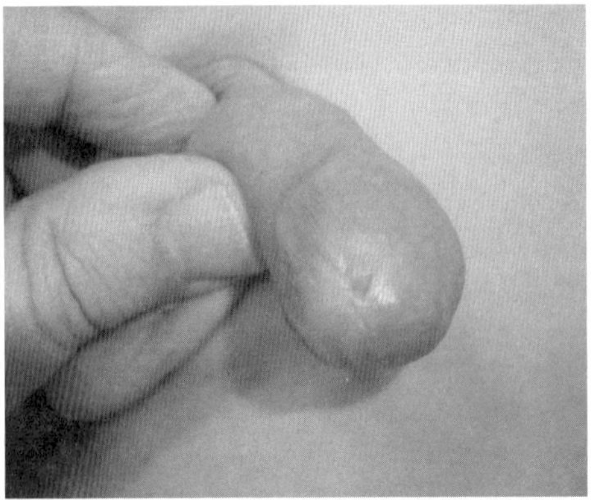

FIGURA 2 Fimose fisiológica de lactente jovem.
Fonte: Tannuri e Tannuri, 2020.

do epitélio interno do prepúcio ao epitélio da glande, dificultando sua retração. Nessa fase, os cuidados rotineiros devem incluir tração delicada e higiene durante o banho. Retração forçada deve ser evitada, pois pode causar dor e sangramentos, além de propiciar aderências e constrições que, posteriormente, podem ser a causa da fimose patológica. Com o tempo, há queratinização espontânea das células escamosas e o prepúcio se separa da glande na maioria absoluta dos indivíduos do sexo masculino. Parafimose é uma urgência urológica caracterizada pelo garroteamento do pênis, causado pela retração forçada de prepúcio estreito, e pode necessitar de intervenção cirúrgica. A prevalência de parafimose em crianças entre 4 meses e 12 anos de idade, não circuncidadas, é de 0,2%, inferior a outras alterações penianas como balanites, irritações e aderências.

O meato uretral é normalmente localizado na ponta da glande. Situações nas quais o meato se encontra na superfície ventral do pênis são chamadas de hipospadias. Epispadia é caracterizada por meato uretral localizado na face dorsal do pênis. A hipospadia é uma malformação isolada em mais de 80% dos casos, mas pode estar associada a outras alterações do trato geniturinário.

O examinador deve estar atento a possível edema ou eritema da glande que possam indicar infecção (balanite) ou trauma genital.

EXAME CLÍNICO DO ESCROTO

A palpação da bolsa escrotal tem como principais objetivos determinar a posição e o tamanho dos testículos. Deve ser realizada utilizando as duas mãos: enquanto uma é posicionada no escroto, a outra faz a palpação das fossas ilíacas no sentido da sínfise púbica. Dessa maneira é realizada a expressão do conteúdo dos canais inguinais em direção à bolsa escrotal. Durante essa etapa do exame clínico, testículos retidos na cavidade abdominal ou testículos ectópicos inguinais podem ser percebidos pelo examinador na palpação do abdome. Testículos ectópicos mais baixos ou retráteis podem migrar para o escroto e ser palpados nessa topografia. Se a localização dos testículos for difícil, o reposicionamento do paciente na posição joelho-peitoral (agachamento) ou na postura do alfaiate (sentado com as pernas cruzadas) pode contribuir para o exame. Compressas mornas sobre os canais inguinais também podem facilitar a descida dos testículos à bolsa escrotal. A diferenciação entre testículos retidos e retráteis pode ser desafiadora e a avaliação de urologista pode ser necessária. Pacientes com criptorquidia, definida como a ausência de testículos palpáveis na bolsa escrotal, também devem ser avaliados quanto a quadros genéticos, metabólicos e endocrinológicos (dismorfismos e alterações estaturais, entre outros achados). Exames de imagem e até mesmo procedimentos cirúrgicos para exploração do abdome e da pelve podem ser necessários para a localização do tecido testicular de alguns pacientes. Até 90% dos meninos com testículos retidos podem apresentar persistência do conduto peritoniovaginal (processo vaginal), definida como uma projeção do peritônio através do canal inguinal, que pode predispor a hérnias inguinais, hidrocele e suas complicações.

A presença de aumento do volume da bolsa escrotal, em torno dos testículos, pode indicar hidrocele ou hérnias inguinais.

Hidrocele é o acúmulo de líquido entre a camada visceral e a camada parietal da túnica vaginal. Com transiluminação, visualiza-se coleção cística de líquido. Hidroceles comunicantes são resultado da falha do fechamento do processo vaginal, que permite a passagem do líquido peritoneal à bolsa escrotal. Normalmente são redutíveis ao exame clínico e podem mudar de tamanho ao longo do dia, dependendo do decúbito ou do esforço físico da criança. Em casos de hidroceles não comunicantes, o fluido é produzido pela camada mesotelial da túnica vaginal, sem comunicação com a cavidade peritoneal. Por essa razão, não são redutíveis. Hidroceles são comuns em crianças com até 18 meses de idade e na maior parte dos casos têm resolução espontânea até essa idade. A coexistência de hérnia inguinal e hidrocele pode dificultar o diagnóstico clínico. Nesses casos, a ultrassonografia pode ser útil.

Hérnias inguinais se apresentam como abaulamentos na região inguinal, muitas vezes intermitentes e indolores, que podem se prolongar à bolsa escrotal, preenchendo sua porção superior (Figura 3). Seus principais diagnósticos diferenciais são linfadenopatias inguinais, testículos intracanaliculares e hidrocele. Nos casos de hérnia inguinal, a manobra de transiluminação do escroto é negativa. Os testículos podem apresentar coloração azulada, causada pela congestão venosa resultante da compressão do funículo espermático. Hérnias não complicadas normalmente podem ser reduzidas pelo examinador. Em caso de encarceramento, o paciente pode apresentar dor, irritabilidade ou até mesmo sinais de obstrução intestinal como vômitos e distensão abdominal.

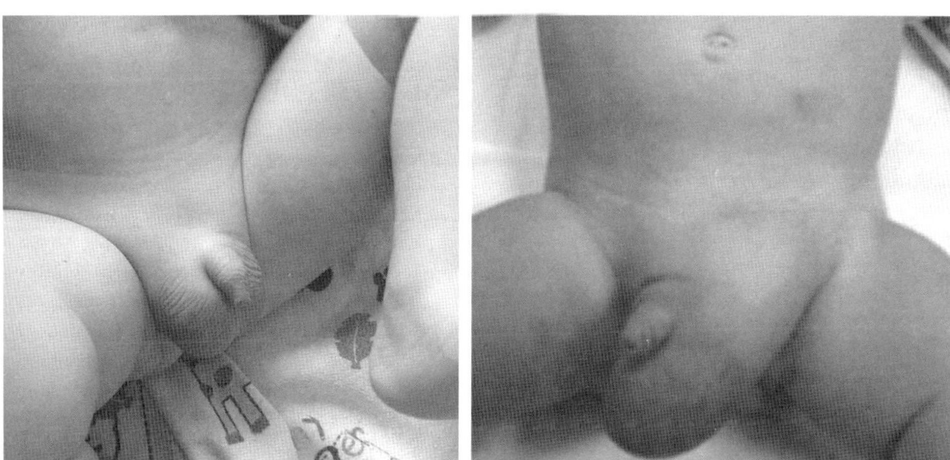

FIGURA 3 Hérnia inguinoescrotal.
Fonte: Constantino et al., 2025.

APARÊNCIA GENITAL ATÍPICA

Aparência genital atípica (AGA) ou diferenças do desenvolvimento sexual (DDS) são definidas como a situação na qual a genitália externa não é tipicamente masculina ou feminina. Pode também ser chamada de "genitália ambígua", mas os termos AGA ou DDS são preferíveis.

O exame clínico deve incluir a avaliação da virilização por meio de escalas específicas. O faloclitóris deve ser medido e avaliado quanto a micropênis, normalmente definido como menor do que 2 cm ao nascimento, e clitoromegalia, definida como maior que 5 mm até 3 anos de vida e maior que 9 mm entre 4 e 8 anos de vida. O escroto, os grandes lábios e a região inguinal devem ser palpados com o objetivo de localizar as gônadas.

Crianças com AGA/DDS e gônadas não palpáveis devem ser investigadas para hiperplasia congênita de adrenal e suas complicações. As aberturas genitais (uretral, vaginal) devem ser localizadas e documentadas. O cálculo da razão anogenital é feito pela divisão da distância entre o ânus e a comissura posterior pela distância entre o ânus e a base do falo/clitóris. Valores maiores que 0,5 indicam fusão labial posterior, que pode ser indicativo da ação de andrógenos. A observação de outras alterações de exame clínico pode favorecer o diagnóstico, como hipertensão arterial, anormalidades gastrintestinais, microcefalia, micrognatia, alterações de implantação das orelhas, anormalidades craniofaciais e de membros, sindactilia e polidactilia.

CONCLUSÕES

A avaliação das vias urinárias e do sistema reprodutor masculino da criança faz parte do exame físico completo no seguimento do crescimento e desenvolvimento da criança.

O exame físico do sistema reprodutor e da região do períneo na criança pode encontrar desde alterações anatômicas e infecciosas locais até distúrbios do desenvolvimento sexual, puberdade precoce e sinais de violência.

SUGESTÕES DE LEITURA

1. Bragg BN, Kong EL, Leslie SW. Paraphimosis. [Updated 2023 May 30]. In: StatPearls [Internet]. Treasure Island (FL): StatPearls Publishing; 2023 Jan-. Disponível em: https://www.ncbi.nlm.nih.gov/books/NBK459233/. Acesso em: 4 jun. 2024.
2. Brodie KE, Grantham EC, Huguelet PS, Caldwell BT, Westfall NJ, Wilcox DT. Study of clitoral hood anatomy in the pediatric population. J Pediatr Urol. 2016;12(3):177.e1-5.
3. Constantino CF, et al. Tratado de Pediatria. 6. ed. Barueri: Manole; 2025.
4. Khan FA, Jancelewicz T, Kieran K, Islam S; Committee on Fetus and Newborn; Section on Surgery; Section on Urology. Assessment and management of inguinal hernias in children. Pediatrics. 2023;152(1):e2023062510.
5. Manekar AA, Janjala N, Sahoo SK, Tripathy BB, Mohanty MK. Phimosis – are we on right track? Afr J Paediatr Surg. 2022;19:199-202.
6. McPhee AS, Stormont G, McKay AC. Phimosis. [Updated 2023 Aug 8]. In: StatPearls [Internet]. Treasure Island (FL): StatPearls Publishing; 2024 Jan. Disponível em: https://www.ncbi.nlm.nih.gov/books/NBK525972/. Acesso em: 4 jun. 2024.
7. Partin AW, Peters CA, Kavoussi LR, Dmochowski RR, Wein AJ, editors. Campbell-Walsh urology. 12. ed. Philadelphia: Elsevier Saunders; 2020. 640p.
8. Tannuri U, Tannuri ACA. Doenças cirúrgicas da criança e do adolescente. 2.ed. Barueri: Manole; 2020.
9. Tomova A, Deepinder F, Robeva R, Lalabonova H, Kumanov P, Agarwal A. Growth and development of male external genitalia: a cross-sectional study of 6200 males aged 0 to 19 years. Arch Pediatr Adolesc Med. 2010;164(12):1152-7.

29

Mamas e sistema reprodutor feminino da criança

Alberto Carame Helito
Claudia de Brito Fonseca

PONTOS-CHAVE

- A semiologia das mamas deve ser realizada nas crianças pré-púberes, meninas ou meninos, de todas as idades.
- O exame clínico do genital feminino faz parte do exame físico completo da criança.
- O conhecimento das variações anatômicas e das malformações das mamas e do sistema reprodutor feminino é fundamental para uma avaliação clínica adequada, sempre associada a queixas e sintomas.

SEMIOLOGIA DAS MAMAS

Introdução

O exame clínico das mamas da criança pré-púbere inclui inspeção e palpação da parede torácica para a detecção de massas, dor, descarga papilar e sinais de telarca prematura na menina e de ginecomastia pré-puberal nos meninos.

Desenvolvimento das mamas

As mamas começam a se formar na quinta semana do desenvolvimento embrionário. Elas se originam de elementos ectodérmicos denominados linhas ou cristas mamárias (ou lácteas), que se estendem da axila embrionária à região inguinal (Figura 1). Entretanto, somente a área localizada sobre o quarto espaço intercostal se desenvolve, enquanto o restante atrofia.

No decorrer da infância e adolescência, sob influência dos hormônios esteroides, os botões mamários aumentam e os elementos glandulares aparecem. Tecido adiposo e ductos lácteos (lobos da glândula mamária na ponta da papila) crescem em resposta ao estrógeno, enquanto a estimulação da progesterona causa crescimento lobular e brotamento alveolar. A telarca (aparecimento do broto mamário) ocorre tipica-

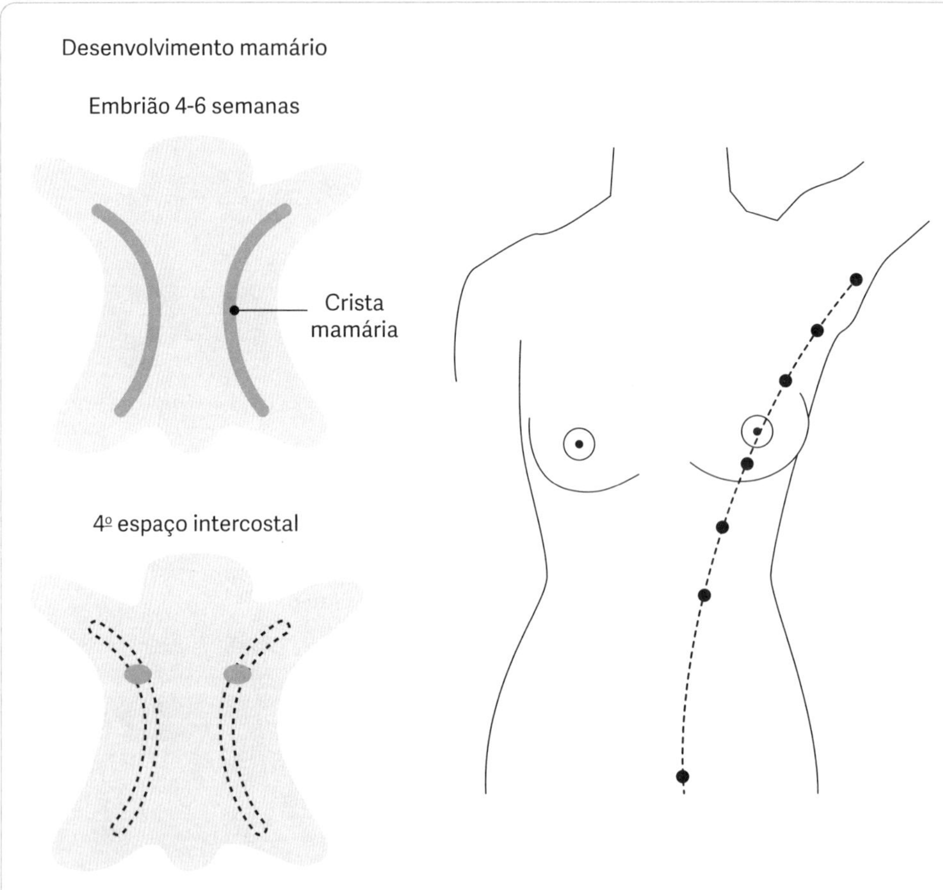

FIGURA 1 Desenvolvimento mamário (crista mamária ou linha láctea) e localização do tecido mamário acessório.

mente entre 8 e 13 anos, com uma média de 10,7 anos na nossa população, sendo este o primeiro sinal da puberdade na menina. Estima-se uma média de 4,2 anos para o desenvolvimento completo das mamas. As fases de evolução do crescimento mamário foram descritas por Marshall e Tanner em 1962 e estão detalhadas no Capítulo 31, Abordagem geral do adolescente.

O término do desenvolvimento mamário só é atingido na gestação, com a formação dos alvéolos e a produção de colostro e leite. No pós-parto, a queda dos níveis séricos de esteroides placentários e a elevação da prolactina provocam a secreção láctea. A sucção pelo neonato mantém o aumento da prolactina e promove a liberação de ocitocina, que contrai as células mioepiteliais, levando à ejeção do leite.

Exame clínico das mamas

A avaliação do tamanho e desenvolvimento do tecido mamário é mais bem determinada com o paciente em posição supina. Enquanto a área da mama está sendo examinada, a cabeça do paciente deve estar na linha média, apoiada na palma da mão ipsilateral. A palpação deve ser realizada em círculos concêntricos, procedendo perifericamente das áreas infraclavicular e axilar em direção à aréola.

Os bebês geralmente apresentam aumento transitório do tecido mamário secundário à estimulação perinatal de estrogênio materno (ginecomastia neonatal); esse aumento pode permanecer por vários meses antes que ocorra a regressão espontânea, em geral até o final do primeiro ano de vida.

Após a regressão espontânea do tecido mamário neonatal, não há diferença perceptível no tamanho e na forma das mamas entre meninos e meninas pré-púberes. No desenvolvimento normal, as mamas são planas, a aréola é grande, a papila é elevada e o tecido circundante é firme. Crianças com obesidade podem ter aumento pseudoprecoce da área da mama, na qual a aréola é pequena, a papila é plana e o tecido mamário circundante é macio.

Alinhamento e distância das mamas devem ser observados. Um tórax em forma de escudo com mamas amplamente espaçadas (hipertelorismo mamário) pode ser encontrado em pacientes com síndrome de Turner entre outras síndromes, incluindo na de deleção 9p, síndrome de hidantoína fetal, na trissomia 9 e trissomia 18.

Finalmente, a aréola e a região subareolar devem ser levemente comprimidas, de modo a observar se há saída de alguma secreção papilar; se presente, caracterizá-la.

Variantes puberais benignas ou não progressivas

Variantes puberais clínicas benignas incluem desenvolvimento isolado de mama mediado por estrogênio em meninas (telarca prematura) ou características sexuais isoladas mediadas por androgênio (p. ex., pelos pubianos e/ou axilares, acne e odor apócrino) em meninos ou meninas. Nesse caso, a adrenarca prematura resulta da ativação precoce do eixo hipotálamo-hipófise-adrenal.

A telarca prematura ocorre em dois picos: um durante os primeiros dois anos de vida, como já comentado, e outro entre 6 e 8 anos de idade, com fisiopatologias potencialmente diferentes responsáveis por esses picos. Na maioria dos casos, a telarca prematura requer apenas observação clínica, visto que não haja outras características do desenvolvimento puberal, nem velocidade de crescimento acelerada.

Anomalias no desenvolvimento mamário

A seguir, são descritas algumas condições anormais que podem ser encontradas no exame clínico, sobretudo à inspeção.

Anormalidades congênitas

Tecido mamário acessório

Presente ao nascimento em 1% da população, em ambos os sexos. A terminologia depende do tipo de tecido que está presente:

- **Polimastia:** presença de qualquer tecido mamário.
- **Politelia:** refere-se a papilas supranumerárias (ou acessórias). Embora presentes ao nascimento, podem não ser reconhecidas na infância. Ocorrem em qualquer ponto, ao longo da linha mamária, da axila até a virilha, pela não regressão apropriada durante o desenvolvimento embrionário (Figura 1). O local mais comum é logo abaixo da borda inferior da mama normal. O segundo lo-

cal mais frequente é a região axilar. Ocasionalmente são bilaterais.

Alguns estudos relatam uma associação entre politelia e anomalias renais e, portanto, sugerem uma investigação com ultrassonografia de rins e vias urinárias.

Atelia e amastia

Atelia refere-se à ausência de aréola e papila. Amastia, por sua vez, é a ausência de tecido mamário. É uma condição rara, tida como consequência de uma obliteração da linha mamária durante a embriogênese. Quando bilateral, é frequente a associação com outras anomalias congênitas.

Amastia unilateral é uma das manifestações da síndrome de Poland, devendo-se procurar, ao exame clínico, suas outras manifestações: hipoplasia ou ausência de musculatura peitoral e graus variados de anomalias ipsilaterais das mãos e dedos, incluindo sindactilia, braquidactilia e oligodactilia.

Outras anormalidades de simetria e tamanho das mamas são observadas a partir da puberdade e estão descritas na Seção IV: Anamnese e exame físico do adolescente.

SEMIOLOGIA DO SISTEMA REPRODUTOR FEMININO

Introdução

O exame geniturinário pode gerar desconforto para crianças e requer técnicas e cuidados especiais. Muitas meninas são orientadas pelos adultos responsáveis a não permitirem que estranhos vejam ou toquem em suas "partes íntimas". Por essa razão podem, inicialmente, não cooperar com o exame clínico dessa região. Pacientes com experiências negativas em consultas anteriores, ou ainda vítimas de abuso físico ou sexual, nem sempre conhecidos pelo profissional médico, podem apresentar apreensão ainda maior durante o exame. Por essas razões, faz-se necessário informar à criança, antes do início do exame, os motivos da avaliação, suas etapas e os equipamentos que serão utilizados (p. ex., fontes luminosas ou lentes de aumento). Deve ser utilizada linguagem acessível à paciente. O adulto responsável pela paciente bebê ou criança deve estar presente durante o exame do períneo.

A avaliação ginecológica da criança pré-púbere deve ser pautada pela anamnese obtida não só da paciente, mas também dos pais, cuidadores ou tutores legais. O enfoque do exame deve ser orientado pelas queixas e sintomas principais. O exame clínico geral é sempre fundamental e deve preceder a avaliação do genital. O conhecimento da anatomia pré-púbere típica e o uso de nomenclatura precisa são essenciais para descrever e documentar os achados do exame (Figura 2).

Genitália externa

O exame da genitália externa, incluindo vulva, clitóris, lábios e orifícios uretral e anal, faz parte do exame físico geral da rotina pediátrica, sendo indicado a todas as pacientes. Um dos objetivos é a determinação do estágio puberal de Tanner. A avaliação inicial do genital de meninas pré-púberes pode ocorrer na posição supina com as pernas abduzidas nos quadris ("perna de rã" ou "borboleta", Figura 3A). A paciente pode ser posicionada em decúbito dorsal na maca ou ainda, no caso de crianças menores, no colo do adulto responsável (Figura 3B). Através da separação dos lábios utilizando dois dedos

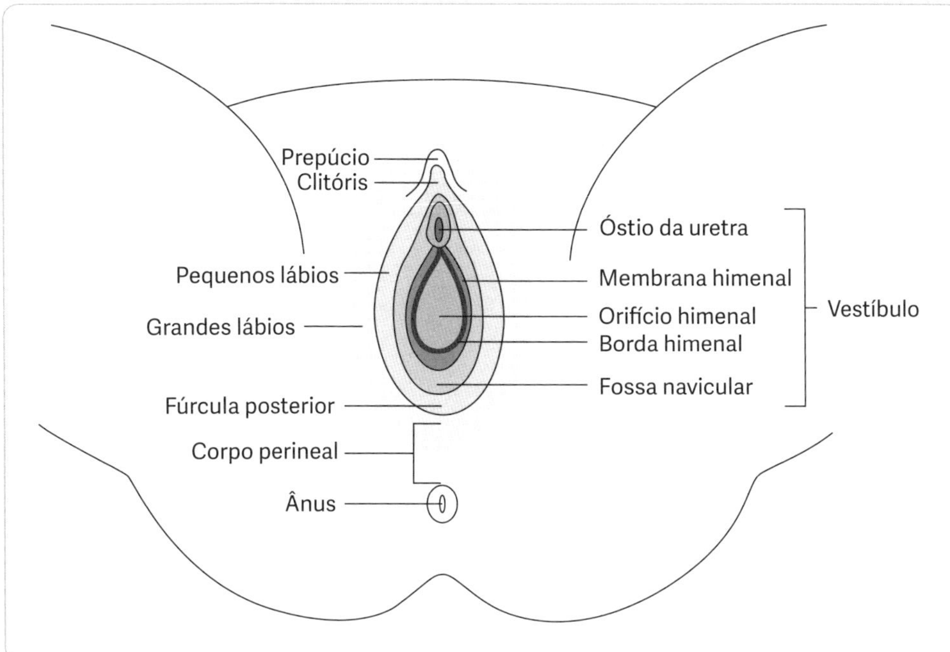

FIGURA 2 Anatomia do genital externo feminino.

e pressionando para baixo e lateralmente (Figura 4A), o examinador pode visualizar o clitóris, o meato uretral e o introito vaginal (de cima para baixo). Caso o hímen não seja exposto com essa manobra, o profissional pode recorrer a uma leve tração dos grandes lábios, para fora, para baixo e lateralmente (Figura 4B). Vale lembrar que, em contraste com crianças recém-nascidas, os lábios de meninas mais velhas tornam-se planos e menos exuberantes, pela interrupção do estímulo estrogênico materno. Outra possibilidade de posicionamento para meninas pré-púberes é a posição prona (joelho-peitoral), que deve ser adotada quando houver achado incomum ou preocupante na posição supina. Nesses casos, a criança se deita de frente, com a cabeça e o ombro apoiados na maca. Os joelhos são posicionados abaixo da cintura pélvica, de modo que a pelve fique elevada. Isso permite que a gravidade aja sobre a musculatura pélvica, o que facilita a visualização do hímen e atenua possíveis artefatos que possam ter ocorrido na posição supina (Figura 3C). Nessa posição, será necessário usar separação dos lábios e possivelmente leve tração labial para fora, para cima e lateralmente (Figura 4C). Caso a criança colabore, um pequeno *swab* umedecido pode ser utilizado para separação das estruturas e localização da margem livre do hímen. Dessa forma, o profissional médico é capaz de detectar a maior parte das lesões vulvares, além de massas, líquen escleroso, aderências labiais e corrimentos vaginais, mesmo sem o uso de instrumentos. A presença de aderências labiais (finas membranas de tecido da mucosa vulvar aderidas à pele

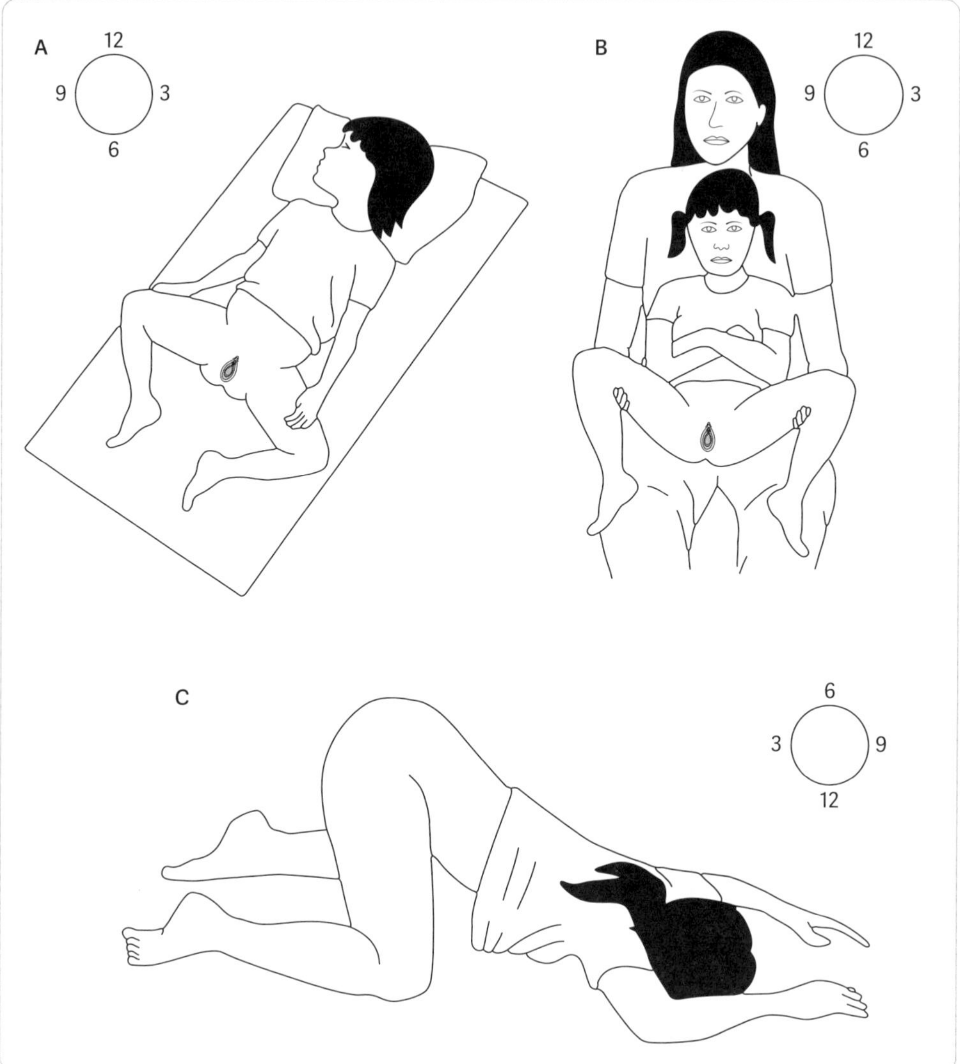

FIGURA 3 Posicionamento de crianças para o exame genital. A: decúbito dorsal, posição "perna de rã". B: no colo de adulto responsável. C: posição prona joelho-peitoral.

labial) pode prejudicar a visualização da anatomia vulvar, mas normalmente não prejudica o fluxo urinário.

Genitália interna

A avaliação das estruturas internas, como vagina e colo do útero, é reservada para crianças com queixas ou suspeita de doenças geniturinárias. A visualização direta do canal vaginal pode ser realizada sem o uso de instrumentos se a criança estiver relaxada e cooperativa. A posição mais favorável é a joelho-peitoral. Essa etapa do exame pode ser facilitada com o uso do colposcópio, principalmente em casos em que

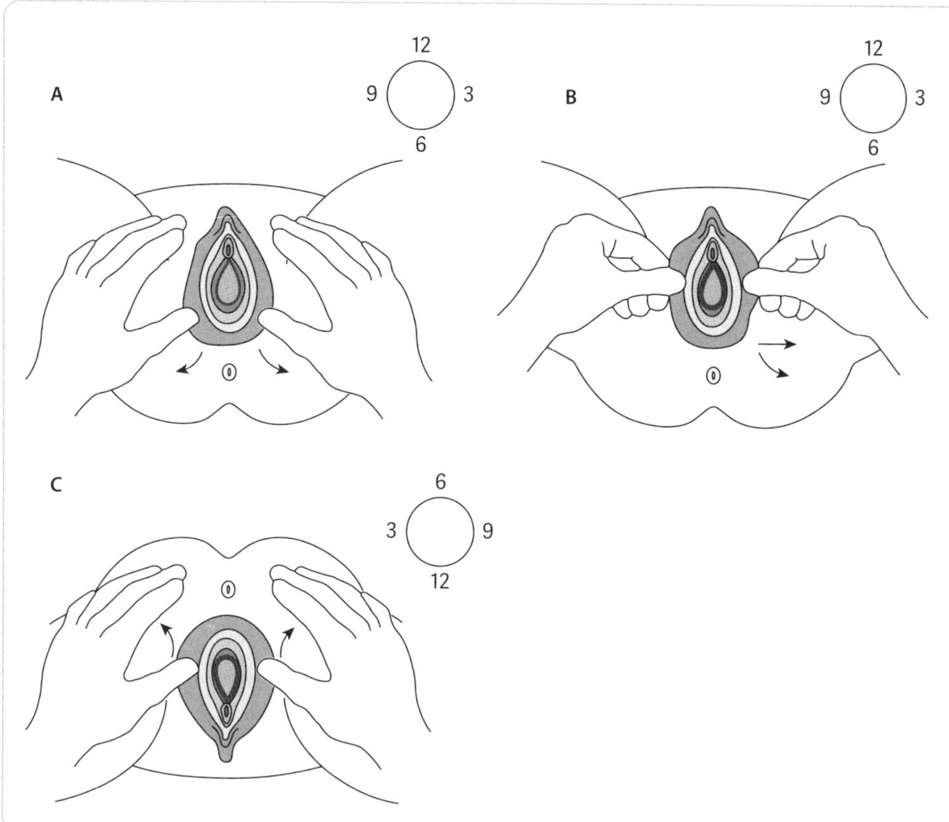

FIGURA 4 Manobras para exposição do vestíbulo da vulva: A: separação dos lábios utilizando dois dedos e pressionando para baixo e lateralmente. B: leve tração dos grandes lábios, para fora, para baixo e lateralmente. C: leve tração labial para fora, para cima e lateralmente, na posição prona.

haja suspeita de abuso sexual. O colposcópio amplia a área a ser examinada e permite a fotografia de áreas de interesse. Em casos nos quais isso não seja viável ou haja necessidade de visualização mais detalhada, o exame pode ser realizado sob narcose, com sedação inalatória ou intravenosa, e auxílio de espéculo nasal ou de escopo de fibra óptica (cistoscópio, vaginoscópio flexível, histeroscópio flexível), por médico especialista em centro cirúrgico ou em unidade de cirurgia ambulatorial. A mucosa vaginal na adolescente pré-púbere é fina, úmida e de coloração avermelhada. O examinador deve procurar sinais de trauma, irritação ou secreção. O achado de sangue genital ou odor fétido deve levantar a possibilidade de corpo estranho vaginal. A avaliação semiológica do útero e dos anexos da criança, reservada a pacientes com sintomas e queixas específicas, pode ser realizada por meio de toque retal e palpação abdominal, com a paciente posicionada em decúbito dorsal. Ultrassonografia pélvica e abdominal são indicadas se houver suspeita de massa. Na criança, os ovários estão situados mais altos na cavidade abdominal.

Clitóris

O clitóris deve ser avaliado quanto às suas dimensões. O comprimento do clitóris deve ser medido em sua superfície dorsal do ramo púbico até a ponta. Mesmo dentro dos limites da normalidade, há grande variação no tamanho e na morfologia do clitóris em crianças. O comprimento médio do clitóris de meninas com menos de 2 anos de idade é de 3,7 mm, enquanto a largura média é de 3,6 mm. Meninas entre 2 e 5 anos de idade têm médias de comprimento e largura do clitóris de 5,4 mm e 3,7 mm, respectivamente. Meninas escolares entre 5 e 11 anos de idade apresentam em média 5,3 mm de comprimento e 3,9 mm de largura. Clitoromegalia pode ser definida como largura do clitóris maior que 6 mm em meninas de 4 a 8 anos e maior que 5 mm em meninas de 8 a 12 anos de idade. Se o clitóris for grande e houver fusão labial posterior, hiperplasia adrenal congênita é uma possibilidade diagnóstica. Outras causas hormonais do aumento do clitóris incluem tumores secretores de andrógenos (ovarianos ou adrenais) em meninas genotípicas. Há também possibilidade de falo semelhante ao clitóris em pacientes XY e fenótipo feminino, com insensibilidade androgênica ou deficiência de 5-alfa-redutase. Causas não hormonais de aumento do clitóris incluem neurofibromatose, hemangioma ou cisto epidermoide.

Hímen

O exame do hímen é uma parte importante da avaliação ginecológica na infância, em especial de meninas que possam ter sido abusadas sexualmente. O examinador deve ser capaz de reconhecer o hímen normal e suas variantes normais, que incluem dobras, saliências, falhas na fusão da linha média ou ainda *linea vestibularis* (área avascular plana e simétrica do vestíbulo posterior observada em 10% das meninas). Dobras himenais são comuns e podem desaparecer na posição joelho-peito. O hímen normal pode ter aspecto anular, redundante ou de manga de camisa. Condições como líquen escleroso, prolapso uretral, aderências labiais e penfigoide também podem ser confundidas com anormalidades himenais. Após os primeiros meses de vida, o hímen de meninas pré-púberes deixa de ser estimulado pelo estrogênio materno. É, portanto, fino e translúcido. Ocorre espessamento do hímen após a estrogenização, mas também pode se desenvolver após o trauma. Vale destacar que 90 a 95% das meninas vítimas de abuso sexual têm exame genital normal. Não há relação da dimensão da largura transversal da abertura himenal com abuso sexual. Em meninas pré-púberes, a transecção completa do tecido himenal em sua metade inferior é altamente suspeita de trauma intencional. Acidentes geralmente não causam lesão no hímen. As anormalidades congênitas do hímen ocorrem em aproximadamente 3 a 4% da população feminina e incluem himens imperfurados, microperfurados, cribiformes e septados. A ausência congênita do hímen é rara.

CONCLUSÕES

O exame das mamas deve ser sempre realizado quando se examina o tórax de crianças. Variações anatômicas existem, mas malformações também podem estar associadas a síndromes.

É necessário informar à criança e à família, antes do início do exame genital, sobre os motivos da avaliação, sobre suas etapas e sobre os equipamentos que serão utilizados (p. ex., luvas, fontes luminosas ou lentes de aumento).

O exame genital feminino deve ser realizado no final do exame físico e sempre associado a queixas e problemas, com o consentimento informado da família ou cuidador e da própria criança.

SUGESTÕES DE LEITURA

1. Lourenço B, Queiroz LB, Silva LEV, Leal MM, Schvartsman BGS, Maluf Junior PT. Medicina de adolescentes. Barueri: Manole; 2014.
2. Chalmers DJ, O'Donnell CI, Casperson KJ, Berngard SC, Hou AH, Nuss GR, et al. Normal anatomic relationships in prepubescent female external genitalia. J Pediatr Urol. 2014;10(6):1117-21.
3. Hornor G. Genital examination of the prepubertal female: essentials for pediatric nurse practitioners. J Pediatr Health Care. 2022;36(5):489-99.
4. Ingemann-Hansen O, Charles AV. Forensic medical examination of adolescent and adult victims of sexual violence. Best Pract Res Clin Obstet Gynaecol. 2013;27(1):91-102.
5. Mattar A. A mama feminina. In: Vitalle MSS, Silva FC, Pereira AML, Weiler RME, Niskier SR, Schoen TH. Medicina do adolescente – fundamentos e prática. Rio de Janeiro: Atheneu; 2019. p.243-60.
6. Moussaoui D, Abdulcadir J, Yaron M. Hymen and virginity: what every paediatrician should know. J Paediatr Child Health. 2022;58(3):382-7.
7. Nguyen JD, Duong H. Anatomy, abdomen and pelvis: female external genitalia. [Updated 2023 Jul 25]. In: StatPearls [Internet]. Treasure Island (FL): StatPearls Publishing; 2023 Jan.
8. Pinto NT, Costa DM, Marinho AS, Pinto JM. Findings in physical examination of the external genitalia in pediatric age – different is not always pathological – Part II (female). REVNEC. 2021;30(1):33-8.
9. Price J. Injuries in prepubertal and pubertal girls. Best Pract Res Clin Obstet Gynaecol. 2013;27(1):131-9.
10. Reisenbichler E, Hanley KZ. Developmental disorders and malformations of the breast. Semin Diagn Pathol. 2019;36(1):11-5.
11. Sisto PAP, Heneghan MK. Endocrinology. In Marcdante KJ, Kliegman RM (eds). Nelson essentials of pediatrics. 7.ed. Philadelphia: Elsevier; 2015. p.570-611.
12. Stambough KC, Merritt DF. Gynecologic history and physical examination. In: Kliegman RM, St Geme III JW. Nelson textbook of pediatrics. 21.ed. New York: Elsevier; 2019.

30

Sistema imunológico e seu desenvolvimento na criança

Filumena Maria da Silva Gomes
Magda Carneiro-Sampaio
José Roberto Mendes Pegler

PONTOS-CHAVE

- O sistema imunológico da criança está em desenvolvimento, sendo influenciado por muitos fatores, como diferenças genéticas intrínsecas, estados de saúde-doença e exposições ambientais.
- A história clínica e o exame físico completo auxiliam na suspeita diagnóstica de erros inatos da imunidade e orientam a investigação laboratorial.
- Os erros inatos da imunidade (EII) constituem hoje cerca de 500 doenças, e envolvem desde a apresentação clínica, como infecções de repetição, até condições atípicas, tais como: suscetibilidade elevada a determinados organismos, infecção em locais atípicos, infecções com apresentações clínicas atípicas, autoinflamação e imunodesregulação com a autoimunidade como principal manifestação.
- O crescimento dos diagnósticos das deficiências imunológicas se deve ao advento da medicina genômica e do sequenciamento de geração. O diagnóstico foi aperfeiçoado com a ampliação da triagem neonatal, da análise genética e com a citometria de fluxo. Os novos tratamentos também melhoraram, desde o uso de imunoglobulinas até os transplantes de células-tronco hemato-poiéticas e terapia genética, entre outros.

INTRODUÇÃO

O sistema imunológico é fundamental na defesa contra as infecções e toxinas, na reação ao câncer e na reparação de tecidos. Os mecanismos inflamatórios envolvidos quando são em excesso ou mal regulados, podem levar a reações de hipersensibilidade, tais como doenças alérgicas, doenças autoimunes, e resposta inflamatória exacerbada. Por outro lado, quando a resposta de defesa é inadequada, temos as imunodeficiências, que levam a maior suscetibilidade a infecções, fenômenos de autoimunidade, câncer e desregulações da imunidade.

Os lactentes são mais suscetíveis à infecção pela própria imaturidade de seus sistemas imunológicos inato e adaptativo. Essa imaturidade é mais pronunciada em caso de lactentes prematuros ao nascer ou com restrição de crescimento intrauterino (veja o Capítulo 18, Sistema imunológico do recém-nascido). Esta última condição mencionada (restrição de crescimento intrauterino) pode ser decorrente de distúrbios cromossômicos, anomalias congênitas, infecções ou mais raramente de imunodeficiências.

Estima-se que cerca de 1/500 pessoas da população mundial seja afetada por alguma imunodeficiência primária (IDP), isto é, defeitos genéticos do sistema imunológico que resultam em infecções crônicas, graves e muitas vezes potencialmente fatais, se não forem diagnosticadas e tratadas. O aumento significativo de pacientes identificados com IDP deve-se, em parte, à expansão de conhecimentos científicos e sensibilização quanto a esses aspectos, à ampliação da triagem neonatal e à expansão do diagnóstico e sequenciamento molecular.

O retardo no diagnóstico de deficiências primárias de anticorpos (DPA), a categoria de erro inato da imunidade mais frequente, está associado a aumento de morbidade, mortalidade e custos de saúde. Portanto, algoritmos de triagem foram desenvolvidos para detecção precoce de pacientes com risco de DAP na atenção primária.

Para aprofundamento em doenças alérgicas ler o Capítulo 49: Principais sinais/sintomas pediátricos no sistema imunológico.

DESENVOLVIMENTO DO SISTEMA IMUNOLÓGICO DA CRIANÇA

A produção de anticorpos do lactente é mais intensa após os 6 meses de idade, e continua esse processo durante toda a infância até a adolescência. As últimas classes de anticorpos a se desenvolverem são a IgA sérica e a IgG2, que somente próximo da adolescência atingem níveis séricos equivalentes aos dos adultos (Figura 1).

A imunidade inata desenvolve-se cedo, com neutrófilos e o sistema complemento

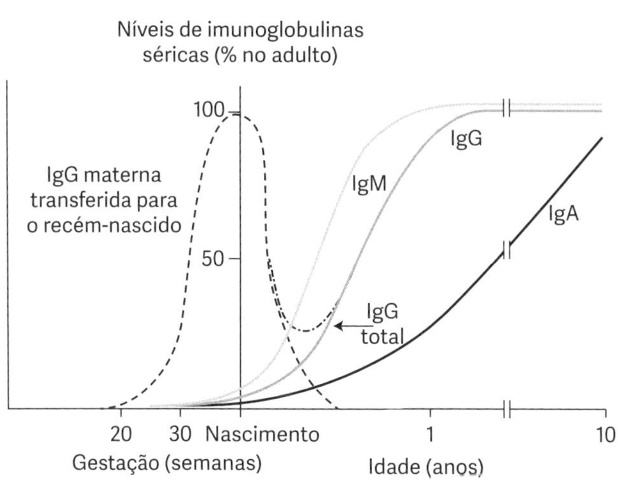

FIGURA 1 Níveis de imunoglobulinas séricas no recém-nascido e na criança.

IG: imunoglobulina.

Fonte: Faust e Tebruegge, 2018.

alcançando valores e funções equivalentes aos de adulto ainda no primeiro semestre de vida. Dessa forma, a imunidade inata já está relativamente madura no primeiro ano de vida, enquanto a imunidade adaptativa inicia o seu desenvolvimento intraútero e segue sua maturação ao longo da primeira infância. As várias subpopulações de linfócitos T *naïve* vão se desenvolver nos primeiros anos de vida, após contato com antígenos ambientais.

A imaturidade do sistema imunológico na criança pequena explica a maior suscetibilidade a infecções, a necessidade de várias doses de algumas vacinas, e ainda a maior intensidade e frequência de sintomas infecciosos nas crianças que frequentam creches desde a primeira infância (Figura 2). A falta de memória imunológica T e B é considerada a imaturidade mais crítica para explicar a elevada frequência de infecções, sobretudo respiratórias, em lactentes e pré-escolares jovens.

ERROS INATOS DA IMUNIDADE

Os erros inatos da imunidade (EII) abrangem um grupo diversificado de dis-

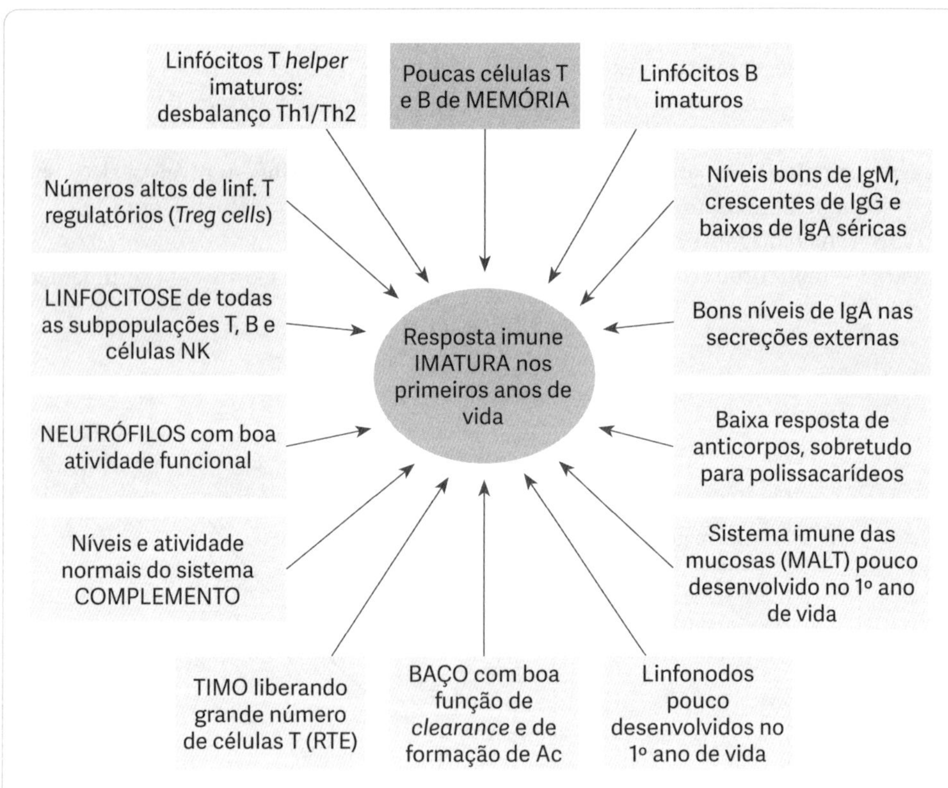

FIGURA 2 Tipos de respostas imunológicas imaturas nos primeiros anos de vida.

Ac: anticorpos; B: linfócitos B; MALT: *mucosa-associated lymphoid tissue* (tecido linfoide associado à mucosa); NK: *natural killer*; RTE: *recent thymic emigrants* (linfócitos T virgens recém emigradas do timo); linfócitos T; Th1: linfócitos T CD4+ subgrupo T helper 1; Th2: linfócitos T CD4+ subgrupo T helper 2.
Fonte: adaptação de PrabhuDas et al., 2011; Dowling e Levy, 2014.

túrbios caracterizados por defeitos no sistema imunológico, levando ao aumento da suscetibilidade a infecções, autoimunidade, doenças autoinflamatórias, alergias, linfoproliferação benigna e malignidades.

As deficiências primárias de anticorpos (DPA) constituem a maioria dos EII, e são caracterizadas pela incapacidade de produzir uma resposta humoral de anticorpos eficaz. As manifestações dos defeitos humorais geralmente se iniciam após os 6 meses de vida nas crianças nascidas a termo (devido à presença inicial de IgG materno). As DPA representam um grupo heterogêneo de distúrbios, como deficiência seletiva de IgA, imunodeficiência comum variável (CVID), deficiência de subclasse de IgG e deficiência de anticorpos específicos (SpAD). A prevalência de DPA varia consideravelmente, de 1:1.700 a 1:25.000, em parte pelo grande número suspeito de pacientes não diagnosticados. A apresentação clínica é de variados sintomas, sendo o mais relevante o aumento de suscetibilidade a infecções dos tratos respiratórios e gastrintestinal (Figura 3).

A síndrome de DiGeorge, ou síndrome de microdeleção do cromossomo 22q11.2 ou velocardiofacial, é uma condição prevalente, que acomete cerca de um indivíduo para cada 4 mil nascidos vivos. O desenvolvimento anormal da terceira e quarta bolsas faríngeas leva às características marcantes dessa síndrome, incluindo anomalias cardíacas, hipoparatireoidismo e hipoplasia ou aplasia tímica. O timo ausente ou subdesenvolvido ao nascimento causa problemas com as células T.

A classificação das imunodeficiências é baseada nas grandes áreas da resposta imunológica (inata versus adquirida; celular versus humoral; ou complemento) (Quadro 1).

SINAIS DE ALERTA PARA ERROS INATOS DA IMUNIDADE (IMUNODEFICIÊNCIAS PRIMÁRIAS)

Infecções mais frequentes ou graves são o sinal mais importante de imunodeficiência. Por outro lado, a causa de infecções recorrentes pode ser alergia, frequência precoce a creches, alterações anatômicas ou mesmo uma fibrose cística. É ainda fundamental a história de consanguinidade na família, de infecções de repetição familiares ou ainda a morte precoce de crianças na família.

QUADRO 1 Classificação simplificada das imunodeficiências primárias (erros inatos da imunidade)

Combinadas (linfócitos)	Humoral (anticorpos)	Desregulação imunológica	Inata (fagócitos)	Deficiência de complemento
SCID	Agamaglobulinemia	Linfo-histiocitose hemagocítica familiar	Doença granulomatosa crônica	Deficiência de C3
Hiper-IgM	Imunodeficiência comum variável	Sindrome de Chediak-Higashi	Neutropenia cíclica	Deficiência de properdina
Síndrome de Wiskott-Aldrich	Deficiência de IgA	IPEX	Deficiência de adesão leucocitária	Deficiência de inibidor de C1

IPEX: síndrome de desregulação imune, poliendocrinopatia e enteropatia ligada ao X; SCID: imunodeficiência comum grave.
Fonte: adaptação de Bousfiha, 2020.

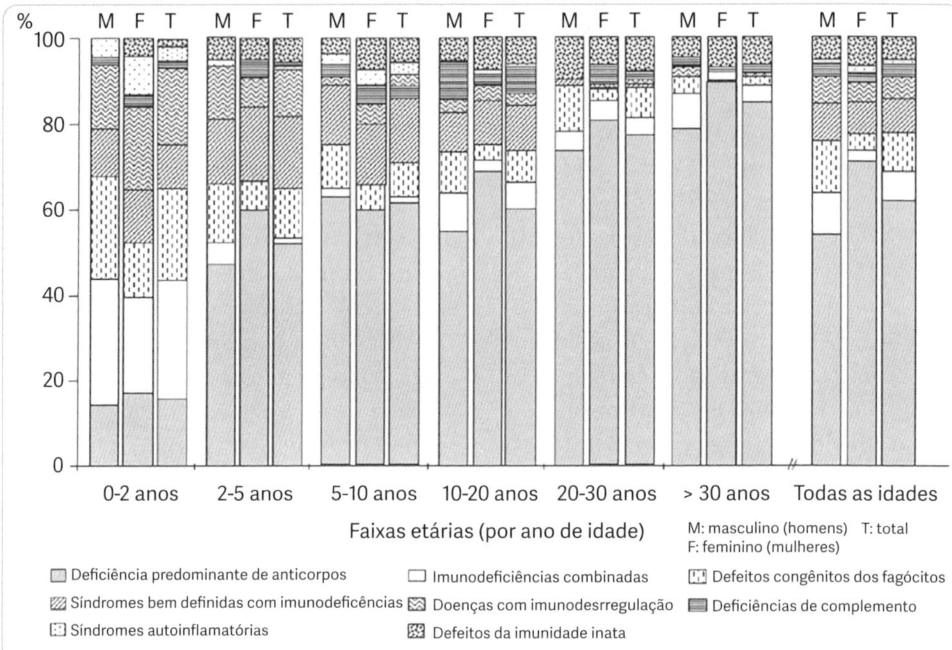

FIGURA 3 Categorias de imunodeficiências primárias em diferentes faixas etárias: relato de 1.008 casos de um único centro de referência brasileiro.

Fonte: Carneiro-Sampaio et al., 2013.

As apresentações clínicas das imunodeficiências primárias são muito variadas (Figura 4).

As crianças pequenas apresentam maior suscetibilidade a infecções, mas qual o limite do normal? Para responder a isso, foram estabelecidos critérios clínicos que remetem à necessidade de investigar a ocorrência de imunodeficiências, ou erros inatos da imunidade, nas diversas faixas etárias (Quadros 2 a 4).

A triagem metabólica neonatal ampliada abrange alguns dos EII, como a imunodeficiência combinada grave (SCID), identificando bebês com anomalias no desenvolvimento de células T, com o objetivo de identificação pré-sintomática e encaminhamento para tratamento. O tratamento precoce, antes do aparecimento de infecções, melhora a sobrevivência dessas crianças.

INFECÇÕES SENTINELA

Uma infecção sentinela é uma infecção atípica em um indivíduo tido como imunocompetente. Ela é única e exige investigação para imunodeficiências primárias (Quadro 5).

HISTÓRIA CLÍNICA E EXAME FÍSICO

A história familiar de consanguinidade é importante, pois a história de consanguinidade favorece o aparecimento de doenças autossômicas recessivas, e também a história de parentes afetados do sexo masculino do lado materno sugere doenças ligadas ao X.

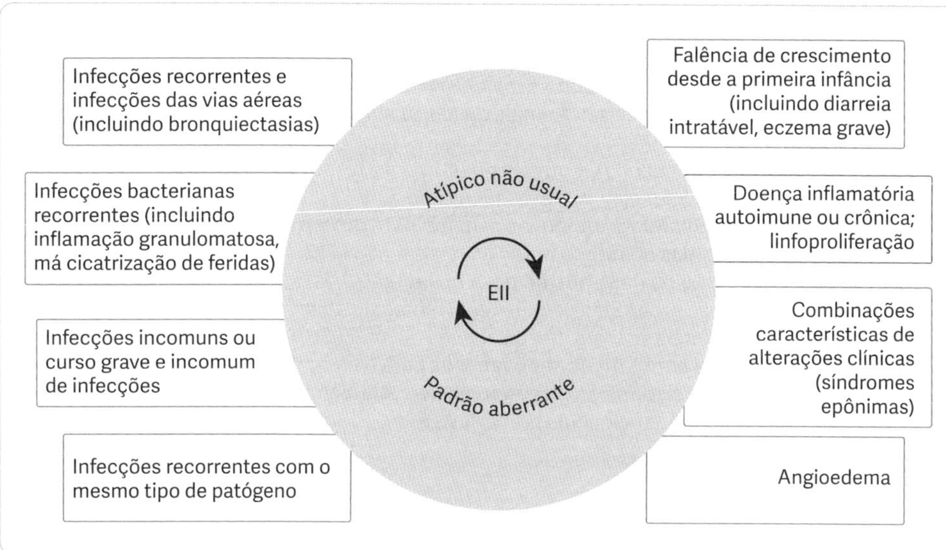

FIGURA 4 Apresentações clínicas variadas das deficiências imunológicas primárias (erros inatos da imunidade – EII).

Fonte: Sullivan et al., 2014.

QUADRO 2 Sinais de alerta para imunodeficiências primárias no primeiro ano de vida

A presença de um ou mais sinais de alarme deve motivar a investigação de imunodeficiência primária
1. Infecções fúngicas, virais ou bacterianas persistentes ou graves
2. Eventos adversos a vacinas contendo germes vivos, especialmente a BCG
3. Diabetes melito persistente ou outra doença autoimune e/ou inflamatória
4. Quadro sepse-símile, febril, sem identificação de agente infeccioso
5. Lesões cutâneas extensas
6. Diarreia persistente
7. Cardiopatia congênita (em especial, anomalias dos vasos da base)
8. Atraso na queda do coto umbilical (acima de 30 dias)
9. História familiar de imunodeficiência ou de óbitos precoces por infecção
10. Linfocitopenia (menos que 2.500 células/mm^3) ou outra citopenia, ou leucocitose sem infecção, persistentes
11. Hipocalcemia com ou sem convulsão
12. Ausência de imagem tímica à radiografia de tórax

Fonte: adaptação de Carneiro-Sampaio et al., 2011.

QUADRO 3 Dez sinais de alerta para erros inatos da imunidade (EII) em crianças

Os erros inatos da imunidade (EII) levam crianças a terem infecções frequentes ou de difícil tratamento. Cerca de 1:500 pessoas pode ser afetada por uma imunodeficiência primária. Se a criança for afetada por dois ou mais dos sinais de alerta abaixo, deve ser avaliada quanto à presença de EII:

1. Quatro ou mais novas infecções de ouvido no último ano.
2. Duas ou mais sinusites infecciosas graves no último ano.
3. Dois meses ou mais tomando antibióticos sem melhora ou com pouco efeito.
4. Duas ou mais pneumonias no último ano.
5. Falência de crescimento ou de ganho de peso no lactente.
6. Duas ou mais infecções profundas de pele recorrentes ou abscessos de órgãos.
7. Persistente monilíase oral por mais de dois meses ou infecção fúngica de pele.
8. Necessidade de uso de antibióticos endovenosos para tratar infecções.
9. Duas ou mais infecções sistêmicas graves, inclusive septicemia.
10. História familiar de imunodeficiências primárias.

Fonte: Modell et al., 2018.

QUADRO 4 Dez sinais de alerta para erros inatos da imunidade (EII) em adultos

Os erros inatos da imunidade (EII) levam crianças e adultos a terem infecções frequentes ou de difícil tratamento. Cerca de 1:500 pessoas pode ser afetada por uma imunodeficiência primária. Se o adulto for afetado por dois ou mais dos sinais de alerta abaixo, deve ser avaliado quanto à presença de EII:

1. Duas ou mais novas infecções de ouvido no último ano.
2. Duas ou mais sinusites infecciosas graves no último ano não associadas a alergias.
3. Uma pneumonia por ano, por mais de um ano.
4. Diarreia crônica com perda de peso.
5. Infecções virais recorrentes (resfriados, herpes, verrugas, condiloma).
6. Necessidade recorrente de antibióticos intravenosos para tratamento de infecções.
7. Abscessos profundos de repetição de pele ou órgãos internos.
8. Infecção fúngica persistente na pele ou em outros locais.
9. Infecção por micobactérias atípicas.
10. História familiar de imunodeficiências primárias.

Fonte: Modell et al., 2018.

QUADRO 5 Infecções sentinela

Tipo de infecção	Defeitos genéticos conhecidos e síndromes bem descritas
Viroses	
Encefalites por *Herpes simplex*	*TBK1, TLR3, TRAF3, TRIF, UNC93B*
Infecção cutânea por *Herpes simplex*	Defeitos graves de células T, *DOCK8, GATA2, WAS*
Infecção crônica pelo vírus Epstein-Barr	*CD21, CD27, CORO1A, ITK, MAGT1, PRKCD, CXCR4*
Linfo-histiocitose hemofagocítica induzida pelo vírus Epstein-Barr	*AP3B1, LYST1, PRF1, RAB27A, SH2D1A, STX11, UNC13D, XIAP*
Citomegalovírus	Defeitos graves de células T, síndrome de Good, *DOCK8, GATA2, STIM1, WAS*

(continua)

QUADRO 5 Infecções sentinela (*continuação*)

Tipo de infecção	Defeitos genéticos conhecidos e síndromes bem descritas
Papilomavírus	Linfopenia CD4 idiopática, *ATM, CD40L, EVER1, EVER2, DOCK8, GATA2, IKBKG, MST1, RORH, STK4, CXCR4*
Micobactérias	*CTBA, CYBB, GATA2, IFNGR1, IFNGR2, IKBKG, IL12, IL12RB1, TRF8, NCF1, NCF2, NCF4, STAT1, TYK2*
Fungos	
Candida	*AIRE, CARD9, IL17F, IL17RA, STAT1*
Aspergillus	Linfopenia CD4 idiopática, *CYBA, CYBB, DOCK8, GATA2, ITGB2, NCF1, NCF2, NCF4, STAT3*
Bactérias	
Pseudomonas	Neutropenias congênitas, *IRAK4, ITGB2, MYD88, XLA* (neutropenia), *CD40LG* (neutropenia)
Salmonella	*CYBB, IFNGR1, IFNGR2, IL12B, IL12RB1*
Serratia	*CYBA, CYBB, NCF1, NCF2, NCF4*
Neisseria	*C5, C6, C7, C8A, C8B, C8G, C9, CFD, CFH, CF1, CFP*
Streptococcus pneumoniae	*CIQA, C1QB, C1QC, C4A + C4B, C2, C3, IRAK4, MYD88*

Fonte: Sullivan et al., 2014.

Mas muitas vezes as mutações podem ser "de novo".

Os órgãos linfoides primários são a medula óssea e o timo, onde amadurecem os linfócitos B e T, respectivamente. O Timo involui na puberdade e é indetectável na vida adulta. A falta de desenvolvimento do timo ocorre devido a uma deleção cromossômica necessária para a sua presença, caracterizando a síndrome DiGeorge. A presença do timo pode ser verificada em crianças na radiografia de tórax, pela presença do sinal da "vela" ou do aumento do mediastino.

Os órgãos linfoides secundários ou periféricos são os linfonodos, o baço e o sistema imune de mucosas e cutâneo. Existem cerca de 500 linfonodos no corpo humano. A avaliação dos linfonodos e das amígdalas palatinas ao exame físico é importante, pois representam órgãos que fazem parte do sistema imunológico (Figura 5).

A partir do primeiro ano de vida, é esperado em crianças imunocompetentes a presença de amígdalas palatinas e a palpação de linfonodos inguinais e/ou cervicais.

Por outro lado, a maioria dos indivíduos com agamaglobulinemia apresenta amígdalas e gânglios linfáticos muito pequenos, habitualmente não visíveis ou palpáveis ao exame físico, pois esses tecidos são compostos de grande número de células B, que estão presentes em números pequenos no sangue periférico e nos tecidos linfoides desses indivíduos. Dessa forma, a não visualização de amígdalas e não palpação de linfonodos em crianças depois de um ano de vida deve lembrar quadros de imunodeficiências primárias.

O exame físico completo da criança pode constatar dismorfismos faciais e de orelhas que levantam a suspeita de alterações do sistema imunológico, sobretudo a deleção 22q11.2, chamada originalmente de síndrome DiGeorge, tido como segundo EII mais frequente (Quadros 6 e 7).

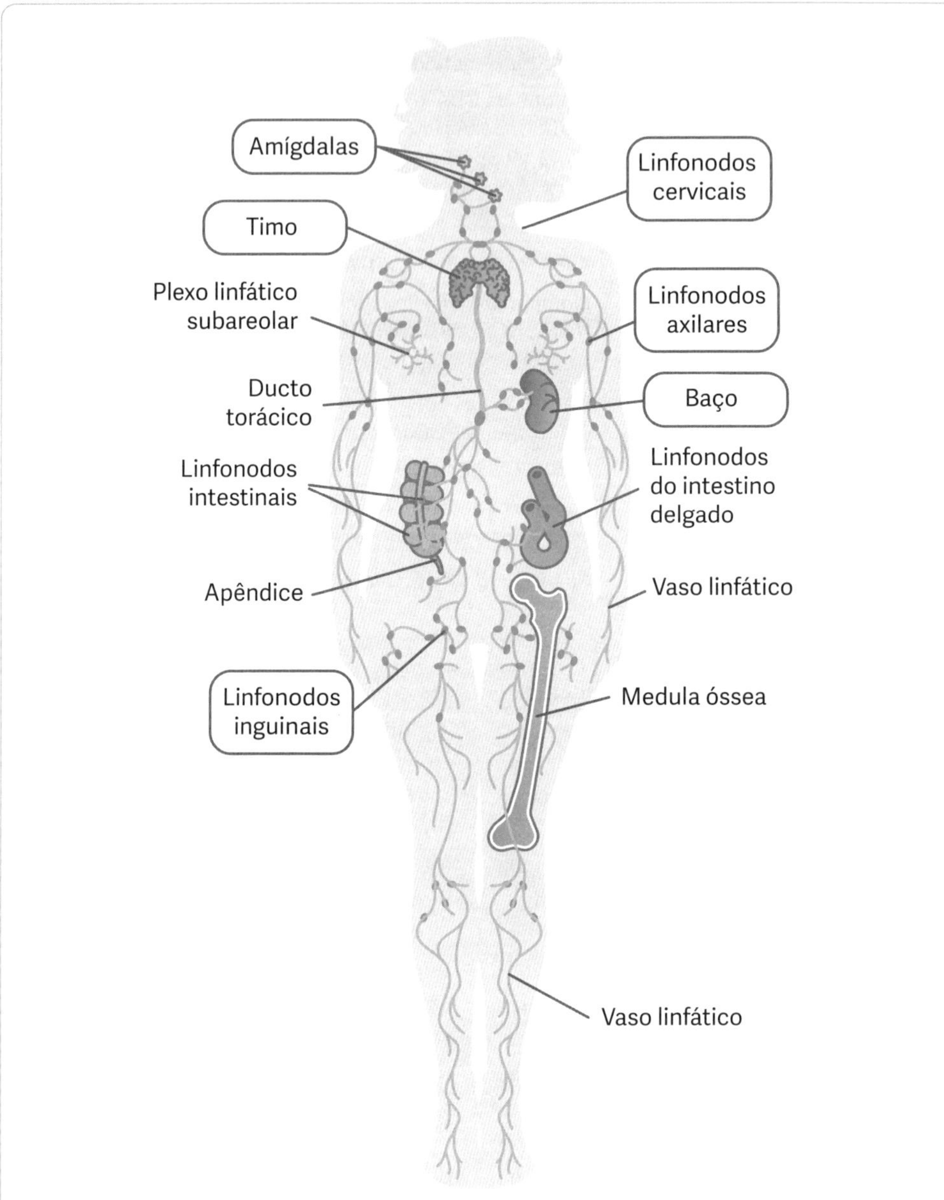

FIGURA 5 Linfonodos e órgãos do sistema linfático da criança que devem ser avaliados no exame físico (em destaque os locais obrigatórios de avaliação clínica).

QUADRO 6 História clínica e exame físico dos lactentes de 2 meses a 2 anos de idade direcionado para alterações da resposta imunológica

Local	Observar
Pele	Eritemas cutâneos, icterícia, pele seca, descamação, eczema, impetigo, hematomas, marcas de nascença, alteração de pigmentação, hemangiomas, verrugas
Linfonodos	Linfadenopatias, não palpação de linfonodos em qualquer das cadeias
Musculoesquelético	Fraturas, luxações, lesões, fraqueza, músculos hipotônicos ou hipertônicos, deformidades congênitas
Hematopoiético	Anemia, história de problemas de leucócitos ou plaquetas, hemorragias
Endócrino	Anormalidades na triagem neonatal metabólica (hipotireoidismo, hiperplasia adrenal congênita), hipo ou hiperglicemia
Alergias	Alergia e eczema, urticária, alergia alimentar, sibilância imunológica, reações a picadas de insetos, conjuntivite, prurido de pele, infecções recorrentes, tipo de crescimento
Cabeça e pescoço	Micro/macrocefalia, malformações (suturas, fechamento da fontanela), lesões, massas cervicais (problemas de fenda branquial, higroma, torcicolo)
Olhos	Acuidade visual, catarata, reflexo vermelho anormal, trauma, tumores, estrabismo, retinopatia da prematuridade
Orelhas e nariz	Infecções de ouvido, resfriados, coriza, tosse, dores de garganta, sinusites e amigdalites de repetição, audiometria com perda auditiva, malformações
Respiratório	Bronquiolite, asma de difícil controle, pneumonia, anormalidade torácica congênita ou malformações pulmonares, displasia broncopulmonar, doenças pulmonares crônicas
Cardiovascular	Intolerância ao exercício, tosse, dispneia, cianose, sopros cardíacos, malformações congênitas cardíacas, edema pulmonar, hepatomegalia, arritmias, ausência do timo
Gastrintestinal	Alimentação, tipo de ganho de peso, cólicas, vômitos, diarreia crônica, constipação, distensão abdominal, icterícia, sangramentos, hepatoesplenomegalia, anomalias congênitas, estenose pilórica, intussuscepção, vólvulo, fissuras, malformações anais, infecção crônica por *Giardia lamblia*, presença de asplenia
Geniturinário	Infecção, malformação congênita conhecida, alterações do fluxo urinário
Mamas	Ginecomastia, agenesia
Neurológico	Desenvolvimento neurológico, movimento das quatro extremidades, fraqueza, malformações do cérebro e do cordão umbilical, convulsões, marcos de desenvolvimento, doença metabólica, infecção meningocócica

Fonte: elaboração dos autores.

QUADRO 7 História clínica e exame físico de crianças de 2 a 12 anos de idade direcionado para alterações da resposta imunológica

Local	Observar
Pele	O mesmo que em lactentes, além de pintas, verrugas, escarlatina, púrpura
Linfonodos	Linfadenopatia, ausência de linfonodos palpáveis em cadeias cervical e/ ou inguinal
Osteoarticular	O mesmo que em lactentes, além de dor, rigidez, calor, inchaço, artrite, atrofia, mobilidade articular (hiper ou hipomóvel)
Hematológico	Anemia, leucopenia, trombocitopenia, diátese hemorrágica
Endócrino	Crescimento, estágio de puberdade, sinais de hiper/hipotireoidismo (pele seca, intolerância ao frio, lentidão, cabelos grossos/exoftalmia, sudorese, intolerância ao calor, magreza), hipo/hiperadrenalismo (pigmentação da pele, hipotensão, vômitos/sinais de Cushing), hipo/hiperparatireoidismo (tetania/abdominal, dor, polidipsia, poliúria) e diabetes melito ou insípido (poliúria, polidipsia, perda de peso)
Alergia	Igual aos lactentes, além de alergias sazonais (febre do feno, conjuntivite vernal imunológica), alergia ao contraste de raios X, alergias materiais, alimentares ou ambientais documentadas por testes cutâneos ou RAST (Radio Allergo Sorbent Test)
Cabeça e pescoço	O mesmo que em lactentes, mais dor de cabeça, enxaqueca, massas, infecções, rigidez
Olhos	O mesmo que em lactentes, miopia, hipermetropia, astigmatismo, diplopia, daltonismo
Nariz e garganta	O mesmo que em lactentes, mais zumbido, vertigem, perfurações, histórico de amigdalites, de colocação de tubo PE (equalização de pressão), amigdalectomia/adenoidectomia
Respiratório	O mesmo que em lactentes, tuberculose
Cardiovascular	O mesmo que em lactentes, doença cardíaca, febre reumática, palpitação, dor torácica, edema, hepatomegalia
Gastrintestinal	O mesmo que em lactentes, apendicite, cálculo de vesícula biliar, pancreatite, nutrição parenteral anterior, fezes acólicas, hemorroidas
Geniturinário	O mesmo que em lactentes
Mamas	Ginecomastia nos meninos, desenvolvimento das mamas nas meninas
Neurológico	O mesmo que em lactentes, cefaleia, enxaqueca, vertigem, hemiparesia, parestesia, dor irradiando para extremidades

Fonte: elaboração dos autores.

EXAMES LABORATORIAIS DE TRIAGEM PARA IMUNODEFICIÊNCIAS PRIMÁRIAS (ERROS INATOS DA IMUNIDADE)

Após a história clínica detalhada e o exame físico completo teremos muitas vezes uma noção de qual área pode estar alterada: humoral, celular, fagócitos ou complemento, ou se se trata de uma manifestação predominantemente de imunodesrregulação.

A triagem para EII deve ser realizada tanto no número e/ou quanto na função das células. Os exames iniciais são: hemograma completo, proteína C reativa, dosagem de imunoglobulinas séricas (IgA, IgG, IgM, IgE), avaliação de produção de anticorpos, em resposta a antígenos vacinais, teste da dihidro-rodamina e complemento hemolítico ou total.

TESTES GENÉTICOS

A recomendação atual de atendimento para pacientes com diagnóstico clínico ou suspeita de EII envolve a solicitação precoce de testes genéticos na maior parte dos casos. O diagnóstico clínico e a escolha do tipo de teste influenciam a probabilidade de obtenção do diagnóstico molecular. A escolha do método depende em grande parte da apresentação clínica, do tipo suspeito de EII e do acesso aos recursos. Em princípio, a análise mais útil na atualidade seria o exoma completo.

Vários testes genéticos estão disponíveis atualmente, como o sequenciamento Sanger de genes únicos, painéis de sequenciamento de genes (sequenciamento de próxima geração direcionado, tNGS), sequenciamento de exoma completo (WES) e sequenciamento de genoma completo (WGS), que podem ser expandidos para análises de toda a família caso necessário.

Em caso de suspeita de síndrome de deleção do 22q11.2 a prioridade seria o MLPA (*Multiplex Ligation-dependent Probe Amplification*).

O objetivo dos testes genéticos nos EII é não apenas ter o diagnóstico genético-molecular, mas também oferecer um tratamento mais adequado e permitir o aconselhamento genético.

CONCLUSÕES

As janelas críticas do desenvolvimento imunitário são influenciadas pelo seu desenvolvimento, maturação e crescimento concomitantes aos outros sistemas orgânicos, por isso sua manifestação anormal deve ser correlacionada a uma abordagem multissistêmica e multidisciplinar coordenada ao restante do organismo de cada indivíduo.

Os erros inatos da imunidade possuem variadas apresentações clínicas, desde quadros assintomáticos até infecções graves, recorrentes ou atípicas, além de alterações na autoimunidade e aumento de suscetibilidade a doenças neoplásicas.

SUGESTÕES DE LEITURA

1. Abbas AK, Lichtman AH, Pillai S. Imunologia celular e molecular. 10. ed. Rio de Janeiro: GEN Guanabara Koogan; 2023.
2. Bousfiha A, Jeddane L, Picard C, Al-Herz W, Ailal F, Chatila T, et al. Human Inborn Errors of Immunity: 2019 Update of the IUIS Phenotypical Classification. J Clin Immunol. 2020;40(1):66-81.
3. Brodszki N, Frazer-Abel A, Grumach AS, Kirschfink M, Litzman J, Perez E, et al. European Society for Immunodeficiencies (ESID) and European Reference Network on Rare Primary Immunodeficiency, Autoinflammatory and Autoimmune Diseases (ERN RITA) Complement Guideline: Deficiencies, Diagnosis, and Management. J Clin Immunol. 2020;40(4):576-91.
4. Campbell E, Shaker MS, Williams KW. Clinical updates in inborn errors of immunity: a focus on the noninfectious clinical manifestations. Curr Opin Pediatr. 2024;36(2):228-36.
5. Carneiro-Sampaio M, Jacob CM, Leone CR. A proposal of warning signs for primary immunodeficiencies in the first year of life. Pediatr Allergy Immunol. 2011;22(3):345-6.
6. Carneiro-Sampaio M, Moraes-Vasconcelos D, Kokron CM, Jacob CM, Toledo-Barros M, Dorna MB, et al. Primary immunodeficiency diseases in different age groups: a report on 1,008 cases from a

single Brazilian reference center. J Clin Immunol. 2013;33(4):716-24.
7. Costagliola G, Peroni DG, Consolini R. Beyond Infections: new warning signs for inborn errors of immunity in children. Front Pediatr. 2022 Jun 10;10:855445.
8. Dowling DJ, Levy O. Ontogeny of early life immunity. Trends Immunol. 2014;35(7):299-310.
9. Duarte AJS, Moraes-Vasconcelos D, Rangel-Santos, Sumita NM, Carneiro-Sampaio M. Erros inatos da imunidade. In: Gomes FMS, Silva CAA, Carneiro-Sampaio M (eds.); Carneiro-Sampaio M, Sumita NM, Slhessarenko N, Duarte AJS. Medicina laboratorial em pediatria. Santana de Parnaíba: Manole; 2023. p.104-35.
10. Eldeniz FC, Gul Y, Yorulmaz A, Guner SN, Keles S, Reisli I. Evaluation of the 10 warning signs in primary and secondary immunodeficient patients. Front Immunol. 2022;13:900055.
11. Elsink K, Huibers MMH, Hollink IHIM, Simons A, Zonneveld-Huijssoon E, van der Veken LT, et al.; Genetics First for Primary Immunodeficiency Disorders Consortium. Implementation of early next-generation sequencing for inborn errors of immunity: a prospective observational cohort study of diagnostic yield and clinical implications in Dutch genome diagnostic centers. Front Immunol. 2021;12:780134.
12. Faust S, Tebruegge M. Infection and immunity. In: Lissauer T, Carroll W. Illustrated textbook of paediatrics. 5.ed. London: Elsevier; 2018. p.256-87.
13. Goudouris ES, Oliva-Alonso ML (coords.); Capelo AV, Ouricuri AL, Blanc ES, Mariz FP, Carvalho FAA, Souza MS, Silva SP (colabs.). Imunodeficiências primárias (ou erros inatos da imunidade) para o não especialista. São Paulo: Modo!; 2023. 132p. Disponível em: https://asbai.org.br/wp-content/uploads/2023/11/Erros-Inatos-da-Imunidade_EII_-para-n%C3%A3o-especialista.pdf. Acesso em: 9 jul. 2024.
14. Jeffrey Modell Foundation. Primary immunodeficiency resource centre. Disponível em: http://www.info4pi.org/library/educational-materials/10-warning-signs. Acesso em: 9 jul. 2024.
15. Kwon SS, Cho YK, Hahn S, Oh J, Won D, Shin S, et al. Genetic diagnosis of inborn errors of immunity using clinical exome sequencing. Front Immunol. 2023;14:1178582. Erratum in: Front Immunol. 2023;14:1235318.
16. LeBlond RF, DeGowin RL, Brown DD. DeGowin's diagnostic examination. New York: McGraw-Hill; 2001. p.105.
17. Messelink MA, Welsing PMJ, Devercelli G, Marsden JWN, Leavis HL. Clinical validation of a primary antibody deficiency screening algorithm for primary care. J Clin Immunol. 2023;43(8):2022-32.
18. Modell V, Orange JS, Quinn J, Modell F. Global report on primary immunodeficiencies: 2018 update from the Jeffrey Modell Centers Network on disease classification, regional trends, treatment modalities, and physician reported outcomes. Immunol Res. 2018;66(3):367-80.
19. Perazzio SF, Palmeira P, Moraes-Vasconcelos D, Rangel-Santos A, de Oliveira JB, Andrade LEC, Carneiro-Sampaio M. A critical review on the standardization and quality assessment of nonfunctional laboratory tests frequently used to identify inborn errors of immunity. Front Immunol. 2021 Nov 9;12:721289.
20. PrabhuDas M, Adkins B, Gans H, King C, Levy O, Ramilo O, Siegrist CA. Challenges in infant immunity: implications for responses to infection and vaccines. Nat Immunol. 2011;12:189-94.
21. Rider NL, Coffey M, Kurian A, Quinn J, Orange JS, Modell V, Modell F. A validated artificial intelligence-based pipeline for population-wide primary immunodeficiency screening. J Allergy Clin Immunol. 2023;151(1):272-9.
22. Segura-Tudela A, López-Nevado M, Nieto-López C, García-Jiménez S, Díaz-Madroñero MJ, Delgado Á, et al. Enrichment of immune dysregulation disorders in adult patients with human inborn errors of immunity. J Clin Immunol. 2024;44(3):61.
23. Sullivan KE, Stiehm ER, Notarangelo LD, Holland SM, Cunningham-Rundles C, Fischer A. Stiehm's immune deficiencies. Amsterdam: Elsevier; 2014. 1275p.
24. von Hardenberg S, Klefenz I, Steinemann D, Di Donato N, Baumann U, Auber B, Klemann C. Current genetic diagnostics in inborn errors of immunity. Front Pediatr. 2024;12:1279112.
25. Yu JE. New primary immunodeficiencies 2023 update. Curr Opin Pediatr. 2024;36(1):112-23.

SEÇÃO IV

Anamnese e exame físico do adolescente

31

Abordagem geral do adolescente

Benito Lourenço
Claudia de Brito Fonseca
Lígia Bruni Queiroz
Luiz Eduardo Vargas da Silva

PONTOS-CHAVE

- O atendimento clínico do adolescente deve abranger as transformações físicas, emocionais e sociais desse ciclo de vida, que apresentam variações conforme esteja na fase inicial, média ou final de seu desenvolvimento.
- Os princípios éticos da consulta de adolescentes são privacidade, confidencialidade, respeito pela autonomia, reconhecimento da maturidade e da capacidade de julgamento do paciente.
- O exame físico deve ser completo, para avaliar problemas de saúde como varicocele, autolesões infligidas, escoliose, ginecomastia, entre outros.

PARTICULARIDADES DO DESENVOLVIMENTO DO ADOLESCENTE

Não existem dúvidas de que o adolescente, independentemente das queixas clínicas que o trazem ao serviço de saúde, apresenta particularidades relacionadas à notável transformação biopsicossocial que ocorre nessa fase da vida. Com relação às transformações físicas, a puberdade traz ao indivíduo a maturação sexual e o estirão puberal, um rápido e intenso crescimento esquelético observado nesse momento. Nos aspectos psíquicos, o adolescente vivencia mudanças na forma de pensar e de agir, intelectualiza-se, passa por marcantes transformações cerebrais e adquire o pensamento abstrato. Por fim, a crise social é vivida pelo adolescente à medida que ele se despede de seu papel de criança e vai se posicionando progressivamente na sociedade como adulto.

As mudanças biológicas que determinam o desenvolvimento do corpo infantil em um corpo maduro, capaz de se reproduzir, não transformam o indivíduo em um adulto emocional, social e economicamente independente. Para tanto, o "adolescer" envolve marcantes transformações comportamentais, emocionais e sociais e aquisições de habilidades e competências que, ao contrário das modificações físicas universais e visíveis, são vividas de maneira diferente em cada família ou sociedade, sendo singulares a cada indivíduo. No entanto, é importante salientar que o adolescer não é um processo contínuo e uniforme. A demarcação das fases da adolescência, portanto, não é nítida, embora sua utilização colabore para a compreensão de cada um desses momentos.

O início da adolescência (10 aos 13 anos) coincide com as mudanças físicas e o início da reformulação do esquema e da imagem corporal, caracterizado por dúvidas e preocupações com o corpo, frequente comparação com o corpo de outros adolescentes, crescente interesse em questões anatômicas e funcionais e ambiguidade em relação à perda do corpo infantil. Nesse momento, é comum a ambivalência entre a busca de identidade e a aceitação de responsabilidades. Ocorre gradativamente o desenvolvimento cognitivo, com a passagem do pensamento lógico e concreto para o abstrato, hipotético-dedutivo. Inicia-se, nesse momento, a necessidade de maior privacidade, além da busca de identidade, com tentativas de independência, rebeldia, dificuldade em aceitar conselhos dos adultos e menor interesse pelas atividades familiares. As relações interpessoais estão sustentadas, geralmente, por grupos do mesmo sexo. Na evolução da sexualidade, o comportamento é exploratório.

Na adolescência média (14 aos 16 anos), quando grande parte das transformações corporais ocorreu, o adolescente encontra-se mais preocupado com sua aparência e é bastante influenciado pelos modismos. Continua o processo de separação dos pais, iniciado na fase anterior, e intenso envolvimento com o grupo de pares. Os comportamentos de risco se originam da necessidade de experimentar o novo e desafiar o perigo, amplificado com a presente sensação de onipotência. O desenvolvimento intelectual permite uma visão crítica da sociedade, com o início da elaboração de uma escala própria de valores morais e sociais, o que pode se tornar mais um ponto de conflito com adultos e familiares. De forma geral, há nítida atitude social reivindicatória.

Na fase mais tardia da adolescência, a partir dos 17 anos, ocorrerá a estabilização da autoimagem corporal. Alcançando-se a consolidação da identidade com a independência emocional e algumas vezes até econômica em relação ao núcleo familiar, pode assumir as responsabilidades e papéis adultos. É uma fase de refinamento dos valores morais, religiosos e sexuais. Os valores do grupo de pares deixam de ser tão importantes, em prol dos próprios valores e identidade. Ocorre o estabelecimento da identidade sexual, com relações mais maduras e possivelmente mais estáveis, nas quais predomina o compartilhamento em detrimento da necessidade apenas de exploração e experimentação características da fase anterior. Frequentemente é o momento da escolha profissional.

PRINCÍPIOS ÉTICOS DA CONSULTA DO ADOLESCENTE

Cada serviço de atendimento a adolescentes deve se adaptar às suas próprias particularidades e às características de sua clientela. No entanto, existem princípios éticos relacionados à prática médica com adolescentes que devem ser respeitados em qualquer tipo de atendimento. Esses princípios incluem a privacidade, a confidencialidade, o respeito pela autonomia, o reconhecimento da maturidade e da capacidade de julgamento do paciente adolescente.

Para garantir a privacidade do adolescente durante a consulta médica, é estabelecido um acordo entre o adolescente, sua família e o médico. Isso permite que o adolescente tenha um ambiente privativo durante a consulta, o que é fundamental para prevenir situações de risco. Durante a consulta, podem ser feitas orientações, prescrições e abordagens de situações que não seriam expostas de outra forma. No entanto, a privacidade não deve excluir a família ou diluir sua responsabilidade nos cuidados de saúde do adolescente. Deve-se incentivar o diálogo entre o adolescente e sua família, mesmo durante a consulta privada. Escolher a privacidade não significa negar aos pais o direito à responsabilidade de participar das vivências do adolescente.

A confidencialidade é um direito do adolescente, reconhecido e preservado no Código de Ética Médica, que garante o direito ao sigilo. É importante ressaltar que a confidencialidade não se baseia em esconder informações, mas sim em reforçar o reconhecimento do indivíduo como sujeito, capaz de tomar decisões. A família deve ser uma grande aliada nesse processo.

Alguns médicos têm preocupações com relação à aceitação dos pais com privacidade durante a consulta de seus filhos adolescentes. No entanto, estudos demonstram que os pais têm expectativas específicas em relação às discussões sobre a saúde de seus filhos com seus médicos e entendem a necessidade de privacidade e confidencialidade nesses casos. A proteção da vida supera o princípio do sigilo. Situações que envolvem violência, risco de suicídio, transtornos por uso de drogas, transtornos alimentares, risco à vida do adolescente ou de terceiros, doenças graves com recusa ao tratamento e gravidez são exemplos em que o sigilo é quebrado. Mesmo nesses casos, há um dever moral de respeitar o adolescente, informando-o antecipadamente e envolvendo-o no processo de revelação aos pais ou responsáveis.

AS ETAPAS DA CONSULTA DO ADOLESCENTE

Na Unidade de Adolescentes do Instituto da Criança e do Adolescente do Hospital das Clínicas da Faculdade de Medicina da Universidade de São Paulo (ICr-HC-FMUSP), adota-se uma metodologia de atendimento do adolescente constituída por "tempos" ou "etapas". Assim, em uma primeira avaliação ("caso novo"), o adolescente é atendido em uma consulta formatada em três momentos:

- **Etapa 1: acolhimento do adolescente e de sua família.** Nesse momento são explicadas as regras do atendimento, os princípios e a finalidade do atendimento hebiátrico e seus diferenciais com o atendimento infantil, e são apresentados os conceitos de privacidade e confidencialidade. Essa apresentação das "regras do jogo" é fundamental para circunscrever a proposta de seguimento clínico que está se iniciando. Em virtude das características da adolescência, é desejável que o médico seja claro em suas explicações e exemplifique, em particular, situações relacionadas à necessidade da quebra de sigilo. Dessa forma, futuros impasses em situações em que o sigilo deverá ser rompido serão atenuados pela lembrança das "regras" previamente estabelecidas. É também nesse momento inicial que se instala um importante campo de observações sobre a maturidade do adolescente e as características de sua relação com seus pais, informações importantes para a condução das etapas seguintes do atendimento.

- **Etapa 2: entrevista com a família.** A entrevista com a família permite o entendimento da dinâmica, da estruturação familiar e o esclarecimento sobre dados pregressos da saúde do adolescente. É importante que o profissional perceba as expectativas da família ao trazer seus filhos para o atendimento. Essa conversa poderia acontecer na presença do adolescente ou não. Na Unidade de Adolescentes do ICr-HCFMUSP, tem-se preferido o atendimento dos pais em momento privativo, criando-se um espaço de escuta de informações que poderiam não emergir na presença do jovem. Mais que isso, é um espaço de estabelecimento de uma relação de confiança entre os pais e o médico, que, a partir daquele momento, atenderá seus filhos sozinhos.
- **Etapa 3: a consulta com o adolescente.** O atendimento do adolescente desacompanhado oferece a oportunidade de estimulá-lo a falar de suas dúvidas e anseios, em ambiente sigiloso e, de forma progressiva, torná-lo responsável sobre sua saúde e pela condução de aspectos de sua vida. O profissional de saúde não deve ficar restrito à obtenção de informações sobre o motivo focal que levou o adolescente ao serviço de saúde, mas sim conhecê-lo de forma integral.

É natural que a primeira consulta de um adolescente seja mais longa; atenção integral exige disponibilidade e tempo.

Para os pacientes que já estejam vinculados ao serviço, que participam dos atendimentos em consultas de retorno, o atendimento pode ser realizado somente com o adolescente. O espaço de escuta da família é sempre aberto; porém, quando realizado, ocorre de preferência na presença do adolescente. O respeito à autonomia e aos princípios éticos que norteiam o atendimento hebiátrico não contempla as "conversas de corredor" ou "segredos" trocados entre familiares e médicos sem o conhecimento do adolescente. A participação da família é altamente desejável com os limites bem claros, e o jovem, sempre que possível, deve ser estimulado a envolver sua família na discussão de seus problemas. Ignorar o envolvimento familiar nas questões do adolescente pode ocasionar a dificuldade de conduzi-las. O profissional deve ser um facilitador do processo de diálogo entre pais e adolescentes.

CONSIDERAÇÕES SOBRE O EXAME FÍSICO E O PUDOR DO ADOLESCENTE

A realização do exame físico completo do adolescente é uma habilidade desafiadora para profissionais de saúde. Isso ocorre pela escassez de discussão sobre essa habilidade no currículo médico e pelo desconforto que o profissional pode sentir ao tocar o corpo de um jovem em pleno desenvolvimento físico e sexual. Como resultado, muitos não realizam o exame completo, o que pode levar a oportunidades perdidas no diagnóstico de problemas de saúde importantes, como varicocele, autolesões infligidas, escoliose, ginecomastia, entre outros.

A privacidade também pode ser mantida durante o exame físico. Em relação à presença da família ou de outros membros da equipe de saúde durante o exame físico, a escuta, o respeito à vontade do adolescente e a ética deverão nortear o atendimento de adolescentes em instituições públicas ou privadas.

É fundamental fornecer ao adolescente uma explicação prévia sobre como será feito o exame físico, a fim de reduzir sua ansiedade e apreensão. Além disso, a utilização de recursos visuais, como o gráfico que ilustra a evolução da maturação sexual, pode ser útil para ajudar o adolescente a compreender a importância do exame genital ou das mamas. O exame físico constitui uma oportunidade de continuação da anamnese; não raramente, muitas informações emergem do diálogo que se estabelece durante a avaliação dos diversos sistemas orgânicos.

No exame físico, é desejável que o adolescente não esteja despido por completo. Realiza-se o exame em dois tempos: acima e abaixo da cintura, lembrando-se de manter coberta a área não examinada. O uso de aventais para os adolescentes e de luvas para os profissionais confere um sentido profissional, reduzindo os constrangimentos do contato corporal. Um dos momentos mais constrangedores para o cliente é o ato de despir-se; deve-se atentar para o fato de não manter contato visual nesse momento.

O exame físico é um procedimento que requer do profissional, além do conhecimento científico, habilidade técnica e de comunicação para se aproximar do cliente em pleno desenvolvimento de seu pudor. No momento de transformações puberais, reformula-se a imagem (ou esquema) corporal. A emergência dos caracteres sexuais secundários desorganiza a imagem e a identidade infantis. Nesse contexto, em um corpo em transformação, emerge o pudor característico desse momento. O pudor como sentimento não se caracteriza somente por estar ou mostrar-se nu. O pudor se constitui em um sentimento circunstancial, caracterizado pela condição e pela situação em que se encontra o sujeito quando seu corpo é submetido à manipulação indesejada ou objeto da palavra do outro. Assim, abordar o pudor apenas pelo viés da exposição corporal ou genital é uma forma reducionista de tratá-lo. Nesse sentido, mais do que a preocupação do profissional com o exame genital, deve-se atentar a todo o processo de aproximação do exame físico do adolescente, desde os (aparentes) triviais momentos de tirar os sapatos para a realização da antropometria até expor o tórax para a ausculta cardíaca.

Uma das características marcantes do exame físico é o seu ritual, cujo *script* deve ser seguido à risca e com precisão de detalhes, não sendo diferente do realizado em qualquer outra faixa etária. Entretanto, o exame físico não pode se tornar um procedimento automático, sem a preocupação de identificar se o cliente está pronto, em condições para ser examinado naquele momento. Deve-se compreender o exame físico do adolescente em uma dimensão com um significado particular, em que podem emergir sentimentos diversos, como satisfação, alegria, tranquilidade, confiança, vergonha, constrangimento e tensão.

Sabe-se que o processo de aproximação do adolescente com seu médico durante toda a consulta pode não ocorrer de forma linear e tranquila; daí ser necessário, muitas vezes, parar, refletir e até mesmo retroceder para que o cuidado efetivo seja alcançado.

Avaliação do crescimento, da puberdade e da maturação sexual

Durante a puberdade ocorrem o surgimento dos caracteres sexuais secundários, o estirão do crescimento e as modificações da composição e da forma do corpo. Durante o estirão puberal, complexos modelos matemáticos do crescimento apontam que a contribuição para a altura final é de aproximadamente 30 cm nos meninos, representando 17 a 18% da altura final, e de cerca de 27,5 cm nas meninas, representando 17% da altura final. A monitoração e o acompanhamento da evolução dos sinais puberais constitui-se, portanto, em uma ação básica do médico que atende e acompanha o adolescente no serviço de saúde. A identificação das transformações e a análise desses fenômenos relacionando-os à idade do paciente e à velocidade de progressão permitem a constatação da normalidade e a identificação precoce de agravos que merecem oportunas intervenções.

Uma característica própria da puberdade é a sua variabilidade. A idade cronológica não se constitui como um bom indicador para a avaliação de adolescentes. É comum que adolescentes de mesma idade se encontrem em diferentes estágios de desenvolvimento. Daí a necessidade da utilização de critérios de maturidade fisiológica para o acompanhamento do desenvolvimento puberal.

O crescimento esquelético ocorre de forma não linear, com velocidades variáveis de acordo com a fase da vida, e suscetíveis a influências externas como oferta alimentar, aspectos psicossociais e ambientais, bem como à ação hormonal predominante em cada fase. A análise da curva de velocidade de crescimento (VC) permite a identificação de três momentos fundamentais do crescimento humano (Figura 1).

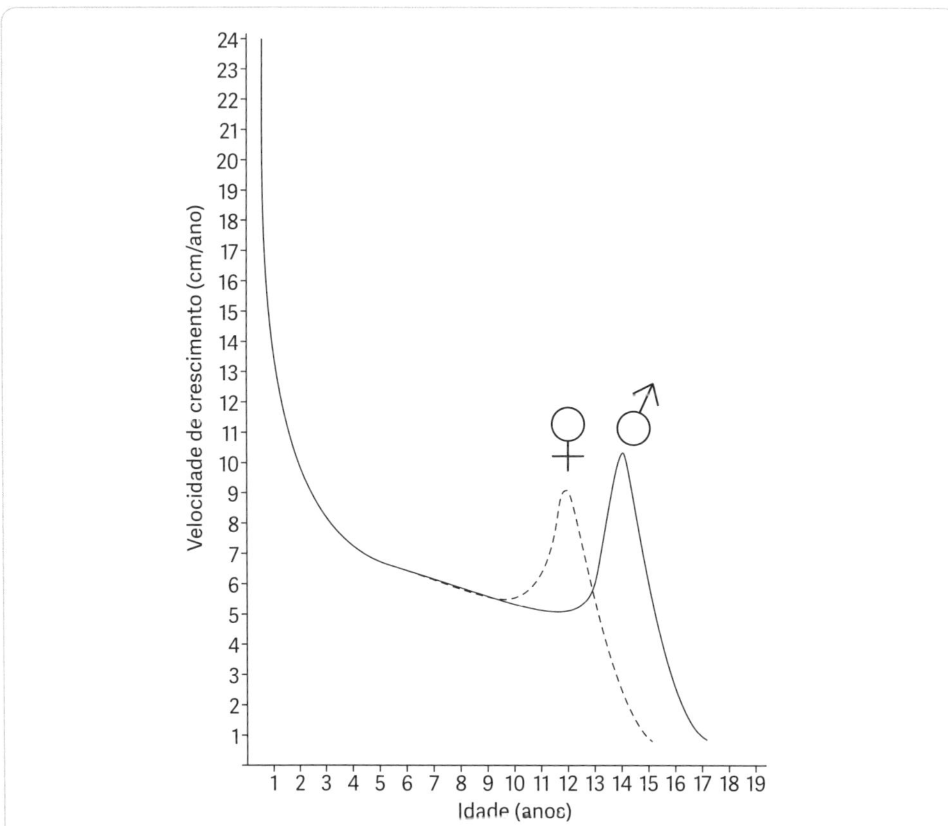

FIGURA 1 Curva de velocidade de crescimento.
Fonte: elaboração dos autores.

- **Primeiros anos de vida:** fase de crescimento rápido, porém desacelerado.
- **Infância propriamente dita:** fase de crescimento lento e relativamente estável. A velocidade média entre os 5 anos e o início do estirão varia de 4 a 6 cm/ano.
- **Puberdade:** ocorre novamente uma fase de crescimento rápido, com aceleração e posterior desaceleração, até, finalmente, o término do processo de crescimento. O estirão de crescimento ou estirão puberal é composto, portanto, pelo período de aceleração da VC até atingir um valor de pico (PVC), e uma subsequente desaceleração até o término do crescimento. O PVC no sexo masculino pode chegar a valores de 10 a 12 cm/ano e, no sexo feminino, 8 a 10 cm/ano. O estirão puberal em meninas ocorre aproximadamente dois anos antes que nos meninos. Outro ponto importante a ser lembrado é que nas meninas o PVC ocorre, em média, seis meses antes da menarca.

A VC comprometida alerta para a possibilidade de algum problema no crescimento. A monitoração da VC, portanto, representa estratégia fundamental do médico na supervisão rotineira de saúde. Para que uma velocidade de crescimento seja adequadamente calculada e interpretada, deve-se respeitar um intervalo mínimo de quatro meses entre as medidas para sua obtenção. Como o cálculo da VC depende da correta aferição da estatura em dois momentos distintos, durante a antropometria, alguns cuidados básicos devem ser tomados. O adolescente deve ser posicionado de pé, ereto, imóvel, com os braços estendidos ao longo do corpo e a cabeça mantida no plano de Frankfurt (plano retificado entre órbita inferior e meato acústico). A região occipital, os ombros, as nádegas e os calcanhares deverão permanecer encostados no centro da régua de aferição (antropômetro), e os joelhos devem permanecer unidos.

Os eventos puberais no sexo feminino iniciam-se mais cedo quando comparado ao sexo masculino, cerca de um a dois anos antes. A primeira manifestação puberal nas meninas é o desenvolvimento do broto ou botão mamário (telarca). No sexo masculino, o início clínico da puberdade é marcado pelo aumento do volume testicular, ao atingir 4 cm^3. Na prática clínica, a medida do volume testicular e o acompanhamento de seu desenvolvimento podem ser realizados com auxílio de um orquidômetro (Figura 2). Nessa avaliação, o médico palpa o testículo com uma das mãos, enquanto segura o dispositivo com a outra, procurando o modelo que mais se aproxima do volume do testículo palpado.

A sequência do desenvolvimento das características sexuais secundárias no adolescente foi sistematizada por Tanner em 1962 (Figuras 3 e 4). Esse autor descreveu estágios de maturação sexual que são classificados à inspeção durante o exame físico, e variam do estágio 1 (infantil) ao 5 (adulto), considerando-se o desenvolvimento mamário (M) e a pilosidade pubiana (P) para o sexo feminino, e o desenvolvimento da genitália externa (G) e da pilosidade pubiana (P) para o sexo masculino. A aplicação das pranchas (modelos gráficos) e da classificação de Tanner faz parte da rotina de avaliação clínica do adolescente, possibilitando a identificação do estágio de maturação sexual em que ele se encontra e sua correlação com outros eventos da puberdade.

Em relação ao desenvolvimento dos pelos pubianos (P), em ambos os sexos, a classificação da maturação é assim definida:

- **P1:** ausência de pelos pubianos. Pode haver uma leve pilificação, semelhante à observada na parede abdominal.
- **P2:** aparecimento de pelos longos e finos, levemente pigmentados, lisos ou pouco encaracolados, ao longo dos grandes lábios e na base do pênis.
- **P3**: maior quantidade de pelos, agora mais grossos, escuros e encaracolados, espalhando-se esparsamente na região pubiana.
- **P4:** pelos do tipo adulto, cobrindo mais densamente a região pubiana, mas sem atingir a face interna das coxas.
- **P5:** pilosidade pubiana igual à do adulto, em quantidade e distribuição, invadindo a face interna da coxa.

As diferentes fases do estirão de crescimento se relacionam de maneira peculiar com outros fenômenos da puberdade, como a maturação sexual, de maneira que o estadiamento puberal permite a estimativa do momento de crescimento esquelético do adolescente.

No sexo feminino, o início da puberdade (M2) coincide com o início do estirão puberal em sua fase de aceleração, atingindo o máximo da velocidade de crescimento em M3 e desacelerando em M4, momento em que geralmente ocorre a menarca. No sexo masculino, o início da puberdade (G2) ocorre ainda em um momento de velocidade de crescimento pré-puberal. A aceleração do crescimento geralmente ocorre no estágio G3, e o pico de velocidade de crescimento, em G4, quando se inicia a desaceleração do crescimento. As correlações entre a velocidade de crescimento (estirão puberal) e a maturação sexual (estágios de maturação de Tanner) encontram-se esquematizadas nas Figuras 5 e 6.

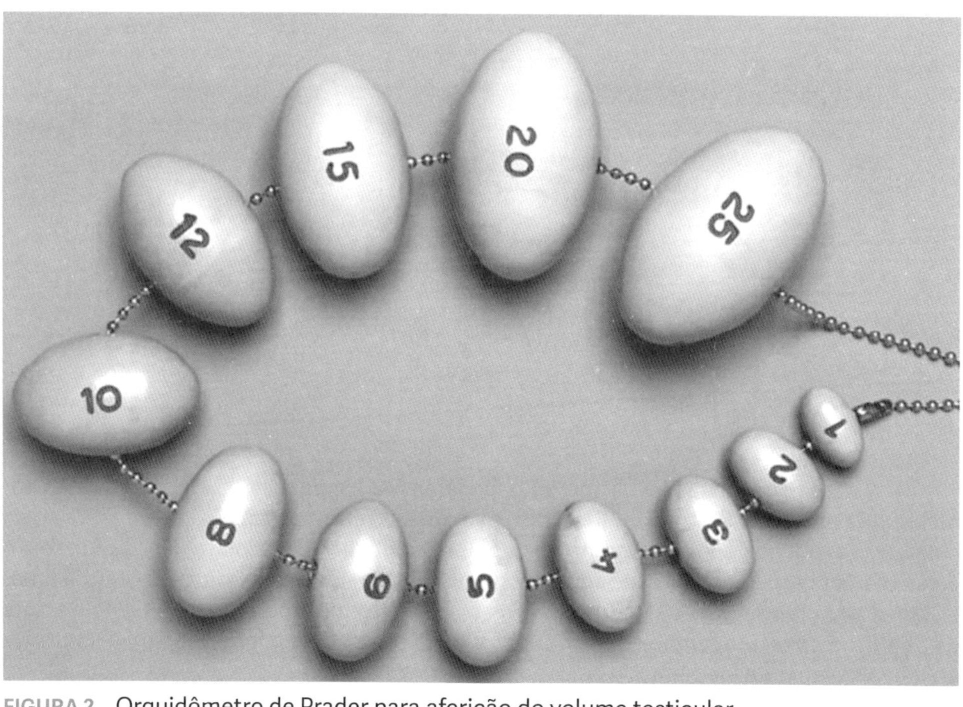

FIGURA 2 Orquidômetro de Prader para aferição do volume testicular.
Fonte: acervo dos autores.

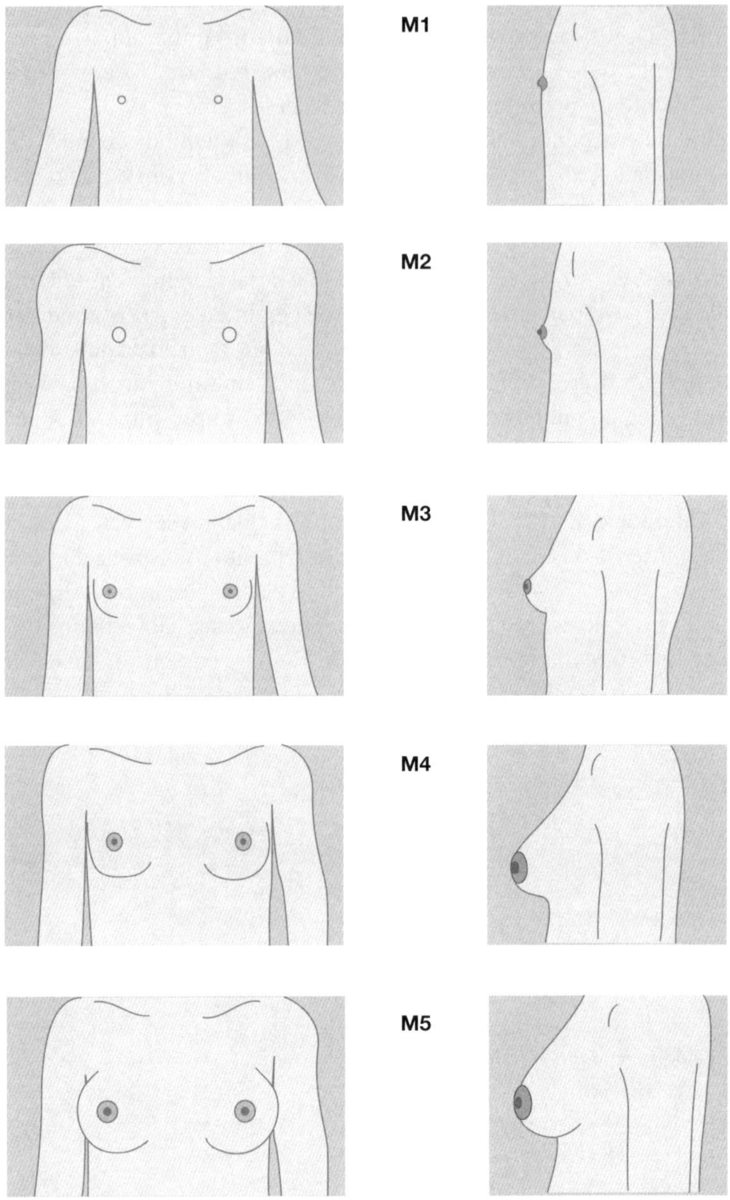

FIGURA 3 Estágios do desenvolvimento das mamas. M1: mama infantil, com elevação somente da papila. M2: broto mamário. Forma-se uma saliência pela elevação da aréola e da papila. Há pequeno desenvolvimento glandular subareolar. M3: maior aumento da mama e da aréola, sem separação de seus contornos. O tecido mamário extrapola os limites da aréola. M4: maior crescimento da mama e da aréola, e esta forma uma segunda saliência acima do contorno da mama (duplo contorno). M5: mama de aspecto adulto, em que o contorno areolar é novamente incorporado ao contorno da mama.

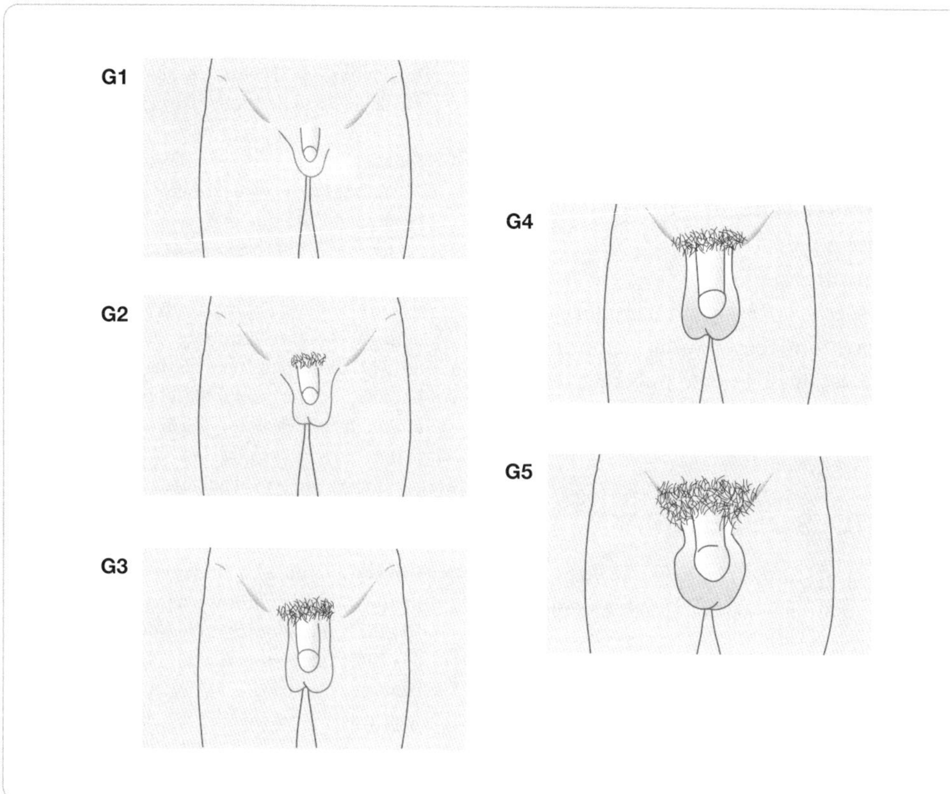

FIGURA 4 Estágios do desenvolvimento genital. G1: testículos, escroto e pênis de tamanho e proporções infantis. G2: aumento inicial do volume testicular (3-4 mL). Pele do escroto muda de textura e torna-se avermelhada. Aumento pequeno do pênis ou ausente. G3: crescimento do comprimento do pênis. G4: aumento do pênis, principalmente em diâmetro, e desenvolvimento da glande. Maior crescimento de testículos e escroto, cuja pele torna-se mais enrugada e pigmentada. G5: desenvolvimento completo da genitália, que assume características adultas.

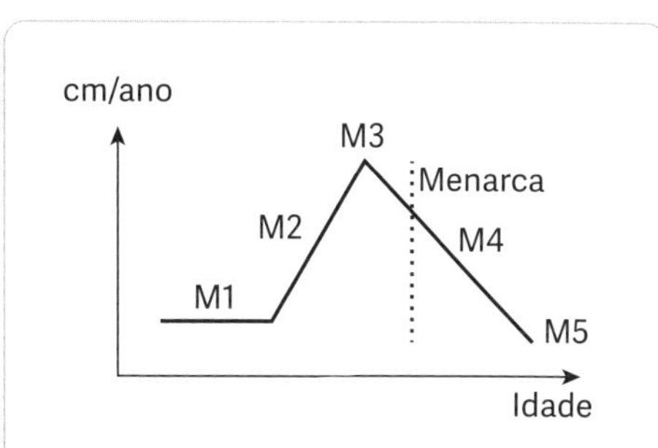

FIGURA 5 Correlação estirão puberal e fase de maturação – sexo feminino.

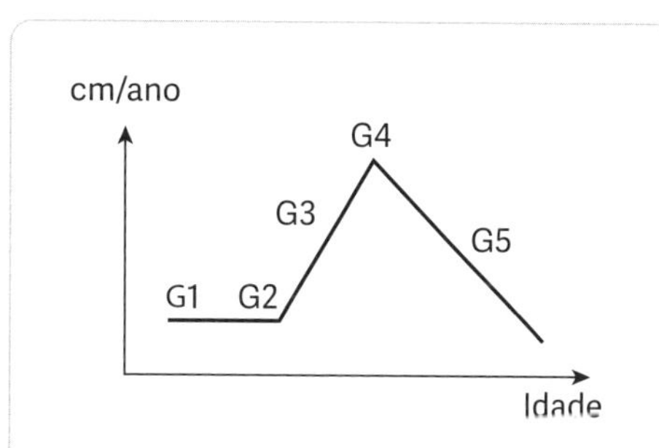

FIGURA 6 Correlação estirão puberal e fase de maturação – sexo masculino.

CONCLUSÕES

O atendimento de adolescentes deve ser realizado em três fases: acolhimento do adolescente e sua família, entrevista com a família e consulta do adolescente desacompanhado.

A consulta médica e o exame clínico do adolescente apresentam características específicas, com acompanhamento do seu estágio de desenvolvimento puberal e de sua velocidade de crescimento a cada 4 meses.

SUGESTÕES DE LEITURA

1. Bordini B, Rosenfield RL. Normal pubertal development: part II: clinical aspects of puberty. Pediatr Rev. 2011;32(7):281-92.
2. Bozzola M, Meazza C. Growth velocity curves: what they are and how to use them. In: Preedy V, editor. Handbook of growth and growth monitoring in health and disease. New York: Springer; 2012. p.2999-3011.
3. Lourenço B, Queiroz LB, Leal MM. Atendimento de adolescentes e particularidades da consulta médica. In: Lourenço B, Queiroz LB, Silva LEV, Leal MM. Medicina de adolescentes. Barueri: Manole; 2015. p.3-15.
4. Ministério da Saúde. Secretaria de Atenção à Saúde. Área de Saúde do Adolescente e do Jovem. Marco legal: saúde, um direito de adolescentes. Brasília: Ministério da Saúde; 2005. 60p. (Série A. Normas e Manuais Técnicos).
5. Rosen DS. Physiologic growth and development during adolescence. Pediatr Rev. 2004;25(6):194-200.
6. Saito MI. Princípios éticos do atendimento de adolescentes. In: Queiroz LB, Silva LEV, Leal MM. Medicina de adolescentes. Barueri: Manole; 2015. p.41-8.
7. Tanner JM. Growth at adolescence. 2.ed. Oxford: Blackwell Scientific Publications; 1962.
8. World Health Organization. Report of the WHO Expert Committee on Physical Status: the use and interpretation of anthropometry. Geneva: World Health Organization; 1995 (Technical Report Series, 854). 463p. Disponível em: https://iris.who.int/bitstream/handle/10665/37003/WHO_TRS_854.pdf?sequence=1. Acesso em: 22 fev. 2024.

32

Pele, anexos e sistema ganglionar do adolescente

Benito Lourenço

PONTOS-CHAVE

- O exame da pele inclui as membranas mucosas e seus anexos, cabelos e unhas. A acne vulgar ou acne juvenil é a afecção dermatológica mais comum na adolescência.
- Os linfonodos são normais e palpáveis nas regiões axilares e cervicais com até 1 cm de tamanho; nas regiões inguinais com até 1,5 cm; e, na localização epitroclear, com até 0,5 cm de tamanho. É importante conhecer as regiões do organismo que drenam para determinado grupo de linfonodos. A linfadenopatia em adolescentes é frequentemente benigna e autolimitada, muitas vezes causada por infecções.

EXAME FÍSICO DA PELE DO ADOLESCENTE

A determinação do diagnóstico dermatológico envolve um procedimento racional que segue uma sequência investigativa, com o objetivo de identificar de forma precisa a condição da pele do paciente. Por essa razão, é crucial realizar uma análise cutânea cuidadosa e detalhada, observando uma sequência hierárquica e lógica de ações.

A pele é o maior e mais visível órgão do corpo. Grande parte das queixas trazidas pelos adolescentes envolve a pele: acne, estrias, micoses, dermatite atópica, hiperidrose etc. Além disso, poderá ser durante um exame da pele que o médico identificará lesões autoinfligidas, denunciadoras de sofrimento psíquico ou lesões abusivas decorrentes de violência. Lesões de pele ainda podem significar manifestações de doenças sistêmicas subjacentes.

A primeira habilidade exigida do médico para descrever com precisão os achados cutâneos é o conhecimento da adequada terminologia definidora de várias lesões primárias importantes (lesões elementares). Estas são classificadas em seis grupos: alterações da cor (p. ex., manchas), elevações edematosas (p. ex., urtica), formações sólidas (p. ex., pápulas), coleções líquidas (p. ex., pústulas), alterações de espessura (p. ex., queratose) e perdas e reparações (p. ex., escama). Um resumo das principais lesões elementares e suas respectivas descrições é apresentado no Quadro 1.

QUADRO 1 Lesões dermatológicas elementares

Tipo de lesão	Características definidoras
Mácula	Lesão cutânea plana e não palpável, com menos de 1 cm e com cor distinta da pele circundante.
Mancha	Lesão cutânea plana e não palpável, com mais de 1 cm e com cor distinta da pele circundante.
Eritema	Mancha vermelha por vasodilatação, que desaparece com digitopressão ou vitropressão.
Púrpura	Mancha vermelha causada por extravasamento de hemácias, que não desaparece com digitopressão e vitropressão. Petéquia (até 1 cm) e equimose (maior que 1 cm).
Urtica	Elevação efêmera, irregular, de tamanho e cor variáveis do branco-róseo ao vermelho, pruriginosa, resultante de extravasamento de plasma, formando um edema dérmico.
Pápula	Lesão cutânea pequena e palpável com menos de 1 cm de diâmetro.
Placa	Lesão cutânea palpável com mais de 1 cm de diâmetro.
Nódulo	Lesão sólida, elevada, circunscrita, com mais de 1 cm de diâmetro e profundidade.
Verrucosidade	Lesão sólida, elevada, de superfície dura e inelástica, formada por hiperqueratose.
Vegetação	Lesão sólida e pedunculada, com aspecto de couve-flor e superfície friável, consistência mole, agrupada em menores ou maiores quantidades.
Vesícula	Lesão preenchida de fluido claro (seroso) ou avermelhado (hemorrágica) com menos de 1 cm de diâmetro.
Bolha/flictena	Lesão preenchida de fluido com mais de 1 cm de diâmetro.
Pústula	Vesícula preenchida com fluido purulento.
Abscesso	Lesão de tamanho variável e formada por coleção purulenta da pele ou tecidos subjacentes. Sinais flogísticos podem estar presentes: edema, dor, rubor, calor.
Hematoma	Lesão formada por extravasamento de sangue na pele ou tecidos subjacentes, sem alteração de espessura.
Equimose	Lesão formada por extravasamento de sangue na pele ou tecidos subjacentes, com alteração de espessura.
Queratose	Espessamento da pele por aumento da camada córnea, tornando-se áspera, dura, inelástica e com a superfície amarelada.
Liquenificação	Lesão caracterizada pelo espessamento da pele com acentuação dos sulcos e da cor própria, apresentando aspecto quadriculado em rede.
Edema	Aumento de espessura, depressível, com a cor da própria pele ou róseo-avermelhada.

(continua)

QUADRO 1 Lesões dermatológicas elementares (*continuação*)

Tipo de lesão	Características definidoras
Atrofia	Lesão por diminuição da espessura da pele, com redução de número e volume dos constituintes teciduais, com aspecto fino, liso, translúcido e pregueado.
Escama	Massa furfurácea (aspecto de farelo) ou foliácea (em tiras) que se desprende da superfície cutânea por alteração de queratinização.
Exulceração	Lesão caracterizada pela perda superficial somente da epiderme. Chama-se escoriação quando são lesões traumáticas e lineares.
Ulceração	Perda circunscrita de epiderme e derme, podendo atingir hipoderme e tecidos subjacentes.
Fissura (rágade)	Perda linear da epiderme e da derme, no contorno de orifícios naturais ou em áreas de pregas e dobras.
Crosta	Lesão formada pela concreção de cor amarela, esverdeada ou vermelha escura, que se forma em área de perda tecidual. Resulta do dessecamento de serosidade, pus ou sangue, misturado a restos epiteliais.
Cicatriz	Lesão de aspecto variável que pode ser saliente ou deprimida, móvel ou aderente. Não possui anexos cutâneos. Resulta da reparação de processo destrutivo da pele, associado a atrofia, fibrose e discromia.

Fonte: elaboração do autor.

Uma diferença básica da semiologia dermatológica é que o exame clínico pode preceder a anamnese. A objetividade do exame dermatológico permite um raciocínio isento de variáveis inespecíficas, além de orientar adequadamente a anamnese posterior. Nesse sentido, a morfotopografia das lesões identificadas pode permitir o diagnóstico antes mesmo da história da doença atual.

Quando são encontradas lesões, é importante registrar sua distribuição e morfologia. Descrever a distribuição é valioso porque muitas doenças de pele têm localizações características que podem fornecer pistas para o diagnóstico. Padrões de arranjo também são pistas importantes. Alguns padrões típicos incluem linear, agrupado, oval, redondo, anular, serpiginoso, umbilicado, zosteriforme e morbiliforme. A morfologia é descrita em termos de tamanho, cor, consistência, configuração, marginação e características da superfície.

Se o adolescente apresenta uma erupção cutânea aguda, o médico deve fazer três perguntas iniciais: "Você está com febre?", "Você está mal ou tendo dificuldade para respirar?" e, se houver febre, "A erupção cutânea tem envolvimento da mucosa?". Em erupções causadas por vírus (a infecção pelo vírus Epstein-Barr – EBV – é comum em adolescentes), a febre não é incomum e, geralmente, a condição é benigna. No entanto, febre na presença de irritabilidade, hipotensão, aparência séptica e erupção petequial pode indicar meningococcemia, uma emergência médica. Edema das vias aéreas e/ou de língua, lábios, face e extremidades, bem como tosse, chiado e dificuldade para respirar, podem ser causados por angioedema de uma reação alérgica. O tratamento deve ser instituído rapidamente para controlar a resposta alérgica e identificar precocemente uma anafilaxia. A síndrome de Stevens-Johnson ou uma necrólise epidérmica tóxica apresentam-se com erupção cutânea, febre, descamação da pele e bolhas nas membranas mucosas. São condições graves que requerem hospitalização imediata.

O exame da pele inclui membranas mucosas e seus anexos, cabelos e unhas. O exame da pele se inicia no polo cefálico. Certifique-se de examinar as membranas mucosas das pálpebras, nariz e boca. Em seguida, examine o pescoço, os braços, as mãos, o tórax e o abdome, as pernas, as costas, a parte de trás das pernas, os pés, incluindo as solas e entre os dedos, as nádegas e a área genital. Atenção especial deve ser dada às áreas onde a pele entra em contato com outra pele (áreas intertriginosas). A pele e as membranas mucosas devem ser cuidadosamente inspecionadas quanto a cor, simetria, aparência uniforme, higiene e lesões. Quaisquer anormalidades devem ser descritas quanto ao fato de serem lesões primárias ou secundárias. A seguir, adjetivos descritivos sobre características, exsudatos, padrão, localização e distribuição podem ser adicionados. Após a inspeção, todas as lesões devem ser palpadas suavemente para testar a sensibilidade e a consistência. Deve-se observar aspectos como temperatura, umidade, textura, turgor e fragilidade.

Para exemplificar a aplicação prática da semiologia dermatológica do adolescente, apresenta-se, a seguir, uma das condições frequentes da pele nessa faixa etária: a acne.

EXAME FÍSICO E CLASSIFICAÇÃO DA ACNE DO ADOLESCENTE

A acne vulgar ou acne juvenil é a afecção dermatológica mais comum na adolescência. Embora a prevalência da doença seja difícil de estabelecer pelos diversos métodos de classificação entre os estudos, estima-se que, em variados graus, cerca de 85% dos jovens são comprometidos e, se considerados os comedões, quase todas as pessoas de 15 a 17 anos têm acne.

Acne é uma doença crônica de caráter inflamatório que acomete a unidade pilossebácea (folículo piloso). O evento mais precoce, ainda de causa desconhecida, é a hiperqueratinização do folículo, associada a proliferação e diminuição da descamação dos queratinócitos na região periorificial do folículo. Disso resulta um *plug*, o microcomedão, que obstrui o canal folicular. As glândulas sebáceas são estimuladas pelos andrógenos e a produção de sebo aumenta. Estabelece-se, dessa forma, um meio propício para a multiplicação bacteriana. Em um ambiente anaeróbio rico em gorduras, a bactéria metaboliza gordura, hidrolisando-a, produzindo metabólitos com efeitos irritativos e pró-inflamatórios para o folículo.

A acne tipicamente acomete as regiões do corpo com maior densidade de unidades pilossebáceas: face, pescoço e região superior do tronco (tórax e dorso). A lesão inicial da acne é o microcomedão (subclínico), que pode evoluir para o comedão ("cravo"), lesão ainda sem componente inflamatório, formada pela compactação de queratina, sebo e bactérias preenchendo o folículo piloso. Os comedões podem ser abertos ou fechados.

Os comedões abertos (escuros) são lesões em que se observa uma dilatação no orifício do folículo, de coloração escura, considerada "mais estável", com menor risco inflamatório, pois o material impactado pode, pelo aumento de pressão, extravasar para a superfície, não havendo, dessa forma, ruptura folicular, a não ser que haja manipulação indevida. Sua superfície preta é causada pelo depósito local de queratinócitos compactados, melanina e lipídios oxidados, não se relacionando, portanto, com falta de higiene, um mito comum entre os adolescentes.

O comedão fechado (branco) é uma lesão pequena (micropápula de 1 a 3 mm) com poro invisível, que consiste em um ducto pilossebáceo totalmente obstruído. Embora possa se resolver espontaneamente, é mais frequente a evolução dessa lesão para um estágio inflamatório (pápula ou pústula).

As lesões progressivas com maior impactação, ruptura folicular e, fundamentalmente, inflamação constituem as pápulas e pústulas (as clássicas "espinhas"), sendo agora sua duração mais prolongada e havendo maior risco de evolução para cicatriz. As lesões maiores que 5 mm constituem os nódulos e cistos, mais profundos, com risco de evolução para abscessos. A classificação mais utilizada para acne (Quadro 2) leva em consideração o tipo de lesão predominante do paciente e a presença ou não de processo inflamatório nas lesões. A classificação adequada do paciente permite a escolha terapêutica mais adequada. Entretanto, essas categorias não são rígidas. Um paciente com predomínio de comedões e pápulas, mas com intensa disseminação e cicatrizes graves, pode ser considerado portador de acne grave.

QUADRO 2 Classificação da acne

Grau I – acne comedoniana (não inflamatória): predomínio de comedões abertos/ou fechados, raras lesões inflamatórias, raras cicatrizes.
Grau II: acne inflamatória com comedões, porém com predomínio de pápulas ou pústulas, principalmente em face; raras ou poucas cicatrizes.
Grau III: acne inflamatória com numerosas pápulas e pústulas associadas a nódulos e cistos; cicatrizes moderadas.
Grau IV: acne inflamatória grave, disseminada para tronco, com lesões inflamatórias (nódulos e cistos com potencial evolução para abscessos), cicatrizes graves.

Fonte: elaboração do autor.

EXAME FÍSICO DOS LINFONODOS DO ADOLESCENTE

O exame clínico dos linfonodos é um aspecto importante do exame físico geral de adolescentes saudáveis e doentes. Essas estruturas, normalmente presentes e palpáveis em indivíduos saudáveis, quando anormalmente aumentados ("linfadenopatia") podem representar uma pista indicativa de doença sistêmica subjacente grave, cujo diagnóstico diferencial pode ser amplo. Assim, o desafio para o médico é aprender a distinguir a apresentação patológica da apresentação de linfonodos não patológicos e desenvolver uma abordagem racional para a avaliação de linfadenopatia. Por sua associação com malignidade, a linfadenopatia pode ser uma fonte importante de ansiedade parental. Portanto, é crucial fornecer segurança e reconhecer quando a preocupação é suficiente para justificar o encaminhamento a um especialista.

O sistema linfático é um sistema circulatório aberto, componente do sistema imunológico, que inclui, basicamente, linfa, vasos linfáticos, gânglios linfáticos, baço, amígdalas, adenoides, placas de Peyer no intestino e timo.

A linfa é um ultrafiltrado do sangue que é coletado nos capilares linfáticos presentes em todo o corpo, exceto cérebro e coração. Move-se lentamente, sem bomba central e sob baixa pressão, via peristaltismo e pela ação de ordenha dos músculos esqueléticos. É transportada para vasos linfáticos progressivamente maiores e, finalmente, via ducto linfático ou ducto torácico, drenada para o sistema venoso. A caminho dos ductos linfáticos e torácicos, a linfa atravessa gânglios linfáticos através de vasos linfáticos aferentes e eferentes por um sistema de drenagem. O conhecimento prático das bacias nodais e da anatomia das regiões que elas drenam é útil na formulação de um diagnóstico diferencial para linfadenopatia (Quadro 3).

O corpo tem aproximadamente 600 gânglios linfáticos (linfonodos). Estes são compostos de folículos, alguns com centros germinativos e as várias classes de linfócitos (células B e células T) em áreas específicas. Os linfonodos podem aumentar tanto por proliferação de células normais que compõem o linfonodo como por infiltração por agentes estranhos ou células anormais.

As cadeias linfonodais devem ser palpadas com a face anterior da falange distal dos dedos, realizando movimentos circulares sobre a cadeia analisada para diferenciar a sensação tátil dos linfonodos daquela sentida ao palpar a pele ou a musculatura regional. Utilizam-se os três dedos centrais para palpar cada região, podendo-se usar o quinto dedo em cadeias maiores. O ideal é que ambas as mãos sejam utilizadas na cabeça e no pescoço, palpando simultaneamente regiões análogas direita e esquerda para comparação. As demais regiões são examinadas separadamente.

O termo "linfadenopatia" refere-se a linfonodos que são anormais em tamanho, número ou consistência. A adenopatia linfática pode fazer parte de uma constelação de sinais

QUADRO 3 Drenagem das bacias nodais e localização da linfadenopatia

Grupo de linfonodos e sua localização	Drenagem linfática
Occipitais (abaixo da proeminência occipital)	Região posterior do couro cabeludo
Retroauriculares (posteriormente à orelha, sobre a região da mastoide)	Região parietal e temporal do couro cabeludo
Pré-auriculares (anteriormente ao trágus da orelha)	Região anterior e temporal do couro cabeludo, canal auditivo e conjuntiva
Submandibulares (abaixo da mandíbula)	Bochechas, nariz, lábios, língua, glândula submandibular, mucosa oral
Submentonianos (no trígono submentoniano)	Lábio inferior, assoalho da boca
Cervicais superficiais (superiormente ao músculo esternocleidomastóideo)	Laringe, parótida
Cervicais profundos (superiores, localizados abaixo do ângulo mandibular, e inferiores, localizados posteriormente ao músculo esternocleidomastóideo)	Tonsilas, adenoides, couro cabeludo, pescoço, língua, tireoide, palato, nariz, esôfago e seios paranasais
Supraclaviculares (acima das fossas supraclaviculares)	Direita: mediastino e pulmão Esquerda: abdome
Axilares (profundamente à axila)	Membros superiores, mamas, tórax e pescoço
Epitroclear (adjacentes à tróclea)	Braço medial abaixo do cotovelo
Inguinais (região inguinal)	Extremidades inferiores, genitais, nádegas, abdome inferior
Poplíteos (fossa poplítea)	Extremidades inferiores abaixo do joelho

Fonte: elaboração do autor.

e sintomas ou ser o único achado e queixa principal. Várias características são importantes na avaliação de uma linfadenopatia, fundamentalmente: idade do paciente, tamanho dos gânglios, sua localização, qualidade dos gânglios (características da palpação), se a linfadenopatia é localizada ou generalizada e curso de tempo daquela condição.

Linfonodos palpáveis nas regiões cervical, axilar e inguinal são normais durante toda a primeira infância, mas tornam-se menos comuns no adolescente. Por exemplo, o linfoma de Hodgkin é uma importante causa de adenomegalia na população de adolescentes e adultos, sendo raro antes dos 10 anos de idade. As infecções sexualmente transmissíveis também são uma causa comum de adenopatias em adolescentes.

Embora definir "normal" e "anormal" em termos de tamanho linfonodal possa ser desafiador, uma regra de ouro é a seguinte: linfonodos normais nas regiões axilar e cervical têm até 1 cm de tamanho; nas regiões inguinais, até 1,5 cm e, na localização epitroclear, até 0,5 cm. O risco de malignidade subjacente aumenta com o aumento do tamanho do linfonodo, sendo 2 cm de diâmetro um limiar importante para nódulos cervicais para adultos e adolescentes mais velhos.

A linfadenopatia dolorosa é mais frequentemente causada por infecção, especialmente se houver eritema associado, calor, endurecimento ou flutuação. Linfonodos fibroelásticos, facilmente compressíveis e livremente móveis, são frequentemente benignos. Os de consistência mais dura são encontrados em malignidade que induz fibrose. Adenomegalias que se tornam fixas ou emaranhadas entre si geralmente resultam de invasão oncológica.

É útil classificar a linfadenopatia como generalizada, em que dois ou mais grupos ou locais nodais estão envolvidos ou localizados em uma única área. A linfadenopatia localizada é um achado mais comum na prática de cuidados primários que a linfadenopatia generalizada, com os gânglios linfáticos cervicais comumente sendo mais envolvidos, seguidos pelos inguinais.

CONCLUSÕES

A pele é o maior e mais visível órgão do corpo. As queixas dermatológicas mais frequentes trazidas pelos adolescentes são: acne (queixa principal), estrias, micoses, dermatite atópica e hiperidrose. É fundamental conhecer a classificação da acne para melhor abordagem do problema nessa faixa etária.

A linfadenopatia localizada é um achado comum no atendimento de adolescentes, e os gânglios linfáticos cervicais são os mais envolvidos, seguidos pelos inguinais. Importante relacionar o aumento patológico dos linfonodos com as queixas do paciente e os sinais e sintomas sistêmicos, pois a etiologia desse aumento pode ser ampla e diversa.

SUGESTÕES DE LEITURA

1. Faraz M, Rosado FGN. Reactive lymphadenopathies. Clin Lab Med. 2021;41(3):433-51.
2. Pynnonen MA, Gillespie MB, Roman B, Rosenfeld RM, Tunkel DE, Bontempo L, et al. Clinical practice guideline: evaluation of the neck mass in adults. Otolaryngol Head Neck Surg. 2017;157(2_suppl):S-1-S30.
3. Rivitti-Machado MCM. Acne. In: Carneiro-Sampaio M, Gomes FMS, editores, Rivitti-Machado MCM, coordenadora. Dermatologia pediátrica. 3.ed. Barueri: Manole; 2022. p.378-89.
4. Weinstock MS, Patel NA, Smith LP. Pediatric cervical lymphadenopathy. Pediatr Rev. 2018;39(9):433-43.
5. Williams HC, Dellavalle RP, Garner S. Acne vulgaris. Lancet. 2012;379(9813):361-72.

33

Exame físico da cabeça e do pescoço do adolescente

Lígia Bruni Queiroz
Luiz Eduardo Vargas da Silva

PONTOS-CHAVE

- Conhecer a semiologia da cabeça e pescoço do adolescente.
- Reconhecer a especificidade do exame físico da cabeça e pescoço do adolescente.
- Reconhecer alterações no exame físico da cabeça e pescoço do adolescente que requerem investigação complementar.

INTRODUÇÃO

O exame da cabeça e do pescoço é parte importante da avaliação clínica do adolescente. Sua técnica se assemelha à do adulto e conta com a colaboração do paciente, em contraste à rotina do exame físico da criança pequena. Como toda a avaliação do adolescente, tem início logo na sala de espera, a partir da observação de certos aspectos: o semblante, que pode refletir seu estado de ânimo e atenção ao ambiente; os cabelos, se tingidos ou não, e os tipos de corte; o uso de bonés ou chapéus; os adornos como *piercings*, correntes e tatuagens; as "espinhas", marcas ou cicatrizes na pele.

EXAME FÍSICO DA CABEÇA

Crânio

Deve-se lembrar que o tamanho e o crescimento do crânio foram determinados na infância e que não sofrem alterações significativas na adolescência.

Mesmo assim, deve-se atentar ao tamanho e formato do crânio, observando possíveis assimetrias e deformidades que possam ter implicações nessa fase.

Cabelo e couro cabeludo

Examinar a implantação do cabelo, sua distribuição, quantidade e textura. Atentar à situação de higiene, às áreas de alopecia e rarefação capilar, se elas são localizadas ou generalizadas, pois algumas doenças podem cursar com tais alterações, sobretudo as de causa psicogênica, como anorexia nervosa, tricotilomania, transtorno de ansiedade, entre outras. Cabelos finos, quebradiços, com alterações de coloração e perda de brilho podem associar-se a deficiências nutricionais. Por outro lado, fios mais oleosos podem ser frequentes na adolescência, sobretudo no contexto da puberdade.

Para visualizar melhor o couro cabeludo, separar as mechas do cabelo e observar a presença de descamação, crostas, lesões e até mesmo piolhos e lêndeas. Na palpação, observar a presença de pontos dolorosos e massas palpáveis.

Orelhas

Na inspeção das orelhas, muito já foi descrito no capítulo de exame físico da cabeça e do pescoço da criança (Capítulo 22, Exame da cabeça e pescoço da criança). Deve-se observar o formato, o tamanho e a simetria, pois muitas alterações nesses aspectos estão associadas com síndromes genéticas ou cromossômicas.

Nas orelhas protusas, existe uma distância aumentada da orelha em relação ao crânio, formando as popularmente conhecidas "orelhas de abano", que, tanto na infância quanto na adolescência, podem ser motivo de preocupações estéticas.

A região retroauricular, onde se localiza a mastoide, também deve ser avaliada quanto à presença de hiperemia, edema e dor à palpação.

A otoscopia permite a inspeção do conduto auditivo e da membrana timpânica, que, por ser translúcida, torna possível a visualização indireta de estruturas da orelha média. Para sua execução, deve-se acoplar ao otoscópio o maior espéculo capaz de permitir a adequada exposição do conduto auditivo sem causar desconforto ou dor ao paciente. A retificação do conduto auditivo favorece a introdução do espéculo e a visualização; para isso, no momento do exame, deve-se tracionar delicadamente o pavilhão auricular, diferentemente do que para recém-nascidos e lactentes jovens, para cima e para trás, como nas crianças maiores. Introduzir o espéculo apoiando a mão que segura o cabo do aparelho na lateral da face do paciente, de forma a garantir a firmeza do otoscópio. Através da lente de aumento do aparelho, observar o conduto auditivo quanto à presença de cerume, secreção, edema, hiperemia e corpos estranhos. A membrana timpânica normal é translúcida, íntegra, ligeiramente côncava e capaz de refletir a luz do otoscópio em uma pequena área triangular no seu quadrante anteroinferior. No exame, buscar por alterações como hiperemia, abaulamento, neovascularização, opacificação, retração, perfuração e calcificação (Figuras 3 e 4 do Capítulo 22).

Face

Olhos

A especificidade da avaliação ocular na adolescência consiste na anamnese sobre possíveis sintomas oculares, decorrentes de erros de refração como miopia, astigmatismo e hipermetropia. O adolescente, diferentemente da criança pequena, já é capaz de descrever as queixas oculares com mais precisão, então se deve interrogar ativamente sobre a presença de algum sintoma ocular e, ao exame físico, observar, na inspeção, aspectos como o formato ocular, a presença de prega epicântica, lacrimejamento, secreção, edema e hiperemia. Nas pálpebras, avaliar a presença de ptose e ectrópio. As pupilas, além de simétricas e sem opacidades, precisam ser fotorreagentes. Observar a coloração da mucosa palpebral inferior para a avaliação de possível anemia carencial ou de coloração ictérica que sugira alguma doença congênita hepática, de vias biliares ou metabólica.

Nariz

Na inspeção externa, podem-se observar alterações anatômicas, sequelas de traumas, malformações congênitas, edemas ou processos inflamatórios. Na avaliação da pirâmide nasal, ficar atento à presença de assimetrias e abaulamentos. Na base nasal, verificam-se o vestíbulo, a columela e a abertura anteroinferior dos orifícios nasais.

A presença de *piercings* deve ser avaliada quanto a possíveis alterações funcionais do nariz, bem como complicações inflamatórias/infecciosas locais.

À palpação do nariz, pesquisam-se os pontos sensíveis e as alterações das formas dos ossos nasais e das cartilagens, como desvios, selas, assimetrias. Traços de fraturas e pequenas assimetrias provocadas por estas podem ser sentidos com os dedos e são caracterizados como sinal do degrau.

É importante observar o paciente durante várias inspirações e expirações, pois, em casos de obstrução nasal severa, pode-se ver o colabamento da asa nasal durante a fase inspiratória da respiração.

O exame interno da cavidade nasal deve ser realizado sob condições favoráveis de iluminação. Com o auxílio de um foco luminoso (pode ser um otoscópio), o examinador pode inspecionar as narinas elevando delicadamente a ponta do nariz com um dos dedos e, caso necessário, afastando lateralmente a asa do nariz. O exame é mais bem executado com o paciente sentado e com a cabeça inclinada um pouco para trás. Essa manobra permite uma melhor visualização do vestíbulo nasal (porção anterior das fossas nasais). Verificar a coloração da mucosa, que se encontra rosada em condições normais, hiperemiada nos quadros inflamatórios e pálida nos processos alérgicos. Observar os cornetos nasais inferiores, estruturas localizadas nas paredes laterais, cuja hipertrofia pode causar obstrução nasal. Na presença de secreção, observar seu aspecto, se hialina, purulenta ou sanguinolenta. Buscar por atresias, desvio de septo, lesões, pólipos e corpos estranhos.

Seios paranasais

Os seios paranasais são cavidades aeradas e revestidas por mucosa do tipo respiratório ciliado, localizadas nos ossos ao redor das fossas nasais, comunicando-se com estas através de canais e óstios. Podem ser classificados em anteriores (maxilar, frontal e etmoidal anterior, que se comunicam com o meato médio) e posteriores (etmoidal posterior e esfenoidal, que se abrem ao nível do meato superior). Em geral, os seios paranasais atingem seu desenvolvimento completo por volta dos 12 ou 13 anos de idade.

Em adolescentes, a palpação da face na região dos seios paranasais pode ser bastante útil, pois a presença de dor à compressão dos seios frontal e maxilares, quando associada à rinorreia purulenta persistente, tosse e febre, é sugestiva de rinossinusite. Utilizar o dedo indicador para comprimir de cima para baixo a região dos seios frontais e de baixo para cima a área topográfica dos seios maxilares. A pesquisa dolorosa nos seios etmoidais faz-se apertando com o dedo mínimo a junção do canto interno dos olhos com o nariz.

Boca

A boca é um órgão formado pelos lábios, bochechas, língua, glândulas salivares, dentes e gengiva. Além de ser importante para a alimentação, está ligada fundamentalmente ao processo de socialização. Problemas bucais podem causar dor, infecção, dificuldade em falar ou mastigar, absenteísmo escolar e baixa autoestima.

Pacientes com obstrução crônica de vias aéreas superiores podem manter os lábios continuamente entreabertos para uma respiração oral de suplência e alterações da morfologia e do crescimento craniofacial como fácies alongada, palato em ogiva, retrognatia mandibular, protrusão maxilar, proeminência de dentes incisivos, mordida aberta e mordida cruzada.

Dentes e gengivas

No adolescente, podem surgir problemas de dentes e gengivas, como a cárie e a doença periodontal. O mau hálito também é um problema frequente na adolescência.

Aos 13 anos de idade, a maioria dos adolescentes já possui quase todos os dentes permanentes. Já estão presentes 28 dentes; os quatro dentes que faltam para completar a dentição permanente (que é formada por 32 dentes) são os terceiros molares permanentes, também conhecidos como dentes do siso.

Na maioria das vezes, os dentes do siso erupcionam entre os 17 e os 21 anos. Às vezes acontecem problemas em sua erupção, como dor, pressão, dificuldade em abrir a boca ou até mesmo inflamação na gengiva em volta do dente. Nesses casos, é necessária uma avaliação odontológica.

A má oclusão significa um problema na maneira de os dentes se encaixarem na boca. Uma alteração na relação entre os dentes pode trazer consequências para a saúde bucal.

O uso de *piercing* em qualquer estrutura da boca pode causar complicações como infecção, inchaço da língua, sangramento e dificuldade em mastigar, falar ou engolir.

Para a avaliação das estruturas internas da boca, serão úteis um abaixador de língua e uma lanterna.

As amígdalas ou tonsilas palatinas estão localizadas na parede lateral da orofaringe entre os pilares amigdalianos anterior e posterior. Durante a puberdade, espera-se certa involução do tecido linfoide em geral, incluindo o amigdaliano.

Articulação temporomandibular

O exame da cabeça do adolescente deve abranger a articulação temporomandibular (ATM), músculos mastigatórios, mobilidade mandibular e oclusão e outras estruturas da cabeça e do rosto, relacionadas com a função do sistema mastigatório.

A semiologia da ATM inclui a inspeção e a ausculta, mas é a palpação que fornece mais informações.

A palpação da musculatura do sistema mastigatório faz-se sob duas formas: extrabucal e intrabucal. Por meio dela, pode-se avaliar, dentre outras características, a rigidez muscular. Tipicamente os lados direito e esquerdo são comparados durante a palpação de cada par de músculos.

A variação da movimentação da mandíbula é um guia importante para avaliação da capacidade funcional do sistema mastigatório. Podem-se avaliar vários movimentos mandibulares, como abertura, fechamento, movimentos lateral, protrusivo e retrusivo. A amplitude dos movimentos horizontais e verticais máximos, como abertura, lateralidade e protrusão, deve ser observada, assim como os desvios de linha média, ruídos e dor, a capacidade de movimento passivo e ativo e as diferenças entre excursão direita e esquerda.

A ausculta pode ser realizada com estetoscópio, porém a combinação da audição e da palpação geralmente se faz suficiente para caracterizar ruídos (estalos ou crepitação) da ATM.

EXAME FÍSICO DO PESCOÇO

Na inspeção, o pescoço deve apresentar simetria entre as metades direita e esquerda, sem abaulamentos, deformidades ou limitação à movimentação. A mobilidade cervical deve ser testada quanto a flexão e extensão anteroposterior e laterolateral, bem como a circundução, devendo ser indolor e sem limitações. Testar a mobilidade com o adolescente sentado. A rigidez nucal deve ser pesquisada sempre que houver suspeita de irritação meníngea: com o adolescente em decúbito dorsal, o examinador apoia a mão esquerda na base do crânio e flexiona o pescoço e a cabeça do paciente em direção ao tórax, observando-se a presença de resistência ou dor local.

Os torcicolos são relativamente comuns entre os adolescentes e decorrem, na maior parte das vezes, da contratura unilateral do músculo esternocleidomastóideo, fazendo com que cabeça e pescoço assumam uma atitude viciosa típica com flexão lateral homolateral e rotação do queixo para o lado oposto ao da lesão.

As técnicas semiológicas de inspeção e palpação do pescoço também auxiliam no diagnóstico diferencial das massas cervicais, sejam elas de natureza congênita, sejam de natureza infecciosa/inflamatória ou neoplásica. Os linfonodos superficiais das cadeias occipitais, submentonianos, submandibulares, cervicais (superficiais, profundos e posteriores) e retroauriculares são massas facilmente identificadas ao exame clínico do pescoço e devem ser descritos quanto ao número, tamanho, simetria, coalescência, consistência, mobilidade, aderência a planos profundos, presença de dor e alterações tróficas da pele. Mas, como já citado, espera-se certa involução do tecido linfoide à medida que a puberdade se desenvolve.

Com o advento do uso de dispositivos eletrônicos como *smartphones*, *tablets*, *videogames* e computadores, é importante que o pediatra fique atento às possíveis repercussões na postura e no sistema musculoesquelético na região da cabeça e do pescoço do adolescente. Atentar para a postura cifótica com repercussão na coluna cervical, presença de dor e síndromes musculoesqueléticas (sobretudo as tendinites e síndromes miofasciais) relacionadas ao uso intensivo de dispositivos eletrônicos, por meio da palpação de pontos dolorosos na cadeia muscular do pescoço.

Tireoide

O exame físico da tireoide tem como base a inspeção, a palpação e a ausculta. Por meio da inspeção e da palpação, podem-se definir a forma e o tamanho da glândula. Se houver aumento, deve-se estabelecer se é global ou localizado.

Na inspeção, normalmente a tireoide não é visualizada, exceto em pacientes muito emagrecidos. O adolescente deverá estar sentado e a tireoide é mais facilmente visualizada quando o adolescente estende a cabeça para trás e com a deglutição. Como a glândula é fixa à fáscia pré-traqueal, ela se desloca para cima com a deglutição. Nos aumentos difusos da glândula, as duas faces laterais e a anterior do pescoço ficam uniformemente abauladas. É importante frisar que adiposidade cervical algumas vezes é confundida com aumento da tireoide, devendo-se notar, porém, que ela não se desloca à deglutição. Nos crescimentos nodulares da glândula (bócios nodulares) ocorrem abaulamentos localizados, surgindo assimetrias no pescoço. Devem-se observar, também, desvios da traqueia, uma vez que o desvio lateral poderá sugerir lobo tireoidiano aumentado, bócio subesternal ou outra anormalidade torácica.

Antes de iniciar a palpação, é necessário localizar a glândula tireoide. Para localizá-la, deve-se verificar a posição das cartilagens tireóidea e cricoide, uma vez que o istmo da glândula tireoide se situa imediatamente abaixo da cartilagem cricoide. A glândula tireoide é palpável na maioria dos indivíduos normais. Quando palpável, é lisa, elástica (consistência de tecido muscular), móvel e indolor.

A palpação da tireoide pode ser realizada por meio de três manobras: uma posterior e duas anteriores.

Na abordagem posterior, o adolescente fica sentado e o examinador, de pé atrás dele. As mãos e os dedos rodeiam o pescoço, com os polegares fixos na nuca e as pontas dos indicadores e médios quase a se tocarem na linha mediana. O lobo direito é palpado pelos dedos da mão esquerda, enquanto os dedos da outra mão afastam o esternocleidomastóideo. Para a palpação do lobo esquerdo, as coisas se invertem.

A abordagem anterior pode ser feita por meio de duas técnicas diferentes; em ambas, o adolescente deve estar sentado ou em pé, e o examinador sentado ou em pé à sua frente. Na primeira técnica, são os polegares que palpam a glândula, enquanto os outros dedos apoiam-se nas regiões supraclaviculares. Na segunda técnica, faz-se a palpação com uma das mãos, que percorre toda a área correspondente à tireoide. A flexão do pescoço, ou a rotação discreta do pescoço para um lado ou para o outro, provoca relaxamento do músculo esternocleidomastóideo, facilitando a palpação da tireoide.

Por meio da palpação, determinam-se o volume ou as dimensões da glândula, seus limites, a consistência e as características da sua superfície (temperatura da pele, presença de frêmito e sopro). Além disso, é importante dar atenção especial à hipersensibilidade, à consistência e à presença de nódulos.

O aumento da tireoide denomina-se bócio. Este pode ser simétrico, assimétrico ou nodular (uni ou multinodular). Em adolescentes com grandes bócios, a medida de circunferência do pescoço, no ponto mais proeminente, facilita a avaliação do crescimento desses bócios.

Formações nodulares podem ser visíveis e/ou palpáveis na tireoide. Os nódulos podem ser únicos ou múltiplos, benignos ou malignos. É importante anotar a presença de gânglios satélites.

A ausculta da glândula tireoide deverá ser realizada em todos os adolescentes com tireotoxicose, pois o aumento do fluxo sanguíneo poderá determinar a ocorrência de sopros sobre a glândula, algumas vezes acompanhados de frêmito. O adolescente respira e prende a respiração, ausculta-se um dos lobos e pede-se para que volte a respirar; em seguida, o adolescente prende novamente e ausculta-se o outro lobo.

CONCLUSÕES

O exame clínico da cabeça e do pescoço do adolescente conta com maior colaboração do paciente adolescente em relação à criança, e apresenta muitos pontos comuns com a semiologia do adulto.

Algumas particularidades devem ser do conhecimento do profissional de saúde que lida com adolescentes na sua prática diária. A avaliação adequada desses segmentos exige o conhecimento da anatomia e dos aspectos de normalidade. Deve-se ter conhecimento e domínio das diversas técnicas disponíveis para a execução completa e pormenorizada do exame físico da cabeça e do pescoço do adolescente, possibilitando a interpretação adequada dos elementos propedêuticos.

SUGESTÕES DE LEITURA

1. Barros CMS, coordenadora. Manual técnico de educação em saúde bucal. Rio de Janeiro: SESC, Departamento Nacional; 2007. p.53-5.
2. Bickley LS. Bates – propedêutica médica. 11.ed. Rio de Janeiro: Guanabara Koogan; 2015.
3. Minas Gerais. Secretaria de Estado de Saúde. Atenção à saúde do adolescente. Belo Horizonte: SAS/MG; 2006. p.75-9.
4. Porto CC. Semiologia médica. 7.ed. Rio de Janeiro: Guanabara Koogan; 2013.
5. Queiroz LB, Lourenço B, Silva LE, Lourenço DM, Silva CA. Musculoskeletal pain and musculoskeletal syndromes in adolescents are related to electronic devices. J Pediatr (Rio J). 2018;94:673-9.
6. Sitnik D. Semiologia da cabeça e pescoço. In: Martins MA, Quintino CR, Tibério IFLC, Atta JA, Ivanovic LF, editores. Semiologia clínica. Santana de Parnaíba: Manole; 2021. p.46-89.
7. Spezzia S, Porto LC, Oliveira PO, Weiler RME. Disfunção temporomandibular na adolescência. Odonto. 2014;22(43-44):53-61.

34

Sistema respiratório do adolescente

Silvia Onoda Tomikawa Tanaka
Luiz Vicente Ribeiro Ferreira da Silva Filho

PONTOS-CHAVE

- A anamnese do sistema respiratório de adolescentes deve ser sistemática e completa, com inspeção, palpação, percussão e ausculta, comparando um hemitórax com o outro, anterior e posterior, para uma adequada avaliação clínica.
- A avaliação do sistema respiratório deve ser associada com outros achados extrapulmonares para um diagnóstico adequado.
- O exame físico respiratório de adolescentes deve ser realizado em ambiente seguro e confortável, com a retirada parcial de roupas somente no momento necessário, e sempre com o devido consentimento do adolescente.
- Atenção especial deve ser dada ao levantamento de uso de drogas na abordagem do sistema respiratório de adolescentes, assim como questões sobre o uso de tabaco, de produtos com nicotina (como *e-cigarette* ou cigarros eletrônicos, narguilé ou dispositivos de vaporização) e de maconha (derivados naturais ou sintéticos).

ANAMNESE DO ADOLESCENTE

A estrutura da anamnese do adolescente deve seguir os mesmos passos da anamnese da criança, com a diferença de que as perguntas devem ser direcionadas preferencialmente ao paciente, não apenas ao acompanhante.

Atenção especial deve ser dada ao uso de drogas e, na abordagem do sistema respiratório, deve-se questionar sobre o uso de nicotina e maconha. Para isso, o médico precisa deixar o adolescente à vontade para estabelecer um contato sem a presença dos pais ou responsáveis, o que lhe é garantido pelo Código de Ética Médica.

Atualmente, os profissionais de saúde e pesquisadores devem perguntar aos pacientes não apenas a respeito do uso de cigarros industrializados, mas também a respeito de outros tipos de tabagismo, como cigarro eletrônico e narguilé, e a frequência de uso (ou número de sessões).

Nos últimos anos, o mundo vem enfrentando um paradoxo do tabagismo: por um lado, o consumo de cigarros industrializados vem diminuindo desde a década de 1990 em virtude de políticas públicas de longo prazo. O Brasil alcançou uma queda significativa da prevalência do tabagismo: de quase 70% entre adultos (com idade $\geq$ 20 anos) de 1990 a 2017 (de 35,3 para 11,3%). Por outro lado, estão em ascensão outras formas de tabagismo, como o narguilé (também conhecido como cachimbo de água ou *shisha*) e o cigarro eletrônico. Nos Estados Unidos, o uso de cigarros eletrônicos entre estudantes do ensino médio ultrapassou o uso de tabaco combustível pela primeira vez em 2014, uma tendência que continuou a se ampliar em 2020.

No Brasil, a Agência Nacional de Vigilância Sanitária (Anvisa) proíbe a venda, importação e propaganda de quaisquer dispositivos para fumar, conhecidos como cigarros eletrônicos. No entanto, dados da Pesquisa Nacional de Saúde identificaram uma prevalência de 0,64% de usuários de cigarros eletrônicos, 70% estavam na faixa etária de 15 a 24 anos e quase 90% não fumavam cigarros. A prevalência de uso de narguilé foi estimada em 0,47%, um aumento de 300% entre 2013 e 2019, e aproximadamente 80% dos usuários estavam na faixa etária de 15 a 24 anos.

Em adolescentes, acredita-se que sabores, *marketing* e menor risco percebido desempenhem um papel fundamental no uso dos cigarros eletrônicos. As respostas de adolescentes em um estudo baseado em pesquisa de 2015 incorporaram muitos equívocos comuns sobre os cigarros eletrônicos, com alguns participantes acreditando que os aerossóis dos líquidos eletrônicos são menos viciantes que os cigarros tradicionais e outros afirmando que os líquidos eletrônicos não contêm nicotina. Além disso, os dispositivos dos cigarros eletrônicos também são consideravelmente menores e fáceis de esconder, pois têm a aparência de uma unidade *flash* USB.

SINAIS E SINTOMAS

Os efeitos deletérios do cigarro no sistema respiratório são conhecidos há muito tempo. Há estudos demonstrando que o risco de desenvolver asma é significativamente maior entre os fumantes em comparação àqueles que nunca fumaram. E pacientes asmáticos que fumam têm maior probabilidade de ter um controle pior da doença em comparação a não fumantes asmáticos.

Um estudo coletou dados de 108.350 escolares matriculados no 9º ano do ensino fundamental em escolas públicas e privadas localizadas no Brasil. Aproximadamente um em cada quatro adolescentes da amostra apresentou sibilância nos últimos 12 meses (23,2%), e o tabagismo foi um dos fatores de risco associados à asma (OR = 1,36).

Os dispositivos de cigarro eletrônico aerossolizam um vapor líquido, que é inalado. Esse vapor contém compostos químicos como nicotina, aromatizantes e tetra-hidrocanabinol (THC). Alguns desses produtos químicos têm propriedades irritantes, tóxicas e cancerígenas. Desde 2019 ocorreram vários casos de lesões pulmonares associadas ao cigarro eletrônico ou *vaping* (Evali, do inglês *e-cigarette and vaping-associated lung injury*). Os sintomas respiratórios mais prevalentes são dispneia, tosse e dor torácica. Muitos pacientes relataram sintomas gastrintestinais e febre.

Há evidências inequívocas de que o consumo de maconha não é inofensivo. Vários estudos associam seu uso com o desenvolvimento de sintomas respiratórios que refletem inflamação das vias aéreas e bronquite crônica: tosse, chiado e produção de escarro.

EXAME FÍSICO DO ADOLESCENTE

As etapas do exame físico do sistema respiratório do adolescente são as mesmas citadas no Capítulo 23, Sistema respiratório da criança. Mas os adolescentes, assim como as crianças em idade escolar, geralmente cooperam com o examinador, tornando mais fácil a palpação e percussão do tórax, assim como a ausculta pulmonar e do som da voz.

Porém, pacientes dessa faixa etária podem se sentir envergonhados, e, por isso, recomenda-se que o exame físico seja realizado em ambiente confortável e seguro, e que as roupas íntimas sejam retiradas apenas no momento apropriado. Explicações dadas durante os diferentes procedimentos do exame físico e o devido consentimento do paciente ajudam bastante, pois, além de obter colaboração, esse momento da consulta reveste-se de caráter educativo e serve para enriquecer a história clínica, visto que o paciente tende a interagir mais com o médico à medida que se sente mais à vontade e confiante no profissional.

CONCLUSÕES

As áreas corticais responsáveis pela tomada de decisões ainda estão em desenvolvimento nos adolescentes, tornando-os mais vulneráveis ao uso de drogas. A atual percepção errada da segurança do consumo de derivados do tabaco e maconha representa um fator associado a problemas respiratórios para os adolescentes.

Os cigarros ou dispositivos eletrônicos e outros sistemas de vaporização são comercializados como "alternativas mais seguras" por não apresentarem combustão, e são novas ferramentas para os adolescentes consumirem tabaco e *cannabis* pela simples compra de dispositivos e líquidos na internet. Essas práticas podem levar a lesão pulmonar grave após o uso de produtos de vaporização contendo THC, canabidiol (CBD) e nicotina.

SUGESTÕES DE LEITURA

1. Bertoni N, Cavalcante TM, Souza MC, Szklo AS. Prevalence of electronic nicotine delivery systems and waterpipe use in Brazil: where are we going? Rev Bras Epidemiol. 2021;24 (suppl 2):e210007.
2. Elias BC, Silva JB, Mais LA, Warkentin S, Konstantyner T, Solé D. Factors associates with asthma in Brazilian adolescents: National Adolescent School-Based Health Survey (PENSE-2012). Rev Paul Pediatr. 2019;37(4):406-13.
3. Fan J, Mao T, Zhen S, Xu Y, Qu C. Comparative analysis of e-cigarette prevalence and influencing factors among adolescents in Jiangsu Province, China. Front Public Health. 2023;11:1221334.
4. Hamberger ES, Halpern-Felsher B. Vaping in adolescents: epidemiology and respiratory harm. Curr Opin Pediatr. 2020;32(3):378-83.
5. Hancox RJ, Sears MR. The impact of marijuana smoking on lung function. Eur Respir J. 2019;54(6): 1902065.
6. Joshi M, Joshi A, Bartter T. Marijuana and lung diseases. Curr Opin Pulm Med. 2014;20(2):173-9.
7. Menezes AMB, Wehrmeister FC, Sardinha LMV, Baumgratz de Paula PC, Costa TA, Crespo PA, Hallal PC. Uso de cigarro eletrônico e narguilé no Brasil: um cenário novo e emergente. O estudo Covitel, 2022. J Bras Pneumol. 2023;49(1):e20220290.
8. O'Callaghan M, Boyle N, Fabre A, Keane MP, McCarthy C. Vaping-associated lung injury: a review. Medicina (Kaunas). 2022;58(3):412.
9. Pintori N, Caria F, De Luca MA, Miliano C. THC and CBD: villain versus hero? Insights into adolescent exposure. Int J Mol Sci. 2023;24(6):5251.

35

Sistema cardiovascular do adolescente

Camila Lúcia Dedivitis Tiossi Wild

PONTOS-CHAVE

- Os adolescentes, em geral, não apresentam cardiopatias congênitas, e seu exame cardiológico de rotina deve seguir um roteiro da anamnese padronizado. Nessa avaliação, deve-se estar atento para as possíveis cardiopatias associadas a portadores de doenças crônicas não transmissíveis.
- A avaliação de adolescentes para atividades esportivas competitivas deve ser feita com base na anamnese, no exame físico cardiológico e na eletrocardiografia. Em casos de suspeita de patologia cardiovascular, deve ser considerada a solicitação de outros exames, como ecocardiograma, Holter e teste ergométrico.
- A presença de cansaço, dor torácica, palpitação e síncopes constitui sinais de alerta para cardiopatias em adolescentes.

INTRODUÇÃO

Diferentemente da faixa etária pediátrica, os adolescentes geralmente não são portadores de cardiopatias congênitas, exceto aqueles com antecedentes para elas. Dessa forma, constituem uma população com aparente condição cardiovascular saudável. Tal fato não é verdade absoluta, cabendo ao pediatra extrair o máximo de informações do adolescente para identificar possível doença cardíaca.

ANAMNESE NO ADOLESCENTE

Obter uma história médica completa é de extrema importância para o raciocínio clínico. O enfoque prioritário sob o aspecto biológico é incompleto, devendo ser avaliado o meio em que vive, sua condição social e suas inter-relações pessoais. Uma anamnese na presença dos pais deve ser feita, mas a abordagem individual médica e adolescente é fundamental para tratar de questões particulares do adolescente, como atividade sexual, uso de drogas e estado de humor.

O ideal é permitir que o adolescente fale de forma espontânea, devendo o médico direcionar os assuntos à medida que surgirem. Nessa entrevista, o médico anota os diferentes temas em tabelas para depois organizar seu raciocínio clínico. Nas situações em que o adolescente é mais retraído, uma anamnese dirigida torna-se necessária para os pontos-chave a serem investigados.

Deve-se criar uma sequência de perguntas em ordem cronológica. Inicialmente perguntar sobre o principal motivo que o levou ao cardiologista – história da moléstia atual (HMA), quando começou a queixa, duração, frequência, intensidade, outros sintomas correlacionados, fatores de piora e melhora. É importante questionar se interfere em suas atividades diárias, como estudo, exercícios e socialização. Todos os questionamentos nos levam a pensar nos possíveis diagnósticos e direcionamento da anamnese (Quadro 1).

Os antecedentes pessoais (AP) são importantes para afastar cardiopatias congênitas e outras comorbidades (Quadro 2).

Excetuando as condições de comorbidades, a faixa etária adolescente não costuma apresentar outras patologias. Muitas

QUADRO 1 Roteiro da anamnese cardiológica no adolescente

Queixa principal	Avaliar	Suspeita clínica
Dor no peito/ dor torácica	Localização, intensidade, irradiação, fatores associados, fatores desencadeantes.	Associada a palidez e palpitação: afastar arritmias cardíacas, doenças endocrinológicas (hipertireoidismo). Associada a desmaios: afastar síndrome neurocardiogênica (principalmente no sexo feminino). Associada a quadro recente de febre e infecção de vias aéreas: afastar pericardite. Associada a síncope: afastar arritmias mais graves (ventriculares), intoxicações por drogas, doenças neurológicas, aneurisma de aorta. Associada a cansaço intenso: afastar pneumopatias (pneumotórax, trauma torácico).
Cansaço	Início, nível de cansaço, se interfere na atividade física, comparar grau de cansaço em relação aos colegas de mesma idade.	Associado a quadro recente de febre e infecção: afastar miocardite. Associado a cefaleia e palidez: afastar HAS, arritmias cardíacas. Associado ao exame físico com sopro cardíaco: afastar cardiopatia congênita. Associado a falta de ar: afastar pneumopatias (asma, hipertensão pulmonar). Associado a sobrepeso/obesidade: afastar miocardiopatia hipertrófica dilatada.
Palpitação	Fatores desencadeantes, sintomas associados (palidez/falta de ar), síncope.	Afastar arritmias cardíacas, doenças endocrinológicas, doenças neurológicas.

HAS: hipertensão arterial sistêmica.
Fonte: elaboração da autora.

QUADRO 2 Adolescente portador de comorbidades e suas possíveis repercussões cardiovasculares

Comorbidade	Repercussão cardiovascular
Doenças renais	HAS – miocardiopatia hipertrófica ou hipertrófica e dilatada.
Doenças oncológicas	Cardiotoxicidade induzida por drogas – miocardiopatia dilatada.
Doenças neurológicas	Distrofias musculares – miocardiopatia dilatada e arritmias. TDAH (ritalina) – arritmias com QT longo.
Doenças infectocontagiosas	Sida – miocardiopatia dilatada. Covid-19 – miocardite/pericardite e pode evoluir com miocardiopatia dilatada. Vírus cardiotrópicos (influenza, parainfluenza, coxsackievírus, echovírus, herpes-vírus, varicela, CMV) – miocardite e pode evoluir com miocardiopatia dilatada.
Doenças genéticas	Síndrome de Marfan – dilatação da raiz da aorta e dissecção da aorta. Síndrome de Down – cardiopatias congênitas e suas sequelas pós-cirúrgicas.
Outras	Dependência química por cocaína – arritmias cardíacas ventriculares e espasmo coronariano com risco de morte súbita. Depressão e uso de antidepressivos tricíclicos – arritmias cardíacas ventriculares com risco de colapso e morte súbita.

CMV: citomegalovírus; HAS: hipertensão arterial sistêmica; Sida: síndrome da imunodeficiência adquirida; TDAH: transtorno do déficit de atenção e hiperatividade.
Fonte: elaboração da autora.

vezes a avaliação cardiológica é solicitada como exame complementar geral ou para liberação para atividade física. Deve-se ter em mente que o adolescente pode ter doenças genéticas ainda não manifestadas na infância e sua investigação não pode ser menosprezada (ver item Atividade física).

Os antecedentes familiares (AF) são de grande importância para determinar possíveis doenças genéticas que podem se manifestar nessa faixa etária. Familiares próximos que faleceram subitamente em idade jovem (abaixo de 35 anos) podem indicar doenças cardiológicas como miocardiopatia hipertrófica, anomalias coronarianas e arritmias malignas. A presença de história familiar de infarto do miocárdio, hipertensão arterial sistêmica, diabetes melito tipo 2 e hipercolesterolemia em parentes adultos ou idosos podem indicar tendência a essas enfermidades e devem ser investigadas no adolescente.

A carteira de vacinação é outro item que deve ser solicitado e anotado na história.

ATIVIDADE FÍSICA

Sabemos dos efeitos benéficos da atividade física, gerando um equilíbrio físico e mental nos adolescentes. Inclusive temos o benefício da prevenção da obesidade, aterosclerose, hipertensão arterial, entre outras doenças.

Entretanto, alguns jovens atletas podem ter doenças cardiovasculares silenciosas, principalmente geneticamente determinadas, que podem levar a um risco de morte súbita durante ou após a atividade física regular. Um estudo no Reino Unido investigou morte súbita cardíaca em 7.675 casos, e 756 deles eram adolescentes. Os corações dos adolescentes com morte súbita eram, na maioria (63%), estruturalmente normais, indicando que uma arritmia cardíaca ocasionou óbito. Doenças miocárdicas foram detectadas em 22%: cardiomiopatia arritmogênica, miocardiopatia hipertrófica e miocardites. As anomalias coronarianas foram muito raras (2%). Comorbidades como asma, epilepsia e obesidade foram encontradas nessa população de morte súbita. Nos Estados Unidos, um estudo com esportistas de 15 a 17 anos mostrou uma incidência de morte súbita de 0,5/100.000 por ano.

Outro artigo interessante realizou uma metanálise de estudos entre 1990 e 2020 que avaliaram a etiologia da pós-morte em adolescentes e adultos jovens menores de 35 anos, dividindo-os em atletas e não atletas. Observou-se que a cicatriz ventricular esquerda não isquêmica foi a principal causa de morte no grupo de atletas enquanto doença arterial coronariana, cardiomiopatia arritmogênica e canalopatias (síndrome do QT longo, síndrome de Wolff-Parkinson-White) são mais comuns no grupo de não atletas.

Diante desses achados, a anamnese no adolescente deve ser detalhada, incluindo antecedentes pessoais com comorbidades como asma, convulsões, obesidade e hipertensão arterial, além dos antecedentes familiares de arritmias cardíacas, cardiomiopatias e morte súbita na família.

A triagem do adolescente que deseja ser atleta deve seguir as recomendações da Sociedade Brasileira de Cardiologia, sendo indicado como triagem o exame inicial composto por história familiar, exame físico e eletrocardiograma (ECG). Outros exames adicionais deverão ser realizados se houver achados positivos durante a avaliação inicial.

EXAME FÍSICO

O ideal é realizar o exame físico em um ambiente silencioso e com iluminação natural. As bases do exame físico cardiológico podem ser divididas em:

- Inspeção do tórax.
- Palpação e determinação do *ictus*.
- Ausculta cardíaca.
- Mensuração da pressão arterial.
- Pulsos.
- Cianose.

Inspeção

Avaliar a presença de batimentos cardíacos visíveis, indicando aumento da cavidade ventricular esquerda, deformidades torácicas com abaulamentos, podendo indicar aumento de cavidade ventricular direita, traumas e movimentos respiratórios. Avaliar a pele com sua coloração para evidenciar repercussões da possível cardiopatia é de extrema valia.

Palpação

O *ictus* cardíaco, ou choque da ponta ou impulso apical, encontra-se no quinto espaço intercostal na linha hemiclavicular esquerda, podendo variar de acordo com o biotipo do paciente. O *ictus* cardíaco ou *ictus cordis* indica o ponto onde o coração está mais próximo do gradil costal. Em pacientes obesos sua avaliação é mais difícil, podendo não ser perceptível, assim como nas adolescentes com mamas volumosas e deformidades torácicas.

Geralmente no *ictus cordis* o examinador sente o batimento do coração de forma puntiforme nas polpas digitais. É possível determinar o diâmetro, a amplitude e a duração desse batimento. Pacientes com diâmetro, amplitude e duração aumentados indicam aumento do ventrículo esquerdo (Figura 1).

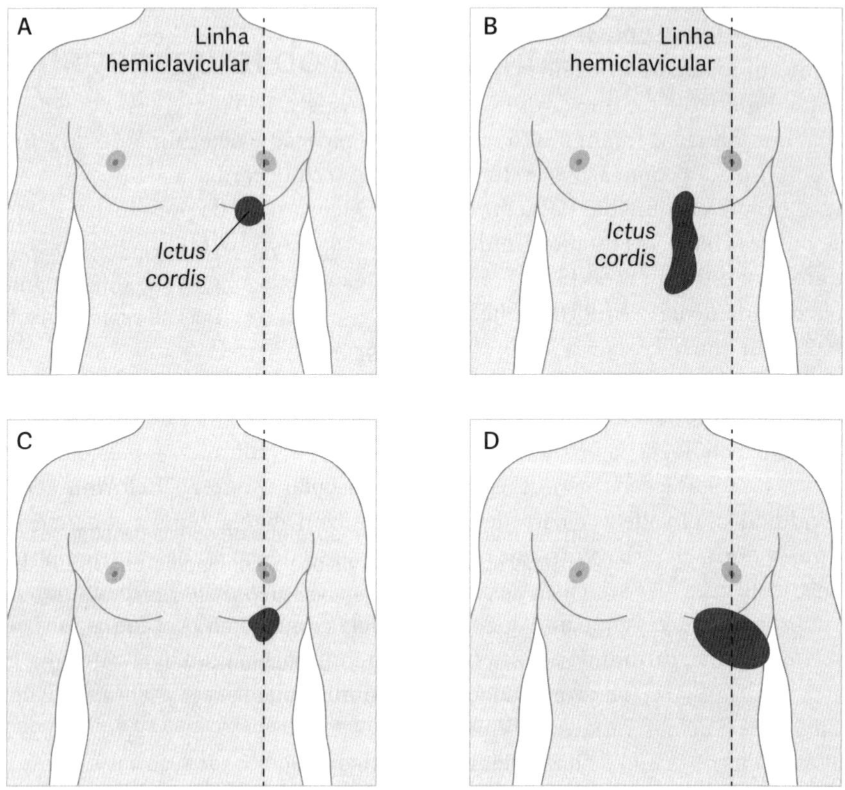

FIGURA 1 Presença de *ictus cordis* e correlações clínicas.

A: em condições normais, o *ictus cordis* situa-se no cruzamento da linha hemiclavicular com o 4º ou 5º espaço intercostal esquerdo, conforme a idade e o biotipo do paciente. Pode ser percebido em cerca de 25% dos pacientes. Devem-se avaliar sua localização, extensão, intensidade e ritmo. Em condições normais, sua extensão corresponde a uma ou duas polpas digitais, equivalentes a 2-3 cm de diâmetro. Sua intensidade é avaliada pela palpação. B: *Ictus cordis* na hipertrofia e/ou dilatação do ventrículo direito: observa-se impulsão sistólica na borda esternal esquerda inferior ou na borda esternal direita inferior. Podem ser palpáveis impulsões sistólicas no epigástrio no sentido craniocaudal. C: na hipertrofia ventricular esquerda sem dilatação, o *ictus cordis* é mais forte e apresenta duração aumentada, abrangendo metade ou mais da duração da sístole (*ictus* sustentado). Em condições normais, o *ictus* ocupa cerca de $^1/_3$ da sístole. D: Na dilatação do ventrículo esquerdo, o *ictus cordis* fica desviado para baixo e para a esquerda, com maior amplitude (propulsivo, deslocando a polpa digital) e maior extensão. A amplitude aumenta pela maior extensão do *ictus*, sem traduzir aumento da força contrátil do coração. A avaliação do *ictus* é a única abordagem do exame físico que oferece informações sobre a presença de cardiomegalia, o que lhe confere grande valor semiológico.

Ausculta cardíaca

Os principais achados na ausculta são os sopros cardíacos, os sons das bulhas e os atritos.

Sopro cardíaco é decorrente da turbulência do fluxo de sangue dentro da cavidade cardíaca (sopros sistólicos ou diastólicos) ou nos vasos cardíacos (sopros contínuos).

Os principais mecanismos de formação do sopro cardíaco são:

- Velocidade de fluxo sanguíneo aumentada através de valvas cardíacas normais ou anormais.
- Fluxo de sangue em vasos dilatados ou orifícios estreitos.
- Fluxos regurgitantes.
- Defeitos intercavitários que produzem vibrações à passagem de sangue.
- Estrutura cardíaca que possa vibrar.

É importante seguir um roteiro de ausculta para determinar qual sopro e sua possível representação cardíaca. Deve-se classificar quanto a:

- Localização: focos cardíacos (Figura 2) e bordas cardíacas.
- Intensidade: de 1 a 6 cruzes (Quadro 3).
- Tempo: sistólico, diastólico e contínuo.
- Frequência: áspero, rude, musical.

QUADRO 3 Graduação dos sopros cardíacos

Intensidade	Significado
Grau 1	Concentração intensa para ausculta.
Grau 2	Audível imediatamente.
Grau 3	Facilmente audível.
Grau 4	Facilmente audível e frêmito presente.
Grau 5	Muito alto, frêmito presente e audível com borda do estetoscópio no tórax.
Grau 6	Audível com estetoscópio fora da parede torácica.

Fonte: elaboração da autora.

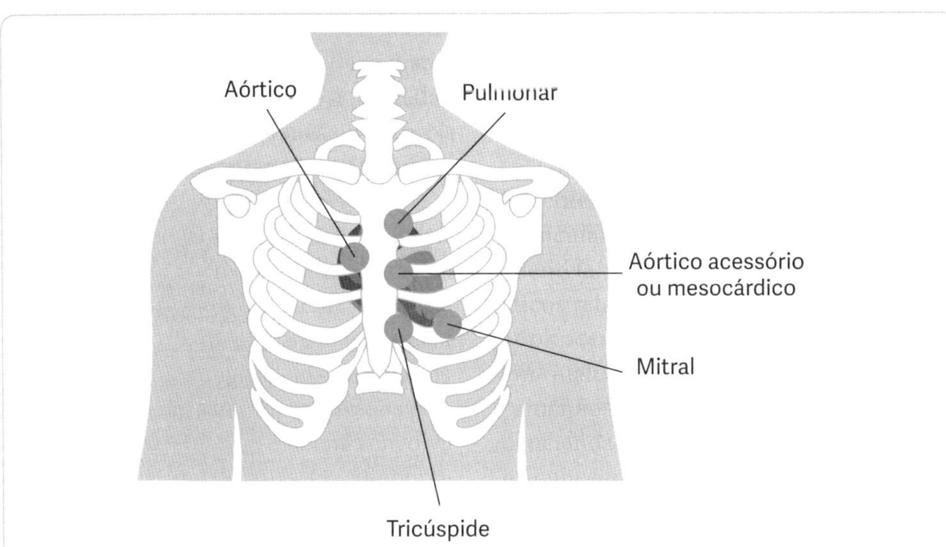

FIGURA 2 Focos cardíacos.

Sopro cardíaco inocente não é comum nos adolescentes. Ao escutar um sopro cardíaco nessa faixa etária, é importante caracterizá-lo para sua correlação clínica. As localizações dos focos indicam quais válvulas podem estar acometidas e qual seu tipo (sistólico, diastólico ou contínuo), determinam a fase do ciclo que ocorre e se há insuficiência ou estenose das valvas (sopros diastólicos e sistólicos, respectivamente) ou algo nos vasos cardíacos (sopros contínuos).

As bulhas cardíacas são decorrentes dos fechamentos das valvas cardíacas. Durante o fechamento das valvas atrioventriculares (mitral e tricúspide), há um som forte e grave chamado de primeira bulha cardíaca (B1). Ela indica o início da sístole ventricular. Logo após há a segunda bulha (B2), que indica o fechamento das valvas ventriculoarteriais (aorta e pulmonar) e o início da diástole. O tempo entre B1 e B2 (sístole) é mais curto que o tempo entre B2 e o próximo ciclo cardíaco (B1) pelo fato de a diástole ser mais longa que a sístole.

Há também a terceira bulha (B3) e a quarta bulha (B4). Quando audíveis indicam, na sua maioria, patologias cardíacas.

A B3 decorre do impacto do sangue na parede ventricular durante a diástole. Em um coração normal, a complacência ventricular está adequada e não se ausculta tal bulha; entretanto, nos corações com dilatação ventricular, sua presença pode ser verificada, indicando disfunção e dilatação do ventrículo.

A B4 é provocada pelo sangue impactando na parede ventricular durante a sístole atrial. Condições patológicas de falta de relaxamento ventricular determinam a presença dessa bulha.

Na cardiopatia congênita mais frequente do adolescente, a valva aórtica bicúspide, há, na maioria das vezes, somente um clique valvar aórtico na B2.

Mensuração da pressão arterial sistêmica (Quadro 4)

Nos adolescentes, geralmente se utiliza o manguito de adulto. Deve-se medir a pressão arterial de preferência no membro superior direito e, caso haja alteração, repetir a medida. Caso persista, com grande aumento da pressão arterial nesse membro, é importante medir nos quatro membros para afastar coarctação de aorta. Uma medida aumentada em membro superior direito e uma menor em membros inferiores podem indicar coartação de aorta, quando essa diferença for maior que 10%.

Adolescentes com PA ≥ 120/80 mmHg devem ser considerados pré-hipertensos,

QUADRO 4 Recomendações específicas para a medição de pressão arterial em crianças e adolescentes

- O método recomendado é auscultatório.
- Utilizar K1 para pressão arterial sistólica e K5 para pressão arterial diastólica.
- Se for usado o método oscilométrico, o equipamento precisa ser validado.
- Se for detectada hipertensão arterial pelo método oscilométrico, isso precisa ser confirmado pelo método auscultatório.
- Usar manguitos adequados, largura da bolsa inflável de 40% da circunferência no ponto médio entre o acrômio e o olécrano e comprimento de 80-100% da circunferência do braço.
- Medir PA de crianças < 3 anos quando há necessidade de terapia intensiva neonatal, nas cardiopatias congênitas, nas doenças renais, no tratamento com drogas que elevem a PA e na evidência de aumento da pressão intracraniana.

PA: pressão arterial.
Fonte: elaboração da autora.

mesmo se o valor do percentil 90 for superior a essa marca. Essa situação pode ocorrer para PA sistólica em maiores de 12 anos e para PA diastólica em maiores de 16 anos.

Pulsos e cianose

A palpação dos pulsos nos quatro membros deve ser prática constante no exame físico cardiológico. Determinar se a frequência cardíaca (medida pela ausculta) está em concordância com o pulso, indicando possíveis arritmias cardíacas. O pulso também possibilita identificar outras doenças, como tromboses e coartação de aorta.

A cianose é outra característica que pode estar presente nas cardiopatias, devendo sempre ser observada.

A Figura 3 apresenta o resumo das principais manifestações clínicas das cardiopatias, indicando os possíveis achados no exame físico.

CONCLUSÕES

A anamnese e o exame físico são ferramentas essenciais para o pensamento clínico do médico. Sem esses elementos-chave, não há direcionamento para os possíveis diagnósticos e a solicitação de exames. No adolescente, uma investigação detalhada de seu modo de vida, uso de medicações, uso de drogas ilícitas e atividade física é vital para seu contexto geral e direcionamento para os exames subsidiários.

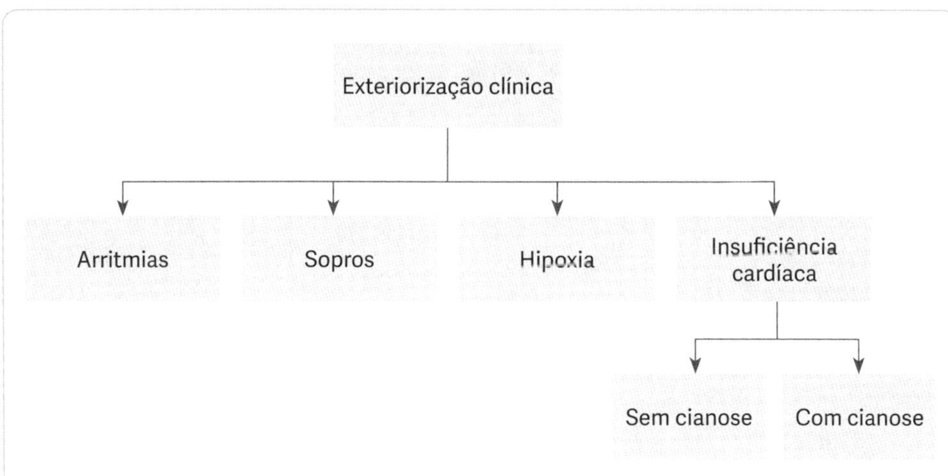

FIGURA 3 Manifestações clínicas das cardiopatias.

SUGESTÕES DE LEITURA

1. Barroso WKS, Rodrigues CIS, Bortolotto LA, Mota-Gomes MA, Brandão AA, Feitosa ADM, et al. Diretrizes Brasileiras de Hipertensão Arterial – 2020. Arq Bras Cardiol. 2021;116(3):516-658.
2. Cardozo FAM, Caramelli B. O exame cardíaco. In: Martins MA, Quintino CR, Tibério IFLC, Atta JA, Ivanovic LF, editores. Semiologia clínica. Santana de Parnaíba: Manole; 2021. p.102-10.
3. D'Ascenzi F, Valentini F, Pistoresi S, Frascaro F, Piu P, Cavigli L, et al. Causes of sudden cardiac death in young athletes and non-athletes: systematic review and meta-analysis: sudden cardiac death in the young. Trends Cardiovasc Med. 2022;32(5):299-308.
4. Finocchiaro G, Radaelli D, D'Errico S, Papadakis M, Behr ER, Sharma S, et al. Sudden cardiac death among adolescents in the United Kingdom. J Am Coll Cardiol. 2023;81(11):1007-17.
5. Ghorayeb N, Costa RVC, Castro I, Daher DJ, Oliveira Filho JA, Oliveira MAB, et al. Diretriz em Cardiologia do Esporte e do Exercício da Sociedade Brasileira de Cardiologia e da Sociedade Brasileira de Medicina do Esporte. Arq Bras Cardiol. 2013;100(1Supl.2):1-41.
6. Malachias MVB, Souza WKSB, Plavnik FL, Rodrigues CIS, Brandão AA, Neves MFT, et al. 7ª Diretriz Brasileira de Hipertensão Arterial. Rev Bras Hipertens. 2017;24(1):61-71.
7. Manso PH, Roxo Jr P, coordenadores. Semiologia e saúde da criança e adolescente 2020 – Puericultura e Pediatria FMRP-USP 2020. 36p. Disponível em: https://edisciplinas.usp.br/pluginfile.php/5227255/mod_resource/content/0/LIVRO_2020_casado_capa%20verde%20%281%29.pdf. Acesso em: 23 fev. 2024.
8. Maron BJ, Thompson PD, Ackerman MJ, Balady G, Berger S, Cohen D, et al; American Heart Association Council on Nutrition, Physical Activity, and Metabolism. Recommendations and considerations related to preparticipation screening for cardiovascular abnormalities in competitive athletes: 2007 update: a scientific statement from the American Heart Association Council on Nutrition, Physical Activity, and Metabolism: endorsed by the American College of Cardiology Foundation. Circulation. 2007;115(12):1643-55.
9. Mesquita ET, Toledo MG, Prieto RSG, Soares AC, Correia ETO. Raciocínio clínico em cardiologia: passado, presente e futuro. Arq Bras Cardiol. 2022;119(5):793-800.
10. Pfeiffer MET. Avaliação de crianças e adolescentes para a prática esportiva. Cardiologia do Exercício, ano XV, n. 61, p. 1-3, 2014. Disponível em: https://socerj.org.br/area-profissional/wp-content/uploads/2019/05/61-Boletim-DERCAD-2014-4-1.pdf. Acesso em: 23 fev. 2024.
11. Torres RM, Moreira MCV, Silva RMFL. Análise do ictus cordis. Belo Horizonte: Nescon/UFMG; 2019. Recurso Multimídia (infográfico). Disponível em: https://www.nescon.medicina.ufmg.br/biblioteca/imagem/REA/propedeutica_cardiovascular/Info3/. Acesso em: 23 fev. 2024.

36

Sistema digestório do adolescente

Ana Carolina Marques do Vale Capucho
Mariana Deboni
Marcos Jiro Ozaki
Ricardo Katsuya Toma

PONTOS-CHAVE

- Adolescentes podem resistir ao atendimento médico; é vital mostrar empatia. Respeite a privacidade, permitindo consultas sem a presença dos pais quando necessário.
- É comum que adolescentes apresentem sintomas menos típicos que outras faixas etárias, então o detalhamento da anamnese, aliado ao exame físico cuidadoso, vai possibilitar a melhor formulação das hipóteses diagnósticas.
- Considerar os fatores contextuais, como histórico familiar, dieta, atividade sexual e uso de substâncias ilícitas.
- Para diferenciar entre queixas gastrintestinais correspondentes a dores funcionais ou orgânicas, é necessário ter atenção aos sinais de alarme.
- No exame físico, é primordial avaliar crescimento, estágio puberal e sinais de desconforto. Adapte o exame ao desconforto físico e emocional dos adolescentes.

PROPEDÊUTICA DO ADOLESCENTE

A abordagem clínica necessária para obter história relevante, em relação às queixas relacionadas ao trato gastrintestinal, varia conforme a idade do paciente. A adolescência, de acordo com a Organização Mundial da Saúde (OMS), abrange o intervalo entre 10 e 19 anos. No contexto da legislação brasileira, o Estatuto da Criança e do Adolescente (ECA) define a faixa etária de 12 a 18 anos como o período da adolescência.

Considerando o cenário peculiar em que se encontram os pacientes adolescentes, marcado por significativas transformações físicas e psicológicas, é comum que eles manifestem resistência ao atendimento médico. Em alguns casos, inclusive, podem ser levados à consulta contra sua vontade, pela insistência dos familiares. Nesse contexto, a equipe responsável pelo atendimento a essa faixa etária deve exercer uma sensibilidade aprimorada para lidar com essas demandas específicas.

Nas consultas com crianças mais jovens, é comum que os pais e outros cuidadores estejam presentes na sala de exame. Muitas vezes, eles fornecem informações sobre a perspectiva da criança em relação à sua doença. Por outro lado, embora seja altamente desejável e incentivada a participação da família no atendimento ao adolescente, é fundamental definir claramente os limites desse envolvimento tanto para os cuidadores quanto para o paciente. Isso ocorre porque os adolescentes podem ser atendidos sem a presença dos pais ou responsáveis, assegurando assim a privacidade e a confidencialidade. Tal medida é um direito do paciente adolescente e está respaldada pelo artigo 74 do Código de Ética Médica, que estabelece a obrigação do sigilo médico. É de grande importância que o adolescente desempenhe um papel ativo nas decisões relacionadas ao seu processo de doença, expressando seus problemas e opiniões. A revelação de informações confidenciais e a participação dos pais ou responsáveis se tornam necessárias em situações consideradas de risco, como: gravidez, aborto, abuso de drogas, falta de adesão a tratamentos recomendados, doenças graves ou quando há risco à sua própria vida ou à vida de terceiros. Além disso, tal envolvimento também se torna relevante em procedimentos mais complexos, como biópsias e intervenções cirúrgicas.

No relacionamento com o paciente adolescente, é essencial adotar uma postura acolhedora e empática. Essa abordagem deve inspirar confiança, evitando qualquer traço de autoritarismo, preconceito ou julgamento. Isso proporcionará ao paciente a oportunidade de compartilhar abertamente seus problemas e preocupações. O diagnóstico diferencial das manifestações gastrintestinais difere substancialmente com a faixa etária. Entretanto, a maioria dos estudos que incluem dados de pacientes pediátricos não estratifica os resultados por idade, dificultando a avaliação precisa do que seria mais prevalente na adolescência. Sabe-se, porém, que nessa fase são comuns os quadros de etiologia orgânica e funcional, manifestando-se principalmente por dor abdominal aguda e crônica, vômitos, constipação e diarreia, detalhadas mais ao final deste capítulo.

ANAMNESE

A anamnese é ferramenta essencial na prática clínica, permitindo a obtenção de informações detalhadas que auxiliarão na elaboração dos diagnósticos diferenciais e plano terapêutico adequado.

A anamnese gastrintestinal em pacientes adolescentes possui particularidades que requerem abordagem sensível e abrangente, considerando as mudanças biológicas, emocionais e sociais características dessa faixa etária. É geralmente apropriado permitir que os pais saiam do consultório médico em um segundo momento, durante a consulta com um adolescente. No início da consulta, aproveitando a presença do acompanhante, são averiguados aspectos relativos aos antecedentes familiares e pessoais, crescimento e desenvolvimento neuropsicomotor, histórico da alimentação e situação atual, além da história da doença atual. Nessa etapa, é fundamental tentar extrair o máximo de informações detalhadas sobre a queixa do paciente, incluindo a duração, a frequência e a intensidade e a progressão dos sintomas gastrintestinais atuais, bem como tentar identificar sinais e sintomas de alarme. Estes incluem perda de peso inexplicável, presença de sangue nas fezes, desaceleração do crescimento físico, vômitos ou diarreia significativos, febre de origem indeterminada e disfagia.

No segundo momento, em que está presente apenas o adolescente, novamente se deve perguntar a ele sobre a queixa principal e a história da doença atual, agora sob a perspectiva dele. É imprescindível reconhecer a importância das questões psicossociais na saúde gastrintestinal de adolescentes. É importante questionar sobre estresse, ansiedade, mudanças na rotina escolar, pressões sociais e emocionais, bem como qualquer histórico de transtornos alimentares, como anorexia nervosa ou bulimia. Nessa faixa etária, a anamnese relacionada a temas sensíveis, como a sexualidade, também ganha importância. Adolescentes do sexo feminino, sexualmente ativas, que se apresentem com dor abdominal podem necessitar serem avaliadas para a possibilidade de gravidez e infecções sexualmente transmissíveis, por exemplo.

Aspectos a serem considerados

- **História familiar:** obtenha informações sobre a história de doenças gastrintestinais em membros da família, uma vez que certos distúrbios podem ter predisposição genética.
- **História pregressa:** explore a história médica prévia do paciente, incluindo doenças gastrintestinais anteriores, cirurgias, alergias, hospitalizações e uso de medicamentos. Atenção especial deve ser dada a quaisquer distúrbios crônicos.
- **Dieta e hábitos alimentares:** investigue os hábitos alimentares do paciente, incluindo preferências, aversões, horários das refeições e frequência de lanches. Questione sobre o consumo de alimentos ricos em fibras, gorduras, açúcares e bebidas açucaradas. Também é importante avaliar a ingestão de água e a possível relação entre a dieta e os sintomas gastrintestinais.
- **Hábitos de vida:** investigue a prática de atividades físicas, padrões de sono, consumo de tabaco, álcool ou substâncias ilícitas e sexualidade, uma vez que esses fatores podem influenciar a saúde gastrintestinal.

EXAME FÍSICO

A avaliação física do sistema gastrintestinal em pacientes adolescentes demanda combinação de habilidades clínicas com abordagem sistemática e sensível, que respeite e considere as complexas interações entre os aspectos biológicos, emocionais e sociais. Nessa faixa etária, surgem diversas barreiras relacionadas à privacidade, em razão das alterações corporais que ocorrem durante esse período. Portanto, a condução do exame físico deve ser realizada de maneira delicada e tranquila, visando proporcionar segurança ao paciente. Nesta etapa da avaliação médica, torna-se prudente e recomendável a presença de uma terceira pessoa em sala.

As técnicas e os achados do exame físico dependem da idade. A maioria das crianças mais velhas costuma cooperar com um exame abdominal; assim, a semiotécnica do exame físico pode ser a mesma recomendada para o paciente adulto. Avaliar também o desenvolvimento, incluindo o estadiamento puberal pelos critérios de Tanner, o peso, a estatura e o índice de massa corporal (IMC). O registro nas curvas de crescimento é fundamental para análise do crescimento e da nutrição. Lembrar que diversas condições médicas (como torção testicular e pneumonia) podem causar sintomas e sinais semelhantes aos da apendicite em crianças e podem passar despercebidas se o examinador se concentrar exclusivamente no abdome. Por isso, deve-se realizar um exame completo e detalhado, avaliando os diversos sistemas e todos os segmentos corporais, e, no momento do exame do abdome, seguir todas as etapas de inspeção, ausculta, percussão e palpação.

Inspeção

Observar o paciente de forma geral. Avaliar aparência, postura, expressão facial e sinais de desconforto. Em seguida, direcionar a atenção para a região abdominal. Observar simetria, distensão, presença de cicatrizes cirúrgicas, abaulamentos e retrações, circulação colateral, diástase dos retos abdominais, cicatrizes, hematomas, escoriações ou outras anormalidades. O contorno do abdome normalmente é plano e levemente arredondado. Entretanto, pode ser globoso, batráquio, pendular ou escavado, a depender do peso, musculatura e adiposidade.

Ausculta

Deve-se utilizar estetoscópio para auscultar os ruídos intestinais, que são os sons resultantes da interação do peristaltismo com os líquidos e gases, em todos os diferentes quadrantes abdominais. Normalmente, ocorre um ruído a cada dois minutos e é importante auscultar o abdome antes da palpação, pois isso pode ativar ruídos intestinais e alterar o exame.

Anormalidades nos ruídos intestinais podem fornecer pistas sobre a motilidade gastrintestinal e a presença de obstruções. É importante valorizar os extremos (excesso e ausência). Na gastroenterite, os sons intestinais podem ser hiperativos, mas também podem ser hipoativos em razão do íleo paralítico secundário. Nas oclusões e semioclusões, o ruído é inicialmente aumentado. Posteriormente há diminuição da frequência e intensidade até que fiquem inaudíveis. Nas síndromes perfurativas, inflamatórias, hemorragias peritoneais e íleo vascular, eles estão inicialmente reduzidos e finalmente inaudíveis.

Percussão

Deve-se realizar a percussão nas diversas regiões abdominais, identificando diferenças nos sons. Isso pode ajudar a identificar áreas de distensão, órgãos palpáveis ou fluidos acumulados. A técnica é digitodigital, em que o examinador posiciona uma das mãos sobre o abdome e percute com o dedo indicador. Os tipos de sons podem ser timpânico, hipertimpânico, submaciço e maciço, de acordo com o quadrante, órgão ou doença avaliada, conforme o Quadro 1.

A percussão também é utilizada para a pesquisa de sinais semiológicos, como: o sinal de Jobert, que é o timpanismo na área hepática que denota ar livre na cavidade peritoneal (causado por atrofia hepática, interposição de alça intestinal, pneumoperitônio decorrente da perfuração de víscera oca); o sinal de Giordano, que é a dor na percussão da região lombar, sugestiva de pielonefrite; e o sinal do piparote, para ascites volumosas (Figura 1).

QUADRO 1 Tipos de sons à percussão do abdome

Tipo de som	Origem
Som normal	Baço e fígado: maciço. Vísceras ocas: timpânico.
Percussão normal	Macicez hepática no hipocôndrio direito Timpanismo no espaço de Traube* e nas demais regiões.
Maciço	Massas abdominais sólidas ou líquidas (ascite).
Timpanismo generalizado	Pode indicar obstrução.

* Espaço de Traube: espaço em forma de lua crescente, circundado pela borda inferior do pulmão esquerdo, a borda anterior do baço, o rebordo costal esquerdo e a margem inferior do lobo esquerdo do fígado.
Fonte: elaboração dos autores.

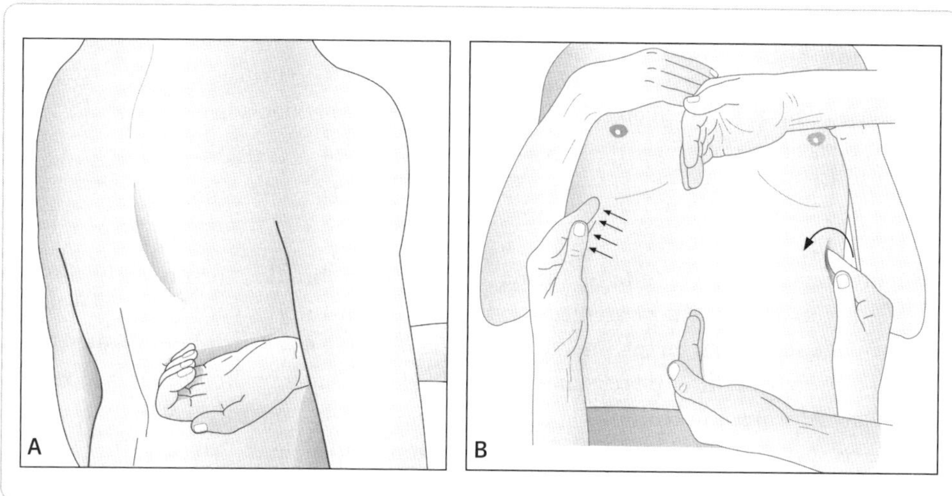

FIGURA 1 A: sinal de Giordano. B: sinal do piparote.
Fonte: Martins, 2021.

Palpação superficial e profunda

Inicialmente, a palpação deve ser superficial, delicada e iniciada pela área não dolorosa. Expressão facial, tom de voz e choro auxiliam na localização das áreas mais dolorosas. A realização de toques leves vai auxiliar na avaliação da presença de sensibilidade ou desconforto. Em seguida, aplicar pressão mais profunda para avaliar a presença de massas, visceromegalias, dor ou qualquer outra anormalidade. Dor e massa abdominal também devem trazer à mente complicações de doença inflamatória intestinal (DII), gravidez e suas complicações, obstrução uterina, patologia ovariana ou tumores intra-abdominais. Em relação à dor, é interessante identificar sua localização e presença de defesa involuntária ou sensibilidade de rebote. A localização da dor nas diversas regiões do abdome pode auxiliar no diagnóstico das causas mais comuns de dor abdominal na adolescência, como ilustrado na Figura 2. A defesa é um estado de contração dos músculos abdominais e pode ser voluntária

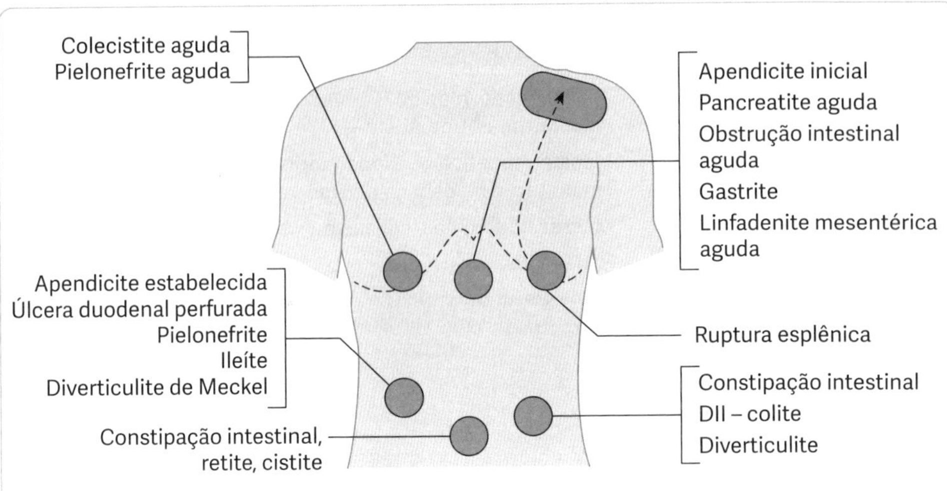

FIGURA 2 Localização das queixas abdominais dolorosas segundo sua etiologia.
DII: doença inflamatória intestinal.
Fonte: adaptação de Bicley, 2018.

ou involuntária. Quando feita de forma voluntária, geralmente se deve ao medo da dor, que pode ser parcial ou totalmente superada pelo uso de técnicas de relaxamento e distração. A proteção involuntária é um espasmo reflexo da musculatura abdominal no contexto de irritação peritoneal, como na apendicite, e não pode ser superada por distração. Além da defesa involuntária, a peritonite focal também pode ser detectada pela sensibilidade de rebote. Esta é obtida pela remoção rápida da mão ou do estetoscópio do examinador que estava pressionando uma área abdominal em questão, de maneira profunda o suficiente para deprimir o peritônio. A sensibilidade de rebote é um aumento da dor com a liberação e não com a compressão.

Manobras específicas

Devem-se realizar manobras específicas para avaliar e tentar localizar o acometimento de determinados órgãos e estruturas gastrintestinais.

A manobra de Murphy pode ajudar a identificar inflamação da vesícula biliar. Ela se refere à sensibilidade à palpação do quadrante superior direito, durante inspiração profunda, com possível irradiação para o ombro ipsilateral. Nos quadros agudos, deve-se identificar a presença de sinais sugestivos de irritação peritoneal, como os sinais de Blumberg e Rovsing.

O exame físico na presença de ascite revela uma riqueza de informações que varia de acordo com sua magnitude, classificada em graus 1, 2 e 3. É de suma importância direcionar a atenção para certos sinais essenciais, vitais para diagnóstico preciso.

Avaliação de fígado e baço

Realizar a palpação do fígado e do baço. O fígado pode ser palpado abaixo da margem costal direita, enquanto o baço pode ser sentido abaixo da margem costal esquerda. A presença de hepatomegalia ou esplenomegalia pode indicar patologias subjacentes.

Exame dos genitais e ânus

Em alguns casos, pode ser necessário examinar os genitais e o ânus para identificar qualquer anormalidade relacionada ao trato gastrintestinal, como fissuras anais, hemorroidas e inflamações.

CONSIDERAÇÕES SOBRE OS PRINCIPAIS SINAIS E SINTOMAS GASTRINTESTINAIS REFERIDOS

Dor abdominal

Para diagnóstico preciso, é necessário realizar uma abordagem completa, envolvendo a compreensão das características específicas, como sua localização, irradiação, tipo da dor (Quadro 2), intensidade, duração, ritmo, fatores agravantes e aliviadores. Além disso, fatores contextuais, como histórico familiar, ocupação, viagens, dieta, vida social e sexual, desempenham um papel crucial.

QUADRO 2 Tipos de dor abdominal em adolescentes

Tipo de dor	Significado
Dor em peso	Pode significar falta de relaxamento ou atraso de esvaziamento gástrico, distensão de vísceras ocas ou cápsula de órgãos sólidos.
Dor em cólica	Apresenta um padrão crescente/decrescente originado do peristaltismo contra obstáculo luminal mecânico e/ou estímulo nervoso, aumentado por estado flogístico de uma víscera.
Dor contínua	Indica comprometimento da serosa peritoneal por processo inflamatório (peritonite), neoplásico ou pela distensão das cápsulas dos órgãos.
Dor em queimação ou pontada	Também pode corresponder à dor visceral de diferentes origens.

Fonte: elaboração dos autores.

Embora a maioria das dores abdominais em adolescentes seja de início agudo, há também causas que levam a uma dor de evolução gradual e crônica (Quadro 3). As associações entre as características da dor auxiliam no processo diagnóstico, conforme detalhado no Quadro 4.

O diagnóstico diferencial da dor abdominal aguda em adolescentes engloba causas infecciosas e inflamatórias, abrangendo desde gastroenterite até doenças como pancreatite, hepatite e vasculites. Há uma variedade de possíveis etiologias de obstrução intestinal, incluindo traumas, hérnias e causas biliares. Além disso, são consideradas causas não gastrintestinais, como distúrbios reprodutivos e cardiopulmonares. A dor abdominal aguda pode ser um sintoma de condições não relacionadas ao sistema gastrintestinal, como nefrolitíase, doenças metabólicas e musculoesqueléticas, distúrbios do aparelho reprodutor feminino e masculino. Aqui fica o alerta para a necessidade de familiarização desse tema na abordagem das adolescentes sexualmente ativas, de forma a evitar diagnósticos tardios, com prognósticos reservados e implicações na fertilidade.

Uma consideração de importância reside na suspeita e avaliação da apendicite, uma vez que a adolescência corresponde ao período de maior incidência dessa condição. Uma extensa revisão sistemática demonstrou que a prevalência da apendicite atinge seu ápice na faixa etária entre 10 e 12 anos. Especialmente nas adolescentes do sexo feminino, pode ser desafiador distin-

QUADRO 3 Etiologias de dor abdominal aguda e crônica nos adolescentes

Doença péptica (esofagite de refluxo, gastrite, úlcera gástrica e duodenal, infecção por *Helicobacter pylori*)
Dor abdominal funcional (Roma IV): dispepsia funcional, síndrome do intestino irritável, enxaqueca abdominal e dor abdominal inespecífica
Intolerância alimentar, má-absorção de carboidrato
Doença celíaca
Constipação intestinal crônica
Dismenorreia, gravidez
Dor musculoesquelética (p. ex., hérnia de parede abdominal, hematoma, síndrome do encarceramento do nervo cutâneo anterior)
Vício de rotação intestinal (apresentação tardia)
Isquemia mesentérica

(continua)

QUADRO 3 Etiologias de dor abdominal aguda e crônica nos adolescentes (*continuação*)

Vasculites (púrpura de Henoch-Schönlein, poliarterite nodosa)
Parasitose intestinal (p. ex., *Giardia*, *Cryptosporidium*)
Esofagite eosinofílica, gastroenteropatia eosinofílica
Alergia/intolerância alimentar
Angioedema hereditário
Doença inflamatória intestinal
Hepatite, colecistite crônica
Pancreatite crônica
Doença inflamatória pélvica
Endometriose, hematocolpos
Gravidez, infecção do trato urinário
Febre familiar do Mediterrâneo
Obstrução ureteropélvica
Bezoar
Linfoma de Burkitt

Fonte: elaboração dos autores.

QUADRO 4 Características semiológicas das dores abdominais comuns em adolescentes

Doença	Característica semiológica	Localização da dor
Intolerância à lactose	Dor em cólica, diarreia (aquosa, volumosa, espumosa), distensão abdominal e flatulência após ingestão de lactose.	Periumbilical, infraumbilical.
Doença celíaca	Cólica, dor abdominal de localização não específica, diarreia crônica, anorexia, distensão abdominal, pobre ganho ou perda de peso, desnutrição, flatulência, anemia ferropriva.	Improvável que seja epigástrica.
Constipação (pode ser de causa orgânica ou funcional)	Evacuação infrequente, fezes ressecadas, cíbalos, calibrosas. Distensão abdominal, massa palpável no quadrante inferior esquerdo. Ao toque retal notam-se fezes duras.	Hipogástrio, quadrantes esquerdos.
Doença inflamatória intestinal	Pobre ganho de peso e estatura, emagrecimento, atraso da maturação sexual, úlceras orais, fístula ou fissuras perianais, diarreia, sangue nas fezes, uveíte, artrite.	Periumbilical, abdome inferior.
Doença péptica (gastrite, úlceras, infecção por *H. pylori*)	Dor matinal, despertar a noite pela dor. Saciedade precoce, náusea, hálito ácido, eructação.	Epigástrica, abdome superior.
Pancreatite	Sensibilidade à palpação do epigástrio que se irradia para as costas, dor piora com alimentação, náusea, vômito.	Epigástrica e abdome superior.
Colecistite, cálculo na vesícula biliar	Icterícia, náusea, vômito, alteração dos exames hepáticos.	Quadrante superior direito e epigástrio.

Fonte: elaboração dos autores.

guir entre apendicite, doença inflamatória pélvica e outros distúrbios ginecológicos. No contexto dos achados do exame físico específicos para a apendicite aguda, é importante mencionar os sinais do psoas, do obturador e de Rovsing. Este último refere-se ao aumento da dor no quadrante inferior direito que se manifesta ao palpar o quadrante inferior esquerdo.

A dor abdominal crônica (DAC) representa um sintoma de alta prevalência em crianças e adolescentes. Esse termo abrange a dor abdominal de etiologia orgânica e a dor abdominal funcional. Manifesta-se geralmente com episódios recorrentes de evolução crônica e afeta profundamente o cotidiano do paciente. As causas orgânicas incluem doença inflamatória intestinal, refluxo gastroesofágico e problemas metabólicos. No entanto, grande parte dessas dores está relacionada a distúrbios gastrintestinais funcionais (*functional gastrointestinal disorders* ou FGID), incluindo síndrome do intestino irritável, dispepsia funcional e dor abdominal recorrente. A DAC de etiologia funcional ocorre na ausência de fatores patológicos de base e tem sido estudada, classificada e divulgada pelo Comitê de Roma desde 1988. A presença dos chamados sinais de alarme sugere maior probabilidade de doença orgânica como causa de DAC. A exclusão de doença orgânica continua sendo um desafio para o pediatra em virtude da heterogeneidade dos distúrbios funcionais do trato gastrintestinal. A dor abdominal crônica também merece atenção pelo fato de levar a um maior risco de desenvolvimento de sintomas depressivos e isolamento social, além de maior absenteísmo escolar.

DOENÇA INFLAMATÓRIA INTESTINAL

O diagnóstico de doenças específicas do trato gastrintestinal, como a DII, é complexo e desafiador na infância, mas particularmente na adolescência o diagnóstico precoce é fundamental, pois a velocidade de crescimento elevada, as mudanças físicas e a labilidade psíquica dessa faixa etária os tornam mais suscetíveis às consequências do atraso no diagnóstico. Algumas doenças, como é o caso da colite não classificada, incidem mais em adolescentes que em crianças menores, embora possa acometer até lactentes. O quadro clínico da doença inflamatória nos pacientes pediátricos é menos típico que em adultos. Os sintomas mais frequentes ao diagnóstico são diarreia crônica sanguinolenta e dor abdominal, que pode ser desde referida difusamente por todo o abdome até pélvica, epigástrica e/ou em fossas ilíacas, principalmente esquerda. Muitas vezes os sintomas intestinais são discretos ou inexistentes por meses ou anos, durante os quais predominam as manifestações extraintestinais, como artralgia/artrite, aftas de repetição, pioderma gangrenoso e hepatopatias, como colangite esclerosante primária ou outros diagnósticos sem etiologia definida.

VÔMITOS

Uma causa comum de vômitos é a gastroenterite infecciosa, de etiologia diversa. Entretanto, outras causas para vômitos podem ocorrer nessa faixa etária de forma mais prevalente do que em crianças menores, como acalásia, doença inflamatória intestinal, doença péptica gastroduodenal, doença do refluxo gastroesofágico, doença da vesícula biliar, doenças oncológicas e quadros funcionais. Vale a pena atentar também a esse sinal como secundário a uma doença de base, como gastroparesia decorrente de diabetes melito mal controlada, distúrbios alimentares e uso de drogas. A síndrome da artéria mesentérica superior é um diagnóstico diferencial que aparece em adolescentes, geralmente do sexo feminino, altas e magras, geralmente com perda de peso aguda. A perda do coxim gorduroso que sustenta a artéria mesentérica leva ao seu desabamento, com pinçamento secundário do duodeno, levando a quadros de suboclusão, vômitos e dor abdominal. Outras condições, como gravidez, também se tornam um diagnóstico diferencial nos adolescentes. Síndrome da náusea e vômitos crônicos, vômitos cíclicos e síndrome de ruminação são formas de apresentação das doenças gastrintestinais funcionais que podem ocorrer na adolescência. O Quadro 5 mostra algumas das causas de vômitos na adolescência.

DIARREIA

Aqui cabem as mesmas considerações dadas sobre diarreia em crianças. É fundamental considerar as afecções infectoparasitárias mediante contexto epidemiológico condizente. Entretanto, é importante lembrar que uma expressiva parcela com essa condição se apresenta clinicamente na forma de colite, conferindo-lhes assim um significativo papel no espectro dos diagnósticos diferenciais a serem considerados. Devemos nos atentar, entretanto, ao fato de que algumas etiologias de diarreia tornam-se mais consideráveis na adolescência, como: doença hepática associada a problemas de ácidos biliares; colite não classificada, conforme comentário anterior, no item de dor abdominal; efeito colateral de uso de substâncias, como abuso de drogas, espe-

QUADRO 5 Causas de vômitos na adolescência

Problemas	Etiologias
Infecção	Gastroenterite, hepatite, faringite, otite média e infecção do trato urinário, meningite, encefalite, síndrome mono-*like*
Obstrução gastrintestinal	Vício de rotação intestinal, hérnia inguinal encarcerada, hérnia de hiato esofágico, síndrome da artéria mesentérica superior, hematoma duodenal (pós-trauma)
Causa gastrintestinal	DRGE, doença péptica (*H. pylori* ou uso crônico de anti-inflamatório não hormonal), gastroparesia, apêndice, doença celíaca, esofagite ou gastroenteropatia eosinofílica, DII, pancreatite
Doença funcional	Síndrome da ruminação, síndrome dos vômitos cíclicos, síndrome de náusea e vômitos crônicos, síndrome de hiperêmese por *Cannabis*
Endócrino/metabólico	Cetoacidose diabética, crise adrenal, hipertiroidismo, hipoglicemia
Neurológico	Aumento da pressão intracraniana (tumor, hematoma subdural ou hidrocefalia), enxaqueca
Miscelânea	Alergia alimentar (anafilaxia), hidronefrose aguda, ingestão tóxica, causa medicamentosa, após crise de tosse, gravidez, bulimia nervosa, traumatismo craniano, ansiedade e síndrome do pânico

DII: doença inflamatória intestinal; DRGE: doença do refluxo gastroesofágico.

cialmente antibióticos, laxantes e ingestão de metais pesados. Neoplasias como linfoma, tumores que secretam peptídeo intestinal vasoativo e carcinoides começam na adolescência. O Quadro 6 aborda as possíveis etiologias da diarreia nos adolescentes.

CONSTIPAÇÃO INTESTINAL

Na maior parte das vezes, a constipação em adolescentes surge como resultado de escolhas alimentares inadequadas, caracterizadas por um alto teor de gorduras e baixa ingestão de fibras. Além disso, distúrbios alimentares, um estilo de vida sedentário e a presença de sintomas depressivos também figuram como causas frequentemente observadas. No âmbito das causas de origem congênita e traumática, destacam-se a inclusão de anomalias anatômicas, lesões da medula espinhal, histórico de cirurgias anorretais anteriores e obstruções oriundas de tumores pélvicos extraintestinais. É importante mencionar que a incidência de malignidades primárias intestinais é baixa. Entretanto, a síndrome do intestino irritável (SII), que assume uma relevância ampliada durante a adolescência, assim como a possibilidade do uso e abuso de substâncias, deve ser ponderada, sendo antiácidos, anticolinérgicos, antidepressivos, opiáceos, barbitúricos, simpaticomiméticos e sucralfato identificados como causas potenciais.

CONCLUSÕES

As queixas gastrintestinais mais comuns referidas nos adolescentes são dor abdominal aguda e crônica, vômitos, constipação e diarreia.

É fundamental obter informações detalhadas sobre a queixa do paciente, incluindo duração, frequência e intensidade e progressão dos sintomas gastrintestinais atuais, pois são inúmeros e extensos os problemas que levam à sintomatologia gastrintestinal.

Os sinais de alerta são fundamentais no diagnóstico diferencial entre as dores funcionais e as dores orgânicas.

QUADRO 6 Etiologia das diarreias nos adolescentes

Problemas	Etiologia
Infecções gastrintestinais	Vírus, bactérias e protozoários
Infecções não gastrintestinais	Infecções sistêmicas. Síndrome do choque tóxico estafilocócico
Distúrbios alimentares	Intolerâncias alimentares
Anomalias anatômicas	Apendicite, obstrução parcial e síndrome de alça cega
Doença inflamatória intestinal	Colite ulcerativa, doença de Crohn
Síndrome de má-absorção	Doença celíaca, deficiência de dissacarídeos (primária ou secundária), acrodermatite enteropática
Diarreia secretora	Neoplasia endócrina múltipla
Imunodeficiência	Infecção pelo HIV, erro inato da imunidade
Endócrino	Hipertiroidismo, hipoparatiroidismo
Miscelânea	Diarreia por antibiótico, colite por *Clostridium difficile*, toxina, síndrome do intestino irritável, distúrbios psicogênicos

HIV: vírus da imunodeficiência humana.
Fonte: elaboração dos autores.

SUGESTÕES DE LEITURA

1. Bickley LS. Bates propedêutica médica. 12.ed. Rio de Janeiro: Guanabara Koogan; 2018.
2. Bundy DG, Byerley JS, Liles EA, Perrin EM, Katznelson J, Rice HE. Does this child have appendicitis? JAMA. 2007;298(4):438-51.
3. Carvalho E, Silva LR, Ferreira CT. Gastroenterologia e nutrição em pediatria. Barueri: Manole; 2012.
4. Kleinman RE, Goulet O, Mieli-Vergani G, Sanderson IR, Sherman PM, Shneider BL. Walker's pediatric gastrointestinal disease: pathophysiology, diagnosis, management. Raleigh: People's Medical Publishing House-USA; 2018.
5. Martins MA, Quintino CR, Tibério IFLC, Atta JA, Ivanovic LF. Semiologia clínica. Santana de Parnaíba: Manole; 2021.
6. Porto CC. Exame clínico. 8.ed. Rio de Janeiro: Guanabara Koogan; 2017.
7. Porto CC. Semiologia médica. 8.ed. Rio de Janeiro: Guanabara Koogan; 2019.
8. Quintino CR, Kira CM. Exame físico de abdome e sistema digestório. In: Martins MA, Quintino CR, Tibério IFLC, Atta JA, Ivanovic LF. Semiologia clínica. Santana de Parnaíba: Manole; 2021. p.118-28.
9. Rodrigues YT, Rodrigues PPB. Semiologia pediátrica. 3.ed. Rio de Janeiro: Guanabara Koogan; 2009.
10. Schwartz MW, Bell Jr LM, Bingham PM, Chung EK, Friedman DF, et al., editors. The 5-minute pediatric consult. 6.ed. Philadelphia: Wolters Kluwer Health/ Lippincott Williams & Wilkins; 2012.
11. Wyllie R, Hyams JS, Kay M. Pediatric gastrointestinal and liver disease. Philadelphia: Elsevier; 2021.

37

Semiologia do sistema musculoesquelético na adolescência

Reinan Tavares Campos
Patricia Moreno Grangeiro
Clovis Artur Almeida da Silva

PONTOS-CHAVE

- A avaliação do sistema musculoesquelético do adolescente envolve marcha, coluna, membros superiores e membros inferiores.
- A semiologia do sistema musculoesquelético é um desafio para os pediatras. A ferramenta de triagem musculoesquelética *Paediatric Gait Arms Legs and Spine* (pGALS) é rápida de executar e auxilia na avaliação de crianças e adolescentes.
- As afecções musculoesqueléticas nessa faixa etária são geralmente adquiridas pelo crescimento rápido, como a escoliose, e pela prática de esportes, como a dor miofascial.

INTRODUÇÃO

O exame físico do sistema musculoesquelético é um desafio para os pediatras. Em diversos levantamentos, os pediatras se mostram inseguros com suas habilidades de exame do sistema locomotor. Reforçamos, portanto, a importância de se familiarizar com as etapas e manobras necessárias para uma avaliação mínima desse sistema.

Diferentemente do que ocorre na infância, os adolescentes já terão as características do sistema locomotor mais próximas às dos adultos. No entanto, o crescimento acelerado típico dessa faixa etária traz riscos peculiares. Enquanto na infância a principal preocupação do exame era identificar alterações congênitas, na adolescência o foco é diagnosticar afecções adquiridas. As lesões decorrentes da prática de esportes, escoliose e dor miofascial são algumas das condições que passam a se destacar.

Na anamnese, a participação do adolescente tende a estar mais presente. Isso facilita a identificação de fatores desencadeantes, de piora ou melhora. A caracterização do sintoma também deve ser detalhada e a correlação da queixa com trauma sempre deve ser investigada. Pela importância desse tipo de etiologia, também é interessante levantar detalhes sobre práticas esportivas e atividades de lazer.

Nessa faixa etária, o *Paediatric Gait Arms Legs and Spine* [pGALS – *Pediatric Gait* (marcha), *Arms* (braços), *Legs* (pernas), *Spine* (coluna vertebral)] também pode ser uma ferramenta de rastreio interessante para a avaliação do sistema musculoesquelético. Recomendamos a leitura complementar do artigo para conhecimento da ferramenta (Foster, 2006).

O exame físico deve incluir as mesmas etapas descritas no Capítulo 26 (Semiologia do sistema musculoesquelético da criança), por isso, esta seção será complementar a ele. Aqui também dividiremos o exame por segmento corporal. Para evitar repetição excessiva do conteúdo, abordaremos aspectos adicionais pertinentes à faixa etária.

MARCHA

Na adolescência, a marcha já é semelhante à dos adultos. A presença de alterações da marcha pode ser decorrente de alterações neurológicas, musculares, ósseas ou até mesmo cutâneas. Alguns padrões de marcha podem nos ajudar a identificar a causa da claudicação (Quadro 1).

COLUNA

Uma condição relativamente frequente na adolescência é a escoliose. Por isso, o exame detalhado desse segmento é essencial. Durante a inspeção estática, deve-se realizar todos os passos citados no Capítulo 26. Visando aumentar a sensibilidade do exame, o examinador pode posicionar seu

QUADRO 1 Padrões de marcha e suas causas em adolescentes

Tipo de marcha	Descrição
Marcha antálgica	Um padrão protetivo no qual a fase de apoio é reduzida no membro comprometido. Pode ocorrer por lesão na pelve, quadril, joelho, tornozelo ou pé.
Marcha artrogênica	Por causa da rigidez do joelho ou do quadril, o paciente faz uma elevação plantar excessiva para conseguir tirar o membro afetado do chão.
Marcha atáxica	Tendência a cambalear, com movimentos exagerados. Frequentemente os pacientes olham para o chão enquanto caminham. Decorrente de comprometimento cerebelar ou de ataxia sensorial.
Claudicação psoática	Ocorre pela fraqueza do psoas decorrente de afecções do quadril. Existem rotação lateral, flexão e adução do quadril. Como consequência, o paciente exagera o movimento da pelve e do tronco para ajudar a mover a coxa em flexão.
Marcha da perna curta	Em pacientes com assimetrias do comprimento dos membros ocorre um deslocamento lateral e queda da pelve para o lado afetado. Na tentativa de alongar o membro, o paciente pode caminhar na ponta do pé do lado afetado. Para ajudar a identificar a assimetria entre os membros, pode-se realizar a medida do comprimento real do membro: utilizando uma fita métrica, afere-se a distância entre a espinha ilíaca anterossuperior e o maléolo medial.

Fonte: elaboração dos autores.

olhar na altura da coluna. Para isso, pode se sentar enquanto examina o paciente em pé.

Além das linhas imaginárias traçadas nos anteparos ósseos (ombros, ponta das escápulas e espinha ilíaca anterossuperior), também se pode traçar uma linha vertical ligando o centro do ombro ao tornozelo. Dessa maneira, pode-se investigar a acentuação das curvaturas normais da coluna no plano coronal. Outra forma de avaliar a presença de escoliose é verificar o triângulo de talhe, formado pelo contorno das cinturas e os braços pendentes do paciente.

A inclinação pélvica é outro aspecto que pode sugerir cifose lombar ou espondilolistese. Para calcular essa inclinação, deve-se imaginar uma linha horizontal cruzando a pelve e uma linha oblíqua que acompanha a curvatura da pelve. Normalmente o ângulo da porção inferior e frontal (Figura 1) deve medir entre 20 e 30°. A cifose de Scheuermann (hipercifose) é uma condição que ocorre na adolescência e pode ser diagnosticada por essa medida. Nessa doença, existe uma cifose lombar ou toracolombar acentuada que pode ter repercussões estéticas para os jovens.

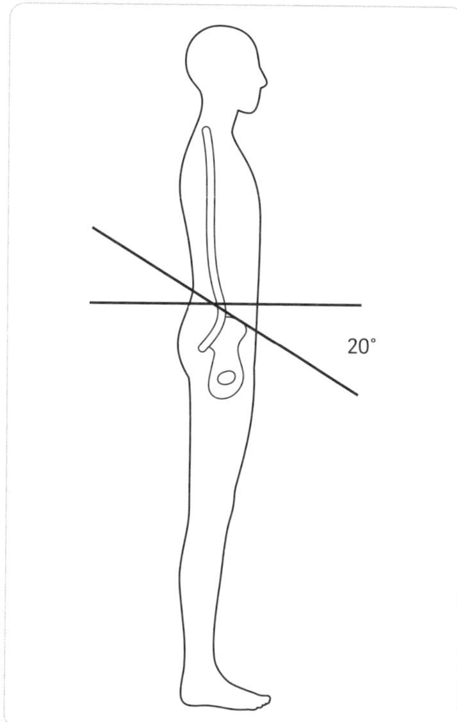

FIGURA 1 Inclinação pélvica: a inclinação pélvica para a frente e para baixo em relação à horizontal normalmente é de 20 a 30º.

Sempre que se identifica um desalinhamento da coluna, é interessante checar se se trata de uma questão apenas postural. Para isso, realizam-se manobras que corrijam a postura. Pode-se pedir que o paciente se sente, de modo a afastar repercussões dos membros inferiores. Para correção de cifose postural, o paciente flete o tronco com as mãos apoiadas atrás do pescoço e tenta olhar para o teto, sem movimentar o quadril. Com o paciente deitado, pode-se tentar corrigir os desalinhamentos movimentando o tronco para os lados, buscando corrigir escolioses posturais.

Para aumentar a sensibilidade do teste na busca por escoliose, podem-se realizar manobras adicionais. O teste de Adams, por exemplo, consiste em pedir que o paciente se incline para a frente com os braços pendentes, tentando alcançar o chão sem dobrar os joelhos. Mantendo-se com o olhar na altura da coluna, o examinador busca pela formação de gibas decorrentes da escoliose. O teste da linha de prumo é outra opção para a investigação de desvios no plano coronal. Para realizá-lo, é necessário um barbante com um peso na ponta. Posiciona-se a linha na altura de C7 (cervical 7) e o peso pendente; a linha deve ficar centrada na altura do nível de L5 (lombar 5). Desvios maiores que 2 cm para cada lado indicam desalinhamentos da coluna.

Para testar a mobilidade da coluna, pode-se realizar também o teste de Schober.

Com o paciente em ortostase, é feita uma marcação na altura do processo espinhoso de S1 (sacral 1) e outra 10 cm acima. Solicita-se então que o paciente faça uma flexão do tronco, tentando tocar o pé sem fletir os joelhos. É feita uma nova medida entre as marcações. Variações menores que 5 cm devem gerar investigação.

OMBROS E COTOVELOS

Assim como nas crianças, no exame do adolescente deve-se buscar por assimetrias e redução de mobilidade articular. Além do citado anteriormente, devem-se pesquisar edema, deslocamentos e atrofia muscular. Pela maior exposição a atividades esportivas e traumas, pode-se complementar o exame com testes para pesquisar a instabilidade (Quadro 2).

No cotovelo, pode-se ampliar o exame palpando os epicôndilos diante de uma suspeita de epicondilite. Pode-se buscar também instabilidade, decorrente de lesões ligamentares. Para isso, segura-se o braço com uma mão e o antebraço com a outra e realiza-se uma rotação forçada em valgo e varo.

MÃOS E PUNHOS

A inspeção de mãos e punhos dos adolescentes menos frequentemente identifica malformações. No entanto, pode-se verificar a presença de contraturas articulares, edemas decorrentes de sinovite ou até mesmo lesões císticas (cistos sinoviais). Outra entidade clínica que pode levar à restrição transitória da mobilidade das falanges é o dedo em gatilho, condição na qual os tendões dos dedos ficam presos nas polias.

Também é possível avaliar com mais detalhamento a mobilidade articular das mãos e dos dedos. Além dos movimentos de extensão e flexão do punho, podem-se realizar supinação, pronação, abdução e adução. A mobilidade de cada dedo pode ser testada individualmente, além da avaliação do polegar.

QUADRIL

Nas crianças menores, buscam-se identificar sinais de luxação de um quadril em risco. Nos adolescentes, tenta-se identificar

QUADRO 2 Semiologia da instabilidade de ombros e cotovelos no adolescente

Teste de ombros e cotovelos	Descrição
Teste de translação glenoumeral (teste de carga e deslocamento)	A manobra deve ser realizada com o paciente sentado. Com uma mão, o médico segura o ombro para estabilizá-lo e, com a outra mão, segura a cabeça do úmero lateralmente. Aplica-se uma força para a frente e para trás, tentando estimar o deslocamento em centímetros. Para finalizar, aplica-se uma força para baixo no cotovelo e se observa se é formado um sulco na região próxima ao acrômio.
Teste de apreensão	Neste teste, simula-se uma luxação anterior iminente. Solicita-se que o paciente mantenha o braço abduzido a 90° com a mão para cima e então gire o membro para trás. À medida que o movimento avança, o paciente percebe a luxação iminente (sinal de apreensão). A realização do teste exige cuidado para não causar uma luxação real.

Fonte: elaboração dos autores.

as sequelas de uma displasia ou afecções das estruturas que compõem a articulação.

Durante o exame físico do quadril, deve-se atentar à movimentação da pelve e da lombar. Movimentos de rotação e acentuação da lordose podem compensar restrições de movimento durante o exame. Para diminuir essa influência, pode-se segurar a perna do paciente e estabilizar a pelve durante a movimentação passiva.

Para investigação de contratura da musculatura abdutora, pode-se aplicar o teste de Ober. Posiciona-se o paciente em decúbito lateral, o lado examinado para cima e o outro quadril e joelho em flexão máxima. Segura-se o joelho do lado avaliado a 90°, abduz-se o quadril o máximo possível, na sequência estende-se o quadril e observa-se a adução, sempre mantendo o joelho em um ângulo de 90°. Imagina-se uma linha horizontal paralela à mesa; um membro sem contratura será passível de adução e, assim, cairá bem abaixo dessa linha horizontal. A presença de contratura em abdução impede o quadril de atingir a posição neutra.

Outra manobra que ajuda a avaliar a integridade do quadril, mais especificamente do músculo glúteo médio, é o teste de Trendelenburg. O paciente fica em ortostase apenas com a roupa íntima. Solicita-se que o paciente retire do chão o pé do lado a ser examinado, flexionando o quadril e o joelho a 90°, sem se segurar em nenhuma superfície. O teste será positivo se for observada uma queda na região da crista ilíaca do lado examinado com uma flexão lateral da coluna lombar compensatória para o lado contralateral. Caso o paciente não apresente queda do quadril, pode-se inferir que a amplitude, o arco de movimento e a morfologia do quadril estão adequadas. Mas também indica que a força muscular e as funções neurológicas centrais e periféricas normais estão intactas. Por isso, é essencial complementar com o exame neurológico para tentar identificar se se está diante de uma questão neurológica ou osteomuscular.

JOELHOS

Além do exame físico básico do joelho, deve-se atentar a algumas estruturas que podem ser afetadas nessa faixa etária. Entre elas estão patela e tuberosidade anterior da tíbia. Para complementar essa avaliação, serão detalhadas algumas manobras.

A patela pode ser um sítio de lesão, particularmente nos praticantes de esportes. Por isso é interessante realizar a palpação das suas diferentes facetas e testar sua mobilidade. Divide-se a patela em quadrantes e testa-se sua mobilidade. O movimento de mais de dois quadrantes indica hipermobilidade. A hipermobilidade medial é uma das causas de condromalácia e a lateral predispõe à luxação patelar. Pode-se pesquisar também o sinal de Clark (dor ao fazer contração do quadríceps enquanto se faz uma pressão com a mão em forma de C sobre a porção superior da patela – Figura 2).

Uma condição prevalente na adolescência é a apofisite da tuberosidade anterior da tíbia. Mais comum entre meninos praticantes de esportes, essa afecção alerta para a importância de avaliar também as estruturas adjacentes do joelho. Deve-se observar se existem edema, dor ou hiperemia da região da tuberosidade anterior da tíbia.

TORNOZELO E PÉS

Ainda na inspeção estática com o paciente em ortostase, pode-se avaliar o eixo do retropé. Calcula-se quantos graus o tendão

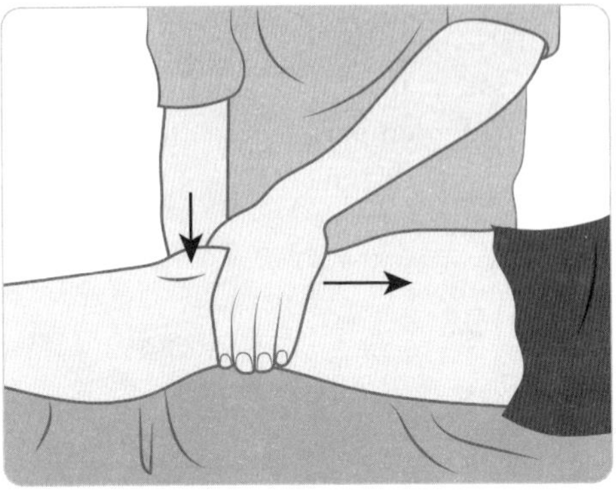

FIGURA 2 Sinal de Clark positivo no teste de mobilidade da patela.

de Aquiles se afasta da linha imaginária que fica a 90° do plano horizontal. Uma variação de até 5° é fisiológica. Outro aspecto que se pode avaliar é o arco medial do pé. Solicita-se ao paciente que fique em pé e observa-se a vista medial. A depender do arco plantar, ele pode ser classificado em neutro, plano ou *cavus*. Alterações dessa angulação podem levar a sobrecarga e calosidades (Figura 3).

CONCLUSÕES

Na adolescência, o objetivo da avaliação do sistema musculoesquelético é diagnosticar as afecções adquiridas.

O exame físico do sistema musculoesquelético em adolescentes deve ser completo, abrangendo marcha, coluna vertebral, ombros, cotovelos, punhos, mãos, dedos, quadril, joelhos, tornozelos, pés e artelhos.

As lesões decorrentes da prática de esportes, escoliose e dor miofascial são algumas das principais condições encontradas em adolescentes.

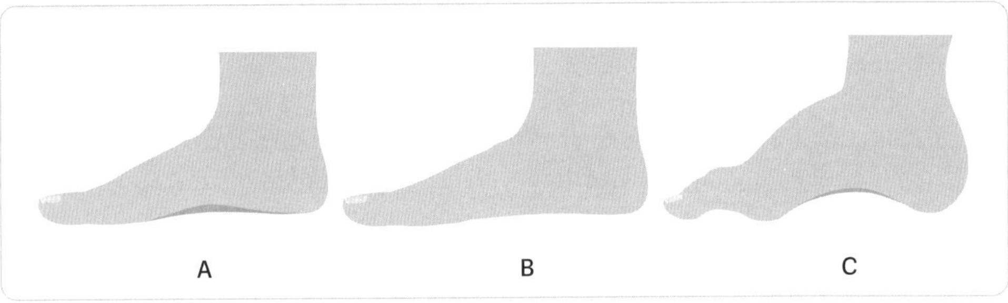

FIGURA 3 Arco medial do pé visto do lado medial. A: pé neutro ou normal. B: pé plano. C: pé cavus.

SUGESTÕES DE LEITURA

1. Barros Filho TEP, Lech O. Exame físico em ortopedia. 3.ed. São Paulo: Sarvier; 2017. 432p.
2. Foster HE, Kay LJ, Friswell M, Coady D, Myers A. Musculoskeletal screening examination (pGALS) for school-age children based on the adult GALS screen. Arthritis Rheum. 2006;55(5):709-16. Erratum in: Arthritis Rheum. 2006;55(6):981. Disponível em: https://onlinelibrary.wiley.com/doi/epdf/10.1002/art.22230. Acesso em: 15 jul. 2024.
3. Grangeiro PM, Nordon DG, da Silva CAA. Semiologia do aparelho locomotor. In: Silva LR, Solé D. Diagnósticos em pediatria. 2.ed. Barueri: Manole; 2021.
4. Guarniero R, Montenegro NB, Paula A, Grangeiro PM, Massa BSF, Nordon DG. SOS residência em ortopedia pediátrica. Barueri: Manole; 2018. 480p.
5. Hefti F. Pediatric orthopedics in practice. Heidelberg: Springer; 2007.
6. Herring JA. Tachdjian's pediatric orthopaedics. v. 3. Philadelphia: Saunders; 2001.
7. Magee DJ. Orthopedic physical assessment. 5.ed. Philadelphia: Saunders; 2007.

38

Sistema neurológico do adolescente

Renata Barbosa Paolilo
Eric Oneda Sakai
Leticia Pereira de Brito Sampaio

PONTOS-CHAVE

- O roteiro da anamnese neurológica em adolescentes é constituído pelos itens: consciência, cognição, motricidade, reflexos, sensibilidade, coordenação, equilíbrio, marcha e nervos cranianos.
- Cada item do exame neurológico representa uma ou mais regiões anatômicas do sistema nervoso, e possui uma técnica semiológica própria.
- As alterações neurológicas podem se manifestar com distúrbios de movimento, síndromes motoras, distúrbios de sensibilidade, síndromes cerebelares e transtornos de marcha, entre outras.
- A história clínica e o exame físico são os pilares do diagnóstico neurológico.

INTRODUÇÃO

A avaliação neurológica do paciente visa descrever os diagnósticos sindrômico e topográfico, para que se possa chegar aos diagnósticos nosológico e etiológico.

Na anamnese são retiradas as primeiras informações para compor o quadro clínico geral, sendo essencial para chegar ao diagnóstico mais preciso e ao tratamento mais apropriado.

Para cada item do exame neurológico, é avaliada uma ou mais regiões anatômicas do sistema nervoso, que possui uma determinada função, devendo ser usada uma técnica semiológica própria.

As habilidades de cada indivíduo variam com a idade, influenciando a técnica semiológica e sua interpretação. Uma criança apresenta um sistema nervoso em desenvolvimento, que se completa aos 30 anos. Porém, um paciente que tenha atraso de desenvolvimento ou disfunção adquirida deve ter seu exame neurológico ajustado conforme suas habilidades.

Nesta seção, serão abordadas algumas técnicas semiológicas de avaliação do adolescente, que se aproximam da do adulto.

ANAMNESE

A história clínica é o pilar do diagnóstico neuropsiquiátrico. Na neurologia, a suspeita diagnóstica de algumas patologias comuns, como a enxaqueca, é levantada apenas com uma história colhida com habilidade. O ponto principal da história é ouvir atentamente o paciente e seu acompanhante, de forma tranquila e cortês, e, depois, direcionar os questionamentos específicos. Muitas vezes, o adolescente é capaz de dar informações precisas dos seus sintomas, mas geralmente os familiares terão mais informações sobre os antecedentes. A história médica pregressa deve ser completa, incluindo dados do nascimento, período neonatal, doenças da primeira infância, detalhamento dos marcos do desenvolvimento neuropsicomotor e história familiar, como referido no Capítulo 27. A história social é particularmente importante em adolescentes, devendo-se investigar sobre o comportamento, queixas escolares, hábitos de vida e abuso de substâncias.

ESQUEMA DO EXAME NEUROLÓGICO

Não existe uma regra para a ordem de realização do exame neurológico, o qual será adaptado em cada caso de acordo com as queixas dos pacientes e seu grau de colaboração. Por exemplo, para o exame de um paciente em coma na unidade de terapia intensiva (UTI), pode-se focar na busca de alterações associadas à queixa principal e complementar o exame posteriormente. O Quadro 1 resume o esquema de exame neurológico mais utilizado no serviço.

QUADRO 1 Roteiro do exame neurológico em crianças maiores e adolescentes

Etapa do exame neurológico	Detalhamento
Cognitivo	Nível e conteúdo da consciência Testes de triagem Domínios cognitivos
Motricidade	Velocidade de movimentos Manobras deficitárias e de oposição Reflexos profundos e superficiais Tônus e trofismo Movimentos anormais
Sensibilidade	Superficial (tátil, dolorosa e térmica) Profunda (artrestesia e palestesia)
Coordenação	Axial e apendicular
Equilíbrio estático e dinâmico	Avaliação em ortostase e com manobras de sensibilização Exame da marcha
Nervos cranianos	I a XII

Fonte: elaboração dos autores.

CONSCIÊNCIA

A consciência é um estado de conhecimento, com a percepção do próprio indivíduo e do meio à sua volta. Sua neuroanatomia envolve o sistema reticular ativador ascendente e suas projeções para núcleos talâmicos, hipotalâmicos e córtex. A semiologia pode ser separada em nível e conteúdo da consciência.

O nível da consciência pode ser avaliado por escalas quando aplicáveis, como escala de coma de Glasgow. Uma ferramenta útil é avaliar a resposta pupilar à luz. Para cada pupila arresponsiva, subtrai-se 1 ponto da contagem final da escala de Glasgow. Durante a avaliação, procurar ser descritivo quanto à resposta do indivíduo a diferentes tipos e intensidades de estímulos (sonoro, tátil, doloroso) na abertura ocular, resposta verbal e resposta motora.

O conteúdo da consciência pode ser avaliado ao caracterizar a qualidade da interação com o examinador e o ambiente. Desse modo, o paciente pode estar com nível de consciência considerável, mas o conteúdo prejudicado.

Quando a consciência está comprometida, ocorre prejuízo de todo o exame neurológico, limitando as informações adquiridas. O exame neurológico do paciente comatoso é específico e pode exigir especialista ou exames complementares.

COGNITIVO

A cognição é representada pelas funções corticais superiores. Resulta do processamento dos estímulos externos e de sua integração com o meio interno.

O paciente pode não reconhecer seus déficits, e a presença de um informante é fundamental. Ao determinar o início dos sintomas, a instalação e a velocidade do prejuízo, diferentes hipóteses são formuladas. Como exemplo, alterações neuropsiquiátricas com um início agudo ou subagudo, rapidamente progressivo, falam a favor de etiologias potencialmente reversíveis, como encefalites autoimunes, ou distúrbio metabólico.

As manifestações neuropsiquiátricas podem ser flutuantes e devem ser interrogadas ativamente. Tanto a observação do paciente como a história coletada devem procurar por crises comportamentais e transtornos psiquiátricos (de humor, de ansiedade, de personalidade, psicoses). No cérebro em desenvolvimento, deve-se ter especial atenção para os transtornos de desenvolvimento (transtorno do espectro autista, transtorno do déficit de atenção e hiperatividade) e suas correlações.

A sistematização da história neuropsiquiátrica otimiza o diagnóstico sindrômico e guia a avaliação neurológica. Sugerem-se: identificação, início e progressão dos sintomas, sintomas cognitivos, funcionalidade (atividades instrumentais de vida diária – AIVD, atividades básicas de vida diária – ABVD, rendimento escolar), sintomas comportamentais e neuropsiquiátricos (humor, ansiedade, apatia, desinibição, agitação, delírios, alucinações) e sintomas neurovegetativos (sono, apetite, controle de esfíncteres).

O exame cognitivo começa com a triagem, utilizando instrumentos de avaliação global, como o Miniexame do Estado Mental (MEEM) e a Bateria Breve de Rastreio Cognitivo (BBRC).

O MEEM avalia orientação, memória imediata, evocação, atenção, memória operacional, linguagem e habilidades visuoconstrutivas. O escore total é 30, mas sofre influência pela escolaridade. Há estudos brasileiros que tentam definir a nota de corte, segundo a escolaridade, tornando o método atrativo e aplicável para a população pediátrica. Como exemplo, Brucki et al. (2003) colocam o corte da nota por escolaridade, sendo 20 para analfabetos, 25 para 1 a 4 anos de escolaridade, 27 para 5 a 8 anos, 28 para 9 a 11 anos e 29 para mais de 11 anos de escolaridade. É de fácil e rápida aplicação, sendo usado em estudos e ensaios clínicos. Porém, é menos sensível para avaliar funções executivas e comprometimento cognitivo leve, e pode não detectar alterações em memória episódica.

Já a BBRC, que foi desenvolvida pensando justamente na dificuldade de avaliar populações com menor escolaridade, é um teste de memória com dez figuras e uma interferência com fluência verbal semântica (animais) e o teste do desenho do relógio. É ao mesmo tempo lúdica e de fácil aplicação em crianças e adolescentes. Seu principal limitante é que os mais jovens não reconhecem um relógio analógico e há escassez de estudos do teste para crianças.

Uma vez suspeito ou detectado um déficit cognitivo, o exame é expandido para a Avaliação de Domínios Cognitivos. Os grandes domínios cognitivos são: atenção, funções executivas, memória, linguagem, praxias, habilidades visuoespaciais e funções visuoperceptivas, cada um com sua anatomia e semiologia próprias.

Quanto aos sintomas neuropsiquiátricos, estes possuem anatomia menos precisa, podendo decorrer de redes neurais em regiões frontais mesiais e orbitofrontais. Início de sintomas neuropsiquiátricos abaixo dos 12 anos é indicativo de etiologia orgânica. O comprometimento da região frontal mesial pode estar associado à síndrome apática e o da orbitofrontal pode estar associado a alterações comportamentais e à síndrome de desinibição.

Para os transtornos de desenvolvimento, é necessário conhecer os critérios diagnósticos, segundo o *Manual diagnóstico e estatístico de transtornos mentais* (DSM). É interessante realizar escalas de triagem ou de diagnóstico. Deve-se atentar para não inferir um sintoma de outro transtorno como sendo de desenvolvimento. Não é incomum a confusão com sintomas ansiosos ou depressivos.

Os transtornos de desenvolvimento mais comuns na prática do neurologista infantil são a deficiência intelectual (DI), o transtorno do espectro autista (TEA) e o transtorno do déficit de atenção e hiperatividade (TDAH). À beira-leito ou no ambulatório, podem ser empregadas escalas como Childhood Autism Rating Scale (CARS) e Swanson, Nolan and Pelham Rating Scale (SNAP). A vantagem de ambas as escalas é sua fácil aplicabilidade e seu baixo custo. Porém, são sujeitas à influência subjetiva, podendo confundir o profissional não habituado.

MOTRICIDADE

O sistema motor somático tem sua maior representação na via piramidal, ou trato corticoespinhal, e sua função é a movimentação volitiva ou voluntária, tônica, reflexa ou postural. É essencial o conhecimento de cada músculo, nervo, raiz e sua representação cortical.

Separamos a avaliação neurológica da motricidade em motricidade voluntária, passiva e involuntária (movimentos anormais).

Motricidade voluntária

- **Velocidade e amplitude de movimentos:** no *finger tapping test*, solicita-se que o paciente abra e feche o indicador contra o polegar, o mais amplo e rápido possível. Observar velocidade, amplitude e assimetrias. Similarmente, pode-se pedir para abrir e fechar as mãos. Na manobra de rolamento de braços, pede-se para girar os braços e observa-se a ocorrência de oscilações de um sobre o outro.
- **Manobras deficitárias:** utilizar a manobra dos braços estendidos, solicitando que o paciente estenda os braços com a mão supinada por 2 minutos, e observar se ocorre desvio pronador ou outra queda. O equivalente para os membros

inferiores é a manobra de Mingazzini, com flexão de coxas, joelhos e dorsiflexão, todos a 90º.

- **Força muscular:** utilizar manobras de oposição na adução e abdução de ombro, flexão e extensão de cotovelo, punho e dedos e preensão palmar, flexão e extensão de quadril, joelho, tornozelo e hálux. Recomenda-se isolar a articulação testada, para não contaminar a força com outros grupamentos musculares. A força deve ser graduada de 0 a 5, segundo o Quadro 2.

QUADRO 2 Graduação da força muscular na motricidade voluntária

Grau de força	Descrição
0	Ausência de contração
1	Sente ou visualiza contração, mas sem movimento
2	Movimenta no plano
3	Vence a gravidade
4	Exerce alguma resistência à manobra de oposição
5	Exerce resistência adequada

Fonte: elaboração dos autores com base na escala do Medical Research Council.

Motricidade passiva

- **Trofismo:** realiza-se inspeção, diferenciando proximal e distal, observando assimetrias e a correspondência aos territórios de músculos, nervos, raízes ou segmentos.
- **Tônus:** mostra a contração basal do músculo. Sua avaliação é separada em quatro etapas básicas: inspeção, movimentação passiva, balanço passivo e percussão. Há três alterações básicas: hipotonia, hipertonia elástica e hipertonia plástica. Na hipotonia, ocorre maior amplitude de movimento, com menor resistência, e balançar mais amplo. A hipertonia tem as características contrárias. Quando ocorre na maior energia do movimento (velocidade ou amplitude), é elástica, podendo apresentar o sinal do canivete em membros inferiores. Quando ocorre durante todo o movimento, diz-se hipertonia plástica, podendo ocorrer o sinal da roda denteada em punho.

Motricidade involuntária

A motricidade involuntária está entre as avaliações que mais causam confusões por suas similaridades com outros sintomas. Sua anatomia é dispersa no encéfalo e atinge as vias que se relacionam com os núcleos da base, diencéfalo, ou mesmo do tronco encefálico (incluindo cerebelo).

As definições e algumas etiologias dos diferentes distúrbios de movimento estão resumidas no Quadro 3.

REFLEXOS

Reflexos são respostas automáticas e estereotipadas após estímulo sensitivo. É um exame objetivo e um dos símbolos da neurologia. A anatomia se dá pelo arco reflexo. Há inibição do motoneurônio inferior pelo motoneurônio superior, o que confere reflexo vivo ou exaltado na lesão central. Por outro lado, na lesão da unidade motora, o reflexo é reduzido ou abolido.

Utiliza-se um martelo de borracha para percutir um tendão ou fáscia do músculo examinado. Com o paciente tranquilo, o músculo é posicionado à média amplitude. A percussão deve ter a técnica adequada, sendo realizado um movimento pendular utilizando a articulação da mão do examinador.

QUADRO 3 Principais distúrbios de movimento ou de motricidade e suas etiologias na adolescência

Distúrbio de movimento	Definição	Exemplos
Tremor	Movimento involuntário hipercinético caracterizado por movimentos rítmicos e oscilatórios, causado por contrações alternadas/síncronas de agonistas e antagonistas, ou músculos de fixação e sinergistas.	Parkinsonismo, tremor essencial, tremor fisiológico, tremor de Holmes, tremor ortostático, tremor neuropático.
Distonia	Movimento involuntário hipercinético caracterizado por contrações intermitentes ou sustentadas, levando a movimentos ou posturas anormais, geralmente repetitivos e padronizados.	Distonias focais, doenças neurodegenerativas, paralisia cerebral distônica, sequelas vasculares.
Mioclonia	Movimento involuntário hipercinético, caracterizado por contração súbita, rápida, breve, de músculos ou grupos musculares, que se assemelha a choques ou sustos.	Síndrome de Lance-Adams, doenças neurodegenerativas, hiperecplexia, distúrbio metabólico (mioclonia negativa).
Coreia/balismo	Movimento involuntário hipercinético caracterizado por movimentos fluidos, imprevisíveis, rápidos, caóticos, irregulares, sem finalidade, que se assemelham a uma dança.	Síndrome de Sydenham, doença de Huntington, policitemia vera, hiperglicinemia não cetótica.
Tiques	Movimentos involuntários hipercinéticos estereotipados, súbitos, repetitivos, que possuem urgência premonitória e podem ser parcialmente suprimidos.	Síndrome de Tourette.
Discinesias	Movimentos involuntários hipercinéticos não caracterizados em outro distúrbio ou que unem dois ou mais distúrbios (distonia + coreia).	Intoxicação medicamentosa, doença neurodegenerativa.

Fonte: elaboração dos autores.

Avaliam-se várias características do reflexo, incluindo sua amplitude, latência, velocidade, sinreflexia, pontos de exaltação, assimetria, presença de clônus, aumento da área reflexógena ou reflexos policinéticos (Quadro 4).

Os reflexos profundos de maior importância são: axiais da face, bicipital, tricipital, estilorradial, flexores dos dedos, adutores da coxa, patelar, aquileu.

Os reflexos superficiais de maior importância são cutaneoplantar e cutaneoabdominais. Os reflexos patológicos clássicos são o sinal de Babinski e seus sucedâneos, encontrados na síndrome piramidal. Os reflexos primitivos (*grasping*, *snout*, palmomentoniano) são encontrados na síndrome de frontalização.

Para realizar o reflexo cutaneoplantar, faz-se um estímulo na borda lateral da face plantar, ascendente, e depois se segue medialmente pelo coxim metatársico. Deve-se atentar à interpretação da retirada do paciente (movimento semivoluntário

QUADRO 4 Classificação dos reflexos miotáticos

Classificação dos reflexos	Características
Abolido/ausente (0)	Ausência de reflexos.
Hipoativo/reduzido (1+)	Obtenção difícil ou resposta de baixa energia.
Normoativo (2+)	Normal.
Hiperativo/vivo (3+)	Obtenção muito fácil ou resposta de alta energia.
Exaltado ou hiper-reflexia (4+)	Resposta de alta energia, com aumento da área reflexógena, pontos de exaltação, clônus, sinreflexia ou procinético.

Fonte: elaboração dos autores.

de defesa), que não apresenta valor semiológico.

O Quadro 5 esquematiza os achados semiológicos das principais síndromes motoras.

SENSIBILIDADE

A sensibilidade irá traduzir os estímulos externos em elétricos. É uma modalidade de exame que avalia diferentes tratos e sistemas

QUADRO 5 Síndromes motoras e suas características semiológicas

Síndrome	Força	Tônus	Trofismo	Reflexos miotáticos	Movimentos anormais
Neurônio motor superior	Mono/hemi/para/tetraparesia	Hipertonia elástica (espasticidade)	Normal (atrofia com desuso)	Exaltados ou vivos	Ausentes ou clônus
Neurônio motor inferior	Fraqueza focal/segmentar Assimétrica	Hipotonia (flacidez)	Atrofia intensa	Abolidos ou hipoativos	Fasciculações
Radiculopatias, plexopatias ou neuropatias	Fraqueza focal ou segmentar Comprimento dependente (neuropatias)	Hipotonia	Atrofia moderada	Abolidos ou hipoativos	Pode ter fasciculações
Placa neuromuscular	Fraqueza difusa Predomínio proximal Nervos cranianos motores	Normal	Normal	Normais	Ausentes
Miopatia	Fraqueza difusa Predomínio proximal	Normal ou hipotonia	Normal, atrofia ou pseudo-hipertrofia	Normais	Ausentes

Fonte: elaboração dos autores.

ascendentes. Para a maioria dos testes, o paciente deve estar de olhos fechados e o examinador deve inicialmente questionar se ele sente o estímulo realizado e, por fim, realizar comparações em áreas diferentes (membro contralateral, proximal *versus* distal, diferentes dermátomos e níveis sensitivos). As esquematizações dastopografias dos dermátonos e nervos peiféricos estão ilustradas nas Figuras 1 a 3. Os achados esperados na avaliação da sensibilidade para cada topografia estão resumidos no Quadro 6. É dividida em três tipos principais de sensibilidade:

1. **Sensibilidade superficial:** tátil protopática, dolorosa e térmica.
   - Sensibilidade dolorosa: associada à via anterolateral, formando posteriormente o trato espinotalâmico. Utiliza-se uma agulha de ponta romba ou espátula quebrada. Antes de iniciar, o examinador deve explicar o exame e pedir que o paciente feche os olhos. Utiliza-se apenas um movimento por segmento analisado, comparando distal e proximal, anterior e posterior, ou áreas específicas.
   - Tato: associado à via das colunas posteriores da medula espinhal. Utiliza-se algodão, gaze ou a ponta dos dedos. Deve-se realizar um estímulo leve para não desencadear a sensibilidade de pressão.
   - Sensibilidade térmica: classicamente, utiliza-se tubos de ensaio (10-40°C), mas, no exame a beira leito, é proporcional utilizar um diapasão frio. Deve-se realizar procedimentos similares aos anteriores.
2. **Sensibilidade profunda:** artrestesia (propriocepção) e palestesia.
   - Propriocepção: associada às vias da coluna posterior. Com o paciente de olhos fechados, o examinador deve segurar a área lateralmente (p. ex., dedo indicador), isolando a articulação proximal. Durante a avaliação, perguntar se o segmento está para cima ou para baixo, realizar múlti-

QUADRO 6 Classificação das modalidades de sensibilidade afetadas em diferentes topografias e achados semiológicos

Topografia	Principal modalidade acometida	Distribuição do déficit	Dor e sinais positivos*
Córtex parietal	Superficial, profunda e cortical	Hemicorpo contralateral	+
Tálamo	Superficial ou profunda	Hemicorpo contralateral	4+
Tronco encefálico	Dor/temperatura Propriocepção	Hemicorpo contralateral	+
Medula espinhal	Dor/temperatura Propriocepção	Nível sensitivo	2+
Radiculopatia	Superficial ou profunda	Zona autônoma da raiz	+
Polineuropatia	Dor/temperatura Propriocepção	Gradiente distal-proximal	3+
Neuropatia focal	Superficial ou profunda	Zona autônoma de nervo	+

* Sinais positivos: alodinia, hiperalgesia, disestesia, parestesia.
Fonte: elaboração dos autores.

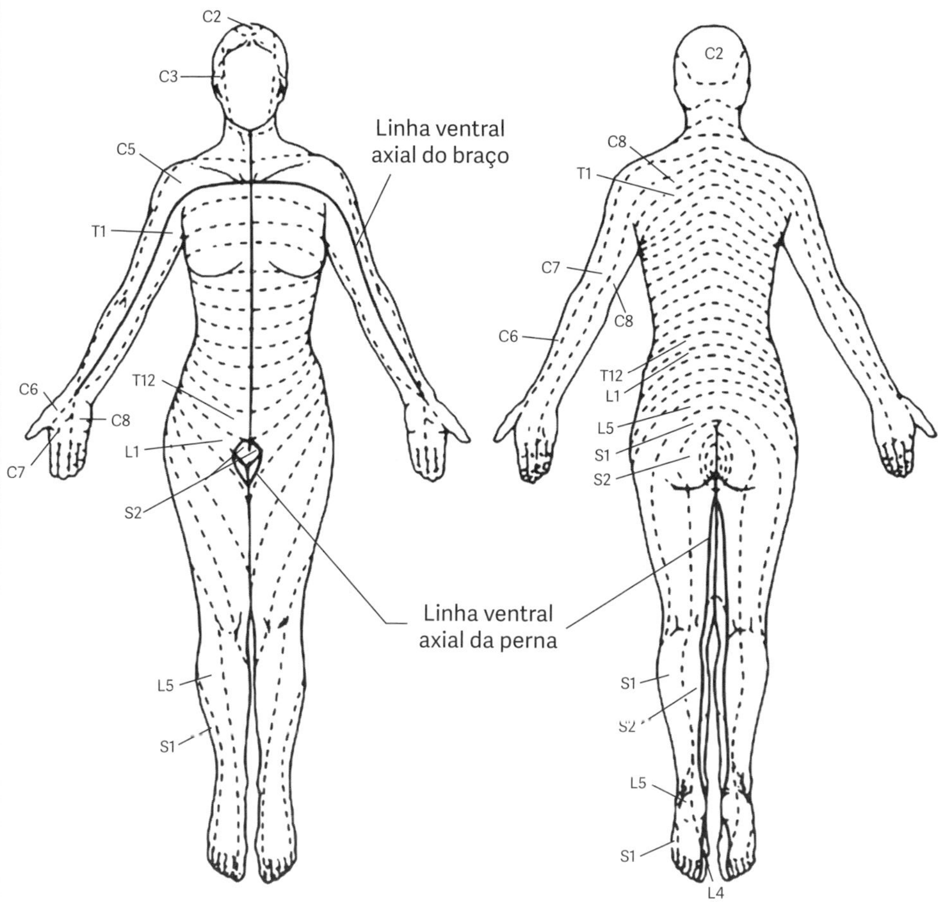

Figura 1 Esquematização da inervação segmentar da pele (dermátomos).

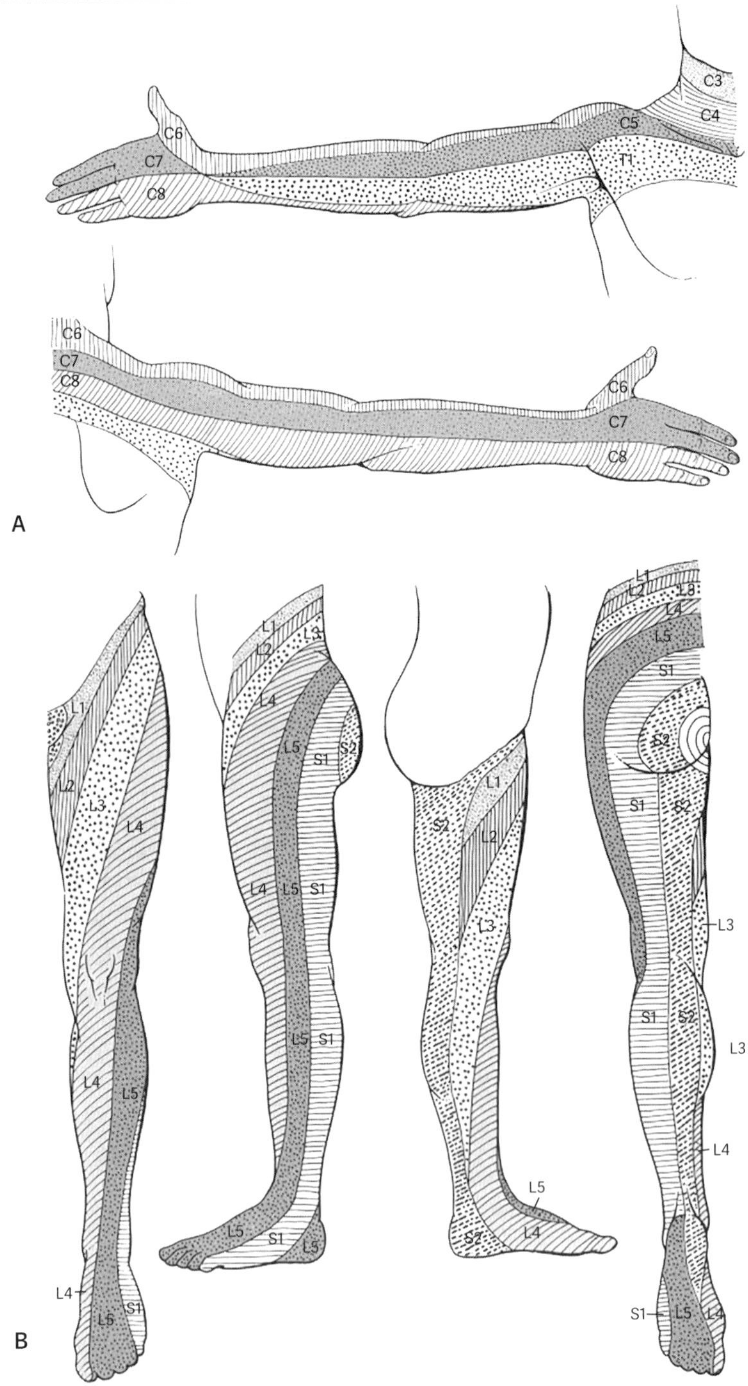

Figura 2 Esquematização da inervação segmentar da pele (dermátomos) em detalhes dos membros superiores e inferiores.

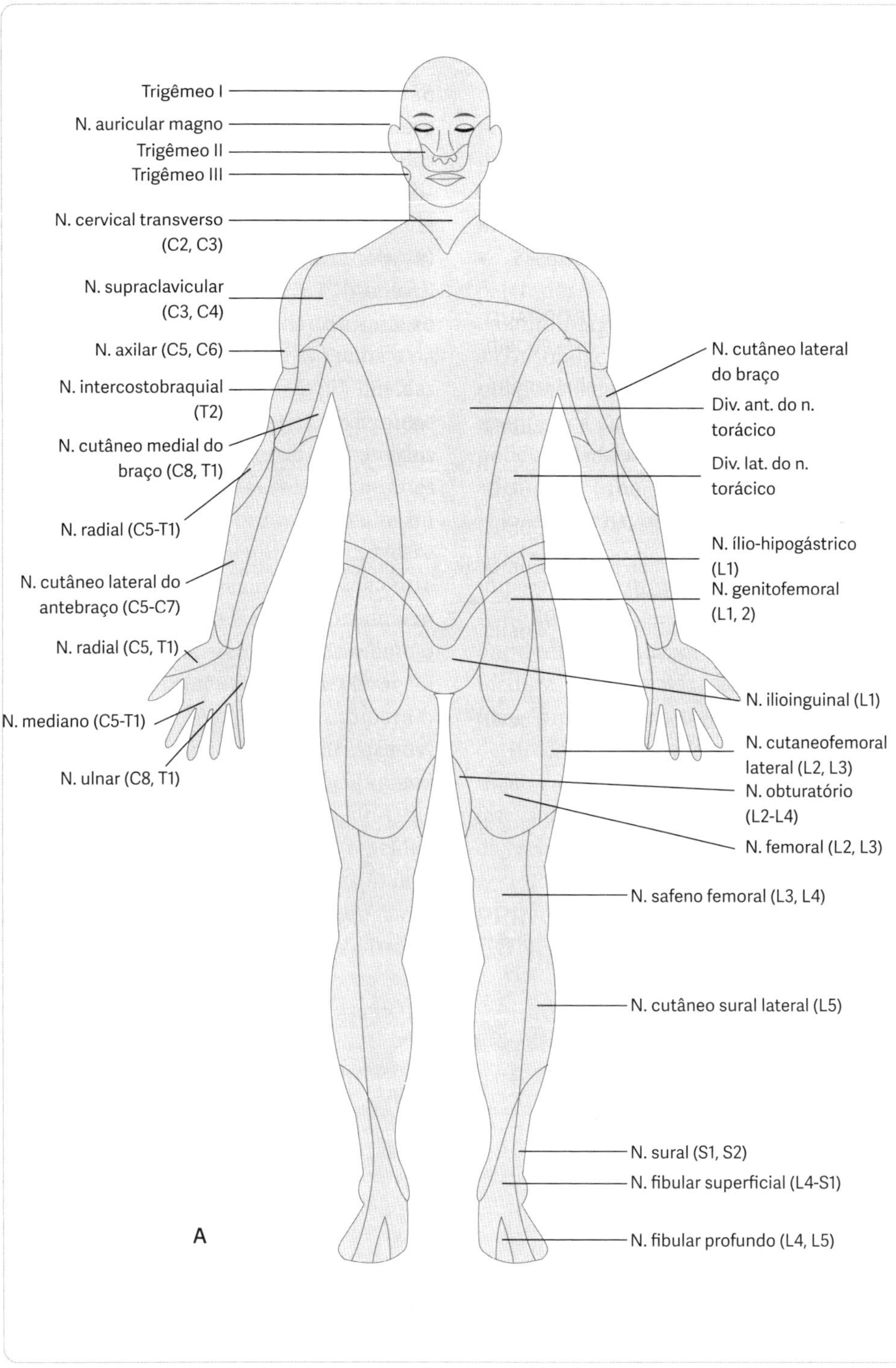

Figura 3 Inervação da pele pelos nervos periféricos na visão anterior (*continua*).

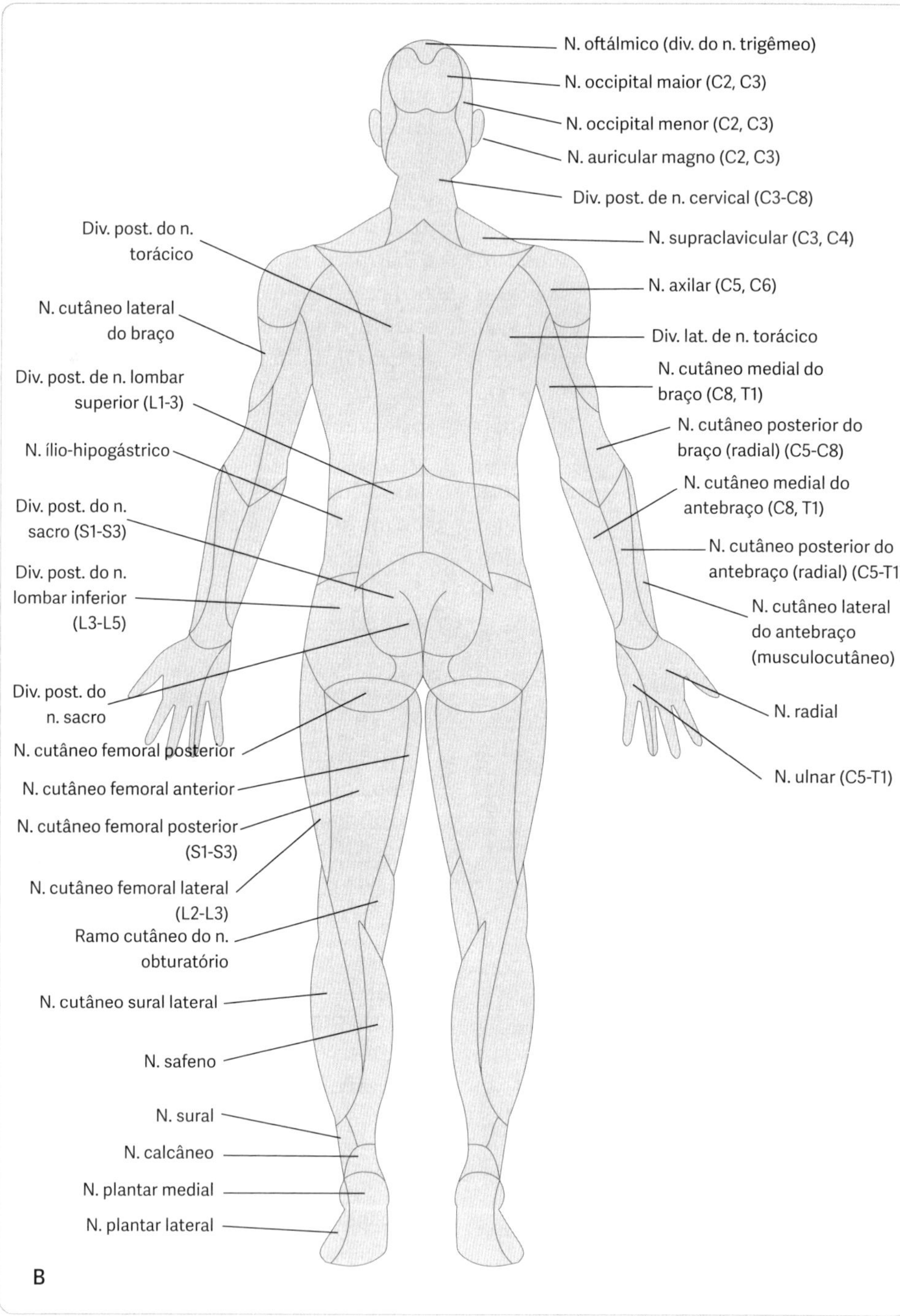

Figura 3 (*continuação*) Inervação da pele pelos nervos periféricos na visão anterior.

plas testagens, de forma errática o suficiente para que o paciente não possa prever um padrão de resposta.
   - Palestesia: associada às vias da coluna posterior. Utiliza-se um diapasão de 128 a 256 Hz, preferencialmente em proeminências ósseas. O paciente deve estar de olhos fechados e ser questionado se sente vibrar.
3. **Cortical:** estereognosia, grafestesia, discriminação de dois pontos (córtex de associação).

COORDENAÇÃO

O exame da coordenação avalia especialmente as funções do cerebelo, responsável pelo refinamento motor para a execução complexa de movimentos (contração de musculatura agonista, antagonista, sinergista e dos músculos de fixação). A desorganização dos movimentos por disfunção cerebelar é chamada de ataxia cerebelar. A depender da região cerebelar afetada, os pacientes podem apresentar uma combinação dos seguintes sinais:

- **Dissinergia e decomposição:** o movimento é incoordenado e desarmonioso em virtude de alteração no ajuste de força, escala temporal e sequência de contração.
- **Comprometimento da parada:** decorre da inabilidade do rápido relaxamento do agonista e contração do antagonista ao remover uma carga inesperada.
- **Dismetria:** erro para alcançar objetos (erro na avaliação da distância, velocidade, força e direção). Pode haver hipermetria (ultrapassa o alvo) ou hipometria (não atinge o alvo).
- **Disdiadococinesia:** incapacidade de realizar movimentos repetidos ou rápidos alternados.
- **Tremor intencional:** presente apenas em movimentos dirigidos a uma finalidade, ausente no repouso, envolvendo a musculatura proximal. Se grave, pode envolver a cabeça e todo o corpo.
- **Hipotonia:** diminuição da resistência para o movimento passivo.
- **Disartria:** decorre da dissinergia dos músculos da fonação, resultando em uma fala escandida (lenta, pastosa, arrastada).
- **Nistagmo:** decorre da lesão de vias vestibulocerebelares e se caracteriza pela necessidade de realizar microssacadas ao olhar lateralmente. Outros movimentos anormais da musculatura ocular nas lesões cerebelares são *futter* ocular, intrusões sacádicas, opsoclonia e desvio oblíquo.
- **Alterações da postura e marcha:** tendência a cair para o lado da lesão ao ficar de pé e desviar para esse lado ao caminhar.

O exame da coordenação se inicia com a observação do paciente enquanto fica em pé, caminha, utiliza objetos, abotoa e desabotoa suas roupas, escreve (Quadro 7).

O Quadro 8 resume as síndromes cerebelares com os principais sinais esperados na dependência da localização da lesão cerebelar.

EQUILÍBRIO E MARCHA

Apesar de avaliarmos o equilíbrio desde o primeiro contato com o paciente, os testes formais normalmente são realizados após a avaliação das demais etapas do exame

QUADRO 7 Testes de avaliação de coordenação no exame neurológico

Tipos de testes	Descrição
Teste do índex-nariz e variações	O paciente deve estender completamente seu braço e depois tocar o seu nariz com a ponta do seu dedo indicador. As variações são: índex do examinador-nariz e índex do examinador apenas. O paciente pode ser solicitado a fechar os olhos para sensibilizar a manobra.
Calcanhar-joelho	Em decúbito dorsal, o paciente deve tocar o joelho com o calcanhar do membro oposto e arrastá-lo na porção anterior da tíbia até alcançar o tornozelo.
Hálux-índex do examinador	Em decúbito dorsal, semelhante ao índex-nariz. Esta manobra e as anteriores avaliam a decomposição e a dismetria.
Movimentos alternados rápidos	O paciente é solicitado a alternadamente supinar e pronar suas mãos na palma da mão oposta ou sob sua coxa ou uma superfície.
Manobra de Barany	O examinador e o paciente devem manter os membros superiores estendidos na altura dos ombros com os indicadores apontados. O paciente é solicitado a elevar os braços e retornar exatamente na altura dos dedos do examinador com olhos abertos e depois fechados. Nesta manobra se avalia o erro de alvo e os desvios dos membros.
Fenômeno do rebote de Holmes	O paciente mantém o braço aduzido no ombro e flexionado no cotovelo, com o antebraço supinado e o punho cerrado. O examinador puxa o punho sob resistência do paciente e subitamente o libera. A resposta esperada é a contenção do movimento.
Manobras de Babinski	a) O paciente em decúbito dorsal deve se sentar sem o apoio dos membros superiores. b) Com o paciente sentado em uma cadeira, o examinador deve subitamente puxar o encosto da cadeira (a resposta esperada é inclinar-se para a frente). c) Com o paciente em ortostase, deve se inclinar para trás (a resposta esperada é a flexão dos joelhos).
Escrita e espiral de Arquimedes	Avaliar a escrita e copiar a espiral com ambas as mãos (Figura 4).
Fala	–

Fonte: elaboração dos autores.

QUADRO 8 Síndromes cerebelares de acordo com a topografia da lesão

Local da lesão cerebelar	Sinais esperados
Posterior (lobo floculonodular)	Nistagmo, alterações de musculatura ocular extrínseca, alterações de postura e marcha.
Mediana (verme cerebelar)	Ataxia de tronco e alteração da marcha.
Hemisférica	Ataxia apendicular ipsilateral (membro superior e inferior ipsilateral): dismetria, disdiadococinesia, tremor intencional, hipotonia; disartria.

Fonte: elaboração dos autores.

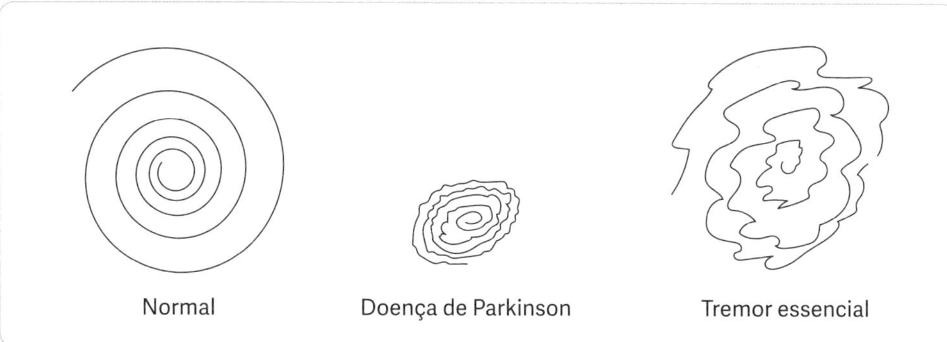

FIGURA 4 Exemplos de desenhos com a espiral de Arquimedes.
Fonte: Alty e Kempster, 2011.

neurológico, pois o equilíbrio estático e dinâmico depende da força e tônus muscular, propriocepção, função vestibular e das modulações cerebelares e extrapiramidais.

Na avaliação do equilíbrio estático, é solicitado que o paciente fique de pé com os pés bem juntos. Deve-se observar se o paciente assume ortostase, se necessita de apoio, se consegue manter a base estreita, se há oscilação ou instabilidade postural, se há alguma postura patológica e se há anteropulsão, retropulsão ou lateropulsão. A prova pode ser sensibilizada solicitando que o paciente feche os olhos, fique em um pé só, coloque um pé imediatamente à frente do outro e fique sobre os calcanhares e artelhos.

Um dos sinais patológicos neurológicos mais conhecidos na avaliação do equilíbrio é o sinal de Romberg, em que o paciente tem oscilação e queda sem latência e sem lado preferencial ao fechar os olhos e é indicativa de alteração da sensibilidade profunda.

Para avaliar o equilíbrio dinâmico e a marcha, solicita-se que o paciente ande de forma espontânea e, para sensibilização, ande com um pé à frente do outro e sobre os artelhos e calcanhares. Também se pode solicitar que pule de um pé só. Devem-se observar a base do paciente (estreita ou alargada), se há dificuldade para assumir a ponta dos pés, calcanhares ou tandem e a presença de marcha patológica como as descritas no Quadro 9.

É necessário também diferenciar os transtornos funcionais da marcha, queixa comum em adolescentes. São pacientes com exame de motricidade, coordenação e sensibilidade normais em decúbito dorsal, mas que não conseguem assumir a ortostase ou apresentam marcha com padrões bizarros e de difícil descrição.

NERVOS CRANIANOS

São 12 pares, de I a XII.

I. Nervo olfatório

A avaliação do nervo olfatório não é realizada na rotina, uma vez que as principais causas de hipo/anosmia na infância são otorrinolaringológicas. É necessário antes avaliar a patência da narina. Posteriormente, com olhos fechados e oclusão da narina contralateral, apresentar odores agradáveis (p. ex., chocolate) para que o paciente os identifique.

QUADRO 9 Principais transtornos da marcha e etiologias associadas

Transtorno da marcha	Características da marcha	Achados associados	Principais etiologias na infância e adolescência
Espástica diparética	Marcha em tesoura, com aumento de tônus nas pernas.	Hiper-reflexia, reflexo cutaneoplantar extensor.	Paralisia cerebral diparética, paraparesia espástica hereditária.
Espástica hemiparética (ceifante)	Membro inferior envolvido faz circundução e o pé tem postura caída.	Fraqueza, hiper-reflexia, reflexo cutaneoplantar extensor.	Paralisia cerebral hemiparética, acidente vascular cerebral.
Ataxia cerebelar	Base ampla, cambaleando. "Andar de bêbado".	Ataxia apendicular pode estar presente. Alterações de motricidade ocular, fala, hipotonia e demais sinais cerebelares.	Afecções infecciosas e inflamatórias do cerebelo, tumores de fossa posterior.
Ataxia sensorial (talonante)	Elevação do membro inferior, arremesso do pé para a frente e pisada forte com o calcanhar. Piora ao fechar os olhos.	Sinal de Romberg positivo, palestesia e artrestesia prejudicados.	Afecções da medula ou ganglionopatias.
Parkinsoniana	Passos pequenos, flexão do tronco, pés arrastados, fenômeno da festinação.	Tremor, rigidez e bradicinesia.	Medicamentoso.
Escarvante (queda do pé)	Eleva o membro inferior alto e pisa com artelhos.	Fraqueza à dorsiflexão do pé.	Traumatismo.
Miopática	Movimento pendular do quadril, bamboleando, hiperlordose lombar.	Fraqueza de cintura pélvica, hipotonia, atrofia muscular.	Distrofias musculares, miosites inflamatórias.

Fonte: elaboração dos autores.

II. Nervo óptico

A avaliação neurológica das vias ópticas é realizada em cinco etapas:

1. **Acuidade visual:** em adolescentes, a acuidade visual é avaliada por meio da solicitação de leitura monocular (olho contralateral fechado) da tabela de Snellen, cartão de Rosenbaum ou dispositivos eletrônicos com a distância do examinador predeterminada. A acuidade de cada olho é quantificada. Caso haja uma visão pior que 20/800, a acuidade deve ser solicitado ao paciente contar os dedos a 1 metro de distância. Se não for possível, deve-se avaliar se o paciente distingue se a mão do examinador está em movimento ou não. Por fim, avaliar se o paciente percebe quando há uma fonte luminosa. Lesões na via óptica anterior (nervo óptico e região pré-quiasmática) e extensas da mácula podem alterar a acuidade visual.
2. **Visão de cores:** o teste da visão de cores é sensível para avaliar neuropatias inflamatórias. Pode-se utilizar o cartão de Ishihara

ou avaliar a saturação do vermelho. Neste teste, cada olho é avaliado individualmente para a mudança de coloração de um objeto vermelho quando este é colocado em diferentes locais do campo de visão.

3. **Campimetria de confrontação:** com o paciente aproximadamente a 40 cm de distância do examinador, cada olho é avaliado separadamente. O examinador também mantém o seu olho ocluído. O paciente deve olhar diretamente para o examinador e não para a sua mão. O examinador deve mostrar números com os dedos ou balançar e parar seus dedos e o paciente deve acertar os números.

   Nesta avaliação, é possível detectar as seguintes alterações:
   - **Escotomas:** ilhas de comprometimento com visão circundante normal.
   - **Hemianopsias:** alterações de metade do campo de cada olho, respeitando o meridiano vertical. Podem ser heterônimas (lesão no quiasma óptico) ou homônimas (lesão pós-quiasmática).
   - **Defeitos altitudinais:** alteração dos campos visuais superiores ou inferiores, sem cruzar o meridiano horizontal. É uma alteração típica de doença vascular.
   - **Constrição concêntrica:** estreitamento do campo visual por acometimento da visão periférica.
4. **Oftalmoscopia direta:** por meio da avaliação do fundo de olho, é possível avaliar doenças neurológicas do nervo óptico anterior (papilite) e doenças com aumento da pressão intracraniana (papiledema). São necessários colaboração do paciente e treino do examinador para identificação das estruturas como vasos, disco óptico com suas características de borda e coloração, e a presença de pulso venoso. O ambiente da avaliação deve estar escuro; o paciente deve olhar para um ponto fixo e o examinador realiza a fundoscopia.
5. **Resposta pupilar:** com uma lanterna direcionada aos olhos dos pacientes, são avaliados os seguintes aspectos:
   - **Assimetrias pupilares.**
   - **Reflexo fotomotor direto:** contração pupilar do olho avaliado diretamente com a lanterna.
   - **Reflexo fotomotor consensual:** contração pupilar do olho contralateral decorrente da inervação do III par.
   - **Defeito pupilar aferente (DAR):** avaliado com o teste da alternância da lanterna, em que a cada 5 segundos a lanterna é direcionada a uma pupila. O DAR está presente quando a pupila reage menos no reflexo direto em comparação com o consensual, inclusive com abertura pupilar lenta do olho acometido quando o reflexo é direcionado a ele.

III, IV, VI. Nervos oculomotor, troclear e abducente

O terceiro par craniano, o nervo oculomotor, é responsável pela inervação dos músculos reto superior, reto inferior, oblíquo inferior e reto medial da musculatura ocular extrínseca. Além disso, inerva o músculo elevador da pálpebra e seu ramo parassimpático realiza a constrição pupilar e acomodação (Figura 5).

O quarto par craniano, o nervo troclear, inerva o músculo oblíquo superior, que realiza a torção (rotação) e depressão do olho aduzido.

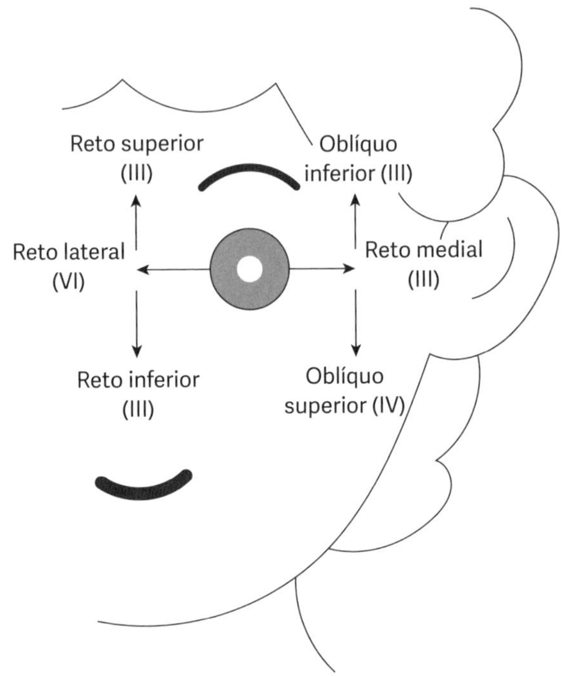

FIGURA 5 Musculatura ocular extrínseca com os respectivos nervos cranianos responsáveis pela inervação.

O sexto par craniano, o nervo abducente, realiza a inervação do músculo reto lateral, que abduz o olho.

A avaliação se inicia na inspeção, avaliando a posição das pálpebras, resposta pupilar (avaliação de assimetria pela inervação parassimpática do III par), presença de desalinhamentos oculares ao teste de Hirschberg (ao direcionar uma fonte luminosa no centro da face do paciente, notar se o reflexo da luz está simétrico).

Posteriormente é realizada a avaliação da musculatura ocular extrínseca, solicitando que o paciente siga um objeto ou o dedo do examinador nas nove posições do olhar e a convergência. Nesse momento, deve-se buscar por paralisias extraoculares (tropias), queixas de diplopia (visão dupla), presença de nistagmo e outras oscilações oculares. Pode ser realizado o teste de cobertura alternada para avaliar a presença de forias, em que não há desalinhamento ocular na fixação, porém, se um dos olhos é ocluído, o outro se desvia. Caso o paciente tenha queixa de diplopia, é necessário caracterizar qual a imagem falsa (normalmente é a mais periférica, pior na direção do olho parético). Pode ser utilizado o teste da lente vermelha ou do bastão de Maddox.

Também fazem parte da avaliação da musculatura ocular os testes mais específicos de avaliação do seguimento e sacada e o nistagmo optocinético.

V. Nervo trigêmeo

O quinto par craniano é responsável pela inervação dos músculos da mastigação e pela sensibilidade na face, seguindo os ramos oftálmico (V1), maxilar (V2) e mandibular (V3).

A avaliação da sensibilidade superficial é realizada conforme descrito anteriormente neste capítulo. A avaliação da motricidade envolve inspeção e palpação de musculatura mastigatória, solicitando que o paciente aperte os dentes e morda com força. Alguns reflexos envolvem o quinto par e devem ser pesquisados:

- **Reflexo córneo-palpebral:** aferência do V par e eferência do VII par. Deve-se fazer um estímulo na córnea com algodão para obter contração da musculatura orbicular do olho.
- **Reflexo glabelar:** aferência do V par e eferência do VII par. Deve-se fazer um estímulo na glabela para obter piscamento.
- **Reflexo orbicular dos lábios:** aferência do V par e eferência do VII par. Deve-se percutir o filtro nasolabial para obter contração da musculatura orbicular da boca.
- **Reflexo mentoniano:** aferência do V par e eferência do VII par. Deve-se percutir o mento para obter contração da musculatura orbicular da boca.

VII. Nervo facial

O sétimo par é responsável pela musculatura facial, que deve ser avaliada na inspeção com busca de assimetrias, e ao solicitar que o paciente realize movimentos faciais como elevação das sobrancelhas, fechamento ocular e sorriso. Nesta avaliação, é importante diferenciar os dois padrões de paralisia facial:

- **Paralisia facial central:** fraqueza do terço inferior da face com queda do ângulo da boca e assimetria do sulco nasolabial. Pode haver uma assimetria da fissura palpebral.
- **Paralisia facial periférica:** fraqueza de toda a hemiface, inclusive da musculatura da testa.

Também é responsável pela sensibilidade gustativa dos dois terços anteriores da língua, que pode ser testada ao pingar gotas de vinagre, sal ou açúcar enquanto o paciente mantém os olhos fechados e a língua protraída.

As fibras parassimpáticas são responsáveis pela secreção das glândulas lacrimais e salivares.

VIII. Nervo vestibulococlear

O oitavo nervo possui as funções auditiva (coclear) e vestibular. A avaliação do nervo coclear se inicia com o teste da voz sussurrada e com "esfregar dos dedos" ao lado de cada ouvido, estando o paciente com os olhos fechados. Caso haja uma suspeita de perda auditiva, deve-se proceder à avaliação com diapasões para realizar os testes de Schwabach (diferencia entre perda condutiva e neurossensorial), de Rinne (diferencia entre perda auditiva aérea e óssea) e de Webber (diferencia entre perda auditiva aérea e óssea a partir da lateralização do som).

A avaliação do nervo vestibular é realizada em grande parte junto a testes de equilíbrio estático e dinâmico da postura e marcha, avaliando presença de desequilíbrios, quedas ou nistagmos. Pode-se também realizar a prova calórica, após a otoscopia normal, ao injetar água fria no conduto auditivo do paciente em decúbito dorsal e cabeceira elevada a 30º; espera-se um nistagmo ipsilateral no paciente vigil e, no paciente em coma leve, um desvio tônico ipsilateral e nistagmo contralateral e sem resposta no coma profundo.

IX e X. Nervos glossofaríngeo e vago

O nono par craniano é responsável pela gustação do terço posterior da língua, da sensibilidade da faringe, da orelha externa, do estímulo para glândulas salivares e do músculo estilofaríngeo.

O décimo par craniano é responsável pela fonação, deglutição, elevação do palato e gustação da faringe e sensibilidade das vísceras até a flexura esplênica,

A avaliação é feita na avaliação da elevação e simetria do palato ao falar "ah". Também pode ser testado o reflexo nauseoso ao estimular com espátula a orofaringe, o palato mole e a úvula. Também se pode avaliar a deglutição.

XI. Nervo espinhal acessório

O XI par craniano é responsável pela eferência visceral especial e pela inervação da musculatura do pescoço [esternocleidomastóideo (ECM) e trapézio]. Para sua avaliação, solicita-se que o paciente eleve os ombros e resista ao movimento de lateralização da cabeça, com graduação da força muscular, conforme descrito anteriormente.

XII. Nervo hipoglosso

O décimo segundo nervo craniano realiza a inervação da musculatura da língua. Sua avaliação é realizada a partir da observação de simetria, trofismo e força da língua ao solicitar que o paciente a protraia e a movimente, livremente e sob resistência.

CONCLUSÕES

As habilidades de cada indivíduo variam com a sua idade, o que determina a técnica semiológica a ser utilizada e sua interpretação. O conhecimento de um grande repertório de semiotécnica (manobras e testes), além do conhecimento da neuroanatomia e seus sinais patológicos, são de fundamental importância para o raciocínio clínico.

Não existe uma regra para a ordem de realização do exame neurológico e este será adaptado em cada caso, de acordo com as queixas dos pacientes e seu grau de colaboração. Deve-se retirar o máximo possível os elementos distratores ou confundidores durante um exame de qualidade.

Após realizar o raciocínio clínico, determinando a topografia dos sinais e sintomas, segue-se a investigação complementar direcionada, e os primeiros passos para um tratamento adequado.

SUGESTÕES DE LEITURA

1. Alty JE, Kempster PA. A practical guide to the differential diagnosis of tremor. Postgrad Med J. 2011;87(1031):623-9.
2. Auler Jr JOC, Yu L, Studart Neto A, Soares Neto HR, Carderaro M, Conforto AB, et al. Neurologia. Série Manual do Médico-Residente do Hospital das Clínicas da Faculdade de Medicina da Universidade de São Paulo. São Paulo: Atheneu; 2021. 1312p.
3. Brucki SMD, Nitrini R, Caramelli P, Bertolucci PHF, Okamoto IH. Sugestões para o uso do Mini-Exame do Estado Mental no Brasil. Arq Neuro-Psiquiatr. 2003;61(3B):777-81.
4. Campbell WW, Barohn RJ, editores. DeJong – o exame neurológico. 8.ed. Rio de Janeiro: Guanabara Koogan; 2021. 680p.
5. Machado A, Haertel LM. Neuroanatomia funcional. 3.ed. São Paulo: Atheneu; 2013. 360p.
6. Sims K, Peters J, Musolino P, Elibol MZ. Handbook of pediatric neurology. Philadelphia: Lippincott Williams & Wilkins; 2013. 566p.

7. Swaiman KF, Phillips J. Neurologic examination of the Older Child. In: Swaiman KF, Ashwal S, Ferriero DM, Shor NF, editors. Swaiman's pediatric neurology: principles and practice. 6.ed. Edinburgh: Elsevier; 2018. p.7-13.

39

Vias urinárias e sistema reprodutor masculino do adolescente

Alberto Carame Helito
Andreia Watanabe

PONTOS-CHAVE

- O exame clínico das vias urinárias inclui a palpação, a punho-percussão e a ausculta dos rins.
- A avaliação do sistema reprodutor masculino do adolescente compreende o exame físico dos testículos, do escroto, do pênis, do meato uretral e da pilificação pubiana.
- As queixas sobre o desenvolvimento dos caracteres sexuais secundários são frequentes no adolescente, sendo a maioria variações do normal, e é fundamental o esclarecimento durante a consulta. Por outro lado, alterações no sistema reprodutor masculino podem ser achados do exame físico.

INTRODUÇÃO

O exame clínico do sistema geniturinário de adolescentes do sexo masculino é parte do exame clínico geral e inclui a avaliação dos testículos, do escroto, do pênis, do meato uretral e da pilificação pubiana. Tais estruturas são exceções à regra do crescimento dos tecidos, uma vez que quase todo o seu desenvolvimento ocorre a partir do início da puberdade. O estágio de maturação sexual pode ser determinado pela medida do volume testicular, avaliação do crescimento peniano e pelas características e extensão da pilificação pubiana (ver Capítulo 31, Abordagem geral do adolescente).

Assim como adolescentes do sexo feminino, os adolescentes do sexo masculino podem preferir conversar com os profissionais de saúde desacompanhados de seus pais ou de outros adultos responsáveis. O mesmo se aplica ao exame clínico, sendo essa uma decisão compartilhada entre o paciente, seus familiares e a equipe de saúde. Para o exame físico, não há necessidade de despir o paciente por completo. O paciente pode expor apenas a parte a ser examinada em cada etapa da avaliação. Variações anatômicas normais devem ser apontadas com o objetivo de tranquilizar o adolescente. Questões de identidade de gênero e de vulnerabilidades/abusos nunca devem ser menosprezadas pelo examinador, uma vez que podem passar despercebidas ao olhar superficial.

EXAME CLÍNICO DOS RINS E VIAS URINÁRIAS

O exame clínico dos rins inclui a palpação, a punho-percussão e a ausculta. São situados no retroperitônio e envoltos pelas costelas e pela musculatura dorsal, o que dificulta sua palpação. Em adolescentes magros, especialmente do sexo feminino, o polo inferior renal pode ser palpável. Na maior parte das vezes, porém, a palpação não é possível nessa faixa etária. O paciente deve ser posicionado em decúbito dorsal. O examinador utiliza uma mão para elevar a região do flanco e palpar com a outra mão o ângulo costovertebral (Figura 1). A positividade do exame pode aumentar caso o paciente realize inspirações profundas. A ausculta do abdome ou da região lombar pode revelar sopro associado à estenose de artérias renais. A punho-percussão da região dorsal pode ser útil na detecção de cólica nefrética ou pielonefrite aguda.

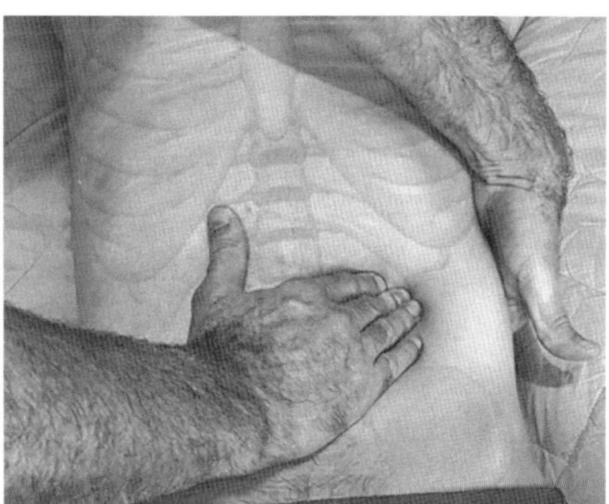

FIGURA 1 Técnica de palpação dos rins.
Fonte: Moura et al., 2024.

EXAME CLÍNICO DO PÊNIS

A avaliação clínica do pênis de adolescentes é importante não só para o estadiamento da puberdade, mas também tendo em vista o início da vida sexual, que usualmente ocorre nessa faixa etária. Não são raras as situações nas quais os adolescentes têm dúvidas ou inseguranças quanto ao tamanho, formato ou sobre aspectos funcionais de seu órgão genital. Cabe ao examinador conhecer as possíveis variações anatômicas normais e as etapas de maturação sexual e, com o uso de postura aberta e linguagem acessível, dialogar com o adolescente sobre suas preocupações.

A medida do comprimento peniano raramente é utilizada como marcador de progressão da puberdade, pois o crescimento do pênis, diferentemente do crescimento testicular, não é achado puberal precoce e não há valor de corte que defina cada etapa dessa fase. Além disso, a medida precisa é tecnicamente difícil e pode ser desconfortável para o adolescente. O crescimento peniano normalmente começa no estágio 3 e segue até o estágio 5 de Tanner. A medida do comprimento peniano não deve ser feita rotineiramente. Caso necessária, é realizada utilizando régua rígida apoiada na face dorsal do pênis não ereto. Comprime-se a gordura suprapúbica, traciona-se levemente o corpo do pênis e afere-se a distância entre o ramo púbico e a ponta da glande. Um estudo com população predominantemente caucasiana estimou o valor médio aproximado de comprimento peniano em estado não ereto em 9,5 cm (± 1,12 cm) ao fim da puberdade.

Iniciada a segunda década de vida, a absoluta maior parte dos casos de fimose fisiológica da infância já está resolvida sem necessidade de intervenção terapêutica. Pode haver aderências balanoprepuciais que tendem a se desfazer com o passar do tempo. Até 99% dos adolescentes de 16 anos de idade não apresentam qualquer dificuldade para a retração do prepúcio. Indivíduos que anteriormente eram capazes de retrair o prepúcio, mas perderam essa capacidade, devem ser avaliados por urologista, uma vez que fimose patológica (Figura 2) é provável, possivelmente resultado de trauma anterior. Da mesma forma, indivíduos com estreitamento do prepúcio que refiram irritação ou sangramento, disúria, dor à ereção, balanopostites recorrentes ou retenção urinária podem necessitar de intervenção terapêutica urológica.

O exame clínico do pênis inclui a inspeção da pele para a detecção de lesões. Vesículas superficiais podem indicar infecção por herpes. Verrugas genitais podem ser sugestivas de infecção pelo papilomavírus (HPV). Úlceras podem estar associadas a outras infecções sexualmente transmissíveis (IST). O meato uretral, além de sua posição em relação à extremidade da glande (hipospádia e epispádia), deve ser avaliado quanto à presença de secreção que indique uretrite. Sensibilidade aumentada na palpação do aspecto ventral do corpo do pênis também pode ser sugestiva de uretrite. A presença de sinais flogísticos, como edema e eritema do prepúcio e da glande, pode ser manifestação de balanopostite.

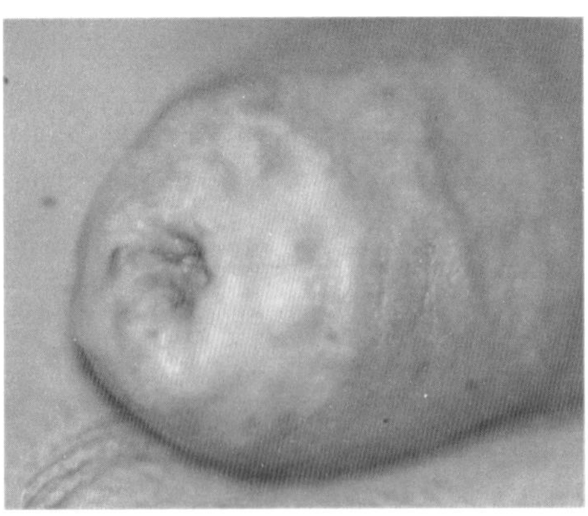

FIGURA 2 Fimose patológica.
Fonte: Silva e Solé, 2022.

EXAME CLÍNICO DO ESCROTO

O escroto deve ser examinado (inspeção, palpação e, em alguns casos, transiluminação) tendo em vista lesões de pele, posição e tamanho dos testículos, presença de hérnias, hidroceles, varicoceles, cistos e massas anormais. Normalmente o testículo esquerdo tende a ser mais baixo que o direito.

O aumento do tamanho testicular é o primeiro sinal da puberdade em indivíduos do sexo masculino. Ocorre em média entre 11 e 12 anos de idade. O comprimento testicular pré-púbere costuma ser algo entre 1,5 e 2 cm. Pode ser medido com o auxílio de fita métrica ou pinça medidora. Quanto ao volume, pode ser utilizado o orquidômetro de contas (orquidômetro de Prader), ao qual o examinador compara o volume do testículo palpado. O volume mínimo que determina o início da puberdade é 4 mL em um dos dois testículos. Caso haja dúvidas ou dificuldades na medição manual, pode ser indicada ultrassonografia. Pode haver assimetria testicular, que, na maior parte dos casos, é fisiológica e cursa com crescimento testicular normal no decorrer do desenvolvimento puberal. Testículos que não crescem por períodos longos ou que involuem de tamanho devem chamar a atenção do examinador.

Hérnias inguinais se apresentam como abaulamentos na região inguinal, muitas vezes intermitentes e indolores, que podem se prolongar à bolsa escrotal, preenchendo sua porção superior (Figura 3). Seus principais diagnósticos diferenciais são linfadenopatias inguinais, testículos intracanaliculares e hidrocele. Nos casos de hérnia inguinal, a manobra de transiluminação do escroto é negativa. Os testículos podem apresentar coloração azulada, causada pela congestão venosa resultante da compressão do funículo espermático. Hérnias não complicadas normalmente podem ser reduzidas pelo examinador. Em caso de encarceramento, o paciente pode apresentar dor ou sinais de obstrução intestinal, como vômitos e distensão abdominal.

Hidrocele é o acúmulo de líquido entre as camadas visceral e parietal da túnica vaginal (ver Capítulo 28, Vias urinárias e sistema reprodutor masculino da criança). Em adolescentes, hidroceles não comunicantes podem ser idiopáticas, mas também podem ocorrer secundárias a orquite, epididimite, torção do funículo espermático, trauma ou tumores.

Varicocele é a dilatação e tortuosidade das veias do plexo pampiniforme que cercam o funículo espermático (Figura 4). Em contraste com a superfície lisa do testículo normal, a palpação do escroto em casos de varicocele detecta estrutura de textura rugosa. Uma forma de sensibilizar o exame é realizar a palpação com o paciente em pé. Muitos casos de varicocele têm palpação normal no decúbito horizontal, pois há colapso das veias dilatadas. Em algumas situações mais graves, a inspeção do escroto já apresenta distensão em torno do funículo espermático.

Massas indolores, de consistência firme e negativas à transiluminação devem levantar a hipótese de câncer testicular, tumor sólido mais comum entre indivíduos do sexo masculino entre 15 e 35 anos de idade.

Agenesia ou atrofia testicular normalmente cursam com aumento do tamanho

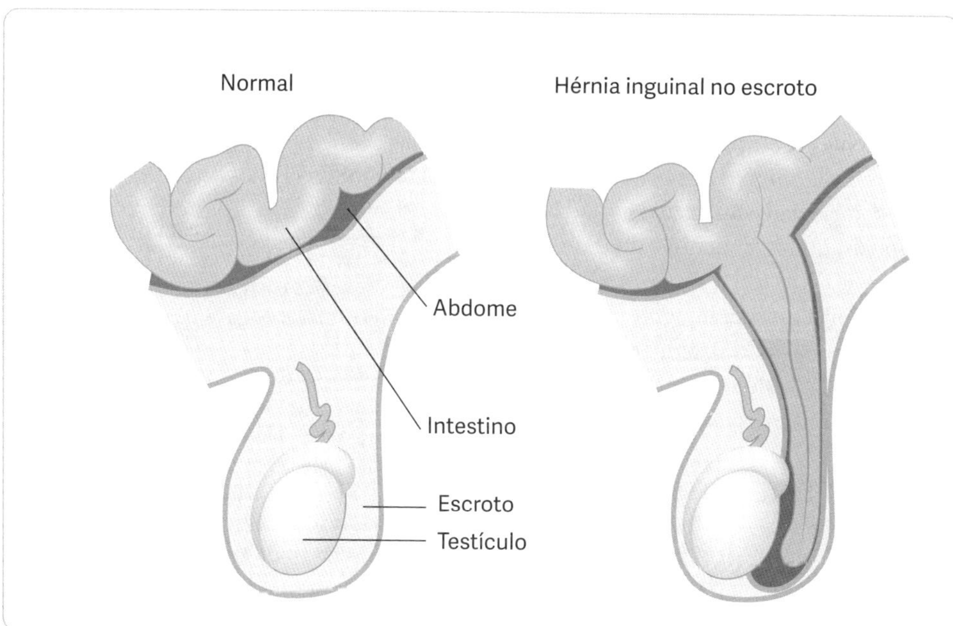

FIGURA 3 Hérnia inguinal.

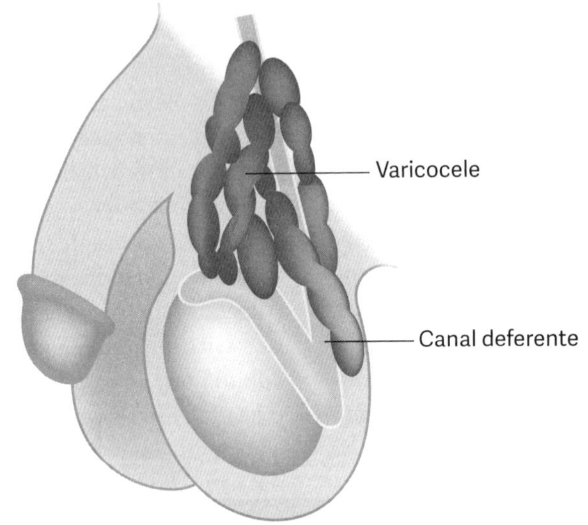

FIGURA 4 Varicocele.

do testículo contralateral, em especial após o início da puberdade. Nesses casos, há necessidade de descartar a presença de testículo intra-abdominal.

CONCLUSÕES

O sistema reprodutor masculino apresenta desenvolvimento importante e maturação na puberdade, associado a mudanças emocionais, de crescimento e do desenvolvimento sexual, sendo fonte de preocupação para a maioria dos adolescentes.

O exame físico do sistema reprodutor é parte do exame físico completo do adolescente, e deve ser realizado ao final do exame.

SUGESTÕES DE LEITURA

1. Khan FA, Jancelewicz T, Kieran K; Committee on Fetus and Newborn, Section on Surgery, Section on Urology. Assessment and management of inguinal hernias in children. Pediatrics. 2023;152(1): e2023062510.
2. Manekar AA, Janjala N, Sahoo SK, Tripathy BB, Mohanty MK. Phimosis – are we on right track? Afr J Paediatr Surg. 2022;19:199-202.
3. McPhee AS, Stormont G, McKay AC. Phimosis. [Updated 2023 Aug 8]. In: StatPearls [Internet]. Treasure Island (FL): StatPearls Publishing; 2024 Jan-. Disponível em: https://www.ncbi.nlm.nih.gov/books/NBK525972/. Acesso em: 4 jun. 2024.
4. Moura LR, Freitas TVS, Moura-Neto, JA. Nefrologia essencial. Barueri: Manole; 2024.
5. Partin AW, Peters CA, Kavoussi LR, Dmochowski RR, Wein AJ, editors. Campbell-Walsh-Wein urology. 12.ed. Philadelphia: Elsevier Saunders; 2020. 640p.
6. Silva LR, Solé D (Coord.). Diagnóstico em pediatria. 2.ed. Santana de Parnaíba: Manole; 2022.
7. Tomova A, Deepinder F, Robeva R, Lalabonova H, Kumanov P, Agarwal A. Growth and development of male external genitalia: a cross-sectional study of 6200 males aged 0 to 19 years. Arch Pediatr Adolesc Med. 2010;164(12):1152-7.

40

Mamas e sistema reprodutor feminino do adolescente

Alberto Carame Helito
Claudia de Brito Fonseca

PONTOS-CHAVE

- A maioria das alterações mamárias em adolescentes é benigna e decorrente de defeitos embriológicos, devendo ser acompanhadas até que o desenvolvimento mamário esteja completo.
- É fundamental ter conhecimento das variações fisiológicas do desenvolvimento mamário em adolescentes e orientar quanto à sua normalidade.
- A ginecomastia no adolescente masculino na maioria das vezes é benigna e transitória.
- O exame físico genital feminino é realizado para o estadiamento puberal e para esclarecimento de queixas e sintomas, devendo ser realizado de rotina anualmente.

SEMIOLOGIA DAS MAMAS

Introdução

O desenvolvimento das mamas, durante a adolescência, é um importante marcador da transição da infância para a vida adulta. A maioria dos achados no exame das mamas na adolescência deriva de condições benignas, mas podem ser uma fonte de preocupação para os adolescentes e afetar sua autoestima. Dessa forma, o exame clínico das mamas é importante não só para encontrar anormalidades, mas também para tranquilizar os adolescentes quanto às variações da normalidade.

Desenvolvimento das mamas

As mamas começam a se formar na quinta semana do desenvolvimento embrionário. Elas se originam de elementos ectodérmicos denominados linhas ou cristas mamárias (ou lácteas), que se estendem da axila embrionária à região inguinal (ver Figura 1 do Capítulo 29, Mamas e sistema reprodutor feminino da criança). Entretanto, somente a área localizada sobre o quarto espaço intercostal se desenvolve, enquanto o resto atrofia.

Na adolescência, a maturação do eixo hipotálamo-hipófise-ovário leva à secreção de estrógeno e progesterona, estimulando o crescimento mamário de forma intensa. A telarca, que corresponde ao aparecimento do broto mamário, ocorre tipicamente entre 8 e 13 anos, com uma média de 10,7 anos na nossa população, sendo este o primeiro sinal da puberdade feminina. Estima-se uma média de 4,2 anos para o desenvolvimento completo das mamas. As fases de evolução do crescimento mamário foram descritas por Marshall e Tanner em 1962 e estão detalhadas no Capítulo 31, Abordagem geral do adolescente.

O término do desenvolvimento mamário só é atingido na gestação, com a formação dos alvéolos e a produção de colostro e leite. No pós-parto, a queda dos níveis séricos de esteroides placentários e a elevação da prolactina provocam a secreção láctea. A sucção pelo neonato mantém o aumento da prolactina e promove liberação de ocitocina, que contrai as células mioepiteliais, levando à ejeção do leite.

Anamnese

Não é incomum que a avaliação das mamas seja comprometida pelo fato de o médico se constranger com a realização do exame ou partir da premissa de que não há alterações nas mamas da adolescente. Em um ambiente confortável e com privacidade, o clínico deve perguntar à adolescente sobre quaisquer queixas ou preocupações relativas ao tamanho, assimetrias ou desconfortos. Durante a conversa, que também ocorre durante o exame físico, o pediatra pode oferecer informações educativas importantes sobre essa parte do corpo e suas implicações para a saúde atual e futura. Lembrando que a preocupação com as mamas é bastante comum, já que há intensa divulgação da prevenção do câncer de mama, sendo este ainda o tumor de maior mortalidade entre as mulheres.

Exame clínico das mamas

No contexto da adolescência, em que a maturação sexual com o desenvolvimento das mamas é um elemento fundamental da puberdade, o exame permite ao clínico tranquilizar a adolescente de que suas mamas estão crescendo e se desenvolvendo normalmente ou, se não for o caso, identificar anormalidades que a adolescente pode estar hesitante em mencionar.

O exame das mamas deve ser incluído no exame anual de toda adolescente. Inicia-se em posição vertical (sentada ou em pé), com os braços relaxados lateralmente ao tronco ou com apoio das mãos sobre o ilíaco (Figura 1). Em seguida, pede-se que a paciente eleve os braços, com as mãos apoiadas na região da nuca, para possibilitar uma inspeção mais completa do polo inferior da mama.

À inspeção, todos os elementos devem ser observados:

- **Corpos mamários:** simetria/assimetria; abaulamento ou retrações e cicatrizes.
- **Pele:** vascularização, ulceração, vegetação, coloração, edema.
- **Mamilos:** posição, forma, protrusão/inversão.
- **Regiões axilares:** abaulamentos, retrações, vegetações, vascularização.

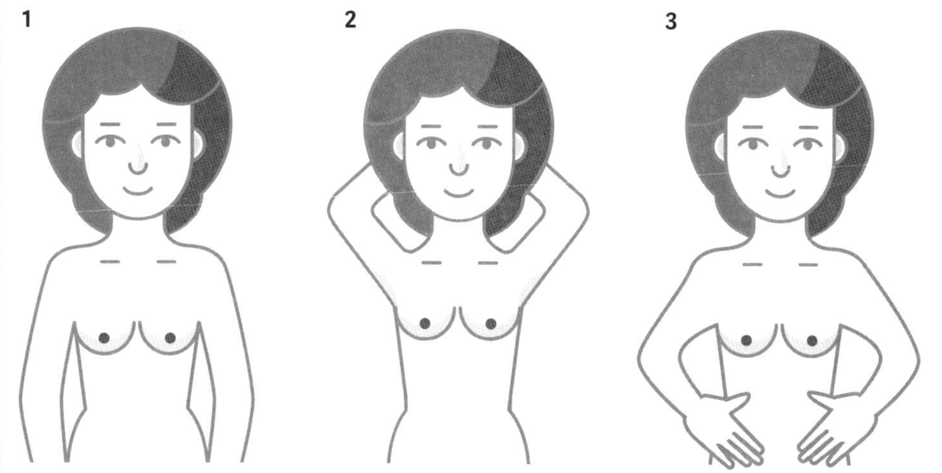

FIGURA 1 Inspeção das mamas em posição vertical.

Em seguida, com a paciente deitada, com os braços elevados e mãos apoiadas sob a nuca, procede-se à palpação (Figura 2). Esta é realizada com a região palmar dos dedos, em movimentos de compressão leve do parênquima mamário contra a parede torácica, deslocando o tecido de forma a permitir que eventuais nódulos sejam destacados do tecido adjacente. Os movimentos podem ser circulares ou radiais, envolvendo toda a mama.

Se for palpada alguma estrutura diferente do parênquima mamário, esta deve ser caracterizada quanto aos seguintes aspectos:

- Localização.
- Tamanho.
- Consistência (sólida, fibroelástica, cística).
- Limites (precisos, regulares, irregulares).
- Mobilidade.
- Presença ou não de dor.

Um exame completo inclui a palpação de linfadenopatias axilar, supraclavicular e infraclavicular.

Finalmente, a aréola e a região subareolar devem ser levemente comprimidas, de modo a observar se há saída de alguma secreção mamilar (Figura 3); se presente, caracterizar sua aparência (leitosa, purulenta, serosa etc.); se é unilateral ou bilateral, verificar se há associação com o uso de alguma medicação.

Embora alguns especialistas historicamente recomendem ensinar o autoexame das mamas às adolescentes, com o propósito de detecção precoce de câncer, faltam evidências de que o autoexame tenha impactos nas taxas de diagnóstico de câncer, mortalidade e estágio ou tamanho do tumor ao diagnóstico.

Sugere-se que a adolescente seja aconselhada quanto a ter consciência sobre suas mamas, ou seja, sua aparência normal e como ela as sente e, então, notificar seu

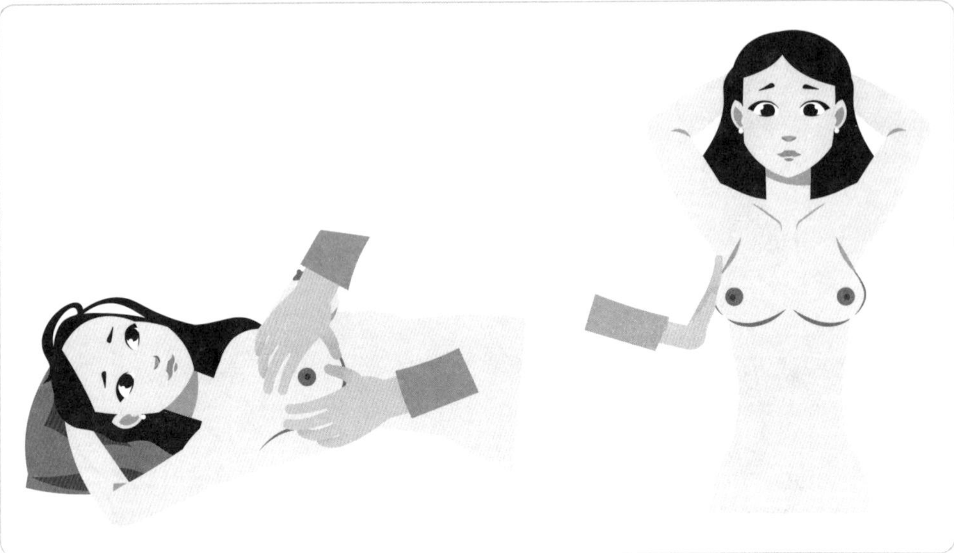

FIGURA 2 Palpação das mamas e gânglios.

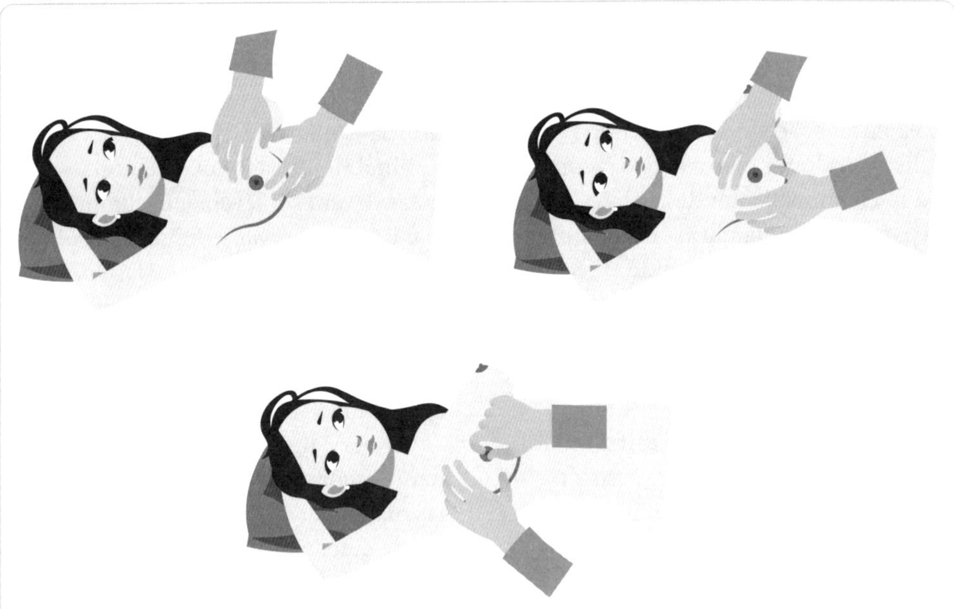

FIGURA 3 Expressão mamilar.

médico se notar alguma massa, desconforto, vermelhidão ou descarga mamilar.

Alterações nas mamas da adolescente

A seguir, serão descritas algumas condições anormais que podem ser encontradas no exame clínico, sobretudo na inspeção.

As anomalias congênitas mais comuns são tecido mamário acessório (polimastia e politelia), amastia e atelia. Todas foram descritas no Capítulo 29.

Anormalidades de tamanho e simetria

- **Micromastia (hipomastia):** a maioria das adolescentes com mamas bilateralmente pequenas e desenvolvimento sexual normal não apresenta anormalidades e deve ser tranquilizada.
- **Atrofia mamária:** em geral ocorre secundária à perda de peso associada a doenças crônicas e transtornos alimentares. O tamanho das mamas é restaurado com o ganho de peso.
- **Hipertrofia mamária juvenil (macromastia):** refere-se ao supercrescimento espontâneo do tecido mamário. Pode ser unilateral ou simétrica (mais comum) (Figura 4). A mama pode atingir grandes volumes, com peso considerável, que pode acarretar dores nas costas e pescoço, dificuldade de participação em atividades físicas e estresse psicológico.
- **Assimetria de mamas (Figura 5):** comum durante o desenvolvimento das mamas, especialmente entre os estágios 2 e 4 de Tanner. Entretanto, 25% das adolescentes mantêm a assimetria na vida adulta. Pode também resultar de uma limitação unilateral do crescimento mamário, secundário a uma lesão pré-puberal (trauma, infecção, cirurgia etc.). Além disso, a aparência de mamas assimétricas pode derivar de uma anormalidade da costela ou de escoliose.

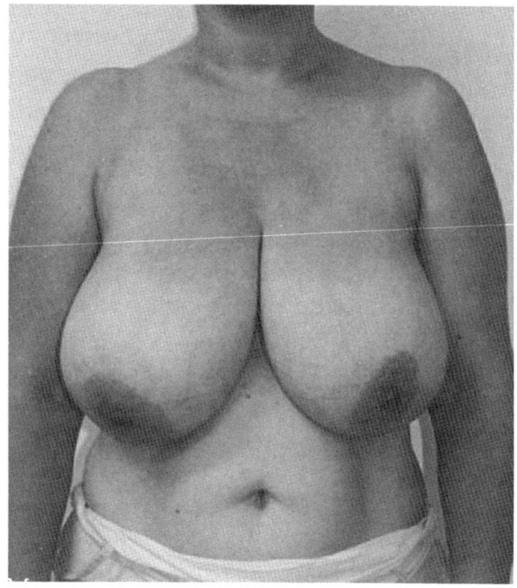

FIGURA 4 Macromastia (hipertrofia mamária juvenil).
Fonte: Lourenço, 2015.

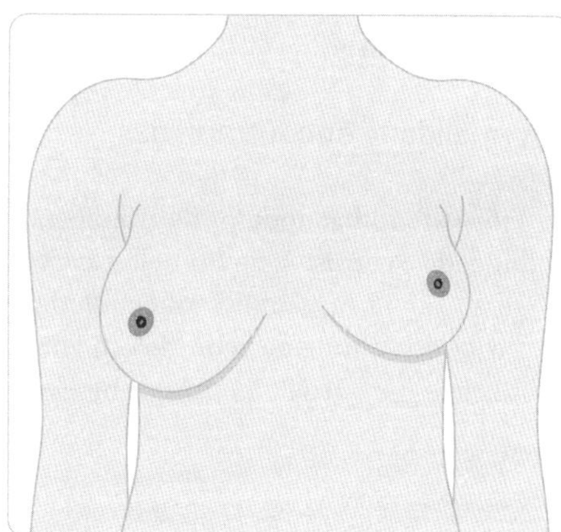

FIGURA 5 Assimetria mamária.

Novamente, a adolescente jovem com assimetria de mamas deve ser tranquilizada de que suas mamas ainda estão crescendo e que o grau final de assimetria não pode ser determinado até que o desenvolvimento seja completo, o que ocorre em torno dos 18 anos.

- **Mama tuberosa:** variante na qual o desenvolvimento da base da mama é limitado e o mamilo e a aréola são superdesenvolvidos, resultando em um aspecto desproporcional (Figura 6). A mama tem formato cilíndrico, pode ser uni ou bilateral e é fisiologicamente normal.
- **Mamilos invertidos:** ausência de protrusão dos mamilos (Figura 7). Apesar de serem principalmente de etiologia congênita, podem se tornar perceptíveis apenas na adolescência. Podem ser esteticamente estressantes, mas também podem causar problemas funcionais no momento da lactação e aleitamento materno.

Anormalidade encontrada na palpação

- **Fibroadenoma:** nódulos de grande mobilidade e consistência fibroelástica; em geral, não ultrapassam 3 a 4 cm. Podem variar de volume de acordo com a fase do ciclo menstrual. É o tumor benigno mais frequente da mama antes dos 25 anos de idade, surgindo principalmente na puberdade.

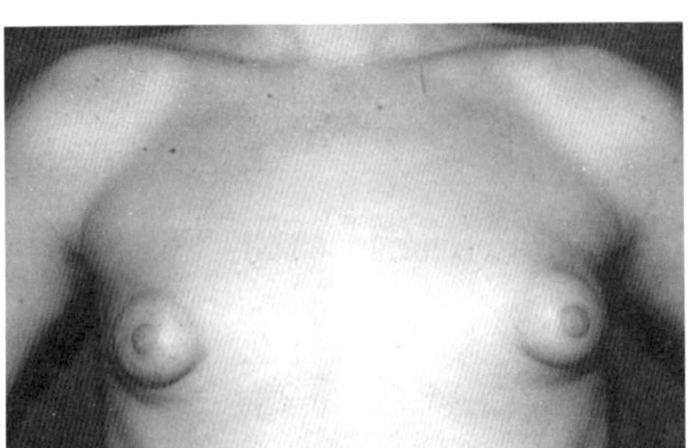

FIGURA 6 Mama tuberosa.
Fonte: Lourenço, 2015.

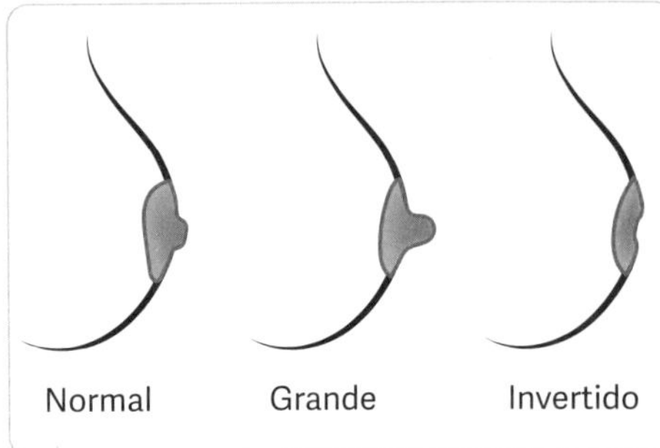

FIGURA 7 Mamilo invertido.

Aumento glandular da mama masculina

Ginecomastia puberal

Pode ser um achado de rotina no exame físico hebiátrico, normalmente sem significado patológico. Na maioria das vezes é benigno e transitório, mas pode ser fonte de preocupações, dúvidas ou desconforto por parte do adolescente (Figura 8).

A ginecomastia puberal aparece entre 10 e 12 anos de idade, atingindo seu pico de incidência entre 13 e 14 anos, coincidindo com o estágio maturacional de Tanner 3. Regride em cerca de 18 meses de evolução e sua persistência após os 17 anos é incomum.

Ao exame, encontra-se nódulo subareolar, que pode ser classificado quanto ao tamanho:

- **Grau I:** nódulo subareolar menor que 1 cm, em geral não visível, porém palpável.
- **Grau II:** o disco ultrapassa a borda areolar, de 1 a 4 cm; mais visível no perfil.
- **Grau III:** tecido glandular maior que 5 cm. É denominada macroginecomastia e a mama pode ter aspecto feminino.

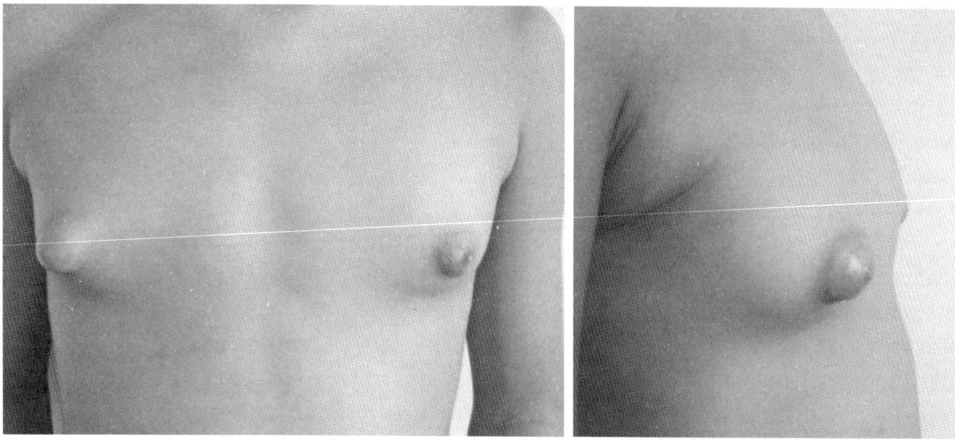

FIGURA 8 Ginecomastia puberal.
Fonte: Lourenço, 2015.

Na palpação da ginecomastia, encontra-se um tecido fibroelástico, retromamilar, estendendo-se em dimensões variáveis e mantendo-se em uma relação concêntrica à aréola. Embora comumente bilateral, é frequentemente assimétrica e de evolução sequencial, em que um lado se desenvolve previamente ao outro.

A ginecomastia pode não ser fisiológica. As possíveis causas incluem drogas ou produtos fitoterápicos, hipogonadismo (p. ex., síndrome de Klinefelter), tumores (p. ex., testicular, adrenal), desnutrição, doença renal e doença hepática grave.

A verdadeira ginecomastia deve ser diferenciada da pseudoginecomastia ou lipomastia.

- **Lipomastia ou adipomastia:** presente em meninos pré-púberes ou púberes obesos, cujo aumento da região mamária ocorre em razão exclusivamente do aumento do tecido gorduroso; geralmente é bilateral e de consistência amolecida à palpação. Em caso de ginecomastia no paciente obeso, o aumento da região mamária se dá pela glândula e pelo tecido gorduroso, denominando-se então lipoginecomastia.

SEMIOLOGIA DO GENITAL FEMININO

Introdução

O exame genital de meninas adolescentes tem suas particularidades. Para a anamnese, algumas adolescentes podem preferir estar sozinhas com o profissional médico, a título de privacidade. A presença de acompanhantes durante o exame também deve ser uma decisão compartilhada entre o adolescente e o examinador, após explicação sobre o motivo e o processo do exame. Se possível, deve-se permitir que o adolescente escolha o/a acompanhante. O exame clínico completo inclui avaliação do índice de massa corporal, pressão arterial, palpação de tireoide e linfonodos, avaliação das mamas, exame abdominal e da pele. Para nenhuma etapa do exame recomenda-se despir a paciente completamente, e sim expor somente a parte examinada. Podem ser fornecidos aventais ou lençóis para cobertura adequada. A paciente deve ser encorajada a fazer perguntas e emitir pareceres sobre como e se o exame deve prosseguir, a cada etapa. A normalidade de variações anatômicas deve ser reforçada à paciente pelo examinador. Há de se lembrar que alguns adolescentes podem vivenciar identidade de gênero diferente da sua genitália externa, o que pode aumentar o desconforto do exame. Pacientes com histórico de vitimização física ou sexual também podem apresentar angústia e sofrimento durante essa parte do exame. Nem sempre o profissional médico tem acesso a essas informações no momento do exame.

Exame clínico da pelve

O exame pélvico de adolescentes geralmente é realizado com a bexiga vazia. Meninas com puberdade iniciada devem ser examinadas em decúbito dorsal, com as pernas abduzidas nos quadris ("perna de rã" ou "borboleta"). Elevar a cabeceira da maca permite que a adolescente mantenha contato visual com o examinador. Se desejarem, as pacientes podem utilizar um espelho portátil para acompanhar visualmente o exame. Diferentemente de crianças mais novas, o posicionamento pronado (joelho-peitoral) não é adequado nessa faixa etária e não deve ser utilizado. A maca ginecológica, com perneiras para o apoio dos calcanhares, não é de uso rotineiro nas consultas pediátricas ou hebiátricas, mas pode ser utilizada.

A inspeção inclui o monte pubiano, grandes e pequenos lábios e as estruturas do vestíbulo da vulva. A avaliação do estágio de Tanner é baseada no padrão de pilificação. Os grandes e os pequenos lábios devem ser afastados para visualização do introito vaginal e do meato uretral. Exame de toque vaginal e especular geralmente são reservados para pacientes com determinadas queixas geniturinárias ou suspeita de doenças geniturinárias específicas. As indicações incluem avaliação de dor abdominal e pélvica aguda sem outras causas bem definidas, avaliação de corrimento vaginal nos casos de suspeita de corpo estranho vaginal (p. ex., tampão retido ou preservativo), suspeita de anomalias congênitas como cisto vaginal ou septo vaginal, suspeita ou denúncia de abuso sexual, pesquisa de *Neisseria gonorrhoeae* ou *Chlamydia trachomatis* (embora o teste de urina ou esfregaços vaginais colhidos pela paciente sejam eficazes e muitas vezes preferidos pelas adolescentes), avaliação de irregularidades menstruais como amenorreia não relacionada à gravidez, sangramento menstrual prolongado ou intenso, dismenorreia que não responde a anti-inflamatórios. Adolescentes com dispositivo intrauterino ou gravidez confirmada também deverão passar por avaliação pélvica completa. A coleta da colpocitologia oncótica cervical (Papanicolaou) é indicada a partir dos 25 anos de idade, em indivíduos que tenham colo do útero e vida sexual ativa ou pregressa.

Pela ação do estrogênio, o hímen de adolescentes púberes é mais grosso e elástico. Pode haver secreção esbranquiçada fisiológica. Torna-se também menos sensível ao toque, o que possibilita o uso de *swab* umedecido para a exposição das áreas entre as dobras, comuns nessa faixa etária. O clitóris de adolescentes a partir dos 11 anos de idade apresenta média de comprimento de 7,6 mm e largura de 4 mm. Clitoromegalia pode ser definida como largura do clitóris maior que 8 a 10 mm nas adolescentes com 13 anos de idade ou mais e deve ser investigada, em especial se acompanhada de outros sinais de virilização. À medida que a puberdade progride, a estimulação estrogênica da mucosa vaginal a torna mais espessa e de coloração rosa opaca. No início da puberdade, pode haver corrimento vaginal normal, fluido e sem cheiro. A presença de sangue, secreção purulenta ou mau cheiro requer investigação, pois pode levantar a possibilidade de abuso sexual, vaginite ou infecção sexualmente transmissível.

CONCLUSÕES

O exame das mamas permite tranquilizar a adolescente de que suas mamas estão crescendo e se desenvolvendo normalmente, assim como ao adolescente.

O exame genital feminino na adolescente, com o toque vaginal e especular, geralmente é reservado para as pacientes com determinadas queixas ou doenças geniturinárias específicas.

SUGESTÕES DE LEITURA

1. Adekeye A, Lung KC, Brill KL. Pediatric and adolescent breast conditions: a review. J Pediatr Adolesc Gynecol. 2023;36(1):5-13.
2. Canzoneri CN, Moyer KE. Challenges in breast evaluation: breast asymmetry, macromastia, and the surgically altered breast. Obstet Gynecol Clin North Am. 2022;49(1):73-85.
3. Chalmers DJ, O'Donnell CI, Casperson KJ, Berngard SC, Hou AH, Nuss GR, et al. Normal anatomic relationships in prepubescent female external genitalia. J Pediatr Urol. 2014;10(6):1117-21.
4. Guedes JM. Afecções da mama adolescente. In: Lourenço B, Queiroz LB, Silva LEV, Leal ML. Medicina de adolescentes. Barueri: Manole; 2015. p.260-9.
5. Ingemann-Hansen O, Charles AV. Forensic medical examination of adolescent and adult victims of sexual violence. Best Pract Res Clin Obstet Gynaecol. 2013;27(1):91-102.
6. Lourenço B. Ginecomastia na adolescência. In: Lourenço B, Queiroz LB, Silva LEV, Leal ML. Medicina de adolescentes. Barueri: Manole; 2015. p.365-72.
7. Mattar A. A mama feminina. In: Vitalle MSS, Silva FC, Pereira AML, Weiler RME, Niskier SR, Schoen TH. Medicina do adolescente: fundamentos e prática. Rio de Janeiro: Atheneu; 2019. p.243-60.
8. Mubarak F, Malick A, Sattar AK. Breast development and disorders in children and adolescents. Curr Probl Pediatr Adolesc Health Care. 2023;53(7):101441.
9. Price J. Injuries in prepubertal and pubertal girls. Best Pract Res Clin Obstet Gynaecol. 2013;27(1):131-9.
10. Stambough KC, Merrit DF. Gynecologic history and physical examination. In: Kliegman RM, St Geme III JW. Nelson textbook of pediatrics. 21.ed. Philadelphia: Elsevier; 2019.

SEÇÃO V

Principais sinais/ sintomas pediátricos

41

Principais sinais/sintomas pediátricos da pele: doenças exantemáticas

Heloísa Helena de Sousa Marques
Maria Fernanda Bádue Pereira

PONTOS-CHAVE

- As lesões exantemáticas podem ser maculares ou maculopapulares, petequiais ou purpúricas, vesiculares ou bolhosas, eritrodermia difusa ou exantema urticariforme.
- A apresentação clínica das principais doenças exantemáticas clássicas em pediatria é característica de sua etiologia.
- O diagnóstico diferencial das principais doenças exantemáticas é importante para indicar a investigação laboratorial, o tratamento e a prevenção.

INTRODUÇÃO

Nossa compreensão dos exantemas infantis remonta aos primeiros registros da medicina e está em constante evolução. Rhazes, no ano 910, foi o primeiro a relacionar doenças com os respectivos exantemas, como sarampo e varíola. As doenças exantemáticas são aquelas em que a erupção cutânea é a característica dominante na evolução.

Na literatura médica moderna, os exantemas clássicos da infância são nomeados na ordem de seu descobrimento, da primeira à sexta doença, mas muitos outros quadros exantemáticos têm sido descritos, relacionados ou não com agentes infecciosos, e têm sido definidos como atípicos, não clássicos. Buscar o diagnóstico definitivo do agente causal é muito importante em razão dos potenciais impactos tanto para o paciente como para a comunidade, em se tratando de doença contagiosa para os comunicantes na escola, além do risco para as gestantes e pessoas com imunodeficiência primária ou secundária.

Deve-se lembrar que a maioria dos quadros é autolimitada, de intensidade leve a moderada, porém alguns são a expressão de processos mais graves, como meningococcemia, síndrome do choque tóxico, febre maculosa, dengue hemorrágica etc. Assim, diante do exantema febril agudo, é necessário que o médico obtenha história clínico-epidemiológica detalhada, incluindo viagens, registro de vacinação, picadas por insetos, carrapatos, contato com pessoas doentes, e um exame físico detalhado, que por vezes é diagnóstico, além de solicitar exames complementares pertinentes e de manter a criança ou adolescente sob observação.

As lesões têm diferentes apresentações, variando entre: máculas, que são lesões eritematosas planas, não palpáveis; pápulas, lesões pequenas perceptíveis ao tato que, quando maiores, são chamadas de nódulos; e vesículas, pequenas lesões contendo líquido e que são chamadas de bolhas, quando maiores. Se o líquido é purulento, tornam-se pústulas. Placas são lesões planas, mas elevadas, perceptíveis ao tato e grandes. As lesões eritematosas que desaparecem com a digitopressão são devidas a uma vasodilatação; quando não, são ocasionadas por extravasamento de sangue do vaso, sendo chamadas de petequiais, quando pequenas, purpúricas quando de tamanho médio e as manchas maiores são conhecidas como equimóticas. Ainda podem ser divididas em morbiliformes, quando existem áreas de pele sã entre as lesões, e escarlatiniformes, quando o acometimento é difuso.

Febre e exantema são apresentações de vários tipos de doença. Em crianças, a etiologia infecciosa é a predominante, mas outras devem ser lembradas, como aquelas de origem imunológica, reumatológica, oncológica ou mesmo desconhecida, como acontece com a doença de Kawasaki.

Os tipos de exantema podem ser divididos didaticamente em: macular ou maculopapular, petequial ou purpúrico, vesicular ou bolhoso, eritrodermia difusa e exantema urticariforme. As principais etiologias relacionadas com os diversos exantemas estão descritas no Quadro 1.

Os exantemas também podem ser divididos em clássicos, como discutido inicialmente, e os principais exantemas clássicos na infância estão apresentados no Quadro 2.

Os exantemas não clássicos ou atípicos constituem uma extensa lista que inclui a apresentação atípica na reativação de algumas viroses, a expressão clínica nos pacientes imunocomprometidos, os diversos padrões de exantemas das enteroviroses, infecções que se apresentam como a *síndrome* de Gianotti-Crosti ou a pustulose exantemática aguda generalizada (AGEP, do inglês *acute generalized exanthematous pustulosis*), o exantema assimétrico lateralizado da criança. Outras doenças que cursam com quadro exantemático são as arboviroses. Para os médicos que trabalham no Brasil, importam sobremaneira dengue, chikungunya e zika para o país todo e a febre Mayaro para a região Norte. Há também as febres hemorrágicas distribuídas pelo mundo; no Brasil, deve-se ter atenção às causadas pelos vírus sabiá, hantavírus, febre amarela, febre maculosa e malária grave. Lembrar também que a infecção pelo SARS-CoV-2 pode, no curso da doença, evoluir com quadro exantemático.

Uma breve atualização dos principais quadros atípicos será feita a seguir.

ENTEROVIROSES

Os enterovírus são responsáveis por várias manifestações clínicas, como febre sem sinais localizatórios, doença mão-pé-boca, herpangina, pleurodinia, meningite e miocardite. É causa frequente de exantemas na infância, e essas manifestações de pele podem ser de qualquer tipo, como maculopapular, vesicular, petequial e urticariforme. A apresentação característica dessa virose é a doença mão-pé-boca, causada pelos

QUADRO 1 Etiologias e tipos predominantes de exantemas febris agudos

Vírus	Bactéria	Riquétsia	Outras
Exantema maculopapular			
Parvovírus Herpes-vírus 6 e 7 Enterovírus Adenovírus Sarampo Rubéola Vírus Epstein-Barr Citomegalovírus HIV Chikungunya Coronavírus Zika vírus	Micoplasma Estreptococo do grupo B Arcanobacteriose Meningococcemia Salmonelose Doença de Lyme Sífilis secundária Leptospirose	Febre maculosa brasileira Tifo Erliquiose	Doença de Kawasaki Febre reumática Eritema multiforme Reação a droga
Exantema petequial ou purpúrico			
Enterovírus Rubéola congênita Citomegalovirose congênita Parvovírus HIV Febre amarela Dengue	Septicemia Endocardite	Febre maculosa Tifo epidêmico Erliquiose	Púrpura de Henoch-Schönlein Leucemia Malária
Eritrodermia difusa			
Citomegalovírus	Escarlatina Síndrome de choque tóxico Necrólise epidérmica tóxica		Doença de Kawasaki
Exantema vesicular, bolhoso ou pustuloso			
Herpes simples *Eczema herpeticum* (erupção variceliforme de Kaposi) Varicela Enterovírus	Estreptococcia (impetigo) Estafilococcia (impetigo bolhoso)		Síndrome de Stevens-Johnson Eritema multiforme
Exantema urticariforme			
Vírus Epstein-Barr Enterovírus	Micoplasma		Reação a droga Púrpura de Henoch-Schönlein

Fonte: elaboração das autoras.

QUADRO 2 Exantemas clássicos da infância

Doença (etiologia)	Idade mais comum	Pródromo	Morfologia	Distribuição	Sinais associados	Diagnóstico
Sarampo (vírus do sarampo)	Lactentes até adultos	Febre, tosse, coriza, conjuntivite	EMP morbiliforme; lesões tornam-se confluentes e descamam.	Início atrás da orelha, evolui para o tronco e extremidades.	Manchas de Koplik, toxemia, fotofobia, tosse, febre.	Clínico, sorologia, IF para IgM específica, RT-PCR.
Rubéola (vírus da rubéola)	Crianças até adultos	Mal-estar, febre baixa	EMP, morbiliforme, não confluentes.	Início na face, evolui para o tronco.	Adenopatia retroauricular e occipital, artralgia.	Sorologia: IgM + e/ou elevação de IgG.
Eritema infeccioso (parvovírus B 19)	5-15 anos	Geralmente ausente	Eritema de bochechas, eritema rendilhado ou EMP.	Áreas expostas: rosto, região extensora dos membros.	Fotossensibilidade, artrite, cefaleia, mal-estar. Maior gravidade em pacientes com doenças hematológicas.	Clínico, sorologia, RT-PCR.
Roséola (herpes-vírus 6 e 7)	6 meses a 3 anos	Febre alta por 3 a 4 dias.	O início do EMP coincide com a queda da febre.	Rosto, tronco. Persiste por horas até 3 dias.	Irritabilidade, convulsão, adenopatia cervical.	Clínico, sorologia, RT-PCR.
Varicela (vírus da varicela-zóster)	1-14 anos	Raro na criança; sintomas gerais em adultos.	Maculovesicular que evolui para crosta.	Face, tronco, couro cabeludo e mucosas.	Febre, prurido, adenomegalia.	Clínico, microscopia eletrônica, RT-PCR, sorologia (IgM e IgG).
Escarlatina	Crianças pré-escolares, escolares	Febre, dor de garganta	Eritrodermia difusa, pápulas pequenas com sensação de aspereza ao toque da pele e que branqueia com a vitropressão. Descamação característica.	Generalizado, início em virilhas e axilas, rapidamente se dissemina.	Palidez perioral (sinal de Filatov) e acentuação nas pregas cutâneas (sinal de Pastia); língua com aspecto de framboesa.	Clínico, hemograma com leucocitose, neutrofilia, eosinofilia, isolamento de *Streptococcus pyogenes* e/ou *Streptococcus* teste positivo.

EMP: exantema maculopapular; IF: imunofluorescência; Ig: imunoglobulina; RT-PCR: reação em cadeia da polimerase por transcriptase reversa.
Fonte: elaboração das autoras.

Coxsackie A16, A5, A7, A9, A10, B2, B3 e B5, e o enterovírus 71. O exantema de Boston, causado pelo ECHO 16, caracteriza-se, além do quadro exantemático, por lesões ulceradas nas amígdalas e no palato mole, semelhantes àquelas encontradas na herpangina.

O diagnóstico é feito pelo isolamento do vírus, nas fezes, orofaringe ou nos líquidos dos locais afetados (p. ex., líquor), por sorologia e por diagnóstico molecular.

HHV-6 E HHV-7 E SEUS QUADROS ATÍPICOS

O exantema súbito ou roséola é a manifestação da infecção primária. Na reativação, alguns quadros têm sido identificados em pessoas imunocompetentes ou com imunodeficiência:

- A pitiríase rósea está cada vez mais estabelecida a relação da reativação viral com esse quadro; a lesão inicial é de placas eritematosas, seguidas por erupção secundária com lesões papuloescamosas predominantemente no tronco, com duração de 2 a 10 semanas.
- A reativação também pode ser observada 2 a 3 semanas após transplantes de órgãos, causando febre e exantema maculopapular parecido com o da doença do enxerto *versus* hospedeiro.
- Outro quadro de reativação mais grave está relacionado com reação adversa a drogas. Surge depois de três semanas do uso dos medicamentos, com febre alta, elevação de transaminases, leucocitose, eosinofilia e exantema maculopapular, podendo evoluir para reação sistêmica a drogas com eosinofilia (DRESS, do inglês *drug rash with eosinophilia and systemic symptoms*).
- A síndrome das luvas e meias e a síndrome de Gianotti-Crosti também podem ser observadas no curso da reativação dos vírus HHV-6 e HHV-7.

SÍNDROME DE GIANOTTI-CROSTI

A *síndrome de Gianotti*-Crosti, também conhecida como acrodermatite papular da infância, é uma erupção inespecífica primariamente associada à infecção pelo vírus da hepatite B. Ocorre em geral nas crianças entre 2 e 6 anos de idade, com aparecimento súbito de uma erupção monomórfica, eritematopapular, não pruriginosa, com pápulas de 1 a 5 mm de diâmetro, com o topo achatado e que ocupa simetricamente face, nádegas, faces extensoras dos membros e extremidades. As lesões permanecem por 15 a 20 dias e depois desaparecem deixando uma descamação. Linfonodomegalia axilar e inguinal pode ser notada por 2 a 3 meses durante o curso da doença, juntamente com uma hepatomegalia moderada. Nos casos relacionados com o vírus da hepatite B, as alterações de transaminases começam a aparecer de 1 a 2 semanas após o aparecimento da dermatopatia. Outros agentes envolvidos nesta síndrome são os enterovírus, particularmente o Coxsackie A16, o vírus Epstein-Barr, o citomegalovírus, o vírus da hepatite A, o vírus parainfluenza e o estreptococo beta-hemolítico do grupo A. Quando a síndrome é causada por esses outros agentes, as lesões podem ser pruriginosas e papulovesiculares, com a companhia de sintomas gerais como febre e mal-estar.

PUSTULOSE EXANTEMÁTICA AGUDA GENERALIZADA

Rara erupção febril, que cursa com leucocitose e é caracterizada por pústulas estéreis sobre uma base eritematosa. Afeta predominantemente tronco superior, dobras e face e desaparece dentro de duas semanas. Em geral, é induzida por drogas, mas também pode ser secundária a infecções virais, como enterovírus, adenovírus, citomegalovírus, Epstein-Barr, vírus da hepatite B, ou bacterianas, como por clamídia e micoplasma.

EXANTEMA ASSIMÉTRICO LATERALIZADO OU EXANTEMA PERIFLEXURAL ASSIMÉTRICO DA CRIANÇA

Apesar de ser mais frequente em crianças, também têm sido descritos vários casos em adultos. Trata-se de erupção que se inicia unilateralmente, próximo da axila ou dobra, com lesões eritematosas, maculopapulares, que podem ser um pouco pruriginosas e se disseminam centrifugamente, podendo ser bilaterais na evolução. Em geral se resolvem em até cinco semanas com uma descamação fina. A hipótese para a predominância unilateral seria uma hiper-responsividade poligênica a vários agentes infecciosos, como adenovírus, parainfluenza, parvovírus B19, HHV-6 e HHV-7 e vírus Epstein-Barr.

ARBOVIROSES

As arboviroses são as doenças causadas pelos chamados arbovírus, assim denominados pela junção de ***ar**thropod-**bo**rne* ***virus***. Incluem os vírus da dengue e da zika, febre chikungunya e febre amarela, e também são descritos surtos na região Norte do país pelos vírus Mayaro e Oropouche. A classificação "arbovírus" engloba todos aqueles transmitidos por artrópodes, ou seja, insetos e aracnídeos (como aranhas e carrapatos). Existem 545 espécies de arbovírus, e 150 deles causam doenças em seres humanos. No Quadro 3 estão as principais características clínicas e diagnósticas das principais arboviroses em nosso meio.

QUADRO 3 Arboviroses: clínica e diagnóstico

Doença	Período de incubação	Clínica	Exames inespecíficos	Diagnóstico
Dengue	3 a 15 dias	Febre, náusea, vômitos, exantema (50%), mialgias, artralgia, cefaleia, dor retro-orbital, conjuntivite (raro), petéquias, hipotensão, choque, sangramentos.	Leucopenia, plaquetopenia, aumento do hematócrito, prova do laço positiva.	Antígeno NS1, isolamento viral, RT-PCR e imuno-histoquímica, que devem ser solicitados até o 5º dia do início dos sintomas. Sorologia (ELISA) a partir do 6º dia.
Zika	3 a 14 dias	Febre baixa, erupções cutâneas (100%), cefaleia, artralgia, mal-estar geral e conjuntivite não purulenta (50-90%).	Leucopenia, sem outras características.	RT-PCR no sangue ou na urina, entre 3 e 5 dias do início dos sintomas. Sorologia (ELISA) a partir do 6º dia.

(continua)

QUADRO 3 Arboviroses: clínica e diagnóstico (*continuação*)

Doença	Período de incubação	Clínica	Exames inespecíficos	Diagnóstico
Chikungunya	1 a 12 dias	Febre, cefaleia, mialgia, náusea, vômitos, exantema (50%), conjuntivite (30%) e poliartralgia intensa de predomínio distal. Pode evoluir para cronificação.	Leucopenia com linfopenia, plaquetopenia, elevação de VHS, PCR, transaminases, creatinina e CPK.	Isolamento viral e RT-PCR; detecção de IgM durante a fase aguda ou de convalescença ou detecção de soroconversão nos títulos de IgG nos testes sorológicos (ELISA ou IH).
Febre amarela	3 a 6 dias	Febre alta e calafrios, cansaço, cefaleia, mialgia, inapetência, náuseas e vômitos por 2 a 4 dias, podendo evoluir para insuficiência hepática e renal, hemorragia profusa em múltiplos órgãos, encefalopatia.	Leucopenia com neutropenia e linfocitose, plaquetopenia, aumento de transaminases, bilirrubinas, fosfatase alcalina, ureia e creatinina.	Isolamento viral, imuno-histoquímica e RT-PCR até o 5º dia do início dos sintomas. Sorologia (ELISA e PRNT) a partir do 6º dia.

CPK: creatinofosfoquinase; ELISA: ensaio de imunoabsorção enzimática; Ig: imunoglobulina; IH: imuno-histoquímica; PCR: reação em cadeia da polimerase; RT-PCR: reação em cadeia da polimerase por transcriptase reversa; VHS: velocidade de hemossedimentação.
Fonte: elaboração das autoras.

FEBRES HEMORRÁGICAS

A presença de exantema hemorrágico febril sempre deve ser considerada um aviso, porque se pode estar diante de doenças graves como meningococcemia, febre maculosa brasileira e várias viroses, como dengue, chikungunya, febre amarela, zika vírus, ebola, febre de Marburg, febre de Lassa, dentre várias outras. Especialmente as quatro primeiras listadas são de interesse para o diagnóstico diferencial.

CONCLUSÕES

O exantema é sinal comum a diversas doenças infecciosas e não infecciosas. A anamnese detalhada e o exame físico completo são fundamentais para elaboração de hipótese diagnóstica, confirmação laboratorial e orientações de tratamento, além das medidas de prevenção de disseminação das doenças na comunidade.

SUGESTÕES DE LEITURA

1. Drago F, Ciccarese G, Gasparini G, Cogorno L, Javor S, Toniolo A, et al. Contemporary infectious exanthems: an update. Future Microbiol. 2017;12:171-193.
2. Fölster-Holst R. Infectious exanthemas in childhood. J Dtsch Dermatol Ges. 2020;18(10):1128-55.
3. Ramoutsaki IA, Dimitriou H, Kalmanti M. Management of childhood diseases in the Byzantine period: II – exanthematic diseases. Pediatr Int. 2002;44(3):338-40.
4. Sakane PT, Marques HHS, Alvares PA, Mimica MJ. Doenças exantemáticas comuns da infância. In: Carneiro-Sampaio M , Sumita NM, Slhessarenko N, Duarte AJS, coordenadores. Medicina laboratorial

em pediatria. Santana de Parnaíba: Manole; 2023. p.530-59.
5. Young TK, Oza VS. Exanthematous eruptions in children. Pediatr Ann. 2020;49(3):e116-e123.

QUESTÕES

1. Adolescente do sexo masculino, 15 anos de idade, histórico de vacinação completo de acordo com o Programa Nacional de Imunizações, com vida sexual ativa, apresenta quadro de emagrecimento e lesões exantemáticas há 4 semanas. Nega outras queixas na anamnese. No exame físico, apresenta múltiplos linfonodos de 1,5 cm em região cervical e fígado palpável a 2 cm do rebordo costal direito. Em relação à hipótese diagnóstica, assinale a melhor alternativa:
   A. Infecção por citomegalovírus está descartada em razão da faixa etária.
   B. Trata-se de exantema viral e não há necessidade de investigação diagnóstica.
   C. Sífilis não faz parte do diagnóstico diferencial.
   D. Infecção por vírus da imunodeficiência humana (HIV) é um diagnóstico diferencial possível.

   Alternativa correta: D.
2. Menina de 12 anos de idade apresenta quadro de febre, odinofagia e exantema há três dias. Ao exame físico, apresenta hiperemia em orofaringe, um linfonodo de 3 cm palpável em região cervical e exantema difuso em tronco e membros. Assinale a melhor alternativa quanto à hipótese diagnóstica e confirmação laboratorial:
   A. O quadro é típico de mononucleose, não há necessidade de confirmação laboratorial e devem ser orientadas medicações sintomáticas.
   B. Rubéola é a principal hipótese diagnóstica. Devem ser coletados hemograma e sorologia IgM e IgG para rubéola.
   C. Escarlatina é o diagnóstico mais provável. Teste rápido para detecção de *Streptococcus* beta-hemolítico do grupo A ou cultura de orofaringe confirmam o diagnóstico.
   D. Infecção por adenovírus não acontece nessa idade e está excluída.

   Alternativa correta: C.
3. Adolescente do sexo masculino, 13 anos de idade, apresenta quadro de febre, cefaleia, vômitos e manchas no corpo há 1 dia. Ao exame físico, está em mau estado geral, apresentando hipotensão arterial e exantema hemorrágico, sem outros achados. Assinale a melhor alternativa quanto à hipótese diagnóstica e confirmação laboratorial:
   A. Dengue é uma hipótese diagnóstica e sorologia é o melhor exame para confirmação nesse momento
   B. Meningococcemia é uma hipótese diagnóstica e a hemocultura deve ser coletada.
   C. Febre maculosa está descartada e não há necessidade de exame.
   D. Febre amarela é uma hipótese diagnóstica e a sorologia é o melhor exame para confirmação nesse momento.

   Alternativa correta: B.

42

Cianose, dispneia e tosse na criança e no adolescente

Silvia Onoda Tomikawa Tanaka
Joaquim Carlos Rodrigues
Cleyde Myriam Aversa Nakaie

PONTOS-CHAVE

- Fornecer uma estrutura clínica de sinais e sintomas para a abordagem de crianças com cianose, dispneia e tosse.
- Revisar a classificação e as causas de crianças com cianose, dispneia e tosse.
- Estabelecer o diagnóstico clínico diferencial de cianose, dispneia e tosse crônica em crianças com base em dados clínicos e laboratoriais.

CIANOSE

Cianose refere-se a uma coloração azulada da pele e membranas mucosas decorrente de concentrações excessivas de hemoglobina reduzida (não oxigenada) no sangue capilar.

A cianose aparece com mais frequência onde o fluxo sanguíneo é mais lento, como na pele das mãos e dos pés, especialmente nos leitos ungueais. Manifesta-se também em locais onde a pele é fina e o tecido é ricamente vascularizado, como lábio, língua, mucosa oral e ponta do nariz.

A cianose ocorre quando a concentração de hemoglobina arterial reduzida ultrapassa 3 g/dL. Nesse nível, a concentração de hemoglobina reduzida nos leitos capilares geralmente é de 4 a 6 g/dL. O aparecimento de cianose apresenta correlação direta entre o nível de hemoglobina e a porcentagem de saturação do oxigênio do sangue arterial, pois poderá se manifestar em níveis variados de saturação de oxigênio, dependendo da concentração da hemoglobina no sangue. Assim, em situações de poliglobulias, mesmo com pequena queda de saturação de oxigênio, pode haver aparecimento de cianose, porém geralmente a oxigenação tecidual é adequada. Por outro lado, quando há diminuição da concentração de hemoglobina (anemia), mesmo em situações de queda acentuada da saturação arterial, a cianose pode ser difícil de ser notada, podendo ser acompanhada de grande prejuízo da oxigenação tecidual.

Por exemplo, uma criança com hemoglobina 20 g/dL vai apresentar cianose quando tiver uma saturação de 85% (15% de 20 g/dL = 3 g/dL de hemoglobina reduzida), mas uma criança com hemoglobina 10 g/dL apresenta cianose apenas com saturação de 70% (30% de 10 g/dL = 3 g/dL de hemoglobina reduzida – Figura 1).

A impressão clínica de cianose geralmente é confirmada por uma gasometria arterial ou mais comumente por oximetria de pulso. Esta, no entanto, não levará em conta a presença de hemoglobina anormal. Por exemplo, na meta-hemoglobinemia, a capacidade de transporte de oxigênio do sangue é reduzida e os pacientes podem aparecer com coloração de pele azul-lavanda, mas a oximetria de pulso pode superestimar a saturação de oxigênio no sangue arterial ($SatO_2$).

Basicamente há cinco mecanismos que podem causar diminuição da saturação de oxigênio arterial em indivíduos respirando em ar ambiente: hipoventilação alveolar, dificuldade de transporte de oxigênio na membrana alveolocapilar (difusão), inadequação da relação ventilação/perfusão pulmonar, *shunt* de sangue do lado direito (venoso) para o lado esquerdo (arterial) e transporte inadequado de oxigênio pela hemoglobina.

Classificação

- **Central (arterial):** caracteriza-se por apresentar diminuição da saturação de oxigênio arterial, débito cardíaco elevado ou normal e diferença arteriovenosa normal. Neste tipo de cianose, as mucosas normalmente estão azuladas e a temperatura da pele é normal. Geralmente sua origem é cardíaca ou pulmonar. A cardíaca está associada a uma PaO_2 diminuída acompanhada de $PaCO_2$ normal, e a resposta à inalação de oxigênio

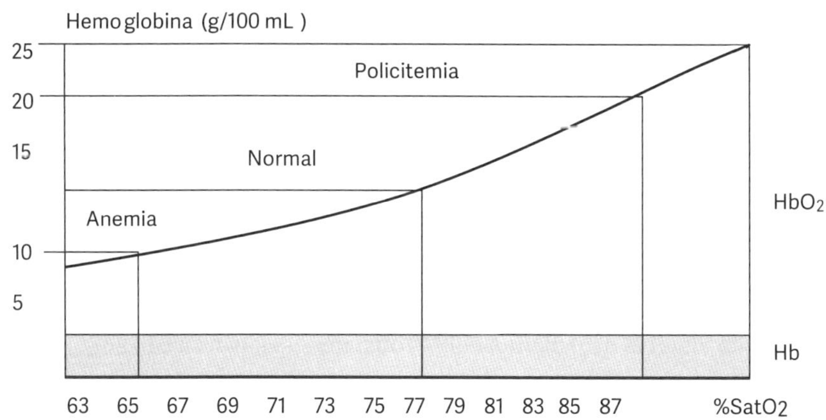

FIGURA 1 Para o aparecimento de cianose, há necessidade de pelo menos 3 g de hemoglobina reduzida para cada 100 mL de sangue arterial. A figura mostra a saturação mínima de oxigênio do sangue arterial necessária para o aparecimento de cianose para cada nível de concentração de hemoglobina.

Fonte: Bellizia e Cardoso, 2002.

é parcial. A cianose de causa pulmonar também é acompanhada de PaO_2 diminuída no sangue arterial, porém a $PaCO_2$ é elevada e a inalação com oxigênio a 100% faz com que a cianose desapareça. A cianose causada por meta-hemoglobulinemia apresenta PaO_2 e $PaCO_2$ normais, sem insuficiência respiratória.

- **Periférica (venosa):** caracteriza-se por apresentar saturação de oxigênio arterial normal, débito cardíaco e grande diferença arteriovenosa da PO_2. As mucosas encontram-se rosadas com a pele úmida e fria. A intensidade da cianose é usualmente leve. Como as arteríolas do plexo cutâneo contêm sangue normalmente saturado de oxigênio, ao comprimir a área cianótica, nota-se o aparecimento de manchas avermelhadas (Quadros 1 e 2).

Cianose no período neonatal

A cianose no período neonatal pode ser de difícil reconhecimento em consequência da alta concentração de hemoglobina fetal que persiste após o nascimento. A curva de dissociação da hemoglobina fetal, comparada com a hemoglobina normal, tem maior afinidade pelo oxigênio e este é liberado em menor quantidade para os tecidos. Como consequência, hipoxemia grave pode estar presente na ausência de cianose detectável. Nesse caso, outros sinais de hipoxemia devem ser avaliados, como taquipneia, taquicardia e irritabilidade.

QUADRO 1 Diagnóstico diferencial das cianoses

Aspecto	Central	Periférica
Fisiológico		
Saturação arterial de oxigênio	Reduzida	Normal
Diferença arteriovenosa	Normal	Aumentada
Débito cardíaco	Normal ou elevado	Baixo
Clínico		
Intensidade	Moderada a grave	Leve
Membranas mucosas	Azuladas	Róseas
Temperatura	Quente	Fria

Fonte: elaboração dos autores.

QUADRO 2 Diagnóstico diferencial da cianose central

Aspecto	Cardíaca	Pulmonar	Hematológica (meta-hemoglobinemia)
Fisiológico			
PaO_2	Diminuída	Diminuída	Normal
$PaCO_2$	Normal	Elevada	Normal
Clínico			
Choro	Aumenta a cianose	Diminui a cianose	Não altera a cianose
100% de O_2	Diminui a cianose	A cianose desaparece	Não altera a cianose

Fonte: elaboração dos autores.

DISPNEIA

Conceito

Dispneia é o conjunto de manifestações semiológicas e subjetivas de desconforto ou insuficiência respiratória. Portanto, a dispneia é um sintoma tanto objetivo quanto subjetivo. Os sinais objetivos de dispneia são:

- **Desvios do tipo respiratório a partir do padrão normal:** taquipneia, bradipneia, hiperventilação, respiração ruidosa, *gasping*, estridor, tiragem intercostal, retração torácica, batimento de asa de nariz.
- **Alteração da cor da pele:** cianose generalizada ou de extremidades, palidez.
- **Perturbações neurovegetativas:** agitação, sudorese, gemido, vômitos.

Fisiopatologia

Os três fatores que atuam isolados ou concomitantemente nos centros respiratórios são:

- Químicos, incluindo hipoxemia, hipercapnia e acidose.
- Reflexo, por meio do reflexo de Hering-Breuer.
- Central ou cerebral?

Os pressorreceptores localizados na parede do arco aórtico e seio carotídeo provavelmente não estão relacionados com a regulação da respiração. No entanto, uma queda na pressão sanguínea pode aumentar a ventilação pulmonar. Os termorreceptores no hipotálamo e na pele podem, na presença de febre, desencadear um leve estímulo para a respiração. Embora um desses fatores possa iniciar uma alteração na respiração, outros contribuem normalmente para seu controle. É raro um fator agir isoladamente.

Mecanismos da dispneia

Dois processos diferentes, mas conectados, parecem estar envolvidos no mecanismo neurofisiológico da dispneia:

- Transmissão da informação sensitiva derivada do aparecimento respiratório para áreas integradoras do cérebro.
- Interpretação da informação e reação subjetiva a ela. Esse fenômeno envolve vias para receber e integrar áreas na consciência.

Supõe-se que nos pulmões existam receptores que iniciam a mensagem ao cérebro. Por meio deles, o nervo vago pode transmitir informações das mudanças de volumes e pressões pulmonares, da presença de substâncias irritantes nas vias aéreas e da pressão do fluido intersticial. Outro sítio potencial de iniciação dos "sinais de dispneia" é a parede torácica, por meio de receptores localizados nos músculos intercostais e articulações das costelas torácicas. Uma terceira origem possível é o diafragma via nervo frênico. Por outro lado, as alterações químicas (hipoxemia, hipercapnia e acidose) parecem contribuir para a sensação de dispneia, por seus efeitos nos quimiorreceptores ou por modificações dos sinais em uma das vias neurais que se dirigem ao cérebro (Figura 2).

Classificação das dispneias

Dispneia por obstrução das vias respiratórias

Obstruçoes localizadas no nariz

Rinites (viral, bacteriana, da lues congênita, diftérica, alérgica), estenoses ci-

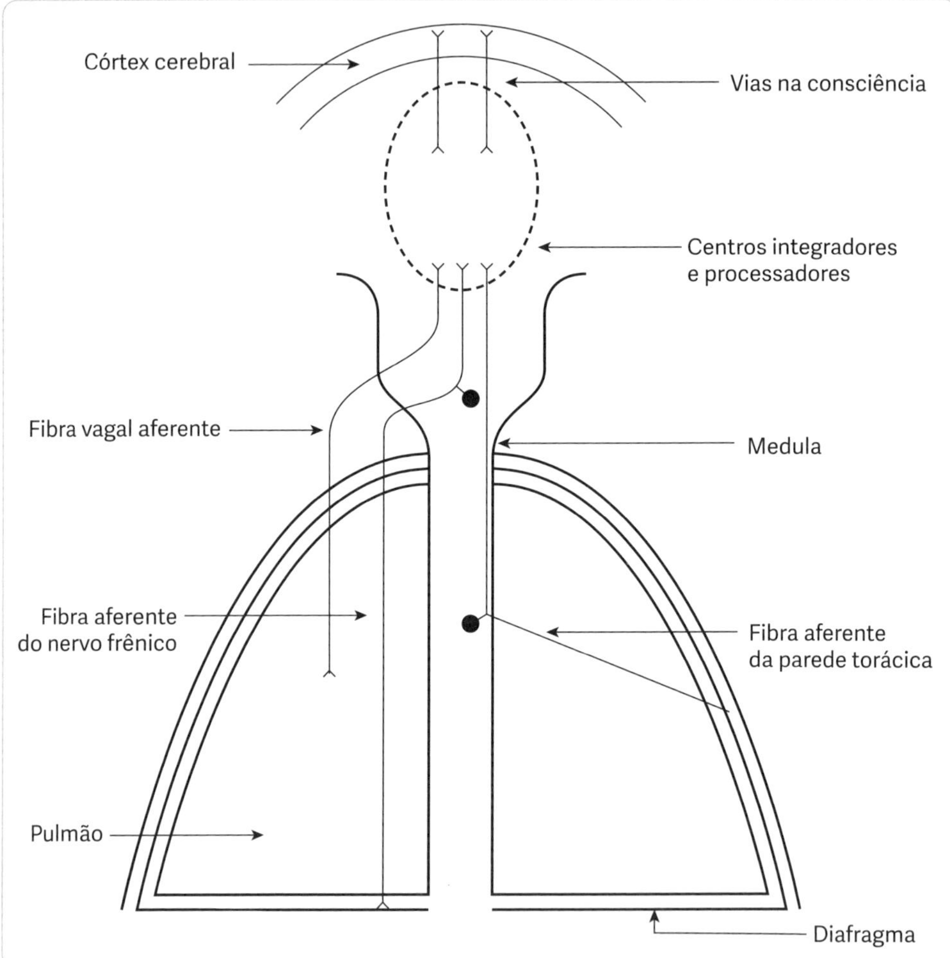

FIGURA 2 Ilustração dos possíveis mecanismos sensoriais para a dispneia e caminhos pelos quais os "sinais de dispneia" podem ser transmitidos. O aparelho respiratório inicia a mensagem que é integrada nos centros cerebrais e daí enviada à consciência no córtex.

catriciais, corpos estranhos, hipoplasia cartilaginosa, alterações septais (desvio, hematoma, abscesso), tumores nasofaríngeos e da porção posterior das fossas nasais (linfangiomas, hemangiomas, teratomas, sarcomas, fibromas), atresia de coanas, meningoencefalocele e obstrução por rolha meconial.

Obstruções no nível da rinofaringe e da faringe

Vegetações e hipertrofia adenoideanas, pólipos das coanas, tumores (fibroma, sarcoma), abscesso retrofaríngeo e periamigdaliano, flegmão de parede faríngea, abscessos e cistos da base da língua e do assoalho da boca, síndrome de Pierre Robin, queimaduras por alimentos quentes, cáusticos ou ácidos, edema angioneurótico e inflamatório.

Obstruções no nível da laringe, traqueia e brônquios

- **Alterações da parede:** laringomalácia, processos infecciosos e inflamatórios da mucosa (epiglotites, laringites, pós-aspiração mecânica intempestiva, pós-intubação, contusões externas, intoxicação pela fumaça e gases corrosivos) e alterações tumorais (papilomas, nódulos de cordas vocais, hemangiomas, infiltrados leucêmicos e tumores malignos raros).
- **Alterações das cordas vocais:** paralisia (pode ocorrer nos processos que afetam o nervo recorrente ou os ramos laríngeos do vago), tocotraumatismo, compressão extrínseca, processos inflamatórios do pescoço, encefalite, poliomielite, botulismo. Espasmos: hipocalcemia, doença de Gaucher.
- **Redução da luz por corpos estranhos:** mecônio, alimentos, vômitos, pequenos objetos.
- **Compressão externa da traqueia e dos grandes brônquios:** aumento de gânglios mediastinais (tuberculose, inflamações inespecíficas, linfossarcoma, leucoses agudas, sarcoidose, linfogranulomatose), processos expansivos (bócio, cistos branquiais, tumores do timo, neurinomas, neuroblastoma, abscessos frios, divertículos e cistos esofagianos), malformação dos grandes vasos (arco aórtico duplo, aneurisma de artéria pulmonar), mediastinites e enfisema mediastinal.
- **Estreitamento dos brônquios**: processos inflamatórios e infecciosos, bronquite, asma brônquica, raquitismo grave, bronquiectasias, inalação de gases tóxicos e inalação de fumaça.

Dispneia por comprometimento da superfície pulmonar de troca

Afecções do parênquima pulmonar

Pneumonias (virais, bacterianas, por fungos, tuberculose), broncopneumonias, atelectasias, abscessos, síndrome do desconforto respiratório do recém-nascido, processos intersticiais, alterações decorrentes de ventilação mecânica prolongada, toxicidade pelo oxigênio e choque, pneumatoceles e malformações congênitas (enfisema lobar, hipoplasia ou agenesia de lobos, pulmão policístico).

Compressão de segmentos pulmonares

Pneumotórax (rotura de bolhas de enfisema na respiração artificial, pós-punção pulmonar, nos processos enfisematosos, pneumonias intersticiais, cistos de pulmão e pneumatoceles), derrames pleurais (pleuris purulento, tuberculoso, asséptico, sarcoma e linfossarcoma, insuficiência cardíaca, síndrome nefrótica, disproteinemias, quilotórax), hérnias diafragmáticas, malformações do diafragma, alterações abdominais que repercutem na dinâmica respiratória (peritonite, ascite, hepatoesplenomegalia acentuada, obesidade, prisão de ventre, meteorismo, íleo paralítico).

Distúrbios da mecânica respiratória

Alterações do arcabouço torácico

Fraqueza da caixa torácica dos prematuros, alterações do esterno, agenesia de múltiplas costelas, fratura múltipla de costelas.

Lesões neuromusculares

Distrofia muscular progressiva, dermatomiosite, miastenia grave, hipoplasia muscular generalizada congênita, contusões e processos inflamatórios da parede, paralisia diafragmática, paralisia da musculatura intercostal (coxsackie, pólio), polirradiculoneurite, amiotonia congênita, neurite diftérica, tétano, botulismo, alterações medulares (malformações, transecção, Werdnig-Hoffmann) e mielites.

Dispneia por depressão do centro respiratório

Intoxicações por opiáceos, barbitúricos, anestésicos, álcool, hemorragias e processos expansivos intracranianos, meningoencefalites, traumatismos cranioencefálicos, narcose por CO_2, edema cerebral alérgico e tromboses agudas.

Dispneia por alterações cardíacas e do pericárdio

Fibroelastose congênita, miocardite, miocardose, taquicardias paroxísticas, bloqueio atrioventricular, cardiopatias congênitas (tetralogia de Fallot, atresia tricúspide, atresia pulmonar, drenagem anômala das veias pulmonares, persistência do canal arterial, comunicações interauriculares e interventriculares com hipertensão pulmonar), pericardites constritivas ou com derrame.

Dispneia devida à presença de formas anômalas de hemoglobina

Por meta-hemoglobina

Deficiência congênita de meta-hemoglobina redutase associada à presença de hemoglobina M, intoxicação por nitratos, subnitratos de bismuto, anilina, nitrobenzeno, derivados da fenacetina, gás cianídrico.

Por sulfoemoglobina

Intoxicação por derivados da sulfa.

Por carboxiemoglobina

Intoxicação pelo monóxido de carbono (tom avermelhado da pele).

Dispneia psicogênica

Raramente presente em crianças. Mais frequentemente atinge meninas em situação de estresse psíquico.

Tratamento das cianoses e das dispneias

Deve visar fundamentalmente à causa determinante, e, por esse motivo, um diagnóstico etiológico preciso sempre deve ser feito.

Haverá sempre um procedimento específico para cada caso. São exemplos a digitalização de um paciente com insuficiência cardíaca ou a traqueostomia em um paciente com laringite diftérica, e caberão também as medidas gerais.

Oxigenoterapia

Indicada quando a tensão arterial do oxigênio é baixa. Deve ser dado oxigênio suficiente, a fim de manter a pressão arterial do oxigênio em níveis seguros (entre 65 e 85 mmHg). O modo de administração varia conforme a fração inspiratória do O_2, necessária ao ar inspirado; podem ser usados cateter nasal, máscara, tenda ou respiradores nos casos mais graves.

Nos casos de insuficiência respiratória crônica, a hipoxemia é o estímulo que mantém a respiração do paciente, podendo o uso inadvertido de O_2 levar o paciente ao óbito por narcose pelo CO_2. Quando a causa da cianose é periférica, devida à presença de hemoglobinas anormais ou ainda por bloqueio alveolocapilar ou *shunt* venoarterial, a oxigenoterapia é ineficaz.

Repouso

A agitação do paciente aumenta o consumo de oxigênio, sobrecarregando o coração e aumentando o esforço respiratório, podendo piorar a dispneia e a cianose. Quando a agitação é intensa e o paciente não colabora, deve-se sedá-lo usando drogas que não deprimam o centro respiratório.

Fluidificantes e drenagem de decúbito

O uso de fluidificantes de secreção, associado à drenagem de decúbito, é útil nos pacientes com secreção pulmonar espessa e abundante.

Posição do paciente

O decúbito elevado contribui para melhorar a estase pulmonar e evitar a compressão pelas vísceras abdominais, por meio do diafragma. Sempre considerar que a perfusão pulmonar obedece à gravidade e que o mau posicionamento do doente poderá favorecer justamente a perfusão pelas áreas mais comprometidas dos pulmões.

Aparelhos respiradores

Sempre utilizá-los quando o paciente, apesar da oxigenoterapia, não consegue manter a pressão arterial do oxigênio em níveis seguros, ou ainda quando o paciente começa a entrar em exaustão muscular ou em narcose por CO_2. O tipo de aparelho a ser utilizado variará com o tamanho da criança e com a doença em questão.

Auxílio de especialistas

Pode ser indispensável para o esclarecimento diagnóstico e/ou tratamento eficaz (p. ex., cirurgião, endoscopista).

TOSSE

Uma das causas mais frequentes de procura de consultas pediátricas e de emergência, a tosse é associada com prejuízo da qualidade de vida, perda de dias escolares, consultas médicas frequentes e uso excessivo de antibioticoterapia. A principal função da tosse é a proteção da árvore brônquica, dificultando a entrada de substâncias prejudiciais, como alimentos, corpos estranhos e inalação de gases tóxicos, além de auxílio na remoção de secreções e detritos.

A tosse pode ser definida como aguda quando tem duração inferior a 4 semanas, subaguda de 4 a 8 semanas e crônica se superior a 8 semanas. A tosse aguda ocorre na maioria das vezes nos episódios de infecções respiratórias agudas e geralmente se resolve em 4 semanas, mas em alguns casos pode persistir por períodos mais longos. Por esse motivo, a British Thoracic Society considera a tosse como crônica somente a partir de 8 semanas e indica uma avaliação mais precoce se os sintomas não estiverem em curva decrescente. Por outro lado, o *Chest Consensus Statement* define como tosse crônica em crianças a tosse diária com duração superior a 4 semanas. por considerar a alta porcentagem de episódios de tosse que se resolvem em até 3 semanas.

As principais diferenças fisiológicas na resposta da tosse entre adultos e crianças incluem diferenças de maturação das vias aéreas superiores, da musculatura torácica, do centro respiratório e do controle respiratório do reflexo da tosse. A sensibilidade à tosse em crianças é influenciada pelo menor calibre das vias aéreas e pela idade.

Epidemiologia

Na evolução natural das infecções de vias aéreas superiores em crianças menores de 4 anos, a tosse desaparece em cerca de 10 dias em 50% dos episódios e em 10% deles persiste por 25 dias sem relação com complicações. Nas crianças que frequentam creches as infecções respiratórias são mais frequentes, com maior duração dos episódios e maior índice de complicações. Considera-se habitual que lactentes apresentem cerca de 5 a 8 episódios de infecções de vias aéreas superiores por ano, com maior frequência entre 6 e 18 meses de idade. Considerando que a tosse é um dos principais sintomas nesses episódios, justifica-se que seja uma das queixas muito frequentes no atendimento ambulatorial dos pacientes pediátricos. Em cerca de 3 a 5% dos casos ocorre a persistência do sintoma e a indicação de procura da sua etiologia.

Fisiologia

Poucos estudos foram realizados em recém-nascidos para o conhecimento exato do desenvolvimento do reflexo da tosse. Quando a solução salina é injetada na traqueia, 90% dos recém-nascidos a termo respondem com tosse. Na maioria dos prematuros, entretanto, a tosse está ausente e, após 1 mês de vida pós-natal, somente 25% deles apresentam tosse quando da aspiração de solução salina.

Reflexo da tosse

Os receptores que desencadeiam o arco reflexo da tosse estão situados principalmente na entrada das vias aéreas, concentrados na laringe, na traqueia, na carina e na divisão de brônquios de médio calibre, onde a possibilidade de impactação de algum material veiculado pelo fluxo de ar inspirado é maior. Há também receptores localizados em seios paranasais, nariz, faringe, conduto auditivo externo, membrana timpânica, pleura, pericárdio, diafragma, estômago e esôfago. É preciso salientar que não há receptor da tosse nos alvéolos nem no parênquima pulmonar, o que explica a possibilidade de pneumonias alveolares cursarem sem a presença da tosse. Esses receptores respondem a estímulos de diferentes naturezas: térmicos (ar frio, mudanças de temperatura), químicos (óxido nítrico), irritativos (fumaça, pó), mecânicos (secreção, corpo estranho), inflamatórios (asma, fibrose cística) e outros. As vias aéreas mais proximais (laringe e traqueia) são extremamente sensíveis à estimulação mecânica e as mais distais, principalmente a estímulos químicos. O reflexo da tosse inicia-se pela estimulação desses receptores.

Os estímulos aferentes do reflexo da tosse são transmitidos principalmente através do nervo vago ao centro da tosse localizado na medula. Acredita-se que haja outro centro da tosse localizado no córtex, uma vez que a tosse pode ser voluntariamente desencadeada, suprimida e alterada. Os impulsos eferentes do reflexo da tosse são transmitidos via nervos vago, frênico e outros nervos motores espinais, aos órgãos efetores da tosse: laringe, árvore traqueobrônquica, diafragma, músculos intercostais, abdominais e perineais, desencadeando a tosse.

Mecanismo da tosse

A tosse propriamente dita consiste em uma sequência de quatro fases: inspiratória, compressiva, expiratória e de relaxamento. Inicia-se com uma inspiração rápida e profunda, seguida pela fase compressiva com o fechamento da glote e, a seguir, ocorre a contração dos músculos expiratórios (diafragma e os músculos da parede abdominal e torácica), elevando a pressão abdominal. A fase expiratória inicia-se com a abertura da glote, gerando um fluxo de ar de grande velocidade da via aérea inferior para a superior. O fluxo expiratório pode ser produzido mesmo com pequenas variações de pressão positiva intratorácica. A seguir ocorrem o relaxamento da musculatura e o retorno às pressões basais. As alterações no arco reflexo da tosse ou em qualquer das fases da tosse podem resultar na diminuição da sua eficácia, acarretando sua cronificação ou recorrência. Isso também acontece em portadores de anomalias neuromusculares ou esqueléticas, de deformidades nas vias aéreas ou na caixa torácica, de fraqueza muscular e na vigência de dor, uso de medicamentos sedativos e narcóticos ou alterações das propriedades reológicas do muco.

Etiologia

Tosse aguda

As causas mais frequentes de tosse aguda são as infecções virais das vias aéreas superiores, como o resfriado comum, e das inferiores, como traqueobronquites, seguidas pelas sinusites agudas, exposição a alérgenos e exacerbações de doenças crônicas como asma, rinossinusites e cardiopatias.

Tosse subaguda

É definida pelas II Diretrizes Brasileiras no Manejo de Tosse Crônica como a tosse que tem duração entre 3 e 8 semanas, independentemente da idade do paciente. Uma das causas mais comuns é a tosse pós-infecciosa, isto é, após uma infecção respiratória sem a identificação de outras causas. A etiologia da infecção geralmente é viral, ou causada por *Mycoplasma pneumoniae*, *Bordetella pertussis*, *Chlamydophila pneumoniae* e *Moraxella catharralis*. Outras causas em pacientes com tosse prolongada podem ser asma, doença do refluxo gastroesofágico (DRGE), aspiração de corpo estranho e tosse psicogênica. Assim, quando afastada a origem pós-infecciosa, a abordagem deve prosseguir como para tosse crônica.

Tosse crônica

As principais causas de tosse crônica (TC) em crianças são asma, DRGE e bronquite bacteriana protraída. Em adolescentes não fumantes e não usuários de drogas inibidoras da enzima conversora de angiotensina, considerar sinusite, tosse variante, asma, DRGE e, principalmente no sexo feminino, tosse de origem psicogênica.

A avaliação de um paciente com TC inclui história detalhada, exame físico e exames laboratoriais quando necessário.

A tosse crônica pode se apresentar com ou sem marcadores específicos que, quando presentes, sinalizam para uma causa identificável ou uma doença mais grave. Assim, a tosse é considerada específica quando estão presentes sintomas e sinais específicos e a etiologia pode ser atribuída a uma doença ou anormalidade subjacente. Marcadores de tosse incluem a qualidade da tosse (seca ou úmida), alterações à ausculta pulmonar como chiado e estridor, além de outros sinais, como baqueteamento digital, dificuldade alimentar, retardo de crescimento, pneumonias recorrentes, alterações radiológicas e/ou espirométricas. Também devem ser avaliados fatores ambientais, como exposição a tabaco e a alérgenos intra e extradomiciliares.

O Quadro 1 cita os principais indicadores de tosse crônica em crianças e as possibilidades etiológicas correspondentes.

A investigação clínica e laboratorial dos pacientes com tosse crônica e o tratamento específico não serão descritos neste capítulo.

CONCLUSÕES

Tosse, dispneia e cianose na criança e adolescente são sintomas frequentes e muitas vezes interligados na sua origem.

QUADRO 1 Principais indicadores de tosse crônica específica e etiologia correspondente

Indicadores	Etiologia
Tosse produtiva	Doença pulmonar supurativa (bronquiectasias, bronquite bacteriana protraída, fibrose cística, doenças crônicas pulmonares), doenças aspirativas, abscesso subagudo, discinesia ciliar primária, sinusite crônica, infecções atípicas, tuberculose
Sibilância	Asma, hiper-responsividade brônquica, doenças aspirativas, bronquiolite obliterante, bronquiectasias, doenças eosinofílicas, tumores mediastinais, compressões das vias aéreas
Dispneia/taquipneia	Asma, doença crônica das vias aéreas ou interstício, cardiopatias, obesidade, hipertensão pulmonar, doenças hematológicas, crises de pânico, exposição a poluentes como químicos, poeiras e fumo
Cianose	Doenças pulmonares intersticiais, pneumopatias obstrutivas, cardiopatias, doenças hematológicas, hepatopatias
Rouquidão/estridor	Anormalidades laríngeas
Dor torácica	Asma, arritmia, pleuropatias
Hemoptise	Pneumopatias supurativas, malformações vasculares
Baqueteamento digital	Pneumopatias supurativas, doenças intersticiais, cardiopatia
Pneumonias recorrentes	Doenças aspirativas, bronquiectasias, doenças pulmonares supurativas, imunodeficiências, malformações pulmonares
Sintomas com início no período neonatal	Malformações pulmonares, doenças aspirativas, discinesia ciliar primária
Sintomas relacionados a alimentação/engasgo	Doença do refluxo gastroesofágico, incoordenação motora de cricofaringe, malformações pulmonares e/ou digestivas (traqueia, laringe, esôfago), corpo estranho
Retardo do crescimento	Fibrose cística, imunodeficiências, cardiopatias, discinesia ciliar primária, doenças intersticiais e obstrutivas
Sintomas ausentes no período do sono; paciente com sintomas de ansiedade sem outras causas	Tosse psicogênica
Deformidades da caixa torácica	Doença pulmonar crônica
Doenças neurológicas, musculares ou do desenvolvimento	Aspiração
História de contato com tuberculose, coqueluche, animais ou viagem recente	Tuberculose, micobacterioses, pertussis ou parapertussis, toxocaríase, parasitoses pulmonares, micoses
História de infecções pulmonares de repetição, imunodeficiências primárias ou secundárias, transplantes, tratamento de neoplasias	Infecções oportunistas

(continua)

QUADRO 1 Principais indicadores de tosse crônica específica e etiologia correspondente (*continuação*)

Indicadores	Etiologia
Uso de inibidores da enzima conversora de angiotensina, medicamentos associados à doença pulmonar intersticial	Efeito adverso à droga
Alterações radiológicas ou espirométricas	Pneumopatias crônicas, restritivas ou obstrutivas, malformações

Fonte: adaptação de II Diretrizes Brasileiras no Manejo de Tosse Crônica.

A tosse é um dos sintomas mais frequentes na prática pediátrica, prejudica a qualidade de vida, leva à procura por atendimento médico e ao uso excessivo de medicamentos. É importante lembrar que a tosse é um importante mecanismo de defesa da via respiratória. A maioria dos casos de crianças com tosse é devida a uma infecção viral de vias aéreas superiores, e não necessita de investigação. A persistência da tosse acima de 4 semanas justifica a realização de seu diagnóstico etiológico.

A dispneia ou falta de ar, assim como a cianose, é um sintoma causado por múltiplos fatores, desde fisiológicos, químicos ou ligados ao sistema nervoso, entre outros. A presença desses sinais envolve a necessidade de realização de uma anamnese detalhada e exame físico, além de seu diagnóstico diferencial para o tratamento adequado, evitando riscos para o paciente.

SUGESTÕES DE LEITURA

1. II Diretrizes Brasileiras no Manejo de Tosse Crônica. J Bras Pneumol. 2006;32(Supl 6):S 403-S 446.
2. Bellizia Neto L, Alves Cardoso AC. Cianose. In: Marcondes E. Pediatria básica – Tomo I: pediatria geral e neonatal. São Paulo: Sarvier; 2002. p.191-2.
3. Chang AB, Oppenheimer JJ, Irwin RS; CHEST Expert Cough Panel. Managing chronic cough as a symptom in children and management algorithms: CHEST Guideline and Expert Panel Report. Chest. 2020;158(1):303-29.
4. Gupta SK. Clinical approach to a neonate with cyanosis. Indian J Pediatr. 2015;82(11):1050-60.
5. Hiremath G, Kamat D. Diagnostic considerations in infants and children with cyanosis. Pediatr Ann. 2015;44(2):76-80.
6. Irwin RS, Baumann MH, Bolser DC, Boulet LP, Braman SS, Brightling CE, et al. Diagnosis and management of cough executive summary: ACCP evidence-based clinical practice guidelines. Chest. 2006;129(1 Suppl):1S-23S.
7. Labouret G. Dyspnée aiguë et chronique chez le nourrisson et l'enfant [Acute and chronic dyspnea in infants and children]. Rev Prat. 2019;69(1):e11-e16.
8. Lands LC. Dyspnea in children: what is driving it and how to approach it. Paediatr Respir Rev. 2017;24:29-31.
9. Parshall MB, Schwartzstein RM, Adams L, Banzett RB, Manning HL, Bourbeau J, et al.; American Thoracic Society Committee on Dyspnea. An official American Thoracic Society statement: update on the mechanisms, assessment, and management of dyspnea. Am J Respir Crit Care Med. 2012;185(4):435-52.
10. Pasterkamp H. The history and physical examination. In: Kendig and Wilmott's disorders of the respiratory tract in children. Philadelphia: Elsevier; 2006. p.75-93.
11. Shields MD, Bush A, Everard ML, McKenzie S, Primhak R; British Thoracic Society Cough Guideline Group. BTS guidelines: recommendations for the assessment and management of cough in children. Thorax. 2008;63 Suppl 3:iii1-iii15.
12. Shields MD, Doherty GM. Chronic cough in children. Paediatr Respir Rev. 2013;14(2):100-5; quiz 106, 137-8.
13. Sunjaya AP, Homaira N, Corcoran K, Martin A, Berend N, Jenkins C. Assessment and diagnosis of chronic dyspnoea: a literature review. NPJ Prim Care Respir Med. 2022;32(1):10.

QUESTÕES

1. Sobre cianose, é INCORRETO afirmar que:
   A. A cianose ocorre por concentrações excessivas de hemoglobina reduzida (não oxigenada) no sangue capilar.
   B. Em situação de poliglobulia, mesmo com pequena queda de saturação de oxigênio, pode haver aparecimento de cianose.
   C. Em situação de anemia, mesmo em situações de queda acentuada da saturação arterial, a cianose pode ser difícil de ser notada.
   D. A cianose aparece com mais frequência onde o fluxo sanguíneo é mais rápido, como na pele das mãos e dos pés, especialmente nos leitos ungueais.
   E. A impressão clínica de cianose é comumente confirmada por oximetria de pulso, porém não levará em conta a presença de hemoglobina anormal.

   Alternativa correta: D.

2. Qual das afirmativas abaixo é a correta?
   A. As infecções virais agudas como resfriado e traqueobronquite são as principais causas de cronificação da tosse em pacientes em idade escolar.
   B. Sibilância, estridor e dispneia não são indicadores considerados no diagnóstico de tosse crônica.
   C. Pacientes com tosse exclusivamente no período diurno não têm diagnóstico de tosse crônica, independentemente da duração do sintoma.
   D. Em pacientes pediátricos, as principais causas de tosse crônica são pós-infecciosa, asma, doença do refluxo gastroesofágico (DRGE) e bronquite bacteriana protraída.
   E. Sempre investigar causa de tosse crônica em pacientes com tosse persistente por 2 semanas.

   Alternativa correta: D.

3. Assinale dentre as alternativas abaixo a condição que não representa uma causa importante de dispneia:
   A. Obstrução aguda de vias aéreas superiores e/ou inferiores.
   B. Infecções agudas pulmonares com acometimento de vias aéreas superiores e/ou inferiores.
   C. Doenças neuromusculares com acometimento da caixa torácica e fraqueza dos músculos respiratórios.
   D. Doenças cardiovasculares congênitas ou adquiridas com repercussão e comprometimento pulmonar.
   E. Diarreias agudas e crônicas de causa não infecciosa.

   Alternativa correta: E.

43

Principais sinais e sintomas pediátricos do sistema digestório

Carina Canal
Mariana Deboni
Bruna Furia Buzetti Hourneaux de Moura
Marcos Jiro Ozaki
Ricardo Katsuya Toma

PONTOS-CHAVE

- A dor abdominal crônica é comum em crianças e adolescentes. A avaliação do paciente com queixas de trato gastrintestinal é ampla e requer a compreensão da patogênese da dor, das causas mais comuns e dos padrões típicos de apresentação.
- Vômito é consequência comum de múltiplas condições que podem variar de doenças leves e autolimitadas a condições graves e com risco à vida.
- A constipação intestinal afeta até 30% das crianças e é responsável por cerca de 3 a 5% de todas as consultas ao pediatra, sendo, assim, de suma importância sua avaliação e manejo adequado.
- A diarreia ainda é das principais causas de morte em crianças em nosso país.
- A icterícia pode ser o primeiro ou único sinal de doença hepática.
- A causa mais comum de hepatoesplenomegalia em crianças é infecciosa.

DOR ABDOMINAL

Constitui queixa das mais comuns no consultório pediátrico. A causa geralmente é autolimitada, como constipação, gastroenterite, quadro viral ou dor abdominal funcional. Porém, deve-se estar atento aos sinais de alarme (Quadro 1) que podem indicar distúrbios orgânicos (Quadro 2), condições associadas a anormalidades fisiológicas, estruturais ou bioquímicas.

QUADRO 1 Principais sinais de alarme em crianças portadoras de dor abdominal recorrente

Sinal de alarme
História familiar de doença inflamatória intestinal, doença celíaca ou doença ulcerosa péptica
Dor persistente no quadrante superior direito ou inferior direito
Disfagia
Odinofagia
Vômitos persistentes
Sangramento do trato gastrintestinal
Evacuação com despertar noturno
Artrite
Lesões perianais
Perda de peso
Desaceleração no crescimento
Atraso puberal
Febre recorrente não explicada

Fonte: adaptação de Hyams et al., 2016.

QUADRO 2 Causas orgânicas mais comuns de dor abdominal crônica em crianças e adolescentes

Causas	Características clínicas	Localização típica
Doença péptica (esofagite de refluxo, gastrite, úlceras gástricas e duodenais, infecção por *Helicobacter pylori*)	▪ Dor matinal e/ou despertar noturno ▪ Saciedade precoce, náusea, eructações	Epigástrico, abdome superior
Má-absorção de carboidratos (p. ex., lactose)	▪ Cólicas, diarreia (volumosa, aquosa, espumosa), distensão abdominal e/ou flatos relacionados à ingestão de alimentos contendo carboidratos mal absorvidos, dermatite perianal	Periumbilical, abdome inferior
Doença celíaca	▪ Cólicas, dor abdominal, diarreia crônica, anorexia, distensão abdominal, baixo ganho ou perda de peso, desnutrição, esteatorreia, flatulência ▪ Anemia por deficiência de ferro ▪ Amenorreia secundária	Inespecífica
Constipação (pode ter etiologia orgânica ou funcional)	▪ Evacuações pouco frequentes ou incompletas, incontinência fecal, história de fezes volumosas ou que obstruem o vaso sanitário, distensão abdominal, massa no quadrante abdominal inferior esquerdo, fezes duras ao toque retal	Hemiabdome esquerdo
Dismenorreia	▪ Dor cíclica relacionada à menstruação	Abdome inferior

(continua)

QUADRO 2 Causas orgânicas mais comuns de dor abdominal crônica em crianças e adolescentes (*continuação*)

Causas	Características clínicas	Localização típica
Infecção parasitária	▪ Diarreia, cólicas, distensão abdominal	Difusa
Esofagite eosinofílica	▪ Distúrbio alimentar, vômitos, disfagia, impactação alimentar, associação com condições alérgicas (p. ex., alergia alimentar, asma, dermatite atópica)	Abdome superior ou tórax

Alergia alimentar	Mediada por IgE:
	▪ Dor abdominal, náusea ou vômito dentro de minutos a 2 horas após a ingestão do alimento
	▪ Diarreia dentro de 2 a 6 horas depois da ingestão
	▪ Não mediada por IgE:
	  ▪ Vômito crônico e diarreia
	  ▪ Baixo ganho de peso
	  ▪ Sangue ou muco nas fezes
		Inespecífica

Doença inflamatória intestinal	▪ Baixa estatura/ganho de peso ▪ Maturação sexual atrasada ▪ Úlceras orais ▪ Fístulas perianais ▪ Diarreia ▪ Sangue nas fezes ▪ Uveíte, artrite ▪ VHS ou PCR elevada	Periumbilical, fossa ilíaca direita (enterite regional)

Fonte: adaptação de Oustamanolakis, 2012.

VÔMITOS (QUADRO 3)

QUADRO 3 Vômitos: definição e diagnóstico diferencial na criança e adolescente

Sintoma	Definição
Vômito ou êmese	Expulsão oral do conteúdo gástrico, de forma forçada, após contrações coordenadas da musculatura abdominal e da parede torácica. Bilioso: quando apresenta coloração verde ou amarela brilhante, indicando maior quantidade de bile no estômago, sugere obstrução intestinal.
Regurgitação	Ato pelo qual o alimento retorna de volta à boca sem a atividade muscular abdominal e diafragmática que caracteriza o vômito.
Ruminação	Retorno do conteúdo recém-deglutido seguido da remastigação e nova deglutição ou não. Pode ocorrer em qualquer idade, porém, adolescentes do sexo feminino têm maior risco de apresentar este transtorno.

Fonte: adaptação de Shields, 2018.

CAUSAS DIGESTÓRIAS DOS VÔMITOS (QUADRO 4)

QUADRO 4 Causas digestórias dos vômitos em crianças e adolescentes

Refluxo gastroesofágico fisiológico	Passagem retrógrada do conteúdo gástrico para o esôfago. É um achado comum nos primeiros meses de vida. Normalmente não tem causa patológica definitiva e desaparece com o tempo.
Doença do refluxo gastroesofágico	Quando os episódios de refluxo estão associados a complicações.
Gastroenterites	Causa mais comum de vômito em bebês, crianças e adolescentes. Etiologia viral mais frequente. Início repentino e geralmente estão associadas à diarreia.
Gastroparesia pós-infecciosa	Consequência de uma doença viral aguda que resulta em hipomotilidade antral pós-prandial crônica. Acompanha-se de plenitude pós-prandial e náuseas.
Intolerância alimentar	As características clínicas variam de acordo com a quantidade ingerida e entre os diferentes distúrbios, embora a maioria envolva sintomas gastrintestinais, como flatos excessivos, distensão e dor abdominal, além de diarreia e vômitos.
Alergia alimentar	Reação imunológica específica a antígeno proteico alimentar. Mesmo pequenas quantidades de alimento podem desencadear uma reação importante.
Obstrução intestinal	A intussuscepção é a causa mais comum de obstrução intestinal em crianças entre 6 e 36 meses de idade. Início súbito de dor abdominal intermitente, grave, em cólica e progressiva, acompanhada de choro inconsolável e flexão das pernas em direção ao abdome. O vômito pode ocorrer após os episódios de dor. Eliminação de fezes com aspecto de "geleia de framboesa".
Malformações anatômicas no trato gastrintestinal	A má rotação intestinal é uma anomalia congênita que pode apresentar sintomas em qualquer idade ou permanecer assintomática. Quando sintomática, geralmente se apresenta como obstrução intestinal aguda e vômito bilioso em decorrência de volvo de intestino médio.
Funcionais	Descritos como distúrbios gastrintestinais funcionais na classificação Roma IV de 2016 e por definição, após avaliação apropriada, tais sintomas não podem ser explicados por outra condição médica. ▪ Dispepsia funcional: caracterizada por anormalidades da função gástrica motora e hipersensibilidade visceral (acomodação gástrica prejudicada, determinada pela diminuição da capacidade de relaxamento do estômago, em resposta ao alimento). Geram-se, assim, os sintomas de plenitude gástrica, saciedade precoce e dor ou queimação epigástrica. ▪ Síndrome dos vômitos cíclicos: episódios repetidos de náuseas e vômitos que duram horas a dias, separados por períodos sem sintomas de duração variável. ▪ Vômito funcional: vômitos esporádicos, presentes pelo menos 1 vez por semana, não sendo autoinduzidos e não preenchendo critérios para algum transtorno alimentar ou ruminação.

Fonte: adaptação de Shields, 2018.

CAUSAS EXTRADIGESTIVAS DOS VÔMITOS (QUADRO 5)

QUADRO 5 Causas extradigestórias dos vômitos em crianças e adolescentes

Infecções	Faringite (principalmente a estreptocócica), otite média aguda e infecções do trato urinário são frequentemente associadas a náuseas e/ou vômitos.
Tosse emetizante	É comum após tosse vigorosa ou paroxística, especialmente decorrente da infecção por coqueluche, mas pode ocorrer com tosse vigorosa por qualquer causa.
Intoxicações	Geralmente se apresentam com vômitos e alteração do estado mental.
Hipertensão intracraniana	Êmese desencadeada por mudança abrupta na posição do corpo, além de associação com outros sintomas neurológicos, como dor de cabeça ou déficit neurológico focal. Projetivos e sem náusea.
Enxaqueca	Episódios periódicos de cefaleia acompanhada de náuseas, vômitos, dor abdominal e vertigens. Fotofobia e fonofobia frequentes.
Cetoacidose diabética	Anorexia, náuseas, vômitos, dor abdominal e poliúria, às vezes com sintomas neurológicos associados.

Fonte: adaptação de Shields, 2018.

CONSTIPAÇÃO INTESTINAL

Problema comum durante a infância, muitas vezes é aceita como uma variação normal, que se resolverá à medida que as crianças crescem. Quando não manejada da forma adequada, pode resultar em complicações como fissura anal, retenção de fezes e incontinência fecal. O tratamento depende da idade e da duração dos sintomas. Envolve educação, mudanças na dieta e no comportamento e farmacoterapia.

Causas

- **Constipação funcional:** definida pela presença de pelo menos dois dos seis critérios que descrevem frequência, consistência e tamanho das fezes, presença de incontinência fecal ou comportamento de retenção. Além disso, o diagnóstico também requer a exclusão de causas orgânicas (Quadro 6).
- **Causas orgânicas:** são responsáveis por menos de 5% dos casos. A avaliação ba-

QUADRO 6 Critérios diagnósticos da constipação funcional em crianças e adolescentes

Diagnóstico de constipação funcional: deve incluir 2 ou mais dos seguintes sinais e sintomas, que ocorrem pelo menos 1 vez por semana, por no mínimo 1 mês, com critérios insuficientes para o diagnóstico de síndrome do intestino irritável.
Sinais e sintomas:
▪ Duas ou menos evacuações por semana em uma criança com mais de 4 anos.
▪ Pelo menos 1 episódio de incontinência fecal por semana.
▪ História de postura de retenção das fezes.
▪ História de evacuações dolorosas e fezes endurecidas.
▪ Presença de grande massa fecal no reto.
▪ História de fezes de grande diâmetro que podem obstruir o vaso sanitário.
▪ Após avaliação apropriada, os sintomas não podem ser atribuídos a outra condição médica.

Fonte: adaptação de Hyams et al., 2016.

seia-se na coleta de história e exame físico específicos para identificar os sinais de alarme (Quadro 7).

QUADRO 7 Sinais de alarme da constipação intestinal da criança e adolescente

Eliminação de mecônio após 48 horas do nascimento.
Constipação que se iniciou no primeiro mês de vida.
História familiar de doença de Hirschsprung.
Fezes em fita.
Fezes contendo sangue na ausência de fissura anal.
Atraso no crescimento.
Vômitos biliosos ou recorrentes.
Distensão abdominal intensa.
Alterações tireoidianas.
Posição anormal do ânus.
Estigmas cutâneos: fosseta sacral, tufo piloso sacral.
Atraso no desenvolvimento motor.

Fonte: adaptação de Hyams et al., 2016.

As principais causas de esforço evacuatório para bebês estão listadas no Quadro 8, e, nas crianças e adolescentes, listadas no Quadro 9.

DIARREIA

A diarreia aguda continua sendo motivo de preocupação em nosso país. É definida como fezes amolecidas ou aquosas que ocorrem pelo menos três vezes em um período de 24 horas. Pode haver sintomas associados, como náusea, vômitos, febre e dor abdominal, além da presença de muco e sangue nas fezes (caracterizando a disenteria). A maioria dos casos é autolimitada, sendo o foco do tratamento a terapia de reidratação e manutenção da nutrição.

QUADRO 8 Causas de esforço evacuatório em lactentes

Causas	Características clínicas
Disquesia infantil	▪ Bebê saudável de 0 a 9 meses de idade. ▪ Fezes moles eliminadas após esforço.
Constipação	▪ Bebê saudável. ▪ As fezes são duras ou grandes.
Fissura anal	▪ Bebê saudável. ▪ Pode ou não ter histórico de constipação. ▪ Fissura identificada na inspeção do ânus. ▪ O esforço pode ser causado pela retenção voluntária de fezes.
Alergia à proteína do leite de vaca	▪ Bebê saudável. ▪ Dieta contendo proteína do leite de vaca (alimentada ao seio materno ou fórmula). ▪ Fezes normais ou moles com sangue e/ou muco.
Doença de Hirschsprung	▪ Recém-nascido ou bebê. ▪ História de passagem retardada de mecônio (após 48 h de vida). ▪ Constipação ou distensão abdominal e ocasionalmente diarreia. ▪ O exame retal pode revelar esfíncter tenso, ampola vazia ou estreita e/ou fezes explosivas. ▪ Manometria anorretal demonstra ausência de reflexo de relaxamento retoesfincteriano. ▪ Ausência de células ganglionares na biópsia retal.

Fonte: adaptação de Classen, 2022.

Porém, é importante distinguir o quadro diarreico agudo da doença diarreica mais prolongada, que merece avaliação adicional e possivelmente intervenção.

QUADRO 9 Causas de constipação de etiologia orgânica em crianças maiores e adolescentes

Causas neurogênicas
Doença de Hirschsprung
Paralisia cerebral
Mielomeningocele
Lesão da medula espinhal
Disrafismo espinhal (p. ex., agenesia sacral, malformação da medula espinhal)
Pseudo-obstrução (p. ex., neuropatias viscerais, miopatias, distúrbios mitocondriais)
Causas endócrinas e metabólicas
Fibrose cística (com íleo meconial em neonatos ou síndrome de obstrução intestinal distal em crianças maiores)
Intoxicação por vitamina D
Diabetes melito
Hipotireoidismo
Esclerose sistêmica juvenil (esclerodermia) ou doença mista do tecido conjuntivo
Causas anatômicas
Anomalias anorretais (ânus imperfurado, ânus deslocado anteriormente)
Obstrução intestinal (em neonatos, considerar atresia ou vólvulo)
Outras causas
Doença celíaca
Medicamentos (opiáceos, anticolinérgicos, antidepressivos, quimioterapia, antiácidos contendo alumínio)

Fonte: adaptação de Classen, 2022.

Classificação

Diarreia aguda é definida pela Organização Mundial da Saúde (OMS) como "a mudança do hábito intestinal caracterizada pela ocorrência de eliminação de três ou mais evacuações menos consistentes ou líquidas" por dia, com duração de até 14 dias. Diarreia aguda prolongada é aquela que apresenta duração entre 7 e 14 dias. Após duas semanas, passa a ser denominada persistente (podendo ser classificada como leve, moderada e grave), exigindo monitoramento e acompanhamento. Quando superior a 30 dias, é denominada diarreia crônica.

Etiopatogenia da diarreia aguda

Pode ter causas infecciosas, sendo os principais agentes envolvidos os vírus (dentre eles, o rotavírus é a principal causa de diarreia aguda grave em crianças menores de 5 anos), bactérias, protozoários e causas não infecciosas (Quadro 10).

Sinais de alerta

O cuidador deve ser orientado para reconhecer os sinais de desidratação e os sinais de alerta (Quadro 11). Deve-se atentar para as principais características clínicas do paciente de acordo com o grau de desidratação, tendo como objetivo decidir o plano de tratamento mais adequado para o caso em questão.

Atenção especial deve ser dada aos pacientes desnutridos, pelo fato de a avaliação do quadro de desidratação ser mais difícil, pois podem ser confundidos com os sinais de desnutrição. Sendo assim, é importante avaliar a condição clínica do paciente, pulso, frequência cardíaca e tempo de enchimento capilar. Além do manejo do quadro agudo, é importante avaliar deficiências nutricionais e tratá-las de forma adequada.

ICTERÍCIA

Termo usado para descrever a coloração amarelada ou alaranjada da pele e das conjuntivas que ocorre em decorrência do

QUADRO 10 Principais agentes etiológicos da diarreia aguda na criança e adolescente

	Agente etiológico	Características da diarreia	Quadro clínico
Diarreia aguda aquosa (diarreia sem sangue visível)	*Escherichia coli* enterotoxigênica	Diarreia do viajante. Diarreia do lactente.	Líquida, abundante sem sangue, dor abdominal e febre baixa.
	Vibrio cholerae	Início abrupto.	Vômitos e diarreia líquida semelhante à água de arroz. Leva à desidratação e até ao choque hipovolêmico.
	Cryptosporidium	Comum em lactentes jovens e em imunocomprometidos. Raramente vista em crianças maiores e hígidas.	Início súbito, com diarreia líquida, cólica abdominal e, menos comumente, náuseas, anorexia, febre e mal-estar.
	Rotavírus	Causa importante de gastroenterite em crianças < 2 anos.	Febre e vômito, seguidos de diarreia aquosa.
	Norovírus	Início abrupto.	Diarreia e vômitos com febre baixa.
Diarreia aguda invasiva (disenteria) Sangue vivo nas fezes. Geralmente associado a febre, vômitos e dor abdominal	*Campylobacter* spp.	Predominantemente o *C. jejuni* e o *C. coli*. Podem mimetizar apendicite e complicações incluem a síndrome de Guillain-Barré.	Dor abdominal, náuseas, vômitos, cefaleia e dores musculares.
	Shigella spp.	Causa importante de diarreia invasiva. A *S. dysenteriae* sorotipo I produz a toxina Shiga e é associada com epidemias de doença grave.	Diarreia secretora, enterocolite, SHU, febre alta, dor abdominal intensa.
	Salmonella spp.	Mais de 2 mil sorotipos. Lactentes, idosos e imunocomprometidos têm maior risco de doença disseminada.	Diarreia, náuseas, vômitos, dor abdominal, febre.
	Yersinia enterocolitica	Países de clima frio. Suínos (reservatórios), ingestão de água/alimentos contaminados ou de forma direta por transfusão de sangue.	Enterocolite, linfadenite mesentérica. Pode mimetizar a apendicite aguda. Febre, diarreia, dor abdominal.
	Clostridium difficile	Uso prévio de antibiótico. Diarreia nosocomial.	Diarreia líquida ou disenteria.
	Escherichia coli enteroinvasiva	Maiores de 2 anos e adultos.	Disenteria, febre, cólica, mal-estar.
	Escherichia coli êntero-hemorrágica	Toxina Shiga associada a doença grave epidêmica e risco aumentado de SHU.	Enterocolite, sangue sem leucócitos nas fezes, colite hemorrágica, SHU.

SHU: síndrome hemolítico-urêmica.
Fonte: adaptação de SBP, 2023 e Stockmann et al., 2017.

QUADRO 11 Sinais de alerta na diarreia aguda da criança e adolescente

Vômitos repetidos
Sangue nas fezes
Diminuição da diurese
Sede excessiva
Recusa de alimentos
Febre associada e prolongada
Despertar noturno
Dores articulares
Perda de peso

Fonte: adaptação de SBP, 2023.

aumento da bilirrubina. A dosagem normal de bilirrubina em crianças e adultos é inferior a 1 mg/dL, sendo menos de 5% dela presente na forma conjugada. A icterícia pode ser o primeiro ou único sinal de doença hepática, portanto sua avaliação é de fundamental importância. É mais bem observada na periferia das conjuntivas oculares e nas mucosas orais (debaixo da língua, palato duro). Entretanto, até mesmo um exame clínico cuidadoso pode não detectar icterícia até que a bilirrubina sérica seja superior a 2 mg/dL, duas vezes o limite superior normal.

Classificação (Quadro 12)

- **Hiperbilirrubinemia *não conjugada*:** caracterizada por elevação plasmática de bilirrubina não conjugada em razão de:
  - Superprodução de bilirrubina.
  - Captação prejudicada de bilirrubina pelo fígado.
  - Conjugação prejudicada da bilirrubina.
- **Hiperbilirrubinemia conjugada:** categorizada de acordo com a fisiopatologia, decorrente de:
  - Obstrução biliar (colestase extra-hepática).
  - Colestase intra-hepática.
  - Lesão hepatocelular (o aumento da bilirrubina vem acompanhado por elevações nas concentrações séricas das enzimas hepáticas).

QUADRO 12 Classificação da icterícia na criança de acordo com o pigmento biliar e o mecanismo envolvido

Classificação e causas da icterícia
Hiperbilirrubinemia não conjugada
Aumento da produção de bilirrubina
Hemólise extravascular e intravascular
Extravasamento de sangue para os tecidos
Diseritropoiese (anemias megaloblásticas e sideroblásticas, anemia grave por deficiência de ferro, porfiria eritropoiética, eritroleucemia, envenenamento por chumbo)
Doença de Wilson
Captação hepática prejudicada de bilirrubina
Insuficiência cardíaca
Shunts portossistêmicos
Alguns pacientes com síndrome de Gilbert
Certos medicamentos* – rifampicina, probenecida, ácido flavaspádico, bunamiodil
Conjugação de bilirrubina prejudicada
Síndrome de Crigler-Najjar tipos I e II
Síndrome de Gilbert
Neonatos
Hipertireoidismo
Doenças hepáticas – hepatite crônica e cirrose avançada
Hiperbilirrubinemia conjugada
Defeito no transporte de ânions orgânicos canaliculares
Síndrome de Dubin-Johnson
Defeito na recaptação sinusoidal da bilirrubina conjugada
Síndrome do rotor

(continua)

QUADRO 12 Classificação da icterícia na criança de acordo com o pigmento biliar e o mecanismo envolvido (*continuação*)

Hiperbilirrubinemia conjugada
Colestase extra-hepática (obstrução biliar)
Coledocolitíase
Tumores intrínsecos e extrínsecos (p. ex., colangiocarcinoma, câncer de pâncreas)
Colangite esclerosante primária
Pancreatite aguda e crônica
Certas infecções parasitárias (p. ex., *Ascaris lumbricoides*)
Colestase intra-hepática
Hepatite viral
Hepatite associada ao álcool
Esteato-hepatite não alcoólica
Hepatite crônica
Colangite biliar primária
Drogas e toxinas (esteroides, clorpromazina, medicamentos e arsênico)
Estados de sepse e hipoperfusão
Doenças infiltrativas (p. ex., amiloidose, linfoma, sarcoidose, tuberculose)
Nutrição parenteral total
Colestase pós-operatória
Após transplante de órgãos
Colestase intra-hepática da gravidez
Doença hepática terminal

*A hiperbilirrubinemia induzida por medicamentos geralmente remite dentro de 48 horas após a suspensão do medicamento.
Fonte: adaptação de Muniyappa e Kelley, 2020.

HEPATOESPLENOMEGALIA

- **Esplenomegalia:** no exame físico, é definida como uma borda esplênica palpável > 2 cm abaixo da margem costal esquerda. Nos estudos de imagem, é definida como comprimento ou volume acima dos limites superiores da normalidade para a idade. O baço é palpável em quase um terço dos neonatos saudáveis, 10% das crianças saudáveis e aproximadamente 3% dos adolescentes e adultos jovens saudáveis.
- **Hepatomegalia:** a palpação do fígado não significa hepatomegalia, sendo necessário confirmar com percussão e exames de imagem, definindo se maior que o limite superior da normalidade para a idade.

Avaliação complementar inicial (Quadro 13)

- **Laboratorial:** hemograma, contagem de reticulócitos, revisão do esfregaço de sangue periférico, provas de função hepática, sorologias virais específicas.
- **Imagem:** radiografia de tórax, ultrassonografia abdominal com Doppler.
- **Testes adicionais:** podem ser necessários para estabelecer o diagnóstico específico.

CONCLUSÕES

As queixas de sintomas gastrintestinais em pediatria são muito frequentes e chegam diariamente no consultório do pediatra. Geralmente não são causadas por doenças orgânicas, mas frequentemente requerem avaliações de urgência, sendo que o maior desafio é identificar os poucos pacientes com tais queixas que têm condições potencialmente fatais. Uma anamnese completa, associada ao exame físico, auxilia no desfecho clínico.

O escopo de tais queixas na infância abrange processos orgânicos agudos, crônicos e os distúrbios gastrintestinais funcionais. Sendo o mais importante reconhecer os sinais de alarme, assim como as principais patologias que envolvem o trato gastrintestinal.

QUADRO 13 Avaliação de possíveis causas de hepatoesplenomegalia na criança e no adolescente

Mecanismo fisiopatológico	Causas	Doenças
Inflamação	Infeções Colagenoses Drogas	Parasitas: malária, esquistossomose, leishmaniose Vírus: hepatites A, B e C, citomegalovírus, Epstein-Barr Bactérias: tuberculose, febre tifoide, endocardite, sepse Fungos: histoplasmose Doença hepática crônica alcoólica Lúpus eritematoso sistêmico Rifampicina, anestésicos (barbitúricos, tiopental e quetamina) e álcool
Infiltrativo	Neoplasias Tumores/metástases Cistos Lípidos Metais Proteínas anormais	Hepatocarcinoma Leucemia e linfomas Doença policística renal autossômica Doenças de Wolman, Niemann-Pick e Gaucher Doença de Wilson, hemocromatoses Deficiência de alfa-1 antitripsina
Congestão vascular	Supra-hepática Pré-hepática e intra--hepática	Insuficiência cardíaca, pericardite restritiva, drepanocitose, síndrome de Budd-Chiari, CIVD Trombose da veia porta e trombose da veia esplênica, cirrose hepática, hipertensão portal
Obstrução biliar	Extra-hepática Intra-hepática	Litíase biliar, cisto de colédoco Atresia biliar intra-hepática, doença de Caroli

CIVD: coagulação intravascular disseminada.
Fonte: adaptação de Ng, 2005.

SUGESTÕES DE LEITURA

1. Stockmann C, Pavia AT, Graham B, Vaughn M, Crisp R, Poritz MA, et al. Detection of 23 gastrointestinal pathogens among children who present with diarrhea. J Pediatric Infect Dis Soc. 2017;6(3):231-8.
2. Muniyappa P, Kelley D. Hyperbilirubinemia in pediatrics: evaluation and care. Curr Probl Pediatr Adolesc Health Care. 2020;50(8):100842.
3. Shields TM, Lightdale JR. Vomiting in children. Pediatr Rev. 2018;39(7):342-58.
4. Classen M, Righini-Grunder F, Schumann S, Gontard AV, Laffolie J. Constipation in children and adolescents. Dtsch Arztebl Int. 2022;119(41):697-708.
5. Fauci AS, Harrison TR, editores. Harrison medicina interna. Rio de Janeiro: McGraw-Hill Medical; 2008.
6. Guyton AC, Hall JE. Tratado de fisiologia médica. 13.ed. Rio de Janeiro: Elsevier; 2017.
7. Hyams JS, Di Lorenzo C, Saps M, Shulman RJ, Staiano A, van Tilburg M. Functional disorders: children and adolescents. Gastroenterology. 2016:S0016-5085(16)00181-5.
8. Koppen IJN, Nurko S, Saps M, Di Lorenzo C, Benninga MA. The pediatric Rome IV criteria: what's new? Expert Rev Gastroenterol Hepatol. 2017;1-9.
9. Ng VL, Balistreri W. Manifestações de doença do fígado. In: Behrman RE, Kliegman RM. Nelson tratado de pediatria. Rio de Janeiro: Elsevier; 2005. p.1393-9.
10. Oustamanolakis P, Tack J. Dyspepsia: organic versus functional. J Clin Gastroenterol. 2012;46(3):175-90.
11. Tabbers MM, DiLorenzo C, Berger MY, Faure C, Langendam MW, Nurko S, et al; European Society for Pediatric Gastroenterology, Hepatology, and Nutrition; North American Society for Pediatric Gastroenterology. Evaluation and treatment of functional constipation in infants and children: eviden-

ce-based recommendations from ESPGHAN and NASPGHAN. J Pediatr Gastroenterol Nutr. 2014;58(2):258-74.

12. Robin SG, Keller C, Zwiener R, Hyman PE, Nurko S, Saps M, et al. Prevalence of pediatric functional gastrointestinal disorders utilizing the Rome IV criteria. J Pediatr. 2018;195:134-9.
13. Sociedade Brasileira de Pediatria. Departamento Científico de Pediatria. Diarreia aguda infecciosa. 2023. Disponível em: https://www.sbp.com.br/imprensa/detalhe/nid/diarreia-aguda-infecciosa/. Acesso em: 29 fev. 2024.
14. Vandenplas Y, Rudolph CD, Di Lorenzo C, Hassall E, Liptak G, Mazur L, et al. Pediatric gastroesophageal reflux clinical practice guidelines: joint recommendations of the North American Society for Pediatric Gastroenterology, Hepatology, and Nutrition (NASPGHAN) and the European Society for Pediatric Gastroenterology, Hepatology, and Nutrition (ESPGHAN). J Pediatr Gastroenterol Nutr. 2009;49(4):498-547.

QUESTÕES

1. Qual é o primeiro passo essencial na realização de um exame clínico pediátrico eficaz?
   A. Solicitar imediatamente exames complementares.
   B. Realizar o exame físico antes da anamnese.
   C. Realizar uma anamnese detalhada e dirigida.
   D. Ignorar as particularidades do paciente pediátrico.
   E. Focar exclusivamente na queixa principal, sem considerar outros sintomas.

   Alternativa correta: C.
2. Quais características da dor abdominal aguda devem ser detalhadamente compreendidas para chegar a uma hipótese diagnóstica assertiva?
   A. Apenas localização e intensidade.
   B. Localização, irradiação, intensidade, duração, frequência, fatores de melhora e piora.
   C. Somente a relação com a alimentação.
   D. Exclusivamente se a dor é aliviada após evacuação.
   E. Apenas a presença de náuseas e vômitos.

   Alternativa correta: B.
3. Quais são os sinais de alarme para causas orgânicas de dor abdominal crônica em pediatria?
   A. Crescimento e desenvolvimento normais.
   B. Dor abdominal leve e intermitente, sem outros sintomas.
   C. História familiar de doenças inflamatórias intestinais, sangramento gastrintestinal, entre outros.
   D. Dor abdominal que melhora com a mudança de dieta.
   E. Ausência de febre e perda de peso.

   Alternativa correta: C.
4. Qual é a importância da inspeção abdominal no exame físico de uma criança?
   A. Identificar apenas a presença de cicatrizes cirúrgicas.
   B. Avaliar exclusivamente a simetria do abdome.
   C. Detectar sinais de distensão gasosa, tensão abdominal e outras condições específicas.
   D. Focar somente na avaliação de ruídos hidroaéreos.
   E. Ignorar a presença de veias abdominais proeminentes.

   Alternativa correta: C.
5. Ao avaliar a região perianal durante o exame físico, quais achados podem ser relevantes para o diagnóstico?

A. Somente a presença de assaduras.
B. Exclusivamente a observação de plicomas.
C. Fissuras, hemorroidas, abscessos, fístulas e sinais de trombose.
D. Apenas a avaliação da cor da pele.
E. Avaliação do tônus do esfíncter anal apenas em casos específicos de constipação.

Alternativa correta: C.

6. Em relação à avaliação de dor abdominal em pediatria, qual critério NÃO é tipicamente utilizado para diferenciar entre causas orgânicas e funcionais?
   A. Padrão temporal da dor.
   B. Associação com alterações do crescimento.
   C. Resposta a mudanças dietéticas.
   D. Localização fixa da dor.
   E. Presença de sintomas exclusivamente noturnos.

   Alternativa correta: E.
7. A presença de qual sintoma é mais sugestiva de uma etiologia orgânica em uma criança apresentando vômitos recorrentes?
   A. Vômitos pós-prandiais imediatos.
   B. Vômitos relacionados ao estresse.
   C. Vômitos com bile.
   D. Náuseas matinais.
   E. Vômitos aliviados por antiácidos.
   F. Alternativa correta: C.
8. Qual dos seguintes achados NÃO é comumente associado à icterícia neonatal fisiológica?
   A. Aparecimento nas primeiras 24 horas de vida.
   B. Declínio espontâneo sem tratamento em 1-2 semanas.
   C. Bilirrubina total < 12 mg/dL em recém-nascidos a termo.
   D. Ausência de sintomas associados.
   E. Predominância de bilirrubina indireta.

   Alternativa correta: A.
9. A constipação em crianças frequentemente é tratada inicialmente com mudanças na dieta. Qual das seguintes NÃO é uma recomendação padrão para o manejo inicial da constipação pediátrica?
   A. Aumento da ingestão de fibras.
   B. Uso rotineiro de laxantes estimulantes.
   C. Aumento da ingestão hídrica.
   D. Inclusão de probióticos na dieta.
   E. Encorajamento de atividade física regular.

   Alternativa correta: B.
10. Ao avaliar uma criança com suspeita de intussuscepção, qual dos seguintes sintomas seria considerado atípico para o diagnóstico?
    A. Dor abdominal episódica intensa.
    B. Massa abdominal palpável.
    C. Vômitos verdes ou com bile.
    D. Diarreia persistente sem sangue.
    E. Fezes com aspecto de "geleia de framboesa".

    Alternativa correta: D.

44

Principais sinais e sintomas pediátricos do sistema musculoesquelético

Patricia Moreno Grangeiro
Reinan Tavares Campos
Clovis Artur Almeida da Silva

PONTOS-CHAVE

- Os sinais e sintomas que acometem o aparelho locomotor são diversos, e devemos detalhar temporalidade, fatores de melhora e piora, desencadeantes, intensidade, topografia e sintomas associados.
- A dor recorrente em membros ou dor do crescimento é uma condição que chega a afetar até 37% dos escolares.

INTRODUÇÃO

Os sinais e sintomas que acometem o aparelho locomotor são diversos e por vezes têm sua etiologia ligada a outros sistemas. Dor, rigidez, fraqueza, edemas, perda de mobilidade, claudicação e cãibras são alguns exemplos. Na maioria das vezes, são decorrentes de causas benignas, como traumas, infecções virais e vícios de postura. No entanto, também podem se relacionar a questões endócrinas, neoplasias e doenças sistêmicas.

Ao realizar a anamnese, deve-se detalhar o sintoma, com uma caracterização pormenorizada. Para isso, investigam-se temporalidade, fatores de melhora e piora, desencadeantes, intensidade, topografia e sintomas associados. Uma etapa essencial é a realização do interrogatório sistêmico. Nesse momento, podem surgir indícios de acometimento de outros sistemas e pistas para a identificação da causa. Fatores epidemiológicos, como procedência e viagens recentes, apontam para determinados agentes etiológicos. Entendimento dos hábitos de vida, como prática de esportes, realização de movimentos repetitivos e posturas inadequadas, também colabora para a investigação.

O exame físico não deve se deter apenas à área afetada, mas também a uma análise mínima de todo o aparelho locomotor e dos outros sistemas. Por vezes, identificam-se alterações no exame que ainda estão subclínicas e mudarão todo o racional diagnóstico.

O conjunto de causas de monoartrite, por exemplo, é muito diferente do diagnóstico diferencial de um quadro de poliartrite.

Neste capítulo, serão abordadas queixas e condições que são causas frequentes de busca por atendimento pediátrico. Para melhor aproveitamento, recomenda-se a leitura prévia dos Capítulos 26 (Semiologia do sistema musculoesquelético da criança) e 37 (Semiologia do sistema musculoesquelético do adolescente).

DOR RECORRENTE EM MEMBROS

A dor recorrente em membros, também conhecida como dor do crescimento, é uma condição que chega a afetar até 37% dos escolares. Apesar de popularmente associada ao crescimento, essa condição não se associa ao estirão e geralmente acomete crianças entre 3 e 12 anos. Trata-se de um diagnóstico de exclusão, por se tratar de uma condição de natureza funcional relacionada à amplificação dolorosa. Por definição, é benigna e autolimitada.

A manifestação clínica típica dessa condição é representada por uma criança com dores nos membros inferiores, esporádicas, geralmente noturnas, que podem ter relação com atividade física intensa. As articulações são poupadas e a dor costuma se localizar bilateralmente nas coxas, panturrilhas ou canelas e habitualmente é vaga em relação à localização. A intensidade da dor, assim como a frequência dos eventos, é variável, mas pode despertar a criança. Massagens e analgésicos simples são fatores de melhora. Durante o dia, a criança encontra-se ativa, sem alterações de marcha ou sintomas associados. Outras dores de caráter funcional, como cefaleia e dor abdominal, podem coexistir.

O exame físico deve ser normal, sem atrasos do desenvolvimento neuropsicomotor e sem comprometimentos osteoarticulares. A presença de uma história típica e um exame físico sem alterações permite o diagnóstico dessa condição sem a realização de exames complementares. Essa premissa não se aplicará diante de histórica atípica (dor unilateral, acometimento articular, dor diária, sintomas sistêmicos) ou alterações no exame físico (restrição articular, edema, alterações de marcha, hepatoesplenomegalias).

Vários diagnósticos diferenciais são possíveis e devem ser aventados de acordo com a história e os sinais presentes no exame físico. Alguns exemplos por blocos etiológicos: infecções (artrite, osteomielite, miosite), tumores (leucemias, linfomas, lesões ósseas), trauma (hipermobilidade, apofisite) e inflamações (artrite idiopática juvenil). Diante da suspeita de diagnósticos alternativos, um rastreio mínimo deve ser feito com hemograma e provas inflamatórias. Além disso, exames de imagem como radiografias, ultrassonografias ou ressonâncias também podem ser utilizados. A preferência por cada um deles será determinada pela suspeita clínica.

Não existe um tratamento específico para essa condição. O mais importante, na maioria dos casos, é a tranquilização dos cuidadores. O pediatra deve pontuar a natureza benigna e autolimitada do quadro, para que os pais possam se sentir seguros em acolher a criança sem gerar medo ou insegurança. Métodos físicos, como massagem e calor local, podem gerar alívio, e a analgesia simples também pode ser usada.

CLAUDICAÇÃO

Claudicação é um termo usado para definir alterações da marcha. Apesar de ser responsável por menos de 2% das consultas em unidades de pronto atendimento, pode ter causas graves e demanda bastante atenção. A maioria dos casos é decorrente de condições benignas, como trauma ou sinovite transitória do quadril. No entanto, existe uma ampla gama de diagnósticos diferenciais possíveis.

Afecções que acometem os membros inferiores são as principais causas de claudicação. O sítio primário de acometimento podem ser ossos, articulações, músculos, nervos ou até mesmo os tecidos moles. Condições como fraturas, infecções, artrites, tumores, apofisites, osteocondrites e necrose avascular da cabeça do fêmur são alguns exemplos. Causas menos óbvias, como lesões plantares e picadas de insetos, também devem ser investigadas (Quadro 1).

QUADRO 1 Causas de claudicação na criança e no adolescente de acordo com o grupo etiológico

Infecciosa	Osteomuscular	Tumor	Neuromuscular	Outros
Osteomielite	Fraturas	Tumores ósseos primários	Paralisia cerebral	Sinovite transitória do quadril
Artrite séptica	Apofisite	Leucemia	Dismorfismos espinhais	Artrite reativa
Artrite por doença de Lyme	Osteocondrose	Neuroblastoma	Herniação de disco vertebral	Febre reumática
Monoartrite por tuberculose	Epifisiólise do quadril	Tumor de medula espinhal	Espondilólise	Artrite idiopática juvenil
Infecções de partes moles (celulite, abscessos, verruga plantar)	Doença de Legg-Calvé--Perthes	–	Neuropatia periférica	Vasculite por IgA
Piomiosite	Alterações anatômicas (assimetria de membros, desalinhamentos graves)	–	Distrofia muscular	Crise vaso--oclusiva (doença falciforme)
Apendicite	Hipermobilidade	–	Miastenia *gravis*	Hemartrose
Doença inflamatória pélvica	Contusão muscular	–	Síndrome de dor complexa regional	Picada de inseto
Abscessos intra--abdominais (psoas, pélvico)	Tendinopatias ou lesões ligamentares	–	–	Torção testicular
Discite e doença de Pott	Osteocondrite *dissecans*	–	–	Corpo estranho
Abscesso epidural	Síndrome compartimental	–	–	Psicogênica

Fonte: elaboração dos autores.

A atenção não deve se restringir ao membro afetado. Condições que acometem outros sistemas também podem gerar claudicação. Coluna espinhal, cavidade abdominal e testículos também são sítios possíveis de acometimento. Reforça-se, assim, a necessidade de uma anamnese cuidadosa e um exame físico completo (*vide* Capítulos 26 e 37 sobre semiologia osteomuscular).

Diante da diversidade de etiologias, é essencial identificar causas potencialmente graves, em especial infecção, malignidade e abuso. Alguns sinais de alarme devem gerar investigação cuidadosa (Quadro 2).

QUADRO 2 Sinais de alarme na claudicação na criança e no adolescente

Sinal de alarme
Bloqueio articular (especialmente do quadril)
Dor forte que não melhora
Dor óssea localizada
Incapacidade de andar
Dor noturna
Sintomas sistêmicos (febre, perda de peso, palidez, hepatoesplenomegalia)
Histórico de imunossupressão
Dor lombar
Atraso na busca ao atendimento
História inconsistente com achados
Lesões sugestivas de violência

Fonte: elaboração dos autores

Dois grupos em especial também devem receber uma atenção maior durante a investigação da claudicação: os menores de 3 anos e os pacientes com dificuldade de comunicação. Crianças pequenas apresentam padrões de marcha que se distanciam dos adultos, fato que dificulta a avaliação. Além disso, as crianças pré-verbais e os pacientes com barreiras de comunicação muitas vezes não conseguem topografar a queixa, atrapalhando um melhor direcionamento da investigação.

Os exames adicionais podem ser dispensados nas crianças sem sinais de alarme e que apresentem uma causa óbvia para a claudicação. Quando isso não acontece, deve ser feita uma investigação mínima, com hemograma, provas inflamatórias, hemocultura e exame de imagem. O exame de imagem escolhido vai depender da suspeita clínica. Em casos de suspeita de lesões ósseas ou nos casos em que não se consegue localizar a topografia da lesão, a radiografia pode ser bastante útil. A ultrassonografia (USG), por outro lado, pode ajudar a identificar derrames articulares e lesões de partes moles. Por vezes, diante da suspeita de abscessos profundos ou osteomielite, a ressonância magnética pode ser necessária. Imagens adicionais, como tomografia de abdome ou USG testicular, podem ser realizadas quando indicadas.

O tratamento da claudicação sempre dependerá da sua causa de base. Enquanto a maioria dos casos pode ser manejada com conduta expectante, outros demandam intervenções imediatas, como uma artrite séptica, na qual estão indicadas punção articular e antibioticoterapia. Por isso, os pediatras devem estar preparados para identificar prontamente causas graves e estar atentos ao acionamento de outros profissionais que possam ajudar no manejo.

ARTRITE

Outra condição que pode gerar queixas osteomusculares é a artrite. Por definição, a artrite engloba qualquer quadro de inflamação articular. Clinicamente pode se manifestar com edema, restrição de movimento, rigidez e/ou dor local. A artralgia, por outro lado, é um termo semiológico que diz respeito à presença de dor articular.

Assim como na claudicação, existe uma vastidão de diagnósticos diferenciais que podem levar à artrite. Por isso, diante de um quadro dessa natureza, a classificação pode ser útil para delimitar as etiologias possíveis (Quadro 3).

A história clínica de um paciente com artrite engloba todos os aspectos já comentados nos Capítulos 26 e 37. Nesses quadros, é importante perguntar sobre a presença de rigidez matinal e melhora dos sintomas com realização de atividades. Ambas as características apontam para uma artrite com caráter inflamatório. Chamamos a atenção também para alguns detalhes da anamnese que podem passar despercebidos na investigação. Por exemplo, atividade sexual, histórico familiar de espondiloartrites e exposição a medicamentos. No exame físico, ferramentas como o paediatric Gait, Arms, Legs and Spine (pGALS) nos ajudam a identificar artrites subclínicas.

Os sintomas associados também podem apontar para diagnósticos diferenciais específicos. Assim, é interessante buscar ativamente por queixas oftalmológicas (hiperemia conjuntival), dermatológicas (erupções, alterações ungueais, aftas orais), cardiovasculares (dispneia, dor torácica), gastrintestinais (diarreia sanguinolenta) e neurológicas (fraqueza, movimentos involuntários, déficits focais).

São exemplos de insultos locais que podem ser causas de artrite: traumas, isquemia (necrose vascular), sangramentos (hemartrose), infecções (invasão direta pelo germe) ou tumores primários (ósseos e cartilaginosos). Doenças sistêmicas também podem gerar artrites por diferentes motivos: distúrbios endócrinos e metabó-

QUADRO 3 Classificação de artrites conforme seus parâmetros clínicos

Parâmetro clínico	Categoria da artrite
Tempo	Aguda: para os quadros com menos de 6 semanas de instalação e crônica para aqueles com mais tempo.
Padrão de acometimento	Migratória: quando a artrite se instala em uma articulação, com posterior resolução e acometimento de outras juntas. Aditiva: quando o acometimento vai se somando em outros locais, sem resolução dos anteriores.
Número de articulações acometidas	Monoarticular: quando acomete apenas uma articulação. Pauciarticular: quando acomete até 4 articulações. Poliarticular: quando acomete 5 ou mais.
Lateralidade	As artrites podem acometer as articulações de forma simétrica (bilateralmente) ou assimétrica.
Tipo de articulação	As articulações acometidas podem ser pequenas, como as das mãos e pés, ou grandes, como joelhos, quadris e cotovelos.
Parte do esqueleto acometida	Algumas etiologias têm preferência para o acometimento do esqueleto axial, aquele que engloba cabeça, pescoço e tronco. Outras costumam acometer os ossos do esqueleto apendicular (cinturas e membros).

Fonte: elaboração dos autores.

licos (raquitismo), infecções (reativas ou pós-infecciosas), neoplasias (infiltração ou reações a distância), inflamação (doenças autoimunes).

Uma vez que se classifica a artrite, podem-se delimitar as etiologias possíveis. Por exemplo, um quadro de monoartrite agudo sem história de trauma deve levantar suspeita de artrite séptica, sinovite transitória, tumores e hemartrose. Uma monoartrite crônica, por outro lado, faz pensar em tuberculose e artrite idiopática juvenil. Para outros exemplos, pode-se consultar o Quadro 4.

Sinais de alarme também devem ser investigados: febre, toxemia, monoartrite de instalação rápida e bloqueio articular indicam artrite séptica. Palidez, hematomas e dor óssea podem se relacionar com neoplasias. Artrites traumáticas podem ser decorrentes de exposição à violência. Por fim, a síndrome de Kawasaki também pode

QUADRO 4 Causas de monoartrite e poliartrite pediátrica

Causas de monoartrite na população pediátrica		
	Aguda	**Crônica**
Relacionadas à infecção	Séptica Sinovite transitória	Tuberculose Osteomielite Doença de Lyme Osteomielite crônica não bacteriana
Trauma	Fratura	Microtrauma por hipermobilidade
Malignidade	Leucemia Tumores ósseos primários	Neuroblastoma
Hemartrose	Hemofilia	Sinovite vilonodular Hemangioma sinovial
Causas de poliartrite na população pediátrica		
	Aguda	Crônica
Relacionadas à infecção	Artrite gonocócica Viral (chikungunya, hepatite B, parvovírus B19) Febre reumática Reativa	HIV Fungos
Inflamatórias	Vasculite por IgA Kawasaki Lúpus Doença de Behçet	Artrite idiopática juvenil Artropatia relacionada à doença inflamatória intestinal Sarcoidose
Malignidade	Leucemia	Neuroblastoma
Outras causas	Doenças autoinflamatórias (febre familiar do Mediterrâneo, Cinca-Nomid)	Imunodeficiência associada a artrite (deficiência por IgA), osteoartropatia hipertrófica secundária

Cinca: síndrome crônica infantil neurológica cutânea articular; Nomid: doença multissistêmica de início neonatal.
Fonte: elaboração dos autores.

se manifestar com artrite e não podemos deixar de fazer uma busca ativa pelos seus critérios diagnósticos.

Não existe um conjunto básico de exames a serem feitos nos quadros de artrite. As suspeitas diagnósticas é que definirão os rumos da investigação. É válido comentar que, diante de monoartrites agudas febris, a punção articular é urgente e mandatória, e por meio desse procedimento será possível diagnosticar e tratar os casos de artrite séptica. Nessas artrites, retardar a punção e o tratamento pode significar risco de piora clínica e prejuízo funcional permanente.

O tratamento da artrite será direcionado a sua causa de base. Pode envolver antibióticos, procedimentos ortopédicos, imunossupressão ou até mesmo quimioterapia.

MIOSITE

A inflamação das fibras musculares pode se dar por diferentes agressores. O insulto pode ser decorrente de defeitos genéticos, medicações, autoimunidade ou de natureza infecciosa. Na população pediátrica, os principais causadores de inflamação muscular são os vírus. A miosite benigna aguda infantil é uma condição relativamente frequente que costuma ocorrer principalmente relacionada a surtos de influenza.

A manifestação clínica típica envolve a presença de dor muscular nas panturrilhas no curso de uma infecção aguda pelo vírus da influenza. Na maioria dos casos, os sintomas se iniciam à medida que o quadro nasal e a febre estão se resolvendo. A dor pode ser incapacitante, levando ao prejuízo da marcha, recusa a andar e fraqueza muscular. No exame físico, a criança tende a adotar uma postura antálgica com marcha na ponta dos pés e apresenta dor à dorsiflexão do pé.

Laboratorialmente, pode-se observar elevação das enzimas musculares, que podem atingir níveis de 20 a 30 vezes o valor de referência. O quadro pode durar em média de 3 a 10 dias (com relatos de até 30 dias) e apresenta resolução espontânea, sem sequelas residuais.

Uma complicação rara possível é a rabdomiólise. A necrose muscular extensa leva à liberação das enzimas musculares na circulação, que pode complicar com disfunção renal, distúrbios hidroeletrolíticos, síndrome compartimental e arritmias cardíacas. Além das manifestações da miosite, a alteração da cor da urina ou indícios de disfunção renal podem ser a manifestação da rabdomiólise. Por isso, é necessária a orientação de sinais de alarme que apontam para esse quadro no momento da alta desses pacientes.

O tratamento desses casos é realizado com repouso relativo, analgesia e hidratação oral adequada.

CONCLUSÕES

Os sinais e sintomas que acometem o aparelho locomotor são diversos e por vezes têm sua etiologia ligada a outros sistemas.

Ao realizar a anamnese, deve-se detalhar bem o sintoma, com uma caracterização pormenorizada.

O exame físico não deve se deter na área afetada, mas incluir uma análise mínima de todo o aparelho locomotor e dos outros sistemas.

Dor recorrente em membros, claudicação, artrite e miosite são os principais quadros encontrados na faixa etária pediátrica no sistema musculoesquelético.

SUGESTÕES DE LEITURA

1. Berard R. Approach to the child with joint inflammation. Pediatr Clin North Am. 2012;59(2):245-62.
2. Costa Azevedo A, Costa E, Silva A, Juliana Silva C, Poço Miranda S, Costa M, Martinho I. Benign acute childhood myositis: a 5-year retrospective study. Arch Pediatr. 2022;29(7):490-3.
3. Haines KA. The approach to the child with joint complaints. Pediatr Clin North Am. 2018;65(4):623-38.
4. Lehman PJ, Carl RL. Growing pains. Sports Health. 2017;9(2):132-8.
5. Magee H, Goldman RD. Viral myositis in children. Can Fam Physician. 2017;63(5):365-8.
6. Petty RE, Laxer R, Lindsley C, Wedderburn L, Fuhlbrigge RC, Mellins ED. Textbook of pediatric rheumatology. 8.ed. Philadelphia: Elsevier Health Sciences; 2020.
7. Sawyer JR, Kapoor M. The limping child: a systematic approach to diagnosis. Am Fam Physician. 2009;79(3):215-24.
8. Smith E, Anderson M, Foster H. The child with a limp: a symptom and not a diagnosis. Arch Dis Child Educ Pract Ed. 2012;97(5):185-93.
9. Uziel Y, Hashkes PJ. Growing pains in children. Pediatr Rheumatol Online J. 2007;5:5.

QUESTÕES

1. Qual o quadro clínico e exame físico típicos da dor recorrente em membros?
   Dores recorrentes em membros inferiores, muitas vezes de localização inespecífica e intensidade variável. Geralmente ocorrem à noite e melhoram com massagens ou analgésicos comuns. Por vezes, podem piorar com atividade física. Durante o dia a criança não tem prejuízo funcional. O exame físico tipicamente é normal.
2. Quais os sinais de alarme para um quadro de claudicação?
   Restrição de mobilidade articular (em especial do quadril), dor de forte intensidade que não responde a analgesia, dor localizada, recusa a marcha, associação com sintomas sistêmicos (febre, perda ponderal, palidez, hepato/esplenomegalias), imunossupressão, dor lombar, achados sugestivos de violência.
3. A partir de quais parâmetros podemos classificar as artrites?
   As artrites podem ser classificadas pela temporalidade, pelo padrão de acometimento, pelo número de articulações acometidas, pela lateralidade, tipo de articulação e pela parte do esqueleto acometida. Essa divisão ajuda no racional diagnóstico no momento de identificar a causa.
4. Cite os diagnósticos diferenciais de uma monoartrite aguda na população pediátrica.
   Artrite séptica, artrite reativa, tuberculose, osteomielite, doença de Lyme, osteomielite crônica não bacteriana, fratura, microtrauma por hipermobilidade, leucemia, tumeres ósseos, neuroblastoma, hemofilia, sinovite vilonodular, hemangioma sinovial.
5. Qual o tratamento para o quadro de miosite benigna da infância?
   Não existe um tratamento específico para o quadro, sendo recomendado repouso, hidratação oral e analgesia.

45

Principais sinais e sintomas do sistema neuropsiquiátrico na criança e no adolescente

Leticia Pereira de Brito Sampaio
Renata Barbosa Paolilo
Amanda Cristina Ramos da Silva Nogueira
Vanessa Dantas Ribeiro de Vasconcelos
Erasmo Barbante Casella

PONTOS-CHAVE

- As crises epilépticas são classificadas, a partir de suas manifestações iniciais, como de início focal, início generalizado ou início desconhecido e ainda como crises focais ou generalizadas.
- A criança com atraso do desenvolvimento deve ser referenciada ao especialista, que confirmará o atraso, avaliará possível etiologia e iniciará a investigação complementar, além de encaminhar para reabilitação.
- A hipotonia em um lactente pode ser sinal de uma doença do sistema nervoso central, periférico ou ainda de síndromes genéticas. Já a fraqueza muscular ou paralisia flácida aguda com instalação inferior a cinco dias é uma emergência neurológica em crianças.
- A avaliação de uma criança com ansiedade deve levar em conta se o quadro é inerente ao desenvolvimento psicoafetivo típico da idade ou se tem características patológicas.
- A depressão maior é caracterizada por humor deprimido ou anedonia, associada a quatro outros sintomas, presentes concomitantemente na maioria dos dias, em praticamente todas as atividades, por pelo menos duas semanas. Tais sintomas necessitam interferir na funcionalidade do paciente, representando uma mudança em relação à funcionalidade prévia.

CRISES EPILÉPTICAS

Definição

Segundo a Liga Internacional de Combate a Epilepsia (Ilae), uma crise epiléptica é definida como "a ocorrência transitória de sinais e/ou sintomas secundários à atividade neuronal cerebral anormal excessiva ou síncrona".

A epilepsia é uma condição em que ocorre um risco persistente de o cérebro gerar crises epilépticas. Ela é definida quando uma das seguintes condições está presente: ocorrência de duas crises não provocadas, separadas por um intervalo de 24 horas; ou por uma crise não provocada com risco de recorrência superior a 60%; ou pelo diagnóstico de uma síndrome epiléptica (Quadro 1).

QUADRO 1 Definições de epilepsia

Termo	Definição
Crise não provocada	Crise que não é secundária a febre, insulto agudo do sistema nervoso central (infecção, traumatismo cranioencefálico e AVE) e/ou distúrbios hidroeletrolíticos.
Risco de recorrência	Condição prévia que concerne a um risco aumentado de recorrência de crises não provocadas, como síndromes genéticas, idade avançada, alteração cognitiva ou lesão estrutural do sistema nervoso central.
Síndrome epiléptica	Conjunto de sinais, sintomas e achados no eletroencefalograma próprios de uma epilepsia específica. Exemplos: epilepsia da ausência de infância e síndrome de West

AVE: acidente vascular encefálico; TCE: traumatismo cranioencefálico.
Fonte: elaboração dos autores.

Classificação

A classificação das crises é um instrumento fundamental na avaliação de um indivíduo que apresenta crises epilépticas. Elas são classificadas a partir das manifestações iniciais da crise (Figura 1) como de início focal, início generalizado ou início desconhecido, este último quando não se pode determinar como começou a crise.

Para crises focais, o grau de percepção deve ser incluído na categorização da crise, isto é, se a crise é focal perceptiva ou disperceptiva. Percepção preservada significa que a pessoa está consciente de si e do ambiente durante uma crise, mesmo que imóvel, enquanto o comprometimento da percepção durante qualquer parte da crise torna a crise focal disperceptiva. Além disso, crises focais também se dividem naquelas com início motor, não motor e em crises focais com evolução para tônico-clônicas bilaterais (TCB). As crises de início focal evoluindo para TCB refletem um padrão de propagação da crise, mais do que um tipo unitário de crise epiléptica.

Crises generalizadas, por sua vez, são sempre disperceptivas, por isso não recebem essa classificação, sendo divididas apenas em crises motoras e não motoras (ausências). Vale ressaltar que a palavra "ausência" tem um uso comum na prática clínica de não neurologistas, mas um olhar vago ou ausente não é sinônimo de crise de ausência, pois interrupção da atividade e da percepção também ocorre em crises focais disperceptivas, como a crise focal disperceptiva de parada comportamental. Esta é a crise na qual a interrupção da atividade é a característica dominante durante todo o evento, com correlato eletroencefalográfico evidenciando início focal.

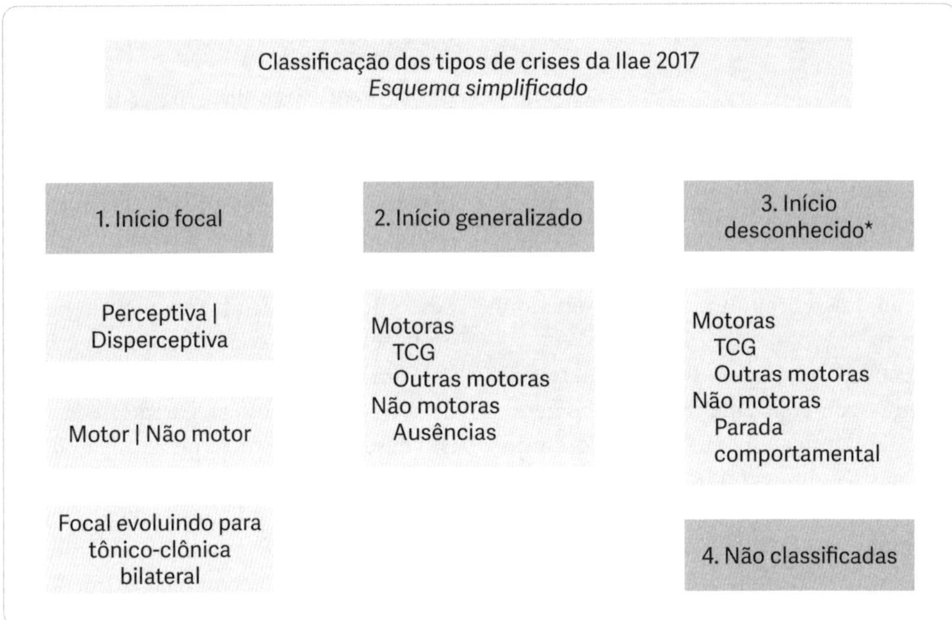

FIGURA 1 Classificação operacional básica da Ilae 2017 para os tipos de crises epilépticas.
*Por informação inadequada ou impossibilidade de inserir nas outras categorias.
Ilae: Liga Internacional de Combate à Epilepsia.
Fonte: adaptação de Fisher et al., 2017.

Crises de início focal

As crises focais são aquelas que se originam em redes neurais limitadas a um hemisfério cerebral. O eletroencefalograma (EEG) tipicamente mostra descargas epileptiformes focais e o diagnóstico deve ser feito com base na clínica, corroborado pelos achados de EEG.

As crises focais de início não motor ocorrem com manifestações sensitivas, autonômicas, emocionais, cognitivas e de parada comportamental. Antigamente tais manifestações eram denominadas aura, dando uma falsa conotação de que seriam apenas sintomas prodrômicos, enquanto na verdade já são o início da crise, por isso esse termo já não é mais usado. As crises focais de início motor têm diversas manifestações, sendo elas: clônicas, tônicas, atônicas, mioclônicas, espasmos, automatismos e hipermotoras.

Semiologicamente, as crises focais são definidas como mostra o Quadro 2.

As crises de início focal também podem ser classificadas de acordo com sua localização anatômica de início, isto é, em crises frontais, temporais, parietais e occipitais. Dentre elas, vale destacar as crises do lobo frontal e as do temporal, por serem mais frequentes.

- **Crise frontal:** caracteristicamente breve, de início e final súbitos, com tendência a evoluir para tônico-clônica bilateral, além de apresentar período pós-ictal curto. Por se tratar de um lobo grande, dependendo da área do lobo frontal envolvido, as manifestações clínicas da crise serão diferentes, como evidenciado na Figura 2.

QUADRO 2 Definições e tipos de crises convulsivas focais

Tipo de crise	Definição
Crise de espasmos	Pode ser de início focal ou de início generalizado. Definida como movimentos agrupados de contração súbita da musculatura axial, caracterizada por movimentos breves que duram de 0,2 a 2 segundos, em flexão ou extensão, com retorno mais lento ao tônus basal. Os espasmos em flexão consistem em flexão súbita do pescoço e dos quatro membros, com adução dos membros superiores, semelhante ao movimento de abraço. No espasmo em extensão, há extensão abrupta cervical e dos membros inferiores, com extensão e abdução dos membros superiores, simulando o reflexo de Moro.
Crise tônica	Pode ser de início focal ou generalizado. Definida por contração sustentada de grupo muscular com duração de 5-10 segundos. Nas crises tônicas de início generalizado ocorre contração axial global, acompanhada de desvio ocular para cima. Já nas crises tônicas de início focal, que são manifestações de atividade elétrica anormal na área motora suplementar unilateral, o paciente assume uma postura tônica e assimétrica (postura do esgrimista/espadachim), na qual ocorre flexão de um membro superior, com extensão do membro inferior ipsilateral, associada à extensão do membro superior com flexão do membro inferior no hemicorpo contralateral.
Crise mioclônica	Pode ser de início focal ou generalizado. Caracterizada por contrações musculares súbitas e breves, de menos de 100 milissegundos, e que ocorrem de modo arrítmico. Pode ser única ou múltipla de músculos ou grupos de músculos de topografia variável (axial, de membros proximais ou distais).
Crise atônica	Caracterizada pela redução ou perda súbita do tônus muscular sem evento tônico ou mioclônico precedente. Duração de aproximadamente 1 a 2 segundos, envolvendo a musculatura da cabeça, tronco, queixo ou membros. Pode ser de início focal ou generalizado.
Crise clônica	Pode ser de início focal ou generalizado. Caracterizada por abalos musculares que ocorrem a intervalos regulares de 1 a 2 segundos, de forma rítmica, simétrica ou assimétrica, mas que envolvem os mesmos grupos musculares.
Crise hipermotora	Caracterizada por crises de movimentos repetitivos complexos, estereotipados, envolvendo a parte proximal dos membros e tronco, os quais resultam em movimentos amplos, muitas vezes simulando movimentos normais, como: pedalar, agitação, vocalização.
Crise de automatismos	O automatismo é definido como uma atividade motora repetitiva, coordenada, mas sem objetivo, que imita um movimento voluntário e pode consistir em uma continuação inapropriada da atividade motora que estava em curso antes do início da crise. São exemplos: movimentos oromastigatórios, esfregar as mãos e coçar o nariz. Os automatismos podem ser vistos nas crises focais e nas crises de ausência.
Crise de parada comportamental	Crise focal de início não motor caracterizada por parada do movimento (como um congelamento/imobilização da atividade) e arresponsividade, ocorrendo como característica predominante durante toda a crise.
Crise autonômica	Crise em que ocorre nítida alteração da função do sistema nervoso autonômico envolvendo funções cardiovasculares, pupilares, gastrintestinais, sudomotoras, vasomotoras e/ou termorregulatórias.

(continua)

QUADRO 2 Definições e tipos de crises convulsivas focais (*continuação*)

Tipo de crise	Definição
Crise cognitiva	Crise iniciada com alteração relativa ao pensamento e funções cognitivas superiores como linguagem, percepção espacial, memória e praxias.
Crise emocional	Crise que inicia com uma emoção ou que aparenta ter um componente emotivo como uma característica precoce e proeminente, como medo, alegria, euforia, gargalhadas (gelástica) ou choro (dacrística).
Crise sensorial	Crise focal que inicia com sensações somatossensitivas, olfativas, visuais, auditivas, gustativas, sensação de quente e frio ou vestibulares.

Fonte: elaboração dos autores.

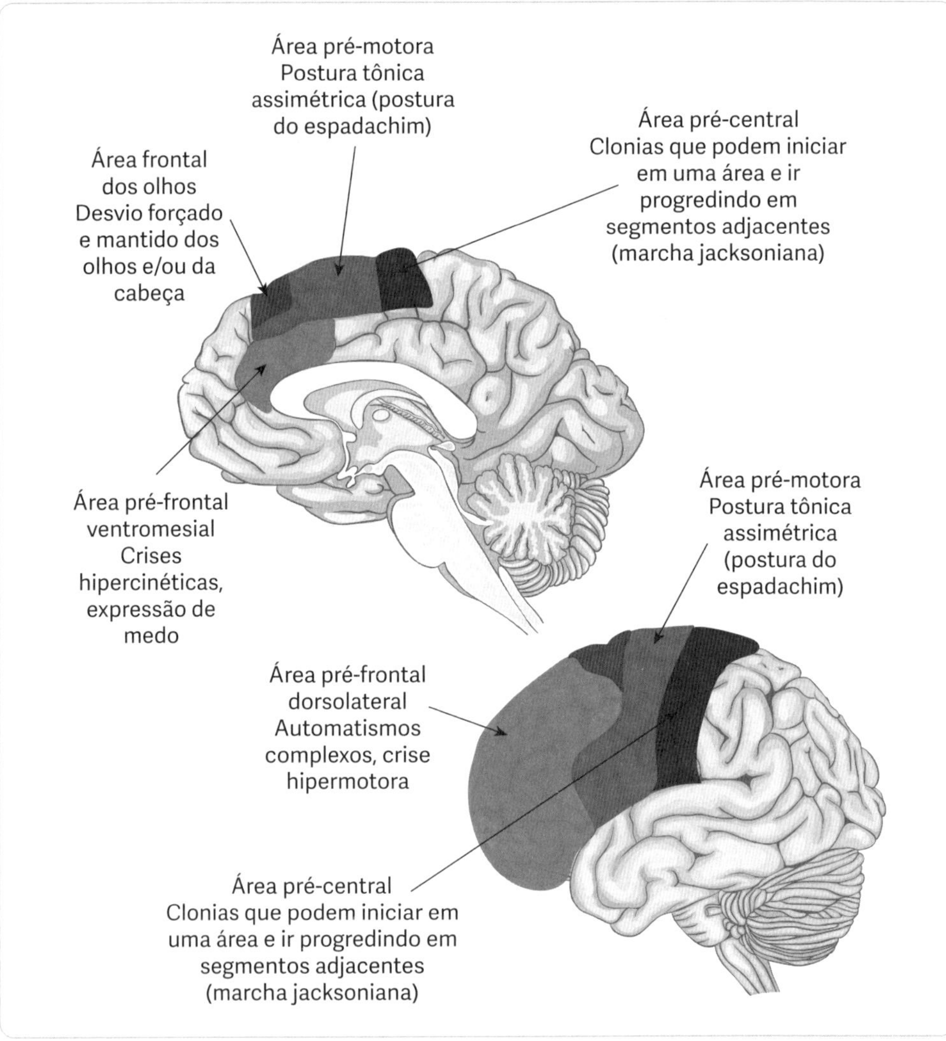

FIGURA 2 Tipos de semiologia das crises frontais a depender da região do início da crise.

- **Crise temporal:** origina-se em uma ou em várias estruturas anatômicas do lobo temporal e se propaga dentro e/ou fora desse lobo, através de redes neuronais interconectadas. A crise do lobo temporal tem duas apresentações principais: a crise temporal mesial e a crise temporal lateral (ou neocortical), conforme explicitado no Quadro 3.

QUADRO 3 Principais características e diferenças entre as crises do lobo temporal

Crise temporal mesial	Crise temporal lateral
Início com sensação de mal-estar epigástrico	Início com alucinações auditivas ou visuais
Automatismos frequentes	Comumente apresenta clonias associadas
Distonia contralateral possível	É mais raro apresentar distonias
Evolução para TCB é infrequente	Evolução para TCB é comum

TCB: tônico-clônicas bilaterais.
Fonte: elaboração dos autores.

Crises de início generalizado

Crises generalizadas são divididas em crises motoras e não motoras (as ausências). Dentro das crises motoras, há as crises mioclônicas, atônicas, tônicas, clônicas, tônico-clônicas, mioclono-atônicas, mioclono-tônico-clônicas e espasmos epilépticos. Já as crises não motoras são classificadas como: ausência típica, ausência atípica, ausência mioclônica e crise de ausência com mioclonias palpebrais.

É importante ressaltar que as manifestações das crises generalizadas podem ser assimétricas, tornando difícil a distinção de crises de início focal. Por isso, para o diagnóstico de epilepsia generalizada, além da clínica, o paciente deve apresentar atividade de complexos de espícula-onda generalizados no EEG.

Dentre as crises de início generalizado, vale destacar as características semiológicas das seguintes crises:

- **Crises tônico-clônicas generalizadas (TCG):** iniciam-se por uma fase tônica, com duração de 10 a 20 segundos, seguida de uma fase clônica mais longa, que dura em média cerca de 40 segundos. Pode estar associada a episódios de apneia e ser seguida à liberação esfincteriana. A TCG pode ocorrer em sequência a outros tipos de crises generalizadas, como as ausências e, mais comumente, as crises mioclônicas.
- **Crises de ausência:** eventos de comprometimento transitório da consciência atrelados a uma manifestação generalizada característica no EEG. Elas podem ser típicas, com início e término abruptos, podendo estar associadas a automatismos discretos, com duração em torno de 10 segundos e correlato eletrográfico de complexos espícula-onda lenta (CEO) a 3 por segundo. Já as crises de ausência atípica têm início e fim não tão demarcados, podem ter duração mais prolongada e têm correlato com complexos espícula-onda lenta a frequência de 2,5 por segundo.

ATRASOS NO DESENVOLVIMENTO

Avaliar os marcos do desenvolvimento e seus desvios é parte fundamental da avaliação neurológica da criança, permitindo confirmar normalidade e diagnosticar atrasos ou regressões.

Os marcos são divididos em motor grosso, motor fino, linguagem (receptiva e expressiva) e habilidades sociais. Para mensurar de forma quantitativa a funcionalidade em cada área, é possível calcular o coeficiente de desenvolvimento (CD), dividindo a idade da habilidade atual pela idade cronológica.

$$\text{Coeficiente de desenvolvimento (CD)} = \frac{\text{Idade da habilidade atual}}{\text{Idade cronológica}}$$

Nota: CD < 0,75 indica a necessidade de uma avaliação formal.

Para exemplificar, um lactente de 12 meses não fica de pé e recentemente iniciou a ficar sentado (habilidade dos 5 meses). Cálculo do CD: 5/12 = 0,41.

Além da análise de cada área do desenvolvimento, também é importante avaliar aspectos do comportamento da criança e as habilidades adaptativas (autocuidado e independência), complementando a avaliação do neurodesenvolvimento.

Os atrasos do desenvolvimento podem ser classificados de acordo com a evolução em atraso de saída (atraso desde o nascimento) ou regressão do desenvolvimento. Também podem ser de uma área específica ou global, quando ≥ 2 áreas estão atrasadas. O conceito de atraso global do neurodesenvolvimento é aplicado para crianças < 5 anos. A partir dos 5 anos de vida, a criança com comprometimento de ≥ 2 áreas e com comprometimento cognitivo e/ou social/adaptativo tem o diagnóstico de deficiência intelectual.

Ao ser identificado um atraso do desenvolvimento, global ou de apenas uma área, a criança deve ser referenciada ao especialista, que irá confirmar o atraso, avaliar possível etiologia e iniciar a investigação complementar, além de encaminhar para reabilitação.

Na avaliação, a primeira etapa é a anamnese detalhada da história obstétrica e perinatal, antecedentes patológicos e antecedentes familiares. O exame físico geral permite identificar a presença de dismorfismos ou estigmas como alterações cutâneas que suscitam síndromes ou alterações sistêmicas. A caracterização dos marcos do desenvolvimento pode ser feita de forma livre ao examinar a criança e brincar com ela, por meio da anamnese e por escalas de triagem, como a escala de Denver. Por fim, o exame neurológico completo permite o melhor direcionamento da investigação e tratamento.

O Quadro 4 resume os principais sinais de alarme para atrasos do desenvolvimento nas diferentes áreas.

QUADRO 4 Sinais de alarme para atrasos do desenvolvimento neuropsicomotor

Idade	Sinal de alarme
Neonatal	Hipotonia com disfagia/não responde a sons.
2 meses	Não fixa olhar/não esboça sustento cefálico.
4 meses	Não emite sons/não sorri.
6 meses	Não se vira para sons/não passa objetos de uma mão para a outra.
9 meses	Não tem lalação (consoantes)/ não se senta.
12 meses	Não responde a chamados/ não se sustenta sobre as pernas.
18 meses	Não fala pelo menos 6 palavras/não anda/não aponta.
2 anos	Não fala frases/não anda bem/ contato visual pobre.
3 anos	Não fala frases/quedas frequentes/não brinca.
5 anos	Não reconhece cores, formas/ não desenha/irritabilidade.

Fonte: elaboração dos autores.

HIPOTONIA E FRAQUEZA MUSCULAR

Avaliação do lactente hipotônico

A hipotonia em um lactente pode ser sinal de uma doença do sistema nervoso central (p. ex., erros inatos do metabolismo), periférico (p. ex., amiotrofia espinhal, distrofias musculares) ou ainda de síndromes genéticas (p. ex., trissomia do 21, síndrome de Prader-Willi). A hipotonia pode estar presente desde o nascimento ou se manifestar depois.

A investigação se inicia com uma anamnese detalhada, em especial:

- **Dados obstétricos:** uso de substâncias, grau de movimentação fetal, presença de polidrâmnio/oligoidrâmnio, apresentação anormal.
- **Dados do parto:** escore de Apgar, gasometria, necessidade de reanimação.
- **Dados perinatais:** padrão de sucção, nível de alerta, esforço respiratório.
- **Dados familiares:** presença de consanguinidade, casos semelhantes na família, histórico de morte súbita em lactentes.
- **Evolução temporal:** estabilidade ou piora/regressão do desenvolvimento.

O exame neurológico é fundamental para diferenciar as causas centrais e periféricas. De modo geral, nas hipotonias de causa central o paciente tem força muscular preservada, ao passo que, nas causas periféricas, a fraqueza está presente e a alteração na manobra do arrasto é mais evidente. Vale ressaltar a possibilidade de causas periféricas também terem manifestação central, como as distrofias musculares congênitas e algumas mitocondriopatias.

As manobras descritas a seguir são utilizadas na avaliação da hipotonia:

- **Observação da postura na posição supina:** o lactente hipotônico tem uma movimentação espontânea pobre, com o quadril abduzido (posição semelhante a um sapo), e os membros tendem à extensão.
- **Movimentação passiva dos membros:** não é encontrada nenhuma resistência.
- **Segurar o lactente pelos braços:** os membros inferiores ficam estendidos e, em razão da fraqueza da cintura escapular, o paciente pode escorregar entre os dedos do examinador.
- **Segurar o lactente em suspensão horizontal:** o paciente não sustenta o tronco, e a cabeça e os membros pendem para baixo.
- **Manobra do arraste (puxar pelos braços o lactente da posição supina para sentado):** a cabeça pende para trás e segue assim mesmo na posição sentada (sinal *head lag*).

A avaliação neurológica completa deve ser realizada, conforme descrito nos Capítulos 27 e 38. Em especial, a avaliação de força muscular, reflexos osteotendíneos, movimentação ocular extrínseca, movimentação da musculatura facial, procura de fasciculações de língua e o exame da sensibilidade auxiliarão na diferenciação das causas centrais e periféricas, conforme resumido no Quadro 5.

Fraqueza muscular aguda na emergência

Fraqueza muscular ou paralisia flácida aguda com instalação inferior a cinco dias é uma emergência neurológica em crianças.

QUADRO 5 Principais causas e achados de exame neurológico das hipotonias centrais e periféricas

Hipotonia	Principais causas	Achados no exame neurológico
Central	Período neonatal: síndromes genéticas (p. ex., trissomia 21, síndrome de Prader-Willi, doença peroxissomal). Lactente: doenças neurodegenerativas (p. ex., leucodistrofias, erros inatos do metabolismo), doenças sistêmicas (p. ex., hipotireoidismo, intoxicações), paralisia cerebral (pode ter hipotonia em fases iniciais).	Hipotonia leve a moderada. Força muscular normalmente preservada. Musculatura antigravitacional com força preservada. Reflexos osteotendíneos preservados (ou aumentados). Pode haver *head lag* na manobra do arrasto. Persistência de reflexos primitivos.
Periférica	Período neonatal: distrofia miotônica, miopatia congênita (formas graves), miastenia neonatal transiente, trauma do parto. Lactente: amiotrofia espinhal, neuropatia hereditária, botulismo infantil, síndrome miastênica congênita, distrofia muscular congênita, doença de Pompe.	Fraqueza muscular pronunciada. Ausência ou redução significativa da musculatura antigravitacional. Manobra do arrasto significativamente alterada. Ausência de reflexos primitivos.

Fonte: elaboração dos autores.

As causas são divididas, de acordo com a localização da lesão, em doenças do neurônio motor superior (afetam o trato piramidal) ou doenças da unidade motora (afetam o corno anterior da medula, raiz nervosa, nervo periférico, junção neuromuscular ou músculo). O Quadro 6 resume as principais etiologias dentro de cada grupo.

QUADRO 6 Principais causas de fraqueza muscular aguda em crianças e adolescentes

Doenças do neurônio motor superior	Doenças da unidade motora
Acidente vascular encefálico Encefalite Romboencefalite Encefalomielite Mielopatia transversa	Corno anterior: ▪ Poliovírus vacinal ou selvagem ▪ Enterovírus e outros vírus Nervo periférico: ▪ Síndrome de Guillain-Barré e variantes ▪ Neuropatia porfírica, diftérica ▪ Envenenamento por metal pesado Junção neuromuscular: ▪ Miastenia *gravis* ▪ Botulismo ▪ Envenenamento por organofosfato Muscular: ▪ Miosite infecciosa aguda ▪ Poliomiosite/dermatomiosite ▪ Rabdomiólise ▪ Paralisia periódica ▪ Paralisia do doente crítico

Fonte: elaboração dos autores.

A anamnese deve detalhar rigorosamente a instalação dos sintomas (súbita, aguda, progressiva), a localização (ocular, bulbar, musculatura distal ou proximal) e a sequência da progressão da fraqueza. Também é importante caracterizar os sintomas neurológicos ou sistêmicos que precederam a fraqueza e a possibilidade de exposição a medicamentos, intoxicação, vacinação. Episódios pregressos e história familiar devem ser questionados e caracterizados.

Na avaliação clínica da criança ou adolescente, é necessário observar os sinais vitais e a função respiratória. O exame neurológico completo deve ser realizado, com especial atenção a caracterização do grau de força muscular, distribuição da fraqueza, avaliação de nervos cranianos, exame da sensibilidade e presença de disfunção autonômica.

As doenças agudas da unidade motora normalmente cursam com fraqueza simétrica e hipo ou arreflexia. As doenças do nervo periférico normalmente afetam músculos distais primariamente e podem ter sintomas autonômicos, alterações da sensibilidade e dor. As doenças que afetam os músculos e o neurônio motor inferior (corno anterior da medula) afetam os músculos proximais inicialmente.

Na fase inicial, hiperaguda, das doenças do neurônio motor superior, pode haver uma paralisia flácida. No entanto, rapidamente evolui para uma síndrome piramidal, em que o quadro clínico clássico é o aumento do tônus muscular com espasticidade, hiper-reflexia e reflexo plantar extensor. Se a lesão for cerebral, normalmente a fraqueza é unilateral. Em quadros medulares pode haver alteração de sensibilidade determinando o nível medular da lesão, além de alteração dos esfíncteres.

Os exames complementares mandatórios para os quadros de fraqueza aguda são creatinofosfoquinase, hemograma, eletrólitos e pesquisa toxicológica. O teste com neostigmina deve ser considerado para afastar a miastenia *gravis*. Exames adicionais são direcionados às principais suspeitas diagnósticas, como ressonância de crânio e medula espinhal, eletroneuromiografia, punção lombar e pesquisa viral nas fezes.

ANSIEDADE E DEPRESSÃO

Ansiedade

Ansiedade é definida como antecipação de ameaças futuras pela quinta edição do *Manual diagnóstico e estatístico de transtornos mentais* (DSM-5), da Academia Americana de Psiquiatria (APA). A ansiedade por si só é uma emoção normal e importante para a sobrevivência humana. Entretanto, quando ultrapassa os limites da normalidade e se torna patológica, estamos diante do transtorno de ansiedade. Por isso, a primeira avaliação diante de uma criança apresentando ansiedade é distinguir se esta é inerente ao desenvolvimento psicoafetivo típico da idade ou se já possui características patológicas (Quadro 7).

A principal característica do transtorno de ansiedade é a fuga, desde evitar situações até alterações mais sutis, como indecisão, incerteza, retraimento social e comportamento ritualizado, uma vez que há uma antecipação da ameaça. Além disso, crianças com ansiedade patológica apresentam vários sintomas físicos, como cefaleia, palpitação, dor abdominal, diarreia, insônia e enurese noturna.

Os transtornos de ansiedade podem se apresentar de diversas formas e, segundo o DSM-5, são divididos em sete apresentações, detalhadas no Quadro 8.

QUADRO 7 Diferencial entre ansiedade típica do desenvolvimento e ansiedade patológica

Características	Ansiedade do desenvolvimento	Ansiedade patológica
Intensidade	É proporcional ao evento e à idade da criança e causada por um evento real.	É desproporcional ao evento e à idade e causada por um evento irreal.
Prejuízo	Não interfere no dia a dia da criança.	Interfere no dia a dia.
Recuperação	Recupera-se completamente do episódio quando o objeto ou a situação não está presente.	Não se recupera completamente do episódio quando o objeto ou a situação não está presente. Preocupações com situações futuras.

Fonte: elaboração dos autores.

QUADRO 8 Formas de apresentação dos transtornos de ansiedade segundo o DSM-5

Apresentação	Caracterização	Quadro clínico
Transtorno da ansiedade de separação	Preocupação excessiva de que algo ruim acontecerá à criança ou à figura de apego quando estão separados.	Recusa a enfrentar situações que envolvam separação: dormir fora de casa, ir à escola, ficar sozinha em casa.
Transtorno de ansiedade social	Medo de situações com interação social por acreditar que os outros pensarão algo negativo sobre ela.	Evita situações que incluem conversar ou agir na frente de outras pessoas, conhecer novas crianças e ser o centro das atenções.
Mutismo seletivo	Dificuldade persistente em falar em situações sociais, desde que essa dificuldade não seja causada por falta de conhecimento da linguagem.	Em casa, com pessoas com quem se sente segura, apresenta linguagem adequada, mas na presença de desconhecidos ou mesmo familiares de menor convivência não fala.
Transtorno de ansiedade generalizada	Preocupação excessiva de que algo ruim vai acontecer em uma grande variedade de situações.	Preocupações excessivas com finanças da família, amizades, desempenho esportivo ou escolar, saúde de familiares.
Fobias específicas	Medo excessivo de situações ou objetos por crença de que vão lhe causar ferimentos.	Os mais comuns são: animais, insetos, escuro, tempestades, palhaços, sangue, injeção, doenças.
Transtorno do pânico	Surto abrupto de medo intenso com pico em minutos e que acompanha pelo menos quatro sintomas físicos.	Palpitações; sudorese; tremores; sensação de falta de ar; náusea ou desconforto abdominal; tontura ou desmaio; calafrios ou sudorese; parestesia, desrealização ou despersonalização; medo de enlouquecer; medo de morrer.
Agorafobia	Medo de várias situações geralmente por medo de apresentar um ataque de pânico nessas situações.	Situações agorafóbicas incluem locais em que o paciente considera difíceis de fugir, como transporte público e espaços fechados.

Fonte: elaboração dos autores.

Depressão

A depressão pode ocorrer em qualquer faixa etária, sendo mais frequente em adolescentes, em especial meninas. O diagnóstico também é definido pelo DSM-5. Um episódio de depressão maior é caracterizado por humor deprimido ou anedonia, associado a quatro outros sintomas, presentes concomitantemente na maioria dos dias, em praticamente todas as atividades, por pelo menos duas semanas. Tais sintomas necessitam interferir na funcionalidade do paciente, representando uma mudança em relação à funcionalidade prévia. O Quadro 9 resume os principais sintomas clínicos do transtorno de depressão maior, que podem ser relatados de forma subjetiva ou pela observação feita por outras pessoas. Para o diagnóstico em crianças e adolescentes, considera-se que o humor deprimido pode ser descrito como humor irritado. Alteração do apetite, distúrbio do sono e fadiga são sintomas mais comuns na infância e adolescência do que na idade adulta.

QUADRO 9 Sintomas comuns no transtorno depressivo maior

1. Humor deprimido (sente-se triste, vazio, sem esperança) ou humor irritado em crianças e adolescentes.
2. Acentuada diminuição no interesse ou prazer nas atividades.
3. Perda ou ganho significativo do peso ou apetite (em crianças e adolescentes, considerar o ganho de peso insuficiente).
4. Insônia ou hipersonia.
5. Agitação ou retardo psicomotor.
6. Fadiga ou perda de energia.
7. Sentimentos de culpa excessiva ou inapropriada ou de inutilidade.
8. Perda de concentração, habilidade reduzida para pensar ou indecisão.
9. Pensamentos recorrentes de morte, ideação suicida recorrente ou tentativa de suicídio.

Fonte: elaboração dos autores.

Existe uma grande variabilidade da apresentação clínica da depressão, de acordo com idade de início, comorbidades e gravidade dos sintomas. A depressão pode remitir espontaneamente, recorrer, persistir ou ser o primeiro sintoma de esquizofrenia ou transtorno bipolar.

O diagnóstico de uma criança ou adolescente com suspeita de depressão é clínico, baseado na anamnese, e o primeiro passo é estabelecer uma relação de confiança com o menor. Deve-se detalhar os sintomas de depressão descritos no Quadro 1 e os consequentes impactos na funcionalidade. A informação dos familiares e da escola é fundamental, inclusive para avaliar as consequências da condição na vida escolar.

Nos pacientes com sintomas de depressão, deve ser criteriosamente avaliada a presença de ideação e intenção suicida, atual e recorrente, e de comportamento suicida prévio. Comportamentos de risco como uso de substâncias químicas e comportamento sexual também devem ser questionados. Além disso, a identificação de comorbidades (p. ex., transtorno de ansiedade, transtorno do déficit de atenção e hiperatividade, transtorno do espectro autista, transtornos alimentares) é importante, uma vez que se associam a pior desfecho. Os pacientes com sintomas graves de depressão e alto risco de suicídio devem ser referenciados com brevidade para serviço especializado.

CONCLUSÕES

As principais manifestações neurológicas e psiquiátricas da infância e adolescência são as crises epilépticas, convulsões, hipotonia e fraqueza muscular, atraso do desenvolvimento, ansiedade e depressão.

Os quadros neuropsiquiátricos da infância e adolescência devem ser acompanhados por uma equipe multidisciplinar especializada.

SUGESTÕES DE LEITURA

1. American Psychiatric Association (APA). Manual diagnóstico e estatístico de transtornos mentais: DSM-5. Tradução: Maria Inês Corrêa Nascimento et al. Revisão técnica: Aristides Volpato Cordioli et al. 5.ed. Porto Alegre: Artmed; 2014.
2. Fisher RS, Cross JH, French JA, Higurashi N, Hirsch E, Jansen FE, et al. Operational classification of seizure types by the International League Against Epilepsy: position paper of the ILAE Commission for Classification and Terminology. Epilepsia. 2017;58(4):522-30.
3. Ilae. Disponível em: https://www.ilae.org/files/ilaeGuideline/Definition-2014-Portugal2.pdf. Acesso em: 28 ago. 2024.
4. Jiménez-Villegas MJ, Lozano-García L, Carrizosa-Moog J. Update on first unprovoked seizure in children and adults: a narrative review. Seizure. 2021;90:28-33.
5. Scheffer IE, Berkovic S, Capovilla G, Connolly MB, French J, Guilhoto L, et al. ILAE classification of the epilepsies: Position paper of the ILAE Commission for Classification and Terminology. Epilepsia. 2017;58(4):512-21.
6. Sims KB, Peters JM, Musolino PL, Elibol MZ. Handbook of pediatric neurology. Philadelphia: Lippincott Williams & Wilkins; 2013.
7. Thapar A, Eyre O, Patel V, Brent D. Depression in young people. Lancet. 2022;400(10352):617-31.
8. Torricelli RPJE. Acute muscular weakness in children. Arq Neuropsiquiatr. 2017;75(4):248-54.
9. van Karnebeek CDM. Evaluation of the child with developmental impairments. Continuum (Minneap Minn). 2018;24(1, Child Neurology):228-47.

QUESTÕES

1. Sobre as classificações das crises epilépticas é correto afirmar:
   A. As crises são classificadas em crises de início focal e generalizado.
   B. A crise de parada comportamental é uma crise generalizada motora.
   C. Nas crises do lobo temporal mesial pode haver automatismos e distonias.
   D. As crises de ausência são exemplos de crise de início focal e pode haver automatismos.
   E. As crises de início desconhecido são sempre não motoras.

Alternativa correta: C.

Comentários:

Segundo a classificação da Liga Internacional de Combate à Epilepsia (Ilae) publicada em 2017, as crises epilépticas são classificadas de acordo com o início da crise em focais, generalizadas, início desconhecido e não classificadas. As crises de parada comportamental são crises focais e as crises de ausência são crises de início generalizado, e ambas são não motoras. As crises de início desconhecido podem ser classificadas em motoras e não motoras. As crises do lobo temporal são divididas em crises do lobo temporal mesial, caracterizadas por sensação de mal-estar epigástrico, automatismos frequentes, distonia contralateral e rara evolução para generalização. Já as crises de lobo temporal lateral se iniciam com alucinações auditivas/visuais e cursam com clonias e mais comumente evoluem para tônico-clônica bilateral.

2. Marque a alternativa correta:
   A. Uma criança de 3 anos que não fala frases e não corre tem o diagnóstico de atraso global do desenvolvimento e necessita de investigação.
   B. Na avaliação de atraso de desenvolvimento, a presença de dismorfismos não altera o raciocínio clínico.

C. Uma criança que não apresenta sorriso social aos 5 meses de vida está com o desenvolvimento neuropsicomotor adequado.
D. A análise do comportamental e das habilidades adaptativas só se faz necessária se houver queixa da família ou escola.
E. O coeficiente de desenvolvimento, calculado a partir da divisão da idade da habilidade que realiza atualmente sob a idade cronológica, deve ser maior que 0,9.

Alternativa correta: A.

Comentários

Em crianças menores de 5 anos de vida, o atraso em pelo menos duas áreas do desenvolvimento neuropsicomotor caracteriza um atraso global do desenvolvimento. Esses pacientes necessitam realizar avaliação clínica especializada e investigação etiológica.

Na avaliação clínica, a presença de dismorfismos suscita a possibilidade de etiologia genética que justifique o atraso em investigação, portanto essa avaliação é fundamental.

O sorriso social é uma habilidade do domínio socioemocional e deve estar presente até os 3-4 meses de vida. Quando ausente após essa idade é considerado um sinal de alarme para atraso do desenvolvimento.

Durante a investigação de uma criança com suspeita de atraso do desenvolvimento, a caracterização do comportamento e das habilidades adaptativas é importante, pois está presente em alguns transtornos do neurodesenvolvimento, como a deficiência intelectual e o transtorno do espectro autista.

O coeficiente de desenvolvimento permite avaliar de forma quantitativa a funcionalidade de cada domínio do desenvolvimento neuropsicomotor. É obtido dividindo-se a idade da habilidade atual (a que a criança consegue realizar naquela avaliação) sob a idade cronológica. O resultado inferior a 0,75 indica a necessidade de uma avaliação formal do neurodesenvolvimento.

3. Marque a afirmativa incorreta:
A. Nas hipotonias de causa central o paciente pode ter força muscular preservada e reflexos profundos presentes.
B. A hipotonia é um achado neurológico exclusivo de doenças do sistema nervoso periférico.
C. A manobra do arraste e a movimentação passiva dos membros são manobras utilizadas para avaliar hipotonia no lactente.
D. As síndromes genéticas são causas frequentes de hipotonia central.
E. São exemplos de causa periférica da hipotonia a distrofia muscular e a doença de Pompe.

Alternativa correta: B.

Comentários:

As hiotonias são classificadas em hipotonias de causa central e periférica. As hipotonias de causa central são especialmente as de causa genética como as trissomias e a síndrome de Prader-Willi. As hipotonias de causa periférica são determinadas por doenças e síndromes que acometem os músculos, junção mioneuronal e nervos, como a miastenia congênita, distrofias musculares e doença de Pompe.

Nas hipotonias centrais a avaliação da motricidade pode revelar uma força muscular normal e reflexos profundos presentes, enquanto na hipotonia de causas periféricas a força muscular normalmente está reduzida e os reflexos profundos são hipoativos ou ausentes.

Dentre as manobras utilizadas para avaliar o tônus muscular no lactente destacam-se: observação da postura na posição supina, movimentação passiva dos membros, elevação do lactente pelos braços e a manobra do arraste.

4. Um paciente de 5 anos é trazido ao pronto-socorro por quadro de fraqueza no dimídio direito iniciada de forma súbita enquanto brincava na escola. Sobre o caso clínico descrito e a avaliação de fraqueza muscular na emergência é correto afirmar:
   A. Devido à instalação súbita e ao déficit motor dimidiado, o paciente deve ser prontamente investigado com a suspeita de acidente vascular encefálico.
   B. No exame neurológico de um paciente com acidente vascular encefálico espera-se encontrar sinais de hipotonia e hiporreflexia pelo acometimento do neurônio motor inferior.
   C. A perda de controle esfincteriana e a presença de nível sensitivo sugerem acometimento encefálico.
   D. Em um paciente com fraqueza muscular e CPK elevado, a principal hipótese é a miastenia *gravis*.
   E. Nos quadros típicos de polirradiculoneuropatia a fraqueza muscular é ascendente, súbita e não há envolvimento sensitivo.

   Alternativa correta: A.

   Comentários:

   O quadro clínico do menor com instalação aguda de perda de força em um hemicorpo sugere etiologia vascular e deve ser investigado como um AVE de forma urgente no pronto-socorro. Nesses pacientes, na fase inicial, hiperaguda, pode haver uma paralisia flácida. No entanto, rapidamente evoluiu para uma síndrome piramidal, cujo quadro clínico clássico é o aumento do tônus muscular com espasticidade, hiper-reflexia e reflexo plantar extensor.

   O acometimento medular, em especial as mielopatias transversas, cursam com perda do controle esfincteriano e nível sensitivo (hipo/anestesia abaixo do nível da lesão), e são dados da história e exame clínico que auxiliam na topografia da lesão.

   O aumento da enzima CPK em pacientes com quadro de fraqueza aguda sugere patologia que acomete o músculo, como as miosites infecciosas, poliomiosites/dermatomiosite e rabdomiólise.

   A polirradiculoneuropatia aguda (síndrome de Guillain-Barré e suas variantes) normalmente cursa com fraqueza muscular de instalação subaguda, ascendente, com envolvimento sensitivo e autonômico.

5. Sobre quadros de ansiedade e depressão em crianças e adolescentes, é correto afirmar:
   A. O diagnóstico é baseado nos critérios laboratoriais definidos pela Academia Americana de Psiquiatria.
   B. Os quadros de ansiedade do desenvolvimento são desproporcionais à idade do paciente e interferem em atividades rotineiras da criança.
   C. É muito incomum que crianças com ansiedade patológica apresentem sintomas físicos como dores de cabeça e dores abdominais.
   D. O mutismo seletivo e o transtorno de ansiedade de separação são exemplos de transtornos de ansiedade na infância.

E. Em adolescentes com suspeita de depressão, quadros de agitação psicomotora afastam o diagnóstico.

Alternativa correta: D.

Comentários:

Os diagnósticos de ansiedade e depressão na infância são definidos na 5ª edição do Manual Diagnóstico e Estatístico da Academia Americana de Psiquiatria (DSM-5). Os critérios são clínicos, baseados na anamnese e na avaliação.

A ansiedade é uma emoção normal e os quadros de ansiedade do desenvolvimento são diagnósticos diferenciais dos transtornos de ansiedade. Na ansiedade do desenvolvimento, os sintomas são proporcionais ao evento e à idade da criança e causados por um evento real e não interferem nas atividades diárias da criança, enquanto na ansiedade patológica os sintomas não são proporcionais ao evento e interferem na rotina. Crianças com ansiedade patológica apresentam vários sintomas físicos, como cefaleia, palpitação, dor abdominal, diarreia, insônia e enurese noturna.

São exemplos de formas de apresentação dos transtornos de ansiedade, segundo o DSM-5: transtorno da ansiedade de separação, transtorno de ansiedade social, mutismo seletivo, transtorno de ansiedade generalizada, fobias específicas, transtorno do pânico e agorafobia.

A apresentação clínica do transtorno depressivo maior varia de acordo com depressão de acordo com idade de início, comorbidades e gravidade dos sintomas. Os principais sinais e sintomas estão resumidos abaixo:

1. Humor deprimido (exemplo: sente-se triste, vazio, sem esperança) ou humor irritado em crianças e adolescentes
2. Acentuada diminuição no interesse ou prazer nas atividades
3. Perda ou ganho significativo do peso ou apetite (em crianças e adolescentes, considerar o ganho de peso insuficiente)
4. Insônia ou hipersonia
5. Agitação ou retardo psicomotor
6. Fadiga ou perda de energia
7. Sentimentos de culpa excessiva ou inapropriada ou de inutilidade
8. Perda de concentração, habilidade reduzida para pensar ou indecisão
9. Pensamentos recorrentes de morte, ideação suicida recorrente ou tentativa de suicídio

46

Vias urinárias e sistema reprodutor

Andreia Watanabe
Alberto Carame Helito

PONTOS-CHAVE

- Descrição das principais alterações da história e do exame físico diante dos principais sintomas e sinais relacionados: hematúria, proteinúria e urina espumosa, varicocele, escroto agudo e vulvovaginites.
- Descrição dos principais exames complementares e sua importância no direcionamento diagnóstico nos quadros de hematúria, proteinúria e urina espumosa, varicocele, escroto agudo e vulvovaginites.
- Descrição dos principais diagnósticos associados aos sinais e sintomas.

HEMATÚRIA

A hematúria é definida como aumento do número de hemácias na urina. Na hematúria macroscópica, esse aumento pode ser visto a olho nu, e a urina é descrita como urina de cor rósea, avermelhada ou mesmo acastanhada. É possível observar a hematúria macroscópica a partir de um mililitro de sangue por litro de urina.

Raramente, a urina pode apresentar cor avermelhada ou enegrecida em virtude da mioglobinúria ou hemoglobinúria. Além disso, outros fatores podem alterar a coloração da urina, como pigmentos de medicações (rifampicina, fenazopiridina, cloroquina, nitrofurantoína), pigmentos alimentares (beterraba, amora) ou ainda metabólitos associados a outras condições clínicas, como porfiria, cristais de urato ou pigmentos biliares. Em todos esses casos, o exame de urina demonstra número de hemácias dentro da normalidade.

A hematúria microscópica, por sua vez, pode ser detectada apenas na análise laboratorial de urina, na presença de pelo menos 3 a 5 hemácias/campo ou 10.000 hemácias/mm^3.

Ao questionar a história, pode-se avaliar o caráter contínuo, intermitente, crônico ou agudo da hematúria, a presença de sintomas sistêmicos associados e a história familiar de doenças renais. Ao exame físico, observa-se a presença de edema, de dor à punho-percussão, a pressão arterial e a presença de massas abdominais palpáveis em localização de lojas renais, além de sinais sistêmicos como palidez, lesões em pele e alterações em articulações, entre outros achados.

A avaliação do sumário de urina, ou Urina 1, e a avaliação ultrassonográfica de rins e vias urinárias, exames em geral acessíveis, são essenciais para a investigação inicial e ajudam a confirmar ou direcionar o diagnóstico. A avaliação de função renal por meio da dosagem de ureia e creatinina é recomendável em casos agudos com edema ou hipertensão arterial. A presença de hemácias dismórficas na urina é sugestiva de alteração glomerular.

Em crianças, a causa mais frequente de hematúria é a infecção do trato urinário, cujos sintomas vão desde apenas febre em lactentes até disúria, polaciúria e dor abdominal ou lombar em crianças maiores. É importante lembrar que essa condição está associada à leucocitúria aumentada. Geralmente se observa também pesquisa positiva de nitrito e esterase, sendo importante a confirmação por meio do crescimento bacteriano em cultura de urina. Outros diagnósticos frequentes são nefrolitíase ou alterações metabólicas que levam à formação de cálculos renais. Nesse caso, a hematúria normalmente apresenta caráter intermitente, e a alteração mais frequentemente associada é a hipercalciúria, muitas vezes familiar e hereditária. A manifestação pode ser dor intensa durante a migração de um cálculo renal, mas muitas vezes o paciente apresenta apenas hematúria macroscópica ou até mesmo hematúria microscópica isolada em achado de exame de rotina. Eventualmente, o sumário de urina aponta a presença de cristais, como os de oxalato de cálcio.

A síndrome de Nutcracker, caracterizada por hematúria ou proteinúria, associadas ou não a dor lombar ou pélvica, ocorre mais frequentemente por compressão da veia renal esquerda pela redução do ângulo entre a artéria aorta e a artéria mesentérica superior, e mais raramente em razão do trajeto retroaórtico dessa veia. Essa rara condição ocorre mais frequentemente em indivíduos longilíneos e de alta estatura.

Mais raramente, a hematúria macroscópica pode estar associada a processos tumorais, como tumor de Wilms e rabdomiossarcoma de bexiga, ou ainda a doenças hereditárias, como doenças renais policísticas ou esclerose tuberosa.

A hematúria associada às alterações glomerulares é a mais temida, por sua potencial associação com doença renal crônica e sua progressão. A presença concomitante de hipertensão arterial e proteinúria aponta para o acometimento glomerular. Nos casos agudos, a glomerulonefrite aguda pós-infecciosa é a causa mais frequente de hematúria, e apresenta bom prognóstico para a maioria dos pacientes. Mais raramente, podem-se observar casos com redução abrupta da função renal, configurando as glomerulonefrites rapidamente progressivas que compreendem as nefrites lúpicas, nefropatias por IgA e glomerulonefrites membranoproliferativas, confirmadas por avaliação anatomopatológica de biópsia de tecido renal, e necessitam de manejo urgente.

O Quadro 1 resume os principais diagnósticos associados à hematúria na faixa etária pediátrica e suas principais características, e o Quadro 2 lista os diagnósticos que podem estar associados à hematúria.

QUADRO 1 Principais diagnósticos associados à hematúria pediátrica e suas características

	Características clínicas	Exames complementares
Alterações não glomerulares		
Infecção do trato urinário	Febre sem sinais localizatórios em lactentes Disúria, polaciúria, dor lombar, dor abdominal	Urina 1: leucocitúria aumentada, esterase e nitrito positivos, urocultura positiva
Nefrolitíase	Crises de dor abdominal intensas de caráter intermitente Disúria Presença de sedimento branco na urina Antecedente familiar de cálculo renal	Ultrassonografia ou tomografia computadorizada sem contraste: presença de imagens sugestivas de cálculo renal. Avaliação urinária: hipercalciúria, hiperoxalúria, hipocitratúria
Tumores (raro)	Emagrecimento ou queda do estado geral podem ou não estar presentes Aumento de pressão arterial Massa palpável em loja renal	Presença de massa renal ao exame ultrassonográfico (tumor de Wilms, neuroblastoma) Presença de imagem tumoral em bexiga (sarcomas, mais bem avaliados em ressonância magnética)
Síndrome de Nutcracker	Mais frequente em indivíduos longilíneos Em meninos, presença de varicocele à esquerda Dor ou incômodo abdominal ou pélvico	Redução do ângulo entre a aorta e a mesentérica superior à esquerda, determinando compressão de veia renal do mesmo lado observado à avaliação de Doppler renal
Glomerulopatias		
Glomerulonefrite aguda	Aumento de pressão arterial sistêmica Presença de edema História de infecção estreptocócica (orofaringe ou pele)	Redução de fração C3 do complemento Pode haver alteração de função renal: aumento de ureia, creatinina, fósforo, potássio, ácido úrico
Glomeruloesclerose segmentar e focal	Pode estar associada a edema ou hipertensão arterial	Presença de proteinúria Hipoalbuminemia
Nefrite lúpica	Lesões de pele sugestivas de lúpus Artralgia Hipertensão arterial Edema pode estar presente	Presença de proteinúria Redução da fração C3 do complemento Pode haver alteração de função renal: aumento de ureia, creatinina, fósforo, potássio, ácido úrico Exames completam critérios de lúpus eritematoso sistêmico

(continua)

QUADRO 1 Principais diagnósticos associados à hematúria pediátrica e suas características (*continuação*)

	Características clínicas	Exames complementares
Síndrome de Alport	História familiar pode estar presente (nas formas de herança ligada ao X) Alterações auditivas Alterações oftalmológicas	Hematúria persistente Presença de proteinúria indica estágio mais avançado da doença, que culminará com redução progressiva da função renal
Nefropatia por IgA	Associada ou não à púrpura de Henoch-Schönlein Hematúria após episódios de infecção respiratória ou intestinal	Proteinúria pode ou não estar presente
Síndrome hemolítico--urêmica	Formas típicas: associadas à diarreia aguda mucossanguinolenta Hipertensão arterial sistêmica Palidez	Sinais de microangiopatia trombótica: anemia, plaquetopenia, presença de esquizócitos, aumento de lactato desidrogenase, ácido úrico, redução de haptoglobina Fezes: toxina Shiga positiva ou presença de *Escherichia coli* O157-H7 Coombs direto negativo Alteração de função renal: aumento de ureia, creatinina, fósforo, potássio

Fonte: elaboração dos autores.

QUADRO 2 Causas associadas à hematúria pediátrica

Causas glomerulares:

- Glomerulonefrite pós-infecciosa
- Nefropatia por IgA (Henoch-Schönlein)
- Outras glomerulonefrites:
  - Glomerulonefrite membranoproliferativa
  - Nefropatia membranosa
  - Glomerulopatia associada a C3
- Associadas a doenças sistêmicas:
  - Lúpus eritematoso sistêmico
  - Vasculite relacionada a Anca
- Glomerulopatias associadas à membrana basal glomerular:
  - Síndrome de Alport

(*continua*)

QUADRO 2 Causas associadas à hematúria pediátrica (*continuação*)

- Microangiopatia trombótica:
  - Associada à diarreia por *Escherichia coli*, associada a pneumonia por estreptococo, H1N1, influenza
  - Atípica, relacionada a alterações no sistema complemento, defeitos do metabolismo de cobalamina, induzida por medicações, associadas a doenças neoplásicas
- Púrpura trombocitopênica trombótica

Causas não glomerulares:

- Associada a formação de cristais/nefrolitíase:
  - Hipercalciúria
  - Hiperoxalúria
  - Hipocitratúria
  - Hiperuricosúria

(*continua*)

QUADRO 2 Causas associadas à hematúria pediátrica (*continuação*)

▪ Cistinúria, entre outros
▪ Trauma
▪ Doenças císticas: doença renal policística autossômica dominante
▪ Síndrome de Nutcracker
▪ Trombose de veia renal
▪ Malformações arteriovenosas
▪ Nefrites tubulointersticiais: infecciosas, imunomediadas
▪ Infecção de trato urinário
▪ Medicações: ciclofosfamida, anticoagulantes, aspirina
▪ Causas extrarrenais: coagulopatias e hemoglobinopatias

Anca: anticorpo anticitoplasma de neutrófilo.
Fonte: elaboração dos autores.

URINA ESPUMOSA E PROTEINÚRIA

O aspecto espumoso da urina popularmente tem sido associado à presença de proteinúria aumentada. Entretanto, apenas cerca de um terço dos pacientes com a queixa de espuma na urina apresentam de fato proteinúria aumentada. O aspecto espumoso da urina, caracterizado por bolhas pequenas e médias com múltiplas camadas, se forma quando uma substância surfactante, que é um composto orgânico anfifílico, se difunde na água. O composto anfifílico possui extremidades hidrofílica e hidrofóbicas. Em contato com a água, se agrega para formar a superfície da bolha. Proteínas ou polipeptídeos, certos aminoácidos em sua forma livre e produtos que compõem os sais biliares apresentam propriedades anfifílicas, potencialmente contribuindo para a formação da espuma. Assim, diante dessa queixa, pode-se realizar um exame de urina simples para identificar a presença de proteinúria, ou ainda avaliar a albuminúria comparada à creatinina em urina de amostra isolada ou em urina de 24 horas.

A proteinúria pode ser de causa glomerular ou tubular. A proteinúria glomerular está associada a glomerulopatias, variando desde albuminúria discretamente elevada até níveis nefróticos, quando geralmente está associada a edema e hipoalbuminemia. A proteinúria de origem tubular pode estar associada a alterações eletrolíticas, como nas acidoses tubulares renais genéticas de origem no túbulo proximal, nas alterações tubulares agudas de origem isquêmica ou nefrotóxica, geralmente encontrada na injúria renal aguda, ou muito raramente em alterações geneticamente determinadas. No Quadro 3 estão descritas as definições de proteinúria.

Situações de estresse físico, como infecções, atividade física extenuante, crises con-

QUADRO 3 Definições de proteinúria na faixa etária pediátrica

Proteinúria nefrótica:
▪ Pr/Cr ≥ 2 em amostra isolada de urina (primeira urina da manhã)
▪ ≥ 1.000 mg/m²/dia
▪ 3+ ou 4+ na fita de urina
Proteinúria não nefrótica:
▪ Pr/Cr ≥ 0,2 e < 2 em amostra isolada de urina (primeira urina da manhã)
▪ Entre 100 e 1.000 mg/m²/dia
Albuminúria normal:
▪ < 20 ug/min/1,73 m² em urina de 24 horas
▪ Albumina/Cr < 30 mg/g em amostra de urina isolada
Proteinúria de baixo peso molecular – valores normais:
▪ Beta-2 microglobulina: 1,5-3,0 mg/L
▪ RBP (*retinol-binding protein*): 40-60 ug/mL

Cr: creatinina; Pr: proteína; RBP: proteína transportadora de retinol.
Fonte: elaboração dos autores.

vulsivas e exposição ao frio extremo, podem levar a aumento transitório de proteinúria, que se normaliza ao retirar o fator causador, e normalmente não está relacionada a alterações renais. A proteinúria postural, por sua vez, é caracterizada como presença de proteinúria aumentada quando em posição ortostática, que se normaliza na posição supina, sem outras alterações no sedimento urinário. Apresenta evolução benigna na maioria dos casos.

VARICOCELE

A varicocele é caracterizada pela dilatação/tortuosidade anormal do plexo pampiniforme, que é responsável pela drenagem testicular. Sua prevalência é de cerca de 15% na faixa etária pediátrica, sendo rara em crianças, e aumenta progressivamente com o desenvolvimento puberal.

Cerca de 80 a 90% das varicoceles ocorrem do lado esquerdo. Raramente é observada do lado direito isoladamente e em 3% dos casos se manifesta bilateralmente. Esse fato é decorrente da diferença de parte significativa da drenagem venosa do plexo pampiniforme entre os lados: a veia espermática interna esquerda drena para a veia renal esquerda antes de ganhar a veia cava inferior. A veia espermática interna direita drena diretamente nesse grande vaso. Assim, pacientes com a síndrome de Nutcracker, caracterizada pela redução do ângulo entre as artérias aorta e a mesentérica superior com compressão da veia renal esquerda, podem apresentar varicocele. A presença de varicocele pode estar associada à redução do volume testicular do mesmo lado, podendo prejudicar a espermatogênese e afetar a fertilidade.

Geralmente os adolescentes com tal condição são assintomáticos, mas podem apresentar aumento do volume ou edema escrotal e, em uma pequena porcentagem dos casos, dor ou incômodo na região testicular.

Pacientes com antecedente familiar presente em parentes de primeiro grau apresentam maior frequência de varicocele, chegando a 67% em filhos com pai afetado. Adolescentes com índices de massa corporal abaixo do normal para a idade também apresentam maior risco de desenvolver a condição.

O diagnóstico é realizado pela inspeção ao exame físico inicialmente com o paciente deitado, sendo essencial a avaliação com o paciente em pé e com a manobra de Valsalva. A classificação dos graus de varicocele é descrita no Quadro 4. É importante a avaliação sequencial e comparativa entre os volumes testiculares pela orquidometria com o orquidômetro de Prader.

A ultrassonografia avalia mais precisamente o volume testicular e pode detectar a presença de varicocele subclínica em pacientes que apresentem redução do volume testicular, enquanto a avaliação ultrassonográfica com Doppler pode detectar refluxo venoso anterógrado diante da manobra de Valsalva, confirmando o diagnóstico.

Avaliação hormonal com dosagem de hormônio luteinizante (LH), hormônio folículo estimulante (FSH) e testosterona pode ser útil na decisão terapêutica, assim como a realização de espermograma, que pode ser considerada após pelo menos um ano e meio do início da puberdade.

A indicação cirúrgica é controversa, pois se por um lado a varicocele está associada à redução da fertilidade, por outro grande parte dos adolescentes com assimetria testicular apresenta crescimento testicular normal ao longo do desenvolvimento puberal. Assim, adolescentes com varicocele e diminuição sustentada ou progressiva de volume testicular do mesmo lado têm indicação de varicocelectomia, que pode ser realizada da forma aberta ou por via laparoscópica. Também existe a opção de realizar o tratamento por embolização ou escleroterapia por radiologia intervencionista.

A principal complicação cirúrgica é a formação de hidrocele. As outras condições associadas à varicocele devem ser avaliadas e seguidas por um especialista, discutindo-se com os pais e com o paciente caso a caso.

QUADRO 4 Classificação da varicocele quanto ao grau (intensidade)

Grau	Característica da varicocele
0	Não visível ou palpável, apenas identificada por ultrassonografia
I	Não visível, palpável em posição de pé com manobra de Valsalva
II	Não visível, palpável em posição de pé sem manobra de Valsalva
III	Visível e palpável sem manobras

Fonte: elaboração dos autores.

ESCROTO AGUDO

Escroto agudo é caracterizado pelo início agudo de dor, edema e sensibilidade aumentada do conteúdo da bolsa escrotal, englobando causas isquêmicas, traumáticas, infecciosas, inflamatórias ou mesmo idiopáticas, e corresponde a cerca de 0,5% das visitas ao pronto-socorro.

Na faixa etária pediátrica, a condição mais frequente de dor aguda da região escrotal é a torção testicular, que é uma emergência cirúrgica, pois o tratamento em até 6 horas do início dos sintomas reduz progressivamente a possibilidade de "salvar" o testículo, chegando a apenas 2,6% em 48 horas. Sua frequência é bimodal, com um pico no primeiro ano de vida e outro entre 12 e 18 anos de idade.

A torção testicular extravaginal ocorre em recém-nascidos pela não aderência da túnica vaginal ao gubernáculo, com rotação concomitante da túnica vaginal e do cordão espermático. A torção intravaginal ocorre em crianças maiores e está associada à anormalidade anatômica da posição do testículo em badalo de sino, situação que favorece a rotação do cordão espermático sobre si mesmo, levando à oclusão de seus vasos em graus variados. A oclusão venosa ocorre mais frequentemente, primeiro levando à congestão da circulação testicular, e muitas vezes as alterações isquêmicas estão associadas à rotação do cordão testicular de pelo menos 720°.

A torção dos apêndices vestigiais, por sua vez, ocorre principalmente em meninos entre 2 e 12 anos de idade. Os apêndices testiculares vestigiais são remanescentes dos ductos müllerianos presentes no polo superior do testículo, prendendo-se à túnica vaginal. Tais apêndices estão presentes em 90% dos homens, sendo bilaterais em 60% deles. Os sintomas são muito semelhantes aos da torção testicular, porém o tratamento é conservador, com repouso e analgésicos, e a resolução dos sintomas ocorre em 5 a 10 dias.

A avaliação do escroto agudo requer história detalhada, incluindo tempo de início dos sintomas, presença de trauma, febre e, em adolescentes, risco de infecções sexualmente transmissíveis. Ao exame físico, realizar a inspeção do abdome, região perineal, pênis e escroto, observando a presença de lesões e assimetria escrotal. À palpação, avaliar a presença de crepitação e enfisema subcutâneo, assim como o volume e a consistência dos testículos, e observar a presença de possíveis hérnias.

Observar se existe saída de secreções uretrais e, por fim, pesquisar a presença do reflexo cremastérico.

O escore TWIST (*Testicular Workup for Ischemia and Suspected Torsion*) utiliza um sistema de pontuação de 7 pontos, incluindo edema testicular (2 pontos), endurecimento testicular (2 pontos), elevação dos testículos (1 ponto), ausência de reflexo cremastérico (1 ponto) e náuseas/vômitos (1 ponto), sendo os pacientes classificados em baixo risco (0-2), médio risco (3-4) e alto risco (5-7), com ótimas sensibilidade e especificidade. Pacientes classificados como de alto risco devem ser encaminhados imediatamente para avaliação cirúrgica e cirurgia, e em pacientes com baixo risco os diagnósticos diferenciais devem ser considerados. Porém, o encaminhamento não deve ser atrasado em caso de história e exame físico compatíveis.

A realização de exames complementares, incluindo hemograma, análise de microscopia urinária, urocultura e coleta de *swab* uretral, pode ser útil no diagnóstico diferencial.

A ultrassonografia com Doppler ajuda na diferenciação entre a torção testicular e a torção dos apêndices vestigiais. A ultrassonografia *point of care* também pode auxiliar na avaliação de escroto agudo. Os sinais sugestivos de torção testicular incluem imagem do testículo com aumento homogêneo hipoecogênico, sinais de redução ou ausência de fluxo sanguíneo e aumento do índice de resistência vascular. Na torção dos apêndices vestigiais pode-se observar uma massa circular de ecogenicidade variável adjacente ao epidídimo ou ao testículo, hidrocele (reacional) que, quando presente, pode auxiliar neste diagnóstico, pois o apêndice pode ser visto no fluido da hidrocele. Aumento de fluxo sanguíneo periférico pode ser observado ao redor do apêndice torcido.

O tratamento da torção testicular é de emergência, sendo realizado por meio da exploração cirúrgica com distorção seguida de orquidopexia para prevenir recorrência da torção. Como a anormalidade anatômica da posição do testículo em badalo de sino ocorre bilateralmente, considera-se a orquidopexia do lado contralateral ao mesmo tempo cirúrgico. A distorção manual pode ser tentada se os sintomas se iniciaram antes de 6 horas da sua realização, sempre no sentido medial para lateral, normalmente necessitando de rotação de 180 a 720º. Sua efetividade pode ser avaliada por meio da ultrassonografia *point of care* e do alívio da dor. Caso não haja resolução, deve ser seguida de procedimento cirúrgico.

Na epididimite, em geral a dor se inicia de modo mais gradual quando comparada à torção testicular. A presença de sintomas urinários é mais frequente e pode estar associada a infecção viral anterior, como de trato respiratório ou gastrintestinal. O pico de incidência é entre 9 e 14 anos de idade, e quando ocorre em meninos de menor idade pode estar associada a anomalia anorretal, malformações urinárias ou mesmo a disfunções miccionais, sugerindo-se investigação. O uso de antibiótico está indicado na presença de alterações do trato urinário, piúria e urocultura positiva. Os sinais locais e sistêmicos se resolvem gradualmente em até 7 dias.

Em adolescentes, pode estar associada a germes relacionados a infecções sexualmente transmissíveis, como *Chlamydia trachomatis* e *Neisseria gonorrhoeae*, em geral afetando concomitantemente uretra e bexiga. O tratamento antibiótico deve ser direcionado para tais agentes.

No Quadro 5 estão descritos os diagnósticos diferenciais de escroto agudo.

QUADRO 5 Diagnóstico diferencial de escroto agudo em pediatria

Etiologias
Torção de cordão espermático
Torção de apêndice testicular
Epididimite/orquite aguda
Púrpura de Henoch-Schönlein
Hérnia inguinal encarcerada
Varicocele
Celulite de escroto
Gangrena de Fournier
Edema escrotal idiopático
Hematoma intratesticular
Abscesso testicular ou de bolsa escrotal
Infarto testicular
Neoplasia testicular
Ruptura de testículo
Apendicite
Hidrocele

Fonte: elaboração dos autores.

VULVOVAGINITE

A vulvovaginite é a afecção ginecológica mais frequente em meninas pré-púberes. Nessa faixa etária pode estar associada a uma combinação de fatores anatômicos e comportamentais, como a menor proteção do introito vaginal pelos grandes lábios, que são menores, ausência de pelos, menor concentração de estrógeno e maior pH da região, exposição a substâncias irritantes, higiene pobre, exploração do corpo, incluindo masturbação, presença de obstipação crônica ou até infecção por germes específicos.

As recomendações comportamentais envolvem evitar roupas apertadas e/ou sintéticas, contato prolongado com roupas de banho molhadas, e preferir roupas largas de algodão. Ao dormir, optar por roupas largas sem roupas íntimas, que por sua vez devem ser lavadas cuidadosamente com sabão suave e sem perfume, evitando-se amaciante. O banho de imersão, quando usado, deve ser feito apenas em água limpa, não sendo recomendado que a criança permaneça em água de enxágue que já recebeu xampu ou sabão. Não se deve esfregar a vulva; as pequenas secreções (esmegma) podem ser limpas com pequena quantidade de sabão neutro, retirando-se com água corrente e secando a vulva com tapinhas suaves ou apenas deixando secar naturalmente. Particularmente em meninas com excesso de peso, que são mais suscetíveis à vulvovaginite, recomenda-se urinar sentada, inclinada para a frente, com as pernas bem afastadas, a fim de reduzir o possível acúmulo de urina na parte inferior da vagina. Sempre limpar na direção da frente para trás, minimizando a contaminação da vulva e vagina com os microrganismos presentes no intestino.

A vulvite e a vaginite podem ocorrer separadamente ou em combinação. Os sintomas da vulvite incluem prurido, disúria, eritema de vulva e aumento de sensibilidade. A presença de saída de secreção, por sua vez, é mais indicativa de vaginite, mas deve ser diferenciada da secreção fisiológica, que é mucoide e clara e pode ocorrer no período neonatal e no início do desenvolvimento puberal. A presença de dor e sangramento é pouco frequente quando comparada aos outros sintomas.

A avaliação de crianças com queixa de irritação vulvar ou secreção vaginal inclui determinar a duração dos sintomas, caracterizar a secreção quando presente e descrever as tentativas de tratamentos anteriores. Além disso, deve-se buscar história de trauma, inserção de corpo estranho, dermatite ou atopia, avaliar higiene perineal e atentar à possibilidade de abuso.

O exame físico deve incluir o exame físico geral, com atenção ao estadiamento de Tanner e à avaliação de pele e mucosas em busca de lesões. A inspeção da genitália externa pode demonstrar o grau de higiene, a presença de secreção vaginal, alterações de hímen, lesões da pele e de mucosas, escoriações e presença de trauma. Vaginoscopia e coleta de cultura de secreção vaginal podem ser realizadas de acordo com as hipóteses diagnósticas.

Em até 80% dos casos, a vulvovaginite é inespecífica. Até 26% das culturas da secreção vaginal coletadas apontam um agente infeccioso. Os principais patógenos causadores de vulvovaginite não sexualmente transmissíveis são o *Streptococcus* beta-hemolítico do grupo A e o *Haemophilus influenzae*. Outros possíveis agentes são *Staphylococcus aureus*, *Moraxella catarrhalis*, *Streptococcus pneumoniae*, *Neisseria meningitidis*, *Shigella* e *Yersinia enterocolitica*. A *E, coli* em geral não é considerada um patógeno, pois pode estar presente em crianças assintomáticas A detecção de *Candida* é infrequente. O tratamento deve ser direcionado para o agente infeccioso encontrado.

O diagnóstico diferencial de vulvovaginite inclui presença de corpo estranho, abuso sexual, infecções sexualmente transmissíveis, oxiuríase, líquen plano, psoríase, dermatite de contato, escabiose, ureter ectópico, fistula entérica congênita e doenças sistêmicas como doença de Crohn e doença de Kawasaki.

CONCLUSÕES

Os diversos sinais e sintomas podem indicar vários acometimentos do sistema geniturinário, em que a história, o exame físico e exames complementares simples de avaliação de sedimento urinário e ultrassonografia com Doppler de rins e vias urinárias ajudam a definir ou a direcionar o diagnóstico. Em pacientes com hematúria, é importante a diferenciação de quadro agudo *versus* crônico, e os sinais de potencial gravidade estão relacionados com aumento de pressão arterial, edema e redução de função renal. Apenas um terço dos pacientes com urina espumosa apresenta proteinúria, e esta pode ser investigada inicialmente por meio de exame de urina. Como a varicocele pode estar associada a redução do volume testicular e redução de fertilidade, deve ser cuidadosamente avaliada, sempre em paralelo com o tamanho e o crescimento testicular. Pacientes com torção testicular apresentam situação de emergência de avaliação e conduta cirúrgica a fim de preservar o testículo correspondente. Por fim, a maior parte das vulvovaginites é inespecífica e requer cuidados comportamentais. Aquelas nas quais o agente infeccioso é encontrado devem ser tratadas com medicamentos específicos.

SUGESTÕES DE LEITURA

1. Beyitler İ, Kavukcu S. Clinical presentation, diagnosis and treatment of vulvovaginitis in girls: a current approach and review of the literature. World J Pediatr. 2017;13(2):101-5.
2. Cannarella R, Calogero AE, Condorelli RA, Giacone F, Aversa A, La Vignera S. Management and treatment of varicocele in children and adolescents: an endocrinologic perspective. J Clin Med. 2019;8(9):1410.
3. Cavanaugh C, Perazella MA. Urine sediment examination in the diagnosis and management of kidney disease: core curriculum 2019. Am J Kidney Dis. 2019;73(2):258-72.
4. Chiang G, Cendron M. Disorders of the penis and scrotum. In: Gearhart JG, Rink RC, Mouriquand PDE, editors. Pediatric urology. 2.ed. Philadelphia: Elsevier Saunders; 2009. p.544-62.

5. Eyk NV, Allen L, Giesbrecht E, Jamieson MA, Kives S, Morris M, et al. Pediatric vulvovaginal disorders: a diagnostic approach and review of the literature. J Obstet Gynaecol Can. 2009;31(9):850-62.
6. Horváth O, Szabó AJ, Reusz GS. How to define and assess the clinically significant causes of hematuria in childhood. Pediatr Nephrol. 2023;38(8):2549-62.
7. Jang KM, Cho MH. Clinical approach to children with proteinuria. Child Kidney Dis. 2017;21:53-60.
8. Khitan ZJ, Glassock RJ. Foamy urine: is this a sign of kidney disease? Clin J Am Soc Nephrol. 2019;14(11):1664-6.
9. Lacy A, Smith A, Koyfman A, Long B. High risk and low prevalence diseases: testicular torsion. Am J Emerg Med. 2023;66:98-104.
10. Zundel S, Szavay P, Stanasel I. Management of adolescent varicocele. Semin Pediatr Surg. 2021;30(4):151084.

QUESTÕES

1. A hematúria pode estar presente em diversas situações clínicas, nas quais é correto afirmar que:
   A. A presença de hipertensão arterial e edema concomitante é altamente sugestiva de doença glomerular.
   B. Hematúrias macroscópicas geralmente estão associadas a tumores do trato urinário, que podem ter seu diagnóstico direcionado por exame físico e exames de imagem.
   C. Em casos de hematúria, a presença de cálculo renal em exame de imagem é necessária para o diagnóstico de hipercalciúria.
   D. Como a principal etiologia de hematúria na faixa etária pediátrica é a infecção urinária, pesquisa de leucocitúria e cultura de urina não são obrigatórias para seu diagnóstico.

   Alternativa correta: A.
2. Assinale a alternativa correta:
   A. A maior parte dos pacientes com espuma na urina apresenta proteinúria.
   B. A proteinúria postural em geral tem curso benigno.
   C. Infecções podem levar a aumento importante de proteinúria de caráter intermitente.
   D. A proteinúria de origem tubular pode estar relacionada à hipoalbuminemia.

   Alternativa correta: B.
3. Assinale a alternativa correta quanto à varicocele:
   A. Trata-se de uma emergência cirúrgica, pois pode estar associada à redução de fertilidade masculina.
   B. Tem indicação cirúrgica em adolescentes após a puberdade, pois pode levar à redução do volume testicular.
   C. Tem sua conduta cirúrgica definida pela monitorização sequencial do aumento do tamanho testicular durante a puberdade.
   D. Em geral se associa a dor e incômodo em adolescentes.

   Alternativa correta: C.
4. A avaliação de pacientes pediátricos com dor aguda no escroto se constitui em uma emergência médica:
   A. Pela grande chance de ser epididimite, com necessidade de tratamento antibiótico.
   B. Pela possibilidade de torção de testículo, com necessidade de ultrassonografia com Doppler e exames laboratoriais para sua confirmação e conduta clínica.
   C. Pela possibilidade crescente de isquemia e perda do testículo quando não tratado cirurgicamente nas primeiras 6 horas após o início dos sintomas.
   D. Pela dificuldade do diagnóstico de torção de apêndices testiculares, que requer abordagem cirúrgica.

Alternativa correta: C.

5. Aponte a alternativa correta quanto às vulvovaginites em crianças:
   A. Frequentemente são causadas por agentes infecciosos como *Escherichia coli*, *Streptococcus* beta-hemolítico do grupo A e *Haemophilus influenzae*.
   B. Ocorrem por diferenças anatômicas de vulva e vagina e principalmente por alterações relacionadas à puberdade.
   C. São frequentemente associadas a diarreia ou doenças intestinais.
   D. São inespecíficas em sua maioria, sendo importantes as recomendações comportamentais.

Alternativa correta: D.

47

Principais sinais/sintomas pediátricos no sistema hematológico

Julia Loureiro Sion
Jorge David Aivazoglou Carneiro
Marlene Pereira Garanito

PONTOS-CHAVE

- Anamnese minuciosa e exame físico completo do paciente com anemia, com sangramento ou com trombose são fundamentais para direcionar o raciocínio clínico e a continuidade da investigação laboratorial.
- A anemia é um achado frequente em pediatria.
- No atendimento de uma criança ou adolescente com manifestações hemorrágicas, deve-se detalhar se tais manifestações são compatíveis com o estresse hemostático sofrido e se há necessidade ou não de investigar doença hemorrágica.
- A trombose é um evento raro em crianças. Aproximadamente 50% dos casos de trombose pediátrica ocorrem no período neonatal.

ANEMIA

A anemia é um achado frequente na faixa etária pediátrica, definido como a situação em que ocorre redução da massa eritrocitária suficiente para transportar o oxigênio aos tecidos. Pode ocorrer em decorrência: do déficit de produção por deficiência de nutrientes e/ou outros problemas na eritropoese; da destruição aumentada de eritrócitos; de perdas hemorrágicas agudas ou crônicas (Quadro 1).

Além da classificação etiopatogênica, as anemias também podem ser classificadas em adquiridas ou congênitas e, do ponto de vista morfológico, em microcíticas, macrocíticas ou normocíticas (Quadro 2).

A despeito da interpretação do eritrograma, de acordo com a faixa etária do paciente, e da detecção de anemia, a anamnese minuciosa e o exame físico completo são fundamentais para direcionar o raciocínio clínico e a continuidade da investigação laboratorial (Quadro 3).

QUADRO 1 Classificação etiopatogênica das anemias

Causa	Tipos	Descrição
Perdas sanguíneas	Aguda	Sangramentos
	Crônica	Resulta em deficiência de ferro
Destruição excessiva de eritrócitos	Hemólise por defeitos extracorpusculares	▪ Anticorpos ▪ Infecções ▪ Sequestro esplênico ▪ Drogas, agentes químicos e físicos
	Hemólise por defeitos intracorpusculares	▪ Hereditários: - Eritroenzimopatias - Hemoglobinopatias - Anormalidades da membrana eritrocitária ▪ Adquiridos: - Hemoglobinúria paroxística noturna - Intoxicação por chumbo
Produção inadequada de eritrócitos	Deficiência de nutrientes essenciais	▪ Ferro ▪ Ácido fólico ▪ Vitamina B12
	Condições intrínsecas medulares e comprometimento da eritropoiese por doenças crônicas	▪ Anemias aplásticas adquiridas ou congênitas ▪ Aplasia pura de série vermelha ▪ Infiltração da medula óssea ▪ Leucemias, linfomas, sarcomas ▪ Anormalidades endócrinas: - Hipotireoidismo - Insuficiência adrenal - Hipopituitarismo ▪ Insuficiência renal crônica ▪ Doenças inflamatórias crônicas ▪ Doenças granulomatosas ▪ Colagenoses ▪ Infecções crônicas: - Tuberculose e calazar

Fonte: Zago, 2001.

QUADRO 2 Classificação das anemias baseada no volume corpuscular médio

Volume corpuscular médio	Etiologia
Anemias microcíticas	▪ Deficiência de ferro ▪ Perda crônica de sangue ▪ Síndromes talassêmicas ▪ Anemia sideroblástica ▪ Intoxicação por chumbo

(continua)

QUADRO 2 Classificação das anemias baseada no volume corpuscular médio (*continuação*)

Volume corpuscular médio	Etiologia
Anemias macrocíticas	▪ Deficiência de vitamina B12 ▪ Deficiência de ácido fólico ▪ Anemia aplástica ▪ Anemia de Blackfan-Diamond ▪ Hipotireoidismo ▪ Doença hepática ▪ Infiltração da medula óssea ▪ Anemias diseritropoéticas ▪ Síndromes mielodisplásicas ▪ Uso de medicamentos
Anemias normocíticas	▪ Anemias hemolíticas congênitas - Hemoglobinopatias - Eritroenzimopatias - Anormalidades da membrana eritrocitária ▪ Anemias hemolíticas adquiridas - Mediadas por anticorpos - Anemias hemolíticas microangiopáticas - Secundárias a infecção/medicamentos ▪ Perda aguda de sangue ▪ Sequestro esplênico ▪ Doença renal crônica

Fonte: adaptação de Orkin et al., 2009.

QUADRO 3 Valores hematológicos médios e normais de acordo com o sexo e a idade

Idade	Sexo	Hb (g/dL)	Ht (%)	VCM
		Média	Média	Média
Nascimento	M/F	16,5	51	108
1-3 dias	M/F	18,5	56	108
1 semana	M/F	17,5	54	107
2 semanas	M/F	16,5	51	105
1 mês	M/F	14,0	43	104
2 meses	M/F	11,5	35	96
3-6 meses	M/F	11,5	35	91
6 meses-2 anos	M/F	12,0	36	78
2-6 anos	M/F	12,5	37	81
6-12 anos	M/F	13,5	40	86
12-18 anos	F	14,0	41	90
12-18 anos	M	14,5	43	88

F: feminino; Hb: hemoglobina; Ht: hematócrito; M: masculino; VCM: volume corpuscular médio.
Fonte: adaptação de Orkin et al., 2009.

Sinais e sintomas

As manifestações clínicas das anemias decorrem de mecanismos fisiológicos que atuam para compensar a reduzida capacidade de transporte de oxigênio e, com isso, tentar minimizar a hipoxemia tecidual. Portanto, os sinais e sintomas das anemias refletem a hipóxia tecidual não corrigida e a participação dos mecanismos fisiológicos compensatórios.

Os sintomas principais ocasionados pela hipóxia são: cefaleia, vertigens, tonturas, lipotimias, zumbidos, fraqueza muscular, claudicação intermitente, cãibras, retardo do desenvolvimento neuropsicomotor e sexual.

Com relação aos principais mecanismos compensatórios envolvidos nas anemias, destacam-se:

- Diminuição da afinidade da hemoglobina pelo oxigênio, condicionando a maior liberação de oxigênio por unidade de hemoglobina.
- Aumento do débito cardíaco e consequente aumento da velocidade de circulação do sangue, o que permite que cada unidade de hemoglobina seja utilizada mais vezes em cada intervalo (o aumento do volume-minuto cardíaco decorre principalmente do aumento da frequência cardíaca).
- Redistribuição do fluxo sanguíneo, procurando proteger áreas mais nobres e mais sensíveis à hipóxia. O fluxo sanguíneo para mãos, tecido subcutâneo e rins é acentuadamente reduzido, sendo desviado para áreas mais sensíveis à hipóxia, como miocárdio, cérebro e músculos. Com isso, o sinal de palidez de pele e mucosa pode ser observado principalmente em palmas, plantas, leitos ungueais, mucosa da conjuntiva, boca, orofaringe e língua. Do ponto de vista cardíaco, quando a capacidade de compensação é excedida, instala-se quadro de insuficiência cardíaca com cardiomegalia, estase jugular, edema periférico, hepatomegalia, congestão pulmonar e dispneia de decúbito.

A palidez da pele e das mucosas é o principal achado semiológico da anemia. Quando ocorre perda aguda de sangue, além da palidez, o paciente pode apresentar taquicardia, sopro cardíaco, hipotensão, sudorese, extremidades frias, alteração de consciência e de fluxo urinário.

Nas situações em que a anemia está relacionada à perda crônica de sangue, ao déficit de produção e/ou a outros problemas na eritropoiese, os pacientes podem apresentar palidez, sopro cardíaco, glossite, queilite angular, cansaço generalizado, tontura, falta de apetite, baixo ganho ponderal, baixa estatura, dificuldade de aprendizagem, apatia e perversão de apetite (gelo, terra, espuma).

Nas anemias secundárias à destruição das hemácias, a expressão clínica é variável e depende da intensidade da hemólise, da rapidez com que se instala o quadro, da eficiência da compensação da medula óssea e da causa (congênita ou adquirida). Nessas condições, além dos sinais e sintomas gerais de anemia supracitados, os pacientes podem apresentar hemoglobinúria, icterícia, hepatomegalia, esplenomegalia e litíase biliar.

Vale ressaltar que algumas manifestações clínicas observadas em pacientes anêmicos são sinais e sintomas decorrentes de doença sistêmica subjacente, como hipotireoidismo, doenças renais, hepáticas, inflamatórias e genéticas. Portanto, a observação e a análise de sinais e sintomas adicionais como hepatomegalia e/ou esplenomegalia, malformações faciais, ósseas, assimetria de dedos e outras sugestivas de sinais sindrômicos são fundamentais, pois permitem, em grande parte dos casos, a formulação de uma hipótese diagnóstica mais aproximada da causa e do mecanismo da anemia, que poderão ser confirmados com exames laboratoriais.

Anamnese

Durante a anamnese, é essencial entender o contexto socioeconômico da família e abordar questões sobre pré-natal, história familiar e pessoal de anemia, sintomas de sangramento, histórico dietético da criança, comportamentos de perversão alimentar, exposição a drogas ou toxinas (Quadro 4).

SANGRAMENTO

O sangramento espontâneo, excessivo ou de instalação tardia após injúria tecidual pode ser resultante de processo patológico localizado ou de doença da hemostasia, envolvendo a interação complexa entre a integridade vascular, a contagem e função das plaquetas, os fatores de coagulação e o sistema fibrinolítico.

QUADRO 4 Dados importantes da anamnese de pacientes com anemia

Item	Descrição
Idade	▪ Em recém-nascidos, prematuridade e sangramentos durante o pré-natal ou parto podem ser a causa da anemia. ▪ A ferropenia é comum em lactentes (desmame, introdução de alimentos, diário alimentar) e adolescentes (menarca, regularidade de ciclos, tempo e quantidade de fluxo, atividades diárias, alimentação).
Sexo	▪ Algumas patologias têm herança ligada ao sexo, como a deficiência de G6PD em meninos.
Etnia	▪ A doença falciforme é mais frequente em afrodescendentes, a alfatalassemia em orientais e a betatalassemia, em pacientes provenientes da Europa mediterrânea.
Queixas e duração	▪ Quais são os sinais e sintomas de anemia e o tempo de aparecimento.
Dieta	▪ A carência de ferro na dieta pode ser identificada por meio da história alimentar. ▪ A dieta da mãe é importante durante o aleitamento. ▪ Pacientes com dieta vegetariana estão mais sujeitos à carência de vitamina B12.
Drogas	▪ É importante a pesquisa de exposição a substâncias tóxicas (inseticidas, benzeno, agrotóxicos) e às drogas oxidativas.
Infecções	▪ Podem estar relacionadas com aplasia medular ou casos de anemia hemolítica.
Doenças sistêmicas	▪ Hipotireoidismo, doenças renais, hepáticas ou inflamatórias podem ser causas de anemia.
Antecedentes familiares	▪ Devem ser pesquisados antecedentes de gestações e abortos anteriores, consanguinidade, síndromes, história familiar de icterícia, anemia, litíase biliar, esplenectomia e transfusões, que são indícios de doenças hematológicas hereditárias.

Fonte: adaptação de Santos, 2008.

Ao atender uma criança ou adolescente com manifestações hemorrágicas, deve-se detalhar se tais manifestações são compatíveis com o estresse hemostático sofrido e se há necessidade ou não de investigar doença hemorrágica. Para isso, é imprescindível que haja história clínica detalhada e exame físico minucioso.

Didaticamente, as doenças hemorrágicas podem ser divididas em alterações da hemostasia primária ou secundária. As primeiras incluem aquelas que afetam a formação do tampão plaquetário inicial: plaquetopenia, alterações da função plaquetária e doença de von Willebrand (DvW); já as alterações da hemostasia secundária incluem distúrbios na formação da fibrina, representadas principalmente pelas alterações nos fatores de coagulação. O maior exemplo são as hemofilias. Apesar de as manifestações clínicas serem diferentes de acordo com o comprometimento da hemostasia primária ou secundária, muitas vezes pode ocorrer superposição dos sintomas. Os sangramentos cutaneomucosos, apesar de serem a manifestação mais frequentemente encontrada em pacientes com alterações da hemostasia primária, são achados comuns em crianças pequenas com deficiência grave de fator VIII ou IX. Por outro lado, hemartroses espontâneas são altamente sugestivas de deficiências de fatores de coagulação (Quadro 5).

Sinais e sintomas

As manifestações clínicas de sangramento são decorrentes de alguma alteração na hemostasia, podendo ser causadas por alterações quantitativas ou qualitativas das plaquetas, do fator de von Willebrand, dos fatores de coagulação ou de componentes da fibrinólise.

Manifestações hemorrágicas leves, como hematomas e equimoses, são comuns na pediatria, sem necessariamente significar doença hemorrágica. Por exemplo, os hematomas comumente estão relacionados a lesões e traumas leves e, quando as crianças começam a engatinhar, é comum encontrar equimoses e hematomas subcutâneos nas pernas e nos joelhos, bem como na região frontal.

Em crianças com queixa de epistaxe, as narinas devem ser avaliadas, pois a presen-

QUADRO 5 Patologias e manifestações clínicas mais comuns das alterações hemorrágicas

	Hemostasia primária	Hemostasia secundária
Patologias	▪ Plaquetopenias ▪ Alterações da função plaquetária ▪ Doença de von Willebrand	▪ Hemofilias ▪ Alterações de outros fatores de coagulação ▪ Alterações da fibrinólise
Manifestações clínicas	▪ Sangramento cutaneomucoso ▪ Sangramento após pequenos cortes ▪ Petéquias ▪ Equimoses pequenas e superficiais ▪ Sangramento leve e imediato após procedimento	▪ Sangramento muscular e articular ▪ Equimoses grandes e palpáveis ▪ Hemartroses ▪ Hematoma muscular ▪ Sangramento grave e tardio após procedimento

Fonte: adaptação de Villaça e Carneiro, 2008.

ça de escoriações e lesões vasculares pode indicar trauma local. Equimoses em dorso, abdome e região proximal dos membros podem ser indicativas de doença hemorrágica, assim como equimoses com tamanho desproporcional ao trauma sofrido. A presença de edema e limitação funcional em uma articulação sem história de trauma deve ser considerada anormal, e o diagnóstico diferencial de hemartrose é importante.

Pacientes com história hemorrágica anormal apresentam certos padrões que vão nos orientar no caminho de um diagnóstico correto. Manifestações hemorrágicas atípicas podem sugerir condições não relacionadas à coagulação; o padrão de sangramento pode ser repetitivo em um determinado caso, e, quando ocorre alteração desse padrão, isso pode ser significativo. O sangramento em determinadas áreas ou partes do corpo pode ser decorrente de doença sistêmica (doença hemorrágica congênita ou adquirida) ou de causa local e não dependente da coagulação.

Indícios de sangramento anormal incluem duração ou quantidade maiores que o esperado para sangramento habitual:

- Epistaxe não resolvida após 15 minutos de pressão sobre os vasos nasais.
- Períodos menstruais com duração maior que sete dias ou associados à presença de coágulos frequentes.
- Sangramentos após exodontias com duração além do dia do procedimento ou requerendo transfusão.
- Equimoses com proporções inconsistentes com a gravidade do trauma reportado.

Em recém-nascidos, a avaliação de doenças hemorrágicas é particularmente difícil, pois os valores dos integrantes da hemostasia primária e secundária são diferentes daqueles da criança maior. Por exemplo, portadores de trombastenia de Glanzmann apresentam mínimos sintomas ao nascimento, e os sintomas da DvW podem ser mascarados por aumento no fator de von Willebrand resultante do estresse envolvido no parto. Da mesma forma, muitos neonatos com hemofilia não apresentam sangramentos durante as primeiras semanas de vida. Já a hemorragia intracraniana neonatal normalmente é causada por deficiência grave dos fatores X, VII, XIII, V ou do fibrinogênio. Sangramento tardio após queda do coto umbilical deve alertar para a possibilidade de deficiência de fator XIII ou alteração do fibrinogênio (qualitativa ou quantitativa).

Portanto, a abordagem do paciente com sangramento deve seguir padrões estabelecidos de avaliação clínica apropriada, que consiste em:

- História médica detalhada.
- Avaliação criteriosa das formas e tipos de sangramento.
- Presença ou não de outras doenças.
- Exame físico geral minucioso.

Deve-se considerar também a percepção de sangramentos que cada paciente apresenta, uma vez que, por exemplo, não é incomum indivíduos saudáveis relatarem história hemorrágica "positiva" e pacientes portadores de DvW não relatarem quadro clínico de sangramento.

Anamnese

A história pessoal e/ou familiar de sangramento é um preditor de risco hemorrágico e deve ser minuciosa. Neste contexto, é fundamental o questionamento sobre:

ocorrência de sangramento espontâneo; comportamento em situações de maior estresse hemorrágico, como extração dentária, trauma e procedimentos cirúrgicos; necessidade de consulta médica por sangramento excessivo ou recorrente; necessidade de transfusão; história de anemia documentada; prescrição de terapia com ferro; tipo de sangramento e se houve alguma mudança do sangramento com o passar do tempo. Destacam-se, no Quadro 6, informações importantes que devem ser avaliadas na abordagem inicial do paciente com manifestação hemorrágica.

Com relação ao tipo de sangramento, enquanto o sangramento nas mucosas, petéquias e equimoses é característico de alterações da hemostasia primária e sugere alterações plaquetárias ou DvW, por outro lado, o sangramento em tecidos moles, músculos e articulações é encontrado nas alterações da hemostasia secundária e sugere presença de hemofilia ou outros distúrbios da coagulação (Quadros 7 e 8).

O início agudo dos sintomas sugere doença adquirida, como a trombocitopenia imune ou deficiência de vitamina K, enquanto os sintomas de longa duração sugerem doença congênita, como DvW ou deficiências dos fatores de coagulação.

Informações sobre o uso de medicamentos (compostos que contenham ácido acetilsalicílico, medicamentos "naturais") e suplementos dietéticos, ocorrência de

QUADRO 6 Abordagem da criança com sangramento

Fator	Descrição
História prévia	▪ Infecção vigente ou recente ▪ Vacinação ▪ Cirurgias ou procedimentos prévios ▪ Necessidade de transfusão ▪ História de anemia ou uso de ferro
Tipo de sangramento	▪ Petéquias ▪ Sangramento do TGI ▪ Hematúria ▪ Hematomas ▪ Hemartrose
Duração e padrão do sangramento	▪ Espontâneo ou provocado ▪ Repetitivo ou isolado ▪ Agudo ou crônico
Idade e início dos sintomas	▪ Desde o nascimento ou infância ▪ Após algum insulto infeccioso ▪ Durante o uso de medicamentos
Condições adquiridas	▪ Doenças crônicas: hepatopatias, nefropatias, síndromes genéticas
História familiar	▪ Padrão de hereditariedade ▪ Sintomas semelhantes nos familiares ▪ Doenças hemorrágicas
Estado geral	▪ Choque ▪ Sangramento ativo ▪ Palidez

TGI: trato gastrintestinal.
Fonte: adaptação de Villaça e Carneiro, 2008.

QUADRO 7 Tipos de sangramentos em coagulopatias congênitas

Alteração	Cutaneomucoso	TGU	TGI	SNC	Articular-muscular	Coto umbilical
Fibrinogênio	+	++	++	++	+	++
Protrombina	+	+	+	++	+++	++
Fator V	+++	++	+	+++	++	
Fator VII	+++	+	+	++++	++	
Fator X	++	++	++	++++	++	
Fator XI	++	++	++	+	+	
Fator XIII	+++	++	++	++++	++	++++
Hemofilia	+	++	+	++	++++	
DvW	++++	++	+++	+	+	

DvW: doença de von Willebrand; SNC: sistema nervoso central; TGI: trato gastrintestinal; TGU: trato geniturinário.
Fonte: Villaça e Carneiro, 2008.

QUADRO 8 Tipos de sangramentos em coagulopatias adquiridas

Alteração	TGI	Articular	SNC	Muscular	Cutaneomucoso	TGU
Antivitamina K	+	+/-	++	++	++	++
Heparina	++	+/-	++	+++	+++	++
Hepatopatia	++++	+/-	+/-	++	+++	+
Plaquetopatia	++	+/-	+	++	++++	+
Hiperfibrinólise	++	-	++++	++	++	++

SNC: sistema nervoso central; TGI: trato gastrintestinal; TGU: trato geniturinário.
Fonte: Villaça e Carneiro, 2008.

doenças recentes (infecções), traumas ou vacinação devem constar na história clínica.

A história familiar pode auxiliar no diagnóstico de distúrbio hereditário, uma vez que, muitas vezes, a criança ainda não passou por um estresse hemostático suficiente para ocasionar a manifestação hemorrágica, e, nesse contexto, a história familiar pode ajudar no direcionamento para um diagnóstico precoce. Por exemplo, sangramentos apenas nos homens e nos tios maternos sugerem uma doença de herança recessiva ligada ao cromossomo X, como hemofilia A ou B. Quando indivíduos de ambos os sexos e por diversas gerações são acometidos por doenças hemorrágicas, deve-se pensar em doenças com transmissão autossômica dominante. Nos casos de transmissão autossômica recessiva, a história familiar é geralmente negativa. Vale ressaltar que, em algumas condições, a história familiar negativa não exclui o diagnóstico de doença hereditária. Isso pode ser visto, por exemplo, em aproximadamente um terço dos hemofílicos que apresentam mutação nova e, portanto, a história familiar é negativa para distúrbios hemorrágicos.

Associada à história clínica detalhada e ao exame físico cuidadoso, a realização de exames de triagem (Quadro 9) direcionará o pediatra para a solicitação de exames laboratoriais específicos e apropriados para o

QUADRO 9 Resultados de exames de triagem e as doenças hemorrágicas

Número de plaquetas	Tempo de protrombina	Tempo de tromboplastina parcial ativada	Tempo de trombina	Doenças hemorrágicas
N ou ↓	N	N ou ↑	N	DvW/plaquetopatias
↓	N	N	N	Plaquetopenia
N	N	↑	N	Deficiência dos fatores da fase de contato Deficiência dos fatores VIII, IX, XI Inibidores da coagulação Doença de von Willebrand
N	↑	N	N	Deficiência de fator VII Deficiência de vitamina K
N ou ↓	↑	↑	N ou ↑	Deficiência dos fatores: fibrinogênio, II, V ou X Deficiência de vitamina K Hepatopatia CIVD Fibrinólise primária Inibidores da coagulação
N	N ou ↑	N ou ↑	↑	Hipo ou afibrinogenemia Disfibrinogenemia Inibidores da coagulação
N	N	N	N	Deficiência de fator XIII Deficiência de alfa-2-antiplasmina

N: normal; ↑: aumentado; ↓: baixo.
CIVD: coagulação intravascular disseminada; DvW: doença de von Willebrand.
Fonte: adaptação de Villaça e Carneiro, 2008.

diagnóstico definitivo ou encaminhamento para o especialista.

TROMBOSE

A trombose é um evento raro em crianças; porém, a incidência na faixa etária pediátrica tem aumentado na última década. Aproximadamente 50% dos casos de trombose pediátrica ocorrem no período neonatal (trombose espontânea da veia renal e trombose associada ao cateterismo vascular), e o segundo maior pico de incidência ocorre na adolescência.

A trombose venosa é mais prevalente que a arterial, e os fatores relacionados à etiologia e patogenia da trombose compõem a tríade de Virchow, que inclui lesão vascular endotelial, hipercoagulabilidade e estase vascular.

Na maioria dos casos de trombose pediátrica, pelo menos um fator de risco é identificado. Os mais significativos são os adquiridos e, entre eles, a presença de cateter venoso central (Quadro 10). Raramente é identificado algum tipo de trombofilia hereditária.

Em pediatria, a investigação de trombofilias hereditárias/congênitas está reservada para a ocorrência de um evento trombótico, na ausência de um fator associado (desencadeante). Nesse contexto, ressalta-se a importância de, na anamnese, questionar

QUADRO 10 Fatores de risco associados às tromboses em crianças

Congênitos	Adquiridos
▪ Deficiência de proteína C	▪ Cateteres venosos
▪ Deficiência de proteína S	▪ Desidratação
▪ Deficiência de antitrombina	▪ Infecção
▪ Fator V de Leiden	▪ Cirurgia ou trauma
▪ Mutação do gene da protrombina	▪ Neoplasia ou quimioterapia
▪ Hiper-homocisteinemia	▪ Vasculites
▪ Displasminogenemia	▪ Síndrome nefrótica
▪ Deficiência de fator XII	▪ Uso de anticoncepcional
▪ Cardiopatia congênita	▪ Aumento do fator VIII ou fibrinogênio

Fonte: Rosendaal, 1997.

sobre antecedentes familiares de doença trombótica.

Sinais e sintomas

No período neonatal, a trombose da veia renal geralmente ocorre antes do nascimento, o que explica o fato de o quadro clínico manifestar-se tipicamente nos primeiros dias de vida (em média 2 dias). Os sinais e sintomas dependem da extensão e da velocidade de formação do trombo. Habitualmente, os recém-nascidos apresentam massa abdominal, hematúria (na maioria dos casos, macroscópica), proteinúria, plaquetopenia e disfunção do rim comprometido.

A trombose relacionada ao cateterismo vascular pode ser assintomática. Os sinais e sintomas, quando presentes, são variáveis, dependendo do local e da extensão da trombose, e incluem: edema e dor do membro acometido; edema de face, da região cervical ou torácica; embolia pulmonar; quilotórax; síndrome da veia cava superior; e síndrome pós-flebítica. Outras alterações que justificam investigação para descartar trombose venosa secundária ao cateterismo incluem falência respiratória, apneia, bradicardia, plaquetopenia e septicemia persistente.

A trombose venosa profunda de membros inferiores é, entre as complicações trombóticas não relacionadas ao cateterismo, a mais frequente na infância. No Quadro 11, apresentam-se os principais sinais e sintomas das tromboses venosas, de acordo com a localização da trombose.

Nos casos de trombose arterial, pode-se observar diminuição ou ausência de pulso distal no membro afetado, com diminuição de temperatura e palidez do membro. Em casos de trombose de aorta, pode-se encontrar também hipertensão sistêmica. Oligúria e hipertensão são observadas em casos de trombose da artéria renal, enquanto nos casos de isquemia mesentérica observam-se vômitos, distensão abdominal, ausência dos ruídos hidroaéreos e melena.

CONCLUSÕES

Os sinais e sintomas das anemias refletem a hipóxia tecidual não corrigida e a participação dos mecanismos fisiológicos compensatórios. A palidez cutaneomucosa é o principal achado semiológico, e o diagnóstico diferencial das anemias é amplo. Avaliação clínica e anamnese detalhadas, associadas à interpretação do hemograma/reticulócitos, são fundamentais para a elaboração de hipóteses diagnósticas e a continuidade da investigação, por meio de exames laboratoriais específicos, para o diagnóstico preciso.

QUADRO 11 Sinais e sintomas de acordo com a localização da trombose venosa

Localização	Sinais e sintomas
Renal	▪ Massa abdominal ▪ Hematúria e proteinúria ▪ Plaquetopenia ▪ Disfunção do rim comprometido
Veia cava inferior	▪ Aguda: membros inferiores frios, cianóticos e edemaciados ▪ Crônica: dilatação e formação de veias colaterais no abdome e em coxas
Sistema nervoso central	▪ Cefaleia ▪ Convulsão ▪ Alterações do nível de consciência ▪ Hemiparesias
Membros	▪ Dor difusa no membro acometido, piorando com o movimento ▪ Empastamento muscular na região comprometida ▪ Edema de tecido subcutâneo e músculos ▪ Aumento de temperatura da extremidade afetada ▪ Distensão venosa superficial ▪ Dor durante a dorsiflexão do pé ▪ Febre (raro) ▪ Dor abdominal ou inguinal
Pulmonar	▪ Dor torácica ▪ Dispneia ▪ Taquipneia ▪ Hemoptise ▪ Taquicardia ▪ Cianose ▪ Síncope ▪ Cor pulmonale

Fonte: Andrew e Schimidt, 1994.

A avaliação de sangramento em pediatria é desafiadora e as condições adquiridas são as mais frequentes. A partir de história clínica, exame físico cuidadoso e correta interpretação dos exames de triagem, é possível fazer um direcionamento para o diagnóstico definitivo, por meio de testes mais específicos.

A ocorrência de trombose, em pediatria, é rara. Portanto, a história, o exame físico cuidadoso e a identificação de potenciais fatores de risco são fundamentais para aventar essa hipótese diagnóstica e nortear a solicitação do exame radiológico adequado para a confirmação do diagnóstico.

SUGESTÕES DE LEITURA

1. Andrew M, Schimidt B. Hemorrhagic and thombotic complications in children. In: Colman RW, Hirsh J, Salzman EW, Marder VJ, editors. Hemostatic and thrombosis: basic principles and clinical practice. 3.ed. Philadelphia: Lippincott; 1994. p.989-1022.
2. Brugnara C, Oski FA, Nathan DG. Diagnostic approach to the anemic patient. In: Orkin SH, Nathan DG, Ginsburg D, Look AT, Fisher DE, Lux SE. Nathan and Oski's hematology of infancy and childhood. 7.ed. Philadelphia: Saunders; 2009. p.455-66.
3. Campanaro CM. A criança com anemia. In: Park MVF, Angel A. Hematologia e hemoterapia pediátrica: um guia prático. Rio de Janeiro: Atheneu; 2022. p.17-22.
4. Girolami A, Luzzato G, Varvarikis C, Pellati D, Sartori R, Girolami B. Main clinical manifestations of a bleeding diathesis: an often disregarded aspect of medical and surgical history taking. Haemophilia. 2005;11(3):193-202.
5. Khair K, Liesner R. Bruising and bleeding in infants and children: a practical approach. Br J Haematol. 2006;133(3):221-31.
6. Orkin SH, Nathan DG, Ginsburg D, Look AT, Fisher DE, Lux S, editors. Nathan and Oski's hematology of infancy and childhood. 7.ed. Philadelphia: Saunders; 2009 p.455-66.
7. Rosendaal FR. Thrombosis in the young: epidemiology and risk factors. A focus on venous thrombosis. Thromb Haemost. 1997;78(1):1-6.

8. Santos MV. Anemias: diagnóstico diferencial. In: Schvartsman BGS, Maluf Junior PT, editores; Carneiro JDA, coordenador. Hematologia pediátrica – Coleção Pediatria. Instituto da Criança HC-FMUSP. Barueri: Manole; 2008.
9. van Ommen CH, Heijboer H, Buller HR, Hirashi RA, Heijmsnd HS, Peters M. Venous thromboembolism in childhood: a prospective two-year registry in The Netherlands. J Pediatr. 2001;139(5):676-81.
10. Villaça PR, Carneiro JDA. Abordagem da criança com sangramento. In: Schvartsman BGS, Maluf Júnior PT, editores; Carneiro JDA, coordenador. Hematologia pediátrica – Coleção Pediatria. Instituto da Criança HC-FMUSP. Barueri: Manole; 2008. p.111-9.
11. Zago MA. O paciente com anemia. In: Zago MA, Falcão RP, Pasquini R. Hematologia fundamentos e práticas. São Paulo: Atheneu; 2001. p.103-13.

QUESTÕES

Anemia

1. Criança de 1 ano e 3 meses, com história de palidez, cansaço e diminuição do ganho ponderal, associada à regressão do desenvolvimento neuropsicomotor, chega ao pronto-socorro para investigação do quadro. A mãe relata que segue dieta vegetariana e a criança está com dificuldade na introdução alimentar, sendo sua dieta atual baseada em leite materno. Ao exame, paciente em estado geral regular, com palidez mucocutânea, anictérica, sem hepatoesplenomegalia. Não consegue mais andar sozinha, o que fazia há três meses. Qual a principal hipótese diagnóstica?
   A. Anemia hemolítica.
   B. Anemia por sangramento crônico.
   C. Anemia por deficiência nutricional.
   D. Anemia por falência medular.
   Alternativa correta: C.
2. Paciente de 4 anos, em seguimento ambulatorial com a Hematologia por anemia hemolítica autoimune, internada no pronto-socorro por nova agudização da anemia. Quais sinais e sintomas são mais condizentes com o quadro?
   A. Hepatoesplenomegalia, linfadenomegalia e febre.
   B. Icterícia, sopro cardíaco com taquicardia e palidez.
   C. Regressão do desenvolvimento neuropsicomotor e queilite angular.
   D. Baixo ganho ponderal, cansaço crônico e palidez.
   Alternativa correta: B.

Sangramento

3. Das situações clínicas apresentadas, qual a mais compatível com a suspeita diagnóstica de hemofilia A?
   A. Menino de 6 meses levado ao pronto-socorro com queixa de aumento de volume doloroso em joelho direito, impedindo a movimentação, sem história de febre ou trauma.
   B. Menino de 4 anos de idade que recebeu vacinas há 2 semanas, levado ao pronto-socorro com aparecimento de petéquias e equimoses em todo o corpo.
   C. Menino de 2 anos de idade com queixa de febre intermitente há 2 semanas, associada a palidez, prostração, astenia, gengivorragia e perda ponderal.
   D. Menina de 11 anos e 3 meses, levada ao pronto-socorro com queixa de sangramento menstrual intenso, associado a epistaxes recorrentes.
   Alternativa correta: A.
4. Menina de 4 anos, com história de hematomas frequentes em dorso e abdome desde o nascimento e dificuldade de conter sangramentos quando corta a pele. A mãe conta que também tem sin-

tomas semelhantes e sua menstruação dura 9 dias, com necessidade de uso de 6 absorventes por dia. Qual a principal hipótese diagnóstica da criança?

A. Não há necessidade de investigação, pois essa história pode ser compatível com sangramentos comuns da infância após trauma.
B. A principal hipótese é hemofilia A.
C. A principal hipótese é púrpura trombocitopênica imune.
D. A principal hipótese é doença de von Willebrand.

Alternativa correta: D.

Trombose

5. Paciente de 4 anos, em tratamento de síndrome nefrótica, em uso de prednisona, é internado com quadro de descompensação aguda da doença, em anasarca e proteinúria na urina por peritonite bacteriana. Para tratamento da infecção, foi realizada passagem de cateter central de inserção periférica em membro superior esquerdo. Após alguns dias, foi feito o diagnóstico de trombose venosa associada ao cateter. Quais sinais e sintomas falariam mais a favor desse quadro?
   A. Febre, hiperemia pericateter e dor no local da punção.
   B. Dor que piora ao movimento e edema do membro.
   C. Edema periocular, com estertores crepitantes em ausculta pulmonar.
   D. Piora clínica, com hematúria e diminuição da diurese.

   Alternativa correta: B.

48

Principais sinais/sintomas pediátricos no sistema endócrino

Caroline de Gouveia Buff Passone
Guido de Paula Colares Neto
Leandra Steinmetz
Paula Presti Popoutchi
Ludmilla Renie Oliveira Rachid
Ruth Rocha Franco

PONTOS-CHAVE

- A anamnese e o exame físico cuidadoso e sistemático desempenham um papel crucial na investigação de casos de baixa estatura, sobretudo na diferenciação entre causas de baixa estatura proporcionada e desproporcionada.
- O período de aparecimento e a evolução da puberdade, após a telarca na menina e o aumento do volume testicular no menino, devem ser acompanhados por avaliações periódicas e devem ser diferenciados dos sinais de adrenarca em sua investigação.
- Os principais objetivos da consulta do paciente com obesidade ou sobrepeso são: incentivar hábitos saudáveis, melhorar a qualidade de vida e a autoestima, identificar as comorbidades e evitar as consequências decorrentes do excesso de tecido adiposo.

INTRODUÇÃO

Neste capítulo, abordaremos as três principais alterações endocrinológicas nos pacientes pediátricos: baixa estatura, puberdade precoce e atrasada e obesidade.

BAIXA ESTATURA

A baixa estatura é um achado clínico comum na prática pediátrica, sendo uma preocupação frequente tanto para os pais quanto para os profissionais de saúde. A anamnese e o exame físico cuidadoso e sistemático desempenham um papel crucial na avaliação inicial dessas crianças, proporcionando importantes pistas diagnósticas.

Diagnóstico de baixa estatura

Para realizar o diagnóstico de baixa estatura, primeiro se deve realizar a aferição do comprimento utilizando uma régua para as crianças abaixo de dois anos e o estadiômetro de parede para as crianças acima de dois anos (Figura 1).

Após a aferição correta, deve-se colocar a medida da criança na curva de crescimento adequada. Para as crianças menores de dois anos, recomenda-se a curva da Organização Mundial da Saúde (OMS), ao passo que, para as crianças maiores de dois anos, pode-se usar a curva da OMS ou as curvas locais de crescimento.

O diagnóstico de baixa estatura é definido por valores de escore-z de estatura menores do que −2 (menos dois) desvios-padrão (DP) segundo a curva da OMS para seu sexo, idade ou grupo populacional; ou menores do que −2 (menos dois) DP abaixo da estatura esperada em relação aos seus pais. A queda na velocidade de crescimento acima de 0,3 DP/ano na curva da OMS ou persistentemente abaixo do percentil 25 na curva da velocidade de crescimento também deve ser investigada, quando não for explicada por ajustes na trajetória ao alvo familiar, pela queda de crescimento pré-puberal ou pelo atraso da puberdade.

Etiologia da baixa estatura

O crescimento linear é regulado e influenciado por inúmeras variáveis, incluindo fatores pré-natais, nutricionais, hormonais, ambientais e genéticos. Como resultado disso, existem diversas etiologias que podem levar ao desenvolvimento de baixa estatura, como ilustrado no Quadro 1.

Duas das principais causas de baixa estatura são o retardo constitucional do crescimento e da puberdade (RCCP) e a baixa estatura familiar, que geralmente são consideradas variações da normalidade. No entanto, é importante investigar outras possíveis causas, especialmente quando

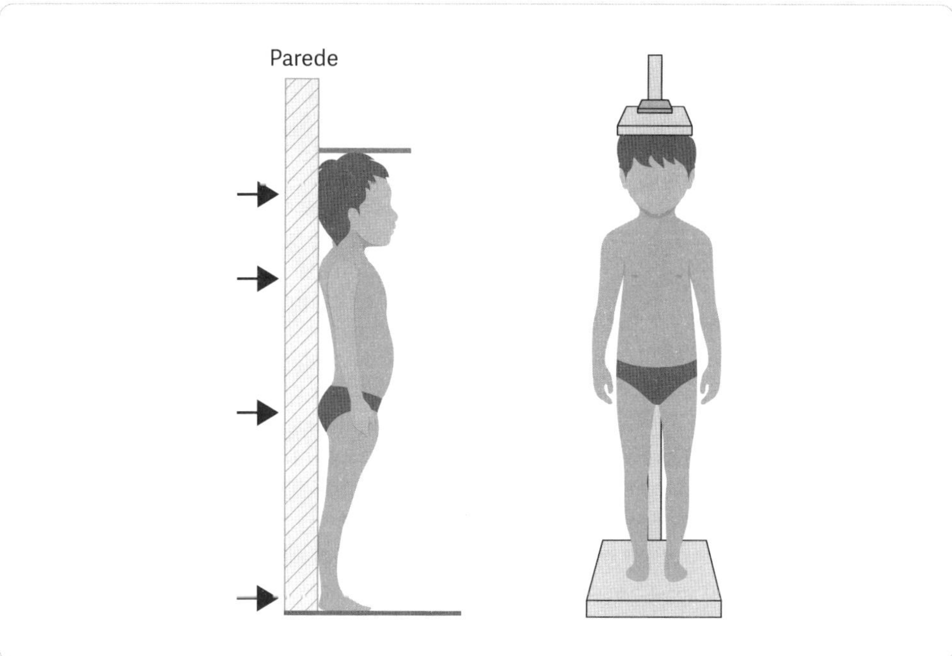

FIGURA 1 Método correto de aferição de estatura com o estadiômetro.

QUADRO 1 Principais etiologias da baixa estatura na infância e seus principais sinais e sintomas

Etiologia	Principais sinais e sintomas associados à baixa estatura
Baixa estatura familiar	Velocidade de crescimento normal com estatura dentro do canal familiar.
Retardo constitucional do crescimento e da puberdade	Velocidade de crescimento normal, retardo puberal e história familiar de retardo puberal.
Deficiência de hormônio de crescimento	Hipoglicemia neonatal, sobrepeso, fronte olímpica, nariz em sela, mãos e pés pequenos.
Hipotireoidismo	Bócio, constipação, unhas frágeis, queda de cabelos, irregularidade menstrual, sobrepeso, sonolência, déficit de aprendizagem.
Síndrome de Cushing	Obesidade centrípeta, queda na velocidade de crescimento, estrias violáceas, hipertensão arterial sistêmica, intolerância à glicose, pletora facial, fraqueza muscular proximal e osteoporose.
Pseudo-hipoparatireoidismo	Face arredondada, baixa estatura, quarto metacarpo curto, obesidade, calcificações subcutâneas, atraso de desenvolvimento neuropsicomotor.
Síndrome de Turner	Pescoço alado, palato em ogiva, baixa implantação de cabelos, hipertelorismo mamário, cúbito valgo, rim em ferradura, otite de repetição e surdez, cardiopatia à esquerda (valva aórtica bicúspide), retardo puberal e amenorreia.
Síndrome de Silver-Russell	Pequeno para a idade gestacional, hipoglicemia neonatal, rosto triangular, macrocrania relativa, fronte proeminente, queixo curto, clinodactilia de 5º dedo, assimetria hemicorporal.
Síndrome de Noonan	Hipertelorismo ocular, epicanto, implantação baixa de orelhas e alteração do filtro nasal, cardiopatia à direita (estenose pulmonar), criptorquidia e atraso de desenvolvimento neuropsicomotor.
Síndrome de Prader-Willi	Hipotonia neonatal, hipoplasia genital, *failure to thrive* com obesidade e hiperfagia posterior.
Síndrome de Leri-Weill	Baixa estatura desproporcionada com encurtamento mesomélico dos membros, deformidade de Madelung (encurtamento do rádio com proeminência da extremidade distal da ulna e limitação da supinação).
Acondroplasia	Baixa estatura desproporcionada com encurtamento rizomélico dos membros (braços e coxas), protuberância frontal, hipoplasia do terço médio da face, tronco longo e estreito, macrocefalia, lordose lombar.

Fonte: Braun e Marino, 2017; Zhou et al., 2021; Perchard et al., 2023.

há uma baixa velocidade de crescimento. É importante ressaltar que cerca de 60 a 80% das crianças com baixa estatura não apresentam achados relevantes durante a avaliação clínica e laboratorial, o que resulta na determinação da baixa estatura idiopática, que é um diagnóstico de exclusão.

Avaliação inicial

A anamnese inicial inclui informações relativas a consanguinidade, uso de técnicas de reprodução assistida, dados da gestação, peso, comprimento e perímetro cefálico ao nascer, e dados referentes ao crescimento. Histórico de hipoglicemia em crianças pequenas e patologias associadas a defeitos da linha média podem apontar para o diagnóstico de hipopituitarismo. No caso dos pacientes pequenos para a idade gestacional, é importante avaliar a presença de *catch-up* até os dois anos de vida.

Deve-se investigar a presença de sintomas relativos a hipotireoidismo, doenças crônicas, desnutrição, sintomas neurológicos, como cefaleia, alterações visuais e atraso de desenvolvimento neuropsicomotor, acidentes e dados relativos à presença de puberdade precoce ou tardia. Além disso, aspectos nutricionais e o uso crônico de medicações associadas a alterações no crescimento (glicocorticoide e estimulantes, como o metilfenidato) devem ser ativamente questionados.

Nos antecedentes familiares, deve-se solicitar a altura dos pais para cálculo do alvo genético ou estatura-alvo (EA = estatura do pai (cm) + estatura da mãe (cm) ± 13 cm, dividido por 2) e do canal familiar (EA ± 8,5 cm ou ± 1,5 DP). Também se deve investigar a altura dos avós e familiares, para identificar casos de baixa estatura grave. Além disso, deve-se questionar sobre o desenvolvimento puberal dos pais e dados da menarca materna.

A baixa estatura pode ser um achado isolado ou estar associada a síndromes genéticas específicas. Durante o exame físico, é importante estar atento a possíveis sinais clínicos sugestivos de síndromes genéticas. Dentre os sinais e sintomas clínicos mais comuns, destaca-se a presença de dismorfismos faciais, anomalias esqueléticas (*pectus excavatum*, lordose, escoliose, geno varo ou valgo, braquidactilia, acromelia, mesomelia, rizomelia ou micromelia), alterações oculares, malformações cardíacas e déficits cognitivos. Essas características podem variar amplamente, dependendo da síndrome envolvida (Quadro 1). Também se deve avaliar o peso do paciente e realizar o cálculo do índice de massa corpórea (IMC) para excluir questões nutricionais associadas.

Além disso, uma atenção especial deve ser dada à avaliação das proporções corporais a fim de identificar possíveis displasias esqueléticas. Deve ser realizada a medida do perímetro cefálico para avaliação do tamanho e formato do crânio. Os pacientes (e seus pais de baixa estatura) devem ser avaliados quanto à desproporção medindo a relação segmento superior/segmento inferior (referência: recém-nascido: 1,7; 3 anos: 1,3; 10 anos: 1,0; adolescentes: < 1) e a envergadura do braço (valor normal: altura ± 3,5 a 5 cm, distância entre as pontas dos dedos médios das mãos com os braços estendidos horizontalmente, avaliada com a fita métrica atrás do tórax). Apesar disso, acredita-se que o uso da relação estatura sentada/estatura seja mais confiável e reprodutível, e é preferível à relação segmento superior/inferior, quando disponível.

Exames iniciais

Os exames iniciais, descritos a seguir, visam afastar patologias não endócrinas e endócrinas:

- Avaliação hematológica: hemograma completo, ferritina.
- Avaliação renal: ureia, creatinina, gasometria venosa (visando afastar acidose tubular renal), urina 1.
- Avaliação hepática: aspartato aminotransferase (AST) e alanina aminotransferase (ALT).
- Avaliação osteometabólica: cálcio total e iônico, fósforo, fosfatase alcalina total, paratormônio, 25 OH vitamina D.
- Avaliação do trato gastrintestinal: antitransglutaminase IgA ou antiendomísio (se não disponível), imunoglobulina A, protoparasitológico de fezes. Exames associados a má-absorção ou inflamação intestinal, como pesquisa de gordura fecal e níveis de calprotectina, podem ser solicitados de acordo com a anamnese.
- Cariótipo nas meninas para investigação de síndrome de Turner.
- Alterações inflamatórias: velocidade de hemossedimentação (VHS) e proteína C-reativa (PCR).
- Avaliação endocrinológica: hormônio estimulante da tireoide (TSH), tiroxina livre (T4L), tri-iodotironina (T3), fator de crescimento semelhante à insulina tipo 1 (IGF-1), proteína de ligação ao fator de crescimento semelhante à insulina tipo 3 (IGFBP-3), hormônio adrenocorticotrófico (ACTH), cortisol e glicemia de jejum.
- Radiografia de idade óssea: deve ser solicitada apesar de sua difícil interpretação (especialmente abaixo dos 2 anos e em pacientes obesos). Ela fornece dados sobre a maturação esquelética e é tipicamente classificada em avançada, atrasada ou compatível com a idade cronológica. Além disso, pode evidenciar braquidactilia associada a displasias esqueléticas e alargamento e irregularidade metafisários associados ao raquitismo.

Exames adicionais

A avaliação da deficiência do hormônio de crescimento pode envolver uma variedade de testes de estímulo (como clonidina, insulina e glucagon), os quais têm o propósito de estimular a liberação desse hormônio e mensurar sua resposta de forma sequencial. A escolha do teste mais apropriado depende de vários fatores, como idade do paciente, presença de comorbidades e disponibilidade dos recursos necessários para sua realização.

Por outro lado, na suspeita de pacientes com displasias ósseas associadas à baixa estatura, deve-se solicitar a radiografia de esqueleto, que consiste em radiografias de crânio (posteroanterior e lateral), tórax (anteroposterior), coluna toracolombar (anteroposterior e lateral), bacia (anteroposterior), ossos longos (anteroposterior), joelhos (anteroposterior), mão e punhos (posteroanterior) e pés (anteroposterior e lateral). Dessa forma, serão investigadas possíveis alterações do padrão radiológico, como tamanho, conformação e densidade ósseas.

A genotipagem é indicada em pacientes que apresentam baixa estatura grave, definida por um escore-z de estatura abaixo de −3 DP, juntamente com a presença de dismorfismos, anormalidades congênitas e/ou atraso de desenvolvimento neuropsicomotor. Nessas circunstâncias, é recomendado utilizar o método de Sanger para identificar variantes genéticas previamente conhecidas. Além disso, painéis genéticos podem ser empregados quando há vários genes candidatos envolvidos na condição em questão ou a análise do exoma ou genoma pode ser realizada para uma investigação mais abrangente (Figura 2).

Tratamento

O tratamento da baixa estatura está relacionado ao seu diagnóstico. Na presença de doenças crônicas, como a doença celíaca, esta deve ser tratada de forma direcionada. No caso da deficiência de hormônio de crescimento, o uso da somatropina (rhGH) é bem descrito com excelentes resultados. Pacientes pequenos para a idade gestacional que não fizeram *catch-up* também têm indicação precisa de rhGH com benefícios adicionais metabólicos. Outras indicações de rhGH são a síndrome de Turner, a doença renal crônica, a síndrome de Prader-Willi, a síndrome de Silver-Russell e a síndrome de Noonan.

Na baixa estatura idiopática, que pode incluir a baixa estatura familiar, pode-se realizar um teste terapêutico com rhGH com avaliação da sua resposta, já que o tratamento pode aumentar a altura final em 3 a 7 cm. Ao rhGH, pode-se associar o

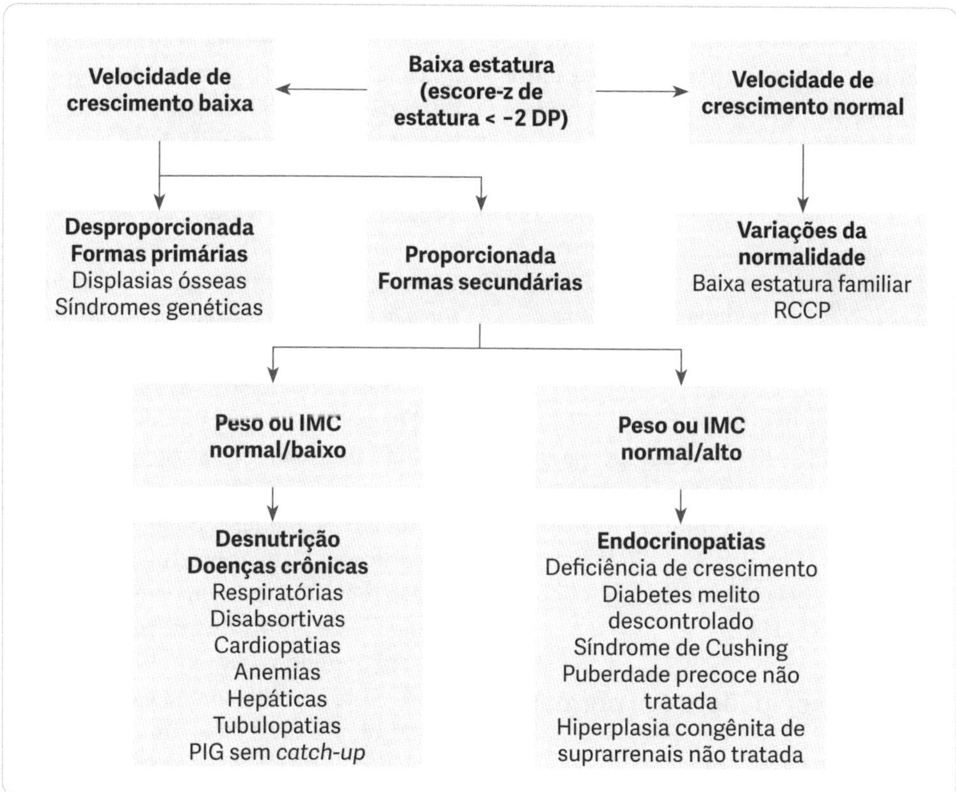

FIGURA 2 Algoritmo diagnóstico para crianças com baixa estatura.

DP: desvios-padrão; IMC: índice de massa corpórea; PIG: pequeno para a idade gestacional; RCCP: retardo constitucional do crescimento e da puberdade.
Fonte: Collett-Solberg et al., 2019; Braun e Marino, 2017.

uso de análogos do GnRH visando ao bloqueio da puberdade ou o uso de inibidores de aromatase para controle da maturação esquelética a fim de aumentar a previsão final de altura.

PUBERDADE

A puberdade corresponde a um período de transição entre a infância e a vida adulta, marcado por eventos biológicos que levam à maturação sexual progressiva e ao consequente desenvolvimento da capacidade reprodutiva. Todo o eixo hipotálamo-hipófise-gônadas está funcionalmente ativo durante o desenvolvimento fetal e, após um breve período perinatal de pausa, ele continua a funcionar na infância (durante a chamada minipuberdade), até que entre em um estado quiescente relativo, muitas vezes referido como pausa juvenil ou pré-puberdade. A reativação desse eixo, com aumento da secreção pulsátil do hormônio hipotalâmico liberador de gonadotrofinas (GnRH), é o principal evento que determina o início da puberdade, e sugere-se que esse processo seja de origem multifatorial, envolvendo uma complexa interação entre fatores hormonais, metabólicos, nutricionais e genéticos. O GnRH atua na hipófise anterior, ligando-se ao seu receptor específico no gonadotrofo, estimulando a síntese e secreção das gonadotrofinas, o hormônio luteinizante (LH) e o hormônio folículo-estimulante (FSH).

Semiologia da puberdade normal

Evolução puberal normal

Na maioria das populações, a idade média de início do desenvolvimento puberal é de 10,5 anos em meninas, com média entre 8 e 12 anos, e 11,5 anos em meninos, com média entre 9 e 13 anos, considerando variações de acordo com a etnia. Em geral, as meninas iniciam a puberdade um ano antes dos meninos e o estirão de crescimento vem junto ou até antecede o início da puberdade; nos meninos, o estirão ocorre cerca de dois anos após o início da puberdade.

Nas meninas, o aparecimento de tecido glandular mamário (telarca) é o sinal inicial mais confiável de atividade estrogênica, enquanto o surgimento dos pelos pubianos é atribuível à produção de andrógenos pela adrenal (adrenarca). Nos meninos, um volume testicular igual a 4 cm^3 indica início puberal e tanto o desenvolvimento genital como o de pelos pubianos estão sob controle dos andrógenos adrenais e testiculares. Nas meninas, o FSH estimula o crescimento dos folículos ovarianos e, juntamente com o LH, estimula a produção de estradiol. No início da puberdade, o estradiol é o responsável pelo desenvolvimento mamário e o crescimento ósseo, marcado pelo aumento da velocidade de crescimento. Posteriormente, a interação entre a liberação de gonadotrofinas pela hipófise e a secreção ovariana de estradiol determina os ciclos menstruais e o processo ovulatório.

Em meninos, o LH estimula as células de Leydig a produzirem testosterona e, juntamente com o FSH, estimula o crescimento dos túbulos seminíferos e aumento do volume testicular. Com o aumento dos níveis de testosterona, ocorrem aumento do tamanho peniano e de pilificação, desenvolvimento muscular e engrossamento da voz. Além disso, parte da testosterona é convertida a estradiol, por ação da enzima aromatase, resultando em avanço da maturação óssea e aumento da velocidade de crescimento, além de possível desenvolvimento mamário, caracterizado pela ginecomastia puberal fisiológica, que pode ocorrer em até metade dos meninos com idade média de 13 anos, persistindo por, aproximadamente, 6 a 18 meses.

A partir de então, outros eventos puberais se iniciam, como o fechamento epifisário (maturação óssea), com consequente estirão puberal, modificações da composição corporal, produção de gametas maduros e modificações psicológicas.

Paralelamente a esse processo e inicialmente de forma independente dele, ocorre também o processo de maturação da zona reticular do córtex da glândula suprarrenal, com início da síntese de hormônios andrógenos, como de-hidroepiandrosterona (DHEA) e androstenediona, que, apesar de menos potentes que a testosterona, são responsáveis pelo processo de virilização dos indivíduos, determinando o aparecimento de pelos axilares e pubianos, maturação das glândulas apócrinas com consequente desenvolvimento do odor axilar, oleosidade da pele, acne, entre outros.

Apesar de haver variações entre indivíduos, a progressão de maturação sexual, desde o início do desenvolvimento até a fase final, tende a respeitar uma evolução temporal adequada. Em meninas, o tempo médio de evolução entre a ocorrência da telarca e a menarca é de 2 a 2,5 anos, e já no final do primeiro ano de desenvolvimento a maior parte atinge estágio mamário de Tanner M3 e pico de velocidade de crescimento de 8 a 10 cm/ano. O aumento ovariano e o aumento da velocidade de crescimento podem ocorrer antes da telarca.

Já em meninos, a evolução da maturação puberal ocorre, em média, por 3 a 3,5 anos após o início do aumento do volume testicular. Após 2 anos do início do desenvolvimento, os meninos atingem o pico de velocidade de crescimento, de 10 a 12 cm/ano, acompanhado de mudanças corporais mais evidentes, como engrossamento de voz, engrossamento de pelos, aparecimento de bigode e barba, entre outros.

Os estádios puberais descritos por Marshall e Tanner para ambos os sexos são utilizados para avaliação do início da puberdade e de sua progressão (Figura 3).

Como a puberdade tende a ocorrer mais cedo nas meninas, é mais comum uma menina apresentar puberdade precoce do que um menino (10 a 20 meninas para 1 menino). Em contrapartida, a puberdade atrasada ocorre com mais frequência nos meninos (10 a 20 meninos para 1 menina).

Avaliação clínica da puberdade normal – anamnese e exame físico

A avaliação clínica da puberdade visa analisar se o desenvolvimento puberal é normal, tanto do ponto de vista do momento do início quanto da progressão, e se há ou não sinais de patologias associadas. É recomendado que o pediatra realize avaliações clínicas periódicas durante o período de desenvolvimento puberal, de forma a garantir que esteja ocorrendo um desenvolvimento dentro dos padrões de normalidade, garantindo uma boa evolução psicoemocional-social e estatural.

A história clínica deve ser ampla e incluir os seguintes dados:

- Cronologia do desenvolvimento puberal: idade de início e velocidade de progressão de cada caractere sexual (telarca, pubarca, entre outros).
- Dados estaturais prévios para avaliação da curva de crescimento.
- Informações sobre gestação e período perinatal: doenças maternas durante a gestação, idade gestacional, peso e comprimento ao nascimento, complicações nos primeiros dias de vida.

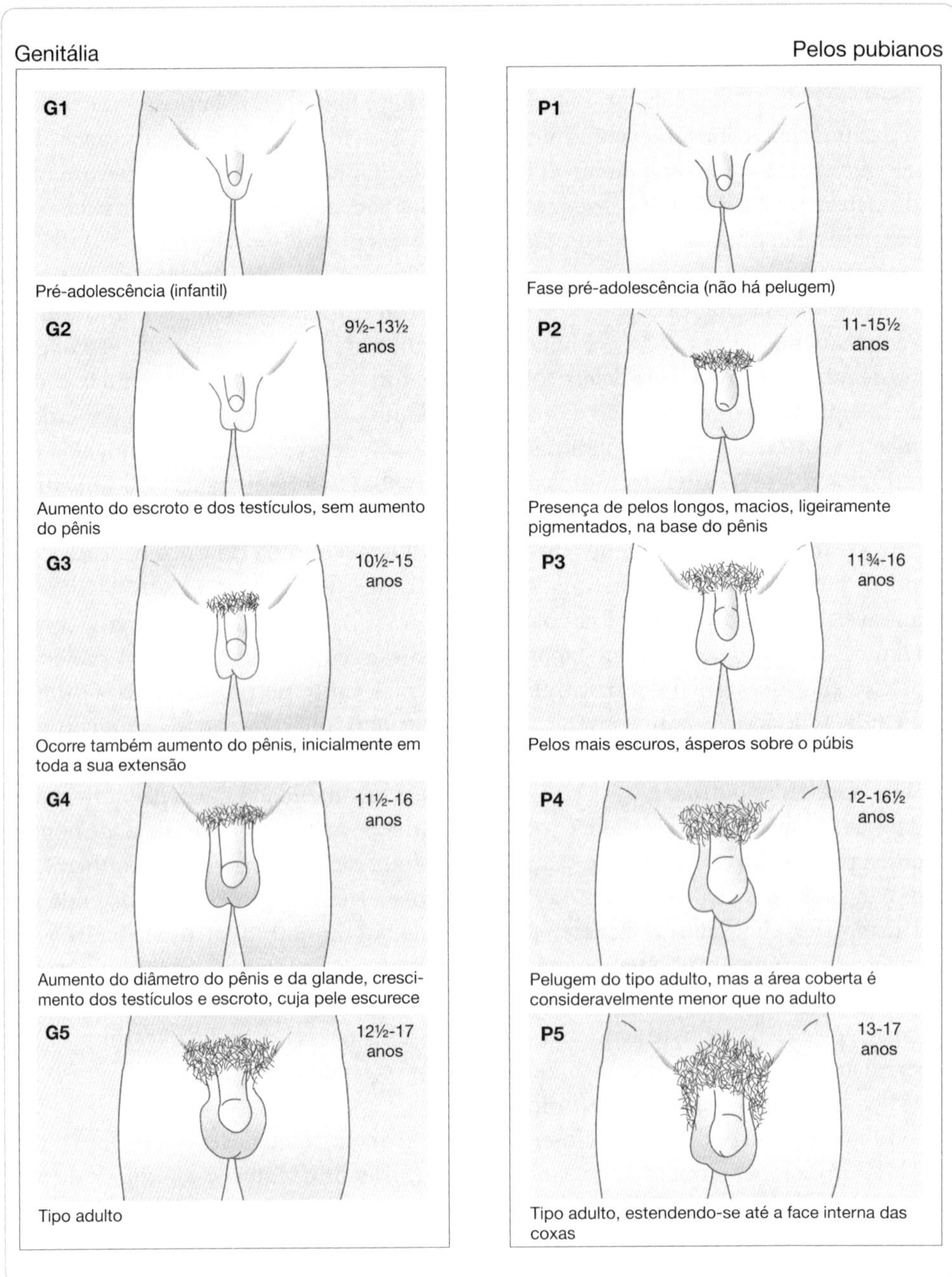

FIGURA 3 Estádios puberais segundo os critérios de Marshall e Tanner, nos sexos feminino e masculino.

- Uso de medicações e possível exposição a esteroides sexuais exógenos.
- Doenças crônicas previamente conhecidas: hipotireoidismo, hiperplasia adrenal congênita, neurofibromatose, doenças do sistema nervoso central (SNC) etc.
- História de cefaleia ou alterações neurológicas, de dores abdominais, pélvicas ou testiculares, dores ou fraturas ósseas e alterações cutâneas.
- História familiar: puberdade dos pais e irmãos (idade de menarca da mãe e irmãs), padrão de estatura.

O exame físico deve englobar uma avaliação completa do desenvolvimento corporal, incluindo investigação de sinais de possíveis causas patológicas associadas:

- Dados antropométricos: peso, estatura, IMC, velocidade de crescimento.
- Estadiamento puberal pelos critérios de Tanner: avaliação das mamas e pilificação em meninas; avaliação de características genitais e pilificação em meninos. Das características, devem-se avaliar tamanho do pênis, volume testicular (volume acima de 4 cm^3 ou diâmetro longitudinal do testículo maior do que 2,5 cm) e palpação testicular à procura de massas.
- Avaliação de pilificação corporal, oleosidade de pele e de couro cabeludo, acne e odor corporal.
- Avaliações específicas: avaliação cutânea de manchas café com leite (síndrome de McCune-Albright e neurofibromatose), palpação abdominal à procura de massas abdominais ou pélvicas, avaliação de proporções corporais e deformidades ósseas, avaliação neurológica e avaliação de campos visuais, observação de sinais dismórficos.

Avaliação laboratorial e radiológica na puberdade

A avaliação complementar da puberdade será orientada pelos dados clínicos da história e do exame clínico. Tanto a confirmação do início puberal quanto a progressão podem ser avaliadas por meio de dosagens hormonais ou por meio de sinais indiretos de início puberal na avaliação radiológica e ultrassonográfica.

Dosagens hormonais

A dosagem de gonadotrofinas basais ou após estímulo com GnRH é um método objetivo de avaliação de início puberal. A dosagem de FSH é de pouca utilidade para o diagnóstico de início puberal. Já o LH pode sugerir o início puberal verdadeiro (puberdade central) quando acima de 0,3 UI/L, pelo método quimioluminométrico, ou acima de 0,6 UI/L, pelo método imunofluorimétrico. Valores de LH após estímulo com GnRH ou coletados 2 horas após aplicação de análogo de GnRH acima de 5,0 UI/L, pelo método quimioluminométrico, sugerem início puberal.

A dosagem de estradiol basal não costuma ser útil para o diagnóstico de início puberal, já que os valores podem ser baixos em meninas com puberdade já em evolução. Em situações de puberdade de origem periférica, os valores de estradiol podem ser altos, chegando a ser superiores a 100 pg/mL (cistos ou tumores ovarianos, síndrome de McCune-Albright). Em contrapartida, a testosterona nos meninos é um ótimo marcador e valores superiores a 19 ng/dL são considerados puberais.

A dosagem de andrógenos adrenais [DHEA-S, 17(OH)progesterona], hormônios tireoidianos, marcadores tumorais em meninos (dosagem basal de HCG e alfafetoproteína) podem auxiliar no diagnóstico diferencial da puberdade e da adrenarca.

Idade óssea

A radiografia de mão e punho esquerdos pode ser útil para avaliar o avanço de maturação óssea e auxiliar no cálculo da previsão da estatura final.

Ultrassonografia

A ultrassonografia pélvica em meninas pode auxiliar na avaliação puberal, com marcadores tanto de início quanto de progressão. É importante avaliar características uterinas (volume, relação corpo/colo, comprimento, presença de endométrio), ovarianas (volume e folículos) e o padrão Doppler de artérias uterinas, com avaliação do índice de pulsatilidade e padrão das ondas sistólicas e diastólicas, conforme sugerido no Quadro 2.

A ultrassonografia testicular deve ser reservada para situações em que há assimetria testicular, dor ou alteração de consistência, revelando dimensões, volume e ecotextura.

QUADRO 2 Achados ultrassonográficos pélvicos que sugerem puberdade em evolução no sexo feminino

Órgão/estrutura	Achados
Útero	▪ Comprimento: > 4 cm ▪ Forma: fundo > colo (forma de "pera") ▪ Volume: > 5 cm³ ▪ Eco endometrial presente
Ovários	▪ Volume: > 2 a 3 cm³ ▪ Número de folículos: > 6 ▪ Tamanho de folículos: > 8 mm
Fluxo Doppler das artérias uterinas	▪ Redução do índice de pulsatilidade (IP) ▪ Presença de onda diastólica intermitente ou contínua

Fonte: elaboração dos autores.

Ressonância magnética da região hipotálamo-hipofisária

Deve ser realizada para avaliação anatômica do SNC e possível detecção de tumores ou malformações. É sugerida a realização na precocidade puberal no sexo masculino, em meninas abaixo de 6 anos ou na suspeita de puberdade precoce periférica causada por tumores secretores de beta-HCG (excluir tumor de pineal).

Puberdade precoce

Definição e epidemiologia

A puberdade precoce é definida como o aparecimento dos caracteres sexuais secundários antes dos 8 anos no sexo feminino e antes dos 9 anos no sexo masculino, correspondente a 2,0 a 2,5 DP da idade média de início do desenvolvimento puberal em crianças saudáveis.

Diagnósticos diferenciais

A puberdade precoce pode ser dividida em dois grupos, de acordo com a presença ou não de ativação do eixo hipotálamo-hipófise-gônadas (central ou periférica), conforme demonstrado no Quadro 3.

A puberdade precoce central (PPC), também conhecida como puberdade precoce dependente de gonadotrofinas, resulta da ativação prematura do eixo hipotálamo-hipófise-gônadas, com liberação de LH e FSH que estimularão precocemente as gônadas. Mimetiza, portanto, o desenvolvimento puberal fisiológico, embora em

QUADRO 3 Diagnósticos diferenciais na puberdade precoce

Central	Periférica
▪ Sem lesão de SNC: – Idiopática – Disruptores endócrinos – Alterações genéticas: ✓ Mutação da kisspeptina 1 (KISS 1) ✓ Mutação do receptor da kisspeptina 1 (GPR54) ✓ Perda de função do MKRN3 ✓ Perda de função do gene DLK1 ▪ Com lesão de SNC: – Congênitas: ✓ Hamartoma hipotalâmico ✓ Cistos aracnoides suprasselares ✓ Neurofibromatose tipo I ✓ Esclerose tuberosa ✓ Displasia septo-óptica ✓ Malformação de Chiari e mielomeningocele – Adquiridas: ✓ Tumores do SNC (astrocitoma, glioma, craniofaringioma) ✓ Doenças granulomatosas, encefalite, abscessos ✓ Traumas, irradiação craniana, QT	▪ Gonadal: – Síndrome de McCune-Albright – Testotoxicose familiar (mutação ativadora do receptor LH) – Cisto ovariano funcional – Tumor de células de Leydig ▪ Adrenal: – Hiperplasia congênita de suprarrenal – Adenoma ou carcinoma de suprarrenal ▪ Tumores produtores de HCG: – SNC: teratoma, disgerminoma, corioepitelioma – Coriocarcinoma, teratoma, outros ▪ Resistência aos glicocorticoides ▪ Exposição a andrógenos exógenos ▪ Hipotireoidismo primário de longa duração

HCG: hormônio gonadotrofina coriônica humana; QT: quimioterapia; SNC: sistema nervoso central.
Fonte: elaboração dos autores.

idade cronológica inadequada. É a forma mais comum de puberdade precoce, sendo mais frequente no sexo feminino.

Em meninas, a forma idiopática representa a maioria dos casos de PPC (80 a 90%) e muitas vezes podem estar associadas a alterações genéticas, especialmente em casos com outros membros da família afetados. Já no sexo masculino, de 40 a 75% dos casos podem apresentar uma causa orgânica patológica, sendo a maior parte associada a diferentes tipos de lesão do SNC, como tumores e hamartoma hipotalâmico.

A puberdade precoce periférica (PPP) é caracterizada pelo excesso de produção de andrógenos ou estrogênios periféricos pelas gônadas ou suprarrenais, ou ainda por produção ectópica (tumor de células germinativas) ou de origem exógena. Nesses casos, os valores de gonadotrofinas estão suprimidos e o eixo gonadotrófico permanece inativo.

Semiologia/diagnóstico

A história clínica, o exame físico e os exames complementares (conforme sugerido anteriormente neste capítulo) visam investigar a presença de sinais de início puberal precoce e, nesses casos, definir se a puberdade precoce é de etiologia central ou periférica.

Tratamento

O tratamento da puberdade precoce nem sempre é necessário e depende de diversos fatores, como idade da criança, etiologia da puberdade precoce e velocidade de progressão da puberdade, assim como das suas repercussões nas questões estatural, psicoemocional e social.

Os objetivos do tratamento nos casos de puberdade precoce são: interromper a maturação sexual de forma a regredir ou estabilizar a evolução dos caracteres sexuais; suprimir a aceleração da maturação óssea, a fim de melhorar a previsão estatural; prevenir problemas psicoemocionais e sociais, aliviar a ansiedade dos pais, reduzir o risco de abuso sexual e início precoce de atividade sexual. A medicação de escolha para o tratamento da puberdade precoce central são os agonistas ou análogos sintéticos de ação prolongada do hormônio liberador de gonadotrofinas (aGnRH), que costumam ser seguros e associados a poucos efeitos colaterais. Alguns tratamentos coadjuvantes podem ser necessários em algumas situações especiais: hormônio de crescimento recombinante humano (quando ocorre queda de velocidade de crescimento abaixo do P25 durante o tratamento), cirúrgico (quando há lesões no SNC), quimioterapia e radioterapia (tumores de células germinativas) e em casos de hamartoma hipotalâmico associado a lesões extensas, à epilepsia refratária ao tratamento clínico ou a sinais de hipertensão intracraniana.

O tratamento da PPP visa remover ou bloquear a produção excessiva e/ou a resposta exacerbada aos esteroides sexuais, dependendo da sua etiologia.

Puberdade atrasada

Definição e epidemiologia

Puberdade atrasada é definida como a ausência dessa progressão para M2 (mama 2) ou G2 em uma idade superior a 2,5 DP acima da média populacional geral, correspondendo a 13 e 14 anos nos sexos feminino e masculino, respectivamente. Esse processo sofre variação de acordo com grupos étnicos diferentes, fatores ambientais, psicossociais, nutricionais e possíveis disruptores endócrinos. Estima-se que os fatores genéticos sejam responsáveis por 60 a 80% dessa variação.

Diagnósticos diferenciais

São inúmeras as causas de atraso puberal, podendo ser divididas em quatro grandes grupos:

- **Retardo constitucional do crescimento e puberdade:** considerada uma variação normal do desenvolvimento sexual, em que há um atraso na maturação do eixo hipotálamo-hipófise-gônadas e a criança apresenta sinais tardios de desenvolvimento sexual, com consequente atraso de crescimento, sem prejuízos estaturais. É mais frequente em meninos do que em meninas e deve ser um diagnóstico de exclusão.
- **Hipogonadismo funcional:** deficiência funcional transitória das gonadotrofinas, normalmente associada a situações clínicas como doenças crônicas, anorexia nervosa e bulimia, obesidade, atividade física excessiva, entre outras.
- **Hipogonadismo hipogonadotrófico:** situações em que a ausência de caracteres sexuais ocorre pela ausência de gonadotrofinas. Esses casos podem estar associados a: síndromes genéticas (Kallman, Prader-Willi, Bardet-Biedl, entre outras), radiação do sistema nervoso central, mutações inativadoras dos genes das subunidades beta do LH e do FSH (deficiência isolada de LH ou de FSH), mutações inativadoras do receptor de GnRH e mutações dos fatores de transcrição hipofisários, que interferem na embriogênese da hipófise.

- **Hipogonadismo hipergonadotrófico:** também conhecido como insuficiência gonadal primária, em que os níveis séricos de gonadotrofinas (LH e FSH) estão sempre altos, indicando normalidade do eixo hipotálamo-hipofisário. É o caso das síndromes de Turner, Klinefelter, Noonan e do X frágil, além de disgenesias gonadais, insensibilidade androgênica completa, ooforite ou orquite autoimune, radioterapia ou quimioterapia, infecções gonadais, mutação no receptor de gonadotrofinas, resistência aos FSH, mutações da subunidade GS-alfa, deficiência de aromatase.

Semiologia/diagnóstico

A história clínica, o exame físico e os exames complementares (conforme já sugerido neste capítulo) visam investigar as causas do atraso puberal, mas também a idade em que o problema se iniciou.

Tratamento

O tratamento depende da etiologia do atraso puberal e de possíveis doenças associadas. A terapia de reposição hormonal é a base do tratamento do atraso puberal e visa induzir e manter as características sexuais secundárias e garantir o bem-estar psicoemocional e social da criança. A manutenção da fertilidade deve sempre ser avaliada nos pacientes com atraso puberal e é, em teoria, possível nos pacientes com hipogonadismo hipogonadotrófico.

OBESIDADE

A obesidade exógena é uma doença crônica e multifatorial, influenciada por fatores genéticos, psicossociais e ambientais. É uma das principais causas de morbidade e mortalidade em todo o mundo, e sua prevalência está aumentando globalmente. Nas Américas, a prevalência de obesidade em 2030 será de 23% nas crianças de 5 a 9 anos e de 19% nas crianças de 10 a 19 anos. A probabilidade de uma criança com obesidade continuar com a condição na vida adulta é de 20 a 50% quando diagnosticada antes da puberdade, e de 50 a 70% após esse período. A obesidade predispõe a diversas comorbidades, como síndrome metabólica, doença cardiovascular (DCV), diabetes tipo 2 (DM2), síndrome da apneia do sono (SAOS), doença hepática gordurosa não alcoólica (DHGNA), neoplasias, entre outras.

Etiopatogenia

A maioria dos casos de obesidade infantil é de origem exógena, também conhecida como obesidade poligênica. Alguns casos podem ser secundários a alterações hormonais como hipotireoidismo, hipercortisolismo e deficiência da produção do hormônio de crescimento, situações em que a obesidade cursa com baixa estatura e atraso da idade óssea. Situações de agravo no SNC com lesão na região hipotalâmica que controla o centro da fome e da saciedade, como trauma, cirurgia, infecção, radioterapia e/ou quimioterapia, levam à compulsão alimentar e ao consequente ganho de peso excessivo. O uso de medicamentos como glicocorticoides, anticonvulsivantes (carbamazepina, pregabalina, valproato), antipsicóticos (risperidona, olanzapina, quetiapina), antidepressivos (imipramina, fluoxetina) e insulina, entre outros, pode ocasionar ganho de peso, e em muitos casos, é necessária a troca da medicação para auxiliar em sua perda. Obesidade sindrômica é um termo usado para descrever casos em que a obesidade ocorre em associação com deficiência intelectual, características dismórficas e anomalias congênitas. Pode ser extremamente heterogênea e diferentes mecanismos moleculares são encontrados nas várias síndromes, como a síndrome de Prader-Willi, que cursa com hipotonia neonatal severa e *failure to thrive* no primeiro ano de vida.

Ainda mais rara é a obesidade monogênica, em que apenas um gene alterado é responsável pela obesidade e o ganho de peso ocorre antes dos 5 anos de idade, sendo a mutação do *MC4R* a mais comum. A triagem genética para síndromes raras é indicada apenas na presença de características físicas ou históricas específicas. Todas essas condições devem ser de conhecimento do pediatra, pois a condução e o tratamento da obesidade podem diferir dependendo da causa.

Diagnóstico

O diagnóstico do sobrepeso e da obesidade infantil é feito de acordo com idade, sexo e IMC. O cálculo do IMC é: peso (kg)/altura^2 (m). De acordo com a OMS, a obesidade em crianças acima de 5 anos e em adolescentes é definida de acordo com o Quadro 4. Para crianças abaixo de 5 anos, define-se como "risco" de sobrepeso IMC entre +1 e +2 SDS, sobrepeso entre +2 e +3 SDS e obesidade, IMC acima de +3SDS.

Avaliação clínica

Durante a consulta, os profissionais de saúde têm a responsabilidade de orientar e reduzir o estigma do excesso de peso vivenciado por crianças, adolescentes e familiares. O pediatra deve utilizar linguagem não estigmatizante, criando um ambiente seguro e acolhedor, demonstrando apoio e empatia. A linguagem não cuidadosa ou negativa pode ser desmotivadora e prejudicial. Indivíduos com excesso de peso são vistos com estereótipos negativos, sendo considerados indivíduos preguiçosos, sem motivação e força de vontade para melhorar a saúde e perder peso, e muitos já se intitulam como tal, com baixa autoestima e outras comorbidades emocionais. O Quadro 5 exemplifica a linguagem adequada para a abordagem do paciente e dos familiares.

Para o correto manejo de uma criança com obesidade, é fundamental entender a história familiar completa, história médica pregressa e exame físico detalhado. Essas informações ajudam a identificar as possíveis causas da obesidade. Os exames laboratoriais complementam a avaliação clínica e podem identificar condições cardiometabólicas e possíveis complicações decorrentes da obesidade, uma vez que as comorbidades podem ser assintomáticas/subclínicas.

QUADRO 4 Valores de referência para diagnóstico do estado nutricional para crianças acima de 5 anos

Valor encontrado na criança em percentil	Valor encontrado na criança em escore-z	Diagnóstico nutricional
≥ percentil 3 e < percentil 85	≥ escore-z −2 e < escore +1	Eutrofia
≥ percentil 85 e < percentil 97	≥ escore-z +1 e < escore +2	Sobrepeso
≥ percentil 97 e ≤ percentil 99,9	≥ escore-z +2 e ≤ escore +3	Obesidade
> percentil 99,9	> escore-z +3	Obesidade grave

Fonte: www.who.int.child/growth reference.

QUADRO 5 Linguagem adequada para abordagem do paciente e dos familiares

Linguagem equivocada	Linguagem adequada
Pessoas obesas.	Pessoas com obesidade.
Aqueles que sofrem com obesidade.	Aqueles que são impactados pela obesidade.
Obesidade é um problema de estilo de vida.	Obesidade é uma doença complexa, multifatorial e crônica.
Dieta e exercício físico são cruciais para a perda de peso.	Alimentação saudável e atividade física têm um papel importante na perda de peso.

Anamnese

A anamnese do paciente com sobrepeso ou obesidade depende da faixa etária. Durante a entrevista, deve-se questionar sobre os fatores de risco apresentados no tópico anterior e algumas perguntas relevantes, conforme o Quadro 6.

Fatores de risco relacionados à obesidade que devem ser explorados na anamnese

Dentre os fatores de risco na infância, estão: obesidade dos pais (principalmente materna antes da gestação), ganho excessivo de peso durante a gestação, diabetes gestacional (DMG), tabagismo materno, pequeno ou grande para a idade gestacional, uso de antibióticos após o nascimento e de forma recorrente (alteração da microbiota intestinal). Estudos sugerem que o aleitamento materno exclusivo até os seis meses de vida é um fator protetor contra a obesidade infantil. A introdução alimentar precoce, a abordagem inadequada dos pais na alimentação, o consumo de alimentos processados e ultraprocessados, o baixo consumo de alimentos *in natura*, a inatividade física, o uso excessivo de telas e alterações do padrão de sono (redução do tempo e/ou da qualidade do sono) favorecem a obesidade infantil.

Exame físico

Além de medidas essenciais, como peso e estatura para cálculo de IMC, deve-se atentar a outros órgãos e sistemas que podem estar acometidos. O Quadro 7 apresenta alguns achados no exame físico que, quando presentes, são mais prevalentes e mais prováveis de afetar a tomada de decisão clínica.

Exames complementares para comorbidades relacionadas a sobrepeso/obesidade

Crianças e adolescentes com obesidade têm maior prevalência de comorbidades e estas aumentam com a idade e com a gravidade da obesidade. A avaliação laboratorial permite avaliar tanto a etiologia como as complicações da obesidade, porém essa avaliação não precisa ser universal e pode levar em conta a idade da criança e o grau de obesidade.

Para as crianças de 2 a 9 anos, deve-se solicitar avaliação do perfil lipídico. Altos níveis de triglicérides e baixos níveis de HDL são mais frequentes nessa faixa etária. A avaliação de glicose ou função hepática não é universalmente recomendada para crianças menores de 10 anos, a menos que obesidade grave esteja presente. Nas crianças maiores de 10 anos, a investigação laboratorial geralmen-

QUADRO 6 Perguntas relevantes na anamnese da criança ou adolescente com obesidade

Anamnese	Perguntas relevantes
Alimentação ▪ **Importante saber o que o paciente come e o que o motiva a comer: fome, ansiedade, tédio ou vontade (prazer).**	▪ Qualidade e quantidade da alimentação ▪ Quantidade de bebidas açucaradas e sucos ▪ Número de refeições fora de casa ▪ Padrão hiperfágico ou beliscador ▪ Transtornos alimentares
Atividade e inatividade física	▪ Duração, frequência, local, participação em esportes ▪ Comportamento sedentário, tempo de tela
Sono	▪ Padrão de sono (hora em que dorme e acorda) ▪ Qualidade do sono: apresenta roncos ou sonolência diurna (SAOS)?
História familiar	Obesidade, cirurgia bariátrica, DM2, DMG, dislipidemia, HAS, DHGNA, cirrose, SAOS, eventos/mortes por DCV, infertilidade e SOPC
Revisão dos sistemas ▪ **Ponto de partida para discutir sobre as comorbidades relacionadas à obesidade.**	▪ Cansaço, dispneia: asma, DCV ▪ Cefaleia frequente e inexplicável: HAS, SAOS, pseudotumor cerebral ▪ Cefaleia matinal, ronco, sono agitado, cansaço e/ou sonolência diurna excessiva, comportamento desatento e hiperativo: SAOS ▪ Desconforto gastrintestinal: DRGE, DHGNA, constipação ▪ Acne, hirsutismo, menstruação irregular: SOPC ▪ Claudicação, dores nos joelhos e dores no quadril: problemas osteoarticulares ▪ Polidipsia, polifagia, poliúria, visão turva, perda de peso inexplicável: DM2 ▪ Tristeza, insatisfação com o corpo, depressão, ansiedade, *bullying*, entre outras alterações psicológicas e/ou emocionais: crianças e adolescentes com sobrepeso ou obesidade são mais impactados com transtornos psiquiátricos

DCV: doenças cardiovasculares; DM2: diabetes tipo 2; DMG: diabetes gestacional; DHGNA: doença hepática gordurosa não alcoólica; DRGE: doença do refluxo gastresofágico; HAS: hipertensão arterial sistêmica; IMC: índice de massa corpórea; SAOS: síndrome da apneia obstrutiva do sono; SOPC: síndrome dos ovários policísticos.
Fonte: elaboração dos autores.

te inclui perfil lipídico, glicemia de jejum, função hepática e hemoglobina glicada.

Adolescentes com obesidade grave têm maior probabilidade de apresentar DHGNA mais agressiva. Para DHGNA, o teste de triagem atualmente recomendado é ALT. A ultrassonografia rotineira tem baixa sensibilidade e especificidade para a detecção de esteatose em crianças, especialmente em casos de graus menores de esteatose (ou seja, envolvendo < 33% dos hepatócitos). A ressonância magnética e a espectroscopia são eficazes para detectar essas alterações.

Tratamento

A obesidade é uma doença crônica e com grande chance de recidiva e por isso deve ser tratada de forma intensa, com estratégias de cuidado de longo prazo e por uma equipe

QUADRO 7 Achados relevantes no exame físico da criança ou adolescente com obesidade

Exame físico	Possíveis achados clínicos
Sinais vitais: FC, FR, PA	Asma sem controle, DCV, HAS, ansiedade
Medidas antropométricas: peso, estatura, IMC, CA, VC	Sobrepeso, obesidade, síndrome metabólica, baixa estatura e/ou queda da VC: obesidade secundária Aumento da VC: puberdade precoce
Cabeça e pescoço	Papiledema (HIC), hipertrofia adenotonsilar (SAOS), nódulos tireoidianos, corcova cervicodorsal (giba): hipercortisolismo
Tórax	Ginecomastia, telarca precoce
Abdome	Hepatomegalia
Geniturinário	Pênis embutido, puberdade tardia no sexo masculino
Musculoesquelético	Artrite, doença de Blount, escorregamento epifisário de cabeça do fêmur, escoliose, lordose
Pele	Acantose *nigricans*, acne, estrias, hirsutismo (escala de Ferriman), intertrigo (placas eritematosas maceradas nas dobras cutâneas), furunculose de repetição, marcas de *cutting*

CA: circunferência abdominal; DCV: doenças cardiovasculares; FC: frequência cardíaca; FR: frequência respiratória; HAS: hipertensão arterial sistêmica; HIC: hipertensão intracraniana; IMC: índice de massa corpórea; PA: pressão arterial; SAOS: síndrome da apneia obstrutiva do sono; VC: velocidade de crescimento.
Fonte: adaptação de Hampl et al., 2023.

multidisciplinar. O componente-chave do tratamento da obesidade é simultaneamente monitorar e tratar as comorbidades. O tratamento deve ser individualizado e a primeira estratégia de tratamento deve ser a mudança de estilo de vida, porém, quando essa estratégia não é bem-sucedida, a farmacoterapia pode ser uma opção. No Brasil, apenas a liraglutida é aprovada para o tratamento de adolescentes maiores de 12 anos com obesidade (Quadro 8). Para casos mais graves de obesidade, a cirurgia bariátrica pode ser indicada.

CONCLUSÕES

A avaliação periódica e sistemática dos casos de baixa estatura e puberdade precoce ou atrasada orienta a elucidação diagnóstica.

A prevenção da obesidade pediátrica por meio da promoção de dieta, atividade física e ambiente saudáveis deve ser o objetivo principal, pois é difícil alcançar resultados efetivos e duradouros com a modificação do estilo de vida quando a obesidade já está instalada.

QUADRO 8 Comparação de dose, eficácia e segurança de medicações usadas no tratamento de adolescentes com obesidade no Brasil

Droga	*Status*	Dose	Eficácia	Eventos adversos comuns
Liraglutida	Aprovada pela Anvisa para adolescentes e adultos.	3,0 mg/dia	6,0% de redução do IMC	Náusea, diarreia, constipação, vômito, dor de cabeça, perda de apetite, dispepsia, fadiga, tontura, dor abdominal.
Orlistate	Aprovado pela Anvisa para adultos.	360 mg/dia	0,79 kg/m^2 de redução do IMC	Fezes oleosas, flatulência, perda fecal, urgência fecal, aumento de defecação.
Sibutramina	Aprovada pela Anvisa para adultos.	10-15 mg/dia	1,70 kg/m^2 de redução do IMC	Taquicardia, HAS, palpitação, insônia, ansiedade, nervosismo, depressão, euforia.
Metformina	Aprovada pela Anvisa para crianças maiores de 10 anos com DM2.	1.000-2.000 mg/dia	1,35 kg/m^2 de redução do IMC	Náusea, flatulência, distensão abdominal, diarreia.
Topiramato	Aprovado pela Anvisa para crianças e adultos com epilepsia e para profilaxia da enxaqueca em adultos.	75 mg/dia	4,9% de redução do IMC	Disfunção cognitiva, cálculo renal, acidose metabólica; teratogênico; pode diminuir a eficácia dos ACO.

ACO: anticoncepcionais orais; DM2: diabetes melito tipo 2; HAS: hipertensão arterial sistêmica; IMC: índice de massa corpórea.
Fonte: adaptação de Cominato et al., 2021.

SUGESTÕES DE LEITURA

1. Argente J, Dunkel L, Kaiser UB, Latronico AC, Lomniczi A, Soriano-Guillén L, Tena-Sempere M. Molecular basis of normal and pathological puberty: from basic mechanisms to clinical implications. Lancet Diabetes Endocrinol. 2023;11(3):203-16.
2. Biro FM, Greenspan LC, Galvez MP, Pinney SM, Teitelbaum S, Windham GC, et al. Onset of breast development in a longitudinal cohort. Pediatrics. 2013;132:1019-27.
3. Braun LR, Marino R. Disorders of growth and stature. Pediatr Rev. 2017;38(7):293-304.
4. Brito VN, Latronico AC, Arnhold IJP, Mendonça BB. Update on the etiology, diagnosis and therapeutic management of sexual precocity. Arq Bras Endocrinol Metab. 2008;52(1):18-31.
5. Brito VN, Spinola-Castro AM, Kochi C, Kopacek C, Silva PCA, Guerra-Junior G. Central precocious puberty: revisiting the diagnosis and therapeutic management. Arch Endocrinol Metab. 2016;60(2):163-72.
6. Cantas-Orsdemir S, Eugster EA. Update on central precocious puberty: from etiologies to outcomes. Expert Rev Endocrinol Metab. 2019;14(2):123-30.
7. Collett-Solberg PF, Ambler G, Backeljauw PF, Bidlingmaier M, Biller BMK, Boguszewski MCS, et al. Diagnosis, genetics, and therapy of short stature in children: A Growth Hormone Research Society International perspective. Horm Res Paediatr. 2019;92(1):1-14.
8. Cominato L, Franco R, Damiani D. Adolescent obesity treatments: news, views, and evidence. Arch Endocrinol Metab. 2021;65(5):527-36.
9. Hage C, Gan HW, Ibba A, Patti G, Dattani M, Loche S, et al. Advances in differential diagnosis and mana-

gement of growth hormone deficiency in children. Nat Rev Endocrinol. 2021;17:608-24.
10. Hampl SE, Hassink SG, Skinner AC, Armstrong SC, Barlow SE, Bolling CF, et al. Clinical practice guideline for the evaluation and treatment of children and adolescents with obesity. Pediatrics. 2023;151(2).
11. Jebeile H, Kelly AS, O'Malley G, Baur LA. Obesity in children and adolescents: epidemiology, causes, assessment, and management. Lancet Diabetes Endocrinol. 2022;10(5):351-65.
12. Mauras N, Ross J, Mericq V. Management of growth disorders in puberty: GH, GnRHa, and aromatase inhibitors: a clinical review. Endocr Rev. 2023;44(1):1-13.
13. Perchard R, Murray PG, Clayton PE. Approach to the patient with short stature: genetic testing. J Clin Endocrinol Metab. 2023;108(4):1007-17.
14. Styne DM, Arslanian SA, Connor EL, Farooqi IS, Murad MH, Silverstein JH, et al. Pediatric obesity-assessment, treatment, and prevention: an Endocrine Society Clinical Practice guideline. J Clin Endocrinol Metab. 2017;102(3):709-57.
15. Vos MB, Abrams SH, Barlow SE, Caprio S, Daniels SR, Kohli R, et al. NASPGHAN clinical practice guideline for the diagnosis and treatment of nonalcoholic fatty liver disease in children: recommendations from the Expert Committee on NAFLD (ECON) and the North American Society of Pediatric Gastroenterology, Hepatology and Nutrition (NASPGHAN). J Pediatr Gastroenterol Nutr. 2017;64(2):319-34.
16. Zhou E, Hauser BR, Jee YH. Genetic evaluation in children with short stature. Curr Opin Pediatr. 2021;33(4):458-63.

QUESTÕES

1. Paciente de 5 anos, do sexo masculino, vem ao consultório referindo ser a menor aluno da sala. O exame físico apresenta escore-z. Estatura: −2,8 DP. Nega doenças crônicas na infância. Estatura-alvo familiar: −2,2 DP. A melhor conduta neste caso é:
   A. Realizar radiografia de idade óssea e, se o resultado apontar atraso em comparação à idade cronológica, tranquilizar a família.
   B. Não realizar qualquer exame, pois se trata de baixa estatura familiar.
   C. Avaliar proporções corporais, realizar radiografia de idade óssea e exames de sangue para triagem de causas de baixa estatura, exceto cariótipo.
   D. Avaliar proporções corporais, realizar radiografia de idade óssea, exames de sangue para triagem de causas de baixa estatura, incluindo cariótipo.

   Alternativa correta: C.
2. Paciente de 6 anos, do sexo feminino, comparece à consulta médica por apresentar pilificação em região genital e odor axilar há 6 meses. Ao exame, M1P2. Trata-se de:
   A. Puberdade precoce e deve-se investigar com LH, FSH e estradiol.
   B. Pubarca e adrenarca precoces e devem-se solicitar DHEAS, 17OH-progesterona, testosterona total, radiografia de idade óssea.
   C. Puberdade precoce e devem-se solicitar DHEAS, LH, FSH.
   D. Adrenarca e pubarca normais e deve-se apenas acompanhar.

   Alternativa correta: B
3. Paciente de 6 anos, do sexo masculino, com aumento do volume testicular bilateral (8 mL à esquerda e 4 mL à direita), pênis de 5 cm, estádio de Tanner G3P1. Exames solicitados previamente apresentam testosterona total 200 ng/dL. Familiar nega uso de testosterona exógena. Os seguintes exames serão necessários neste caso, exceto:
   A. LH, FSH.
   B. Ressonância magnética de hipófise.
   C. DHEAS.
   D. Beta-HCG e alfafetoproteína.

   Alternativa correta: C.

4. Os seguintes fatores estão relacionados ao desenvolvimento da obesidade, exceto:
   A. Obesidade materna antes da gestação, diabetes gestacional (DMG), pequeno ou grande para a idade gestacional.
   B. Introdução alimentar tardia, tabagismo materno.
   C. Baixo consumo de alimentos *in natura*, uso de antibióticos pós-nascimento.
   D. Alterações do padrão de sono, inatividade física.

   Alternativa correta: B.

5. A principal causa de obesidade sindrômica de início precoce associada à hipotonia neonatal é:
   A. Mutação do *MC4R*.
   B. Síndrome de Turner.
   C. Síndrome de Prader-Willi.
   D. Síndrome de Down.

   Alternativa correta: C.

49

Principais sinais/sintomas pediátricos de alergia e no sistema imunológico

Antonio C. Pastorino
Braian Lucas Aguiar Sousa
Ana Paula B. M. Castro
Nayara Maria Furquim Nasser
Beni Morgenstern
Mayra de Barros Dorna
Thais C. L. Moura

PONTOS-CHAVE

- A rinite alérgica é uma doença muito prevalente, que chega a atingir 40% da população em determinadas regiões, e apresenta diagnóstico basicamente clínico, podendo ser associada com dermatite atópica e asma.
- A asma é uma das doenças crônicas mais comuns em pediatria. Seu diagnóstico é importante para que o tratamento seja adequado, portanto, reconhecer os sinais e sintomas da asma é uma habilidade fundamental para os pediatras.
- A dermatite atópica é a dermatose mais frequente na infância, podendo afetar até 20% da população pediátrica. Já a dermatite de contato tem acometido um número crescente de pacientes, sendo fundamental uma boa avaliação semiológica da pele para seu diagnóstico e tratamento.
- A alergia alimentar se caracteriza por um desvio do sistema imunológico, que passa a não tolerar o que deveria ser tolerado: os alimentos. Portanto, é um conjunto de doenças que tem o envolvimento do sistema imunológico, a recorrência dos sintomas quando da ingestão do alimento suspeito e uma especificidade do sintoma, que ocorre apenas quando o alimento é ingerido.
- A anafilaxia é a apresentação clínica de maior gravidade dentre as reações alérgicas agudas, sendo uma "reação de hipersensibilidade sistêmica grave que geralmente tem início rápido e pode causar a morte", sendo fundamental seu diagnóstico e tratamento precoces.
- Os erros inatos da imunidade (EII) apresentam infecções como as manifestações clínicas mais comuns, em mais de 75% dos pacientes. A suspeita de EII deve ser feita em pacientes que

apresentem infecções recorrentes, com gravidade acima do esperado, causadas por agentes não habituais ou por agentes oportunistas, sendo importantes sinais de alerta a presença de história familiar de EII suspeito ou confirmado, bem como a presença de sequelas de infecções como perda auditiva e bronquiectasias.

INTRODUÇÃO

O sistema imunológico compreende um grande e variado conjunto de células que circulam pelo sangue e linfa e que também se reúnem em tecidos e órgãos como baço, timo e linfonodos. Evolutivamente mantiveram os seres vivos protegidos de vários agentes infecciosos ou moléculas estranhas, além de reconhecer e defender o indivíduo de células tumorais, garantindo nossa sobrevivência às intempéries do meio ambiente. O sistema imunológico funciona de maneira ordenada e, na maioria das vezes, eficiente diante dessas ameaças, com respostas iniciais inespecíficas e que se transformam em respostas seletivas, gerando memória para que, em novas exposições, sejam rápida e mais eficientemente ativadas.

Mesmo com um sistema imunológico íntegro, determinados agentes infecciosos e situações de imaturidade na faixa etária pediátrica podem ocasionar doenças com graves complicações e até o óbito. Os defeitos da imunidade, conhecidos hoje como erros inatos da imunidade (EII), eram considerados doenças raras, mas cada vez mais se reconhecem novos exemplos que ocasionam e favorecem não só processos infecciosos, mas também doenças autoimunes, alergias graves e precoces e doenças com desregulação imunológica e malignidades. Um dos aspectos mais relevantes para o pediatra se refere à história de consanguinidade, de outros familiares acometidos ou óbitos precoces, já que a maioria dos defeitos da imunidade tem origem genética.

Os erros inatos da imunidade não devem ser considerados como primeira hipótese em crianças com infecções usuais, mesmo as de repetição. As condições ambientais em que vivem os lactentes e pré-escolares, especialmente creches, escolas e habitações com número elevado de ocupantes, podem ter impactos na maior contaminação por vírus e bactérias, podendo ser a principal causa das infecções de repetição. A desnutrição proteico-calórica também pode acarretar alterações secundárias da imunidade, além das alergias respiratórias, ambas as causas com variados sintomas nessa faixa etária, muitas vezes confundidas com infecções de repetição.

Atualmente já são descritos mais de 480 EII e o pediatra deve estar atento para sinais de alerta que chamam a atenção em sua pesquisa, além de conhecer o tipo de agente infeccioso e de infecções mais comuns associados a essas condições. Alguns achados no exame clínico já podem sugerir algum EII, como será visto a seguir nesta seção.

Por outro lado, as doenças alérgicas são decorrentes de um "exagero" da resposta imunológica diante de determinadas substâncias alergênicas capazes de desencadear uma resposta imunológica de hipersensibilidade. Nesse sentido, deve-se entender a diferença entre atopia e alergia. Atopia se refere ao indivíduo que está sujeito a desenvolver alergias pelo seu estado genético, muitas vezes já presente em familiares próximos (mãe, pai e irmãos). Alergia já denota a presença da consequência do estado de hipersensibilidade desencadeada pelo sistema imunológico, capaz de promover sinais e sintomas como asma, rinite, dermatite atópica, alergia alimentar, urticárias e, no extremo da reação alérgica, a anafilaxia.

Podem-se classificar as alterações de hipersensibilidade em quatro grandes tipos; a reação do tipo I ou reação atópica mediada pela imunoglobulina E (IgE) é a mais envolvida nas doenças alérgicas como asma, rinite, doenças alérgicas da pele como urticária e dermatite atópica, além da anafilaxia. A reação do tipo II é relacionada à citotoxicidade celular mediada por anticorpos, a do tipo III é relacionada a imunocomplexos e suas consequências e a do tipo IV, a reações tardias mediadas por células.

Este capítulo está dividido entre as diferentes doenças alérgicas mais comuns em crianças e adolescentes, e entre os sinais e sintomas nas variadas situações infecciosas que podem ser comuns na faixa etária pediátrica, mas que poderiam chamar a atenção para os EII.

RINITE ALÉRGICA

A rinite alérgica é uma doença de elevada prevalência, atingindo 40% da população em determinadas regiões e com diagnóstico basicamente clínico. A inflamação alérgica crônica decorre de uma reação tipo I, com a presença de IgE específica para os alérgenos mais comuns em nossa população brasileira: ácaros da poeira doméstica, pelos de animais domésticos e baratas. Uma história repetida de sintomas nasais após a exposição a ambientes com poeira ou outros alérgenos pode auxiliar em seu diagnóstico.

A maior dificuldade para seu diagnóstico em lactentes e pré-escolares ocorre pela grande presença de infecções virais nessa faixa etária que confundem sinais e sintomas como coriza, espirros e obstrução nasal, também presentes na rinite. Os sinais que podem diferenciar a rinite das infecções das vias aéreas são os pruridos nasal e ocular, que auxiliam na caracterização da rinoconjuntivite alérgica e, de maneira contrária, o estado febril é mais comum nas infecções. Não podemos esquecer que as duas situações, rinite e infecções virais, podem estar presentes simultaneamente, e a febre das infecções virais pode desencadear piora dos sintomas alérgicos.

No exame físico, o alérgico pode apresentar alguns sinais da congestão crônica nasal, com escurecimento infraorbitário e a dupla prega na pálpebra inferior, além da prega transversal na ponta do nariz, consequência do prurido e elevação dessa região do nariz durante a "saudação do alérgico", quando a mão da criança ou adolescente promove esse movimento para cima da ponta do nariz durante a coçadura típica da rinite alérgica.

Ao examinar o nariz com um espéculo nasal, com o otoscópio ou apenas elevando a ponta do nariz, podem-se observar os turbinatos inferiores (cornetos nasais) com palidez, hipertrofia e presença de secreção hialina. A obstrução crônica nas rinites mais graves pode acarretar alterações no sono, fadiga e problemas no aprendizado, além de alterações na evolução do crescimento da face e da arcada dentária, com consequente presença de ronco e alterações dentárias.

Não se deve esquecer que o paciente alérgico pode apresentar sinais e sintomas de outras doenças alérgicas, como dermatite atópica e asma, o que ajuda no diagnóstico da rinite alérgica.

ASMA BRÔNQUICA

A asma é uma das doenças crônicas mais comuns em pediatria, causando um amplo impacto na qualidade de vida dos pacientes. Pacientes asmáticos, especialmente os não controlados, convivem com exacerbações frequentes e um alto risco de hospitalização. Em situações extremas, a doença pode até levar ao óbito, e no Brasil as taxas de óbito por asma permanecem em cerca de 2 mil casos/ano mesmo com a melhora da terapêutica. O diagnóstico da doença é importante para que o tratamento adequado seja iniciado precocemente, limitando os impactos sobre a saúde da criança e do adolescente. Portanto, reconhecer os sinais e sintomas da asma é uma habilidade fundamental para os pediatras.

Sendo uma entidade clínica heterogênea, a asma pode ser agrupada em fenótipos, os quais englobam características clínicas, fisiopatológicas e epidemiológicas comuns. Na pediatria, predomina o fenótipo alérgico, associado com antecedentes pessoais ou familiares de atopia. Em geral, as crianças asmáticas têm pais atópicos e/ou um antecedente de rinite alérgica (RA), dermatite atópica (DA) ou alergia alimentar. Questionar ativamente os pais sobre esses aspectos é importante para entender se o paciente se enquadra nesse perfil, aumentando as chances do diagnóstico da doença.

Do ponto de vista fisiopatológico, a doença se caracteriza por inflamação crônica e hiper-responsividade das vias aéreas, que se traduzem como uma obstrução reversível ao fluxo aéreo expiratório. Essa obstrução reversível leva aos sintomas clássicos da asma: tosse, dispneia, sibilância e opressão/dor torácica. Como representam o reflexo de um processo reversível, os sintomas vêm em crises, as quais podem ser desencadeadas por fatores como exposição a alérgenos ou irritantes, mudança de temperatura, exercício ou infecções virais. Na pediatria em especial, infecções virais assumem um papel importante como desencadeante, mas também representam um desafio diagnóstico nos pacientes menores de 5 anos, como será visto adiante.

O padrão de crises, sua frequência e gravidade são muito particulares, e definem as escolhas terapêuticas para cada paciente. Sonolência diurna e queda no desempenho escolar podem acompanhar crianças com sintomas noturnos, refletindo um padrão de sono ruim. Mesmo fora de crise, pacientes asmáticos podem ter sintomas crônicos, como limitação às atividades cotidianas. Entre crianças e adolescentes, é mais marcante a limitação para brincar ou realizar atividades físicas, com a queixa de que o paciente se cansa mais facilmente que os pares e frequentemente não consegue concluir as atividades. Outra queixa comum é tosse ao brincar ou após gargalhadas.

Ainda durante a anamnese, é fundamental caracterizar a exposição a alérgenos ou irritantes. Nesse sentido, sempre pesquisar ativamente se a família tem animais de estimação (especialmente gato e cachorro), exposição a poeira doméstica, mofo, baratas e pó. A exposição à fumaça de cigarro é um dos fatores mais associados à asma e a sua progressão, e deve sempre ser pesquisada e desestimulada. Questionar também quanto à presença de comorbidades, especialmente a RA e sinais e sintomas de doença do refluxo gastroesofágico (DRGE), um diagnóstico diferencial importante. É importante lembrar que crianças com RA não controlada terão mais dificuldade para atingir o controle da asma.

Em relação ao exame físico, durante as crises asmáticas, a depender do grau de gravidade, podem ser observadas taquidispneia, dessaturação, sibilância, sinais de desconforto respiratório e tempo expiratório prolongado. Fora do contexto da emergência, o exame físico do paciente asmático costuma ser normal, e a presença de alterações remete a uma doença mais grave, mal controlada ou a condições associadas. A presença de sinais de RA e dermatite atópica, por exemplo, é comum e, no caso da RA, atinge até 80 a 90% dos asmáticos.

Além de história e exame físico sugestivos, o diagnóstico da asma envolve também a documentação da limitação ao fluxo aéreo expiratório e da variabilidade da função pulmonar, os quais podem ser avaliados na espirometria. No entanto, crianças menores de cinco anos dificilmente conseguem realizar o exame de maneira adequada, limitando o diagnóstico definitivo nessa faixa etária. Além disso, em lactentes e pré-escolares, é comum a sibilância desencadeada por infecções virais, a qual pode ou não progredir como asma, confundindo médicos e familiares. Escores preditivos costumam ser aplicados nesses pacientes para avaliar a chance de evolução para asma. O principal escore preditivo é o Índice Preditivo de Asma (API, do inglês *Asthma Predictive Index*), aplicável em lactentes sibilantes menores de 4 anos de idade para prever o risco de asma em idade escolar. Foi agrupado em critérios maiores ou menores e é considerado positivo quando há a presença de um critério maior ou dois menores. Incluía a presença de rinite alérgica entre os critérios menores abaixo dos 4 anos, critério poucas vezes fácil de definir. Mais recentemente foi modificado (APIm, do inglês *Asthma Predictive Index Modified*) para melhorar sua sensibilidade e valor preditivo positivo e incluir a sensibilização alérgica. A depender da quantidade de crises de sibilância por ano, pacientes com APIm positivo têm 14 vezes maior risco de asma entre 6 e 13 anos de idade (Quadro 1).

QUADRO 1 Critérios diagnósticos do Índice Preditivo de Asma Modificado para crianças menores de 4 anos de idade

Critérios maiores	Critérios menores
Diagnóstico médico de asma em um dos pais	Sibilância fora de infecções respiratórias virais
Diagnóstico médico de DA na criança	Eosinofilia no hemograma (≥ 4%)
Sensibilização para ≥ 1 aeroalérgenos	Sensibilização a alimentos: leite, ovo ou amendoim

DA: dermatite atópica.
Nota: o APIm é positivo na presença de pelo menos um critério maior, ou dois critérios menores.
Fonte: Guilbert, 2004.

Alguns diagnósticos diferenciais da asma em pediatria incluem DRGE, infecções virais de repetição, inalação de corpo estranho, discinesia ciliar primária, fibrose cística, cardiopatias congênitas e outras malformações, bronquiectasias, deficiência de alfa-1 antitripsina, entre outros. O tratamento da doença depende do padrão e da gravidade das manifestações e é baseado no uso de corticoterapia inalatória e broncodilatadores. Com um tratamento adequado, o paciente asmático pode viver uma vida completamente normal e livre das limitações da doença.

DERMATITE ATÓPICA

São inúmeras as afecções cutâneas que acometem os pacientes pediátricos. Portanto, é fundamental ao pediatra o adequado aprendizado da avaliação semiológica da pele (ver Capítulos 21 – Pele, anexos e sistema ganglionar na criança e 32 – Pele, anexos e sistema ganglionar do adolescente).

Dentre as afecções que envolvem o sistema imunológico e a pele, destacam-se a dermatite atópica e a urticária, pela sua elevada prevalência, e a dermatite de contato, pelo número crescente de pacientes acometidos.

A dermatite atópica (DA), ou eczema atópico, é a dermatose mais frequente na infância, podendo afetar até 20% da população pediátrica. Trata-se de uma doença inflamatória cutânea crônica e/ou recorrente de etiologia multifatorial, que se manifesta clinicamente sob a forma de eczema e apresenta distribuição característica ao longo da evolução da doença.

A avaliação dos pacientes inclui uma história detalhada para caracterizar a época de aparecimento das lesões, que podem se iniciar entre 3 e 6 meses de idade. É necessário indagar sobre o prurido, um sintoma presente em quase todos os pacientes com dermatite atópica, sendo bastante intenso e afetando o sono e a qualidade de vida. A dermatite atópica ocorre frequentemente em associação a outras doenças alérgicas, como asma, rinite alérgica ou alergia alimentar, sendo importante indagar sobre essas outras doenças. Vale destacar a história familiar de alergia, especialmente entre pais e irmãos.

O eczema é a lesão clássica, definida como uma inflamação cutânea, com os seguintes achados clínicos: eritema, pápula, seropápula, vesículas, descamação, crostas e liquenificação. A dermatite atópica pode apresentar fases em que as lesões estão agudizadas e, neste caso, há eritema mal definido, edema e vesículas e no estágio crônico a placa eczematosa é bem definida, descamativa e com grau variável de liquenificação.

A distribuição das lesões é algo a ser valorizado no exame físico, uma vez que auxilia no diagnóstico da doença. É importante saber que a distribuição é variável de acordo com a faixa etária (Quadro 2 e Figura 1).

QUADRO 2 Dermatite atópica: distribuição das lesões dermatológicas de acordo com a faixa etária pediátrica

Faixa etária	Descrição
Fase infantil (≤ 2 anos de idade)	A distribuição das lesões é, em geral, localizada em couro cabeludo e na região facial, poupando o maciço central, e em superfícies extensoras, especialmente joelhos. Nesta fase pode haver um predomínio de lesões agudas e as lesões crônicas podem ser crostosas e exsudativas. As escoriações lineares associadas ao prurido, que geralmente acompanham esta fase, podem se tornar liquenificadas a longo prazo.
Fase pré-puberal (2 a 10 anos de idade)	Durante este período, as lesões localizam-se principalmente nas áreas flexurais e no pescoço. Pode haver um predomínio de lesões mais secas, com mais eczema e liquenificação, mas nos períodos de agudização podem-se observar novamente o exsudato e o eritema. Descamação, fissuras e crostas nas mãos podem ser particularmente problemáticas durante esta fase e características adicionais que podem aparecer incluem pregas de Dennie-Morgan e pitiríase alba.
Fase adolescente e adultos	Manifesta-se como erupções pruriginosas, eritematosas e papulovesiculares, crônicas ou cronicamente recidivantes, que progridem para dermatite liquenificada descamativa. A longo prazo, o trauma repetido pode causar áreas de despigmentação. Embora a distribuição flexural seja comum durante esta fase, também pode ocorrer envolvimento mais extenso, incluindo face, tórax, pescoço, flancos e mãos.

Fonte: adaptação de Stevens, 2016.

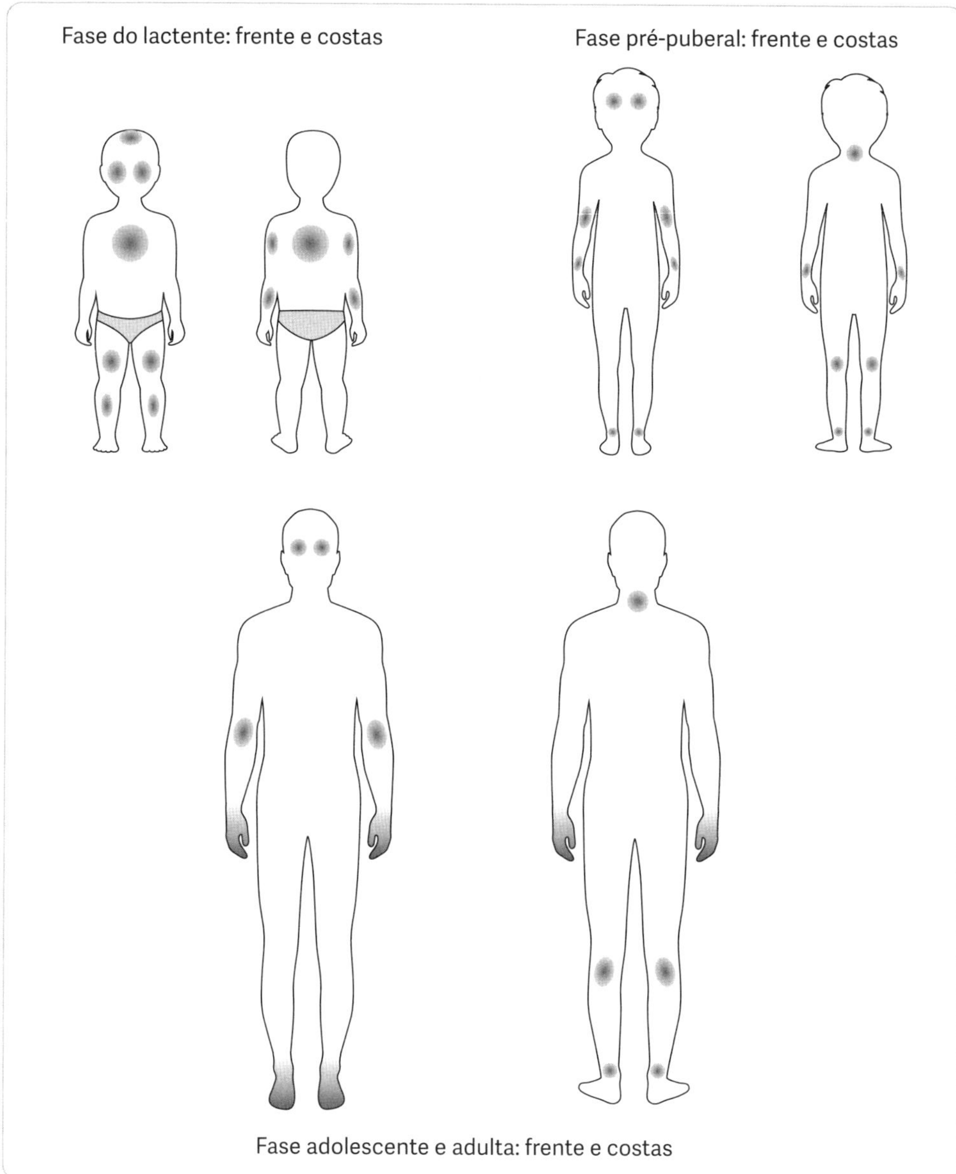

FIGURA 1 Distribuição das lesões de dermatite atópica de acordo com a idade.

DERMATITE DE CONTATO

A dermatite de contato (DC) tem se destacado entre os pacientes pediátricos com crescente prevalência, talvez pelo aumento de substâncias químicas em contato com a pele das crianças e adolescentes. Trata-se de uma dermatose eczematosa que pode ser irritativa (DCI), quando o agente claramente agride a barreira cutânea, como no caso da dermatite de fraldas, ou alérgica (DCA). Por apresentar como lesão fundamental o eczema, que, à semelhança da dermatite atópica, apresenta fases agudas ou crônicas, nem sempre é fácil distinguir as duas doenças, mas a semiologia adequada pode trazer respostas fundamentais, uma vez que pela anamnese podem-se fornecer pistas das substâncias aplicadas nas áreas afetadas. Entretanto, vale destacar que as lesões podem não ser nitidamente limitadas e podem se espalhar para outras áreas.

A localização da erupção cutânea e a história clínica podem fornecer pistas sobre alérgenos específicos. Os locais mais comuns de DCA pediátrica são a face, padrão de distribuição disperso generalizado e extremidades (braços e pernas). A dermatite das mãos em crianças pode estar associada a várias fontes, com destaque para produtos domésticos comuns, incluindo colas, detergentes e sabonetes, ou esmaltes e cosméticos não adequados à faixa etária pediátrica. Vale destacar que pacientes alérgicos a esmaltes de unha tendem a apresentar lesões na região palpebral, sendo esse um dos principais alérgenos envolvidos quando do comprometimento dessa região. A dermatite das extremidades dos membros inferiores pode ser resultado de caneleiras usadas em esportes de contato, que contêm alérgenos como borrachas de neoprene ou colas. A dermatite facial pode resultar de dispositivos eletrônicos que contenham níquel ou de cosméticos.

A DCA aguda geralmente se apresenta com eritema, edema, pápulas, vesículas e prurido intenso. Dependendo do grau de gravidade da reação, pode haver apenas eritema, visível no local de contato ou, em casos mais graves, o desenvolvimento de bolhas com uma linha clara de demarcação entre a pele normal e a envolvida. A reação geralmente ocorre de 24 a 72 horas após o contato com o alérgeno, mas há casos de lesões de aparecimento mais tardio (corticosteroides tópicos ou por alguns antibióticos). Já a DCA crônica é caracterizada por hiperqueratose, descamação, liquenificação e fissuras.

A presença de urticas é evento frequente em pacientes pediátricos, especialmente naqueles que apresentam urticária aguda, uma afecção que acomete entre 1 e 14,5% das crianças. Na urticária aguda, as urticas podem ocorrer em até seis semanas; quando esse tempo é excedido, caracteriza-se a urticária crônica. Entretanto, há poucos dados sobre a prevalência de urticária crônica em crianças, sendo bem menos prevalente que a urticária aguda e muito mais comum na população adulta. A lesão fundamental da urticária são as urticas, pápulas muito pruriginosas, circunscritas e elevadas, que possuem tamanhos e formatos variados. As pápulas individuais se desenvolvem rapidamente, podem coalescer, formando placas gigantes, e geralmente são passageiras, com a pele retornando ao seu aspecto normal em até 24 horas, embora possam ocorrer repetidamente. Empalidecem à digitopressão, não têm predisposição por algumas partes do corpo; podem ser localizadas, generalizadas ou com distribuição assimétrica. Geralmente, nenhum sintoma residual é observado após a resolução das pápulas.

As lesões podem ocorrer com sinais e sintomas diários ou quase diários ou um curso intermitente/recorrente e são classificadas como induzíveis ou espontâneas. Além da duração da doença, podem-se classificar as urticárias de acordo com a etiologia das lesões. Dessa maneira, é fundamental realizar uma adequada anamnese para correlacionar os sintomas com eventos como infecções, ingestão de alimentos, uso de medicamentos ou fatores como frio, calor, atividade física e contato com água, estes últimos presentes nas urticárias induzidas.

Na vigência de um quadro de urticária, além das urticas pode-se observar o angioedema. Este é caracterizado por uma reação vascular de tecidos dérmicos, subcutâneos, mucosos ou submucosos, com aumento localizado da permeabilidade dos vasos sanguíneos, resultando em inchaço do tecido. Quando associado à urticária, em geral é decorrente da liberação de mediadores de mastócitos, incluindo histamina. O angioedema geralmente tem um início abrupto, com edema não depressível eritematoso ou da cor da pele, muitas vezes quente e doloroso associado a formigamento, e não pruriginoso. Acomete geralmente face, mãos, pés e tronco e sua resolução espontânea é em geral mais lenta que a das pápulas (pode levar até 72 horas).

Nas ocasiões em que o angioedema se apresenta de maneira isolada, vale suspeitar da possibilidade de um angioedema gerado pela liberação de bradicinina. O angioedema mediado por bradicinina pode ser hereditário ou adquirido. O angioedema hereditário (AEH) é decorrente de uma deficiência/defeito do inibidor de C1 (C1-INH) ou outros mecanismos. É uma doença genética rara, potencialmente fatal e subdiagnosticada, caracterizada por crises recorrentes de edema que podem acometer tanto a derme e o tecido subcutâneo quanto órgãos internos, predominantemente o sistema digestório e as vias respiratórias superiores. Caracteriza-se por angioedema sem a presença de urticas, diferentemente do angioedema histaminérgico, em que aproximadamente 90% dos pacientes apresentam essas lesões cutâneas.

ALERGIA ALIMENTAR

Há particularidades da semiologia da alergia alimentar que precisam ser destacadas. Em primeiro lugar, as manifestações de alergia alimentar se caracterizam por um desvio do sistema imunológico que passa a não tolerar o que deveria ser tolerado: os alimentos. Entretanto, discorrer sobre a semiologia da alergia alimentar demanda um importante esclarecimento: a alergia alimentar é um conjunto de doenças que têm como denominador comum o envolvimento do sistema imunológico em suas bases fisiopatológicas, a recorrência dos sintomas quando da ingestão do alimento e a especificidade do sintoma, que ocorre apenas quando o alimento é ingerido. Nesse contexto, alguns aspectos são importantes na semiologia dos pacientes com suspeita de alergia alimentar, como saber os sintomas mais prevalentes de alergia alimentar (Quadro 3), realizar uma anamnese cuidadosa (Quadro 4) e reconhecer o mecanismo imunológico envolvido no desenvolvimento da alergia alimentar, pois manifestações clínicas desencadeadas por IgE ocorrem em até duas horas da ingestão do alimento, e os quadros mais tardios estão especialmente relacionados a mecanismos não IgE-mediados.

ANAFILAXIA

Anafilaxia é a apresentação clínica de maior gravidade dentre as reações alérgicas agudas. É definida como uma "reação de hipersensibilidade sistêmica grave que geralmente tem início rápido e pode causar a morte". Em sua definição mais recente, destaca-se que anafilaxia grave é caracterizada pelo comprometimento potencialmente fatal das vias aéreas, respiração e/ou circulação e que pode ocorrer mesmo na ausência de características cutâneas típicas ou sem a presença de choque circulatório.

QUADRO 3 Principais sinais e sintomas relacionados às manifestações de alergia alimentar IgE-mediada

Órgão envolvido	Sinais e sintomas
Pele	Eritema, urticária, angioedema, prurido, sensação de queimação, eczema
Vias aéreas	Desconforto/coceira/aperto na faringolaringe, rouquidão, disfagia, tosse, chiado, dispneia, cianose
Sistema digestório	Náusea, vômito, dor abdominal, diarreia, hematoquezia
Mucosas	Hiperemia e edema conjuntival, prurido, lacrimejamento, blefaroedema Rinorreia, congestão nasal, espirros Desconforto/inchaço da cavidade oral/faringe/lábios/língua
Manifestações sistêmicas	Pressão sanguínea diminuída, taquicardia, bradicardia, arritmia, frieza dos membros, palidez (insuficiência circulatória periférica)

Fonte: Solé et al., 2018.

QUADRO 4 Questionamentos relevantes em pacientes com suspeita de alergia alimentar

- **Idade da introdução do alimento** (alimentos como leite, introduzidos no primeiro ano de vida, tendem a causar alergia logo após a sua introdução).
- **Período de aparecimento dos sintomas** (caracteriza o mecanismo fisiopatológico da alergia).
- **Duração dos sintomas** (em alergia alimentar, caso não haja ingestão do alimento, os sintomas tendem a desaparecer).
- **Reexposição e repetição do sintoma** (condição que ajuda a definir o envolvimento do sistema imunológico).
- **Quantidade de alimento ingerida** (quantidades maiores podem levar a uma maior intensidade das manifestações).
- **Conhecimento dos hábitos familiares** (alimentos podem estar ocultos em preparações de acordo com os hábitos familiares).
- **Realização de atividade física ou outros fatores associados** (algumas vezes as manifestações de alergia alimentar necessitam de cofatores para que os sintomas ocorram).
- **Confecção de um recordatório alimentar** (importante para entendimento dos hábitos alimentares e correlação com sintomas).

Sinais e sintomas – órgãos mais afetados

A apresentação clínica da anafilaxia é altamente variável, podendo acometer qualquer sistema (cutâneo, respiratório, gastrintestinal, cardiovascular, neurológico). Por outro lado, vale ressaltar que nenhum sintoma clínico é específico ou mesmo obrigatório para o diagnóstico de anafilaxia.

Os sinais e sintomas geralmente se manifestam em poucos minutos a até uma hora após a exposição ao alérgeno. A pele e as membranas mucosas são o sistema mais comumente afetado (62-90% dos casos), seguidas dos tratos respiratório (45-70%), gastrintestinal (25-45%), cardiovascular (10-45%) e neurológico (5-15%) (Quadro 5).

É importante ressaltar que a anafilaxia pode ocorrer mesmo sem os achados cutâneos típicos (podem estar ausentes em até 10-20% das reações anafiláticas), assim como sem choque cardiovascular – tais apresentações são mais comuns em casos associados à fatalidade.

QUADRO 5 Anafilaxia: sinais e sintomas de acordo com os sistemas acometidos

Sistema	Sinais e sintomas
Pele	Urticária generalizada, prurido, rubor, angioedema (periorbitário, lábios, língua, úvula)
Respiratório	Dispneia, broncoespasmo/ sibilância, estridor, redução de pico de fluxo expiratório, hipóxia, tosse, espirros, coriza, congestão nasal
Gastrintestinal	Dor abdominal grave em cólicas, vômito repetitivo, diarreia, náuseas
Cardiovascular	Taquicardia, hipotensão arterial,* sintomas associados a disfunção de órgãos-alvo (síncope, tontura, incontinência, choque)
Neurológico	Cefaleia, convulsões, confusão mental, hipotonia, perda de consciência

* Hipotensão definida como uma queda > 30% na pressão arterial sistólica basal do indivíduo OU pressão arterial sistólica menor que 70 mmHg + (2× idade em anos) para crianças de até 10 anos; pressão arterial sistólica < 90 mmHg em crianças a partir de 10 anos/adultos.
Fonte: Cardona et al., 2020.

Um dos fatores mais importantes que afetam a variabilidade da apresentação clínica é a idade do paciente:

- Sintomas respiratórios são mais comuns em crianças, enquanto os sintomas cardiovasculares predominam em adultos.
- Lactentes podem apresentar sintomas vagos e inespecíficos, bem como não conseguem descrever seus sintomas.
- Sinais potenciais de anafilaxia podem ocorrer em lactentes saudáveis, como: irritabilidade, choro inconsolável, sonolência, agarrar-se a um cuidador, parar de brincar, salivação, regurgitação, rubor/coceira, incontinência esfincteriana.

Critérios diagnósticos e diagnósticos diferenciais

O diagnóstico de anafilaxia é eminentemente clínico, baseado na anamnese e no exame físico. Anafilaxia usualmente envolve manifestação de pelo menos dois órgãos/sistemas, mas em alguns casos o envolvimento de apenas um sistema é suficiente para o diagnóstico (p. ex., hipotensão ou broncoespasmo).

Em razão da variabilidade da apresentação clínica (diferentes sistemas acometidos, manifestações variadas de acordo com a faixa etária, espectro de gravidade desde reações leves até graves ou fatais), o diagnóstico pode não ser tão simples e, por essa razão, foram estabelecidos critérios diagnósticos. Sabe-se que nenhum critério diagnóstico é capaz de fornecer 100% de sensibilidade e especificidade; até pouco tempo atrás, o critério mais amplamente utilizado era o do National Institute of Allergy and Infectious Diseases/ Food Allergy and Anaphylaxis Network (NIAID/FAAN) publicado em 2006, mas que foi recentemente modificado e simplificado pela World Allergy Organization (WAO) em 2020 (Quadro 6).

Por fim, considerando que nenhum sintoma clínico é específico para anafilaxia, as diversas possibilidades de apresentação clínica e que muitos dos sintomas podem se manifestar em outras doenças/síndromes clínicas comuns, é imperativo atentar aos possíveis diagnósticos diferenciais. Esses incluem asma/broncoespasmo agudo, urticária aguda, angioedema, síncope, crise de pânico/ansiedade, aspiração de corpo

QUADRO 6 Critérios para anafilaxia

Anafilaxia é altamente provável quando qualquer um dos dois critérios é preenchido:
1. Início agudo (minutos a várias horas) com envolvimento de pele, tecido mucoso ou ambos E pelo menos um dos seguintes: ▪ Acometimento respiratório ▪ Pressão arterial reduzida ou sintomas associados de disfunção de órgão-alvo ▪ Sintomas gastrintestinais graves
2. Início agudo de hipotensão ou broncoespasmo ou envolvimento laríngeo após exposição a um alérgeno conhecido ou altamente provável para aquele paciente (minutos a várias horas), mesmo na ausência de envolvimento cutâneo típico.

Fonte: Cardona et al., 2020.

estranho, outras causas de choque (hipovolêmico, séptico ou cardiogênico), disfunção de corda vocal, convulsões, síndromes pós-prandiais (escombroidose, intoxicação alimentar, sulfitos), mastocitose, entre outros.

ERROS INATOS DA IMUNIDADE

Os erros inatos da imunidade (EII) compreendem quase 500 doenças com diferentes características clínicas e gravidade. As infecções são as manifestações clínicas mais comuns da grande maioria dos pacientes com EII e são a manifestação clínica inicial de mais de 75% deles. Deve-se suspeitar de EII em pacientes que apresentem infecções recorrentes, com gravidade acima do esperado, causadas por agentes não habituais ou por agentes oportunistas, sendo importantes sinais de alerta a presença de história familiar de EII suspeito ou confirmado, bem como a presença de sequelas de infecções como perda auditiva e bronquiectasias. Uma vez que existe a suspeita de EII, alguns dados da história e exame físico desses pacientes podem contribuir muito para determinar qual setor da resposta imunológica parece estar mais comprometido e, com isso, direcionar a investigação laboratorial, destacando-se:

1. Idade do início das infecções.
2. Sítios de infecção e agentes infecciosos identificados ou suspeitos.
3. Resposta ao tratamento antimicrobiano.
4. Alterações identificadas no exame físico, incluindo características fenotípicas.
5. História familiar de:
   - EII suspeito ou confirmado.
   - Mortes em idade precoce por infecção.
   - Infecções por um mesmo tipo de agente infeccioso em vários membros da família.
   - Consanguinidade.

Os defeitos predominantemente da produção de anticorpos são os defeitos imunológicos mais frequentes, correspondendo a quase metade dos casos de EII. Neste grupo de EII estão deficiência de IgA, defeito da resposta a polissacárides, agamaglobulinemias e imunodeficiência comum variável, por exemplo. Pacientes com esse tipo de EII são geralmente assintomáticos nos primeiros meses de vida, quando estão protegidos pelos anticorpos da classe IgG passados da mãe para o feto por via transplacentária, especialmente no último trimestre da gestação. Diferentemente, pacientes com imunodeficiências combinadas (comprometimento da imunidade humoral e celular), defeitos da imunidade inata e defeitos do complemento costumam apresentar infecções mais precocemente, já nos primeiros meses de vida. É importante salientar que, com o maior conhecimento e a maior disponibilidade de exames para avaliação imunológica e investigação genética dos EII, pacientes com quadros clínicos mais leves que o tipicamente esperado para determinados EII têm sido frequentemente diagnosticados e, assim, o início mais tardio de sintomas e quadros clínicos menos graves não deve ser motivo para postergar a investigação ou afastar determinados EII das hipóteses diagnósticas.

Os tipos de infecção e os agentes infecciosos envolvidos também são informações que podem ajudar muito a direcionar a investigação diagnóstica, como:

- Infecções do trato respiratório por bactérias encapsuladas nos defeitos da produção de anticorpos.
- Infecções de corrente sanguínea ou meningites por bactérias encapsuladas na asplenia, defeitos do complemento ou defeitos da produção de anticorpos.
- Abscesso de órgãos (p. ex., baço, fígado, pulmões) por *Staphylococcus aureus* nos defeitos de fagócitos, mais particularmente a doença granulomatosa crônica.
- Infecções recorrentes por *Neisseria*, em especial meningites meningocócicas recorrentes nos defeitos dos componentes finais do sistema complemento (C5-C9).
- Infecções recorrentes por micobactérias nos defeitos da imunidade inata (componentes do eixo interferon-gama e interleucinas 12 e 23).
- Encefalite herpética nos defeitos da imunidade inata (componentes da via do *Toll-like receptor 3*).

Em relação à resposta ao tratamento, pacientes com defeitos na produção de anticorpos costumam ter boa resposta, em parte por estarem suscetíveis a infecções por microrganismos habituais, e, portanto, já cobertos pela terapia empírica inicial. Informação sobre os antimicrobianos necessários para tratar a infecção também pode ser útil para inferir o tipo de agente infeccioso envolvido quando não há agente causal identificado. A necessidade de cobertura para agentes oportunistas, fungos e micobactérias e a evolução após sua introdução são informações bastante relevantes na investigação.

O Quadro 7 resume as características mais importantes em relação às infecções nos principais grupos de EII.

Adicionalmente às características da história clínica e ao perfil de infecções desses pacientes, o exame físico pode evidenciar alterações sugestivas de alguns grupos de EII. As infecções graves, por exemplo, podem estar relacionadas a déficit pôndero-estatural e à presença de alterações sequelares em órgãos-alvo, como as bronquiectasias. Contudo, o exame físico dos pacientes com EII também pode ser normal, semelhante ao de uma criança saudável, motivo pelo qual é fundamental estar atento e reconhecer os sinais de alerta da história clínica. Dessa forma, o Quadro 8 lista os principais achados de acordo com o sistema acometido.

Além desses sinais clínicos específicos, os pacientes com EII podem apresentar déficit pôndero-estatural a depender da idade de diagnóstico, como ocorre em algumas imunodeficiências combinadas, secundárias a quadros infecciosos ou à colite inflamatória e atraso no desenvolvimento neuropsicomotor, em decorrência de internações prolongadas, por exemplo. Alterações fenotípicas específicas são encontradas, ainda, em síndromes genéticas associadas aos EII, como na deleção do 22q11.2.

QUADRO 7 Características das infecções nos principais grupos de erros inatos da imunidade

Deficiência de anticorpos	▪ Geralmente após 4-6 meses de vida ▪ Infecções de vias aéreas ▪ Agentes habituais – bactérias encapsuladas ▪ Boa resposta aos antibióticos
Deficiência de fagócitos	▪ Início precoce das infecções ▪ Retardo na queda do coto umbilical (DAL) ▪ Onfalites (DAL, neutropenias congênitas graves) ▪ Infecções supurativas – abscessos ▪ Pneumonias graves ▪ Gengivites ▪ BCGite (DGC) ▪ Bactérias (*S. aureus* e *Pseudomonas*) e fungos ▪ DGC – *S. aureus*, *Aspergillus*, *Pseudomonas*, *Serratia*, *Burkholderia*, *Salmonella* e BCG
Imunodeficiências combinadas	▪ Início precoce das infecções ▪ Todos os tipos de agentes infecciosos, todos os sítios de infecção ▪ Pneumonia por *Pneumocystis jirovecii* ▪ Pneumonias virais graves ▪ Monilíase persistente ou recorrente ▪ Reações adversas a vacinas atenuadas (BCG, varicela, rotavírus) ▪ Diarreia crônica ▪ Déficit pôndero-estatural
Defeitos do complemento	▪ Início precoce das infecções ▪ Meningites meningocócicas de repetição (via final comum: C5-C9) ▪ Infecções por agentes encapsulados ▪ Sepses e meningites ▪ Autoimunidade (via clássica)

DAL: deficiência de adesão leucocitária; DGC: doença granulomatosa crônica.
Fonte: Sullivan e Stiehm, 2020.

QUADRO 8 Erros inatos da imunidade: sinais alterados no exame físico pediátrico

Local	Item	Sinais específicos
Cabelos	–	Prateados ou de coloração acinzentada são característicos das síndromes que cursam com linfo-histiocitose hemofagocítica (HLH) e albinismo oculocutâneo parcial.
Olhos	–	A presença de telangiectasias na conjuntiva, em associação ao quadro de ataxia, é observada na síndrome ataxia-telangiectasia.
Cavidade oral	Dentes	Alterações dentárias, a exemplo de dentes cônicos, podem ser observadas na imunodeficiência combinada causada por deficiência do NEMO (do inglês *NF-κB essential modulator*). Por outro lado, a retenção da dentição primária ocorre nos casos de síndrome hiper-IgE.

(continua)

QUADRO 8 Erros inatos da imunidade: sinais alterados no exame físico pediátrico (*continuação*)

Local	Item	Sinais específicos
Cavidade oral	Gengivoestomatite e abscessos dentários	São comumente observados em crianças com um tipo de defeito funcional dos fagócitos, a deficiência de adesão leucocitária.
	Monilíase oral	Pode ser sugestiva de defeitos combinados ou de síndromes associadas à candidíase mucocutânea crônica, a exemplo de Apeced e STAT1 do tipo ganho de função.
	Ausência de tonsilas palatinas	A ausência de tecido linfoide pode sugerir defeitos imunológicos humorais, especialmente na agamaglobulinemia ligada ao X.
Ouvidos	–	A perfuração da membrana timpânica, resultado de otites médias de repetição, também pode ocorrer nos defeitos imunológicos humorais.
Abdome	–	A hepatoesplenomegalia é frequentemente observada nas síndromes de desregulação imune, caracterizadas por linfoproliferação não maligna, como ocorre na ALPS.
Linfonodos	–	A presença de linfonodomegalia crônica nas cadeias cervical, axilar e/ou inguinal também pode ser observada nos casos de ALPS.
Pele	Eczema	Síndrome hiper-IgE, Ipex e, de forma mais leve, na síndrome de Wiskott-Aldrich.
	Eritrodermia	Característica da síndrome Ommen, uma das formas de apresentação da SCID, causada por defeitos genéticos específicos, a exemplo da mutação no gene RAG.
	Candidíase mucocutânea	A presença de onicomicose, de lesões persistentes ou recorrentes no corpo e em couro cabeludo ocorre nas síndromes que cursam com candidíase mucocutânea crônica, a exemplo de Apeced e do *STAT1* do tipo ganho de função.
	Verrugas ou molusco contagioso	A presença de verrugas secundárias à infecção pelo herpes-vírus ou molusco contagioso, disseminada ou recorrente, pode ser sinal de defeitos da imunidade inata.
	Alterações na cicatrização da vacina BCG	Reativação da lesão após o 3º mês de vida, presença de lesão ulcerada, com tamanho superior a 1 cm, ou dificuldade na cicatrização, podem ser observadas em alguns EII, como DGC, SCID e defeitos do eixo IL-12/IFN-γ.
	Petéquias ou equimoses	Essas lesões são frequentemente observadas na síndrome de Wiskott-Aldrich e nos EII associados a citopenias autoimunes.

ALPS: síndrome linfoproliferativa autoimune; Apeced: poliendocrinopatia autoimune tipo 1; DGC: doença granulomatosa crônica; Ipex: desregulação imunitária, poliendocrinopatia e enteropatia ligada ao cromossomo X; SCID: imunodeficiência combinada grave.
Fonte: Sullivan e Stiehm, 2020.

CONCLUSÕES

Conhecer os principais sinais e sintomas das doenças decorrentes de defeitos da imunidade e da alergia é uma importante ferramenta para o pediatra poder investigar essas doenças e iniciar seu tratamento. Reconhecer a complexidade e a urgência de determinadas situações e promover o encaminhamento precoce para o especialista se torna fundamental no rápido diagnóstico, melhorando a qualidade de vida desses pacientes e, mesmo sem obter a cura, alcançar o controle de suas doenças.

SUGESTÕES DE LEITURA

1. Addor FA, Aoki V. Skin barrier in atopic dermatitis. An Bras Dermatol. 2010;85(2):184-94.
2. Antunes AA, Solé D, Carvalho VO, Bau AEK, Kuschnir FC, Mallozi MC, et al. Guia prático de atualização em dermatite atópica – Parte I: etiopatogenia, clínica e diagnóstico. Posicionamento conjunto da Associação Brasileira de Alergia e Imunologia e da Sociedade Brasileira de Pediatria. Arq Asma Alerg Imunol. 2017;1(2):131-56.
3. Arıkoğlu T, Ozhan AK, Kuyucu S. Management of anaphylaxis in pediatric population. Curr Pharm Des. 2023;29(3):209-23.
4. Avena-Woods C. Overview of atopic dermatitis. Am J Manag Care. 2017;23(8 Suppl):S115-S123.
5. Belloni-Fortina A, Caroppo F, Tadiotto-Cicogna G. Allergic contact dermatitis in children. Expert Rev Clin Immunol. 2020;16(6):579-89.
6. Campos RA, Serpa FS, Mansour E, Alonso MLO, Arruda LK, Aun MV, et al. Diretrizes brasileiras do angioedema hereditário 2022 – Parte 1: definição, classificação e diagnóstico. Arq Asma Alerg Imunol. 2022;6(2):151-69.
7. Cardona V, Ansotegui IJ, Ebisawa M, El-Gamal Y, Fernandez-Rivas M, Fineman S, et al. World allergy organization anaphylaxis guidance 2020. World Allergy Organ J. 2020;13(10):100472.
8. Castro-Rodríguez JA, Holberg CJ, Wright AL, Martinez FD. A clinical index to define risk of asthma in young children with recurrent wheezing. Am J Respir Crit Care Med. 2000;162(4 Pt 1):1403-6.
9. Ebisawa M, Ito K, Fujisawa T; Committee for Japanese Pediatric Guideline for Food Allergy, The Japanese Society of Pediatric Allergy and Clinical Immunology; Japanese Society of Allergology. Japanese guidelines for food allergy 2020. Allergol Int. 2020;69(3):370-86.
10. Global Initiative for Asthma (GINA). Global Strategy for Asthma Management and Prevention, 2023. Disponível em: https://ginasthma.org/2023-gina-main-report/. Acesso em: 6 mar. 2024.
11. Guilbert TW, Morgan WJ, Zeiger RS, Bacharier LB, Boehmer SJ, Krawiec M, et al. Atopic characteristics of children with recurrent wheezing at high risk for the development of childhood asthma. J Allergy Clin Immunol. 2004;114(6):1282-7.
12. Lee SJ, Ha EK, Jee HM, Lee KS, Lee SW, Kim MA, et al. Prevalence and risk factors of urticaria with a focus on chronic urticaria in children. Allergy Asthma Immunol Res. 2017;9(3):212-9.
13. Scadding GK, Smith PK, Blaiss M, Roberts G, Hellings PW, Gevaert P, et al. Allergic rhinitis in childhood and the New EUFOREA algorithm. Front Allergy. 2021;2:706589.
14. Sociedade Brasileira de Pediatria (SBP). Guia Prático de Atualização. Anafilaxia: atualização 2021. Disponível em: https://www.sbp.com.br/fileadmin/user_upload/22970c-GPA-Anafilaxia_-_Atualizacao_2021.pdf. Acesso em: 6 mar. 2024.
15. Stevens SR. Eczematous disorders, atopic dermatitis, and ichthyoses. In: Singh AK, ed. Scientific American Medicine. Philadelphia, PA: Decker Intellectual Properties; 2016. p.1-13.
16. Solé D, Silva LR, Cocco RR, Ferreira CT, Sarni RO, Oliveira LC, et al. Consenso Brasileiro sobre Alergia Alimentar: 2018 – Parte 1 – Etiopatogenia, clínica e diagnóstico. Documento conjunto elaborado pela Sociedade Brasileira de Pediatria e Associação Brasileira de Alergia e Imunologia. Arq Asma Alerg Imunol. 2018;2(1):7-38.
17. Sullivan K, Stiehm ER, editors. Stiehm's immune deficiencies: inborn errors of immunity (English Edition). 2.ed. Londres: Elsevier; 2020.
18. Tangye SG, Al-Herz W, Bousfiha A, Cunningham-Rundles C, Franco JL, Holland SM, et al. Human Inborn Errors of Immunity: 2022 Update on the Classification from the International Union of Immunological Societies Expert Committee. J Clin Immunol. 2022;42(7):1473-507.
19. Thalhammer J, Kindle G, Nieters A, Rusch S, Seppänen MRJ, Fischer A, et al. Initial presenting manifestations in 16,486 patients with inborn errors of

immunity include infections and noninfectious manifestations. J Allergy Clin Immunol. 2021;148(5):1332-1341.e5.

20. Zuberbier T, Abdul-Latiff AH, Abuzakouk M, Aquilina S, Asero R, Baker D, et al. The international EAACI/GA²LEN/EuroGuiDerm/APAAACI guideline for the definition, classification, diagnosis, and management of urticaria. Allergy. 2022;77(3):734-66.

QUESTÕES

1. Asma e rinite aparecem concomitantemente em muitos casos. Aponte a alternativa correta para o adequado diagnóstico dessas duas doenças alérgicas:
   A. Presença de prega nasal e prurido ocular associado ao nasal, e sibilos desencadeados por exposição a alérgenos do ambiente, como ácaros e animais domésticos.
   B. Lesões ulceradas em mucosa nasal com predomínio de mastócitos e tosse após quadro viral que melhora após o uso de anti-histamínicos orais.
   C. Espirros após o uso de lavagem nasal com soro hipertônico e positividade do teste alérgico para alimentos em lactente sibilante
   D. Início dos sintomas nasais no primeiro ano de vida e saturação menor que 92% em ar ambiente com índice preditivo de asma negativo.

   Alternativa correta: A.

Comentários: a associação de prurido nasal e ocular melhor apontam para o diagnóstico de rinite alérgica e a presença de sibilos não relacionados a infecções e sim aos alérgenos comuns auxiliam no diagnóstico de asma.

2. Assinale a alternativa que melhor descreve a semiologia da dermatite atópica.
   A. Lesões em mucosas orais e genitais.
   B. Lesões relacionadas a contato com substâncias irritantes.
   C. Prurido e distribuição característica das lesões.
   D. Início tardio após a segunda década de vida.

   Alternativa correta: C.

Comentários: o prurido é condição essencial para o diagnóstico de DA e sua distribuição, que varia conforme a idade.

3. Com relação às alergias alimentares IgE-mediadas, assinale a alternativa correta:
   A. Sintomas tardios (> 2 horas) da ingestão do alimento são comuns.
   B. A presença de hematoquezia afasta o diagnóstico de alergia alimentar.
   C. A quantidade do alimento ingerido não é fator importante na anamnese.
   D. A reprodutibilidade dos sintomas com ingestão do mesmo alimento é relevante.

   Alternativa correta: D.

Comentários: os Quadros 3 e 4 mostram os principais sinais e sintomas das alergias alimentares do tipo IgE-mediada em que a reexposição do mesmo alimento com reprodução dos sintomas em até 2 horas é muito importante, podendo causar hematoquezia e ser mais sintomática se a quantidade do alimento for maior.

4. Em relação aos sinais e sintomas de anafilaxia, assinale a alternativa correta:
   A. É obrigatória a presença de manifestações cutâneas para fechar o diagnóstico.
   B. Na ausência de hipotensão, descarta-se o diagnóstico de anafilaxia.

C. Sintomas respiratórios são comuns em crianças e sintomas cardiovasculares, em adultos.
D. Sintomas objetivos, como hipotensão e choque, devem ser valorizados em lactentes.

Alternativa correta: C.

Comentários: sintomas subjetivos são muito valorizados em lactentes e nem sempre temos choque e sintomas cutâneos fazendo parte da anafilaxia. Os adultos apresentam mais sintomas cardiovasculares que as crianças, em que são importantes manifestações na pele, associadas a sintomas respiratórios.

5. Em relação aos diferentes grupos de erros inatos da imunidade, é correto afirmar que:
   A. Nos defeitos de produção de anticorpos ocorre maior suscetibilidade a infecções por agentes oportunistas com início nos primeiros meses de vida.
   B. Defeitos do complemento apresentam como manifestação clínica principal e precoce o retardo da queda do coto umbilical.
   C. Pacientes com neutropenias congênitas graves apresentam maior suscetibilidade a infecções virais.
   D. Defeitos de produção de anticorpos apresentam infecções recorrentes de vias aéreas que se iniciam geralmente a partir do segundo semestre de vida.

   Alternativa correta: D.

Comentários: pacientes com defeitos de produção de anticorpos apresentam maior suscetibilidade a infecções por bactérias encapsuladas, sendo a via aérea o principal sítio de infecção. De modo geral, esses pacientes estão protegidos pela IgG transferida por via transplacentária especialmente no último trimestre de gestação e passam a apresentar infecções recorrentes ou graves a partir dos 4 a 6 meses de idade.

Seguem alguns *QR Codes* dos artigos mais importantes de nosso capítulo:

Guia Prático de Dermatite Atópica

Guia da WAO sobre Anafilaxia

GINA – Asma 2023

Guia sobre Urticárias 2021

Classificação dos EII – 2022

Apêndice

Maria Helena Valente
Filumena Maria da Silva Gomes
Renan Andrews de Sousa

CRESCIMENTO

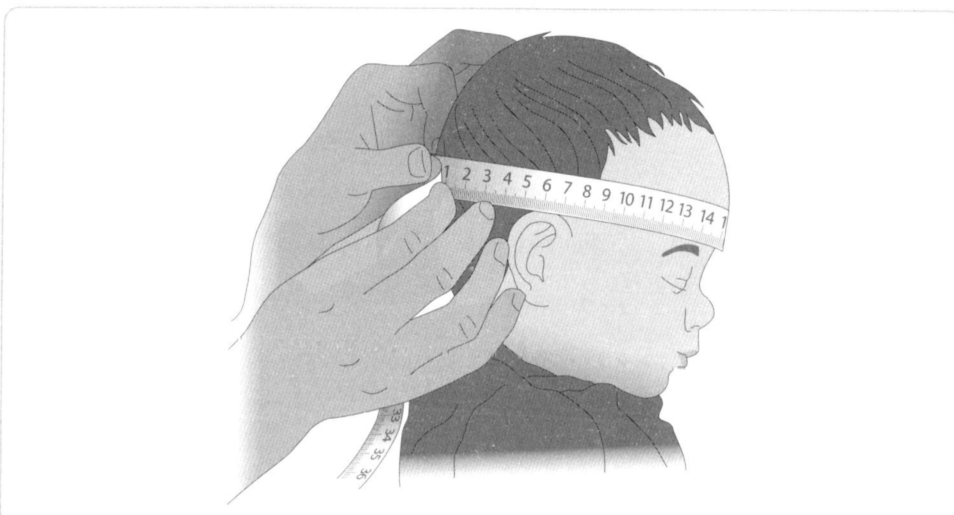

Esquema para medir perímetro cefálico.

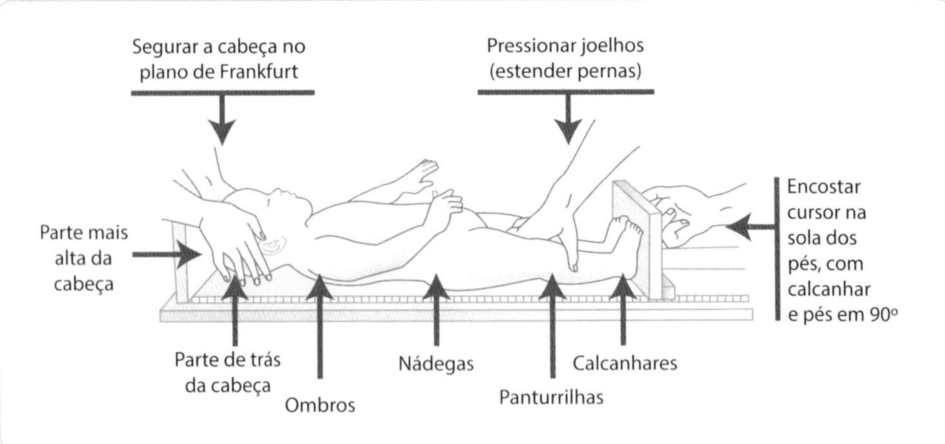

Aferição do comprimento em menores de 2 anos

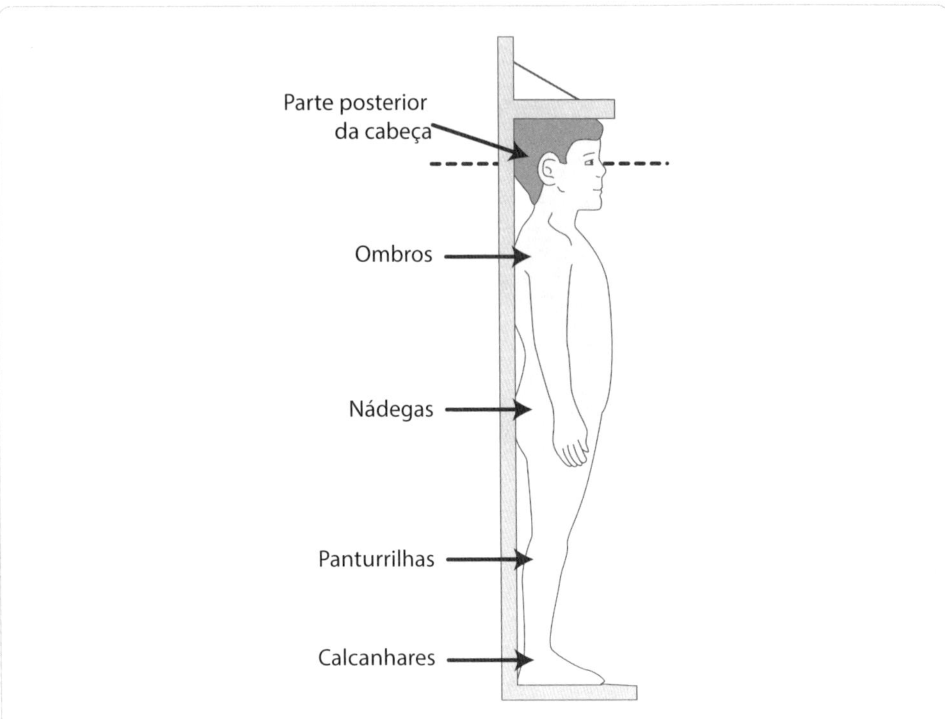

Esquema para medir altura em maiores de 2 anos

Medidas antropométricas de interesse: quais e quando?

Peso	Balança de bebê até os 2 anos ou 15 quilos, criança despida e sem fralda. Após essa idade, pesar na balança vertical, de chão, com roupas leves e sem calçados.
Comprimento	Medir o lactente deitado com antropômetro de mesa (haste fixa na cabeça e a móvel nos pés, até um metro).
Altura	Aferir com a criança de pé. Os pés devem estar unidos, tocando a parede ou a base do estadiômetro, a cabeça ereta, com a linha de visão paralela ao chão.
Perímetro cefálico	Com fita métrica não distensível, circular o crânio usando como referências a glabela e a proeminência occipital, até os três anos de idade.
Circunferência abdominal	Com fita métrica não distensível, utilizar o ponto médio entre a última costela fixa e a crista ilíaca superior (cintura natural), aproximadamente dois dedos acima da cicatriz umbilical.
Fontanelas	Lambdoide ou posterior: triangular, pérvia até os 2 meses. Bregmática ou anterior (losangular): pode estar pérvia até os 18 meses de idade.
Pressão arterial	Início: a partir dos 3 anos de idade em toda criança, pelo menos uma vez ao ano. Aferir nos menores de 3 anos se fator de risco (hipertensão arterial, malformações renais, cardiopatia congênita, prematuridade com idade gestacional < 32 semanas, muito baixo peso ao nascer). Medir em toda consulta se: comorbidades como obesidade, doença renal e coartação da aorta. Manguito adequado: medir circunferência braquial (CB), que é o ponto médio entre acrômio e olécrano. A largura do manguito deve ser 40% da CB e o comprimento 80 a 100%.

Fonte: elaboração dos autores.

Ganho de peso, de comprimento/estatura e de perímetro cefálico por faixa etária

Idade	Ganho de peso diário (g)	Ganho de peso mensal (g)	Ganho de estatura mensal (cm)	Aumento mensal de perímetro cefálico
0-3 meses	25-30	700	3,5	2
4-6 meses	20	600	2	1
7-9 meses	15	500	1,5	0,5
10-12 meses	10	300	1	0,25
1 a 3 anos	8	240	1	0,25
4 a 9 anos	6	180	4 cm/ano	1 cm/ano

Fonte: Strufaldi, 2013.

Evolução do perímetro cefálico na criança

Realizar medida do perímetro cefálico durante os 3 primeiros anos de vida	
1º trimestre	2 cm/mês
2º trimestre	1 cm/mês
3º trimestre	0,5 cm/mês
No primeiro ano de vida	Aumento de 12 cm no PC
Do 1º ao 3º ano de vida	0,25 cm/mês
Após 3º ano até 6º ano	1 cm/ano
Aos 2 anos de idade	Tamanho da cabeça atinge 80% do tamanho do crânio adulto

Fonte: Weffort et al., 2014.

Velocidade de crescimento na criança

Idade	Velocidade de crescimento
Do nascimento até os 3 meses de vida	3,5 cm/mês
4 aos 6 meses	2 cm/mês
7 aos 9 meses	1,5 cm/mês
10 aos 12 meses	1,2 cm/mês
Ao final do primeiro ano de vida	Aumento de 50% da estatura de nascimento
Pré-púbere	7 cm/ano

Fonte: SBP, 2012; Weffort e Ued, 2017.

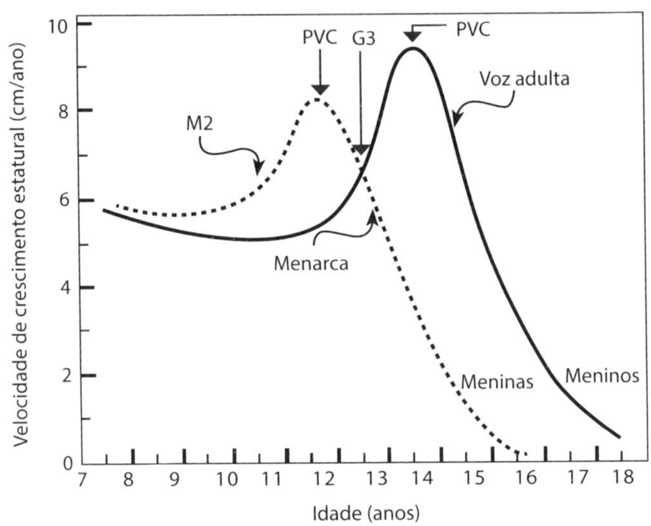

Velocidade de crescimento na adolescência

G_3: testículos no estádio G_3; M_2: mama no estádio M_2; PVC: pico de velocidade de crescimento.
Fonte: Tanner e Davies, 1985.

NUTRICIONAL

Classificação do estado nutricional de crianças e adolescentes

Valores críticos		Índices antropométricos						
		Crianças de 0 a 5 anos incompletos				Crianças de 5 a 10 anos incompletos		
		Peso para idade	Peso para estatura	IMC para idade	Estatura para idade	Peso para idade	IMC para idade	Estatura para idade
< p 0,1	< escore z-3	Muito baixo peso/idade	Magreza acentuada	Magreza acentuada	Muito baixa estatura/idade	Muito baixo peso/idade	Magreza acentuada	Muito baixa estatura/idade
≥ p 0,1 e < p 3	≥ escore z-3 e < escore z-2	Baixo peso/ idade	Magreza	Magreza	Baixa estatura/ idade	Baixo peso/ idade	Magreza	Baixa estatura/idade
≥ p 3 e < p 15	≥ escore z-2 e < escore z-1	Peso adequado/ idade	Eutrofia	Eutrofia	Estatura adequada/ idade	Peso adequado/ idade	Eutrofia	Estatura adequada/ idade
≥ p 15 e ≤ p 85	> escore z-1 e ≤ escore z+1							
> p 85 e ≤ p 97	> escore z+1 e ≤ escore z+2		Risco de sobrepeso	Risco de sobrepeso			Sobrepeso	
> p 97 e ≤ p 99,9	> escore z+2 e ≤ escore z+3	Peso elevado/ idade	Sobrepeso	Sobrepeso		Peso elevado/ idade	Obesidade	
> p 99,9	> escore z + 3		Obesidade	Obesidade			Obesidade grave	

IMC: índice de massa corporal; P: percentil.
Nota: a Organização Mundial da Saúde (OMS) apresenta referências de peso para estatura apenas para menores de 5 anos pelo padrão de crescimento de 2006. A partir dessa idade, deve-se utilizar o IMC para a idade na avaliação da proporção entre peso e estatura da criança.

Fonte: adaptada de SBP, 2021a.

Comprimento/estatura para idade: Meninos

Do nascimento aos 5 anos (percentis)

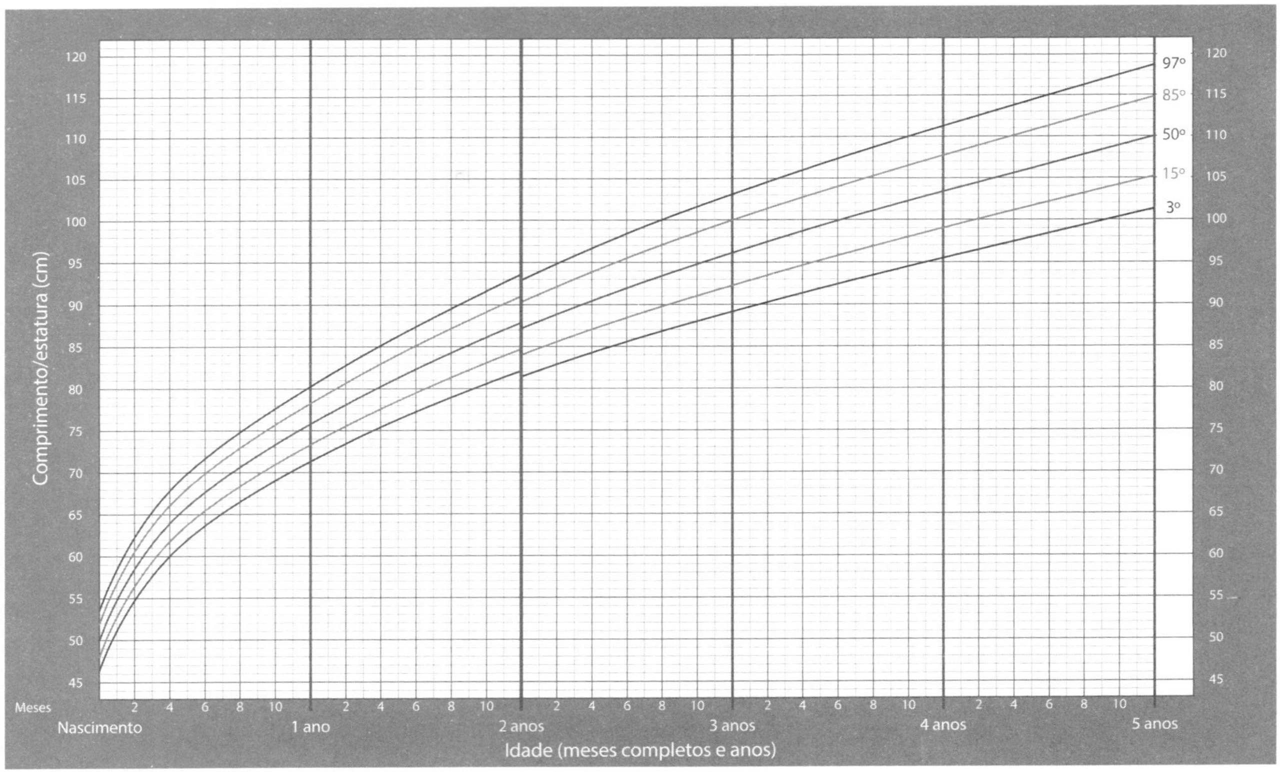

Gráfico OMS: Meninos. Comprimento/estatura para idade, 0-5 anos

Fonte: https://www.sbp.com.br/fileadmin/user_upload/sbp/2022/abril/27/OMS._Altura_para_Idade__Meninos_._0-5_anos._Em_Percentil..pdf.

Peso para idade: Meninos

Do nascimento aos 5 anos (percentis)

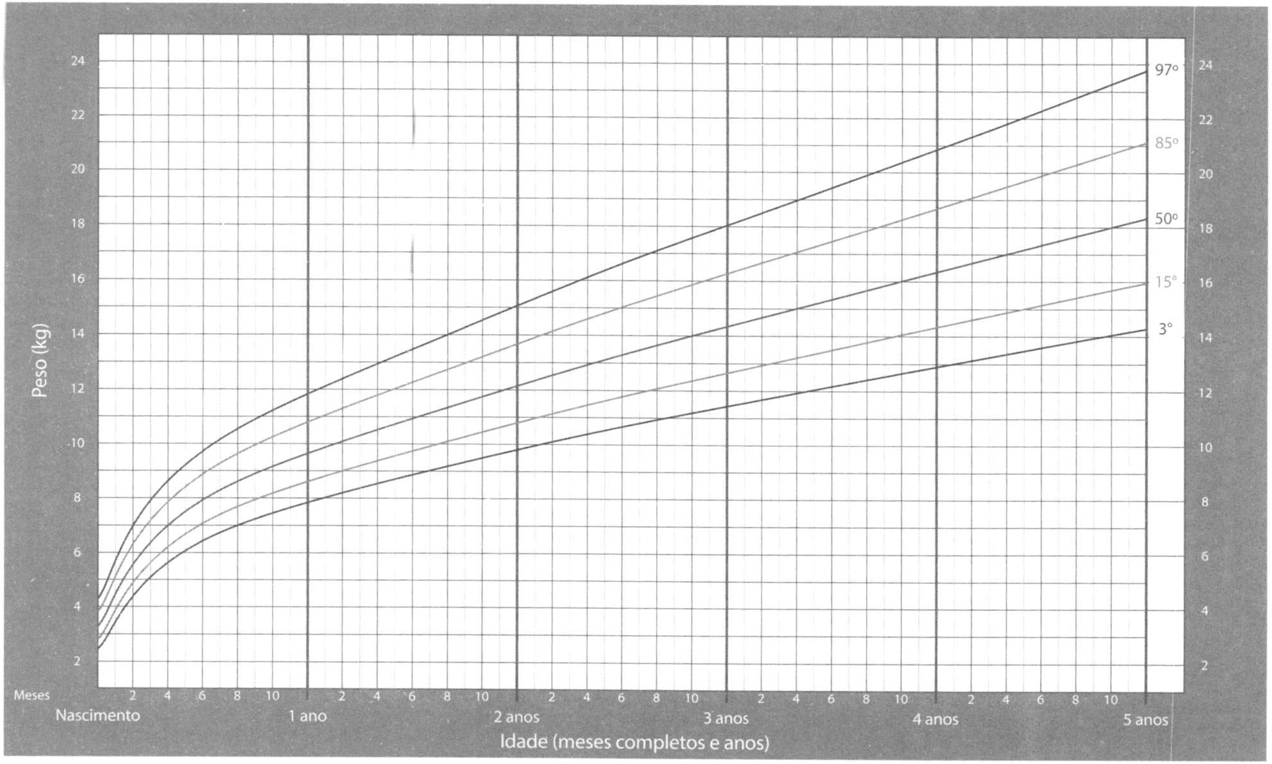

Gráfico OMS: Meninos. Peso para idade, 0-5 ancs

Fonte: https://www.sbp.com.br/fileadmin/user_upload/sbp/2022/abril/27/OMS._Peso_para_Idade__Meninos_._0-5_anos._Em_Percentil..pdf.

Perímetro cefálico para idade: Meninos

Do nascimento aos 5 anos (percentis)

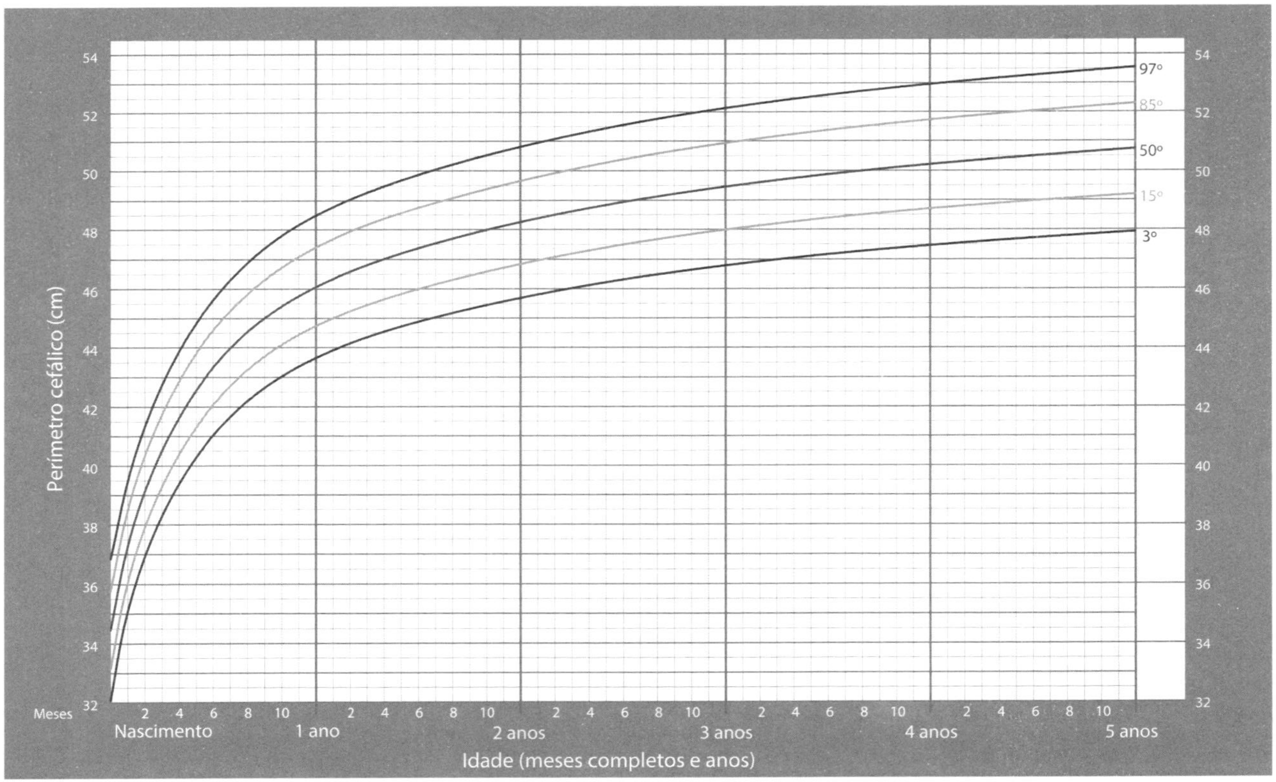

Gráfico OMS: Meninos. Perímetro cefálico, 0-5 anos

Fonte: https://www.sbp.com.br/fileadmin/user_upload/sbp/2022/abril/27/OMS._Perimetro_cefalico__Meninos_._0-5_anos._Em_Percentil..pdf.

IMC por idade: Meninos

Do nascimento aos 5 anos (escores z)

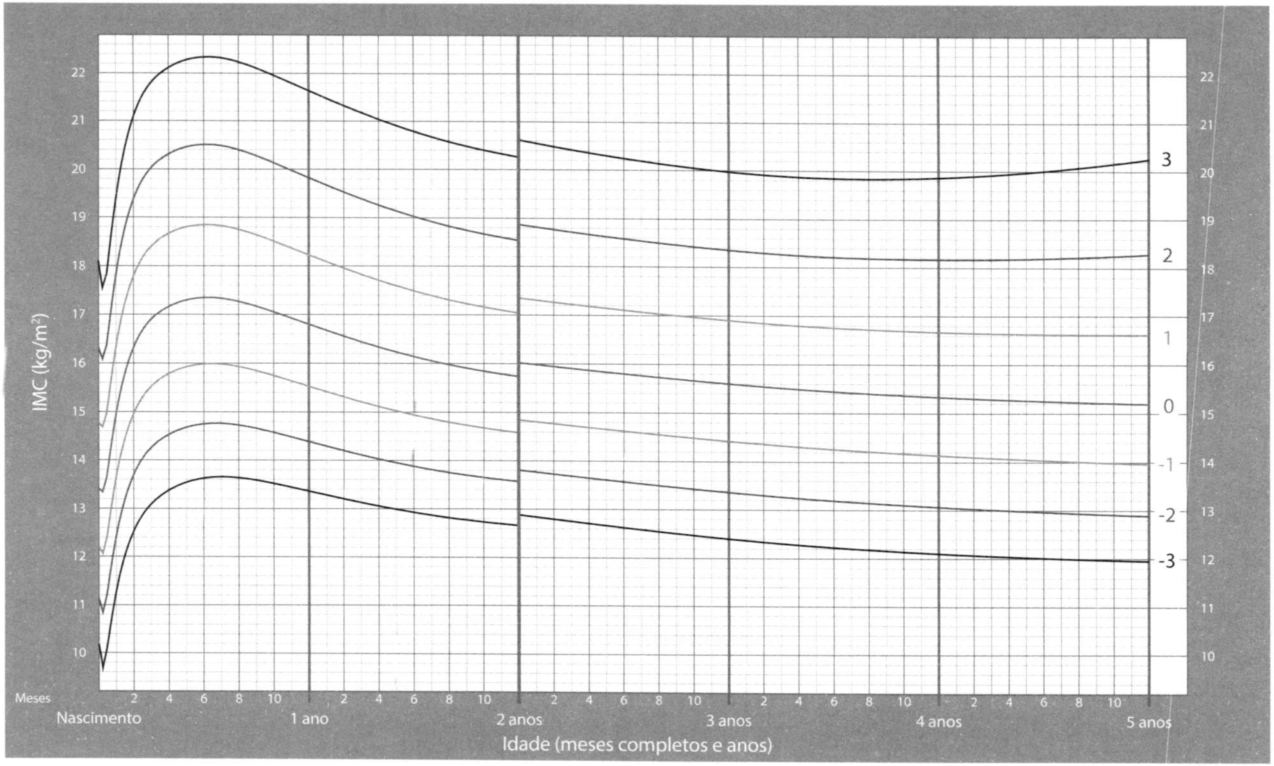

Gráfico OMS: Meninos. IMC por idade, 0-5 anos

Fonte: https://www.sbp.com.br/fileadmin/user_upload/Curva_de_IMC._OMS._Meninos__de_0_a_5_anos._Escore_Z.pdf.

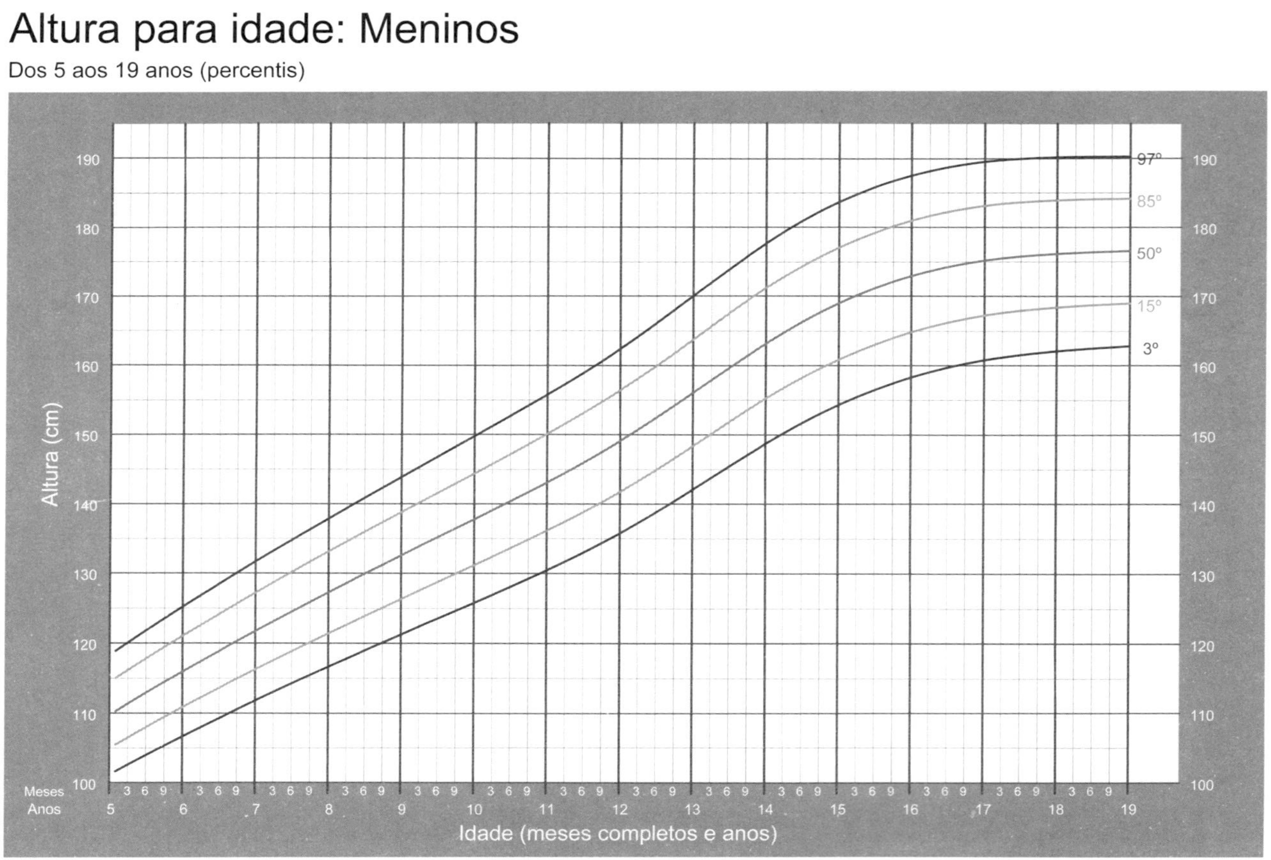

Gráfico OMS: Meninos. Altura para idade, 5-19 anos

Fonte: https://www.sbp.com.br/fileadmin/user_upload/sbp/2022/abril/27/OMS._Altura_para_Idade__Meninos_._0-5_anos._Em_Percentil..pdf.

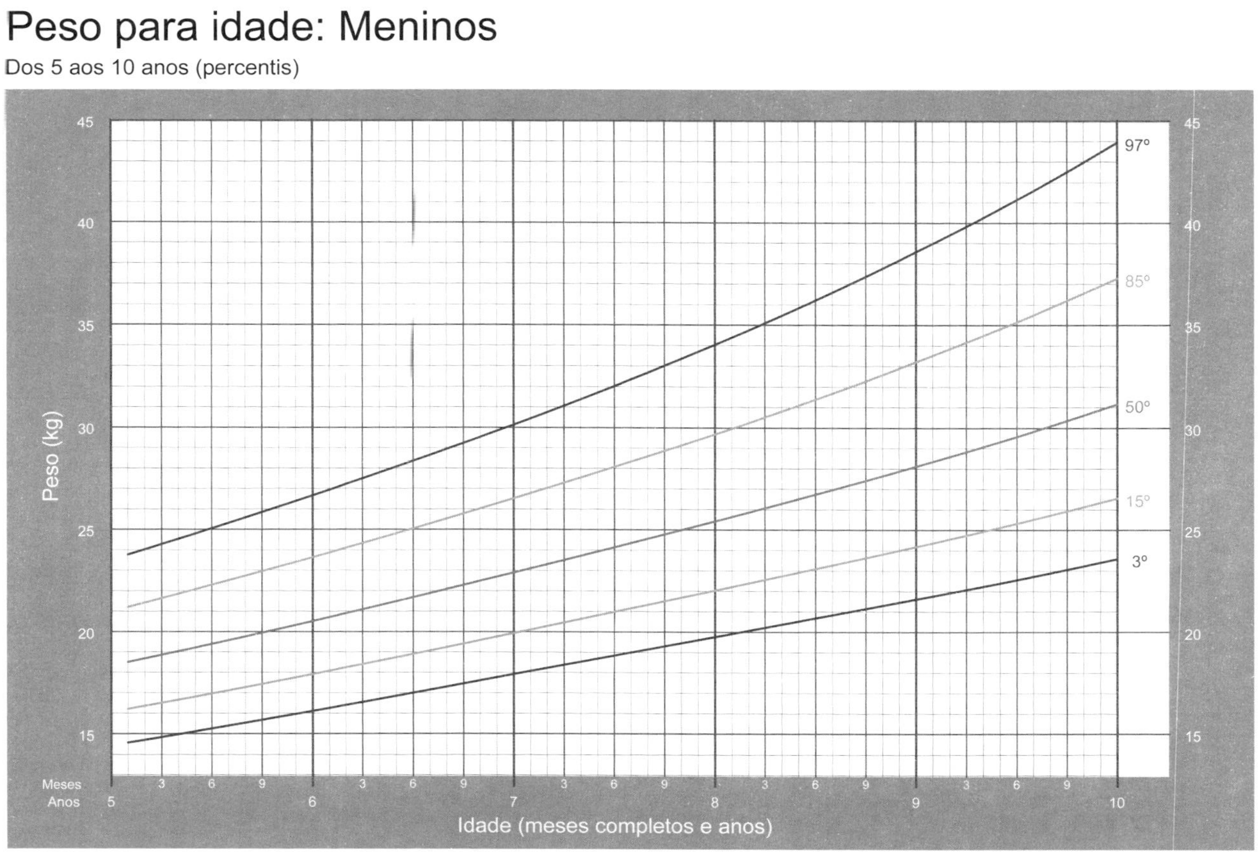

Gráfico OMS: Meninos. Peso para idade, 5-10 anos

Fonte: https://www.sbp.com.br/fileadmin/user_upload/sbp/2022/abril/27/OMS._Peso_para_Idade__Meninos_._0-5_anos._Em_Percentil..pdf.

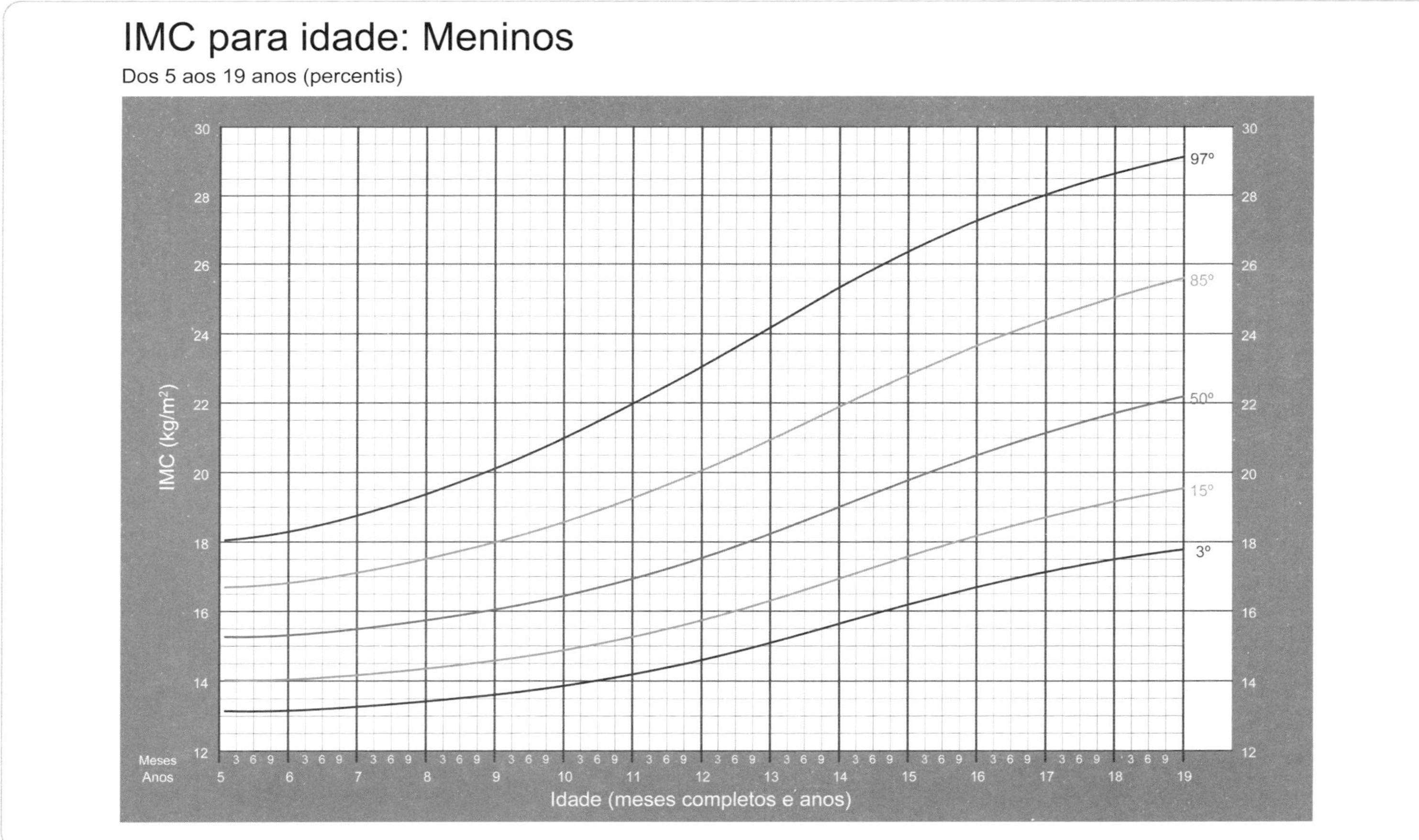

Gráfico OMS: Meninos. IMC para idade, 5-19 anos

Fonte: https://www.sbp.com.br/fileadmin/user_upload/sbp/2022/abril/27/OMS._IMC__Meninos_._5-19_anos._Em_Percentil..pdf.

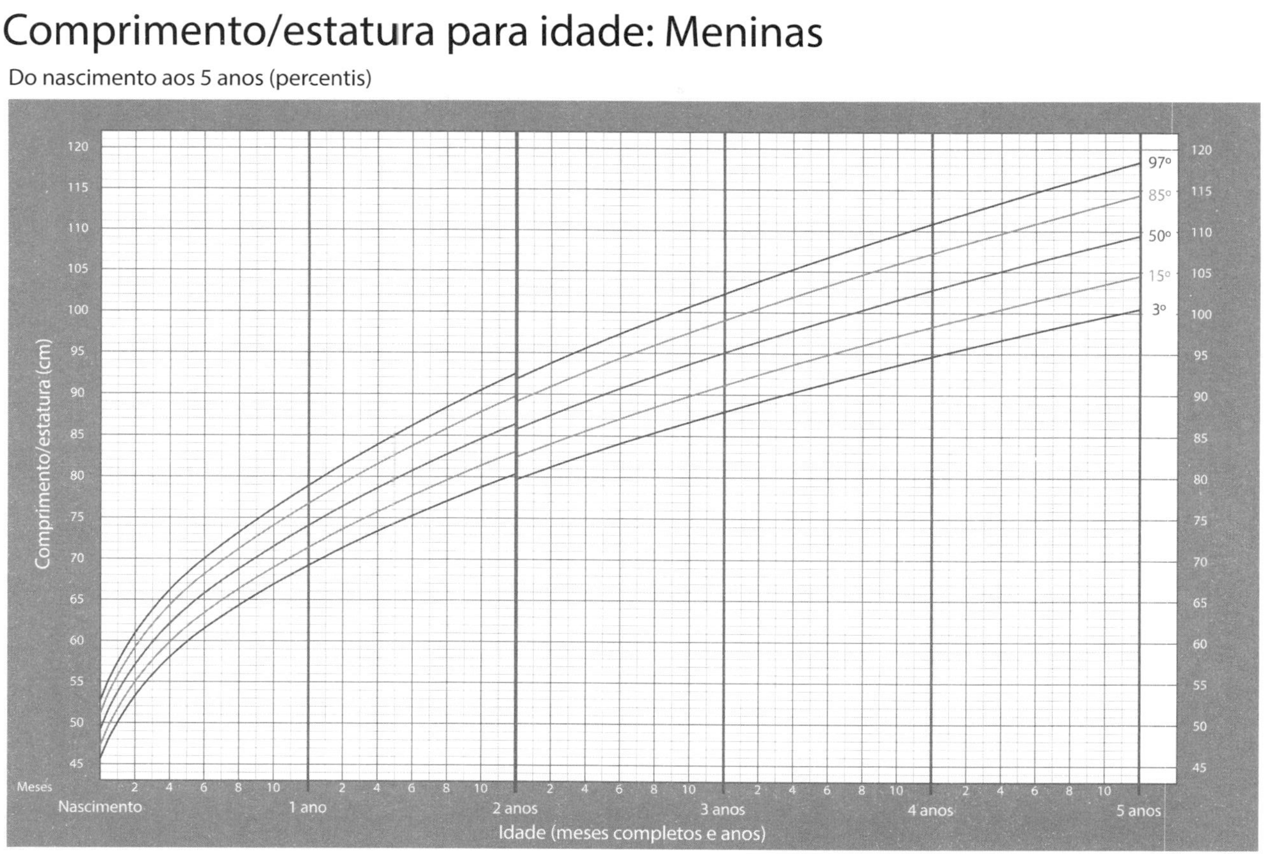

Gráfico OMS: Meninas. Comprimento/estatura para idade, 0-5 anos

Fonte: https://www.sbp.com.br/fileadmin/user_upload/sbp/2022/abril/27/OMS._Altura_para_Idade__Meninas_._0-5_anos._Em_Percentil..pdf.

Peso para idade: Meninas

Do nascimento aos 5 anos (percentis)

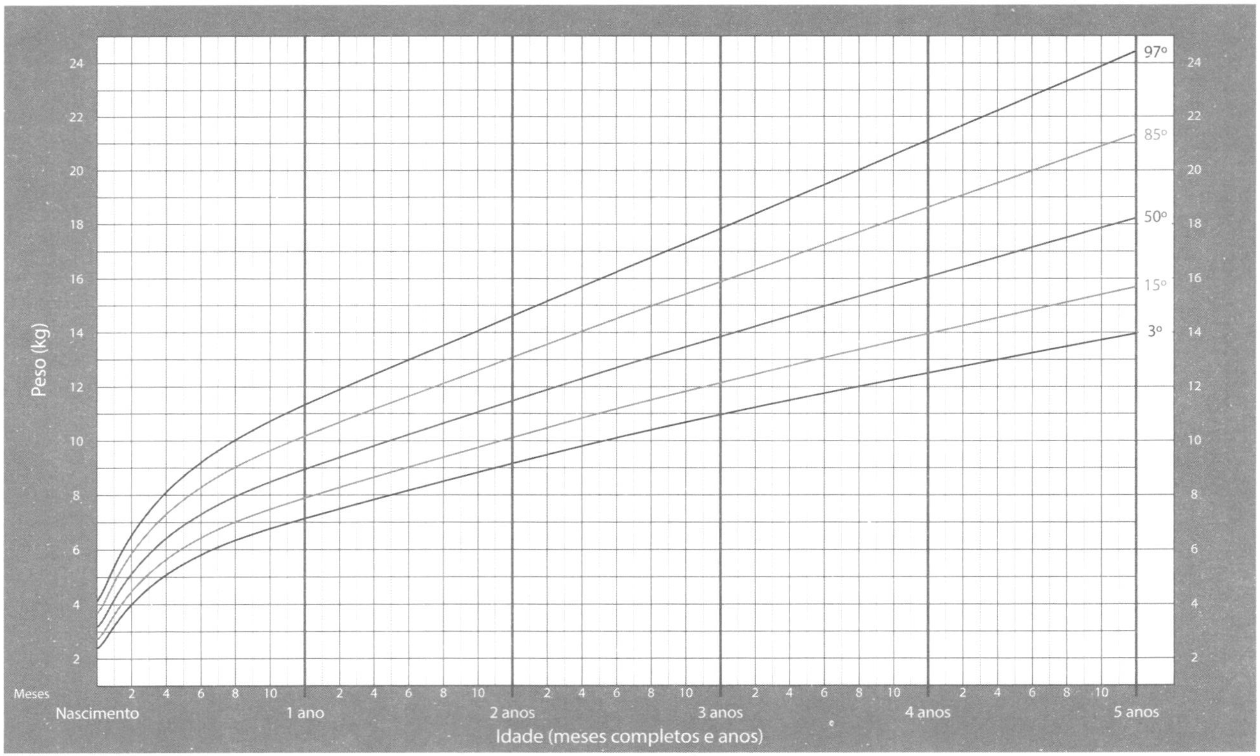

Gráfico OMS: Meninas. Peso para idade, 0-5 anos

Fonte: https://www.sbp.com.br/fileadmin/user_upload/sbp/2022/abril/27/OMS._Peso_para_Idade__Meninas_._0-5_anos._Em_Percentil..pdf.

Perímetro cefálico para idade: Meninas

Do nascimento aos 5 anos (percentis)

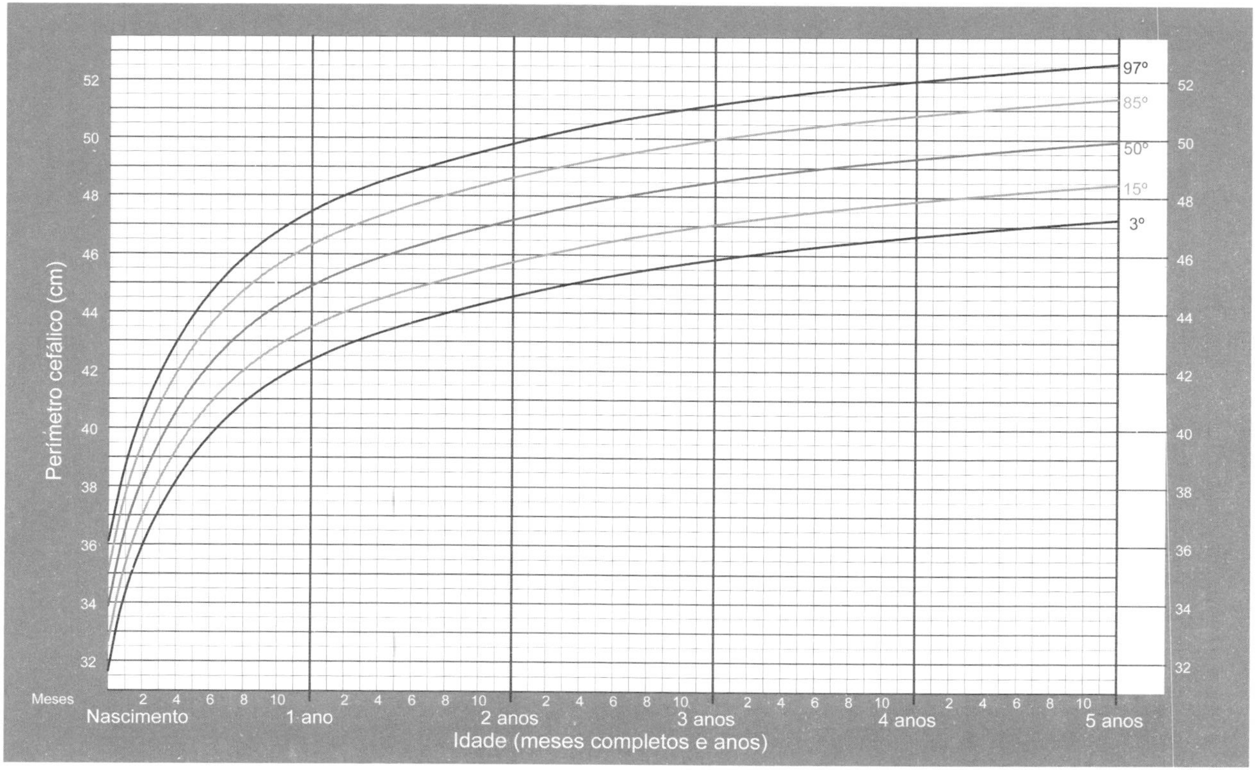

Gráfico OMS: Meninas. Perímetro cefálico para idade, 0-5 anos

Fonte: https://www.sbp.com.br/fileadmin/user_upload/sbp/2022/abril/27/OMS._Perimetro_cefalico__Meninas_._0-5_anos._Em_Percentil..pdf.

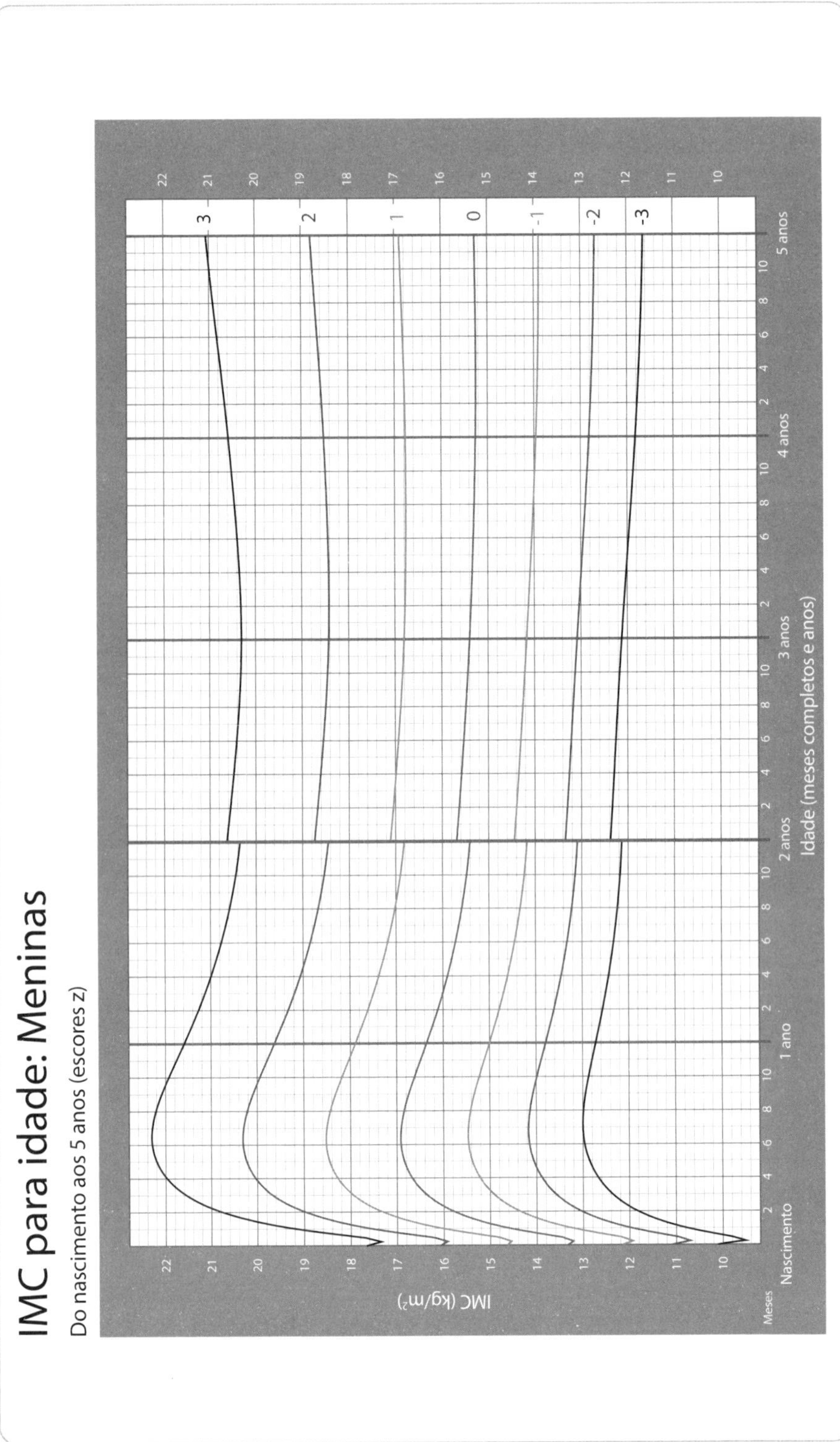

Gráfico OMS: Meninas. IMC para idade, 0-5 anos

Fonte: https://www.sbp.com.br/fileadmin/user_upload/Curva_de_IMC._OMS._Meninas__de_0_a_5_anos._Escore_Z.pdf.

Altura para idade: Meninas

Dos 5 aos 19 anos (percentis)

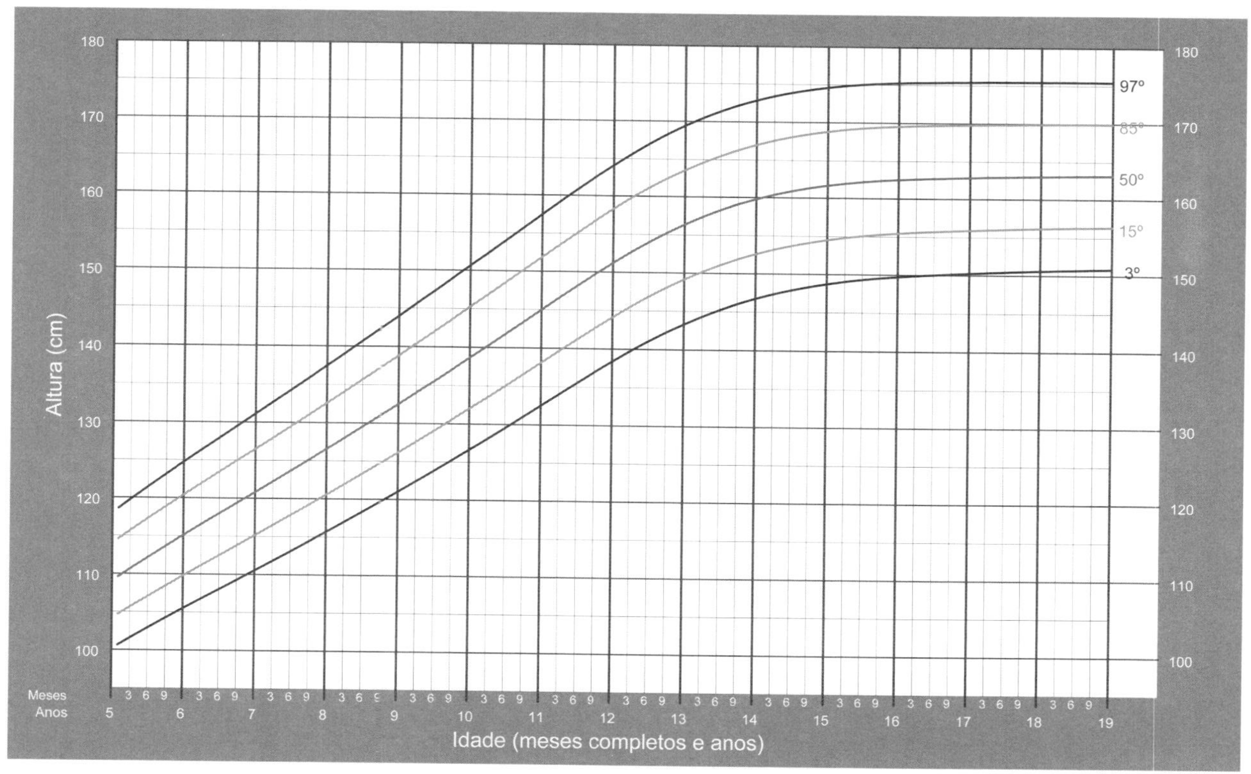

Gráfico OMS: Meninas. Altura para idade, 5-19 anos

Fonte: https://www.sbp.com.br/fileadmin/user_upload/sbp/2022/abril/27/OMS._Altura_para_Idade__Meninas_._5-19_anos._Em_Percentil..pdf.

Peso para idade: Meninas

Dos 5 aos 10 anos (percentis)

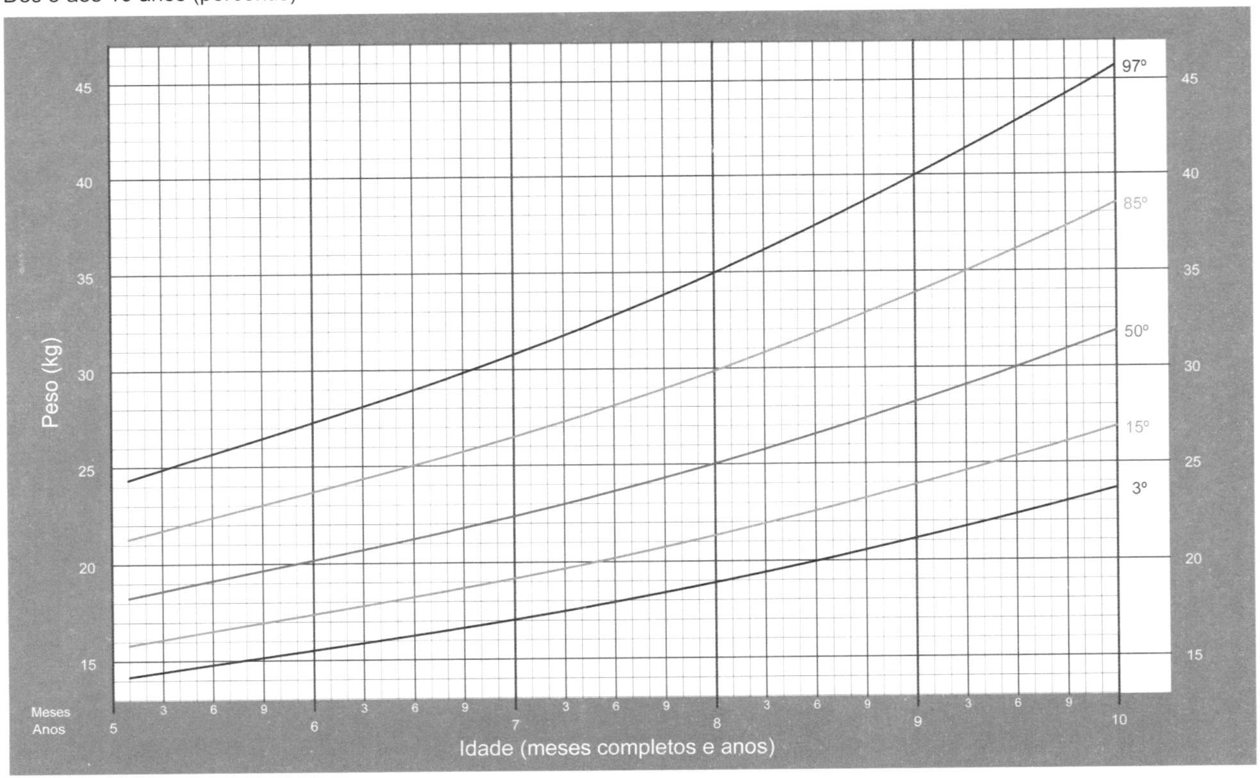

Gráfico OMS: Meninas. Peso para idade, 5-10 anos

Fonte: https://www.sbp.com.br/fileadmin/user_upload/sbp/2022/abril/27/OMS._Peso_para_Idade__Meninas_._5-10_anos._Em_Percentil..pdf.

IMC para idade: Meninas

Dos 5 aos 19 anos (escores z)

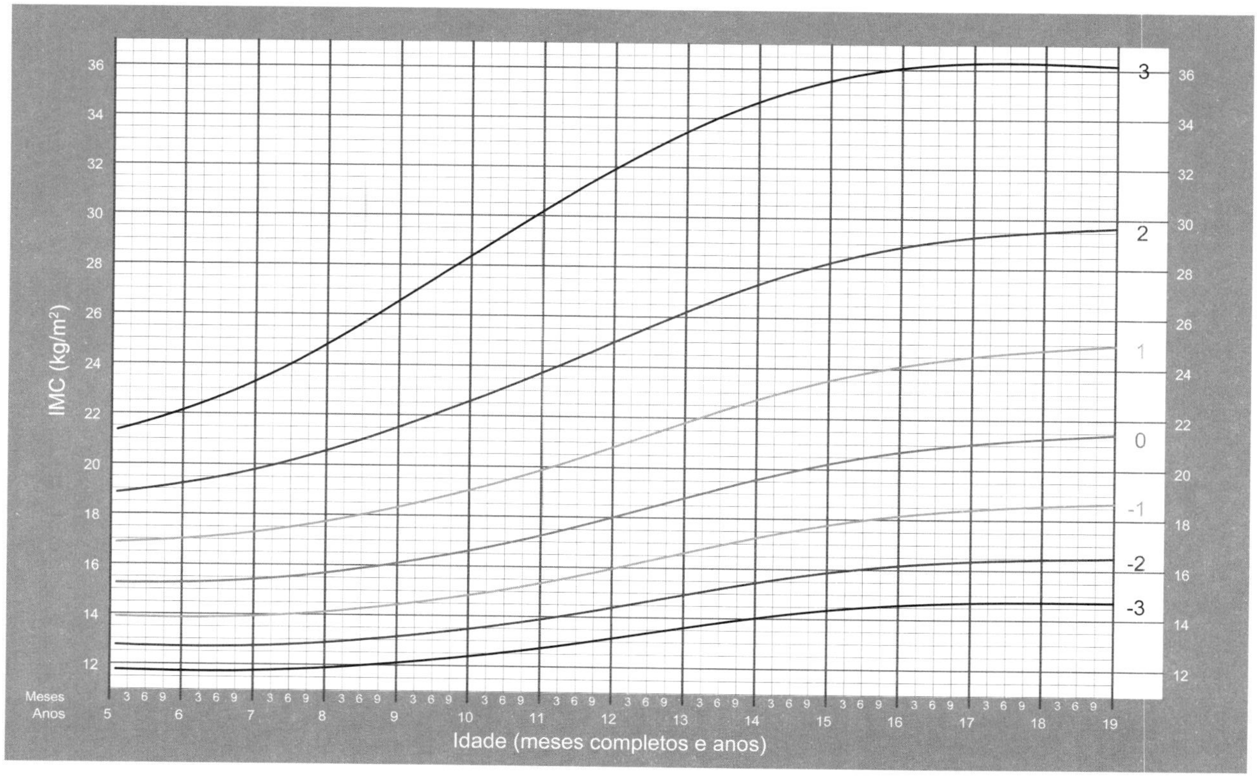

Gráfico OMS: Meninas. IMC para idade, 5-19 anos

Fonte: https://www.sbp.com.br/fileadmin/user_upload/sbp/2022/abril/27/OMS._IMC__Meninas_._5-19_anos._Em_Z_score..pdf.

DESENVOLVIMENTO

Reflexos arcaicos ou primitivos da criança

Reflexo	Idade	Posição do teste	Estímulo	Resposta esperada
Reflexo do apoio plantar	0-2 meses	Criança suspensa verticalmente pelo examinador.	Apoio plantar dos pés em superfície plana.	Extensão dos joelhos e do quadril.
Reflexo da marcha	0-2 meses	Criança suspensa pelo examinador e apoiada na superfície da mesa.	Inclinação anterior do tronco.	Passos curtos e ritmados sem extensão de joelho e quadril.
Reflexo da colocação das pernas	0-2 meses	Criança suspensa verticalmente pelo examinador.	Tocar no dorso do pé da criança na borda da mesa.	Criança realiza movimento de "subir degraus".
Reflexo de busca ou de procura	0-2 meses	Qualquer, exceto decúbito ventral.	Leve toque nas comissuras labiais.	Cabeça e língua se movem em direção ao estímulo.
Reflexo de sucção	0-5 meses	Qualquer uma, exceto decúbito ventral.	Introdução do dedo do examinador dentro da boca do lactente.	Sucção.
Reflexo da preensão palmar	0-4 meses	Qualquer uma.	Contato do dedo do examinador com a palma da mão do lactente.	Flexão dos dedos ao redor, persiste até a retirada do estímulo.
Reflexo de preensão plantar	0-11 meses	Qualquer uma, exceto em pé.	Contato do dedo do examinador contra o sulco metatarsofalângico.	Flexão plantar dos artelhos.
Reflexo de Moro	0-6 meses	Examinador mantém a criança sentada.	Deixa cair a cabeça em extensão.	1ª fase: abdução dos MMSS com abdução e extensão dos dedos. 2ª fase: adução dos MMSS.
Reflexo tônico assimétrico (ou de Magnus e De Klein ou do esgrimista)	0-3 meses	Criança em decúbito dorsal com a cabeça na linha média, braços e pernas estendidas.	Rotação da cabeça a 90°.	Extensão do braço ipsilateral à rotação e flexão do braço contralateral.
Reflexo de encurvamento do tronco (ou de Galant)	0-4 meses	Criança em posição prona com o tronco apoiado pela mão do examinador.	Estímulo tátil na região do dorso lateral.	Encurvamento do tronco ipsilateral ao estímulo.

MMSS: membros superiores.
Fonte: Kliegman et al., 2009.

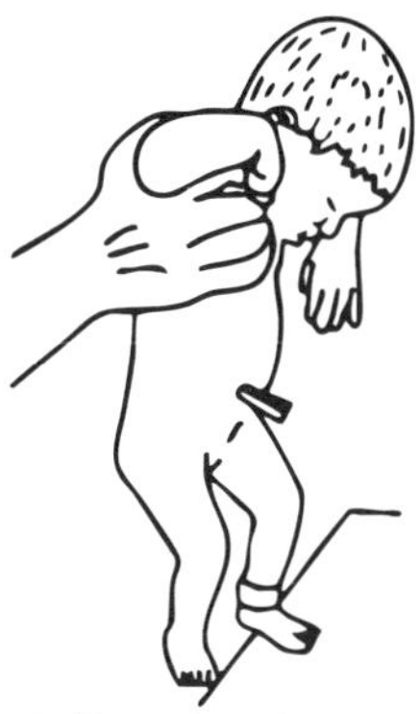

Reflexo de colocação (*placing*)
Quando o dorso do pé toca uma superfície, a criança pisa na superfície
Desaparece aos 3 meses

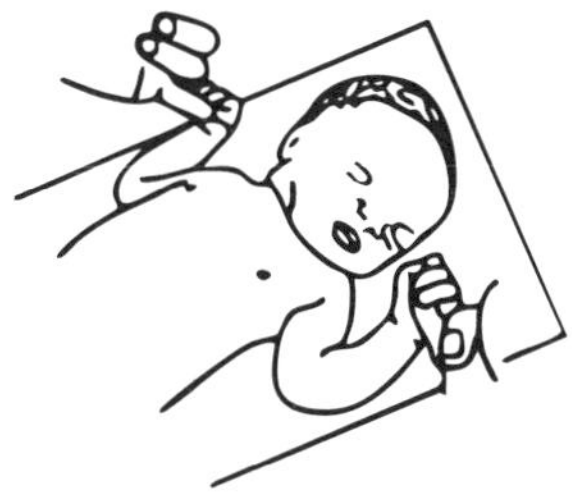

Reflexo da preensão palmar
Quando um objeto é colocado na palma da mão ocorre a flexão dos dedos
Desaparece aos 3 meses

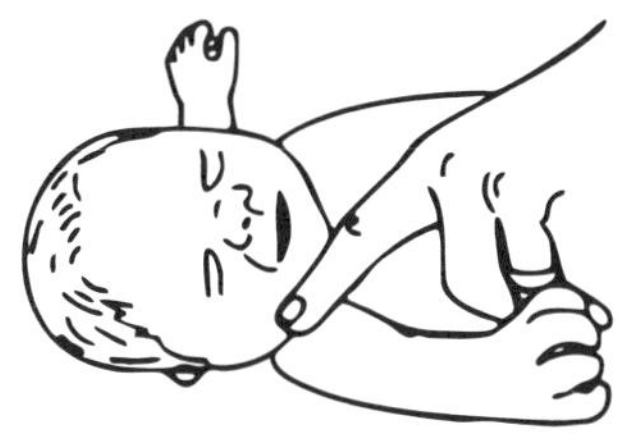

Reflexo da busca
A criança gira a cabeça se for tocada perto da boca

Reflexo da sucção
Suga o mamilo ou o seio colocado na boca

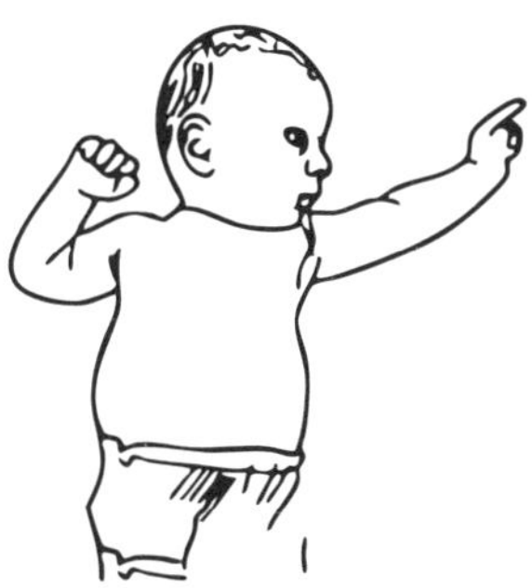

Reflexo tônico cervical assimétrico
Postura de esgrima ao virar a cabeça para um lado
Desaparece com 5 meses

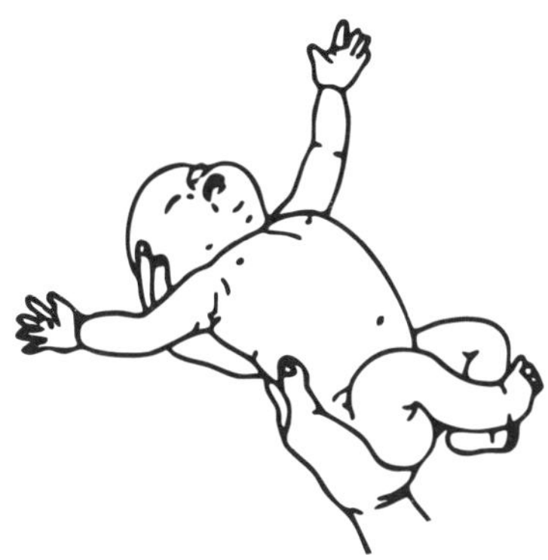

Reflexo de Moro
Na extensão repentina da cabeça (mas com apoio da cabeça do bebê em sua mão), abdução simétrica e extensão seguida de flexão e adução dos braços
Desaparece com 5 meses

Reflexos arcaicos ou primitivos

Fonte: adaptação de Lissauer e Carroll, 2021.

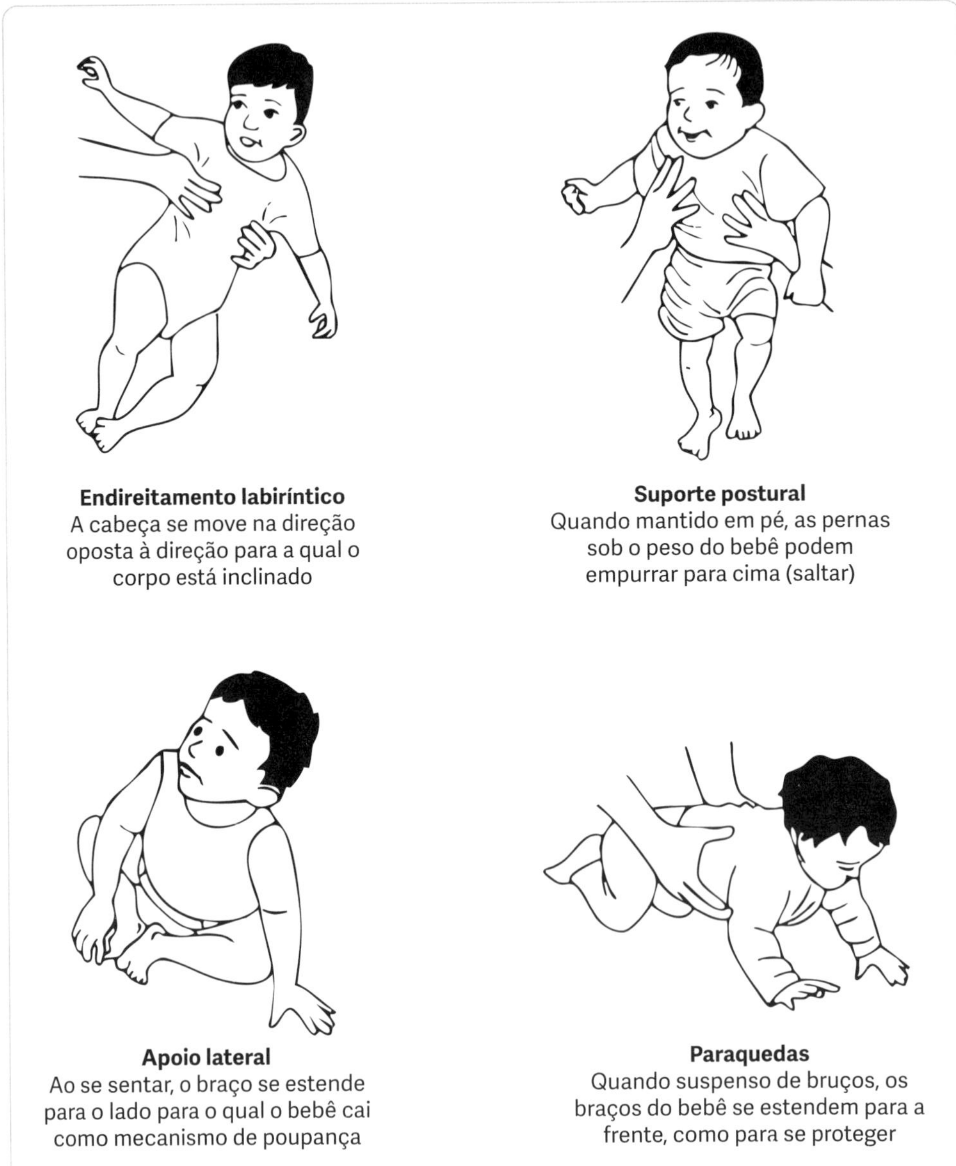

Reflexos posturais

Fonte: adaptação de Lissauer e Carroll, 2021.

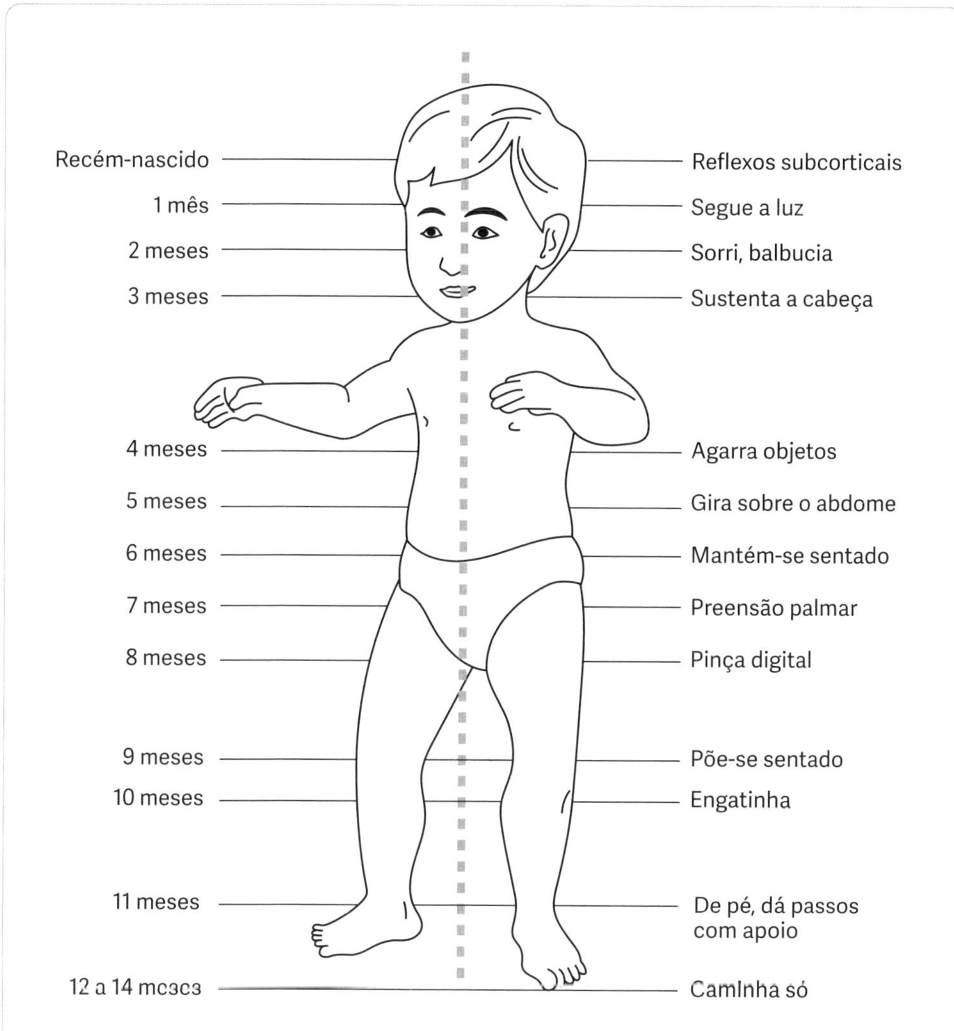

Desenvolvimento motor da criança (primeiro ano de vida)

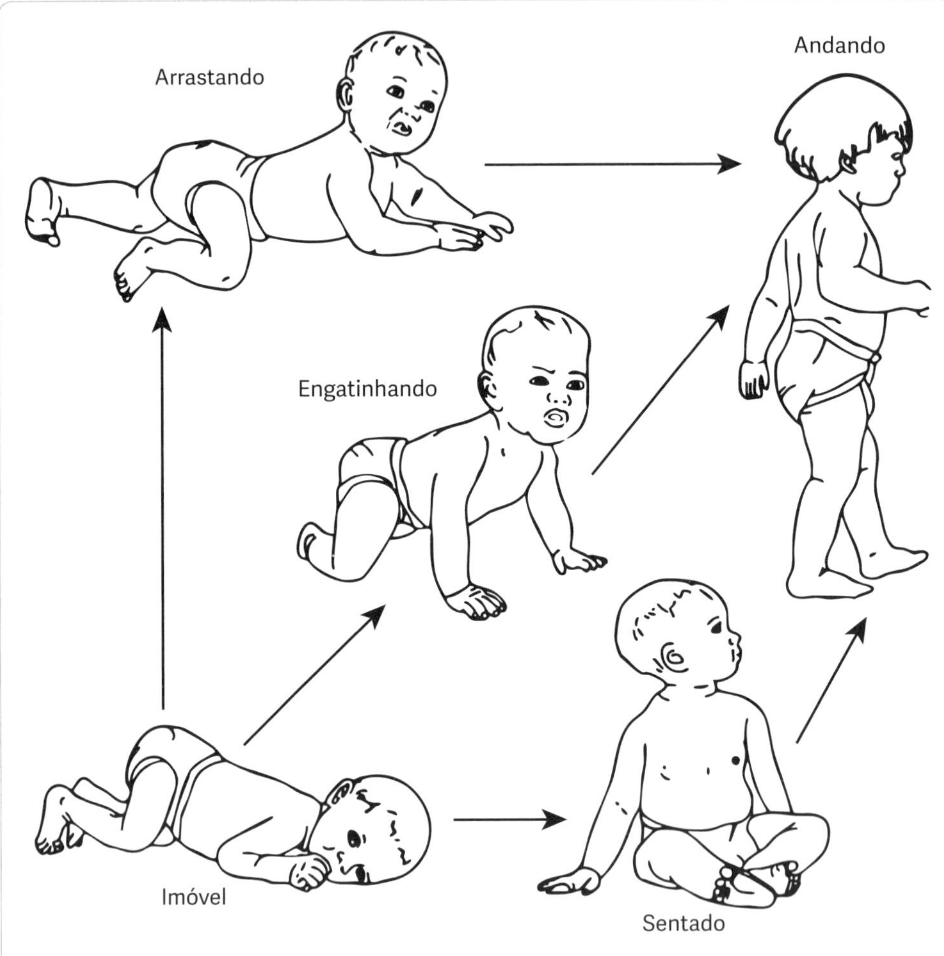

Padrões locomotores precoces

A maioria das crianças engatinha de quatro antes de caminhar, mas algumas se arrastam.
Fonte: adaptação de Lissauer e Carroll, 2021.

Desenvolvimento de recém-nascidos e lactentes jovens

Idade	Coordenação motora ampla	Coordenação motora fina	Autoajuda	Resolução de problemas	Desenvolvimento socioemocional	Linguagem compreensiva	Linguagem expressiva
1 mês	Mento para cima na posição prona. Vira a cabeça na posição supina.	Mãos fechadas próximas ao rosto.	Sucção efetiva.	Olha para objetos em branco e preto. Acompanha faces.	Discrimina a voz da mãe. Chora quando estressado.	Vocaliza alguns sons iniciais.	Produz sons guturais, roucos.
2 meses	Tórax para cima na posição prona. A cabeça titubeia quando segurada na posição sentada.	Mãos abertas 50% do tempo. Segura um chocalho se colocado em uma de suas mãos. Segura as mãos juntas.	Abre a boca próximo do seio ou da mamadeira.	Resposta visual presente. Acompanha grandes objetos contrastados. Reconhece a mãe.	Sorriso recíproco; responde à voz do adulto e sorri.	Alerta à voz e ao som.	Arrula. Sorriso social (a partir de 6 semanas). Vocaliza sons semelhantes a vogais.

Fonte: SBP 2017a.

Desenvolvimento motor grosseiro	Motor grosseiro	Idades de alerta
▪ Aquisição do tônus e controle da cabeça ▪ Desaparecimento de reflexos primitivos ▪ Sentar-se ▪ Padrões locomotores ▪ Ficar em pé, caminhar, correr ▪ Saltar, pular, pedalar	Controle de cabeça Fica sentado sem apoio De pé com suporte Anda de maneira independente	4 meses 9 meses 12 meses 18 meses
Desenvolvimento visão e motor fino	**Visão e motor fino**	**Idades de alerta**
▪ Alerta visual, fixação e seguimento ▪ Reflexo de preensão, olhar para a mão ▪ Preensão voluntária, pinça, pontos ▪ Manuseio de objetos com ambas as mãos, transferências de mão para mão ▪ Escrever, recortar, vestir-se	Fixa e segue visualmente Alcança objetos Transferências Segura em pinça	3 meses 4 meses 9 meses 12 meses
Desenvolvimento de audição, fala e linguagem	**Audição, fala e linguagem**	**Idades de alerta**
▪ Reconhecimento de som, vocalização ▪ Balbucio ▪ Palavras únicas, entende solicitações simples ▪ Junta palavas, frases ▪ Conversação simples e complexa	Balbucio polissilábico Balbucio consonantal Fala 6 palavras com significado Junta palavras Frases de 3 palavras	7 meses 10 meses 18 meses 2 anos 2,5 anos
Desenvolvimento social, emocional e comportamental	**Social, emocional e comportamental**	**Idades de alerta**
▪ Sorri, socialmente responsivo ▪ Ansiedade de separação ▪ Habilidades de autoajuda, alimentação, se vestir, ir ao banheiro ▪ Relacionamentos com grupos de pares ▪ Jogo simbólico ▪ Comportamento social/ de comunicação	Sorri Medo de estranhos Alimenta-se sozinho/ com colher Jogo simbólico Jogo interativo	8 semanas 10 meses 18 meses 2-2,5 anos 3,0-2,5 anos

Domínios de desenvolvimento com alertas por idade

Fonte: adaptado de Lissauer e Carroll, 2021.

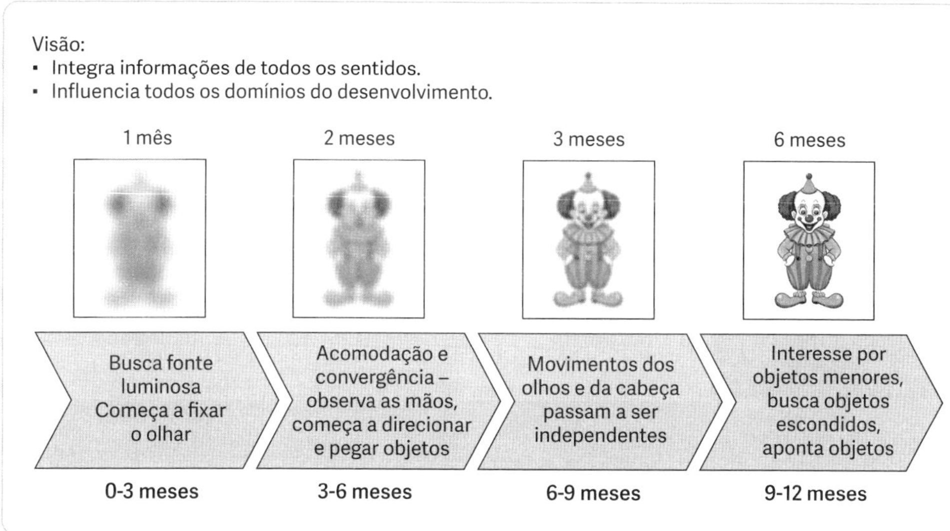

Desenvolvimento da visão

Fonte: Boques e Levine, 2023.

Triagem de fala

Idade (anos)	Produção do discurso	Articulação (quantidade do discurso entendida por estranho)	Seguindo comandos
1	Uma a três palavras	–	Comando de um passo
2	Duas a três palavras-frases	Uma metade	Comando de dois passos
3	Uso rotineiro de frases	Três quartos	–
4	Uso rotineiro de sequências na sentença: conversacional dá-recebe	Quase tudo	–
5	Sentenças complexas, usa modificadores extensivos, pronomes e preposições	Quase tudo	–

Fonte: Boques e Levine, 2023.

Desenvolvimento da linguagem

Idade	Competências
1 mês	Vocaliza vogais.
2-4 meses	Sorri, ri.
6-8 meses	Imita sons.
8-10 meses	Associa palavras a sons (não, tchau, vem cá).
10-15 meses	Primeiras palavras.
12-18 meses	3-50 palavras.
16-24 meses	Jargão, conhece partes do corpo, obedece a comandos simples.
24 meses	Combina palavras, linguagem inteligível a estranhos 25% do tempo.
2-3 anos	50-300 palavras, inteligível a estranhos 75% do tempo, sentença com 3-4 palavras.
3-4 anos	Esperam-se preposições, plural, pronomes, dislalias de supressão (*queo* por quero) e troca (quelo por quero).
4-5 anos	Conjunções, tempo passado, articulação clara, conhece cores, conta.

Fonte: Evans, 1987.

Verificação para prontidão escolar

Habilidades sociais
▪ Usa palavras para resolver problemas ou conflitos. ▪ Usa palavras como "por favor", "obrigado" e "desculpe". ▪ Ajusta-se a novas situações. ▪ Tenta realizar novas tarefas sabendo que está tudo bem se cometer erros. ▪ Segue comandos simples. ▪ Mantém-se na atividade até completá-la. ▪ Pede ajuda. ▪ Interage adequadamente com adultos e pares. ▪ Respeita os direitos, bens e sentimentos de outras pessoas. ▪ Trabalha de forma cooperativa (ouve os outros, partilha e entende turnos). ▪ Demonstra crescente autocontrole. ▪ Participa de atividades de limpeza e arrumação. ▪ Assume a responsabilidade por seus pertences (material escolar, roupas etc.). ▪ É capaz de se vestir sozinho. ▪ Adere a rotinas e horários para realizar sua higiene pessoal, refeições e ir para a cama. ▪ Utiliza bons hábitos de higiene e boas maneiras à mesa. ▪ Utiliza o banheiro adequadamente. ▪ Segue regras simples de segurança. ▪ Oferece ajuda aos colegas ou familiares. ▪ Tenta regular adequadamente suas emoções e expressa oralmente seus sentimentos.

(continua)

Verificação para prontidão escolar (*continuação*)

Habilidades motoras

- Monta quebra-cabeças.
- Recorta com tesoura.
- Pega e usa corretamente lápis, marcadores e canetas.
- Constrói usando blocos.
- Tenta amarrar os próprios sapatos.
- Chuta, arremessa e pega uma bola.
- Anda de triciclo.
- Gosta de atividades ao ar livre, como correr, saltar e escalar.

Raciocínio

- Agrupa objetos de acordo com o tamanho, a forma ou cor.
- Pareia objetos semelhantes.
- Entende conceitos de dentro/fora, sob/sobre, ligado/desligado, frente/atrás etc.
- Mostra uma compreensão de temporalidade, incluindo conceitos de antes/depois e hoje, ontem e amanhã.
- Tenta brincar com jogos e brinquedos novos com entusiasmo, inclusive de maneira "tentativa e erro".
- Descreve como os objetos são iguais ou diferentes.

Habilidades de linguagem

- Fala sentenças
- Segue instruções verbais com uma e duas etapas.
- Usa frases que incluem duas ou mais ideias.
- Utiliza linguagem descritiva.
- Sabe de cor e recita alguns versos infantis comuns e canções.
- Finge, cria e compõe canções ou histórias.
- Conta ou reconta histórias e/ou experiências cotidianas.
- Faz perguntas e expressa curiosidade.
- Fala suas ideias de forma que os outros possam entender.

Habilidades de leitura

- Olha sozinho para livros ou imagens.
- Finge ler livros, vendo as figuras.
- Tenta ler em situações cotidianas (sinais, rótulos etc.).
- Reconhece palavras que rimam.
- Liga sons com palavras.
- Reconhece algumas palavras simples escritas.
- Reconhece algumas letras maiúsculas e minúsculas.
- Reconhece sons de algumas letras.
- Descreve ações e sentimentos dos personagens de uma história.
- Refere histórias para experiências pessoais.
- Coloca eventos de uma história em ordem.

(continua)

Verificação para prontidão escolar (*continuação*)

Habilidades de escrita

- Tenta escrever, rabiscar ou desenhar.
- Solicita que você escreva palavras ou bilhetes para outras pessoas.
- Faz tentativas de escrever seu nome e reconhece o próprio nome escrito.

Conceitos de matemática

- Compara o tamanho de grupos de objetos usando conceitos como "mais que", "menos que".
- Organiza objetos em ordem de tamanho (do grande ao pequeno ou do pequeno ao grande).
- Usa palavras de comparação como "maior", "menor", "mais pesado" etc.
- Entende conceitos sobre "nenhum", "alguns", "todos", "mais do que" e "menos do que".
- Identifica e desenha quadrado, círculo e triângulo.
- Conta corretamente de 4 a 10 objetos.
- Sabe que o número final contado representa o número total de objetos em um conjunto.
- Reconhece alguns numerais de 1 a 10.
- Pode diferenciar números de letras e entende que os números se referem à quantidade.

Ciências

- Mostra interesse e faz perguntas sobre objetos e eventos observados em seu ambiente.
- Nota propriedades comuns e diferentes entre objetos e materiais.
- Sabe algumas características de plantas e animais comuns, como o que comem, e nomes de filhotes.
- Reconhece alguns elementos do céu, como o sol, a lua, as nuvens e relâmpagos.

Artes & música

- Reconhece e nomeia as cores básicas.
- Desenha figuras reconhecíveis e objetos simples.
- Conta uma história através de imagens.
- Movimenta-se segundo um ritmo.
- Explora instrumentos musicais simples.
- Gosta de improvisar ou copiar padrões musicais.

Fonte: Eickmann et al. 2016.

Sociedade Brasileira de Neuropediatria (SBNI)
Bebê de 2 meses

O que a maioria dos bebês faz nesta idade:

Social/emocional

- ☐ Começa a sorrir para as pessoas.
- ☐ Consegue se acalmar rapidamente (pode levar as mãos à boca e chupar a mão).
- ☐ Tenta olhar para os pais.

Linguagem/comunicação

- ☐ Começa a fazer barulhos e gorgolejar.
- ☐ Vira a cabeça em direção aos sons.

Cognitivo (aprendizado, pensamento, resolução de problemas)

- ☐ Presta atenção a rostos.
- ☐ Começa a seguir objetos com os olhos e reconhece as pessoas de longe.
- ☐ Começa a ficar entediado (chora, fica inquieto) se a atividade não muda.

Movimento/desenvolvimento físico

- ☐ Consegue manter a cabeça elevada e começa a erguer o tronco quando está de bruços.
- ☐ Faz movimentos mais suaves com os braços e as pernas.

Aja cedo! Converse com o pediatra de seu filho se ele:

- ☐ Não responde a sons altos.
- ☐ Não observa o movimento das coisas.
- ☐ Não sorri para as pessoas.
- ☐ Não leva as mãos à boca.
- ☐ Não consegue manter a cabeça erguida ao elevar o tronco quando está de bruços.

Comunique ao pediatra ou à enfermeira de seu filho se observar algum destes sinais de possível atraso de desenvolvimento para esta idade, e converse com alguém em sua comunidade que esteja familiarizado com serviços para crianças pequenas em sua área, como a equipe de saúde de sua unidade básica de saúde.

O que você pode fazer pelo seu bebê de 2 meses:

- ☐ Abrace, converse e brinque com seu bebê na hora de amamentar, trocar de roupa e tomar banho.
- ☐ Ajude-o a aprender a se acalmar sozinho. Tudo bem chupar os dedos.
- ☐ Comece a ajudá-lo a entrar em uma rotina, como dormir mais à noite do que durante o dia, e a ter atividades regulares.
- ☐ Identificar do que ele gosta e não gosta pode ajudar você a se sentir mais confortável e confiante.
- ☐ Aja com entusiasmo e sorria quando ele fizer sons.
- ☐ Copie os sons do bebê de vez em quando, mas também use uma linguagem clara.
- ☐ Preste atenção aos diferentes choros para que você aprenda o que ele quer.
- ☐ Converse, leia e cante para o bebê.
- ☐ Brinque de esconder e achar o rosto. Ajude-o a brincar de esconder e achar o rosto também.
- ☐ Coloque um espelho seguro para bebês no berço para que ele possa se ver.
- ☐ Olhe imagens com o bebê e converse sobre elas.
- ☐ Coloque-o de bruços quando estiver acordado e posicione brinquedos ao redor dele.
- ☐ Estimule seu bebê a levantar a cabeça colocando brinquedos no nível dos olhos, à frente dele.
- ☐ Posicione um brinquedo ou chocalho acima da cabeça dele e encoraje-o a alcançá-lo.
- ☐ Segure-o de pé com os pés no chão. Cante ou converse com seu bebê enquanto está de pé.

Desenvolvimento da criança – bebê de 2 meses

Fonte: Sociedade Brasileira de Neurologia Infantil (SBNI).

Desenvolvimento: bebê de 4 meses (SBNI)

O que a maioria dos bebês faz nesta idade:

Social/emocional

- ☐ Sorri de forma espontânea, especialmente para as pessoas.
- ☐ Gosta de brincar com as pessoas e pode chorar se a brincadeira acaba.
- ☐ Imita alguns movimentos e expressões faciais, como sorrir ou franzir a testa.

Linguagem/comunicação

- ☐ Começa a balbuciar.
- ☐ Balbucia com expressões e imita os sons que ouve.
- ☐ Chora de maneira diferente para mostrar fome, dor ou cansaço.

Cognitivo (aprendizado, pensamento, resolução de problemas)

- ☐ Mostra a você se está feliz ou triste.
- ☐ Responde ao afeto.
- ☐ Tenta pegar um brinquedo com uma mão.
- ☐ Usa as mãos e olhos juntos, como ao ver um brinquedo e tentar pegá-lo.
- ☐ Segue as coisas em movimento com os olhos de um lado para o outro.
- ☐ Observa os rostos atentamente.
- ☐ Reconhece pessoas e coisas familiares de longe.

Movimento/desenvolvimento físico

- ☐ Mantém a cabeça erguida firmemente, sem apoio.
- ☐ Empurra as pernas quando os pés estão encostados em uma superfície dura.
- ☐ Consegue rolar de barriga para cima quando está de bruços.
- ☐ Consegue segurar um brinquedo e chacoalhá-lo e balançar brinquedos pendurados.
- ☐ Leva as mãos à boca.
- ☐ Quando está de bruços, se apoia sobre os cotovelos.

Aja cedo! Converse com o pediatra de seu filho se ele:

- ☐ Não observa o movimento das coisas.
- ☐ Não sorri para as pessoas.
- ☐ Não consegue erguer a cabeça firmemente.
- ☐ Não faz barulhos ou emite sons.
- ☐ Não traz coisas à boca.
- ☐ Não empurra as pernas quando os pés estão encostados em uma superfície dura.
- ☐ Tem dificuldade em movimentar um ou ambos os olhos em todas as direções.

Comunique ao pediatra ou à enfermeira de seu filho se observar algum destes sinais de possível atraso de desenvolvimento para esta idade, e converse com alguém em sua comunidade que esteja familiarizado com serviços para crianças pequenas em sua área, como a equipe de saúde de sua unidade básica de saúde.

O que você pode fazer pelo seu bebê de 4 meses:

- ☐ Segure-o e converse com ele, sorrindo e de forma alegre.
- ☐ Estabeleça rotinas regulares para o sono e a alimentação.
- ☐ Preste atenção ao que ele gosta e não gosta; você saberá como atender melhor às necessidades dele e o que fazer para deixá-lo feliz.
- ☐ Imite os sons do bebê.
- ☐ Aja com entusiasmo e sorria quando ele fizer sons.
- ☐ Faça uso de períodos calmos de interação quando você pode ler ou cantar para ele.
- ☐ Ofereça brinquedos adequados à idade dele, como chocalhos e imagens coloridas.
- ☐ Faça brincadeiras, como de esconder e achar o rosto.
- ☐ Ofereça oportunidades seguras para seu bebê alcançar brinquedos e explorar o ambiente ao redor.
- ☐ Posicione brinquedos ao redor dele de maneira que possa alcançá-los ou chutá-los com os pés.
- ☐ Coloque brinquedos ou chocalhos na mão do bebê e ajude-o a segurá-los.
- ☐ Segure-o de pé com os pés sobre o chão, e cante ou converse com ele enquanto ele "fica de pé" com apoio.

Desenvolvimento da criança – bebê de 4 meses

Fonte: Sociedade Brasileira de Neurologia Infantil (SBNI).

Desenvolvimento: bebê de 6 meses (SBNI)

O que a maioria dos bebês faz nesta idade:

Social/emocional

- ☐ Reconhece rostos familiares e começa a perceber se alguém é estranho.
- ☐ Gosta de brincar com outros, especialmente os pais.
- ☐ Responde a emoções alheias e normalmente parece feliz.
- ☐ Gosta de se ver no espelho.

Linguagem/comunicação

- ☐ Responde aos sons emitindo sons.
- ☐ Une as vogais ao balbuciar ("ah", "eh", "oh") e gosta de revezar com os pais enquanto emite sons.
- ☐ Responde ao próprio nome.
- ☐ Emite sons para mostrar alegria e descontentamento.
- ☐ Começa a falar sons consoantes (articula com "m", "b").

Cognitivo (aprendizado, pensamento, resolução de problemas)

- ☐ Observa as coisas ao seu redor.
- ☐ Leva objetos à boca.
- ☐ Mostra curiosidade sobre as coisas e procura alcançar objetos que estão fora do alcance.
- ☐ Começa a passar as coisas de uma mão para a outra.

Movimento/desenvolvimento físico

- ☐ Rola em ambas as direções (de bruços para costas e vice-versa).
- ☐ Começa a se sentar sem apoio.
- ☐ Quando está de pé, apoia o peso sobre as pernas e pode tentar saltar.
- ☐ Balança para a frente e para trás, às vezes engatinhando para trás antes de seguir para a frente.

Aja cedo! Converse com o pediatra de seu filho se ele:

- ☐ Não tenta pegar objetos que estão ao alcance.
- ☐ Não mostra afeto por seus cuidadores.
- ☐ Não responde aos sons ao seu redor.
- ☐ Apresenta dificuldade em levar objetos à boca.
- ☐ Não emite sons vogais ("ah", "eh", "oh").
- ☐ Não rola em nenhuma direção.
- ☐ Não ri ou emite sons agudos.
- ☐ Parece bem duro, com músculos contraídos.
- ☐ Parece bem mole, como uma boneca de pano.

Comunique ao pediatra ou à enfermeira de seu filho se observar algum destes sinais de possível atraso de desenvolvimento para esta idade, e converse com alguém em sua comunidade que esteja familiarizado com serviços para crianças pequenas em sua área, como a equipe de saúde de sua unidade básica de saúde.

O que você pode fazer pelo seu bebê de 6 meses:

- ☐ Brinque com seu bebê no chão diariamente.
- ☐ Aprenda a compreender as emoções de seu bebê. Se estiver feliz, continue o que está fazendo. Se estiver aborrecido, pare e acalme-o.
- ☐ Mostre ao bebê como se acalmar sozinho quando estiver aborrecido. Ele pode chupar os dedos para se acalmar.
- ☐ Brinque de forma "recíproca" – quando ele sorri, você sorri; quando ele faz sons, você o imita.
- ☐ Repita os sons do bebê e diga palavras simples com estes sons. Por exemplo, se disse "bah", diga "ba-nana" ou "bola".
- ☐ Leia livros para seu filho diariamente. Parabenize-o quando balbuciar e "ler" também.
- ☐ Quando ele olhar para alguma coisa, aponte para o objeto e fale a respeito.
- ☐ Se ele deixar um brinquedo cair no chão, pegue-o e devolva. Este jogo o ensinará causa e efeito.
- ☐ Leia livros com imagens coloridas para seu bebê.
- ☐ Aponte para coisas novas e fale os nomes delas.
- ☐ Mostre imagens vivas de uma revista e fale os nomes delas.
- ☐ Segure-o enquanto está sentado ou apoie-o com travesseiros. Deixe-o observar ao seu redor e dê brinquedos para ele olhar enquanto se equilibra.
- ☐ Posicione o bebê de bruços ou de barriga para cima e coloque brinquedos levemente fora do alcance. Estimule-o a rolar para alcançar os brinquedos.

Desenvolvimento da criança – bebê de 6 meses

Fonte: Sociedade Brasileira de Neurologia Infantil (SBNI).

Desenvolvimento: bebê de 9 meses (SBNI)

O que a maioria dos bebês faz nesta idade:

Social/emocional

- ☐ Pode ter medo de estranhos.
- ☐ Pode ser grudado nos adultos familiares.
- ☐ Possui brinquedos favoritos.

Linguagem/comunicação

- ☐ Compreende "não".
- ☐ Emite muitos sons diferentes como "mamamama" e "bababab a".
- ☐ Imita sons e gestos dos outros.
- ☐ Usa os dedos para apontar as coisas.

Cognitivo (aprendizado, pensamento, resolução de problemas)

- ☐ Observa o caminho de alguma coisa quando ela cai.
- ☐ Procura objetos que vê você esconder.
- ☐ Brinca de esconder e achar o rosto.
- ☐ Coloca objetos na boca.
- ☐ Movimenta objetos facilmente de uma mão para a outra.
- ☐ Pega coisas, como cereais, entre o dedão e o dedo indicador.

Movimento/desenvolvimento físico

- ☐ Fica de pé apoiado em algo.
- ☐ Consegue se sentar.
- ☐ Senta sem apoio.
- ☐ Puxa para se levantar.
- ☐ Engatinha.

Aja cedo! Converse com o pediatra de seu filho se ele:

- ☐ Não suporta o peso das pernas com apoio.
- ☐ Não se senta com ajuda.
- ☐ Não balbucia ("mama", "baba", "dada").
- ☐ Não joga nenhum jogo envolvendo dar e receber.
- ☐ Não responde ao próprio nome.
- ☐ Não parece reconhecer pessoas familiares.
- ☐ Não olha para onde você aponta.
- ☐ Não transfere os brinquedos de uma mão para outra.

Comunique ao pediatra ou à enfermeira de seu filho se observar algum destes sinais de possível atraso de desenvolvimento para esta idade, e converse com alguém em sua comunidade que esteja familiarizado com serviços para crianças pequenas em sua área, como a equipe de saúde de sua unidade básica de saúde.

O que você pode fazer pelo seu bebê de 9 meses:

- ☐ Preste atenção à maneira como ele reage a situações e pessoas novas; procure continuar fazendo coisas que deixam seu bebê feliz e confortável.
- ☐ Conforme ele se movimenta mais, fique por perto para que ele saiba que você está próximo.
- ☐ Continue com as rotinas: elas são especialmente importantes agora.
- ☐ Faça brincadeiras com "minha vez, sua vez".
- ☐ Diga o que você acha que ele está sentindo. Por exemplo, diga "você está triste, vamos ver se conseguimos alegrá-lo".
- ☐ Descreva o que está vendo; por exemplo, "bola vermelha e redonda".
- ☐ Fale sobre o que ele quer quando ele aponta algo.
- ☐ Imite os sons e palavras.
- ☐ Diga o que espera dele. Por exemplo, em vez de dizer "não fique de pé", diga "está na hora de sentar".
- ☐ Ensine causa e efeito rolando bolas para frente e para trás, empurrando carrinhos e caminhões, e colocando blocos dentro e fora de uma caixa.
- ☐ Brinque de esconder e achar o rosto, e de esconde-esconde.
- ☐ Converse e leia para seu bebê.
- ☐ Forneça bastante espaço para ele se movimentar e explorar em uma área segura.
- ☐ Posicione-o próximo a objetos que ele possa segurar para se levantar com segurança.

Desenvolvimento da criança – bebê de 9 meses

Fonte: Sociedade Brasileira de Neurologia Infantil (SBNI).

Desenvolvimento: bebê de 1 ano (SBNI)

O que a maioria dos bebês faz nesta idade:

Social/emocional

- ☐ É tímido ou nervoso com estranhos.
- ☐ Chora quando a mãe ou pai vai embora.
- ☐ Possui pessoas e objetos preferidos.
- ☐ Demonstra medo em algumas situações.
- ☐ Entrega um livro para você quando quer ouvir uma história.
- ☐ Repete sons ou reações para conseguir atenção.
- ☐ Levanta os braços e as pernas para ajudar na hora de se vestir.
- ☐ Brinca de "esconder e achar o rosto" e "ciranda".

Linguagem/comunicação

- ☐ Responde a pedidos verbais simples.
- ☐ Usa gestos simples, como balançar a cabeça (simbolizando) "não" ou acenar "tchau".
- ☐ Emite sons com alterações no tom (soa mais parecido com a fala).
- ☐ Diz "mama" e "papa" e exclamações como "uh-oh!".
- ☐ Tenta dizer as palavras que você fala.

Cognitivo (aprendizado, pensamento, resolução de problemas)

- ☐ Explora as coisas de formas diferentes, como chacoalhando, batendo ou arremessando.
- ☐ Acha objetos escondidos com facilidade.
- ☐ Olha para uma imagem ou objeto certo quando se diz o nome de tal objeto.
- ☐ Imita gestos.
- ☐ Começa a usar as coisas corretamente; por exemplo, bebe de um copo, escova o cabelo.
- ☐ Bate dois objetos um contra o outro.
- ☐ Coloca os objetos em uma caixa, tira os objetos de uma caixa.
- ☐ Solta as coisas sem ajuda.
- ☐ Cutuca com o dedo indicador.
- ☐ Segue instruções simples como "pegue o brinquedo".

Movimento/desenvolvimento físico

- ☐ Senta-se sem ajuda.
- ☐ Segura para se levantar, caminha segurando nos móveis.
- ☐ Pode dar alguns passos sem se apoiar.
- ☐ Pode ficar de pé sozinho.

Aja cedo! Converse com o pediatra de seu filho se ele:

- ☐ Não engatinha.
- ☐ Não consegue ficar de pé com apoio.
- ☐ Não procura objetos que viu você esconder.
- ☐ Não fala palavras simples como "mama" ou "papa".
- ☐ Não aprende gestos como acenar ou balançar a cabeça.
- ☐ Não aponta para objetos.
- ☐ Perde habilidades que já teve.

Comunique ao pediatra ou à enfermeira de seu filho se observar algum destes sinais de possível atraso de desenvolvimento para esta idade, e converse com alguém em sua comunidade que esteja familiarizado com serviços para crianças pequenas em sua área, como a equipe de saúde de sua unidade básica de saúde.

O que você pode fazer pelo seu filho de 1 ano:

- ☐ Dê tempo para ele conhecer e se familiarizar com um novo cuidador. Traga um brinquedo favorito, animal de pelúcia ou cobertor para confortar seu filho.
- ☐ Em resposta a comportamentos indesejáveis, diga "não" com firmeza. Não grite, bata ou dê explicações longas. Uma repreensão de 30 segundos a 1 minuto pode ajudar a redirecioná-lo.
- ☐ Dê a seu filho muitos abraços, beijos e parabenize-o pelo bom comportamento.
- ☐ Passe mais tempo parabenizando um bom comportamento do que punindo um mau comportamento (4 vezes mais encorajamento por bons comportamentos do que redirecionamento por maus comportamentos).
- ☐ Converse sobre o que você está fazendo. Por exemplo, "mamãe está lavando suas mãos com uma toalha de rosto".
- ☐ Leia com seu filho diariamente. Faça com que ele vire as páginas. Reveze na descrição das imagens.
- ☐ Fale mais sobre o que ele diz ou tenta dizer, ou para o que aponta. Se apontar para um caminhão e falar "c" ou "caminhão", diga, "sim, é um caminhão azul e grande".
- ☐ Dê giz de cera e papel, e deixe-o desenhar livremente. Mostre a ele como desenhar linhas para cima e para baixo, e por toda a página. Elogie-o quando tenta copiar as linhas.
- ☐ Brinque com blocos, brinquedos de formas variadas e outros brinquedos que estimulem o uso das mãos.
- ☐ Esconda brinquedos pequenos e outros objetos e faça-o procurá-los.
- ☐ Peça que descreva partes do corpo ou coisas que vocês veem enquanto andam de carro.
- ☐ Cante canções com ações, como "A dona aranha" e "As rodas do ônibus". Ajude-o a seguir as ações com você.
- ☐ Dê potes e panelas ou um instrumento musical pequeno, como um tambor ou pratos. Incentive-o a fazer barulho.
- ☐ Ofereça muitos lugares seguros para seu filho explorar (deixe a casa à prova de bebês. Guarde produtos de limpeza, de lavanderia, de jardinagem e automotivos fora do alcance da criança. Use um portão de segurança e tranque as portas que dão para o exterior).
- ☐ Dê a ele brinquedos de puxar, como caminhões ou um "carrinho infantil de empurrar".

Desenvolvimento da criança – bebê de 1 ano

Fonte: Sociedade Brasileira de Neurologia Infantil (SBNI).

Desenvolvimento: bebê de 18 meses (SBNI)

O que a maioria dos bebês faz nesta idade:

Social/emocional

- ☐ Gosta de dar coisas aos outros como forma de brincadeira.
- ☐ Pode ter ataques de birra.
- ☐ Poda ter medo de estranhos.
- ☐ Mostra afeto para as pessoas com quem está familiarizado.
- ☐ Brinca de faz de conta simples, como alimentar uma boneca.
- ☐ Pode grudar nos cuidadores em situações novas.
- ☐ Aponta para mostrar às outras pessoas algo interessante.
- ☐ Explora sozinho, mas com um dos pais por perto.

Linguagem/comunicação

- ☐ Fala diversas palavras simples.
- ☐ Diz "não" balançando a cabeça.
- ☐ Aponta para mostrar a alguém o que ele quer.

Cognitivo (aprendizado, pensamento, resolução de problemas)

- ☐ Sabe para que servem coisas comuns, por exemplo, telefone, escova, colher.
- ☐ Aponta para conseguir a atenção de outras pessoas.
- ☐ Mostra interesse em uma boneca ou animal de pelúcia fingindo alimentá-lo.
- ☐ Aponta para uma parte do corpo.
- ☐ Faz rabiscos sozinho.
- ☐ Consegue seguir comandos verbais de 1 passo sem gestos, por exemplo, senta quando você diz "sente-se".

Movimento/desenvolvimento físico

- ☐ Anda sozinho.
- ☐ Pode conseguir subir degraus e correr.
- ☐ Puxa brinquedos enquanto anda.
- ☐ Ajuda a se despir.
- ☐ Bebe de um copo.
- ☐ Come com uma colher.

Aja cedo! Converse com o pediatra de seu filho se ele:

- ☐ Não aponta para mostrar coisas para outras pessoas.
- ☐ Não consegue andar.
- ☐ Não sabe para que servem objetos comuns.
- ☐ Não imita os outros.
- ☐ Não adquire novas palavras.
- ☐ Não tem um vocabulário de pelo menos 6 palavras.
- ☐ Não percebe ou liga se um cuidador sai ou retorna.
- ☐ Perde habilidades que já teve.

Comunique ao pediatra ou à enfermeira de seu filho se observar algum destes sinais de possível atraso de desenvolvimento para esta idade, e converse com alguém em sua comunidade que esteja familiarizado com serviços para crianças pequenas em sua área, como a equipe de saúde de sua unidade básica de saúde.

O que você pode fazer pelo seu filho de 18 meses:

- ☐ Ofereça um ambiente seguro e acolhedor. É importante ser consistente e previsível.
- ☐ Elogie comportamentos bons mais do que pune os maus comportamentos (use apenas repreensões bem rápidas).
- ☐ Descreva suas emoções. Por exemplo, diga: "Você fica feliz quando lemos este livro".
- ☐ Incentive a brincadeira de faz de conta.
- ☐ Incentive a empatia. Por exemplo, quando ele vir uma criança que está triste, incentive-o a abraçar ou fazer um carinho na outra criança.
- ☐ Leia livros e fale sobre as imagens usando palavras simples.
- ☐ Imite as palavras do seu filho.
- ☐ Use palavras que descrevam sentimentos e emoções.
- ☐ Use fases simples e claras.
- ☐ Faça perguntas simples.
- ☐ Esconda objetos sob cobertores e travesseiros e encoraje-o a procurá-los.
- ☐ Brinque com blocos, bolas, quebra-cabeças e brinquedos que ensinem causa e efeito e resolução de problemas.
- ☐ Fale os nomes de imagens em livros e das partes do corpo.
- ☐ Ofereça brinquedos que incentivem a brincadeira de faz de conta; por exemplo, bonecas, telefones de brincar.
- ☐ Ofereça áreas seguras para seu filho andar e se movimentar.
- ☐ Ofereça brinquedos que ele possa empurrar ou puxar com segurança.
- ☐ Ofereça bolas para ele chutar, rolar ou arremessar.
- ☐ Incentive-o a beber de seu copo e usar uma colher, não importa a bagunça.
- ☐ Faça bolhas e deixe-o estourá-las.

Desenvolvimento da criança – bebê de 18 meses

Fonte: Sociedade Brasileira de Neurologia Infantil (SBNI).

Desenvolvimento: criança de 2 anos (SBNI)

O que a maioria das crianças faz nesta idade:

Social/emocional

- ☐ Imita os outros, especialmente adultos e crianças mais velhas.
- ☐ Fica empolgado quando está com outras crianças.
- ☐ Mostra cada vez mais independência.
- ☐ Mostra um comportamento desafiador (faz o que lhe foi pedido para não fazer).
- ☐ Brinca principalmente ao lado de outras crianças, mas começa a incluir outras crianças, como em brincadeiras de pega-pega.

Linguagem/comunicação

- ☐ Aponta para objetos ou imagens quando ouve seus nomes.
- ☐ Conhece os nomes de pessoas familiares e partes do corpo.
- ☐ Formula frases com 2 a 4 palavras.
- ☐ Segue instruções simples.
- ☐ Repete palavras que ouviu em uma conversa.
- ☐ Aponta para coisas em um livro.

Cognitivo (aprendizado, pensamento, resolução de problemas)

- ☐ Encontra objetos mesmo quando escondidos debaixo de 2 a 3 camadas.
- ☐ Começa a separar formas e cores.
- ☐ Completa frases e rimas em livros familiares.
- ☐ Brinca de brincadeiras simples de faz de conta.
- ☐ Constrói torres de 4 ou mais blocos.
- ☐ Pode usar uma mão mais do que a outra.
- ☐ Segue instruções de dois passos, como "Pegue seus sapatos e coloque-os no armário".
- ☐ Nomeia itens em um livro de imagens, como gato, pássaro ou cachorro.

Movimento/desenvolvimento físico

- ☐ Fica na ponta do pé.
- ☐ Chuta uma bola.
- ☐ Começa a correr.
- ☐ Escala e desce de móveis sem ajuda.
- ☐ Sobe e desce escadas se segurando.
- ☐ Arremessa uma bola com as mãos.
- ☐ Desenha ou copia linhas retas e círculos.

Aja cedo! Converse com o pediatra de seu filho se ele:

- ☐ Não usa frases de 2 palavras (por exemplo, "beber leite").
- ☐ Não sabe o que fazer com coisas comuns, como escova, telefone, garfo, colher.
- ☐ Não imita ações e palavras.
- ☐ Não segue instruções simples.
- ☐ Não anda com firmeza.
- ☐ Perde habilidades que já teve.

Comunique ao pediatra ou à enfermeira de seu filho se observar algum destes sinais de possível atraso de desenvolvimento para esta idade, e converse com alguém em sua comunidade que esteja familiarizado com serviços para crianças pequenas em sua área, como a equipe de saúde de sua unidade básica de saúde.

O que você pode fazer pelo seu filho de 2 anos:

- ☐ Incentive-o a lhe ajudar com tarefas simples em casa, como varrer e fazer o jantar. Elogie-o por ser um bom ajudante.
- ☐ Nesta idade, as crianças ainda brincam próximas (mas não juntas) e não sabem compartilhar muito bem. Em espaços conjuntos, dê às crianças muitos brinquedos para brincar. Observe-as de perto e intervenha em caso de briga ou discussão.
- ☐ Dê atenção e elogie-o quando seguir as instruções. Limite a atenção perante um comportamento desafiador. Passe muito mais tempo elogiando comportamentos bons do que punindo os maus comportamentos.
- ☐ Ensine-o a identificar e falar as partes do corpo, animais e outras coisas comuns.
- ☐ Não o corrija quando ele disser palavras incorretamente. Em vez disso, diga-as corretamente. Por exemplo, "Isto é uma bola".
- ☐ Incentive-o a dizer uma palavra em vez de apontar para o objeto. Se ele não consegue dizer a palavra inteira ("leite"), diga o primeiro som ("l") para ajudar. Com o tempo, você pode incentivá-lo a dizer a frase inteira – "Eu quero leite".
- ☐ Esconda os brinquedos dele pelo quarto e deixe que ele os encontre.
- ☐ Ajude-o a brincar de quebra-cabeças com formas, cores ou animais da fazenda. Fale o nome de cada peça quando ele a colocar no lugar.
- ☐ Incentive-o a brincar com blocos. Reveze com ele na construção e derrubada de torres.
- ☐ Faça projetos de arte usando giz de cera, tinta e papel. Descreva o que ele faz e pendure na parede ou na geladeira.
- ☐ Peça a ele para lhe ajudar a abrir portas e gavetas e a virar as páginas de um livro ou revista.
- ☐ Quando estiver andando bem, peça que carregue pequenas coisas para você.
- ☐ Chute uma bola de um para o outro com seu filho. Se ele ficar bom nisso, incentive-o a correr e chutar.
- ☐ Leve-o ao parque para correr e escalar em equipamentos ou caminhar em trilhas naturais. Observe-o de perto.

Desenvolvimento da criança – criança de 2 anos

Fonte: Sociedade Brasileira de Neurologia Infantil (SBNI).

Desenvolvimento: criança de 3 anos (SBNI)

O que a maioria das crianças faz nesta idade:

Social/emocional

- ☐ Imita adultos e amigos.
- ☐ Mostra afeto por amigos sem ser incentivado.
- ☐ Reveza em brincadeiras.
- ☐ Mostra preocupação por um amigo que está chorando.
- ☐ Entende a ideia de "meu" e "seu" ou "sua".
- ☐ Mostra uma série de emoções.
- ☐ Se separa com facilidade da mãe e do pai.
- ☐ Pode ficar aborrecido com mudanças grandes na rotina.
- ☐ Coloca e tira a roupa sozinho.

Linguagem/comunicação

- ☐ Segue instruções de 2 ou 3 passos.
- ☐ Consegue falar o nome das coisas mais comuns.
- ☐ Entende palavras como "dentro", "em cima" e "embaixo".
- ☐ Fala seu primeiro nome, idade e sexo.
- ☐ Fala o nome de um amigo.
- ☐ Fala palavras como "eu", "mim", "nós" e "você" e alguns plurais (carros, cachorros, gatos).
- ☐ Fala bem o suficiente para pessoas estranhas entenderem a maior parte do tempo.
- ☐ Engaja em uma conversa usando 2 a 3 frases.

Cognitivo (aprendizado, pensamento, resolução de problemas)

- ☐ Pode manusear brinquedos com botões, alavancas e partes móveis.
- ☐ Brinca de faz de conta com bonecas, animais e pessoas.
- ☐ Monta quebra-cabeças com 3 ou 4 peças.
- ☐ Entende o que "dois" significa.
- ☐ Copia um círculo com um lápis ou giz de cera.
- ☐ Vira uma página de um livro por vez.
- ☐ Constrói torres de mais de 6 blocos.
- ☐ Abre e fecha tampas de jarras ou vira a maçaneta da porta.

Movimento/desenvolvimento físico

- ☐ Escala bem.
- ☐ Corre com facilidade.
- ☐ Pedala um triciclo (bicicleta de 3 rodas).
- ☐ Sobe e desce escadas, um pé em cada degrau.

Aja cedo! Converse com o pediatra de seu filho se ele:

- ☐ Cai muito ou tem dificuldade com degraus.
- ☐ Baba ou apresenta fala não clara.
- ☐ Não consegue manusear brinquedos simples (como painéis furados, quebra-cabeças simples, maçaneta de virar).
- ☐ Não usa frases para se comunicar.
- ☐ Não entende instruções simples.
- ☐ Não brinca de faz de conta ou de mentirinha.
- ☐ Não quer brincar com outras crianças ou com brinquedos.
- ☐ Não faz contato com os olhos.
- ☐ Perde habilidades que já teve.

Comunique ao pediatra ou à enfermeira de seu filho se observar algum destes sinais de possível atraso de desenvolvimento para esta idade, e converse com alguém em sua comunidade que esteja familiarizado com serviços para crianças pequenas em sua área, como a equipe de saúde de sua unidade básica de saúde.

O que você pode fazer pelo seu filho de 3 anos:

- ☐ Vá com ele a grupos de brincar ou outros lugares onde tenham crianças para incentivá-lo a se dar bem com os outros.
- ☐ Trabalhe com ele para resolver um problema quando estiver aborrecido.
- ☐ Fale sobre as emoções dele. Por exemplo, diga "Eu sei que está bravo e por isso arremessou o quebra-cabeças". Incentive-o a identificar os sentimentos em livros.
- ☐ Estabeleça regras e limites e os siga. Se ele desobedecer a uma regra, ponha-o de castigo por 30 segundos a 1 minuto em uma cadeira ou em seu quarto. Parabenize-o por cumprir as regras.
- ☐ Dê instruções de 2 ou 3 passos. Por exemplo, "Vá para seu quarto e pegue seus sapatos e casaco".
- ☐ Leia para seu filho diariamente. Peça que aponte objetos nas imagens e repita as palavras que você disser.
- ☐ Dê a ele uma "caixa de atividades" com papel, giz de cera e livros de colorir. Colora e desenhe linhas e formas juntos.
- ☐ Brinque de jogos de combinação. Peça a ele para encontrar objetos idênticos em livros ou ao redor da casa.
- ☐ Brinque de jogos de contar. Conte partes do corpo, degraus e outras coisas que você usa ou vê todos os dias.
- ☐ Segure a mão de seu filho ao subir e descer escadas. Quando já puder subir e descer facilmente, incentive-o a usar o corrimão.
- ☐ Brinque com ele ao ar livre. Vá ao parque ou trilha de caminhada. Permita que ele brinque livremente e sem atividades estruturadas.

Desenvolvimento da criança – criança de 3 anos

Fonte: Sociedade Brasileira de Neurologia Infantil (SBNI).

Desenvolvimento: criança de 4 anos (SBNI)

O que a maioria das crianças faz nesta idade:

Social/emocional

- ☐ Gosta de fazer coisas novas.
- ☐ Brinca de "mamãe" e "papai".
- ☐ Está cada vez mais criativo com brincadeiras de faz de conta.
- ☐ Prefere brincar com outras crianças a sozinho.
- ☐ Coopera com outras crianças.
- ☐ Com frequência não consegue separar o real do imaginário.
- ☐ Fala sobre o que gosta e no que está interessado.

Linguagem/comunicação

- ☐ Sabe algumas regras básicas de gramática, como o uso correto de "ele" e "ela".
- ☐ Canta uma música ou recita um poema de cabeça, como "A dona aranha" ou "As rodas do ônibus".
- ☐ Conta histórias.
- ☐ Consegue dizer seu nome e sobrenome.

Cognitivo (aprendizado, pensamento, resolução de problemas)

- ☐ Fala os nomes de cores e alguns números.
- ☐ Entende a ideia de contar.
- ☐ Começa a entender o tempo.
- ☐ Lembra-se de partes de uma história.
- ☐ Entende a ideia de "igual" e "diferente".
- ☐ Desenha uma pessoa com 2 a 4 partes do corpo.
- ☐ Usa tesouras.
- ☐ Começa a copiar algumas letras de forma.
- ☐ Brinca de jogos de tabuleiro ou de cartas.
- ☐ Diz a você o que acha que vai acontecer em seguida em um livro.

Movimento/desenvolvimento físico

- ☐ Pula e fica sobre um pé só por até 2 segundos.
- ☐ Consegue pegar uma bola quicando na maior parte das vezes.
- ☐ Coloca líquidos (em um copo), corta com supervisão e amassa seu próprio alimento.

Aja cedo! Converse com o pediatra de seu filho se ele:

- ☐ Não consegue pular no mesmo local.
- ☐ Apresenta dificuldade para rabiscar.
- ☐ Não mostra interesse em jogos interativos ou de faz de conta.
- ☐ Ignora outras crianças ou não responde a pessoas fora da família.
- ☐ Resiste à troca de roupa, hora de dormir e ir ao banheiro.
- ☐ Não consegue contar uma história preferida.
- ☐ Não segue comandos de 3 partes.
- ☐ Não entende "igual" e "diferente".
- ☐ Não usa "eu" e "você" corretamente.
- ☐ Fala de forma não compreensível.
- ☐ Perde habilidades que já teve.

Comunique ao pediatra ou à enfermeira de seu filho se observar algum destes sinais de possível atraso de desenvolvimento para esta idade, e converse com alguém em sua comunidade que esteja familiarizado com serviços para crianças pequenas em sua área, como a equipe de saúde de sua unidade básica de saúde.

O que você pode fazer pelo seu filho de 4 anos:

- ☐ Brinque de faz de conta com seu filho. Deixe que seja o líder e imite o que ele estiver fazendo.
- ☐ Sugira que seu filho imagine como será um evento que está por acontecer e que o esteja deixando nervoso, como ir para a pré-escola ou dormir na casa dos avós.
- ☐ Apresente a ele escolhas simples sempre que puder. Deixe-o escolher o que vestir, do que brincar ou o que comer de lanche. Limite a 2 ou 3 escolhas.
- ☐ Durante os dias de brincadeira conjunta, deixe que resolva seus próprios problemas com os amigos, mas esteja por perto para ajudá-lo se necessário.
- ☐ Incentive o seu filho a usar palavras, dividir brinquedos e revezar na escolha dos jogos.
- ☐ Dê a seu filho brinquedos que desenvolvam a imaginação, como fantasias, jogos de cozinha e blocos.
- ☐ Use boa gramática para falar com seu filho. No lugar de "Mamãe quer que você venha aqui", diga "Eu quero que você venha aqui".
- ☐ Use palavras como "primeiro", "segundo" e "por fim" quando estiver falando sobre atividades diárias. Isto ajudará seu filho a aprender a sequência de eventos.
- ☐ Reserve um tempo para responder aos "porquês". Se não souber a resposta, diga "Eu não sei" ou ajude-o a encontrá-la em um livro, na internet ou perguntando a outro adulto.
- ☐ Quando você estiver lendo com seu filho, peça para contar a você o que aconteceu na história à medida que você continua.
- ☐ Diga as cores em livros, imagens e nas coisas em casa. Conte itens comuns, como o número de biscoitos, degraus ou trens de brinquedo.
- ☐ Ensine seu filho a brincar de jogos ao ar livre, como pega-pega, siga o líder e jogo do lencinho.
- ☐ Toque a música preferida de seu filho e dance com ele. Revezem imitando os movimentos de cada um.

Desenvolvimento da criança – criança de 4 anos

Fonte: Sociedade Brasileira de Neurologia Infantil (SBNI).

Desenvolvimento: criança de 5 anos (SBNI)

O que a maioria das crianças faz nesta idade:

Social/emocional

- ☐ Quer agradar os amigos.
- ☐ Quer ser como os amigos.
- ☐ Mais propenso a cumprir as regras.
- ☐ Gosta de cantar, dançar e atuar.
- ☐ Tem consciência do gênero sexual.
- ☐ Consegue separar o real do imaginário.
- ☐ Mostra mais independência (por exemplo, pode visitar um vizinho de porta sozinho [ainda precisa da supervisão de um adulto]).
- ☐ Às vezes é exigente e às vezes bastante cooperativo.

Linguagem/comunicação

- ☐ Fala com clareza.
- ☐ Conta uma história simples usando frases completas.
- ☐ Usa o tempo futuro, por exemplo, "A vovó vai chegar".
- ☐ Diz o nome e o endereço.

Cognitivo (aprendizado, pensamento, resolução de problemas)

- ☐ Conta 10 ou mais coisas.
- ☐ Consegue desenhar uma pessoa com pelo menos 6 partes do corpo.
- ☐ Consegue escrever algumas letras ou números.
- ☐ Copia um triângulo e outras formas geométricas.
- ☐ Sabe de coisas usadas diariamente, como dinheiro e comida.

Movimento/desenvolvimento físico

- ☐ Fica em pé sobre um pé só por 10 segundos ou mais.
- ☐ Pula; talvez consiga saltar.
- ☐ Consegue dar cambalhota.
- ☐ Usa garfo e colher e, às vezes, faca.
- ☐ Consegue ir ao banheiro sozinho.
- ☐ Balança e escala.

Aja cedo! Converse com o pediatra de seu filho se ele:

- ☐ Não mostra uma série de emoções.
- ☐ Demonstra comportamentos extremos (medo, agressividade, timidez ou tristeza fora do comum).
- ☐ Retraído e pouco ativo fora do comum.
- ☐ É facilmente distraído, tem dificuldade em focar em uma atividade por mais de 5 minutos.
- ☐ Não responde às pessoas, ou responde apenas superficialmente.
- ☐ Não consegue separar o real do imaginário.
- ☐ Não brinca de uma série de jogos e atividades.
- ☐ Não consegue dizer seu nome e sobrenome.
- ☐ Não usa plurais e tempo passado corretamente.
- ☐ Não fala sobre as atividades ou experiências diárias.
- ☐ Não faz desenhos.
- ☐ Não consegue escovar os dentes, lavar e enxugar as mãos ou se despir sem ajuda.
- ☐ Perde habilidades que já teve.

Comunique ao pediatra ou à enfermeira de seu filho se observar algum destes sinais de possível atraso de desenvolvimento para esta idade, e converse com alguém em sua comunidade que esteja familiarizado com serviços para crianças pequenas em sua área, como a equipe de saúde de sua unidade básica de saúde.

O que você pode fazer pelo seu filho de 5 anos:

- ☐ Continue organizando dias de brincadeira conjunta com outra criança, passeios ao parque ou grupos para brincar. Dê mais liberdade para seu filho escolher as atividades que quer brincar com os amigos e deixe que ele resolva seus problemas sozinho.
- ☐ Seu filho pode começar a responder ou falar com desrespeito (palavrões) como forma de se sentir independente. Não dê muita atenção a isso além de uma leve repreensão. Em vez disso, elogie-o quando pedir as coisas de forma educada e receber calmamente um "não" como resposta.
- ☐ Este é um bom momento para conversar com ele sobre toque seguro. Ninguém deve tocar as "partes íntimas", exceto médicos e enfermeiros durante exames ou os pais quando estiverem tentando limpar a criança.
- ☐ Ensine a ele seu endereço e número de telefone.
- ☐ Ao ler para seu filho, peça que adivinhe o que acontecerá em seguida na história.
- ☐ Incentive-o a "ler" olhando as imagens e contando a história.
- ☐ Ensine-o conceitos como manhã, tarde, noite, hoje, amanhã e ontem. Comece a ensinar os dias da semana.
- ☐ Explore os interesses do seu filho em sua comunidade. Por exemplo, se ele adora animais, leve-o ao zoológico ou fazendinha. Vá a uma biblioteca ou pesquise na internet sobre estes assuntos.
- ☐ Mantenha uma caixa de giz de cera, papel, tinta, tesouras infantis e massinha acessível. Incentive seu filho a desenhar e criar projetos de arte com materiais diferentes.
- ☐ Brinque com brinquedos que o incentivem a montar as coisas.
- ☐ Ensine-o a usar as pernas para a frente e para trás para impulsioná-lo em um balanço.
- ☐ Ajude-o a se pendurar em barras.
- ☐ Faça caminhadas com seu filho, faça uma caça ao tesouro em seu bairro ou parque, e ajude-o a andar de bicicleta com rodinhas (usando um capacete).

Desenvolvimento da criança – criança de 5 anos

Fonte: Sociedade Brasileira de Neurologia Infantil (SBNI).

ALEITAMENTO MATERNO

Tipos de aleitamento

Aleitamento materno exclusivo	Quando a criança recebe somente leite materno, direto da mama ou ordenhado, ou leite humano de outra fonte, sem outros líquidos ou sólidos, com exceção de gotas ou xaropes contendo vitaminas, sais de reidratação oral, suplementos minerais ou medicamentos.
Aleitamento materno predominante	Quando a criança recebe, além do leite materno, água ou bebidas à base de água (água adocicada, chás, infusões), sucos de frutas e fluidos rituais.
Aleitamento materno	Quando a criança recebe leite materno (direto da mama ou ordenhado), independentemente de receber ou não outros alimentos.
Aleitamento materno complementado	Quando a criança recebe, além do leite materno, qualquer alimento sólido ou semissólido com a finalidade de complementá-lo, e não de substituí-lo.
Aleitamento materno misto ou parcial	Quando a criança recebe leite materno e outros tipos de leite.

Fonte: Brasil, 2015.

Dez passos para um aleitamento materno bem-sucedido

1. Ter uma política de aleitamento materno escrita que seja rotineiramente transmitida a toda a equipe de cuidados de saúde.
2. Capacitar toda a equipe de cuidados de saúde nas práticas necessárias para implementar esta política.
3. Informar todas as gestantes sobre os benefícios e o manejo do aleitamento materno.
4. Ajudar as mães a iniciar o aleitamento materno na primeira meia hora após o nascimento.
5. Mostrar às mães como amamentar e como manter a lactação mesmo se vierem a ser separadas dos filhos.
6. Não oferecer a recém-nascidos bebida ou alimento que não seja o leite materno, a não ser que haja indicação médica.
7. Praticar o alojamento conjunto – permitir que mães e recém-nascidos permaneçam juntos – 24 horas por dia.
8. Incentivar o aleitamento materno sob livre demanda.
9. Não oferecer bicos artificiais ou chupetas a crianças amamentadas.
10. Promover a informação de grupos de apoio à amamentação e encaminhar as mães a esses grupos na alta da maternidade.

Fonte: https://www.gov.br/ebserh/pt-br/hospitais-universitarios/regiao-sul/hu-furg/saude/areas-de-apoio-e-de-diagnostico/banco-de-leite-humano/dez-passos-para-o-sucesso-no-aleitamento-materno.

Semiologia do aleitamento materno

Sinais de que a amamentação vai bem	Sinais de possível dificuldade na amamentação
Mãe Parece estar saudável Relaxada e confortável Sinais de vínculo entre a mãe e o bebê	**Mãe** Parece estar mal e deprimida Parece tensa ou desconfortável Sem contato visual com o bebê
Bebê Parece saudável Calmo e relaxado Procura o peito se está com fome	**Bebê** Parece sonolento ou doente Impaciente ou chorando Não procura o seio
Mamas Parecem saudáveis Sem dor ou desconforto Apoiada com dedos longe do mamilo	**Mamas** Vermelhas, inchadas ou feridas Mama ou mamilo dolorosos Apoiada com os dedos na aréola
Posição do bebê Cabeça e tronco do bebê alinhados Corpo do bebê bem perto do corpo da mãe Nádegas do bebê apoiadas Nariz do bebê na altura do mamilo	**Posição do bebê** Bebê com pescoço ou tronco torcidos Bebê longe da mãe Bebê apoiado somente pela cabeça ou costas Nariz do bebê acima ou abaixo do mamilo
Pega do bebê Mais aréola acima da boca do bebê Boca do bebê bem aberta Lábio inferior virado para fora O queixo do bebê toca a mama	**Pega do bebê** Mais aréola abaixo da boca do bebê Bebê com boca pouco aberta Lábios para a frente ou para dentro O queixo do bebê não toca a mama
Sucção Sugadas lentas e profundas, com pausas Bochecha redonda durante a mamada Bebê solta o peito quando termina a mamada Mãe apresenta sinais do reflexo da ocitocina	**Sucção** Sugadas rápidas Esforço da bochecha durante a mamada Mãe tira o bebê do peito Mãe sem sinais do reflexo da ocitocina

Fonte: WHO, 2004; SBP, 2021b.

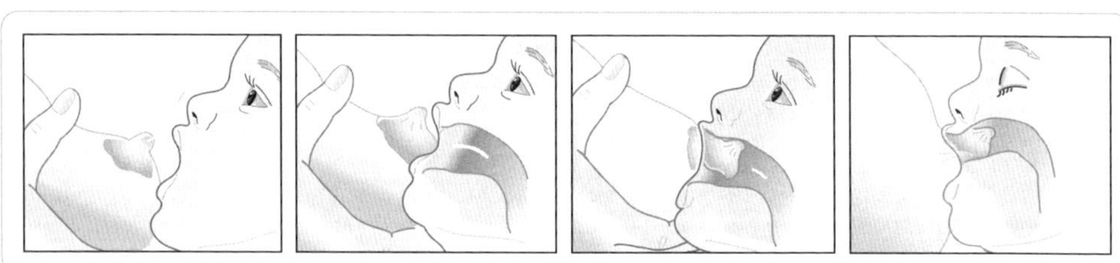

"Pega" adequada

Problemas com a amamentação	
Bebê quer mamar a todo momento	Recém-nascidos realizam mamadas em intervalos mais curtos (rápida digestibilidade do leite materno e capacidade gástrica diminuída). Observar se o RN dorme durante o período de sucção (explicar sobre leite anterior, rico em água, lactose e fatores de proteção, como macrófagos, imunoglobulinas, entre outros, e leite posterior, rico em gorduras essenciais para o ganho de peso do lactente e para o neurodesenvolvimento). O leite intermediário possui boa quantidade de anticorpos. O leite da mamada é produzido enquanto o RN mama, sob o estímulo da prolactina, liberada pela inibição da liberação de dopamina, que é fator inibidor da prolactina. A liberação de prolactina e ocitocina é regulada pelos reflexos da produção e ejeção do leite, respectivamente, ativados pela estimulação dos mamilos, sobretudo pela sucção da criança. A liberação da ocitocina também ocorre por estímulos visuais, olfato e audição (ouvir o choro da criança), e fatores emocionais, como motivação, autoconfiança e tranquilidade. Dor, desconforto, estresse, ansiedade, medo, insegurança e falta de autoconfiança podem inibir o reflexo de ejeção do leite, prejudicando a lactação.
Hiperlactação	Verificar: técnica inadequada de amamentação (esvaziamento incompleto das mamas), mamadas frequentes, horários predeterminados, uso de chupetas e de complementos alimentares predispõem ao aparecimento de complicações da lactação. Produção aumentada de LM no início da amamentação pode durar de 30 a 40 dias. Observar o bebê: solicitação a todo momento, mesmo com leite escorrendo da boca; fezes explosivas e aquosas; leite saindo em jato, com muita pressão – o lactente se estica, chora, arqueia, se "afoga", então engasga e tosse, acabando por recusar a mamada. Regurgitação e flatulência; ganho de peso inadequado (mamada incompleta e maior consumo de leite anterior). A melhora costuma ser espontânea. Equilíbrio da produção de leite materno: mamar em livre demanda; extrair somente o leite necessário; evitar compressas quentes, pois estimulam a produção; aplicar compressas geladas após as mamadas, para diminuir o pico de prolactina; medicamentos podem aumentar a produção e o volume de leite; oferecer suporte emocional para maior conforto à mãe.
Bebê com seio materno exclusivo que não ganha peso	RN perdem cerca de 10% do seu peso de nascimento nos primeiros dias de vida (redistribuição hídrica, eliminação de fezes e adaptação à amamentação). Recuperam peso de nascimento por volta do 10º ao 14º dia de vida. No primeiro trimestre de vida, ganham de 20 a 30 gramas de peso por dia, independentemente de serem amamentados ou alimentados com fórmula. Na falha de ganho de peso, deve-se avaliar técnicas de amamentação.
Bico do seio plano ou invertido	Começar a amamentação logo após o nascimento. Bebê faz a pega nas aréolas e não nos bicos, focando a boa pega no abocanhamento de toda a aréola pelo lactente.

(continua)

Problemas com a amamentação (*continuação*)

Leite empedrado	Realizar livre demanda. Realizar a ordenha do leite restante quando o lactente não consegue mamar toda a quantidade de leite materno produzido. Orientar a realização de massagens nos seios para ajudar o leite a desempedrar e uso de compressas com água morna.
Fissuras nos mamilos	Fissuras costumam ocorrer por pega incorreta. Observar se lactente só pega o bico e não abocanha a aréola. Manter as mamas secas e não usar sabonete, cremes ou pomadas. Tratamento das fissuras: passar leite materno ao final das mamadas, expor as mamas em banhos de sol e corrigir a pega.
Seios ingurgitados	Para evitar o ingurgitamento, a pega e a posição para a amamentação devem ser corretas. O ingurgitamento da mama dificulta a pega do bebê. A aréola não fica muito macia, por isso a orientação é tirar um pouco de leite antes de iniciar a amamentação.
Mastite	Processo inflamatório ou infeccioso, geralmente unilateral, que se segue ao ingurgitamento das mamas que ocorre na segunda semana após o parto. *Staphylococcus aureus* é o agente mais comum da mastite lactacional infecciosa associada à mastite puerperal e ao abscesso mamário. Tratamento: esvaziamento adequado da mama, tratamento farmacológico (analgésicos e antibióticos) e medidas de suporte. O tratamento com antibióticos é indicado se não houver melhora após 12 a 24 horas de instituídas as medidas não farmacológicas, se há fissura visível de mamilos ou quando a contagem de células e a cultura da secreção láctea indicarem infecção. Recomenda-se a cefalexina, ou amoxicilina, de preferência associada ao ácido clavulânico. Manter a amamentação na mama afetada sempre que possível, com a correção da pega e posição.

LM: leite materno; RN: recém-nascido.
Fonte: SBP, 2021b.

Lactentes sem aleitamento materno

Composição das fórmulas	
Qualquer fórmula infantil disponível no mercado brasileiro cumpre as exigências da Anvisa. As principais diferenças entre elas se referem à adição dos ingredientes opcionais que possam exercer benefícios adicionais à saúde do lactente.	
DHA e ARA	DHA e ARA são ácidos graxos essenciais que têm papel fundamental na estrutura da membrana celular da retina e do sistema nervoso central. Recomenda-se que as fórmulas infantis tenham um nível de DHA não inferior a 0,3% dos ácidos graxos totais, enquanto o teor de ARA deve ser no mínimo equivalente ao de DHA, atendendo à proporção ARA:DHA de 1:1 a 2:1.
Nucleotídeos	Associados a efeitos positivos no trato gastrintestinal, microbiota e na resposta imunitária. Uma vez que podem ser sintetizados a partir de aminoácidos precursores em lactentes saudáveis a termo, os nucleotídeos são considerados condicionalmente essenciais e, portanto, de particular importância quando há presença de comorbidades, limitação da ingestão de nutrientes ou alteração da capacidade de síntese, condições estas frequentes no bebê prematuro.
Oligossacárides do leite humano sintéticos (HMO ou OLH)	São prolongamentos do açúcar do leite, a lactose, com combinações de galactose, N-acetilglicosamina, fucose e/ou ácido siálico. São componentes biologicamente ativos com efeito prebiótico que modulam de forma benéfica a microbiota do lactente e, portanto, o desenvolvimento do intestino e sistema imunológico.
Fibras prebióticas	São carboidratos não digeríveis (GOS – galacto-oligossacarídeos, FOS – fruto-oligossacarídeos, PDX – polidextrose) adicionados às fórmulas infantis que apresentam efeito benéfico na microbiota ao estimular o crescimento e/ou atividade de um grupo de bactérias no cólon associados a desfechos positivos à saúde do indivíduo, em especial na digestão e modulação do sistema imunológico.
Probióticos	São microrganismos vivos capazes de alcançar o trato gastrintestinal e alterar a composição da microbiota, produzindo efeitos benéficos à saúde quando consumidos em quantidades adequadas.
MFGM (*milk fat globule membrane* ou membrana do glóbulo de gordura do leite)	É uma membrana de tripla camada encontrada em cada gota de gordura do leite. Nela está presente uma série de compostos bioativos que exercem efeito benéfico na imunidade, saúde digestiva e neurodesenvolvimento.

Fonte: SBP, 2021b.

ALIMENTAÇÃO

Princípios para alimentação saudável

1. Para alimentar o lactente de forma saudável: seguir os dez passos preconizados pelo MS/OPAS e pela SBP.
2. Atenção aos sinais de saciedade da criança. Elas têm capacidade de autorregular sua ingestão calórica total.
3. A introdução dos alimentos complementares deve seguir o esquema proposto na tabela* Introduzir alimentos saudáveis e continuar a oferecê-los mesmo se houver recusa inicial (de 8 a 15 ofertas para observar a aceitação).
4. Alimentos para a papa principal devem ser preparados com cereal ou tubérculo, proteína de origem animal, leguminosas e hortaliças (misturas múltiplas).
5. Deve-se estimular o consumo de água potável e frutas, respeitando o período de aleitamento materno exclusivo.
6. Na impossibilidade do aleitamento materno, utilizar fórmula infantil adequada ao grupo etário. Antes do sexto mês, usar fórmulas infantis de partida para lactentes e, após essa idade, fórmulas de seguimento para lactentes.
7. Na falta do leite materno, estimular o consumo de fórmula infantil (600 mL/dia), assim como de derivados do leite, no segundo ano de vida.
8. Administrar vitamina K a todas as crianças no momento do nascimento, na dose de 1,0 mg por via intramuscular.
9. Cuidado com a ingestão diária de sal e açúcar. Não usar sal nos primeiros 12 meses de vida. Evitar açúcar antes dos dois anos de vida.
10. Não oferecer alimentos simplesmente para prover calorias, sem outros benefícios nutricionais adicionais.
11. Administrar 400 UI/dia de vitamina D a todos os lactentes da 1ª semana até 12 meses e 600 UI/dia dos 12 aos 24 meses, independentemente de estar em aleitamento materno exclusivo, fórmula infantil ou leite de vaca.
12. Para recém-nascidos pré-termo, recomenda-se suplementação profilática oral de vitamina D (400 UI/dia), que deve ser iniciada quando o peso for superior a 1.500 g e houver tolerância plena à nutrição enteral.
13. Administrar vitamina A, na forma de megadoses, **APENAS** para as crianças nas regiões de alta prevalência de hipovitaminose A que tenham diagnóstico de hipovitaminose, a cada 4 a 6 meses, após realizar investigação alimentar de deficiência.
14. Administrar ferro elementar para todo lactente de risco nascido a termo, após o 3º mês de vida na dose de 1 mg/kg/dia, até os 2 anos de idade, independentemente de estar em aleitamento materno exclusivo ou fórmula infantil.
15. Estimular bons hábitos alimentares e estilo de vida adequado para toda a família.

Fonte: SBP, 2021b.

* Ver a) Recomendação: composição das papas (página 636) e b) Evolução da consistência e quantidade dos alimentos ofertados à criança – recomendação do Ministério da Saúde (página 637).

Doze passos para a alimentação saudável de crianças menores de 2 anos

1. Amamentar até 2 anos ou mais, oferecendo somente o leite materno até 6 meses.
2. Oferecer alimentos *in natura* ou minimamente processados, além do leite materno, a partir dos 6 meses.
3. Oferecer água própria para o consumo à criança em vez de sucos, refrigerantes e outras bebidas açucaradas.
4. Oferecer a comida amassada quando a criança começar outros alimentos, além do leite materno.
5. Não oferecer açúcar, preparações ou produtos que contenham açúcar à criança até os 2 anos de idade.
6. Não oferecer alimentos ultraprocessados para a criança.
7. Cozinhar a mesma comida para a criança e para a família.
8. Zelar para que a hora da alimentação da criança seja um momento de experiências positivas, aprendizado e afeto junto da família.
9. Prestar atenção aos sinais de fome e saciedade da criança e conversar com ela durante a refeição.
10. Cuidar da higiene em todas as etapas da alimentação da criança e da família.
11. Oferecer à criança alimentação adequada e saudável também fora de casa.
12. Proteger a criança da publicidade de alimentos.

Fonte: SBP, 2023.

Alimentação infantil nos primeiros 5 anos de vida

Ciclo de vida	Eventos	Alimentação	Suplementações	Considerações
Gestação e parto	▪ Desenvolvimento visual, auditivo e motor ▪ Neurogênese e migração neuronal ▪ Programação metabólica	▪ Experiências sensoriais no início da vida estabelecem preferências e padrões alimentares da prole. ▪ Sabores transmitidos da dieta materna para líquido amniótico e leite materno. ▪ Dieta materna na gestação afeta os eventos epigenéticos na prole; portanto, alimentação diária equilibrada saudável e variada na gestante deve ser orientada e adaptada à realidade das mães. ▪ Gestante: evitar completamente álcool na gestação. ▪ Evitar ingestão de peixes. Preferir os de água doce. ▪ Evitar alimentos crus. ▪ Evitar cafeína.	▪ Ácido fólico ▪ Ferro ▪ Ômega-3 ▪ Vitamina D, polivitamínicos e poliminerais	▪ Facilitar contato pele a pele imediato e ininterrupto e apoiar as mães a iniciarem a amamentação o mais rápido possível após o nascimento. ▪ Nao tornecer outros alimentos ou líquidos além do leite materno aos RN, a menos que seja necessário. ▪ Praticar o alojamento conjunto. ▪ Ajudar mães a reconhecer sinais dos bebês relacionados com a amamentação.

(continua)

Alimentação infantil nos primeiros 5 anos de vida (*continuação*)

Ciclo de vida	Eventos	Alimentação	Suplementações	Considerações

Lactentes até 6 meses	▪ Sinaptogênese e desenvolvimento da linguagem
	▪ Estabelecimento do sistema imune
	▪ Maturação do trato gastrintestinal
	▪ Programação metabólica
		▪ Leite materno (LM) exclusivo, em livre demanda, do nascimento aos 2 anos de idade ou mais.
		▪ LM exclusivo até os 6 meses de idade.
		▪ Amamentação: vínculo emocional de mãe e filho, desenvolvimento cognitivo do bebê. Indivíduos amamentados: escores de QI 2 a 3 pontos mais altos [ômega-3 e ômega-6, ácido docosa-hexaenoico (DHA) e ácido araquidônico (ARA)].
		▪ Na impossibilidade de aleitamento materno: fórmula infantil de partida para lactentes do nascimento até 6 meses de idade.
		▪ Preferir fórmulas com DHA e ARA.
			Para a nutriz:
			▪ Ácido fólico, ferro, ômega-3
			▪ Vitamina D, polivitamínicos e poliminerais
			Para a criança:
			▪ Ferro
			▪ Vitamina D:
			  ▪ 400 UI/dia a partir da 1ª semana de vida até 1 ano de idade
			  ▪ 600 UI/dia de 1 ano até completar 2 anos de idade
				▪ Quando necessário, introduzir leite de vaca modificado.
				▪ AAP, ESPGHAN e SBP propõem que o uso das fórmulas infantis aconteça até 12 meses de idade.

Lactentes até 6 meses a 12 meses	▪ Sinaptogênese e desenvolvimento da linguagem
	▪ Estabelecimento do sistema imune
	▪ Maturação do trato gastrintestinal
	▪ Programação metabólica
		▪ Do 6º ao 24º mês: leite materno complementado, ou
		▪ Fórmula infantil de seguimento para lactentes maiores de 6 meses de idade.
		▪ Alimentação complementar: 6 meses (AME e não AME):
		  ▪ Frutas (amassadas ou raspadas).
		  ▪ 1ª papa principal (almoço ou jantar).
		▪ 7º e 8º meses: 2ª papa principal (almoço ou jantar).
		▪ Do 9º ao 11º mês: gradativamente, passar para refeição da família com ajuste da consistência.
		▪ 12º mês: comida da família, com adequação dos alimentos consumidos.
			Para a criança:
			▪ Ferro
			▪ Vitamina D:
			  ▪ 400 UI/dia a partir da 1ª semana de vida até 1 ano de idade
			  ▪ 600 UI/dia de 1 ano até completar 2 anos de idade
				▪ Não introduzir leite de vaca não modificado.
				▪ AAP, ESPGHAN e SBP propõem que o uso das fórmulas infantis aconteça até 12 meses de idade.
				▪ Evitar sal no 1º ano.
				▪ Evitar açúcar até 2 anos de idade.
				▪ Não retirar a carne após o cozimento.
				▪ Evitar sucos (naturais e artificiais).
				▪ Evitar ultraprocessados.
				▪ Evitar refrigerantes e corantes.

(continua)

Alimentação infantil nos primeiros 5 anos de vida (*continuação*)

Ciclo de vida	Eventos	Alimentação	Suplementações	Considerações

Crianças de 1 a 5 anos	▪ Mielinização, desenvolvimento cognitivo, social e emocional
	▪ Formação de hábitos alimentares e desenvolvimento do paladar
	▪ Estabelecimento da microbiota intestinal
	▪ Programação metabólica.
		▪ Refeições similares às consumidas pela família.
		▪ Garantir menor oferta de alimentos industrializados gordurosos, ricos em sódio e sacarose.
		▪ Consumir todos os tipos de carnes e ovos, com estímulo ao consumo de frutas e hortaliças (verduras e legumes).
		▪ Não permitir "salgadinhos", sucos artificiais e refrigerantes.
		▪ Ingerir 600 mL de leite/dia, queijos, iogurtes.
		▪ Limitar gorduras trans e saturadas e estimular as monoinsaturadas e poli-insaturadas, principalmente ômega-3.
		▪ Para as escolhas alimentares é importante conhecer a pirâmide alimentar ou o prato saudável.
		▪ Permitir manuseio e escolha dos alimentos.
		▪ Pré-escolar: comportamento alimentar variável. Encorajar a criança a comer sozinha, com supervisão, para evitar engasgos.
		▪ Refeições com a família.
		▪ Sedimentação de hábitos.
			Até 2 anos de idade:
			▪ Ferro
			▪ Vitamina D:
			  ▪ 400 UI/dia a partir da 1ª semana de vida até 1 ano de idade
			  ▪ 600 UI/dia de 1 ano até completar 2 anos de idade
				▪ Evitar açúcar até 2 anos de idade.
				▪ Evitar sucos (naturais e artificiais).
				▪ Evitar ultraprocessados.
				▪ Evitar refrigerantes e corantes.
				▪ Refeições sem tela.
				▪ Eliminar mamadeiras até os 3 anos de idade.

AAP: Academia Americana de Pediatria; ESPGHAN: Sociedade Europeia de Gastrenterologia, Hepatologia e Nutrição; SBP: Sociedade Brasileira de Pediatria.
Fonte: SBP, 2021b. SBP, 2018.

Desenvolvimento da habilidade oral

Estágio 1
(5-7 meses)
Preparação para morder

Estágio 2
(8-10 meses)
Habilidades primárias para mastigação

Estágio 3
(12-15 meses)
Mastigação funcional e habilidades de autoalimentação

Expectativa e curiosidade	A criança demonstra expectativa e curiosidade quando estão comendo perto dela. Podem abrir a boca, inclinando-se para a frente ou fazendo qualquer outra coisa para "comunicar" a quem está comendo: "Quero essa comida".
Prontidão motora	A criança apresenta estabilidade da cabeça e pescoço, e é capaz de se sentar (inicialmente ainda com apoio) como aquisições necessárias para a criança iniciar sua alimentação. Isso favorecerá uma maior movimentação da mandíbula para abrir a boca, receber o alimento e amassá-lo, favorecendo a deglutição. Gradativamente evolui para a posição sentado sem apoio, que irá favorecer maior estabilidade de tronco, deixando mãos livres e mais bem posicionadas para explorar os alimentos. Da mesma forma, esta postura irá liberar a mandíbula e a língua para iniciar o processo da mastigação.
Levar objetos à boca	As crianças levam dedos e brinquedos à boca e são capazes de agarrar objetos. Elas praticam o direcionamento de objetos para dentro da boca. É uma habilidade importante para a alimentação. Também praticam colocando as mãos em volta dos brinquedos de diferentes formatos e texturas, passando-o nos lábios, mandíbula e língua. A repetição desses movimentos ajuda a refinar o movimento de levar a mão à boca, necessário à alimentação com os dedos e com colheres.

Anamnese clínica e alimentar para avaliação nutricional nos ciclos de vida

Gestação	▪ Ganho de peso materno ▪ Doenças associadas (hipertensão, diabetes, hemorragias e infecções) ▪ Uso de medicamentos ▪ Tabagismo, etilismo, abuso de drogas
Período neonatal	▪ Peso, comprimento, perímetro cefálico ao nascer ▪ Classificação do recém-nascido (adequado, pequeno ou grande para a idade gestacional) ▪ Intercorrências ou doenças no primeiro mês de vida ▪ Tempo de aleitamento materno (exclusivo, predominante e total)
Lactente	▪ Aleitamento materno (exclusivo, predominante e total) ▪ Intercorrências (doenças, internações, cirurgias) ▪ História alimentar detalhada (introdução da alimentação complementar, diversidade e quantidade de alimentação oferecida, cuidados higiênicos com a preparação dos alimentos) ▪ Uso de suplementos vitamínicos e minerais (ferro, flúor, vitamina D) ▪ Condições de habitação e saneamento básico ▪ Desenvolvimento neuropsicomotor ▪ Antecedentes de anemia e desnutrição
Pré-escolar e escolar	▪ Hábitos alimentares (qualidade e quantidade da alimentação) ▪ Atividade física (quantidade, qualidade e tipo) ▪ Internações e doenças (infecciosas, anemia, desnutrição) ▪ Fatores de risco familiares para o desenvolvimento de doenças crônicas não transmissíveis
Adolescentes	▪ Avaliação do estadiamento puberal ▪ Influência da mídia na alimentação ▪ Atividade física (quantidade, qualidade e tipo) ▪ Consumo de álcool, tabagismo e abuso de drogas ▪ Uso de suplementos nutricionais e medicamentos ▪ Percepção da imagem corporal ▪ Atitudes perante os alimentos

Fonte: Sarni e Souza, 2007.

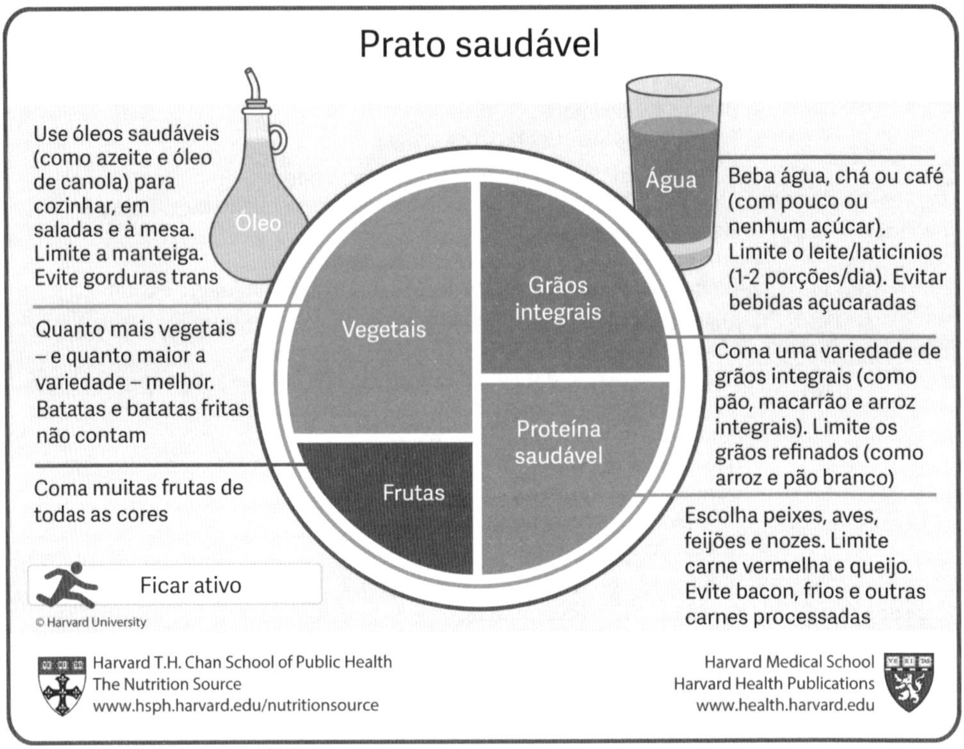

Fonte: Aula de Souza FIS. Alimentação complementar na Mesa-Redonda "Alimentação no primeiro ano de vida" da Sociedade de Pediatria de São Paulo.

Cereais ou tubérculos (2 porções)	Leguminosas (1 porção)	Proteína animal (1 porção)	Hortaliças (1 porção)
Arroz	Feijão-carioca	Carne bovina	Couve-flor
Milho	Ervilha	Vísceras	Brócolis
Macarrão	Lentilha	Frango	Repolho
Batata	Grão-de-bico	Peixe	Escarola
Inhame	Fava	Carne suína	Cenoura
Cará	Feijão-preto	Ovos	Abobrinha

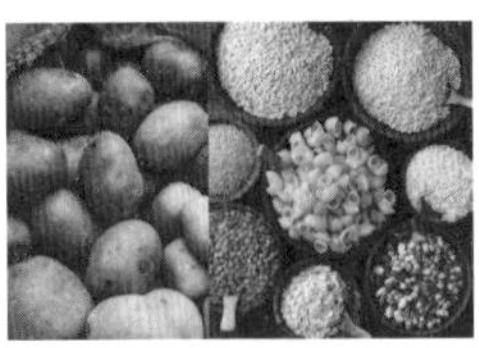
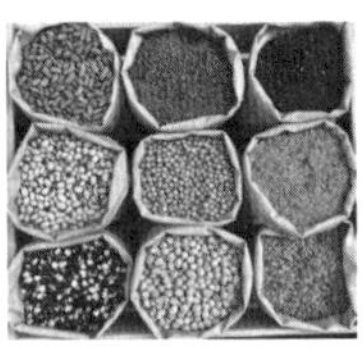
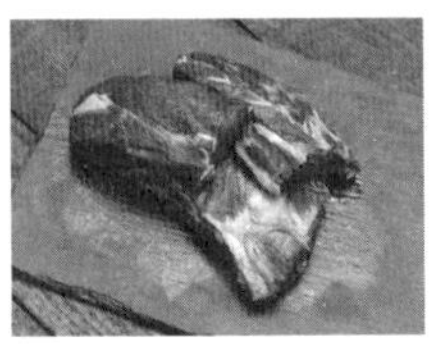
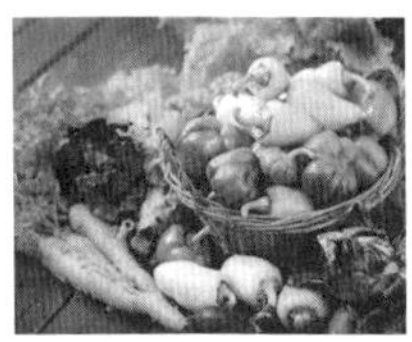

- Utilizar temperos naturais (salsinha, alho, cebolinha, cebola).
- Não é necessário refogar os temperos.
- Óleo vegetal (1 colher das de chá) deve ser adicionado no final da preparação.
- Não adicionar sal e/ou temperos prontos.

Recomendação: composição das papas

Fonte: adaptação da Aula de Souza FIS. Alimentação complementar na Mesa-Redonda "Alimentação no primeiro ano de vida" da Sociedade de Pediatria de São Paulo.

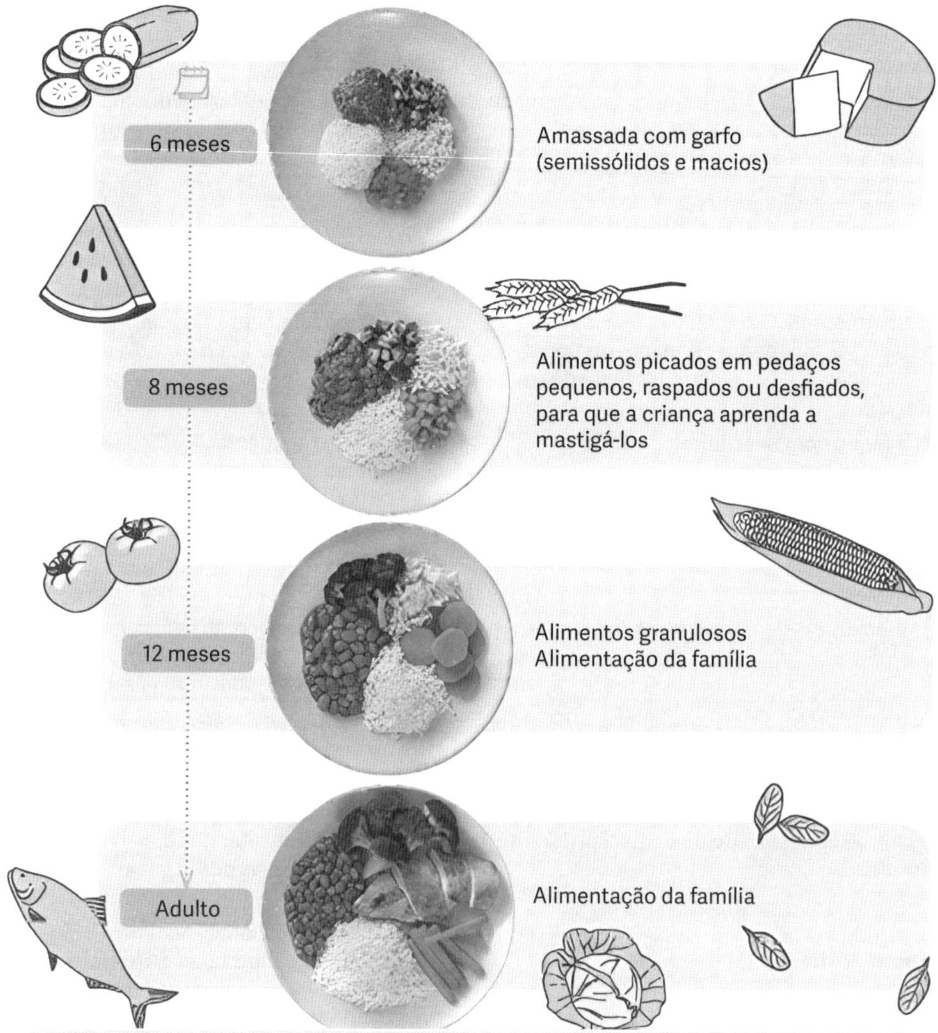

Não usar sal no primeiro ano de vida.
Evitar exposição ao açúcar no segundo ano de vida.
Utilizar temperos naturais para realçar o sabor da comida.
Usar ervas frescas: salsinha, cebolinha e manjericão, que devem ser acrescentadas na finalização do prato.
Tomilho, louro, alecrim e orégano são utilizados durante o processo de cozimento.
Retirar o ramo do tomilho e as folhas do alecrim antes de servir.
Legumes aromáticos como cebola, alho, salsão e cenoura dão sabor aos caldos e refogados.

Evolução da consistência e quantidade dos alimentos ofertados à criança – recomendação do Ministério da Saúde

Suplementação medicamentosa profilática de ferro

Condição	Recomendação
Lactentes SEM fator de risco	
Recém-nascidos (RN) a termo, peso adequado para a idade gestacional, em aleitamento materno exclusivo até o 6º mês	▪ 1 mg de ferro elementar/kg/dia, iniciando aos 180 dias de vida até o 24º mês de vida.
Lactentes COM fator de risco	
RN a termo, peso adequado para a idade gestacional, em aleitamento materno exclusivo	▪ 1 mg de ferro elementar/kg/dia, iniciando aos 90 dias de vida até o 24º mês de vida.
RN a termo, peso adequado para a idade gestacional, independentemente do tipo de alimentação (fórmula infantil ou leite de vaca integral)	▪ 1 mg de ferro elementar/kg/dia, iniciando aos 90 dias de vida até o 24º mês de vida.
RN a termo com peso inferior a 2.500 g	▪ 2 mg de ferro elementar/kg/dia, iniciando com 30 dias de vida, durante um ano. Após este prazo, 1 mg/kg/dia por mais um ano.
RN prematuros com peso superior a 1.500 g	▪ 2 mg de ferro elementar/kg/dia, iniciando com 30 dias de vida, durante um ano. Após este prazo, 1 mg/kg/dia por mais um ano.
RN prematuros com peso entre 1.500 e 1.000 g	▪ 3 mg de ferro elementar/kg/dia, iniciando com 30 dias de vida, durante um ano. Após este prazo, 1 mg/kg/dia por mais um ano.
RN prematuros com peso inferior a 1.000 g	▪ 4 mg de ferro elementar/kg/dia, iniciando com 30 dias de vida, durante um ano. Após este prazo, 1 mg/kg/dia por mais um ano.
RN prematuros que receberam mais de 100 mL de concentrado de hemácias durante a internação	▪ Devem ser avaliados individualmente, pois podem não necessitar de suplementação de ferro com 30 dias de vida, mas sim posteriormente.
Grupos de risco	▪ Na gestação: deficiência de ferro e doenças maternas como hipertensão arterial e diabetes *mellitus*, baixo peso ao nascer e prematuridade (ausência de acúmulo fetal), clampeamento precoce do cordão umbilical. ▪ Na infância (< 5 anos) e adolescência: interrupção precoce do aleitamento materno, baixo nível socioeconômico, fraco vínculo mãe-filho, consumo inadequado de alimentos-fonte (consumo de leite de vaca em menores de 1 ano de idade e dietas restritivas como vegetarianismo).

Fonte: SBP, 2021b.

IMUNIZAÇÃO

Calendários de vacinação: crianças de 0 a < 10 anos, 2024-2025, parte II (SBIm)

COMENTÁRIOS

1. BCG ID: deverá ser aplicada o mais precocemente possível, em recém-nascidos com peso maior ou igual a 2.000 g. Em casos de histórico familiar, suspeita de imunodeficiência ou RNs cujas mães fizeram uso de biológicos durante a gestação, a vacinação poderá ser postergada ou contraindicada (consulte os Calendários de vacinação SBIm pacientes especiais). A revacinação com BCG não é recomendada mesmo para crianças que não desenvolveram cicatriz vacinal, pela ausência de evidências de que a repetição traga benefício adicional.
Quando solicitado teste de triagem de erros inatos do sistema imune, adiar vacinação até avaliação do resultado.

2. Hepatite B: a) Aplicar a primeira dose nas primeiras 12 horas de vida. b) O esquema de quatro doses pode ser adotado quando é utilizada uma vacina combinada que inclua a vacina hepatite B. c) Se mãe HBsAg+, administrar também HBIG o mais precocemente possível (até sete dias após o parto).

3. Vacina rotavírus monovalente: duas doses, idealmente aos 2 e 4 meses de idade. Vacina rotavírus pentavalente: três doses, idealmente aos 2, 4 e 6 meses de idade. **Para ambas as vacinas**, a primeira dose pode ser feita a partir de 6 semanas de vida e no máximo até 3 meses e 15 dias, e a última dose até 7 meses e 29 dias. Se a criança cuspir, regurgitar ou vomitar após a vacinação, não repetir a dose. Se alguma dose na série for RV5 ou desconhecida, aplicar 3 doses. Não utilizar em crianças hospitalizadas. Em caso de suspeita de imunodeficiência ou RNs cujas mães fizeram uso de biológicos durante a gestação, a vacina pode estar contraindicada e seu uso deve ser avaliado pelo médico (consulte os Calendários de vacinação SBIm pacientes especiais).

4. Tríplice bacteriana: o uso da vacina acelular (DTPa) é preferível ao de células inteiras (DTPw), pois os eventos adversos associados com a sua administração são menos frequentes e intensos. O reforço dos 4 a 6 anos pode ser feito com DTPa-VIP, dTpa-VIP, DTPa ou DTPw. O reforço seguinte deverá ser feito com a vacina tríplice acelular do tipo adulto (dTpa), cinco anos após, preferencialmente entre 9 e 11 anos.

5. Hib: recomenda-se o reforço aos 15-18 meses, principalmente quando for utilizada vacina Hib nas formulações combinadas com tríplice bacteriana acelular (DTPa) na série primária. Não é recomendada vacinação de rotina para crianças saudáveis a partir de 5 anos de idade, independentemente do passado vacinal.

6. Poliomielite: a partir do segundo semestre de 2024 o PNI alterou o esquema da vacina pólio para quatro doses: aos 2, 4, 6 meses e 1 único reforço aos 15 meses de idade. Todas as doses de vacina pólio, tanto primárias como a de reforço, com a vacina inativada – VIP. A VIP poderá ser administrada para crianças menores de 5 anos em atraso com o esquema vacinal.

7. Pneumocócicas conjugadas: a SBIm, com o intuito de ampliar a proteção para sorotipos adicionais, recomenda no esquema básico e no reforço, preferencialmente, as vacinas VPC20 ou VPC15. Na impossibilidade, utilizar a VPC13. Independentemente da VPC utilizada, sempre no esquema 3+1 para os que iniciam até os 6 meses de idade. O PNI recomenda na rotina a VPC10 no esquema 2+1. Nos CRIE, algumas comorbidades têm critério para terceira dose de VPC10 aos 6 meses de idade (3+1) e em outras, por exemplo, imunodepressão, disponibiliza a VPC13, também no esquema 3+1. (Consultar Manual do CRIE.) Crianças menores de 6 anos com esquema completo ou incompleto de VPC10 podem se beneficiar com dose(s) adicional(is), preferencialmente com as vacinas VPC20 ou VPC15. Na impossibilidade, utilizar a VPC13.

Respeitar a recomendação de bula para cada idade de início e o intervalo mínimo de quatro a oito semanas em relação à dose anterior da VPC10. Crianças saudáveis com esquema completo com a VPC13 não necessitam revacinar com a VPC20 ou VPC15, exceto se forem de maior risco para doença pneumocócica invasiva – DPI. Nessas situações, está indicada a complementação com a VPC20 ou o esquema sequencial com a VPP23. As vacinas VPC20, VPC15 e VPC13 são intercambiáveis em qualquer momento do esquema vacinal.

8. Meningocócicas conjugadas ACWY/C: a SBIm recomenda preferencialmente a vacina MenACWY pela maior abrangência de sorogrupos. O PNI oferece a Vacina MenC para crianças. Diferentes vacinas meningocócicas ACWY estão licenciadas no Brasil e os esquemas e idades de licenciamento variam conforme o fabricante. Crianças vacinadas com MenC podem se beneficiar com o uso da MenACWY e, nesse caso, deve ser respeitado intervalo mínimo de um mês da última dose de MenC. Para proteção adequada dos três sorogrupos adicionais, deve-se adotar o esquema recomendado pelo fabricante para a idade do início, independentemente da vacinação prévia com MenC. A SBIm recomenda um segundo reforço da vacina MenACWY para crianças entre 5-6 anos de idade (ou 5 anos após a última dose) pela diminuição dos títulos de anticorpos protetores observada após esse período com todas as vacinas meningocócicas conjugadas.

9. Meningocócica B: pode ser usada a partir de 2 meses de idade, idealmente iniciando com uma dose aos 3 meses, outra aos 5 meses e uma dose de reforço entre 12 e 15 meses (esquema 2+1). Crianças de 12 a 23 meses devem receber duas doses com intervalo de dois meses entre elas com uma dose de reforço entre 12 e 23 meses após esquema primário. A partir dos 24 meses de idade: duas doses com intervalo mínimo de um a dois meses entre elas – não foi estabelecida ainda a necessidade de dose(s) de reforço. Em grupos de alto risco para doença meningocócica, consulte os Calendários de vacinação SBIm pacientes especiais.

10. Influenza: é recomendada para todas as crianças a partir dos 6 meses de idade. Quando administrada pela primeira vez em crianças menores de 9 anos, aplicar duas doses com intervalo de 30 dias. Em imunodeprimidos e em situação epidemiológica de risco, pode ser considerada uma segunda dose, a partir de três meses após a dose anual. Se a composição da vacina disponível for concordante com os vírus circulantes, poderá ser recomendada aos viajantes internacionais para o hemisfério norte e/ou brasileiros residentes nos estados do Norte do país no período pré-temporada de influenza.

11. Febre amarela: duas doses: aos 9 meses e aos 4 anos de idade. Recomendação do PNI: se recebeu a primeira dose antes dos 5 anos de idade, indicada uma segunda dose, independentemente da idade atual; se aplicada a partir dos 5 anos: dose única. Recomendação da SBIm: como há possibilidade de falha vacinal mesmo para quem receber a primeira dose a partir dos 5 anos, a SBIm recomenda uma segunda dose 10 anos após. Contraindicada para imunodeprimidos, mas, se o risco de adquirir a doença superar os riscos potenciais da vacinação, o médico deve avaliar seu uso (consulte os Calendários de vacinação SBIm pacientes especiais). Recomenda-se que crianças menores de 2 anos de idade, sempre que possível, não recebam as vacinas febre amarela e tríplice viral no mesmo dia, respeitando-se um intervalo de 30 dias entre elas. Essa vacina pode ser exigida para maiores de 9 meses de vida para emissão do CIVP, atendendo exigências sanitárias de alguns destinos internacionais. Neste caso, deve ser aplicada até dez dias antes de viajar.

12. Hepatite A: para crianças a partir de 12 meses de idade não vacinadas para hepatite B no primeiro ano de vida, a vacina combinada hepatites A e B na formulação adulto pode ser considerada para substituir a vacinação isolada (A ou B) com esquema de duas doses (0-6 meses).

13. Sarampo, caxumba e rubéola: para crianças com esquema completo, não há evidências que justifiquem uma terceira dose como rotina, podendo ser considerada em situações de risco epidemiológico, como surtos de caxumba e/ou sarampo. Em situação de risco para o sarampo –

por exemplo, surto ou exposição domiciliar –, a primeira dose deve ser aplicada a partir de 6 meses de idade. Nesses casos, a aplicação de mais duas doses após a idade de 1 ano ainda será necessária. Veja considerações sobre o uso da vacina tetraviral (SCRV) no item 15. O uso em imunodeprimidos deve ser avaliado pelo médico (consulte os Calendários de vacinação SBIm pacientes especiais).

14. Varicela: é considerada adequadamente vacinada a criança que tenha recebido duas doses da vacina após 1 ano de idade. Em situação de risco – por exemplo, surto de varicela ou exposição domiciliar –, a primeira dose pode ser aplicada a partir de 9 meses de idade. Nesses casos, a aplicação de mais duas doses após a idade de 1 ano ainda será necessária. Veja considerações sobre o uso da vacina tetraviral (SCRV) no item 15. O uso em imunodeprimidos deve ser avaliado pelo médico (consulte os Calendários de vacinação SBIm pacientes especiais).

15. Tetraviral (SCRV): aos 12 meses, na mesma visita, aplicar a primeira dose da tríplice viral e varicela em administrações separadas (SCR + V) ou com a vacina tetraviral (SCRV). A segunda dose de tríplice viral e varicela, preferencialmente com vacina tetraviral, pode ser administrada a partir dos 15 meses de idade, mantendo intervalo de três meses da dose anterior de SCR, V ou SCRV.

16. HPV: duas vacinas estão disponíveis no Brasil, HPV4 e HPV9. A SBIm, com o intuito de ampliar a proteção para os tipos adicionais, recomenda, sempre que possível, o uso preferencial da vacina HPV9 em duas doses, assim como a revacinação daqueles anteriormente vacinados com HPV2 ou HPV4. Na impossibilidade do uso de HPV9, a HPV4 deve ser recomendada e está disponível gratuitamente nas UBS para meninas e meninos de 9 a 14 anos em dose única.

- Não vacinados anteriormente: duas doses de HPV9 (0-6 meses);
- Vacinados com uma dose de HPV4:
  - Duas doses de HPV9 (0-6 meses), respeitando o intervalo de seis meses da 1ª dose de HPV4;
  - na falta de HPV4, a aplicação de uma dose de HPV9 é segura, no entanto, completa a proteção apenas para os quatro tipos comuns às duas vacinas, desde que respeitado intervalo de seis meses.
- Completamente vacinados com HPV2 ou HPV4: duas doses (0-6 meses) de HPV9, respeitando intervalo de um ano da última dose de HPV2 ou HPV4.

17. Dengue: Qdenga® é preferencial independentemente de contato prévio com o vírus da dengue em crianças a partir de 4 anos de idade, no esquema de duas doses com intervalo de três meses entre elas (0-3 meses). Dengvaxia® é recomendada a partir de 6 anos de idade, soropositivas para dengue, três doses com intervalo de seis meses entre elas (0-6-12 meses) Ambas são contraindicadas para crianças imunodeprimidas.

18. Covid-19: recomendada pelo PNI para crianças de 6 meses até menores de 5 anos de idade. Esquema de doses dependendo da vacina utilizada. Ver https://www.gov.br/saude/pt-br/assuntos/covid-19.

19. Nirsevimabe: existem duas estratégias eficazes para proteção da criança contra infecção pelo VSR: a vacinação da gestante ou a administração do anticorpo monoclonal – Nirsevimabe – na criança. Não recomendado para lactentes saudáveis < 12 meses cujas mães foram vacinadas contra VSR durante a gestação. Em alguns casos, as duas estratégias combinadas devem ser consideradas. Essas situações incluem:

- Mãe imunodeprimida;
- Mãe vacinada com menos de 14 dias antes do parto;
- RN de alto risco (doença pulmonar crônica da prematuridade com necessidade de suporte médico, imunocomprometimento grave, fibrose cística, cardiopatias congênitas não corrigidas, síndrome de Down).

Esquema Niservimabe: dose única IM, de 50 mg para crianças com peso inferior a 5 kg e 100 mg para ≥ 5kg. Na segunda sazonalidade, recomendado apenas para crianças de até 2 anos com maior risco, na dose de 200 mg, independentemente do peso. Pode ser coadministrado com as demais vacinas recomendadas no Calendário de Vacinação SBIm criança.

Vacinas combinadas pertussis	Composição vacinal					
	Difteria	Tétano	Coqueluche	Hib	Hepatite B	Poliomielite
Tríplice bacteriana infantil de células inteiras (DTPw)	x	x	Células inteiras	–	–	–
Pentavalente de células inteiras (DTPw-HB-Hib)	x	x	Células inteiras	x	x	–
Pentavalente acelular (DTPa-VIP-Hib)	x	x	Acelular	x	–	x
Hexavalente acelular (DTPa-HB-VIP-Hib)	x	x	Acelular	x	x	x
Tetravalente pediátrica acelular (DTPa-VIP)	x	x	Acelular	–	–	x
Tríplice bacteriana adulto acelular (dTpa)	x	x	Acelular	–	–	–
Tetravalente adulto acelular (dTpa-VIP)	x	x	Acelular	–	–	x

Calendários de vacinação: crianças de 0 a 19 ancs, 2024-2025 (SBIm)

Vacinas	Ao nascer	1 mês	2 meses	3 meses	4 meses	5 meses	6 meses	7 meses	9 meses	12 meses	13 meses	15 meses	18 meses	4 anos	5 anos	6 anos	9 anos	10 anos	11 anos	12 a 14 anos	15 anos	16 anos	17 a 19 anos
BCG	●																						
Hepatite B*	●		●		◐		●																
Rotavírus (Monovalente ou Pentavalente)			●		●		◐																
DTPa ou DTPw ou dTpa*			DTPa ou DTPw		DTPa ou DTPw		DTPa ou DTPw					DTPa ou DTPw		DTPa ou DTPw ou dTpa			dTpa						
VIP*			●		●		●					Reforço		Reforço							○		
Hib*			●		●		●					●								○			
VPC20, VPC15, VPC13 ou VPC10			●		●		◐				●									○			
Meningocócicas conjugadas (ACWY ou C)				●		●					●				●				●	Para não vacinados até 15 anos, duas doses com intervalo de cinco anos. A partir de 16 anos, uma dose.			
Meningocócica B				●		●					●												
Influenza (gripe – Tri e Tetravalente)							2 doses na primovacinação, seguidas de dose única anual									UMA DOSE ANUAL							
Febre amarela									●					●									
SCR*										●		●											
Varicela*										●		●											
Hepatite A*										●			●										
HPV4 ou HPV9**																	2 DOSES						
Dengue***														QDENGA® (PREFERENCIAL) 2 DOSES / DENGVAXIA® 3 DOSES									
Covid-19	Acesse os dados atualizados sobre a disponibilidade de vacinas e os grupos contemplados pelo PNI em https://www.gov.br/saude/pt-br/assuntos/covid-19																						
VSR (Nirsevimabe)****					●							○											

18/11/2024 • Este calendário não substitui a recomendação médica. Converse com seu médico sobre vacinação. Para mais informações consulte o *Calendário de vacinação SBIm criança*, o *Calendário de vacinação SBIm adolescente* e, em caso de gravidez, o *Calendário de vacinação SBIm gestante* – sbim.org.br/calendarios-de-vacinacao.

* Consultar a tabela de vacinas combinadas.
** Esquemas HPV4: uma dose (PNI, 9-14 anos) e HPV9: duas doses (SBIm, 9-19 anos).
*** Qdenga® recomendada a partir dos 4 anos de idade independentemente de contato prévio com o vírus da dengue. Dengvaxia® recomendada a partir dos 6 anos de idade somente para soropositivos para dengue.
**** VSR Dose única para ≤ 1 ano na 1ª sazonalidade. Na 2ª sazonalidade, para grupos de risco até 24 meses de idade.

DTPa	Difteria, tétano e coqueluche (tríplice bacteriana acelular)
DTPw	Difteria, tétano e coqueluche (tríplice bacteriana de células inteiras)
dTpa	Difteria, tétano e coqueluche (tríplice bacteriana acelular do adulto)
SCR	Sarampo, caxumba e rubéola
VIP	Vacina inativada poliomielite
Hib	*Haemophilus influenzae* tipo b
VPC20, VPC15, VPC13 ou VPC10	Vacinas pneumocócicas conjugadas 20-valente, 15-valente, 13-valente e 10-valente
HPV4 e HPV9	Vacinas papilomavírus humano 4-valente e 9-valente
VSR	Vírus Sincicial Respiratório

- ● Rotina
- ◐ Dose recomendada dependendo da vacina escolhida
- ○ Recomendada em situações que justifiquem: presença de comorbidades, risco epidemiológico, entre outros
- |—| Vacinar os não vacinados

Calendários de vacinação: crianças prematuras, 2024-2025. Parte I (SBIm)

Imunobiológicos recomendados no primeiro ano de vida	Esquemas e recomendações	Comentários	DISPONIBILIZAÇÃO DAS VACINAS	
			Gratuita nas UBS* e/ou nos CRIE**	Clínicas privadas de vacinação
BCG ID	Dose única. Se PN** < 2.000 g, adiar a vacinação até que o RN*** atinja peso maior ou igual a 2.000 g.	Deverá ser aplicada o mais precocemente possível, de preferência ainda na maternidade. Em casos de histórico familiar, suspeita de imunodeficiência ou RNs cujas mães fizeram uso de biológicos durante a gestação, a vacinação poderá ser postergada ou contraindicada (consulte os Calendários de vacinação SBIm pacientes especiais).	SIM	SIM
Hepatite B	Primeira dose nas primeiras 12 horas de vida. Continuidade: obrigatoriamente quatro doses (esquema 0-2-4-6 meses) em RNs nascidos com peso inferior a 2.000 g ou idade gestacional menor que 33 semanas	Os RNs de mães HBSAg+ devem receber ao nascer, além da vacina, imunoglobulina específica contra hepatite B (IGHAHB). Para a continuidade do esquema de doses, o uso da vacina Hexa acelular (DTPa-HB-VIP-Hib) deve ser preferido, inclusive para RNs hospitalizados.	SIM, UBS: hepatite B e DTPw-HB-Hib SIM, CRIE: hexa acelular	SIM, hexa acelular
Rotavírus	▪ Vacinar na idade cronológica, iniciando aos 2 meses de vida, respeitando-se a idade limite máxima de aplicação da primeira dose de 3 meses e 15 dias, de acordo com o Calendário de vacinação SBIm criança. ▪ Vacina de vírus vivo atenuado, oral, e portanto contraindicada em ambiente hospitalar.	▪ Se alguma dose na série for pentavalente (RV5) ou desconhecida, aplicar três doses. ▪ Em caso de suspeita de imunodeficiência ou RNs cujas mães fizeram uso de biológicos durante a gestação, a vacina pode estar contraindicada ou ser adiada, desde que respeitando a idade máxima (consulte os Calendários de vacinação SBIm pacientes especiais).	SIM, vacina monovalente	SIM, vacina pentavalente

(continua)

Calendários de vacinação: crianças prematuras, 2024-2025. Parte I (SBIm) (*continuação*)

Imunobiológicos recomendados no primeiro ano de vida	Esquemas e recomendações	Comentários	DISPONIBILIZAÇÃO DAS VACINAS	
			Gratuita nas UBS* e/ou nos CRIE**	Clínicas privadas de vacinação
Tríplice bacteriana (difteria, tétano, coqueluche)	▪ Vacinar na idade cronológica, iniciando aos 2 meses de vida, de acordo com o Calendário de vacinação SBIm criança. ▪ Para RNs prematuros, hospitalizados ou não, utilizar preferencialmente vacinas acelulares, porque reduzem o risco de eventos adversos.	▪ Em prematuros extremos, considerar o uso de analgésicos/antitérmicos profiláticos com o intuito de reduzir a ocorrência de dor e febre. ▪ As vacinas Penta acelular e Hexa acelular estão disponíveis nos CRIE para RN prematuro extremo (menor de 1.500 g ou de 33 semanas).	SIM, UBS: DTPw-Hib-HepB SIM, CRIE: penta e hexa acelular	Sim, DTPa, penta e hexa acelular
Haemophilus influenzae b	▪ Vacinar na idade cronológica, iniciando aos 2 meses de vida, de acordo com o Calendário de vacinação SBIm criança. ▪ Reforço aos 15 meses de vida.	O uso das vacinas combinadas a DTPa (DTPa-HB-VIP-Hib ou DTPa-VIP-Hib) é preferencial, pois elas permitem a aplicação simultânea e se mostraram eficazes e seguras para os RNPTs.	SIM, UBS: DTPw-Hib-HepB SIM, CRIE: Hib, penta e hexa acelular	SIM, penta e hexa acelulares
Poliomielite inativada (VIP)	Vacinar na idade cronológica, iniciando aos 2 meses de vida, de acordo com o Calendário de vacinação SBIm criança.	Preferir as vacinas combinadas: DTPa-HB-VIP-Hib e DTPa-VIP-Hib	SIM, UBS: VIP SIM, CRIE: VIP, penta e hexa acelular	SIM, penta e hexa acelular

(*continua*)

Calendários de vacinação: crianças prematuras, 2024-2025. Parte I (SBIm) (*continuação*)

Imunobiológicos recomendados no primeiro ano de vida	Esquemas e recomendações	Comentários	DISPONIBILIZAÇÃO DAS VACINAS	
			Gratuita nas UBS* e/ou nos CRIE**	Clínicas privadas de vacinação
Pneumocócicas conjugadas	Vacinar na idade cronológica, iniciando aos 2 meses de vida, de acordo com o Calendário de vacinação SBIm criança.	▪ RNPT e de baixo PN apresentam maior risco para o desenvolvimento de doença pneumocócica invasiva, tanto maior quanto menor a idade gestacional e o baixo peso ao nascer. ▪ A SBIm, com o intuito de ampliar a proteção para sorotipos recomenda no esquema básico e no reforço, preferencialmente as vacinas VPC20 ou VPC15. Na impossibilidade, utilizar a VPC13. Independentemente da VPC utilizada, sempre no esquema 3+1 para os que iniciam até os 6 meses de idade. O PNI recomenda na rotina a VPC10 no esquema 2+1. Nos CRIE, algumas comorbidades têm critério para terceira dose de VPC10 aos 6 meses de idade (3+1) e em outras, por exemplo, imunodepressão, disponibiliza a VPC13, também no esquema 3+1. (Consultar Manual do CRIE.)	SIM, UBS: VPC10 SIM, CRIE: VPC13, para algumas indicações	SIM, VPC20, VPC15, VPC13
Meningocócicas conjugadas ACWY ou C	Vacinar na idade cronológica, iniciando aos 3 meses de vida, de acordo com o Calendário de vacinação SBIm criança.	▪ Sempre que possível, preferir a vacina menACWY no esquema básico e nos reforços; na sua impossibilidade, utilizar a vacina meningocócica C conjugada.	SIM, UBS: menC SIM, CRIE: menACWY para algumas indicações	SIM, menC e menACWY

(*continua*)

Calendários de vacinação: crianças prematuras, 2024-2025. Parte I (SBIm) (*continuação*)

Imunobiológicos recomendados no primeiro ano de vida	Esquemas e recomendações	Comentários	DISPONIBILIZAÇÃO DAS VACINAS	
			Gratuita nas UBS* e/ou nos CRIE**	Clínicas privadas de vacinação
Meningocócicas B	Vacinar na idade cronológica, iniciando aos 3 meses de vida, de acordo com o Calendário de vacinação SBIm criança.	▪ A fim de reduzir a frequência de eventos adversos, a vacina meningocócica B deve ser aplicada preferencialmente em separado das vacinas pneumocócica e pertussis. ▪ É aconselhável o uso de paracetamol profilático nas primeiras 24 horas após a vacinação, devido ao risco de febre alta que esta vacina pode desencadear como evento adverso.	NÃO	SIM
Influenza	Vacinar na idade cronológica, iniciando a partir dos 6 meses de vida, de acordo com a sazonalidade do vírus e com o Calendário de vacinação SBIm criança.	▪ Vacinas influenza 3V ou 4V – duas doses com intervalo de um mês entre elas. ▪ Quando administrada pela primeira vez em crianças menores de 9 anos, aplicar duas doses com intervalo de 30 dias.	SIM, 3V	SIM, 3V e 4V
Febre amarela	Vacinar na idade cronológica, aos 9 meses e aos 4 anos de idade (consulte o Calendário de vacinação SBIm criança).	Em caso de imunodeficiência, está contraindicada por ser vacina viva atenuada.	SIM	SIM
Covid-19	Acesse os dados atualizados sobre a disponibilidade de vacinas e os grupos contemplados pelo PNI em https://www.gov.br/saude/pt-br/assuntos/covid-19		SIM, para 6 meses a menores de 5 anos	NÃO

(*continua*)

Calendários de vacinação: crianças prematuras, 2024-2025. Parte I (SBIm) (*continuação*)

Imunobiológicos recomendados no primeiro ano de vida	Esquemas e recomendações	Comentários	DISPONIBILIZAÇÃO DAS VACINAS	
			Gratuita nas UBS* e/ou nos CRIE**	Clínicas privadas de vacinação
Anticorpos monoclonais específicos contra o VSR (Nirsevimabe e Palivizumabe)	**Nirsevimabe** ▪ Preferencialmente recomendado, pela maior eficácia, menor custo e administração em dose única. Indicado para crianças com idade ≤12 meses, a partir do nascimento, a qualquer momento, independente da sazonalidade. Esquema: uma dose IM de 50 mg para crianças com peso < 5 kg e 100 mg para ≥ 5 kg. ▪ Na segunda sazonalidade, recomendado apenas para crianças de até 2 anos de idade com maior risco para infecção grave pelo VSR, na dose de 200 mg. Ver Calendário de Vacinação SBIm criança.	▪ Existem duas estratégias eficazes para proteção do RN e do lactente contra infecção pelo VSR: a vacinação da gestante ou a administração do anticorpo monoclonal – Nirsevimabe – na criança. ▪ Não recomendado para lactentes saudáveis < 12 meses cujas mães foram vacinadas contra VSR durante a gestação. Em alguns casos, as duas estratégias combinadas devem ser consideradas. Essas situações incluem: ▪ Mãe imunodeprimida; ▪ Mãe vacinada com menos de 14 dias antes do parto; ▪ RN de alto risco (doença pulmonar crônica da prematuridade com necessidade de suporte médico, imunocomprometimento grave, fibrose cística, cardiopatias congênitas não corrigidas, Síndrome de Down). ▪ Pode ser coadministrado com as demais vacinas recomendadas no Calendário de Vacinação SBIm criança.	NÃO	SIM

(*continua*)

Calendários de vacinação: crianças prematuras, 2024-2025. Parte I (SBIm) (*continuação*)

Imunobiológicos recomendados no primeiro ano de vida	Esquemas e recomendações	Comentários	DISPONIBILIZAÇÃO DAS VACINAS	
			Gratuita nas UBS* e/ou nos CRIE**	Clínicas privadas de vacinação
	Palivizumabe Na impossibilidade de usar o Nirsevimabe, estão recomendadas doses mensais consecutivas de 15 mg/kg de peso, via intramuscular, até no máximo cinco aplicações para os seguintes grupos: ▪ Prematuros até 28 semanas gestacionais, no primeiro ano de vida. ▪ Prematuros até 32 semanas gestacionais, nos primeiros seis meses de vida. ▪ Bebês com doença pulmonar crônica da prematuridade e/ou cardiopatia congênita, até o segundo ano de vida, desde que esteja em tratamento destas condições nos últimos seis meses. ▪ Utilizar inclusive em RNs hospitalizados.	▪ Indicado nos meses de maior circulação do vírus, de acordo com a região do Brasil: Norte, de janeiro a junho; Sul, de março a agosto; Nordeste, Centro-Oeste e Sudeste, de fevereiro a julho. O Ministério da Saúde disponibiliza gratuitamente para: ▪ Prematuros até 28 semanas gestacionais, no primeiro ano de vida. ▪ Bebês com doença pulmonar crônica da prematuridade e/ou cardiopatia congênita, até o segundo ano de vida. ▪ O uso em crianças de até 2 anos e portadoras de doença pulmonar crônica e/ou cardiopatias congênitas está indicado independente da idade gestacional ao nascer. ▪ Pode ser coadministrado com as vacinas do calendário da faixa etária.	NA REDE PÚBLICA: verificar onde está disponível em cada município.	SIM. Como este medicamento está no rol da ANS, tem cobertura pelos planos/convênios de saúde, para os mesmos critérios do Ministério da Saúde.

A vacinação de contactantes é especialmente indicada para quem convive ou cuida de RNPT* e inclui as vacinas: coqueluche, influenza, varicela, sarampo, caxumba, rubéola e COVID.
Fonte: https://familia.sbim.org.br/

Calendários de vacinação: crianças prematuras, 2023-2024. Parte II (SBIm)

Imunoglobulinas recomendadas no primeiro ano de vida	Esquemas e recomendações	Comentários	DISPONIBILIZAÇÃO DAS VACINAS	
			Gratuita nas UBS* e/ou nos CRIE**	Clínicas privadas de vacinação
Imunoglobulina humana anti-hepatite B (IGHAHB)	Para RNs de mães portadoras do vírus da hepatite B: 0,5 mL via intramuscular.	Aplicar preferencialmente nas primeiras 12 a 24 horas de vida, até, no máximo, o sétimo dia de vida.	SIM	NÃO
Imunoglobulina humana antivaricela zóster (IGHAVZ)	Está recomendada nas seguintes situações: ▪ Para prematuros nascidos entre 28 semanas e 36 semanas de gestação expostos à varicela, quando a mãe tiver história negativa para varicela. ▪ Para prematuros nascidos com menos de 28 semanas de gestação ou com menos de 1.000 g de peso e expostos à varicela, independentemente da história materna de varicela. ▪ A dose é de 125 UI por via IM e deve ser aplicada em até 96 horas após o contato.	Independentemente da idade gestacional ou PN, recomendar para RN cuja mãe tenha apresentado quadro clínico de varicela de cinco dias antes até dois dias depois do parto.	SIM	NÃO
Imunoglobulina humana antitetânica (IGHAT)	Está recomendada na dose de 250 UI, por via IM. Para RNs prematuros com lesões potencialmente tetanogênicas, independentemente da história vacinal da mãe.	Independentemente da idade gestacional ou PN, deve ser aplicada para RNs prematuros sob risco potencial de tétano.	SIM	NÃO

Calendários de vacinação: gestante, 2024-2025 (SBIm)

Vacinas	Esquemas e recomendações		Comentários	DISPONIBILIZAÇÃO DAS VACINAS	
				Gratuitas nas UBS*	Clínicas privadas de vacinação
ROTINA					
Tríplice bacteriana acelular do tipo adulto (difteria, tétano e coqueluche) – dTpa ou dTpa-VIP Dupla adulto (difteria e tétano) – dT	**Histórico vacinal**	**Conduta na gestação**	▪ A dTpa está recomendada em todas as gestações, pois, além de proteger a gestante e evitar que ela transmita a *Bordetella pertussis* ao recém-nascido, permite a transferência de anticorpos ao feto protegendo-o nos primeiros meses de vida até que possa ser imunizado. ▪ Mulheres não vacinadas na gestação devem ser vacinadas no puerpério, o mais precocemente possível. ▪ Na indisponibilidade de dTpa, pode-se substituí-la pela dTpa-VIP, ficando a critério médico a prescrição.	SIM, dT e dTpa	SIM, dTpa e dTpa-VIP
	Previamente vacinada, com pelo menos três doses de vacina contendo o componente tetânico.	Uma dose de dTpa a partir da 20ª semana de gestação.			
	Em gestantes com vacinação incompleta tendo recebido uma dose de vacina contendo o componente tetânico.	Uma dose de dT e uma dose de dTpa, sendo que a dTpa deve ser aplicada a partir da 20ª semana de gestação. Respeitar intervalo mínimo de um mês entre elas.			
	Em gestantes com vacinação incompleta tendo recebido duas doses de vacina contendo o componente tetânico.	Uma dose de dTpa a partir da 20ª semana de gestação.			

(continua)

Calendários de vacinação: gestante, 2024-2025 (SBIm) (*continuação*)

Vacinas	Esquemas e recomendações		Comentários	DISPONIBILIZAÇÃO DAS VACINAS	
				Gratuitas nas UBS*	Clínicas privadas de vacinação
	Em gestantes não vacinadas e/ou histórico vacinal desconhecido.	Duas doses de dT e uma dose de dTpa, sendo que a dTpa deve ser aplicada a partir da 20ª semana de gestação. Respeitar intervalo mínimo de um mês entre elas.			
Hepatite B	Três doses, no esquema 0-1-6 meses.		A vacina hepatite B deve ser aplicada em gestantes não anteriormente vacinadas e suscetíveis à infecção.	SIM	NÃO
Influenza (gripe)	Dose única anual. Em situação epidemiológica de risco, especialmente para gestantes imunodeprimidas, pode ser considerada uma segunda dose a partir de 3 meses após a dose anual.		▪ A gestante é grupo de risco para complicações da infecção pelo influenza. A vacina está recomendada durante a sazonalidade do vírus, mesmo no primeiro trimestre da gestação. ▪ Se a composição da vacina disponível for concordante com os vírus circulantes, poderá ser recomendada aos viajantes internacionais para o hemisfério norte e/ou brasileiros residentes nos estados do norte do país no período pré-temporada de influenza.	SIM, 3V	SIM, 3V e 4V

(continua)

Calendários de vacinação: gestante, 2024-2025 (SBIm) (*continuação*)

Vacinas	Esquemas e recomendações	Comentários	DISPONIBILIZAÇÃO DAS VACINAS	
			Gratuitas nas UBS*	Clínicas privadas de vacinação
Vírus sincicial respiratório	▪ Vacina VSR (Abrysvo®) ▪ Uma dose IM, entre 32 e 36 semanas de gravidez. Indicada a qualquer momento, independentemente da sazonalidade.	▪ Existem duas estratégias eficazes para proteção da criança contra infecção pelo VSR: a vacinação da gestante ou a administração do anticorpo monoclonal – Nirsevimabe – na criança. ▪ Pode ser coadministrada com as outras vacinas de rotina da gestante. ▪ Nesse momento não há recomendação para revacinação em gestações subsequentes. Essa orientação poderá ser modificada à medida em que mais dados se tornem disponíveis. ▪ Como a Vacina VSR (Abrysvo®) é licenciada pela ANVISA a partir de 24 semanas de gestação e a SBIm preconiza das 32-36 semanas, fica a critério médico o seu uso em idades gestacionais menores.	NÃO	SIM

(continua)

Calendários de vacinação: gestante, 2024-2025 (SBIm) (*continuação*)

Vacinas	Esquemas e recomendações	Comentários	DISPONIBILIZAÇÃO DAS VACINAS	
			Gratuitas nas UBS*	Clínicas privadas de vacinação
Covid-19	Acesse os dados atualizados sobre a disponibilidade de vacinas e os grupos contemplados pelo PNI em https://www.gov.br/saude/pt-br/assuntos/covid-19			
RECOMENDADAS EM SITUAÇÕES ESPECIAIS				
Hepatite A	Duas doses, no esquema 0-6 meses.	É vacina inativada, portanto sem risco teórico para a gestante e o feto. Já que no Brasil as situações de risco de exposição ao VHA são frequentes, a vacinação deve ser considerada.	NÃO	SIM
Hepatite A e B	Para menores de 16 anos: duas doses, aos 0-6 meses. A partir de 16 anos: três doses, aos 0-1-6 meses.	A vacina combinada é uma opção e pode substituir a vacinação isolada das hepatites A e B.	NÃO	SIM
Pneumocócicas	Em gestantes de risco para doença pneumocócica invasiva (DPI) pode ser aplicada VPC20 em dose única ou o esquema sequencial iniciando comVPC15 ou, na sua impossibilidade, com a VPC13, seguida de uma dose de VPP23 (consulte os Calendários de vacinação SBIm pacientes especiais).	VPC20, VPC15, VPC13 e VPP23 são vacinas inativadas, portanto sem riscos teóricos para a gestante e o feto.	NÃO	SIM, VPC20, VPC15, VPC13 e VPP23

(*continua*)

Calendários de vacinação: gestante, 2024-2025 (SBIm) (*continuação*)

Vacinas	Esquemas e recomendações	Comentários	DISPONIBILIZAÇÃO DAS VACINAS	
			Gratuitas nas UBS*	Clínicas privadas de vacinação
Meningocócicas conjugadas ACWY ou C	Uma dose. Considerar seu uso avaliando a situação epidemiológica e/ou a presença de comorbidades consideradas de risco para a doença meningocócica (consulte os Calendários de vacinação SBIm pacientes especiais).	▪ As vacinas meningocócicas conjugadas são inativadas, portanto sem risco teórico para a gestante e o feto. ▪ Na indisponibilidade da vacina meningocócica conjugada ACWY, substituir pela vacina meningocócica C conjugada.	NÃO	SIM
Meningocócica B	• Considerar seu uso avaliando a situação epidemiológica e/ou a presença de comorbidades consideradas de alto risco para a doença meningocócica invasiva (DMI). Consulte os Calendários de vacinação SBIm pacientes especiais. • Duas doses com intervalo mínimo de 1 mês (Bexsero®) ou 6 meses (Trumenba®).	▪ As vacinas meningocócicas B são inativadas, portanto sem risco teórico para a gestante e o feto. ▪ Bexsero® licenciada até os 50 anos de idade. Trumenba® licenciada até os 25 anos. As duas vacinas não são intercambiáveis.	NÃO	SIM
Febre amarela	▪ Normalmente contraindicada em gestantes. Porém, em situações em que o risco da infecção supera os riscos potenciais da vacinação, pode ser feita durante a gravidez. • Recomendação do PNI: se recebeu a primeira dose antes dos 5 anos de idade, indicada uma segunda dose. Se aplicada a partir dos 5 anos: dose única.	▪ Gestantes que viajam para países que exigem o Certificado Internacional de Vacinação e Profilaxia (CIVP) devem ser isentadas da vacinação pelo médico assistente, se não houver risco de contrair a infecção.	SIM	SIM

(*continua*)

Calendários de vacinação: gestante, 2024-2025 (SBIm) (*continuação*)

Vacinas	Esquemas e recomendações	Comentários	DISPONIBILIZAÇÃO DAS VACINAS	
			Gratuitas nas UBS*	Clínicas privadas de vacinação
	▪ Recomendação da SBIm: duas doses. Como há possibilidade de falha vacinal, está recomendada uma segunda dose com intervalo de 10 anos.	▪ É contraindicada em nutrizes até que o bebê complete 6 meses; se a vacinação não puder ser evitada, suspender o aleitamento materno por dez dias.		
CONTRAINDICADAS				
Tríplice viral (sarampo, caxumba e rubéola)	Não vacinar na gestação.	Pode ser aplicada no puerpério e durante a amamentação.	SIM, para puérperas de até 59 anos	SIM, para puérperas e lactantes
HPV	Não vacinar na gestação. Se a mulher tiver iniciado esquema antes da gestação, suspendê-lo até puerpério.	Pode ser aplicada no puerpério e durante a amamentação.	NÃO	SIM, para puérperas e lactantes
Varicela (catapora)	Não vacinar na gestação.	Pode ser aplicada no puerpério e durante a amamentação.	NÃO	SIM, para puérperas e lactantes
Dengue	Não vacinar na gestação.	Contraindicada para imunodeprimidas, gestantes e nutrizes. Na vacinação inadvertida de lactantes que amamentam bebês de até 6 meses de idade, suspender a amamentação por 15 dias.	NÃO	NÃO

17/09/2024 • Sempre que possível, preferir vacinas combinadas • Sempre que possível, considerar aplicações simultâneas na mesma visita • Qualquer dose não administrada na idade recomendada deve ser aplicada na visita subsequente • Eventos adversos significativos devem ser notificados às autoridades competentes.

Indicações a serem adotadas para a vacinação temporária da vacina pneumocócica conjugada 13-valente e da vacina pneumocócica polissacarídica 23-valente em pessoas a partir de 5 anos de idade

Indicações	Pneumo 13	Pneumo 23	
	Recomendado	Recomendado (8 sem após pneumo 13)	Segunda dose após 5 anos
Aspenia anatômica ou funcional e doenças relacionadas	1 dose	1 dose	1 dose
Fístula liquórica e derivação ventriculoperitoneal (DVP)	1 dose	1 dose	1 dose
Implante de cóclea	1 dose	1 dose	1 dose
Imunodeficiências congênitas	1 dose	1 dose	1 dose
Nefropatias crônicas/hemodiálise/ síndrome nefrótica	1 dose	1 dose	1 dose
Pneumopatias crônicas, exceto asma intermitente ou persistente leve	1 dose	1 dose	1 dose
Asma persistente moderada ou grave	1 dose	1 dose	1 dose
Fibrose cística (mucoviscidose)	1 dose	1 dose	1 dose
Cardiopatias crônicas	1 dose	1 dose	1 dose
Hepatopatias crônicas	1 dose	1 dose	1 dose
Doenças neurológicas crônicas incapacitantes	1 dose	1 dose	1 dose
Trissomias	1 dose	1 dose	1 dose
Diabetes *mellitus*	1 dose	1 dose	1 dose
Doenças de depósito	1 dose	1 dose	1 dose
Imunodeficiência devida à imunodepressão terapêutica	1 dose	1 dose	1 dose

Fonte: Sociedade Brasileira de Pediatria. Departamento de Imunização. Extensão temporária do uso da vacina pneumocócica conjugada 13-valente (VPC13) nos Centros de Referência para Imunobiológicos Especiais – CRIE. Junho, 2021.

Contraindicações para vacinação

Contraindicações absolutas:
Doença aguda grave
Reação alérgica grave à mesma vacina ou a componentes dela
Vacinas de agentes vivos em imunossuprimidos
Vacina de rotavírus em indivíduos com malformações de trato gastrintestinal ou com história prévia de intussuscepção
NÃO são contraindicações para a vacinação:
Resfriado com febre
Diarreia leve
Uso de antibiótico
Doenças de pele esparsas
Reações leves às vacinas anteriores

EXAME FÍSICO

Frequência respiratória

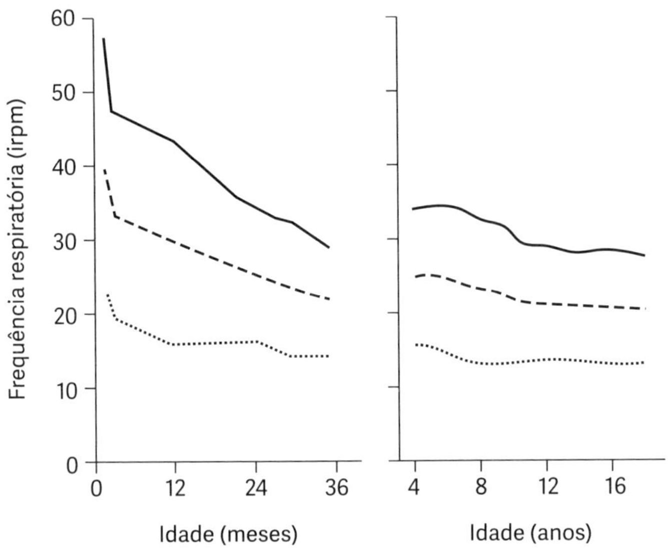

Frequências respiratórias normais em repouso em crianças: valores médios (linha tracejada) e ± 2 SD (linhas contínua e pontilhada)

Fonte: Pasterkamp, 1998.

Definição de taquipneia na criança pela Organização Mundial da Saúde

Idade	Frequência respiratória por minuto
Menor de 2 meses	60 irpm ou mais
2 a 12 meses	50 irpm
1 a 5 anos	40 irpm
Maior de 5 anos	20 irpm

Irpm: incursões respiratórias por minuto.
Fonte: Brasil, 2015.

Frequência cardíaca

Frequência cardíaca na criança	
Idade	**Frequência respiratória por minuto**
Recém-nascido	120 bpm
1 ano	120 bpm
2 anos	110 bpm
4 anos	100 bpm
6 anos	100 bpm
8 anos	90 bpm
10 anos	90 bpm
Adolescentes	70-65 bpm

bpm: batimentos por minuto.
Fonte: Marcondes, 2002.

Exame da boca

Dentição na criança

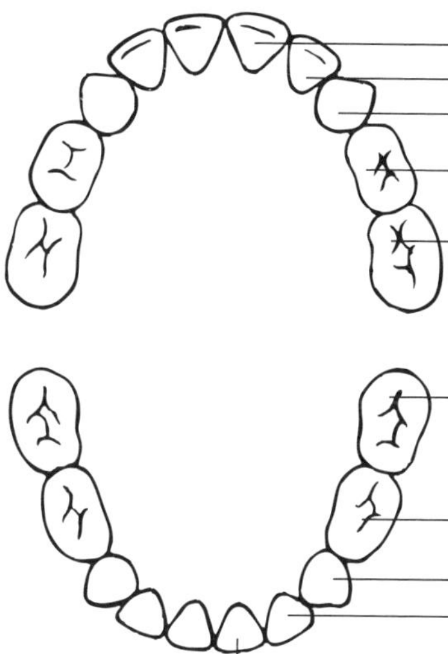

Dentes superiores	**Erupção**	**Troca**
Incisivo central	8-12 meses	6-7 anos
Incisivo lateral	9-13 meses	7-8 anos
Canino (cúspide)	16-22 meses	10-12 anos
1º molar	13-19 meses	9-11 anos
2º molar	25-33 meses	10-12 anos

Dentes inferiores	**Erupção**	**Troca**
2º molar	23-31 meses	10-12 anos
1º molar	14-18 meses	9-11 anos
Canino (cúspide)	17-23 meses	9-12 anos
Incisivo lateral	10-16 meses	7-8 anos
Incisivo central	6-10 meses	6-7 anos

Cabeça e pescoço

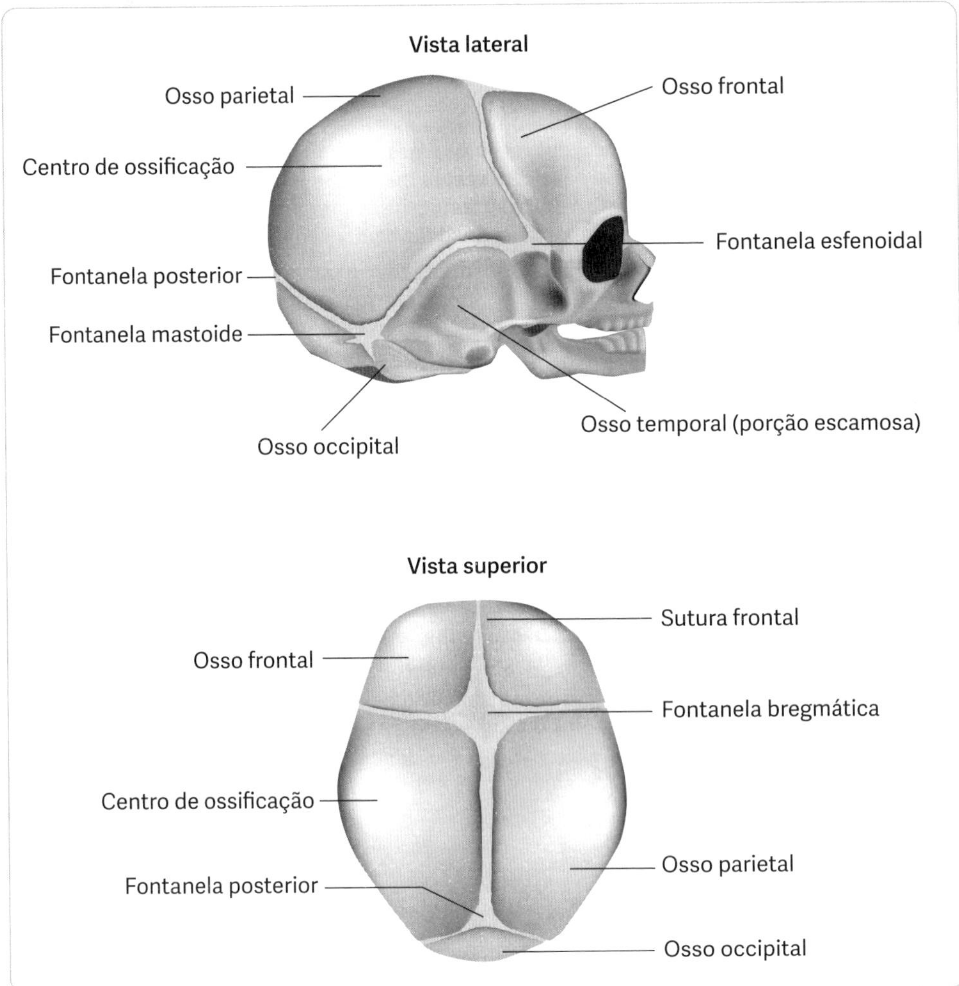

Fontanelas do recém-nascido

Formas

- Dolicocefalia: predomínio do diâmetro anteroposterior
- Braquicefalia: predomínio do diâmetro transverso (cabeça chata)
- Turricefalia: crânio pontiagudo na parte posterior, podendo ser na parte anterior com aspecto de torre
- Plagiocefalia: assimetria do crânio
- Escafocefalia: crânio estreito, com abaulamento na região frontal e occipital

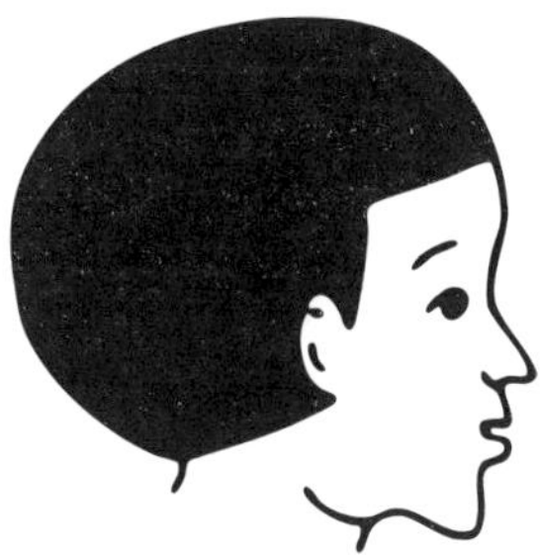

Dolicocefalia

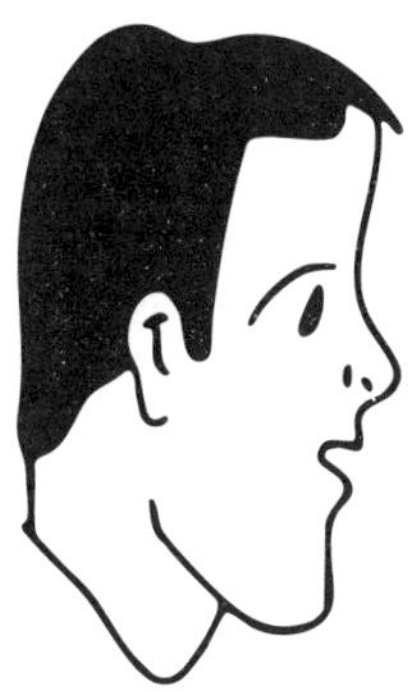

Braquicefalia

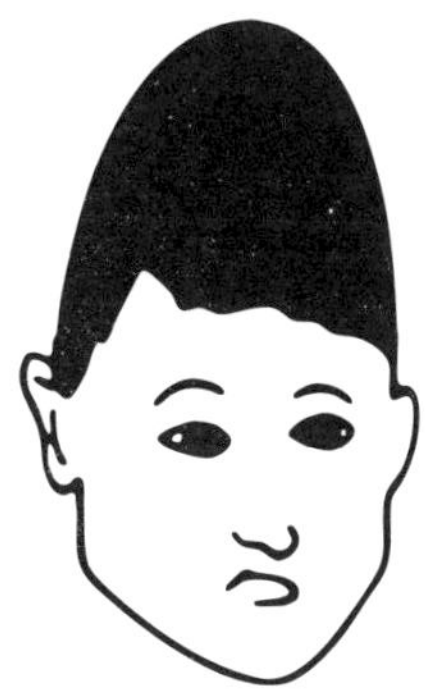

Turricefalia

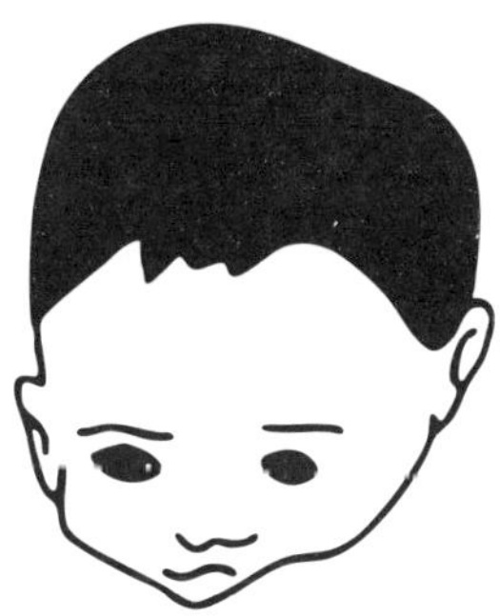

Plagiocefalia

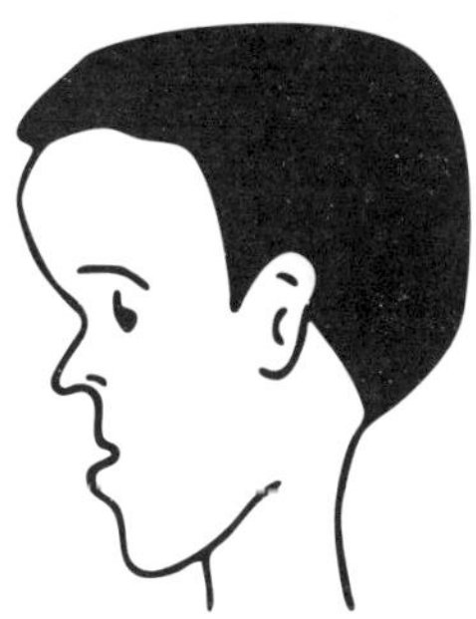

Escafocefalia

Avaliação do crânio

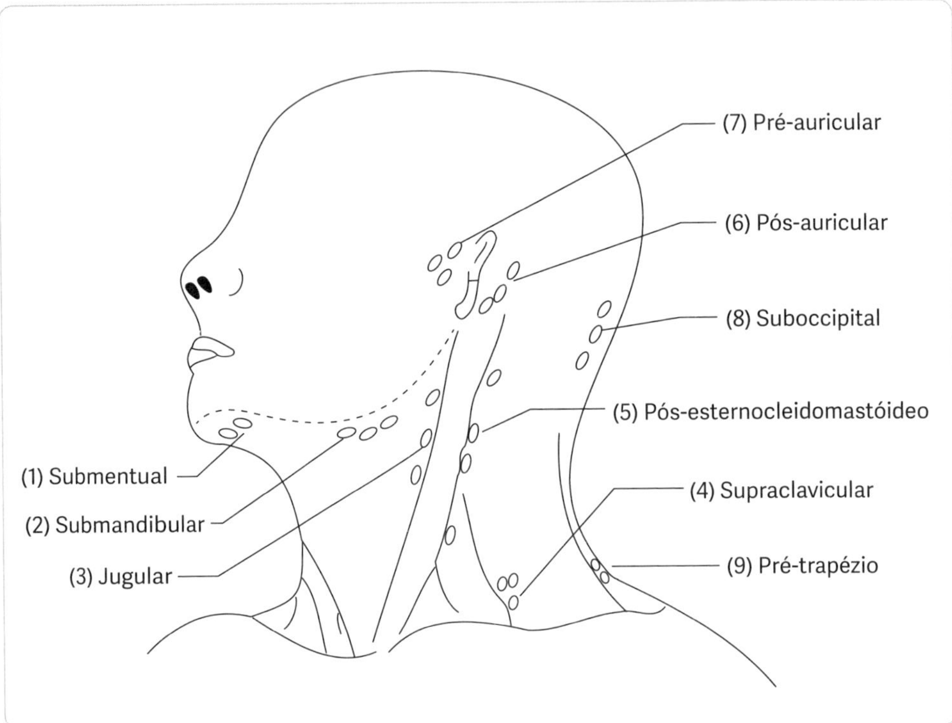

Sistema linfático

Aparelho respiratório

Frequência respiratória normal e taquipneia por faixa etária		
Normal	Respiração/minuto	Taquipneia
Neonato	35-60	> 60
Lactente	30-40	> 50
Pré-escolar	20-30	> 40
Escolar	20-25	> 30
Adolescente	15-20	> 30

Sinais de insuficiência respiratória na criança	
Sinal clínico	As narinas se alargam durante inspiração: batimento de asas de nariz.
"Pressão" ou tiragem traqueal	A cartilagem tireóidea visivelmente afunda durante a inspiração.
Tiragem	Parte da parede torácica se contrai durante a inspiração (pode ser supraesternal, subcostal, intercostal ou todos os três).
"Gangorra" ou balancim	O tórax se move para dentro e o abdome para fora durante a inspiração (diafragma forte e musculatura intercostal fraca).
Gemido	Via aérea oclui brevemente durante expiração para criar pressão expiratória final positiva.
Dificuldade para se alimentar/falar	Taquipneia e esforço impedem prender e controlar a respiração.

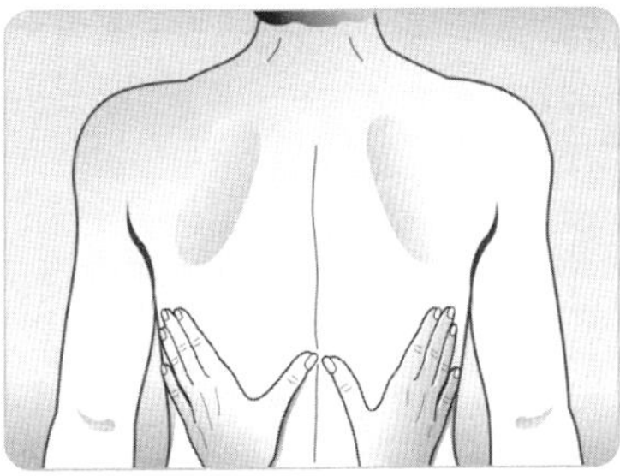

Avaliação da expansão torácica por palpação. A expansão normal é de 3 a 5 cm.

Achados clínicos na ausculta	
Tosse	Úmida (muco) ou seca?
Roncos de transmissão	Em todo o tórax. São sons transmitidos das vias aéreas superiores (p. ex., coriza).
Estridor	Som grave e inspiratório por obstrução das vias aéreas superiores.
Murmúrio vesicular	Fase inspiratória suave e mais grave que a expiração.
Respiração brônquica	Som oco, agudo, curto na fase inspiratória, seguido de pausa e expiração longa.
Sibilância	Som expiratório agudo por obstrução das vias aéreas distais.
Crepitação	Sons "úmidos" e contínuos da abertura dos bronquíolos.

- Em bebês com pneumonia, a taquipneia pode ser o único sinal respiratório; as crianças podem não ter quaisquer sinais anormais na ausculta.
- Taquipneia é o marcador mais sensível de doença respiratória, mas é menos específico que a tiragem torácica.

Avaliação do sistema respiratório

Fonte: adaptação de Lissauer, 2021.

Respiratório – sinais físicos na doença pulmonar

Processo da doença	Desvio de mediastino	Movimentação torácica	Frêmito	Percussão	Sons respiratórios	Ruídos adventícios	Sinais da voz
Consolidação	Não	Área reduzida, imóvel	Aumentado	Macicez	Brônquicos ou diminuídos	Crepitação	Egofonia*, aumento do sussurro ou pectoriloquia#
Broncoespasmo	Não	Hiperexpansão com limitação do movimento	Normal ou diminuído	Hiper-ressonante	Normais ou diminuídos	Sibilos, crepitações	Normais ou diminuídos
Atelectasia	Desvio em direção à lesão	Reduzida sobre a área	Diminuído	Macicez	Reduzidos ou ausentes	Nenhum ou estertores	Nenhum
Pneumotórax	Tensão desvia a traqueia e PMI para o lado oposto	Reduzida sobre a área	Nenhum	Ressonante, timpânica	Nenhum	Nenhum	Nenhum
Efusão pleural	Desvio para lado oposto	Reduzida sobre a área	Nenhum	Macicez	Nenhum	Fricção, respingo se hemopneumotórax	Nenhum

PMI: ponto de máximo impulso.
*Egofonia está presente quando **e** soa como **a**.
#Pectoriloquia produz um som mais claro mesmo em palavras sussurradas.

Fonte: Dantzker et al., 1986.

Respiratório – tosse: diagnóstico diferencial

Etiologia	Início abrupto	Apenas quando acordado	Secreção amarelada	Resposta a broncodilatador inalado (história)	Resposta aos antibióticos (história)	Resposta aos esteroides (história)	Falência de crescimento	Sibilância	Baqueteamento digital
Asma	+	++	++	+++	+	+++	+	+++	–
Fibrose cística	+	++	++	+	+++	+	++	++	+++
Infecção	+	+	++	–	++	–	+	+	–
Aspiração	+	+	+	+	+	+	++	++	+
DRGE	+	++	–	–	-	+	++	++	–
Corpo estranho	+++	+	++	–	++	+	+	++	+
Hábito	–	+++	–	–	–	–	–	–	–

DRGE: doença do refluxo gastroesofágico.
+++: muito comum e sugere o diagnóstico; ++: comum; +: incomum; –: quase nunca e faz o examinador questionar o diagnóstico.

Fonte: Amos, 2023.

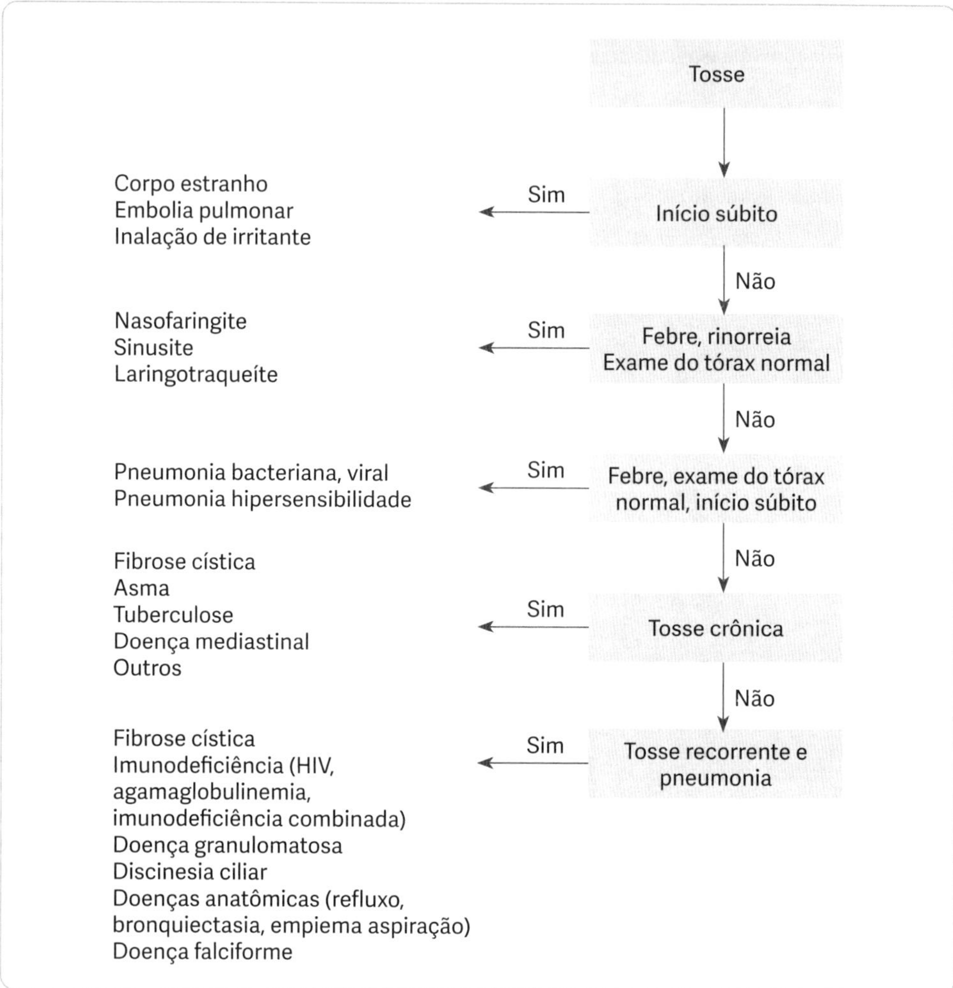

Respiratório – algoritmo do diagnóstico diferencial da tosse

Fonte: Amos, 2023.

Respiratório – sinais de alerta para a tosse

Se *associada* com tosse aguda, severa:
- Hemoptise
- Dispneia, hipoxemia
- Engasgamento

Se *associada* com tosse crônica:
- Falência do crescimento
- Esteatorreia
- Diminuição da tolerância ao exercício
- Baqueteamento digital
- Tosse que se iniciou na infância
- Dispneia
- Atraso do neurodesenvolvimento

Persistência de:
- Tosse por 4 semanas ou mais
- Anormalidades radiológicas, especialmente se assimétricas
- Falência para responder à terapia empírica:
- Antibióticos para infecção presumida
- Broncodilatadores para broncoespasmo presumido

Fonte: Amos, 2023.

Sibilância

Respiratório – aspectos da história da asma como causa de tosse

- Qualquer idade (mesmo bebês)
- A coexistência de alergia aumenta a probabilidade, mas a ausência de alergia não diminui a probabilidade
- Sibilância não precisa estar presente
- ↑ tosse com infecções respiratórias superiores
- ↑ tosse com (e especialmente após) exercício
- ↑ tosse com riso ou choro
- ↑ tosse com exposição ao frio
- ↑ tosse com exposição à fumaça do cigarro
- ↑ tosse noturna
- ↑ tosse e dispneia induzidas por exercício
- Geralmente existe história de resposta dramática a beta-agonistas inalatórios

Fonte: Amos, 2023.

Causas de sibilância na infância

Aguda	Crônica ou recorrente
▪ Doença reativa das vias aéreas ▪ Asma ▪ Asma induzida por exercício ▪ Reação de hipersensibilidade ▪ Anafilaxia ▪ Edema brônquico ▪ Infecção ▪ Inalação de gases irritantes ou material particulado ▪ Pressão venosa pulmonar aumentada ▪ Hipersecreção brônquica ▪ Drogas colinérgicas ▪ Aspiração ▪ Corpo estranho ▪ Aspiração de conteúdo gástrico (refluxo, fístula gastroesofágica tipo H) ▪ Lesão pulmonar associada ao cigarro eletrônico ou *vaping*	▪ Doença reativa das vias aéreas (igual à aguda) ▪ Reações de hipersensibilidade broncopulmonar alérgica ▪ Aspergilose ▪ Colapso dinâmico das vias aéreas ▪ Broncomalácia ▪ Traqueomalácia ▪ Adução de cordas vocais ▪ Compressão das vias aéreas por massa ou vaso sanguíneo ▪ Anel vascular ▪ Artéria inominada anômala ▪ Dilatação da artéria pulmonar (válvula pulmonar ausente) ▪ Cistos brônquicos ou pulmonares ▪ Linfonodos ou tumores ▪ Aspiração ▪ Corpo estranho ▪ Refluxo gastroesofágico ▪ Fístula traqueoesofágica (reparada ou não) ▪ Hipersecreção brônquica ou falha na eliminação das secreções ▪ Bronquite, bronquiectasia ▪ Fibrose cística ▪ Discinesia ciliar primária ▪ Transtorno de imunodeficiência ▪ Vasculite ▪ Linfangiectasia ▪ Deficiência alfa-1-antitripsina ▪ Lesões intrínsecas das vias aéreas ▪ Tumores endobrônquicos ▪ Tecido de granulação endobrônquico ▪ Síndrome de bronquite plástica ▪ Estenose brônquica ou traqueal ▪ Bronquiolite obliterante ▪ Sequelas de displasia broncopulmonar ▪ Sarcoidose ▪ Insuficiência cardíaca congestiva/edema pulmonar

Fonte: Kercsmar, 1994.

Insuficiência respiratória

Causas de insuficiência respiratória

Extratorácica	Intratorácica
Sistema nervoso-metabólico	**Pulmonar**
Hemorragia intracraniana	Obstrução de vias aéreas
Acidose	Lesão parenquimatosa: pneumonia, hemorragia, malformação
Ingestão (ácido acetilsalicílico)	Pneumomediastino, pneumotórax
Cetoacidose (diabetes)	Efusão pleural, empiema
Meningite	Síndrome do desconforto respiratório agudo
Choque/sepse	Trauma da parede torácica
Doença neuromuscular	Embolia pulmonar
Paralisia diafragmática,	Corpo estranho (vias aéreas e esôfago)
Causas psicológicas (ansiedade)	Tumor (cisto, adenoma)
Disfunção da corda vocal	Fibrose cística
Ataques de pânico.	Discinesia ciliar primária
Lesão de vias aéreas superiores	**Cardíaca**
Malacia	Miocardite
Cisto	Cardiomiopatia
Hemangioma	*Shunt* (da esquerda para a direita)
Estenose (glótica ou coanal)	Insuficiência cardíaca congestiva
Papilomatose	Edema pulmonar
Miscelânea	Efusão pericárdica
Massa abdominal, distensão	
Ascite	
Anemia	

Fonte: Stephany, 2023.

Vias aéreas superiores

Respiratório – dor de garganta

- Queixa pediátrica comum.
- A maioria das crianças com dor de garganta tem doença viral.
- Diagnóstico preciso da faringite estreptocócica aguda é fundamental para garantir a prevenção de complicações supurativas e não supurativas graves.
- Complicações infecciosas com risco à vida das infecções orofaríngeas podem se manifestar com: dor na boca, faringite, extensão infecciosa e/ou obstrução das vias aéreas do espaço parafaríngeo.
- Outros sinais de alerta: febre prolongada, presença de "baba", voz abafada, trismo mandibular e dor intensa incessante.
- Diagnósticos não infecciosos devem ser diferenciados da faringite com ou sem lesões orais: tumores sólidos, malignidade hematológica, doença de Kawasaki e outras condições não infecciosas de caráter inflamatório.

Fonte: Yale, 2023.

Respiratório – etiologia da dor de garganta

Infecção

- Bacteriana
- Viral
- Fúngica
- Mucosite neutropênica (flora bucal anaeróbica invasiva)
- Tonsilite
- Epiglotite
- Uvulite
- Traqueíte
- Abscesso peritonsilar
- Abscesso retrofaríngeo (espaço pré-vertebral)
- Angina de Ludwig (espaço submandibular)
- Abscesso e celulite no espaço faríngeo lateral
- Celulite no espaço bucal
- Tireoidite supurativa
- Síndrome de Lemierre (tromboflebite jugular séptica)
- Angina de Vincent (misto de bactéria anaeróbica gengivite-faringite)

Irritação

- Uso de cigarro eletrônico/*vaping*
- Irritantes inalados; ambientais, ocupacionais
- Esofagite por refluxo
- Rinite alérgica
- Toxinas químicas (agentes cáusticos, incluindo produtos químicos de limpeza, detergentes de lavagem de roupas)
- Medicação
- Poluição, poluentes aéreos
- Ar quente, seco
- Líquidos, alimentos quentes
- Grito

Outros

- Tumores, incluindo sarcoma de Kaposi, leucemia
- Sarcoidose
- Neuralgia glossofaríngea
- Corpo estranho
- Doença de Behçet
- Kawasaki
- Hematoma
- Lúpus eritematoso sistêmico
- Síndrome de febre periódica, estomatite aftosa, faringite, adenite cervical (PFAFA)

PFAFA: febres periódicas com estomatite aftosa, faringite e adenite.
Fonte: Yale, 2023.

Respiratório – diagnóstico de faringite

Sugestiva de faringite por *Streptococcus* do grupo A

- Início súbito
- Dor de garganta
- Febre > 38 °C
- Cefaleia
- Náusea, vômitos e dor abdominal
- Eritema da faringe e das tonsilas
- Exsudatos discretos irregulares
- Aumento de gânglios cervicais anteriores sensíveis
- Idade entre 3 e 15 anos
- Apresentação no inverno ou início da primavera
- História de exposição
- Escarlatina

Sugestiva de faringite de etiologia viral

- Conjuntivite
- Coriza
- Tosse
- Rouquidão
- Diarreia
- Lesões exulceradas discretas
- Mialgia
- *Rash* viral típico
- Linfadenopatia generalizada cervical posterior
- Hepatoesplenomegalia
- *Rash* por ampicilina (vírus Epstein-Barr)

Fonte: Yale, 2023.

Otites

Otalgia: dor por processo patológico na orelha externa, média ou interna ou que se refere a outra estrutura do ouvido.
A otite média aguda (OMA) é a causa mais comum de otalgia em crianças. Pelo menos 80% das crianças experimentarão um ou mais episódios de OMA nos primeiros 3 anos de vida.
A segunda causa é a otite externa, seguida por dermatite e infecções do pavilhão auricular

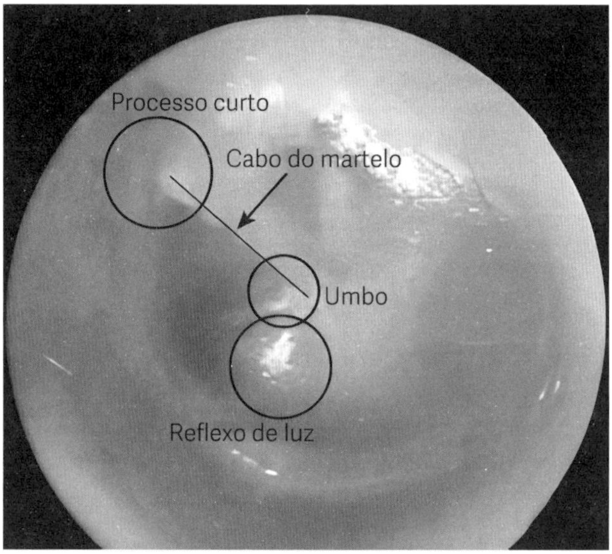

Otites

Diagnóstico diferencial de doenças da orelha média

Doenças	Clínica
Otite média aguda	Membrana timpânica imóvel que pode estar abaulada, hiperemiada e/ou opaca.
Miringite bolhosa	Membrana timpânica com bolhas serosas ou hemorrágicas, dor mais importante que a otite média aguda.
Mastoidite	Sensibilidade e eritema sobre a mastoide com processo de periostite; sem destruição das trabéculas ósseas.
Osteíte mastoidite aguda	Destruição de trabéculas ósseas; macicez e eritema sobre o processo mastoide associado ao deslocamento externo do pavilhão auricular.
Granulomatose	Grave vasculite necrosante; lesões granulomatosas destrutivas e ulcerativas da parte do trato respiratório superior e inferior com poliangeíte.
Histiocitose de células de Langerhans	Disfunção hipofisária, exoftalmia, dermatite com seborreia e lesões ósseas; se lesões ósseas envolvem a orelha, o paciente apresenta macicez da mastoide e otorreia.

Fonte: Palyer, 2023.

Diagnóstico diferencial das doenças do canal auditivo

Otite externa aguda	Conduto com exsudato esbranquiçado a esverdeado. Vermelhidão difusa, edema e dor no conduto; muitas vezes com macicez na pina.
Otite externa necrotizante (maligna). Osteomielite do crânio.	Inchaço e vermelhidão graves e rapidamente progressivos do pavilhão auricular; o pavilhão auricular pode estar deslocado lateralmente; fatores de risco incluem diabetes *mellitus*, imunodeficiência congênita ou adquirida, neutropenia grave.
Dermatites *Eczema* *Contato* *Seborreia* *Psoríase*	História de atopia, presença de lesões em outros locais; as lesões são escamosas, vermelhas, pruriginosas e exsudativas. Histórico de uso cosmético ou exposição a irritantes; as lesões são escamosas, vermelhas, pruriginosas e exsudativas. Dermatite escamosa, vermelha e papular; couro cabeludo pode ter escamas grossas e amarelas. História ou presença de psoríase em outro local; pápulas eritematosas que se fundem em espessas placas brancas.
Celulite	Hiperemia difusa, macicez e edema da pina.
Furúnculos	Hiperemia, pápulas maciças em áreas com folículos pilosos (terço distal do canal auricular externo).
Cisto periauricular infectado	Lesões discretas e palpáveis; história de edema anterior no mesmo local; pode ocorrer celulite obscurecendo a estrutura cística.
Picada de insetos	História de exposição; lesões hiperemiadas, pápulas macias.
Herpes-zóster ótico	Lesões vesiculares dolorosas no canal auditivo e na membrana timpânica, perda auditiva, vestibulite; adição de paralisia do sétimo nervo craniano – síndrome de Ramsay Hunt.
Pericondrite	Inflamação da cartilagem, geralmente secundária à celulite.
Policondrite recorrente	Episódios recorrentes, envolve outras cartilagens (nariz).
Granulomatose com poliangeíte	Febre, perda de peso, manifestações respiratórias e/ou renais.
Tumores incluindo histiocitose de células de Langerhans	Massa palpável, destruição das estruturas ao redor.
Corpo estranho	Corpo estranho pode causar trauma secundário ao canal auditivo ou propiciar uma infecção do canal auditivo.
Trauma	Hematomas e edema do ouvido externo; pode haver sinais de fratura da base do crânio (otorreia de fluido cerebrospinal, hemotímpano).

Fonte: Palyer, 2023.

Otoscopia na otite média aguda e otite média com efusão

Características	Achados normais	Otite média aguda	Otite média com efusão	Comentários
Cor	Cinza a rosa	Frequentemente hiperemiada pela inflamação; amarelo para branco se líquido purulento atrás da membrana timpânica.	Geralmente cinza a rosa, mas ainda pode ser amarelo ou branco; sem hiperemia.	Variação de cor interobservador é alta: pode ocorrer hiperemia com o choro.
Aparência	Translúcida	Opaca	Translúcida ou opaca	A opacidade é causada por fluido opaco ou por cicatrizes da membrana timpânica.
Posição	Neutra	Fluido sob pressão produz abaulamento da membrana timpânica; marcos ósseos podem ser distorcidos e o reflexo luminoso, perdido.	Não abaulado; pode ser retraído.	
Mobilidade	A membrana timpânica move-se livremente.	Mobilidade para pressão positiva e negativa reduzida.	Mobilidade para pressão positiva e negativa reduzidas.	
Outros achados		Perfuração com otorreia		

Fonte: Palyer, 2023.

A

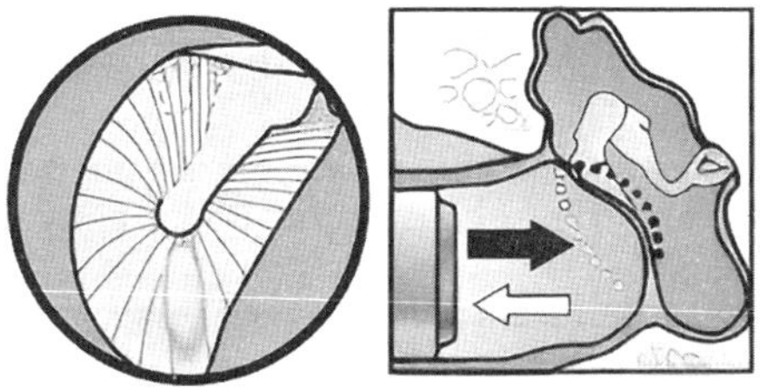

Normal
Posição: neutra
Cor: normal
Transluscência: translucente
Mobilidade: move-se rapidamente com ligeira pressão positiva e negativa

B

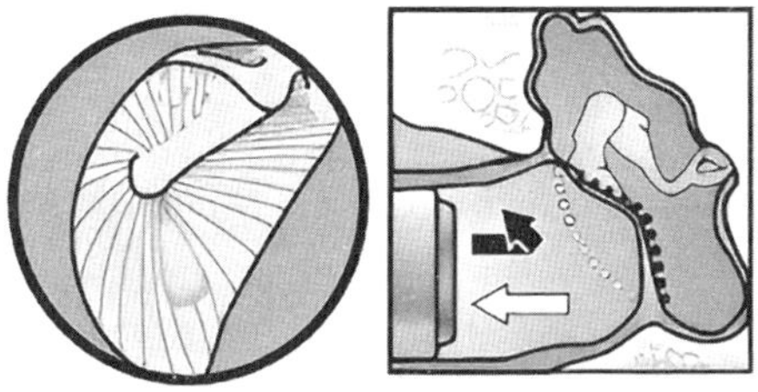

Pressão negativa na OM
Posição: retraída
Cor: normal
Transluscência: translucente
Mobilidade: move-se somente quando aplicada pressão negativa

C

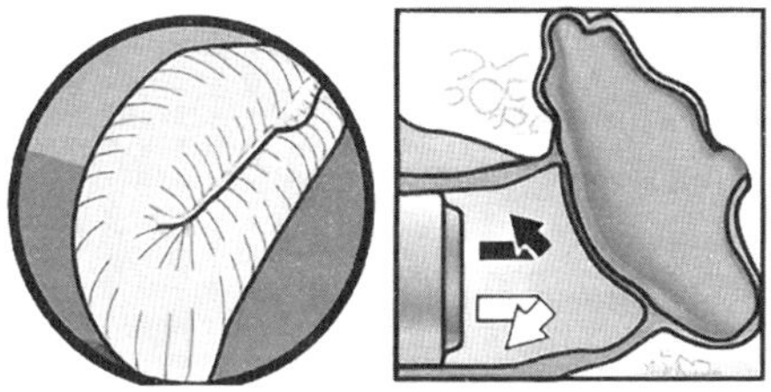

Otite média aguda
Posição: abaulada e protuberante
Cor: hiperemiada (pode ser rosa, branco ou amarelo)
Transluscência: opaco
Mobilidade: ruim tanto para pressão positiva como negativa

D

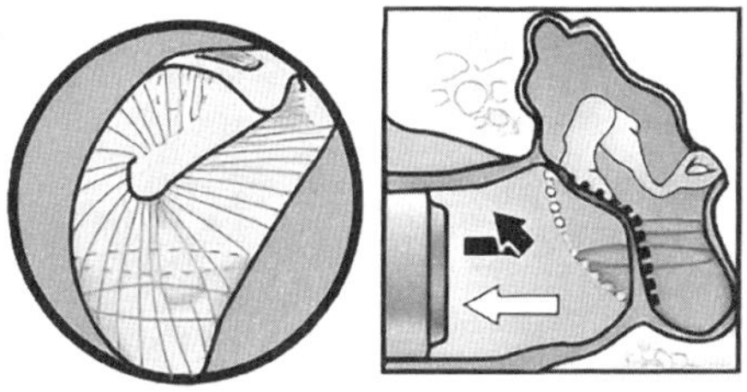

Nível fluido
Posição: retraída
Cor: amarela ou âmbar
Transluscência: translucente
Mobilidade: a mesma que com alta pressão negativa, mas nível fluido e bolhas mudam com pressão aplicada

E

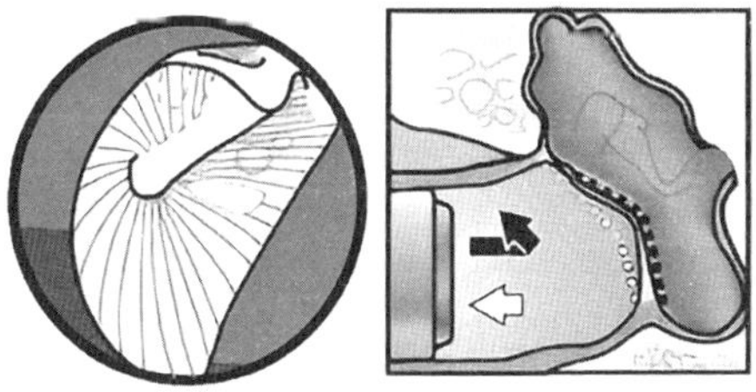

Otite média com efusão
Posição: geralmente retraída
Cor: branca (ou amarela ou azul)
Transluscência: opaca (pode ser translúcida)
Mobilidade: ruim para pressão tanto positiva como negativa

F

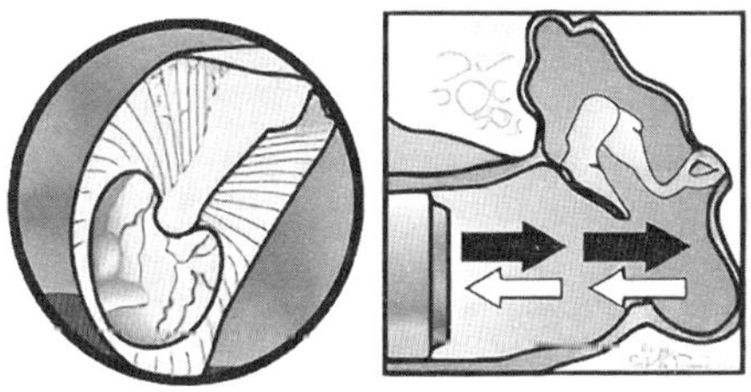

Perfuração (ou tuba de timpanostomia patente)
Posição: neutra ou retraída
Cor: branca, rosa, vermelha ou normal
Transluscência: translúcida ou opaca
Mobilidade: nenhuma

Condições comuns da orelha média avaliadas com otoscopia (A-F)

Sumário e sinais de alerta de otalgia

O exame cuidadoso do pavilhão auricular, do conduto auditivo externo e da membrana timpânica pode identificar a maioria das causas de otalgia.
Uma vez que as crianças pequenas podem ter dificuldade em localizar onde sentem dor, os médicos devem suspeitar fortemente de doenças do ouvido em qualquer bebê ou criança em idade pré-escolar com febre, irritabilidade ou IVAS.
Embora a maioria das condições que causam otalgia respondam prontamente à terapia, o médico deve estar ciente dos seguintes sinais de alerta associados a estas condições:

- Pavilhão auricular deslocado lateralmente (otite externa maligna, osteíte da mastoide).
- Sensibilidade mastóidea (osteíte mastóidea).
- Membrana timpânica perfurada.
- Tumor com aspecto de pérola na membrana timpânica (colesteatoma).
- Cefaleia subaguda, meningismo e estado mental alterado (perturbação cerebral, abcesso, empiema subdural ou epidural).

IVAS: infecção de vias aéreas superiores.
Fonte: Palyer, 2023.

Triagens audiológicas

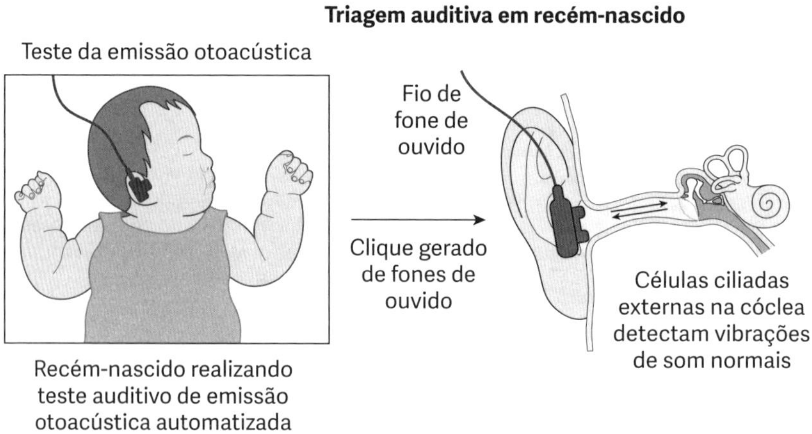

Vantagens:
- Simples e rápido de executar, embora seja afetado pelo ruído ambiente.
- Indicado para examinar todos os bebês.

Desvantagens:
- Não detecta neuropatia auditiva com a função do nervo auditivo ou do cérebro não testados.
- Taxa relativamente alta de falsos positivos nas primeiras 24 horas após o nascimento, pois o vérnix ou o líquido amniótico ainda estão presentes no canal do ouvido.
- Não é um teste de audição, mas um teste de função coclear.

Teste de emissão otoacústica – triagem auditiva neonatal

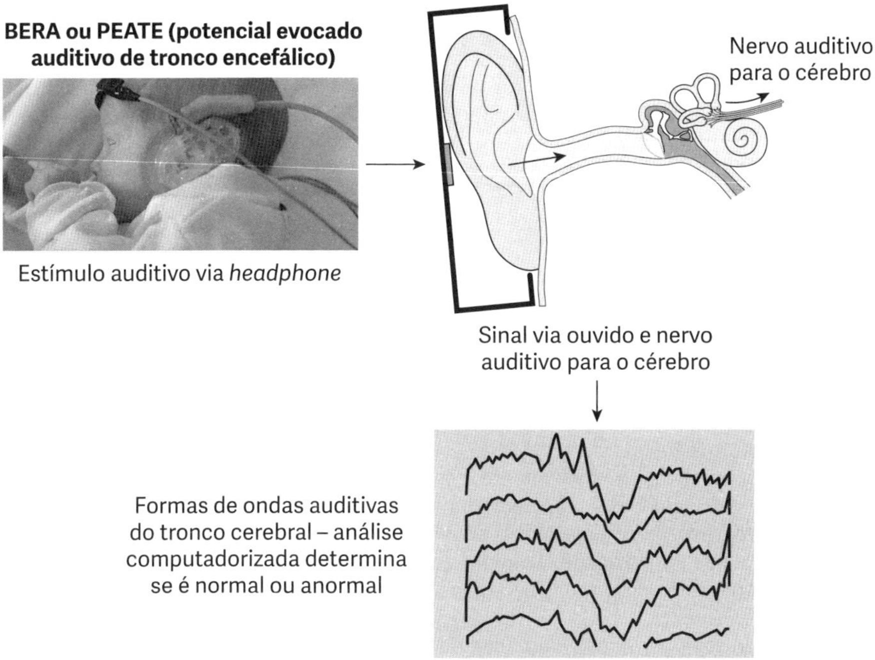

Vantagens:

- Tria as vias auditivas do ouvido ao tronco cerebral.
- Baixa taxa de falsos positivos.
- Indicado se não houver resposta clara à emissão otoacústica ou se houver fatores de risco para hipoacusia.

Desvantagens:

- Afetado pelo movimento, por isso os bebês precisam dormir ou ficar muito quietos, o que consome muito tempo.
- Equipamento informatizado complexo, mas móvel.
- Requer eletrodos aplicados na cabeça do bebê, o que pode não agradar aos pais.

Fonte: adaptação de Lissauer e Carroll, 2021.

Alto risco para perda auditiva

- Perda auditiva congênita em primo ou parente mais próximo
- Níveis de bilirrubina ≥ 20 mg/dL
- Rubéola congênita ou outra infecção intrauterina não bacteriana
- Defeitos da orelha, nariz ou garganta
- Peso de nascimento ≤ 1,500 g
- Múltiplos episódios de apneia
- Exsanguineotransfusão
- Meningite
- Apgar de 5 minutos ≤ 5
- Circulação fetal persistente (hipertensão pulmonar primária)
- Tratamento com drogas ototóxicas (p. ex., aminoglicosídeo e diuréticos de alça)

Fonte: Boques e Levine, 2023.

Deficiência auditiva

Perda auditiva neurossensorial

- Geralmente está presente no nascimento e é irreversível.
- Em neonatos, pode ser identificada pela triagem auditiva do recém-nascido.
- Na perda auditiva severa, é necessária a amplificação precoce com aparelhos auditivos ou implantes cocleares para o desenvolvimento da fala e linguagem ideais.
- Professores peripatéticos de apoio às crianças surdas com deficiência auditiva significativa.

Perda auditiva condutiva

- Geralmente ocorre por doença da orelha média, muitas vezes otite média secretora crônica.
- Geralmente é leve ou moderada e transitória.
- Considerar balões de insuflação nasal, inserção de tubos de aeração com ou sem a remoção de adenoides se não resolver.

Fonte: adaptação de Lissauer e Carroll, 2021.

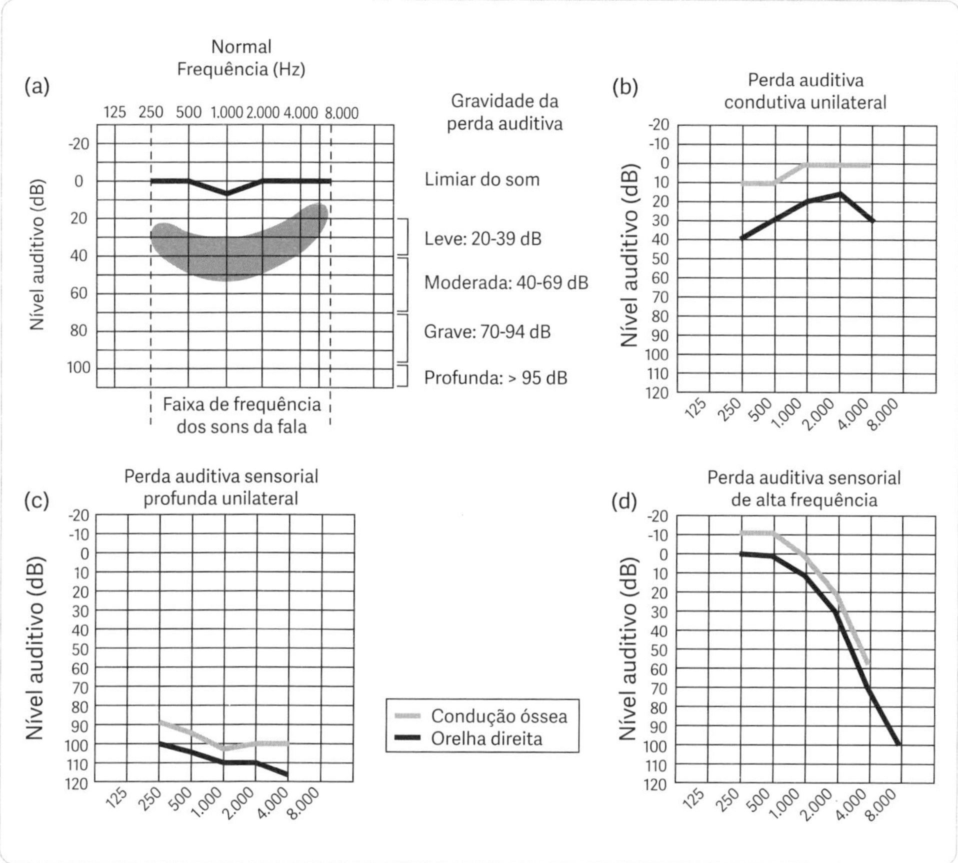

Audiogramas

(a) Audiograma mostrando audição normal e volume da fala normal (área cinza). As consoantes são sons de alta frequência, enquanto as vogais são sons de baixa frequência.
(b) Audiograma mostrando perda auditiva condutiva unilateral do ouvido direito. Há uma perda auditiva de 30 a 40 dB.
(c) Audiograma mostrando perda auditiva neurossensorial profunda unilateral.
(d) Audiograma mostrando perda auditiva neurossensorial unilateral de alta frequência.

Fonte: adaptação de Lissauer e Carroll, 2021.

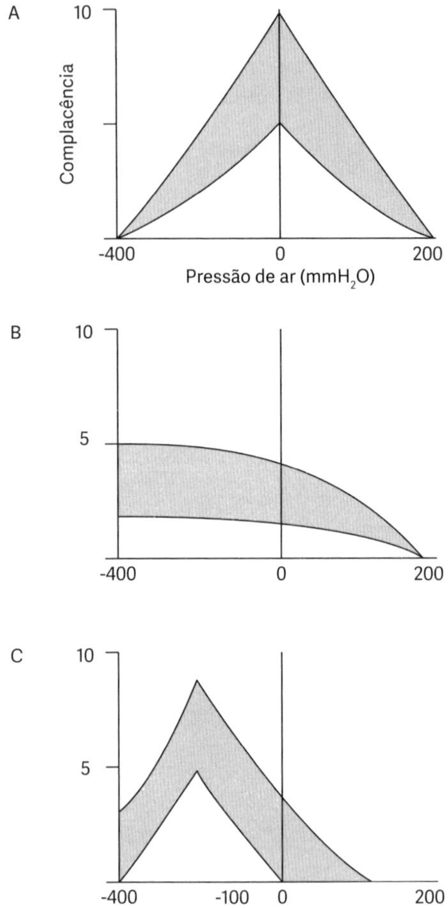

Timpanogramas de Jerger

A. Timpanograma tipo A.
B. Timpanograma tipo B.
C. Timpanograma tipo C.
Fonte: Kliegman et al., 2004.

Causas, história natural e tratamento da perda auditiva

	Sensorial	Condutiva

Causas	▪ Genética: causa 80% da perda auditiva congênita em países de alta renda
	▪ Causas pré-natais e perinatais:
	  ▪ Infecção congênita (citomegalovírus congênito)
	  ▪ Prematuridade
	  ▪ Hiperbilirrubinemia
	▪ Pós-natal:
	  ▪ Meningite/encefalite
	  ▪ Ferimento na cabeça
	  ▪ Medicamentos (aminoglicosídeos e furosemida)
	  ▪ Distúrbios neurodegenerativos
		▪ Otite média secretora crônica: causa mais comum
		▪ Disfunção da trompa de Eustáquio – as causas incluem:
		  ▪ Síndrome de Down
		  ▪ Fenda palatina
		  ▪ Sequência de Pierre Robin
		  ▪ Hipoplasia médio-facial
		▪ Hipoplasia do conduto auditivo externo e, raramente, cera no conduto auditivo externo
		▪ Perfuração da membrana timpânica

Perda auditiva	▪ Unilateral ou bilateral, em algumas ou todas as frequências. ▪ Pode ser perda auditiva profunda (> 95 dB). ▪ Unilateral ou bilateral, geralmente frequências baixas a médias, leves ou moderadas (perda auditiva < 60 dB). ▪ A condução aérea e óssea é reduzida e o timpanograma é normal.	▪ Unilateral ou bilateral. Geralmente frequências baixas a médias, leves ou moderadas (perda auditiva < 60 dB). ▪ A condução óssea é normal e o timpanograma é anormal (plano ou negativo).
História natural	▪ Não melhora e pode progredir.	▪ Autolimitada, pode recorrer ou flutuar. Permanente se causada por malformação da orelha externa ou média.
Tratamento	▪ Amplificação usando aparelhos auditivos de condução aérea ou implantação coclear; raramente fornecem ajuda para perdas unilaterais em crianças.	▪ Balões de insuflação nasal conservadores, amplificação com aparelho auditivo de condução óssea ou cirurgia para tubo de timpanostomia (TV) e adenoidectomia (se impedir a descarga de derrame da trompa de Eustáquio).

Fonte: adaptação de Lissauer e Carroll, 2021.

Aparelho cardiovascular

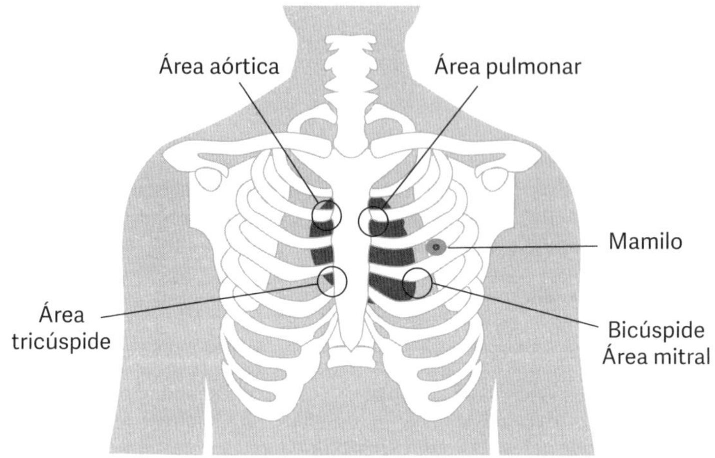

Ausculta precordial para áreas das valvas cardíacas

Avaliação do sistema cardiovascular
Exame periférico
Observar: ▪ Características faciais sugestivas de síndrome ▪ Baqueteamento digital, cianose na língua ▪ Unhas para hemorragias em estilhaços da endocardite ▪ Tempo de enchimento capilar ▪ Saturação de oxigênio a ser monitorada
Pulsos
Avaliar: ▪ Ver pulsos para a faixa etária ▪ Ritmo – é normal ocorrer variação da frequência cardíaca com a respiração ("arritmia sinusal") ▪ Volume e caráter – reduzido na insuficiência circulatória ou estenose aórtica; aumentado nos estados de alta produção (estresse, anemia); entrando em colapso em canal arterial patente, regurgitação aórtica ▪ Pressão arterial.
Inspeção do tórax
Observar: ▪ Frequência respiratória para taquipneia ▪ Dificuldade respiratória ▪ Protuberância precordial causada por aumento cardíaco ▪ Cicatrizes de cirurgia ▪ Impulso ventricular visível se fino, circulação hiperdinâmica ou hipertrofia ventricular esquerda

(continua)

Avaliação do sistema cardiovascular (*continuação*)

Palpação

Sentir:
- Regurgitação da hipertrofia ventricular, p. ex., na borda esternal esquerda inferior da hipertrofia ventricular direita
- Excitação – sopro palpável no tórax e na artéria carótida (estenose aórtica)
- Batimento apical no 4º ao 5º espaço intercostal, na linha hemiclavicular – mas não palpável em alguns casos de bebês normais, crianças com sobrepeso ou dextrocardia; deslocado e aumentado com hipertrofia ventricular esquerda
- Hepatomegalia por insuficiência cardíaca congestiva
- A percussão do contorno cardíaco raramente é útil na criança; a percussão das margens do fígado pode ser útil

Ausculta

Sons cardíacos
Escutar:
- Desdobramento da segunda bulha – em geral é facilmente audível e é normal
- Divisão fixa da segunda bulha cardíaca – nos defeitos do septo atrial
- Terceira bulha cardíaca na área mitral – normal em crianças pequenas

Sopros cardíacos
Observação:
- Tempo: sistólico/diastólico/contínuo
- Duração – média (ejeção) sistólica/pansistólica
- Terceira bulha cardíaca na área mitral é normal em crianças pequenas
- Classificação da intensidade dos murmúrios
- Local de intensidade máxima

Ouvir a radiação:
- Para o pescoço na estenose aórtica
- Para trás na coarctação da aorta ou estenose pulmonar

Fonte: adaptação de Lissauer e Carroll, 2021.

Frequência de pulso normal em crianças em repouso

Idade	Batidas/minuto
< 1 ano	110-160
2-5 anos	95-150
5-12 anos	80-120
> 12 anos	60-100

Características da insuficiência cardíaca em bebês:

- Alimentação deficiente/crescimento deficiente
- Sudorese
- Taquipneia
- Taquicardia
- Ritmo de galope
- Cardiomegalia
- Hepatomegalia

Desdobramento da segunda bulha cardíaca

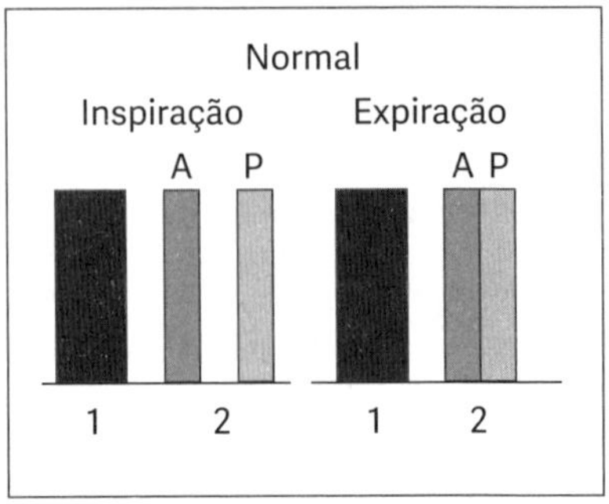

É facilmente detectado na criança (A se deve ao fechamento da válvula aórtica, P é o fechamento da válvula pulmonar).

Características do sopro significativo:

- Conduzido em todo o precórdio
- Alto
- Exitação (igual a sopro de grau 4-6)
- Qualquer sopro diastólico
- Acompanhado por outros sintomas ou sinais cardíacos anormais

Sistema cardiovascular

Fonte: adaptação de Lissauer e Carroll, 2018.

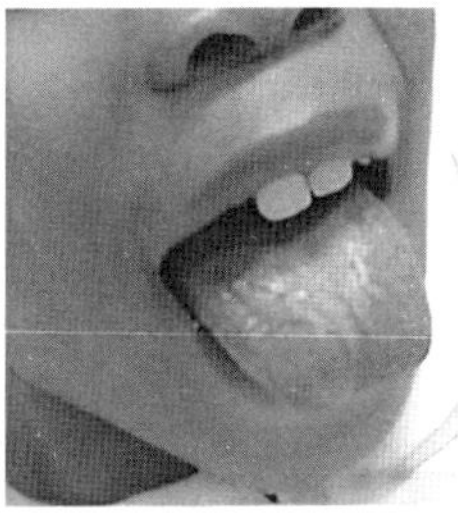

A cianose é a descoloração azulada, mais bem observada debaixo da língua. É causada por dessaturação da hemoglobina.

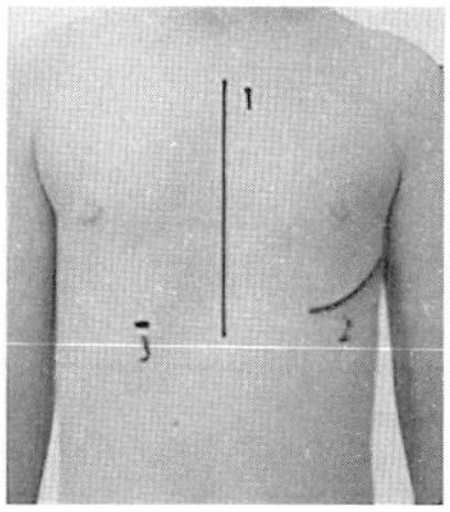

As cicatrizes a serem observadas incluem mediana (1) e cicatrizes de toracotomia lateral esquerda (2), bem como locais de drenos (3).

Locais para palpar pulso e frequência cardíaca em crianças normais

Normal	Pulso palpável	Batimentos/ minuto
Neonato	Femoral	100-160
Lactente	Femoral ou braquial	80-140
Pré-escolar	Braquial	80-110
Escolar	Braquial ou radial	70-100
Adolescente	Radial	60-90

Classificação da intensidade dos sopros	
1	Ouvido por um especialista em sala silenciosa
2	Murmúrio suave
3	Murmúrio ouvido facilmente
4	Murmúrio ouvido facilmente + excitação
5	Murmúrio por todo o precórdio + excitação
6	Audível sem estetoscópio

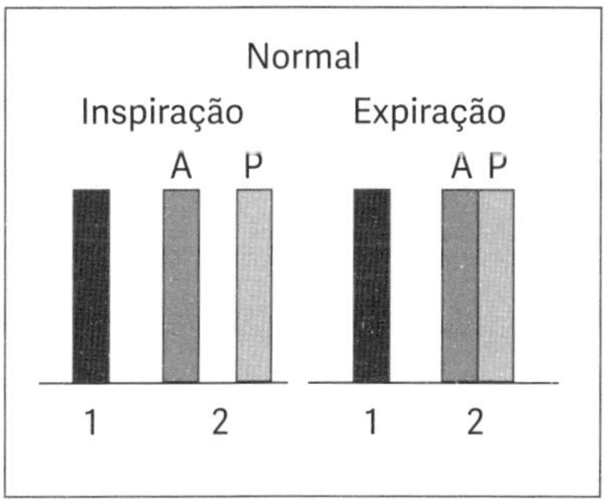

A 2ª bulha cardíaca é observada na inspiração (A: indica o fechamento da válvula aórtica, P é o fechamento de válvulas pulmonares).

Características dos sopros

Sopros inocentes
- Assintomáticos
- Suaves, assoprando, murmurando
- Somente sistólicos
- Borda esternal esquerda
- Além disso, sons cardíacos normais
- Sem excitação paraesternal
- Sem irradiação

Sopros significativos
- Audíveis em todo o precórdio
- Altos
- Excitação (igual a sopro grau 4-6)
- Qualquer sopro diastólico
- Outros sinais cardíacos normais

(continua)

(continuação)

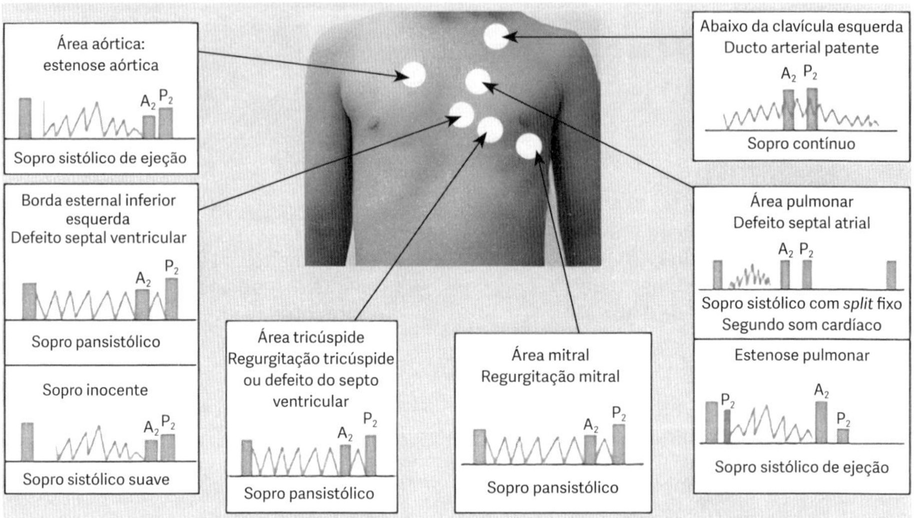

Ausculta de sopros cardíacos: localização e características dos sopros cardíacos em diferentes áreas do precórdio.

Doença cardíaca congênita é mais comum em crianças com outras anomalias congênitas ou doenças genéticas, p. ex., síndromes de Down ou Turner.

As características da insuficiência cardíaca em bebês incluem: má alimentação, crescimento deficiente, sudorese, taquipneia, taquicardia, ritmo de galope, cardiomegalia, hepatomegalia.

Avaliação do sistema cardiovascular na criança

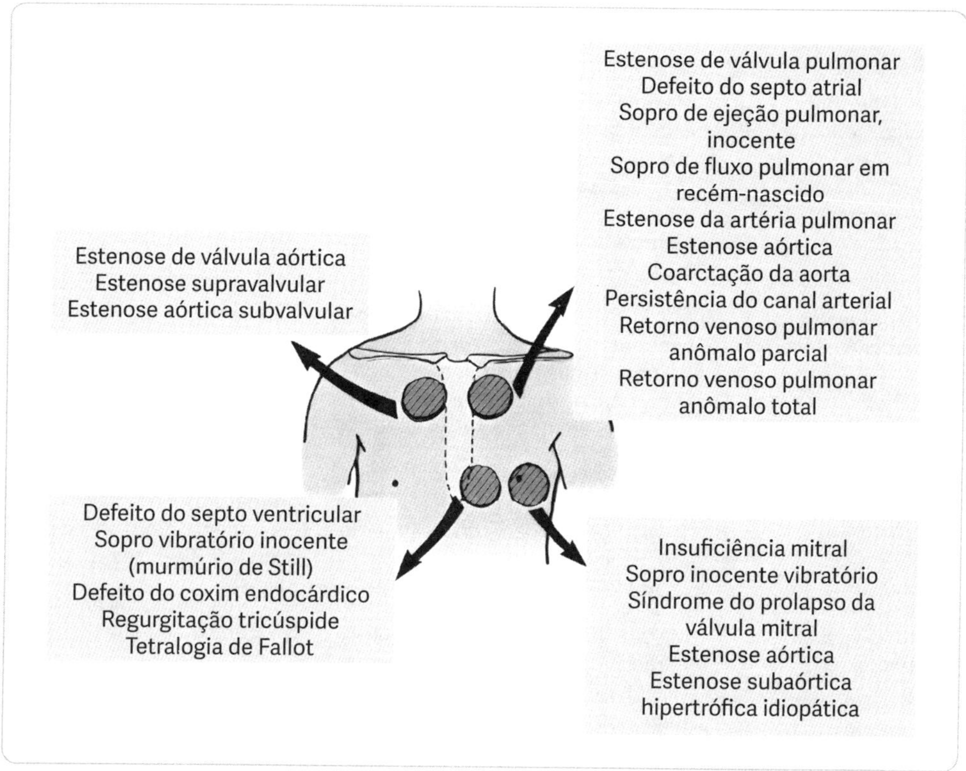

Locais em que certos sopros sistólicos são mais facilmente auscultados

Fonte: Park, 2014.

Sopros cardíacos inocentes na criança

Tipo	Descrição	Faixa etária
Sopro vibratório clássico (sopro de Still) (sistólico)	Máximo na borda esternal média esquerda ou entre a borda esternal inferior esquerda e o ápice Grau 2-3/6 em intensidade Vibratório de baixa frequência, "corda vibrante", gemido, guincho ou musical	3 a 6 anos Ocasionalmente na infância
Sopro de ejeção pulmonar (sistólico)	Máximo na borda esternal superior esquerda Precoce a mesossistólico Grau 1-3/6 em intensidade Soprando em qualidade	8 a 14 anos
Sopro de fluxo pulmonar do recém-nascido (sistólico)	Máximo na borda esternal superior esquerda Transmite bem para tórax esquerdo e direito, axila e costas Grau 1-2/6 em intensidade	Recém-nascidos prematuros e a termo. Geralmente desaparece por volta dos 3 a 6 meses de idade
Zumbido venoso (contínuo)	Máximo nas áreas supraclavicular e infraclavicular direita (ou esquerda) Grau 1-3/6 em intensidade Inaudível na posição supina A intensidade muda com a rotação da cabeça e a compressão da veia jugular	3 a 6 anos
Sopro carotídeo (sistólico)	Área supraclavicular direita e sobre as carótidas Grau 2-3/6 em intensidade Sopro turbulento na ausculta da carótida	Qualquer idade

Fonte: Park, 2014.

Causas de sopro cardíaco por idade

Neonatos*	Lactentes	Crianças mais velhas
▪ Patência transitória do canal arterial ▪ Estenose pulmonar periférica ▪ Cardiopatia congênita cianótica ▪ Obstrução valvar congênita ▪ Malformação arteriovenosa (SNC, hepática, pulmonar) ▪ Anemia ▪ Isquemia miocárdica relacionada à asfixia (insuficiência transitória de tricúspide ou insuficiência de mitral) ▪ Hipertensão pulmonar	▪ Doença cardíaca congênita (derivação E→D ou derivação D→E)† ▪ Sopros de ejeção (normal) ▪ Anemia ▪ Malformação arteriovenosa ▪ Endocardite infecciosa ▪ Doença de Kawasaki ▪ Síndrome de Hunter ▪ Síndrome de Hurler ▪ Síndrome de Fabry	▪ Obstrução valvar congênita ▪ Sopros de ejeção (normal) ▪ Doença cardíaca congênita reparada ▪ Anemia ▪ Prolapso da válvula mitral ▪ Zumbido venoso ▪ Endocardite infecciosa ▪ Febre reumática ▪ Síndrome de Marfan ▪ Válvulas protéticas ▪ Cardiomiopatia obstrutiva (hipertrófica) (estenose subaórtica) ▪ Sopro carotídeo ou abdominal ▪ Tumor (mixoma atrial) ▪ Tireotoxicose ▪ Lúpus eritematoso sistêmico ▪ Fricção pericárdica

CIA: comunicação interatrial; CIV: comunicação interventricular; D: direita; E: esquerda; IM: insuficiência mitral; IT: insuficiência tricúspide; PCA: persistência do canal arterial; SNC: sistema nervoso central; TEA: taquicardia ectópica atrial.

*Causas comuns de doença cardíaca congênita em bebês com baixo peso ao nascer incluem: PCA, CIV, tetralogia de Fallot, coarctação da aorta interrompida, síndrome do coração esquerdo hipoplásico, heterotaxia e dextrotransposição das grandes artérias, nesta ordem.
Causas comuns de doença cardíaca congênita em bebês a termo incluem CIV, dextrotransposição das grandes artérias, tetralogia de Fallot, coarctação da aorta, estenose pulmonar, síndrome do coração esquerdo hipoplásico e PCA; outras causas representam uma porcentagem menor.
†As porcentagens relativas de lesões cardíacas congênitas são CIV (25-30%); TEA (6-8%); PDA (6-8%); coarctação de aorta (5-7%); tetralogia de Fallot (5-7%); estenose valvar pulmonar (5-7%); estenose da valva aórtica (5-7%); dextrotransposição de grandes artérias (3-5%); e ventrículo esquerdo hipoplásico, *truncus arteriosus*, retorno venoso anômalo total, atresia tricúspide, ventrículo único e saída dupla do ventrículo direito, representando 1-3% cada. Outras lesões mais complexas (p. ex., formas de heterotaxia) juntas representam 5-10% de todas as lesões.

Fonte: Pelech, 2023.

Sopros cardíacos: sinais de alerta!

- Os sopros (turbulências audíveis do fluxo sanguíneo) podem ser causados por problemas cardíacos ou por lesões não cardíacas. Podem ser congênitos ou adquiridos.
- Sopros cardíacos nos neonatos assintomáticos são frequentemente transitórios, como resultado da mudança da hemodinâmica da circulação transicional entre vida fetal e neonatal.
- A maioria dos sopros em todas as idades não é causada por doença cardíaca e não está associada a sintomas ou aumento do risco de doença.
- Os sinais de alerta no período neonatal incluem cianose ou insuficiência cardíaca, com ou sem a presença de outras anomalias ou síndromes congênitas como a trissomia do 21.
- As síndromes geralmente se manifestam com múltiplas anomalias, incluindo aquelas que envolvem os sistemas cardiovascular, gastrintestinal e sistema nervoso central.
- No período neonatal, deve-se considerar lesões dependentes do ducto, nas quais o fluxo sanguíneo sistêmico (como arco aórtico interrompido, síndrome do coração esquerdo hipoplásico) ou o fluxo sanguíneo pulmonar (como na atresia pulmonar) ocorre através do canal arterial patente.
- Deterioração repentina, com cianose ou insuficiência cardíaca com aumento da acidose metabólica e redução no sopro, sugere fechamento do canal arterial.
- Outra condição para ficar atento é o sopro associado a uma lesão por malformação arteriovenosa, como a malformação da veia cerebral de Galeno, que se manifesta com insuficiência cardíaca e sopro craniano. Finalmente, retorno venoso com obstrução total pode ser confundido com a persistência da circulação fetal ou infecções pulmonares, e pode ser difícil estabelecer o diagnóstico. O retorno venoso anômalo total está associado a valores fixos, cianose profunda ($PaO_2 < 35$ mmHg), congestão venosa pulmonar grave e um coração radiograficamente pequeno.
- Sopros adquiridos ou sintomáticos que mudam de qualidade devem sugerir febre reumática aguda ou recorrente ou endocardite infecciosa. Sintomas sistêmicos e sinais periféricos associados a esses distúrbios são sugestivos do diagnóstico. Artrite (associada a doença como febre reumática ou induzida por complexos imunes da endocardite), febre, anemia, leucocitose, manifestações cutâneas (eritema marginado e nódulos subcutâneos na febre reumática; nódulos de Osler, lesões de Janeway, petéquias e hemorragias em estilhaços na endocardite infecciosa) e evidência de antecedentes de infecção (anticorpos estreptocócicos) ou infecção atual (cultura de sangue ou PCR positivos) ajudam a identificar a natureza da doença cardíaca adquirida.
- Finalmente, os sopros cardíacos num coração normal podem ser causados por alterações hemodinâmicas como anemia grave ou tireotoxicose.

Fonte: Pelech, 2023.

Diagnóstico na crise inicial ou recorrente de febre reumática (critérios de Jones)

Critérios maiores	Critérios menores	Evidências sobre antecedentes de infecção estreptocócica do grupo A
▪ Cardite ▪ Poliartrite ▪ Eritema *marginatum* ▪ Nódulos subcutâneos ▪ Coreia	*Aspectos clínicos* ▪ Artralgia ▪ Febre *Aspectos laboratoriais* ▪ Provas de fase aguda elevada ▪ Taxa de sedimentação de eritrócitos ▪ Proteína C-reativa ▪ Intervalo P-R prolongado	▪ Cultura da amígdala ou teste rápido de antígeno estreptocócico positivos ▪ Título de anticorpos estreptocócicos elevado ou crescente

1. *Crise inicial*: duas manifestações maiores, ou uma manifestação maior e duas menores, além de evidência de infecção recente pelo estreptococo do grupo A. *Crise recorrente*: duas manifestações maiores, ou uma maior e duas menores, ou três menores (estas últimas apenas no grupo da população de risco moderado/alto), além de evidências de infecção recente pelo estreptococo do grupo A.
2. *População de baixo risco*: definida como incidência de febre reumática aguda < 2 por 100.000/por ano em crianças em idade escolar, ou prevalência de doença reumática cardíaca < 1 por 1.000 habitantes em todas as idades. População de risco moderado/alto: é definida como incidência de febre reumática aguda > 2 por 100.000/ano em crianças em idade escolar, ou prevalência de doença reumática cardíaca > 1 por 1.000 habitantes.
3. Cardite passou a ser definida como clínica e/ou subclínica (valvulite ecocardiográfica).
4. Artrite (maior) refere-se apenas à poliartrite em pacientes de populações de baixo risco, mas também a monoartrite ou poliartralgia em grupos de populações de risco moderado/alto.
5. Critérios menores para populações de risco moderado/alto somente incluem monoartralgia (poliartralgia para pacientes de populações de baixo risco), febre > 38 °C (> 38,5 °C em populações de baixo risco), velocidade de hemossedimentação > 30 mm/h (> 60 mm/h em grupos de populações de baixo risco).

Fonte: Gewitz et al., 2015.

Pressão arterial/hipertensão arterial

Indicações para aferição da pressão arterial antes dos 3 anos de idade

Histórico neonatal	▪ Prematuros < 32 semanas ▪ Muito baixo peso ao nascer ▪ Cateterismo umbilical ▪ Outras complicações no período neonatal requerendo internação em UTI
Doenças cardíacas	▪ Cardiopatia congênita (corrigida ou não)
Doenças renais	▪ ITU de repetição ▪ Hematúria ou proteinúria ▪ Doença renal conhecida ▪ Malformação urológica ▪ História familiar de doença renal congênita
Transplantes	▪ Órgãos sólidos ▪ Medula óssea
Outros	▪ Neoplasia ▪ Tratamento com drogas que sabidamente aumentam a PA ▪ Outras doenças associadas à hipertensão (neurofibromatose, esclerose tuberosa, anemia falciforme etc.) ▪ Evidência de aumento da pressão intracraniana

ITU: infecção do trato urinário; PA: pressão arterial; UTI: unidade de terapia intensiva.
Fonte: SBP, 2019a.

Manguitos para pressão arterial nas faixas etárias

Máxima circunferência do braço (cm)	Denominação do manguito	Largura do manguito (cm)	Comprimento da bolsa (cm)
10	Recém-nascido	4	8
15	Criança	6	12
22	Infantil	9	18
26	Adulto pequeno	10	24
34	Adulto	13	30
44	Adulto grande	16	38
52	Coxa	20	42

Fonte: National High Blood Pressure Education Program Working Group on High Blood Pressure in Children and Adolescents, 2004.

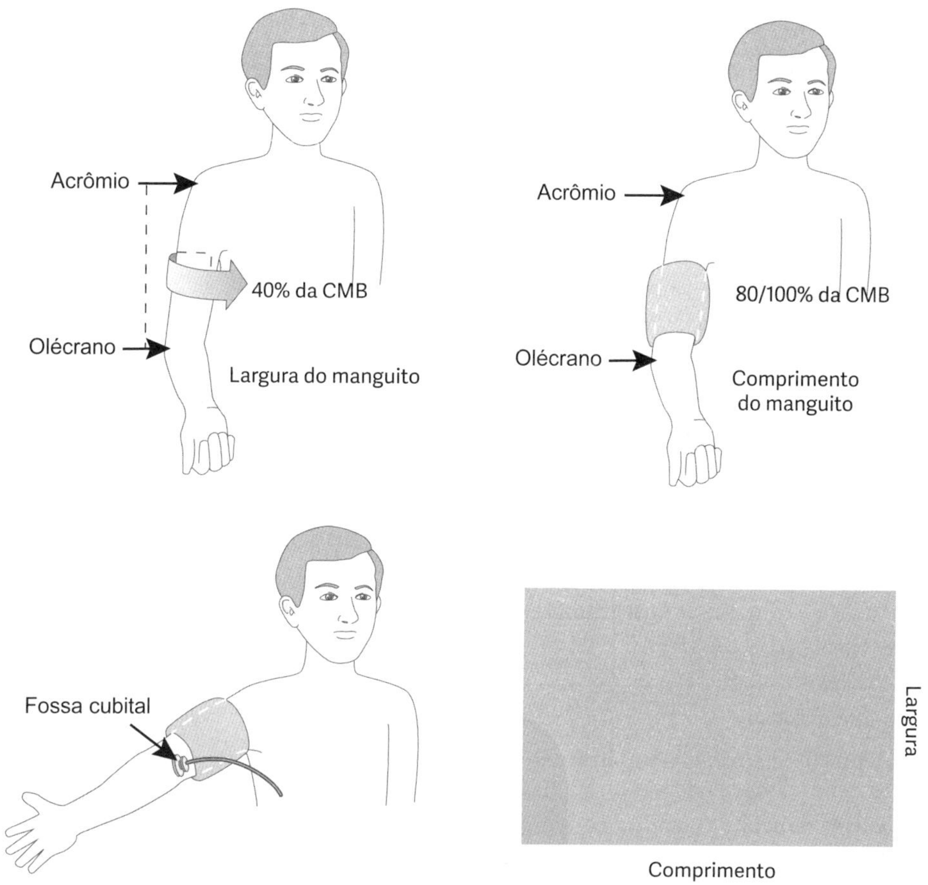

Determinação do tamanho adequado do manguito de pressão arterial:
1 Marcar o comprimento posterior do braço direito, do processo acrômio até o olécrano.
2 Marcar o ponto médio do comprimento do braço.

Posição da criança:
1 A criança deve estar sentada, com os pés não cruzados e no chão.
2 A fossa cubital deve estar na altura do coração.
3 Descansar por 5 minutos.
4 O estetoscópio deve estar sobre o pulso da artéria braquial, proximal e medial à fossa cubital, e abaixo da borda inferior da câmera de ar.

Técnica de medida da pressão arterial

Normatização da bolsa inflável quanto à largura e ao comprimento e suas relações com a circunferência muscular do braço (CMB), mensurada no ponto equidistante entre o acrômio e o olécrano. Localização da campânula do estetoscópio em relação à fossa cubital.

Fonte: adaptação de SBP, 2009.

História e exame físico na avaliação da hipertensão

História

- Sintomas relacionados à hipertensão: dor de cabeça, tontura, visão embaçada, estado mental alterado, dor torácica, palpitações
- Sintomas relacionados à etiologia: hematúria, edema nas articulações, erupção cutânea, problemas cardíacos/respiratórios, problemas de micção
- História pregressa: prematuridade e questões relacionadas, intensa permanência na unidade de cuidados intensivos e questões relacionadas, problemas urinários incluindo infecção
- História social: inclua histórico de medicamentos e suplementos
- História familiar: problemas renais ou problemas de pressão arterial

Exame físico

- Método preciso para medição casual da pressão arterial deve considerar:
  - Criança relaxada na sala de exames com os pés descruzados no chão e costas apoiadas
- Método auscultatório:
  - Tamanho apropriado do manguito
  - Comprimento do manguito (80% da circunferência do braço)
  - Largura do manguito de pelo menos 40%
  - Medida da pressão arterial de todas as extremidades
- Confirmar:
  - Medir em 3 dias diferentes
  - Monitorização ambulatorial da pressão arterial
- Achados na hipertensão sintomática:
  - Achado neurológico focal
  - Edema de papila
  - Ritmo cardíaco de galope na ausculta
- Outras descobertas:
  - Constitucional: obesidade, características sindrômicas
  - Fundo de olho: hemorragia retiniana, estreitamento arterial, edema de papila
  - Pele: erupção cutânea, púrpura, manchas café com leite
  - Edema: edema: periorbital ou de extremidades
  - Cardíaco: ausência de pulso radial femoral, sopro
  - Massa abdominal, sopro
- Descobertas ocasionais:
  - Coloboma
  - Marca auricular/pertuito
  - Pescoço alado
  - Anormalidade genital

Fonte: Van Why e Sreedharan, 2023.

Causas de hipertensão infantil

Neonatal

- Vascular:
  - Trombótico/tromboembólico: trombose associada a cateter de artéria umbilical ou na veia renal
  - Coartação da aorta
  - Estenose da artéria renal: congênita ou adquirida
- Malformações congênitas do trato urinário: obstrutivas
- Doença renal policística

Após período neonatal

- Prematuridade associada
  - História de agressão renal trombótica/tromboembólica
  - Estenose da artéria renal: congênita ou adquirida
  - Rins imaturos, história de lesões renais: insuficiência renal aguda, nefrotoxinas
  - Displasia broncopulmonar
- Malformações congênitas do trato urinário obstrutivas
- Doença renal policística
- Coartação da aorta
- Tumores: nefroblastoma, neuroblastoma
- Glomerulopatia
  - Infecção congênita
  - Síndrome nefrótica congênita/infantil, glomerulonefrite segmentar focal familiar, síndrome de Denys-Drash
  - Síndrome hemolítico-urêmica atípica

Fonte: Van Why e Sreedharan, 2023.

Principais causas de hipertensão na criança

Causas comuns

- Obesidade primária associada (síndrome metabólica)
- Doença renal parenquimatosa
  - Glomerulonefrite aguda e crônica
    - Glomerulonefrite pós-infecciosa
    - Vasculite sistêmica com envolvimento renal (vasculites por lúpus eritematoso sistêmico, púrpura de Henoch-Schönlein, ANCA)
    - Primária, idiopática (nefropatia por IgA, glomerulonefrite segmentar focal, glomerulonefrite crescente)
  - Síndrome hemolítico-urêmica
  - Doença renal cística hereditária: doença renal policística, rins displásicos multicísticos, nefronoftise
  - Anemia falciforme
  - Nefrite intersticial
- Doença renal em estágio terminal de etiologia desconhecida
- Malformações congênitas do trato urinário: displasia obstrutiva ou cística, isolada ou sindrômica
- Rim cicatrizado: rim de Ask-Upmark congênito ou adquirido de lesão por doença renal (p. ex., pielonefrite)
- Induzida por drogas: terapêuticas e recreativas

Causas menos comuns

- Estenose da artéria vascular/renal
  - Coartação da aorta
  - Displasia fibromuscular
  - Sindrômica: síndrome de Williams, neurofibromatose, síndrome de Turner, síndrome da aorta média
  - Compressão extrínseca associada ao tumor: tumor de Wilms, neuroblastoma, linfoma
  - Vasculite de grandes vasos: Takayasu, moyamoya, poliarterite nodosa
  - Trauma-hematoma perirrenal associado
- Neoplasia: nefroblastoma (tumor de Wilms), neuroblastoma, feocromocitoma, linfoma infiltrativo
- Hipertensão persistente ou de início tardio por insulto renal perinatal, prematuridade associada
- Neurológico
  - Pressão intracraniana elevada por trauma, tumor, pseudotumor
  - Secundária a convulsão
  - Neuropatias periféricas: Guillain-Barré, poliomielite

Causas raras

- Monogênicas
  - Síndrome de Liddle
  - Hiperaldosteronismo
  - Hiperplasia adrenal congênita
  - Síndrome de Gordon: pseudo-hipoaldosteronismo
  - Excesso aparente de mineralocorticoides
  - Mutações de ganho de função no receptor mineralocorticoide (síndrome de Geller)
- Disautonomia
- Endócrino
  - Doença da tireoide
  - Síndrome de Cushing
  - Tumores secretantes de catecolamina
  - Hipercalcemia: intoxicação por vitamina D, hiperparatireoidismo, malignidade associada

Fonte: Van Why e Sreedharan, 2023.

Achados a serem observados no exame físico em pacientes com hipertensão

Achados físicos	Relevância	Achados físicos	Relevância
Geral Membranas mucosas pálidas, edema, retardo de crescimento	Doença renal crônica	**Cabeça e pescoço** Bócio	Doença da tireoide
Fácies élfica, baixo crescimento, retardo	Síndrome de Williams	Hipertrofia adenotonsilar	Distúrbio respiratório durante o sono
Pescoço alado, implantação baixa do cabelo, mamilos distantes	Síndrome de Turner	Pescoço alado	Síndrome de Turner
Moon face, giba, hirsutismo, obesidade troncular, estrias, acne	Síndrome de Cushing	**Cardiovascular** Ausência ou diminuição de pulso femoral, baixa pressão relativa na pressão das pernas	Coartação da aorta
Hábito Magreza	Feocromocitoma, doença renal, hipertireoidismo	Tamanho do coração, frequência, ritmo; sopros; dificuldade respiratória, hepatomegalia	Coarctação da aorta, insuficiência cardíaca congestiva
Virilização	Hiperplasia adrenal congênita	Sopros nos grandes vasos	Arterite ou arteriopatia
Raquitismo	Doença renal crônica	Atrito pericárdico	Derrame pericárdico secundário à doença renal crônica
Pele Manchas café com leite, neurofibromas	Neurofibromatose, feocromocitoma	**Sinais pulmonares** Edema pulmonar	Insuficiência cardíaca congestiva aguda Nefrite
Tubérculos, manchas em "folha de freixo"	Esclerose tuberosa	Quadro de displasia broncopulmonar	Displasia broncopulmonar associada à hipertensão
Rash	Lúpus eritematoso sistêmico, vasculite (púrpura de Henoch-Schönlein), impetigo com nefrite aguda	**Abdome** Sopro epigástrico	Doença renovascular primária ou associada com síndrome de Williams, neurofibromatose, displasia fibromuscular ou arterite
Palidez, rubor evanescente, sudorese	Feocromocitoma	Massas abdominais	Tumor de Wilms, neuroblastoma, feocromocitoma, rins policísticos, hidronefrose, rins displásicos

(continua)

Achados a serem observados no exame físico em pacientes com hipertensão (*continuação*)

Achados físicos	Relevância	Achados físicos	Relevância
Sinais de "picadas"	Rastrear uso de drogas ilícitas	Icterícia	Displasia artério-hepática de Alagille
Contusões, estrias	Síndrome de Cushing	**Sinais neurológicos** Déficits neurológicos	Hipertensão aguda crônica ou grave com acidente vascular cerebral
Acantose *nigricans*	Diabetes tipo 2, resistência à insulina	Fraqueza muscular	Hiperaldosteronismo, síndrome de Liddle (hipertensão hipocalêmica com renina baixa)
Olhos Paralisia muscular extraocular	Inespecífica, crônica, grave	**Genitália** Ambígua e virilizada	Hiperplasia adrenal congênita (deficiências 11-beta ou 17-alfa-hidroxilase)
Alterações de fundo de olho inespecíficas	Inespecífica, crônica, grave	**Esquelético** Ossos metacarpais curtos (4º, 5º), baixa estatura	Hipertensão autossômica dominante com braquidactilia (doença de Bilginturan)
Proptose	Hipertireoidismo		

Fonte: Kliegman et al., 2020.

Pressão arterial na criança e no adolescente

Crianças de 1 a 13 anos de idade	Crianças com idade ≥ 13 anos
Normotensão: PA < P90 para sexo, idade e altura	Normotensão: PA < 120/< 80 mmHg
Pressão arterial elevada: PA ≥ P90 e P95 para sexo, idade e altura ou PA 120/80 mmHg, mas < P95 (o que for menor)	Pressão arterial elevada: PA 120/< 80 mmHg a PA 129/< 80 mmHg
Hipertensão estágio 1: PA ≥ P95 para sexo, idade e altura até P95 + 12 mmHg ou PA entre 130/80 até 139/89 (o que for menor)	Hipertensão estágio 1: PA 130/80 ou até 139/89
Hipertensão estágio 2: PA ≥ P95 + 12 mmHg para sexo, idade, altura ou PA ≥ entre 140/90 (o que for menor)	Hipertensão estágio 2: PA ≥ entre 140/90

Fonte: SBP, 2019a; Gidding et al., 2019.

Fatores que interferem na medida da pressão arterial

- Manguito de tamanho inadequado ou em condições impróprias de uso (rasgos, velcro defeituoso ou descosturado)
- Esfigmomanômetro inadequado (aneroide descalibrado, coluna de mercúrio quebrada ou com nível de mercúrio acima ou abaixo do zero, tubos de borracha ressecados ou com fissuras, válvulas emperradas)
- Déficit auditivo do examinador
- Ambiente ruidoso
- Falhas na técnica de medida da PA (pressão excessiva do estetoscópio sobre a artéria braquial; medidas seriadas da PA sem a completa desinsuflação do manguito, entre outras)

Fonte: SBP, 2009.

Valores de pressão arterial para meninos de acordo com idade e percentil de estatura

Idade (anos)	PA Percentil	PA sistólica (mmHg) +- Percentil de altura -+							PA diastólica (mmHg) +- Percentil de altura -+						
		5	10	25	50	75	90	95	5	10	25	50	75	90	95
1	50	80	81	83	85	87	88	89	34	35	36	37	38	39	39
	90	94	95	97	99	100	102	103	49	50	51	52	53	53	54
	95	98	99	101	-103	104	106	106	54	54	55	56	57	58	58
	99	105	106	108	110	112	113	114	61	62	63	64	65	66	66
2	50	84	85	87	88	90	92	92	39	40	41	42	43	44	44
	90	97	99	100	102	104	105	106	54	55	56	57	58	58	59
	95	101	102	104	106	108	109	110	59	59	60	61	62	63	63
	99	109	110	111	113	115	117	117	66	67	68	69	70	71	71
3	50	86	87	89	91	93	94	95	44	44	45	46	47	48	48
	90	100	101	103	105	107	108	109	59	59	60	61	62	63	63
	95	104	105	107	109	110	112	113	63	63	64	65	66	67	67
	99	111	112	114	116	118	119	120	71	71	72	73	74	75	75
4	50	88	89	91	93	95	96	97	47	48	49	50	51	51	52
	90	102	103	105	107	109	110	111	62	63	64	65	66	66	67
	95	106	107	109	111	112	114	115	66	67	68	69	70	71	71
	99	113	114	116	118	120	121	122	74	75	76	77	78	78	79
5	50	90	91	93	95	96	98	98	50	51	52	53	54	55	55
	90	104	105	106	108	110	111	112	65	66	67	68	69	69	70
	95	108	109	110	112	114	115	116	69	70	71	72	73	74	74
	99	115	116	118	120	121	123	123	77	78	79	80	81	81	82
6	50	91	92	94	96	98	99	100	53	53	54	55	56	57	57
	90	105	106	108	110	111	113	113	68	68	69	70	71	72	72
	95	109	110	112	114	115	117	117	72	72	73	74	75	76	76
	99	116	117	119	121	123	124	125	80	80	81	82	83	84	84
7	50	92	94	95	97	99	100	101	55	55	56	57	58	59	59
	90	106	107	109	111	113	114	115	70	70	71	72	73	74	74
	95	110	111	113	115	117	118	119	74	74	75	76	77	78	78
	99	117	118	120	122	124	125	126	82	82	83	84	85	86	86
8	50	94	95	97	99	100	102	102	56	57	58	59	60	60	61
	90	107	109	110	112	114	115	116	71	72	72	73	74	75	76

(continua)

Valores de pressão arterial para meninos de acordo com idade e percentil de estatura (*continuação*)

Idade (anos)	PA Percentil	PA sistólica (mmHg) +- Percentil de altura -+							PA diastólica (mmHg) +- Percentil de altura -+						
		5	10	25	50	75	90	95	5	10	25	50	75	90	95
	95	111	112	114	116	118	119	120	75	76	77	78	79	79	80
	99	119	120	122	123	125	127	127	83	84	85	86	87	87	88
9	50	95	96	98	100	102	103	104	57	58	59	60	61	61	62
	90	109	110	112	114	115	117	118	72	73	74	75	76	76	77
	95	113	114	116	118	119	121	121	76	77	78	79	80	81	81
	99	120	121	123	125	127	128	129	84	85	86	87	88	88	89
10	50	97	98	100	102	103	105	106	58	59	60	61	61	62	63
	90	111	112	114	115	117	119	119	73	73	74	75	76	77	78
	95	115	116	117	119	121	122	123	77	78	79	80	81	81	82
	99	122	123	125	127	128	130	130	85	86	86	88	88	89	90
11	50	99	100	102	104	105	107	107	59	59	60	61	62	63	63
	90	113	114	115	117	119	120	121	74	74	75	76	77	78	78
	95	117	118	119	121	123	124	125	78	78	79	80	81	82	82
	99	124	125	127	129	130	132	132	86	86	87	88	89	90	90
12	50	101	102	104	106	108	109	110	59	60	61	62	63	63	64
	90	115	116	118	120	121	123	123	74	75	75	76	77	78	79
	95	119	120	122	123	125	127	127	78	79	80	81	82	82	83
	99	126	127	129	131	133	134	135	86	87	88	89	90	90	91
13	50	104	105	106	108	110	111	112	60	60	61	62	63	64	64
	90	117	118	120	122	124	125	126	75	75	76	77	78	79	79
	95	121	122	124	126	128	129	130	79	79	80	81	82	83	83
	99	128	130	131	133	135	136	137	87	87	88	89	90	91	91
14	50	106	107	109	111	113	114	115	60	61	62	63	64	65	65
	90	120	121	123	125	126	128	128	75	76	77	78	79	79	80
	95	124	125	127	128	130	132	132	80	80	81	82	83	84	84
	99	131	132	134	136	138	139	140	87	88	89	90	91	92	92
15	50	109	110	112	113	115	117	117	61	62	63	64	65	66	66
	90	122	124	125	127	129	130	131	76	77	78	79	80	80	81
	95	126	127	129	131	133	134	135	81	81	82	83	84	85	85
	99	134	135	136	138	140	142	142	88	89	90	91	92	93	93
16	50	111	112	114	116	118	119	120	63	63	64	65	66	67	67
	90	125	126	128	130	131	133	134	78	78	79	80	81	82	82
	95	129	130	132	134	135	137	137	82	83	83	84	85	86	87
	99	136	137	139	141	143	144	145	90	90	91	92	93	94	94
17	50	114	115	116	118	120	121	122	65	66	66	67	68	69	70
	90	127	128	130	132	134	135	136	80	80	81	82	83	84	84
	95	131	132	134	136	138	139	140	84	85	86	87	87	88	89
	99	139	140	141	143	145	146	147	92	93	93	94	95	96	97

Adolescentes com pressão arterial ≥ 120/80 mmHg devem ser considerados pré-hipertensos mesmo se o valor do percentil 90 for superior a essa marca. Essa situação pode ocorrer para pressão sistólica em maiores de 12 anos e para pressão diastólica em maiores de 16 anos.

Fonte: SBP, 2009.

Valores de pressão arterial para meninas de acordo com idade e percentil de estatura

Idade (anos)	PA Percentil	PA sistólica (mmHg) +- Percentil de altura -+							PA diastólica (mmHg) +- Percentil de altura -+						
		5	**10**	**25**	**50**	**75**	**90**	**95**	**5**	**10**	**25**	**50**	**75**	**90**	**95**
1	50	83	84	85	86	88	89	90	38	39	39	40	41	41	42
	90	97	97	98	100	101	102	103	52	53	53	54	55	55	56
	95	100	101	102	104	105	106	107	56	57	57	58	59	59	60
	99	108	108	109	111	112	113	114	64	64	65	65	66	67	67
2	50	85	85	87	88	89	91	91	43	44	44	45	46	46	47
	90	98	99	100	101	103	104	105	57	58	58	59	60	61	61
	95	102	103	104	105	107	108	109	61	62	62	63	64	65	65
	99	109	110	111	112	114	115	116	69	69	70	70	71	72	72
3	50	86	87	88	89	91	92	93	47	48	48	49	50	50	51
	90	100	100	102	103	104	106	106	61	62	62	63	64	64	65
	95	104	104	105	107	108	109	110	65	66	66	67	68	68	69
	99	111	111	113	114	115	116	117	73	73	74	74	75	76	76
4	50	88	88	90	91	92	94	94	50	50	51	52	52	53	54
	90	101	102	103	104	106	107	108	64	64	65	66	67	67	68
	95	105	106	107	108	110	111	112	68	68	69	70	71	71	72
	99	112	113	114	115	117	118	119	76	76	76	77	78	79	79
5	50	89	90	91	93	94	95	96	52	53	53	54	55	55	56
	90	103	103	105	106	107	109	109	66	67	67	68	69	69	70
	95	107	107	108	110	111	112	113	70	71	71	72	73	73	74
	99	114	114	116	117	118	120	120	78	78	79	79	80	81	81
6	50	91	92	93	94	96	97	98	54	54	55	56	56	57	58
	90	104	105	106	108	109	110	111	68	68	69	70	70	71	72
	95	108	109	110	111	113	114	115	72	72	73	74	74	75	76
	99	115	116	117	119	120	121	122	80	80	80	81	82	83	83
7	50	93	93	95	96	97	99	99	55	56	56	57	58	58	59
	90	106	107	108	109	111	112	113	69	70	70	71	72	72	73
	95	110	111	112	113	115	116	116	73	74	74	75	76	76	77
	99	117	118	119	120	122	123	124	81	81	82	82	83	84	84
8	50	95	95	96	98	99	100	101	57	57	57	58	59	60	60
	90	108	109	110	111	113	114	114	71	71	71	72	73	74	74
	95	112	112	114	115	116	118	118	75	75	75	76	77	78	78
	99	119	120	121	122	123	125	125	82	82	83	83	84	85	86
9	50	96	97	98	100	101	102	103	58	58	58	59	60	61	61
	90	110	110	112	113	114	116	116	72	72	72	73	74	75	75
	95	114	114	115	117	118	119	120	76	76	76	77	78	79	79
	99	121	121	123	124	125	127	127	83	83	84	84	85	86	87

(continua)

Valores de pressão arterial para meninas de acordo com idade e percentil de estatura (*continuação*)

Idade (anos)	PA Percentil	PA sistólica (mmHg) +- Percentil de altura -+							PA diastólica (mmHg) +- Percentil de altura -+						
		5	10	25	50	75	90	95	5	10	25	50	75	90	95
10	50	98	99	100	102	103	104	105	59	59	59	60	61	62	62
	90	112	112	114	115	116	118	118	73	73	73	74	75	76	76
	95	116	116	117	119	120	121	122	77	77	77	78	79	80	80
	99	123	123	125	126	127	129	129	84	84	85	86	86	87	88
11	50	100	101	102	103	105	106	107	60	60	60	61	62	63	63
	90	114	114	116	117	118	119	120	74	74	74	75	76	77	77
	95	118	118	119	121	122	123	124	78	78	78	79	80	81	81
	99	125	125	126	128	129	130	131	85	85	86	87	87	88	89
12	50	102	103	104	105	107	108	109	61	61	61	62	63	64	64
	90	116	116	117	119	120	121	122	75	75	75	76	77	78	78
	95	119	120	121	123	124	125	126	79	79	79	80	81	82	82
	99	127	127	128	130	131	132	133	86	86	87	88	88	89	90
13	50	104	105	106	107	109	110	110	62	62	62	63	64	65	65
	90	117	118	119	121	122	123	124	76	76	76	77	78	79	79
	95	121	122	123	124	126	127	128	80	80	80	81	82	83	83
	99	128	129	130	132	133	134	135	87	87	88	89	89	90	91
14	50	106	106	107	109	110	111	112	63	63	63	64	65	66	66
	90	119	120	121	122	124	125	125	77	77	77	78	79	80	80
	95	123	123	125	126	127	129	129	81	81	81	82	83	84	84
	99	130	131	132	133	135	136	136	88	88	89	90	90	91	92
15	50	107	108	109	110	111	113	113	64	64	64	65	66	67	67
	90	120	121	122	123	125	126	127	78	78	78	79	80	81	81
	95	124	125	126	127	129	130	131	82	82	82	83	84	85	85
	99	131	132	133	134	136	137	138	89	89	90	91	91	92	93
16	50	108	108	110	111	112	114	114	64	64	65	66	66	67	68
	90	121	122	123	124	126	127	128	78	78	79	80	81	81	82
	95	125	126	127	128	130	131	132	82	82	83	84	85	85	86
	99	132	133	134	135	137	138	139	90	90	90	91	92	93	93
17	50	108	109	110	111	113	114	115	64	65	65	66	67	67	68
	90	122	122	123	125	126	127	128	78	79	79	80	81	81	82
	95	125	126	127	129	130	131	132	82	83	83	84	85	85	86
	99	133	133	134	136	137	138	139	90	90	91	91	92	93	93

Adolescentes com pressão arterial ≥ 120/80 mmHg devem ser considerados pré-hipertensos mesmo se o valor do percentil 90 for superior a essa marca. Essa situação pode ocorrer para pressão sistólica em maiores de 12 anos e para pressão diastólica em maiores de 16 anos.

Fonte: SBP, 2009.

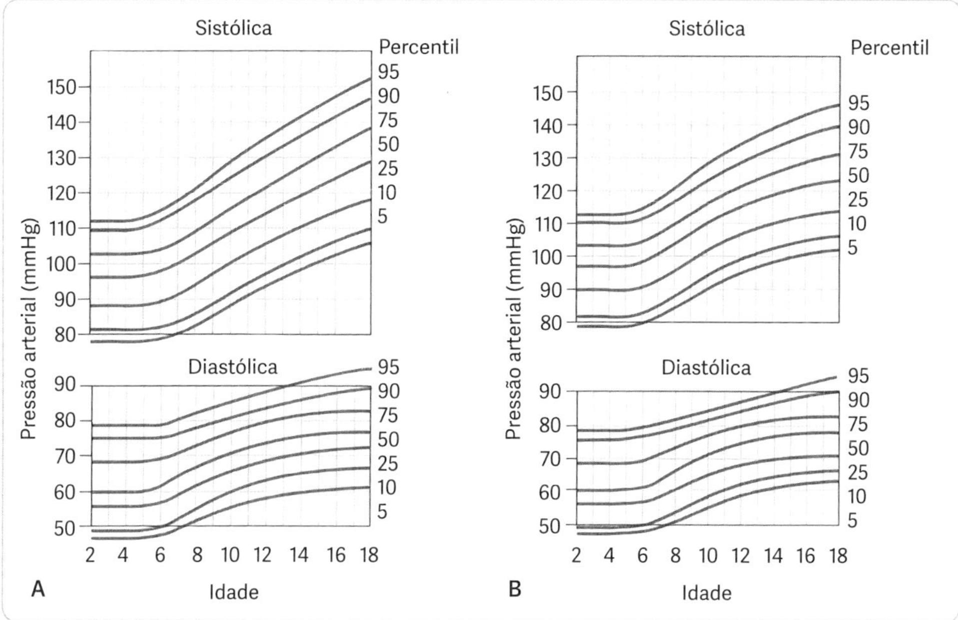

Valores normais de pressão arterial de 2 a 18 anos

A: meninos; B: meninas.

Fonte: National Heart, Lung, and Blood Institute, 1987.

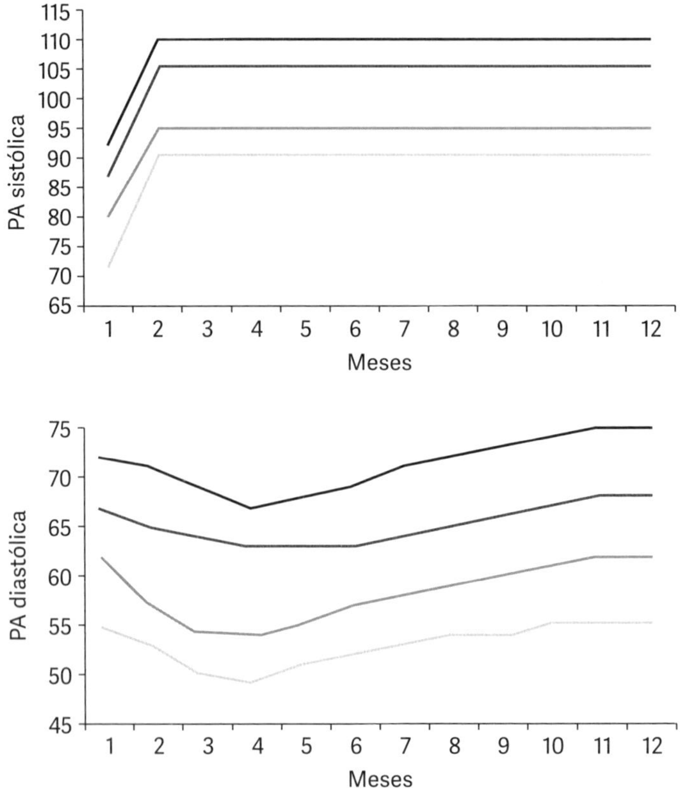

Percentil 90													
PA sistólica	87	101	106	106	106	106	106	106	106	106	106	106	106
PA diastólica	68	66	63	63	63	66	66	67	68	68	69	69	69
Altura (cm)	51	59	63	66	68	70	72	73	74	76	77	78	80
Peso (kg)	4	4	5	5	6	7	8	9	9	10	10	11	11

Valores de pressão arterial para meninos do nascimento até 1 ano de idade

Fonte: Report of the Second Task Force on Blood Pressure Control in Children, 1987.

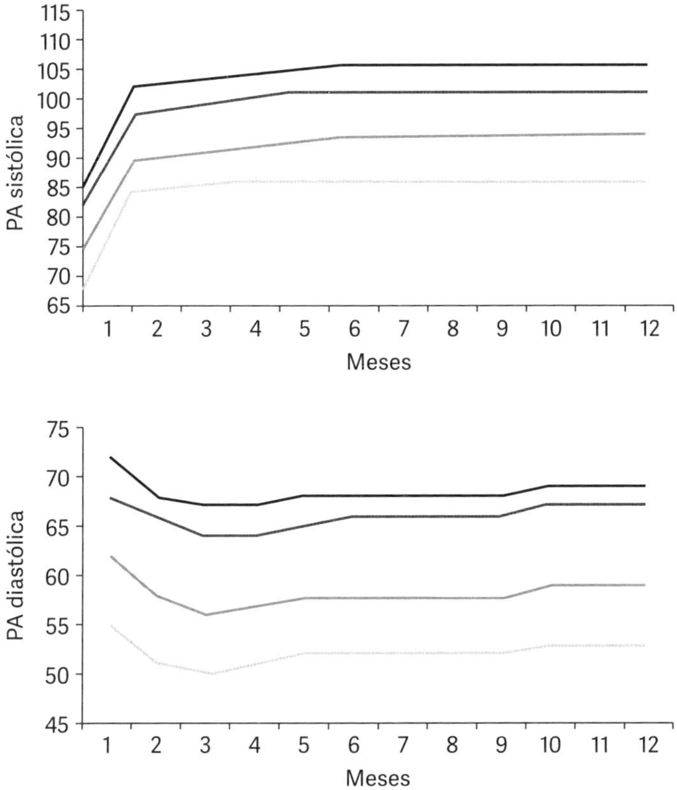

Percentil 90													
PA sistólica	76	96	101	104	105	106	106	106	106	106	106	106	106
PA diastólica	68	66	64	64	65	66	66	66	66	67	67	67	67
Altura (cm)	54	56	56	56	61	63	66	68	70	72	74	75	77
Peso (kg)	4	4	4	5	5	6	7	8	9	9	10	10	11

Valores de pressão arterial para meninas do nascimento até 1 ano de idade

Fonte: Report of the Second Task Force on Blood Pressure Control in Children, 1987.

Sistema digestório

Causas de hepatomegalia	
Infecção	Congênita, mononucleose infecciosa, hepatite, malária, infecção parasitária
Hematológica	Anemia falciforme, talassemia
Hepatopatia	Hepatite crônica ativa, hipertensão portal, doença policística
Oncológica	Leucose, linfoma, neuroblastoma, tumor de Wilms, hepatoblastoma
Metabólica	Doença de depósito glicogênio e lipídios, mucopolissacaridoses
Cardiovascular	Insuficiência cardíaca
Aparente	Expansão torácica por bronquiolite, asma

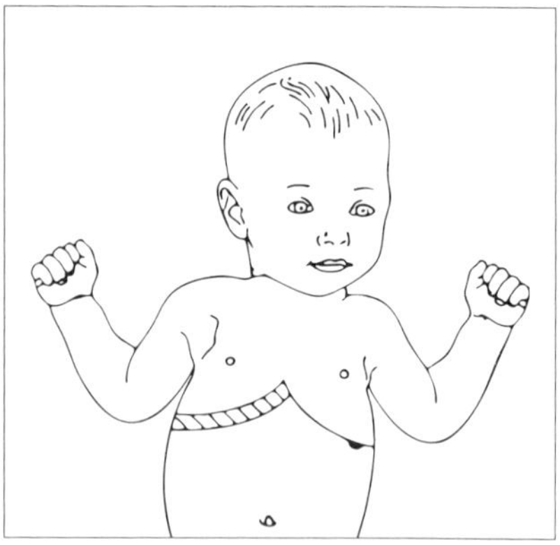

Achados normais
Bebês e crianças pequenas:

- Borda do fígado de 1-2 cm abaixo da margem costal.
- Baço pode estar 1-2 cm abaixo da margem costal nos lactentes.

Exame do abdome:

- Inspecionar primeiro, apalpar depois.
- Inicialmente, fazer palpação superficial e após, a palpação profunda.
- A defesa pode ser sutil em crianças.
- Abdome silencioso – sério!
- Abdome imóvel – sério!

Causas de esplenomegalia	
Infecção	Viral, bacteriana, protozoária (malária, leishmaniose), parasitas, endocardite bacteriana
Hematológica	Anemia hemolítica
Oncológica	Leucose, linfoma
Outras	Hipertensão portal, artrite idiopática juvenil sistêmica (doença de Still)

Abdome na criança

Fonte: adaptação de Lissauer e Carroll, 2018.

Para uma palpação bem-sucedida, os músculos da parede abdominal devem estar relaxados:

- Rosto do examinador no mesmo nível do rosto da criança.
- Explicar sobre exame. Manter pais próximos.
- Criança pequena pode cooperar se apalpar primeiro com a mão deles ou colocando a sua mão em cima da deles.
- Perguntar onde dói.
- Começar longe de qualquer área dolorida.
- Palpar levemente cada quadrante primeiro, antes de aprofundar. Sentir fígado, baço, rins e bexiga.
- Observar o rosto da criança, e não sua mão, em busca de sinais de dor.

Para identificar hepatomegalia:

- Palpar da fossa ilíaca direita.
- Localizar a borda (verde) com pontas ou lado do dedo.
- A borda pode ser macia ou firme.
- Move-se com a respiração.
- Medir (em cm) abaixo da margem costal (azul) em linha médio-clavicular.
- Borda palpável de 1-2 cm é normal.
- A sensibilidade hepática pode ser decorrente de inflamação por hepatite.

Para identificar aumento dos rins:

- Palpar por *balloting* bimanualmente.
- Eles se movem com respiração.
- É possível "superar" o órgão (diferente do baço ou do fígado).
- Sensibilidade implica inflamação.

Percussão:

- Fígado – registrar a macicez das bordas superior e inferior.
- Baço – registrar a macicez da borda inferior.
- Ascite – macicez inconstante. Para identificar ascite – percutir do centro do abdome em direção ao flanco para determinar onde a percussão se torna maciça. Repetir com a criança deitada de lado. O ponto torna-se ressonante.

Percutir para baixo do pulmão até excluir o deslocamento para baixo do fígado pela hiperinflação pulmonar, como na bronquiolite.

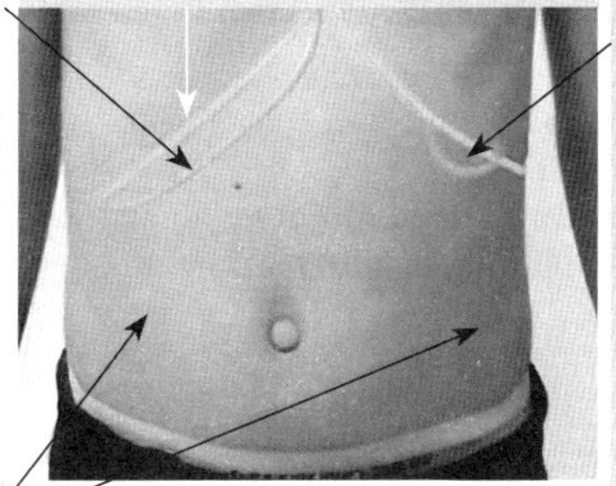

Exame abdominal. Borda normal no fígado e ponta do baço são demonstrados.

Para identificar a dor:

- Sensibilidade – localizada na apendicite, hepatite, pielonefrite; generalizada na adenite mesentérica, peritonite.
- Sensibilidade de defesa ou rebote – muitas vezes inexpressiva na palpação em crianças.

Irritação peritoneal:

- Sintomas – dor ao tossir, ao se mover/caminhando/solavancos durante viagem de carro.
- Sinais – dor ao soprar mais forte que puder; andar com as costas dobradas pela inflamação do psoas na apendicite; incapaz de pular no local.

Para identificar a esplenomegalia:

- Palpar da fossa ilíaca direita.
- A borda (verde) geralmente é macia.
- O entalhe ocasionalmente é palpável quando baço marcadamente aumentado.
- Move-se na respiração (pedir para a criança respirar fundo).
- Medir o tamanho (em cm) abaixo da margem costal (azul) na linha médio--clavicular.
- A ponta palpável do baço é normal em bebês.
- Se for difícil, usar abordagem bimanual.

Identificar massa abdominal:

- Tumor de Wilms – massa renal, às vezes visível, que não cruza a linha média.
- Neuroblastoma – massa irregular firme, pode cruzar a linha média; com criança geralmente muito mal.
- Massas fecais – móveis, indolores, na fossa ilíaca esquerda.
- Intussuscepção – criança agudamente indisposta, massa pode ser palpável, na maioria das vezes na parte quadrante superior direita.
- Bexiga – massa suprapúbica redonda, lisa, que pode ser sentida acima, palpável na retenção urinária e obstrução do pescoço da bexiga por constipação.

Avaliação do abdome da criança

Fonte: adaptação de Lissauer e Carroll, 2021.

Aparelho digestório – Avaliação

Exame periférico

Observar:

- Baqueteamento digital
- Conjuntiva para icterícia e anemia
- Úlceras na boca
- Axilas e área supraclavicular para linfadenopatia cervical
- Palmas das mãos para eritema palmar da doença hepática
- Perda muscular na doença celíaca ou desnutrição

Inspeção abdominal

Observe o abdome:

Formato abdominal:

- Protuberância é normal em bebês e crianças pequenas
- Distensão – pode ser causada por organomegalia (fígado, baço ou rim muito aumentados) ou decorrente de massa ou fluido
- Sinais de dor – a criança está imóvel ou contorcendo-se?
- Veias dilatadas e nevos em aranha – doenças do fígado
- Estrias abdominais
- Cicatrizes operatórias
- Peristaltismo – da estenose pilórica, obstrução intestinal
- Hérnias (umbilical, inguinal)

Ausculta

Ouvir os sons intestinais. Eles podem ser:

- Aumentados na gastroenterite ou obstrução intestinal, e
- Diminuídos no íleo ou peritonite

Ao examinar o abdome:

- Inspecionar primeiro, apalpar depois
- Palpação superficial primeiro, palpação mais profunda mais tarde
- Ficar atento à dor
- Sensibilidade de defesa ou rebote – frequentemente inexpressiva em crianças

Área genital

No sexo masculino:

- Pênis e escroto – verificar comprimento e presença de hipospádia; avaliar a curvatura do eixo do pênis
- Testículos e área inguinal – verificar a localização dos testículos no escroto, edema escrotal (hidroceles) e de hérnias inguinais

No sexo feminino:

- Verificar se a genitália externa parece normal.

Ânus – aparência e localização normais. Não executar exame retal digital, a não ser que haja indicação

Fonte: adaptação de Lissauer e Carroll, 2021.

Aparelho geniturinário

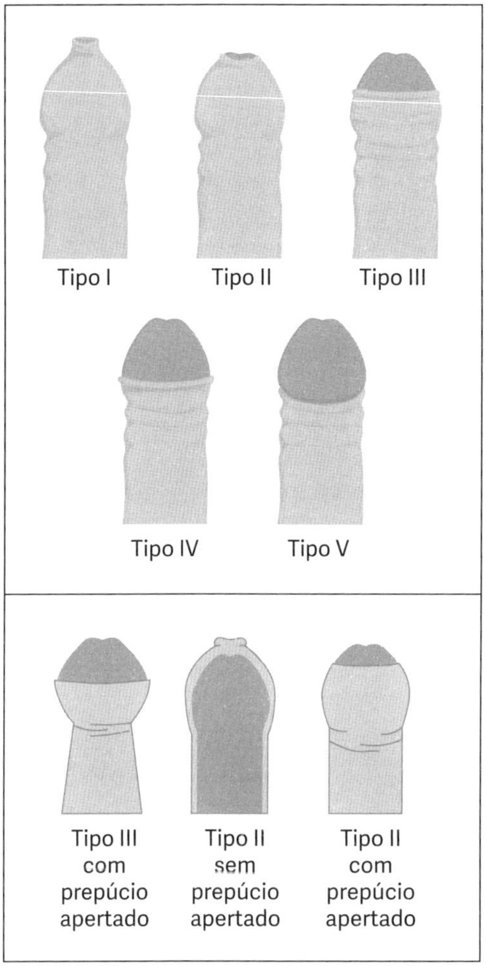

Tipo I: nenhuma retração do prepúcio

Tipo II: exposição somente do meato uretral

Tipo III: exposição de metade da glande

Tipo IV: exposição quase completa da glande com sulco coronal recoberto por aderência prepucial

Tipo V: fácil exposição da glande por completo

Geniturinário – classificação da fimose

Sistema musculoesquelético

Avaliação musculoesquelética do escolar

O pGALS (*pediatric Gait Arms Legs Spine*) é um teste de triagem rápido para identificar problemas musculoesqueléticos e anormalidades nas articulações em crianças e jovens.

Perguntar:

- Você (ou seu filho) tem qualquer dor ou rigidez nas articulações, músculos ou nas costas?
- Você (ou seu filho) tem alguma dificuldade em se vestir sem ajuda?
- Você (ou seu filho) tem alguma dificuldade para subir e descer escadas?

Postura e marcha		Braços	
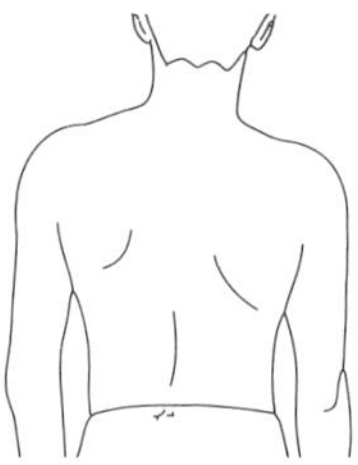	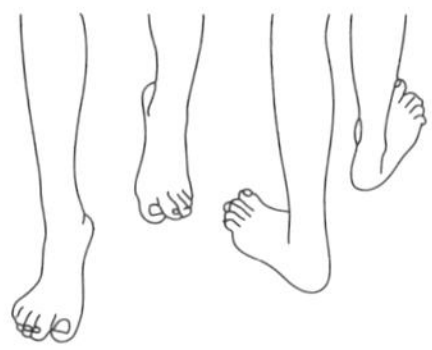	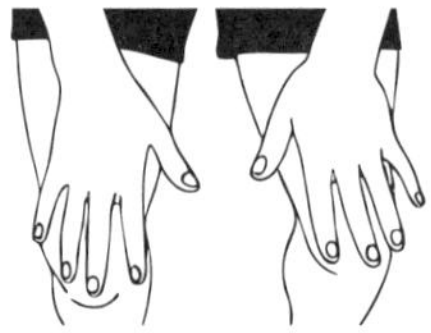	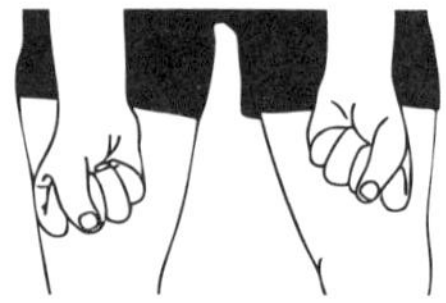
Observar em pé (de frente, de trás e dos lados).	Observar andando: "Ande na ponta dos pés, ande com seus calcanhares".	"Estenda as mãos bem na frente de você."	"Vire suas mãos e feche o punho."
Braços			
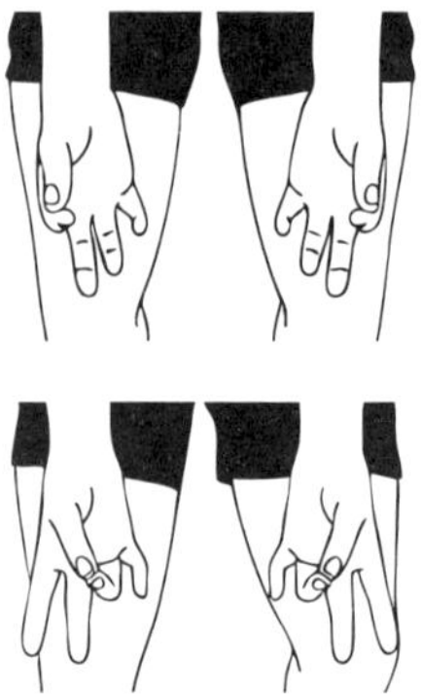	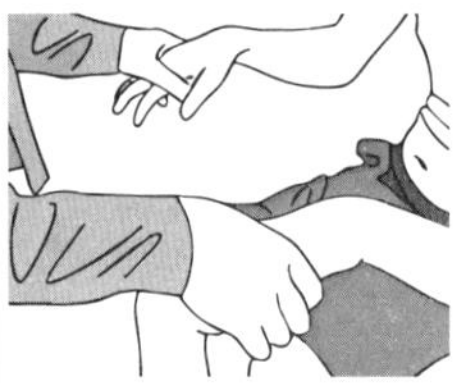	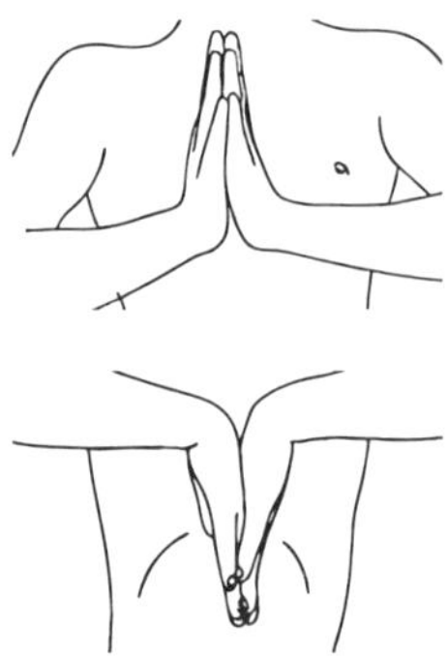	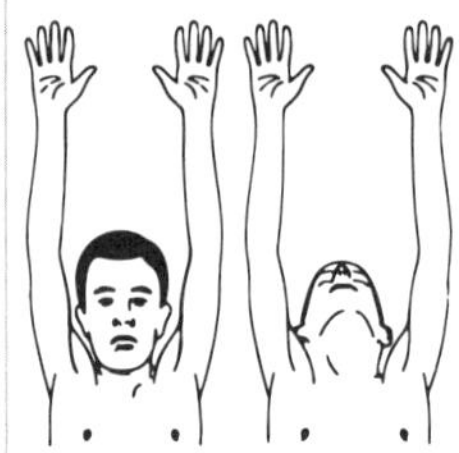
"Aperte seu dedo índice e polegar juntos." "Toque nas pontas do seus dedos com seu polegar."	Apertar suavemente as articulações metacarpofalângicas.	"Coloque suas mãos juntas palma com palma." "Coloque as mãos juntas voltadas para trás."	"Estenda a mão e toque o céu." "Olhe para o teto."

(continua)

Avaliação musculoesquelética do escolar (*continuação*)

Braços	Pernas		
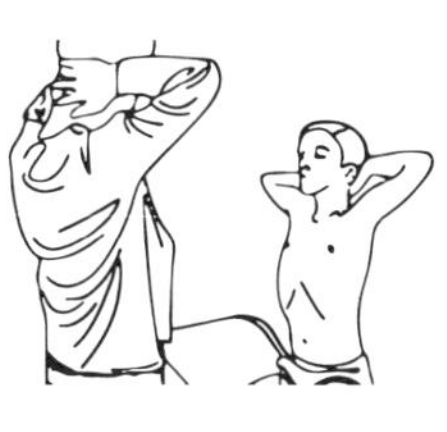	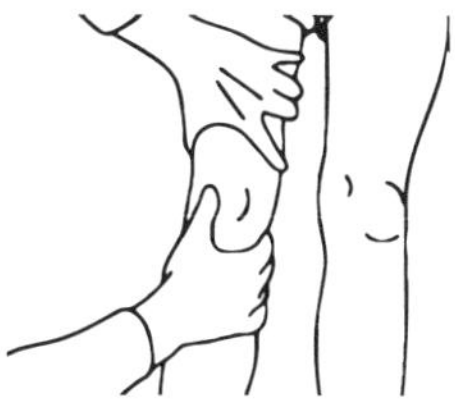	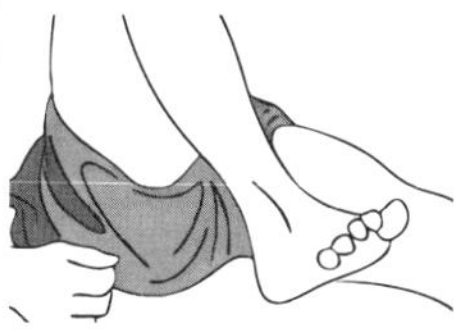	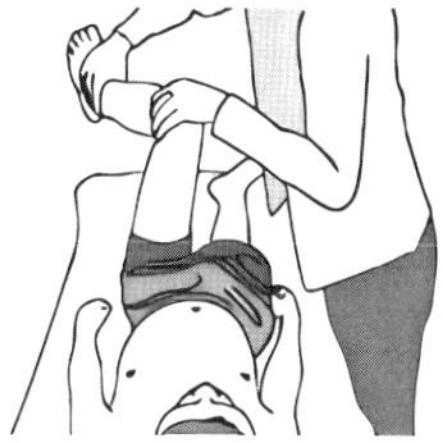
"Coloque suas mãos atrás do pescoço."	Sentir efusão no joelho.	Dobre e depois endireite o joelho (movimento ativo dos joelhos e sentir crepitação).	Movimento passivo do quadril.

Articulação temporomandibular	Pescoço e coluna	
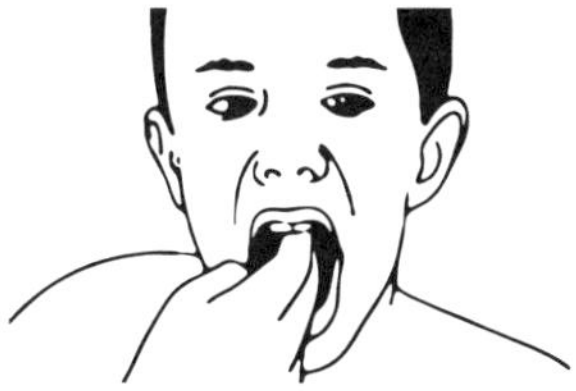	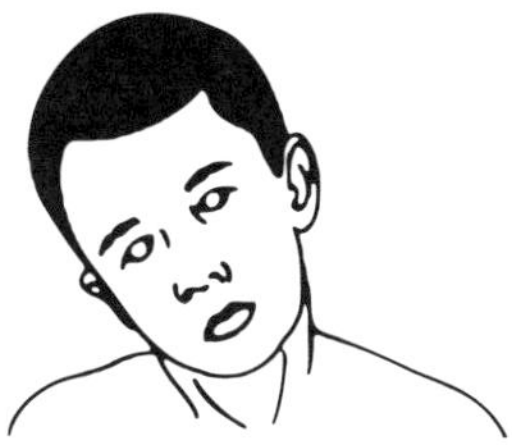	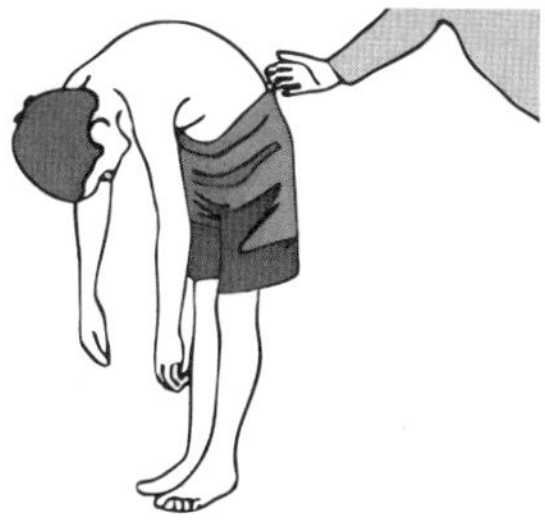
"Abra a boca e coloque três dedos nela."	"Toque seu ombro com seu ouvido." Observar a flexão lateral da coluna cervical.	"Incline-se para a frente e toque seus dedos dos pés." Observe a curva da coluna.

Fonte: adaptação de Lissauer e Carroll, 2021.

Exame regional do sistema musculoesquelético na criança

Se alguma anormalidade é encontrada, um exame mais detalhado da articulação comprometida deve ser realizado.

Observar:

- Sinais de desconforto
- Anormalidades na pele – erupções cutâneas, cicatrizes, hematomas, cor.
- Anomalias nas unhas.
- Alinhamento dos membros, comprimento das pernas, volume muscular e evidência de simetria.
- Deformidade óssea, alterações nos tecidos moles, edema articular ou muscular.

Sensibilidade:

- Cada articulação, ossos longos e tecidos moles vizinhos.
- Palpar ao longo dos ossos e da linha articular para verificar se há sensibilidade.
- Sentir se há calor (infecção ou inflamação).
- Delinear edema ósseo ou de tecidos moles.
- Verificar se há derrame articular, mais especificamente no joelho.

Movimentação:

- Para cada articulação: pedir para a criança mover a articulação primeiro (movimento ativo). Observar quanto a desconforto, simetria e amplitude de movimento.
- Mover passivamente a articulação, observando a amplitude e/ou restrição de qualquer movimento (comparar os lados, mas observar alterações bilaterais).
- Os movimentos laterais e rotacionais podem ser tão importantes quanto flexão e extensão.

Função:

- Para articulações dos membros inferiores – verificar a marcha.
- Para articulações pequenas, como as mãos – verificar a aderência.
- Testes especiais para o joelho são:
  - O teste de tração anterior e posterior (ligamentos cruzados – Figura A).
  - Varismo ou valgismo (ligamentos laterais colaterais – Figura B).

Displasia do desenvolvimento do quadril – sinais clínicos

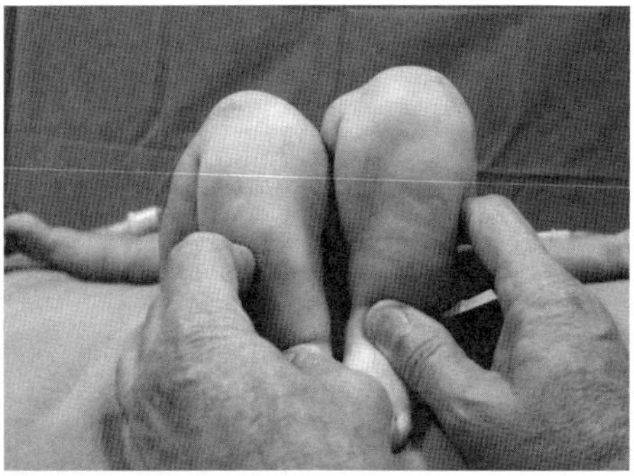

Sinal de Galeazzi: com a superfície da pélvis nivelada, as alturas dos joelhos são assimétricas. A altura do joelho direito é menor, sugerindo possível luxação do quadril.

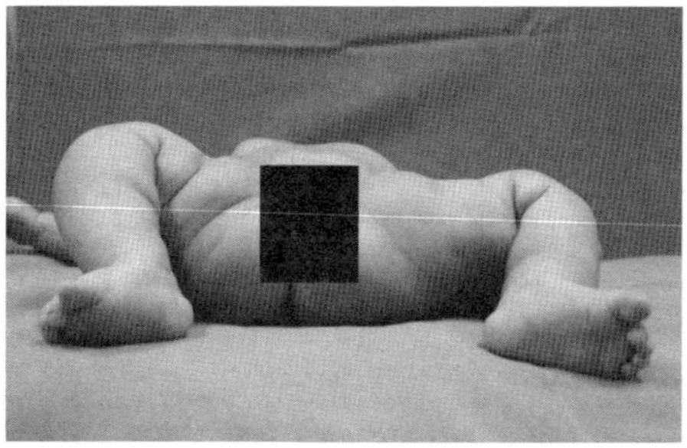

Sinal de Hart: o quadril direito tem abdução limitada em comparação com a esquerda, sugerindo possível luxação do quadril.

Fonte: Martins et al., 2021.

Teste de Barlow

Tente levar à luxação da cabeça do fêmur por meio da adução da coxa flexionada sobre o tronco e aplicando gentilmente uma força sobre o joelho, empurrando-o.

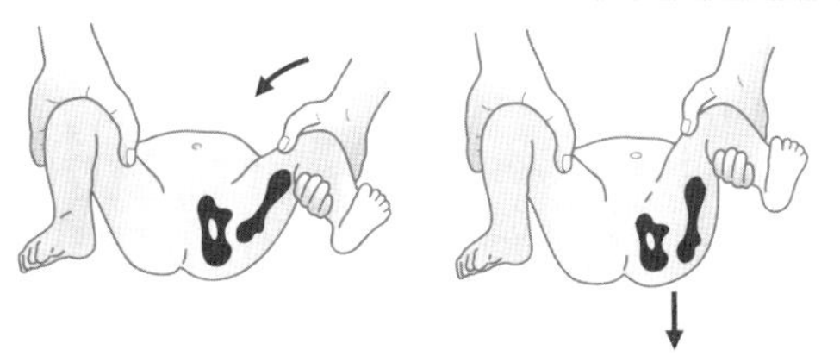

Teste de Ortolani

É realizado pela abdução da coxa em flexão, junto com a aplicação de força no sentido posteroanterior, de modo a reduzir a luxação da articulação coxofemoral, quando presente.

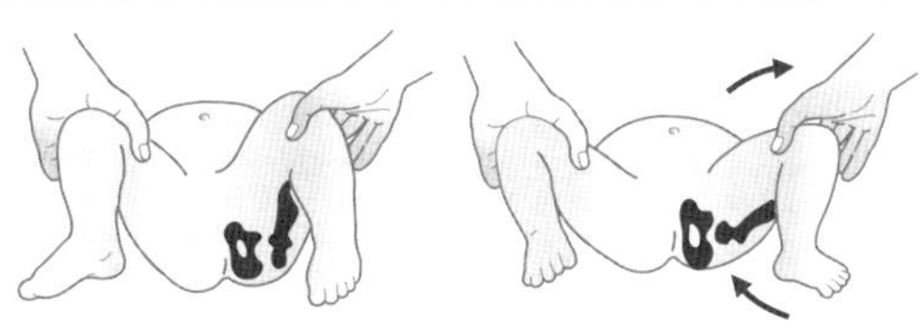

Avaliação da displasia do desenvolvimento do quadril (DDQ)

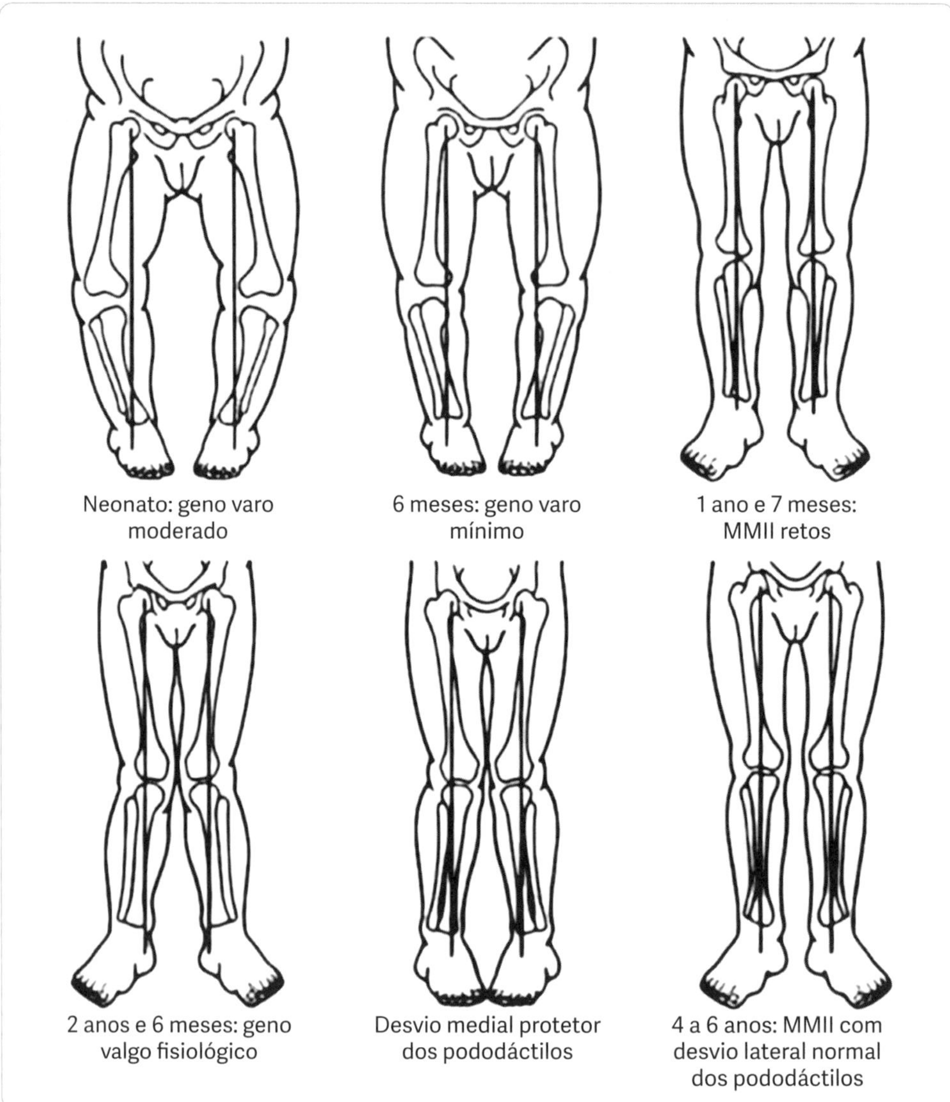

Posição de membros inferiores (MMII) da criança

Sistema nervoso

Avaliação neurológica

Exame neurológico

A maioria das crianças é neurologicamente normal.
- Adaptar-se à idade e ao estágio de desenvolvimento da criança.
- Levar em consideração o relato dos pais sobre marcos pregressos do desenvolvimento.

Em bebês, observar:
- Postura – neonatos (hipotonia cervicotorácica com hipertonia de extremidades).
- Movimento dos membros – são simétricos?
- Tônus – quando segurar a criança, verificar se os tônus dos membros e do corpo estão normais, rígidos ou flácidos (hipotônico).
- Controle e movimento da cabeça – existe controle apropriado para a idade da amplitude de movimento? Orientação para estímulos? Existe atraso anormal da cabeça ao puxar para se sentar?
- Reflexos primitivos – eles persistem além do momento em que deveriam ter desaparecido?

Em crianças pequenas, identificar:
- Comunicação – a fala é clara e fluente? A interação social e a expressão facial são apropriadas?
- Brincar – a visão, a audição e a fala estão normais? As habilidades manipulativas como aderência e coordenação são normais?
- Movimento – a criança consegue correr, andar, escalar, pular, pular ou dançar?

Exame neurológico detalhado

Realizar exame neurológico completo apenas para investigar mais detalhadamente um problema neurológico ou problema de desenvolvimento

- Observar a face e os membros.

Tônus

Membros
- Procurar espasticidade.
- Sentir resistência e amplitude de movimento passivo dos membros.
- Avaliar a rigidez e clônus nos tornozelos.
- Observar a postura.
- Observar hipotonia.

Poder dos membros (a partir dos 6 meses de idade).
Potência dos membros (a partir dos 4 anos): transformar o exame num divertido jogo de força! Observar se apresenta fraqueza ou tremor.
Coordenação (uso de *feedback* visual e proprioceptivo para padrões complexos de movimento):
- Governado pelo cerebelo.
- Ao contrário dos problemas corticais, os problemas cerebelares resultam em sinais ipsilaterais e não contralaterais.
- A coordenação melhora com a idade.

(continua)

Exame neurológico (*continuação*)

Reflexos

- Explicar para a criança em posição relaxada o uso do martelo de tendão.
- Martelo de tendão para: reflexos braquiais e de punho no membro superior; joelho e tornozelo no membro inferior.
- Observar reflexos anormais: rápidos (hiper-reflexia), ausentes.

Respostas plantares

- Não confiáveis com menos de 1 ano de idade.

Sensibilidade

- Realizar com pedaço fino de algodão sobre os dermátomos dos membros.
- Perguntar sobre dormência perineal e perianal.
- Perguntar sobre a sensação de "alfinetes e agulhas" (parestesia).

Coluna

- Observar a base da coluna em busca de lesões de pele (marcas e tufos de pelos sugestivos de espinha bífida oculta).
- Observar curvatura da coluna (escoliose ou cifose ou lordose anormal).

Padrões de movimento – marcha

- Avalie em pé e de bruços: crianças até 3 anos de idade ficarão de bruços para ficar de pé pela maior fixação dos músculos pélvicos.
- Avaliar caminhada e corrida: a partir dos 5 anos, ao caminhar, o pé deve bater no chão num padrão calcanhar-dedo do pé.
- Assimetrias sutis na marcha. Observar os movimentos associados nos membros superiores.
- Observar o padrão de desgaste das solas de sapato.

Exame dos nervos cranianos

- Testar os nervos cranianos em ordem.
- Em caso de dúvida sobre perda visual ou auditiva, procurar avaliação formal.

Fonte: adaptação de Lissauer e Carroll, 2021.

Anormalidades neurológicas que podem ser identificadas pela observação

Inspeção	Aspecto	Exemplo
Síndrome ou desordem genética	Características dismórficas	Síndrome de Down, síndrome de Williams
Cabeça e face		
Face miopática	Face inexpressiva, muitas vezes com ptose e repuxamento de boca	Doença neuromuscular, p. ex., distrofia miotônica
Circunferência cefálica reduzida	Microcefalia	Paralisia cerebral, infecções congênitas, p. ex., citomegalovírus, Zika vírus
Ptose	Queda da pálpebra	Ptose unilateral – paralisia do terceiro nervo Bilateral – miastenia *gravis*
Assimetria facial	Os movimentos da fronte estão preservados ou fracos	Preservados: lesão do neurônio motor superior Fracos: paralisia de Bell
Fasciculação da língua	Contorção das fibras da língua	Atrofia muscular espinhal
Pele		
Lesões de pele neurocutâneas	Várias manchas café com leite Mancha do vinho do Porto sobre área do nervo trigêmeo	Neurofibromatose Esclerose tuberosa
Membros		
Perda muscular	Redução do volume muscular	Paralisia cerebral, meningomielocele, distúrbio muscular
Hipertrofia muscular da panturrilha	Músculo substituído por gordura e tecido conjuntivo	Distrofia muscular de Duchenne
Contraturas	Músculos encurtados pelo aumento do tônus ou hipotonia	Imobilidade, movimentos restritos no útero
Postura hipertônica	Tesoura, punhos, pronação dos braços, dorso e pernas estendidas	Paralisia cerebral
Postura hipotônica	Sentado em postura de pernas semelhante à de um sapo	Atrofia muscular espinhal
Postura distônica	Postura e extensão anormais de tônus flutuante	Paralisia cerebral distônica
Fasciculação muscular	Contorções das fibras musculares	Lesões do neurônio motor inferior
Assimetria	Fraqueza unilateral	Hemiplegia

Fonte: adaptado de Lissauer e Carroll, 2021.

Escala de coma de Glasgow relacionada com a escala de coma da criança

	Escala de coma de Glasgow	Escala de coma da criança (< 4 anos)	
	Resposta	Resposta	Escore
Abertura dos olhos	Espontânea	Espontânea	4
	Ao som	Ao som	3
	À pressão	À dor	2
	Nenhum	Não responde	1
Melhor resposta verbal	Orientado	Fala normalmente, interage	5
	Confuso	Palavras	4
	Palavras	Sons vocais	3
	Sons	Chora	2
	Nenhum	Nenhum	1
Melhor resposta motora	Obedece aos comandos	Obedece aos comandos	6
	Localização	Localiza a dor	5
	Flexão normal	Flexão à dor	4
	Flexão anormal	Flexão anormal (postura decorticada)	3
	Extensão	Extensão anormal (postura descerebrada)	2
	Nenhuma	Não responde	1

Uma pontuação < 8 em 15 significa que as vias aéreas da criança estão em risco e precisarão ser mantidas.

Fonte: Lissauer e Carroll, 2021.

Avaliação da visão

Visão da criança: desenvolvimento

Desenvolvimento da visão	Nascimento	A acuidade visual é fraca ao nascer, mas melhora gradualmente aos níveis normais de adulto por volta dos 5 anos de idade. Recém-nascidos podem fixar-se em um rosto ou em objetos de alto contraste, mas eles parecerão confusos. A retina periférica é bem desenvolvida, mas a fóvea é imatura e o nervo óptico é amielínico.
	6 semanas de vida	A maioria dos bebês observa a face dos seus pais de perto e rastreia um alvo em movimento até 90° em ambos os lados. Bebês podem ter um estrabismo transitório.
	7 meses de idade	O bebê pode pegar e transferir brinquedos de uma mão para a outra.
	12 meses	Podem pegar objetos muito pequenos. Clareza da visão amadurece: a acuidade visual melhora de 6/200 ao nascimento para 6/60 aos 3 meses e para 6/6 aos 5 anos de idade. Como são necessárias imagens bem focadas na retina para a aquisição de acuidade visual, qualquer obstrução no caminho da luz, como um erro de refração ou catarata, irá interferir no desenvolvimento normal das vias ópticas e do córtex visual. Esses problemas precisam ser diagnosticados e corrigidos no início da vida. Esse tipo de perda visual é chamado de ambliopia e pode ser permanente.
Triagem de visão	Nascimento	Como parte do exame físico do recém-nascido se avaliam a estrutura ocular e o reflexo vermelho (exclusão de catarata, tumor). Bebês e crianças pequenas precisam aprender a rastrear objetos, convergem seus olhos e desenvolvem percepção de profundidade.
	6-8 semanas	O exame de catarata é realizado no nascimento e 6 semanas depois. Realizar o teste do reflexo vermelho, fixação e acompanhamento.
	Triagem da visão do pré-escolar por oftalmologista	O exame de visão é realizado na entrada da escola ou em crianças pré-escolares. Objetiva a checagem da acuidade visual e do alinhamento do olho.

(continua)

Visão da criança: desenvolvimento (*continuação*)

Testes da visão	*Vide* tabela a seguir	As crianças raramente se queixam de terem problemas visuais. Visão reduzida afeta a aprendizagem da criança e seu desenvolvimento. Se houver uma preocupação parental ou profissional sobre a visão da criança ou com seus olhos, se a criança tiver uma curta capacidade de atenção para atividades visuais, perde seu lugar quando lê, evita ler ou outras atividades próximas, ou tem atraso no desenvolvimento, especialmente das habilidades motoras finas, ela deve ter uma avaliação formal de sua visão. Fotografias de família e vídeos são úteis para detectar catarata (perda do reflexo vermelho), retinoblastoma (pupila branca), estrabismo e anormalidades de movimento ocular.

Fonte: adaptação de Lissauer e Carroll, 2021.

Como testar a visão nas diferentes idades

Idade	Teste
Nascimento	Evita a luz. Fixa-se em um rosto e começa a seguir uma imagem padrão preto e branco contrastante horizontalmente ou uma bola colorida pendurada.
6-8 semanas	Fixação facial e acompanhamento de objetos para ambos os lados.
6 meses	Fixa um tijolo de 2,5 cm. Alcança direcionado visualmente. Responde a testes de acuidade visual (p. ex., cartões Keeler ou Teller).
12 meses	Fixa objetos de 1 mm, p. ex., bolo com chocolate e confeitos pequenos.
1-2 anos	Testes de acuidade de aparência (p. ex., cartões Cardiff).
2-3 anos	Nomeia ou combina imagens em uma matriz linear (p. ex., imagens Kay ou símbolos Lea). Distante e próximo.
3 anos +	Nomes ou letras correspondentes. Distante e próximo.

Fonte: adaptado de Lissauer e Carroll, 2021.

Estrabismo

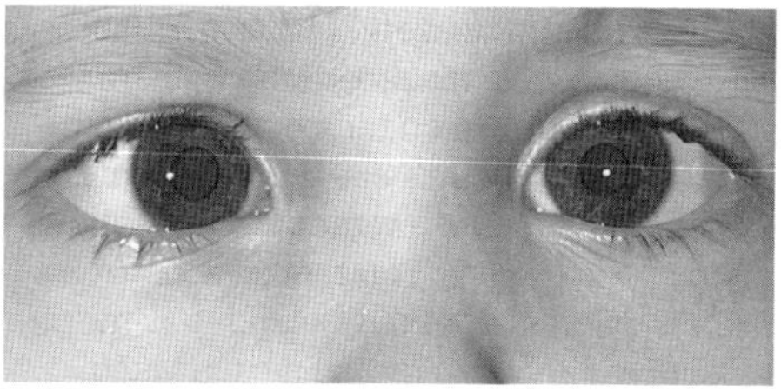

Teste de reflexo luminoso da córnea para detectar estrabismo. O reflexo luminoso está em uma posição diferente nos dois olhos por causa de um pequeno estrabismo convergente do olho direito.

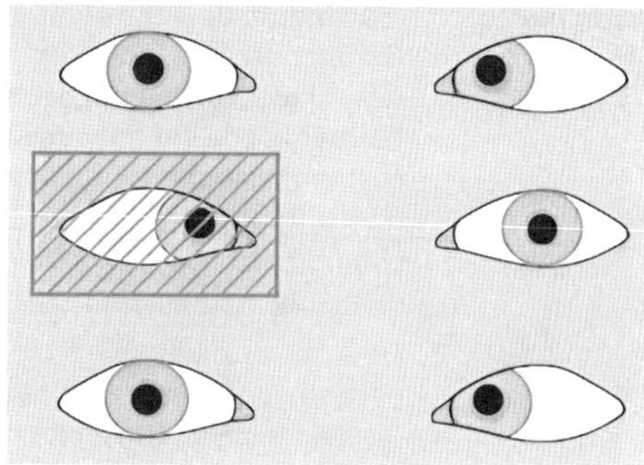

O *cover test* é usado para identificar estrabismo. Se o olho fixo é coberto, o olho semicerrado se move para assumir a fixação. Este diagrama mostra um estrabismo convergente à esquerda.

Deficiência visual

- Movimentos oculares anormais em uma criança, ausência de sorriso responsivo com 6 semanas de vida na criança pós-termo ou preocupação dos pais com a visão em qualquer idade – considerar deficiência visual e encaminhar para consulta oftalmológica.
- Encaminhar para avaliação oftalmológica qualquer criança com:
  - Reflexo vermelho ausente
  - Reflexo ocular branco
  - Estrabismo que persiste após os 3 meses de idade
- Teste para avaliar estrabismo – reflexo de luz da córnea e *cover test*. Encaminhar para o especialista.
- A ambliopia pode ser assintomática; o tratamento muitas vezes consiste em tapar o olho "bom" por um breve período diariamente.
- Deficiência visual e anormalidades oculares, incluindo erros de refração, são mais comuns em crianças com problemas de neurodesenvolvimento.

Fonte: adaptação de Lissauer e Carroll, 2021.

Apresentação da deficiência visual na criança

Pode se apresentar em um bebê ou criança pequena de várias maneiras, incluindo:

- Malformação ocular óbvia (anoftalmia)
- Reflexo vermelho ausente ou reflexo branco (leucocoria) decorrente de opacificação das estruturas intraoculares (catarata), anormalidades da córnea ou tumor intraocular (retinoblastoma)
- Não sorrir responsivamente até 6 semanas após o parto
- Preocupações sobre respostas visuais deficientes, incluindo fraco contato visual
- Movimentos oculares itinerantes
- Nistagmo
- Apertar os olhos

Qualquer bebê que apresente uma anormalidade ocular precisa ser encaminhado ao oftalmologista, como algumas condições que ameaçam a visão. O retinoblastoma é fatal.

Fonte: adaptado de Lissauer e Carroll, 2021.

Deficiência visual: sinais	
Nistagmo	Movimento ocular repetitivo, involuntário e rítmico. Geralmente horizontal, mas pode ser vertical. Associado a problema ocular estrutural (nistagmo de defeito sensorial), mas também pode ser consequência de problema no nível cortical. Nistagmo, enquanto manifestação de um problema ocular, pode melhorar com o tempo. Quando não houver problema estrutural ocular ou cerebral, o diagnóstico é de nistagmo idiopático.
Estrabismo	Ocorre o desalinhamento dos eixos visuais. O estrabismo deve ser avaliado para sua causa subjacente a ser identificada e tratada. Pode haver uma história familiar. Desalinhamento transitório é comum até os 3 meses de idade. Marcadas dobras epicânticas podem sugerir um falso estrabismo. Qualquer criança com estrabismo deve ter reflexos vermelhos verificados. Estrabismos que persistem por mais de 3 meses de idade devem ser encaminhados para um oftalmologista. A causa subjacente mais comum é um erro de refração, mas outras causas como catarata, retinoblastoma e outros devem ser excluídas. Os estrabismos são comumente divididos em: ▪ Concomitante (não paralítico, comum) – geralmente causado por erro de refração em um ou ambos os olhos. Correção do erro de refração com óculos muitas vezes corrige o estrabismo. O olho semicerrado geralmente se volta para dentro (convergente), mas pode haver saída (divergente) ou, raramente, desvio vertical. ▪ Paralítico (raro) – varia com a direção do olhar pela paralisia dos nervos musculares orbitais (III, IV e VI). Isto pode ser grave em razão da possibilidade de lesão subjacente que ocupa espaço, como um tumor cerebral.
Teste do reflexo luminoso da córnea	Não especialistas podem usar este teste para detectar estrabismo. Uma lanterna é mantida à distância para produzir reflexos em ambas as córneas simultaneamente. Se a luz refletida na córnea não aparecer na mesma posição nas duas pupilas, um estrabismo está presente. No entanto, um leve estrabismo pode ser difícil de detectar.
Cover test	A criança é incentivada a olhar para um brinquedo/luz. Se a fixação do olho estiver coberta, o olho semicerrado se moverá para se fixar; esse movimento identifica o estrabismo. O teste deve ser realizado bem perto (33 cm) e com objetos distantes (pelo menos 6 m), já que certos estrabismos estão presentes apenas a uma determinada distância. Esses testes são difíceis de serem realizados e resultados confiáveis são mais bem obtidos pelo ortoptista ou oftalmologista.
Erros de refração – hipermetropia	A hipermetropia leve é comum na primeira infância e é superada por meio do processo de acomodação – mudando a forma da lente do olho. Quando o tratamento é necessário, a hipermetropia pode ser corrigida com lentes mais convexas, que fazem o olho parecer maior.
Erros de refração – miopia	É relativamente incomum em crianças pequenas, geralmente surgindo na adolescência. Contudo, em crianças nascidas prematuras, é o erro refrativo mais comum e pode ocorrer numa idade mais jovem. A miopia pode ser corrigida com lentes menores côncavas, que fazem o olho parecer menor.

(continua)

Deficiência visual: sinais (*continuação*)

Erros de refração – astigmatismo	Trata-se da curvatura anormal da córnea em dois planos. O astigmatismo significa que o olho tem o formato mais parecido com uma forma ovalada que com uma forma redonda. Graus menores de astigmatismo são comuns e podem não causar problemas ou exigir correção. No entanto, o astigmatismo unilateral pode resultar em ambliopia.
Ambliopia	É a redução potencialmente permanente da acuidade visual de um olho que não recebeu uma imagem nítida. Isso afeta de 2 a 3% das crianças. Geralmente é unilateral, mas pode ser bilateral. As causas mais comuns de ambliopia são estrabismo, erros de refração ou obstrução da via visual, como catarata. A ambliopia pode ocorrer no estrabismo quando o cérebro é incapaz de combinar as diferentes imagens de cada olho; isso faz com que o cérebro ignore os dados visuais do fechar os olhos para evitar visão dupla. O tratamento visa a tratar a condição subjacente, juntamente com tampão do olho saudável por períodos específicos do dia para encorajar o outro olho a trabalhar e, portanto, desenvolver melhor a visão. O tratamento precoce é essencial, pois a partir dos 7 anos de idade a melhora é improvável. A ambliopia pode ser assintomática, e sua identificação é o objetivo principal da avaliação da visão pré-escolar.
Deficiência visual grave	Ocorre em 1 em cada 1.000 nascidos vivos no Reino Unido, mas é maior em países de baixa renda. Nos países de baixa renda, causas adquiridas, como infecções, são mais prevalentes. As investigações podem incluir um eletrorretinograma, que avalia a função da retina, ou potenciais visuais evocados, que avaliam as vias visuais do olho para o cérebro. Quando a deficiência visual é de origem cortical, o exame do olho, incluindo as respostas pupilares, pode ser normal. Embora poucas causas de deficiência visual grave possam ser curadas, a detecção precoce permite que certos elementos sejam tratados, e pode-se oferecer aconselhamento oportuno sobre o progresso do desenvolvimento. Crianças com visão parcial podem se beneficiar do fornecimento de recursos para visão subnormal, aparelhos com lupas de alta potência, pequenos dispositivos telescópicos e computadores.

Fonte: adaptação de Lissauer e Carroll, 2021.

SONO

Sono: horas × idade

Idade	Sono durante a noite	Sonecas	Total
1 mês	Ciclos de sono de 1 a 4 horas de duração, intercalados por 1 a 2 horas acordado – independentemente de ser noite ou dia	–	16 a 20 horas
3 meses	De 6 a 9 horas	De 5 a 9 horas, divididas em 3 a 4 sonecas	15 horas

(continua)

Sono: horas × idade (*continuação*)

6 meses	De 9 a 11 horas	De 2 a 3 horas, divididas em 2 a 3 sonecas	14 horas
1 ano	De 9 a 10 horas	De 2,5 a 3 horas, sendo uma de manhã e outra à tarde	13 horas
2 anos	10,5 horas	De 1,5 a 2 horas, em uma soneca à tarde	12,5 horas
3 anos	10,5 anos	De 1 a 1,5 hora, em uma soneca à tarde	12 horas
4 anos	De 11 a 12 horas	Nesta fase a soneca acaba	12 horas
6 anos	De 10 a 11 horas	Não há soneca	10 a 11 horas
10 anos	De 10 a 11 horas	Não há soneca	10 a 11 horas
10 a 18 anos	8 a 10 horas	Não há soneca	8 a 10 horas

Fonte: Hirshkowitz National Sleep Foundation, 2015.

ATIVIDADE FÍSICA/COMPORTAMENTO SEDENTÁRIO/TELAS

Diretrizes sobre atividade física para crianças e adolescentes – Sociedade Brasileira de Pediatria

Idade	Atividades físicas
De 0 a 2 anos de idade	▪ Bebês devem ser incentivados a serem ativos, mesmo que por curtos períodos, várias vezes ao dia. ▪ Bebês que ainda não começaram a se arrastar/engatinhar devem ser encorajados a serem fisicamente ativos alcançando, segurando, puxando e empurrando, movendo a cabeça, corpo e membros durante as rotinas diárias e durante atividades supervisionadas no chão, incluindo tempo em decúbito frontal. ▪ Bebês que conseguem se arrastar/engatinhar devem ser encorajados a serem tão ativos quanto possível em um ambiente seguro, supervisionado e estimulante. ▪ Crianças que conseguem andar sozinhas devem ser fisicamente ativas todos os dias durante pelo menos 180 minutos em atividades fracionadas durante o dia e ocorrerem em ambientes fechados ou ao ar livre. Os 180 minutos podem incluir atividades leves, como ficar de pé, movendo-se, rolando e brincando, além de atividades mais energéticas, como saltar, pular e correr. ▪ Crianças dessa faixa etária não devem permanecer em comportamentos sedentários por longos períodos, exceto quando estão dormindo. ▪ O comportamento sedentário representa o tempo em que as crianças estão fazendo muito pouco movimento físico, como passear de carro ou ficar no carrinho de bebê. Permanecer em comportamentos sedentários por longos períodos não é benéfico para a saúde e para o desenvolvimento da criança e deve ser evitado. ▪ Até os 2 anos de vida, recomenda-se que o tempo de tela (TV, *tablet*, celular, jogos eletrônicos) seja ZERO.

(continua)

Diretrizes sobre atividade física para crianças e adolescentes – Sociedade Brasileira de Pediatria (*continuação*)

Idade	Atividades físicas
De 3 a 5 anos de idade	▪ Crianças devem acumular pelo menos 180 minutos de atividade física de qualquer intensidade distribuída ao longo do dia, incluindo uma variedade de atividades em diferentes ambientes e que desenvolvam a coordenação motora. ▪ Brincadeiras ativas, andar de bicicleta, atividades na água, jogos de perseguir e jogos com bola são as melhores maneiras para essa faixa etária se movimentar. ▪ A partir dos 3 anos de idade, atividades físicas estruturadas, como natação, danças, lutas, esportes coletivos, entre outras, também podem ser paulatinamente incluídas. ▪ Comportamentos sedentários devem ser fortemente evitados, e recomenda-se que o tempo de tela seja limitado a 2 horas por dia.
De 6 a 19 anos de idade	▪ Crianças e adolescentes devem acumular pelo menos 60 minutos diários de atividades físicas de intensidade moderada a vigorosa. Atividades de intensidade moderada a vigorosa são aquelas que fazem a respiração acelerar e o coração bater mais rápido, como pedalar, nadar, brincar em um *playground*, correr, saltar e outras atividades que tenham, no mínimo, a intensidade de uma caminhada. ▪ A prática de atividade física superior a 60 minutos fornece inúmeros benefícios adicionais para a saúde. ▪ Atividades de intensidade vigorosa, incluindo aquelas que são capazes de fortalecer músculos e ossos, devem ser realizadas em, pelo menos, 3 dias por semana. Para a população pediátrica, essas atividades podem ser não estruturadas, como brincadeiras que incluem saltos, atividades de empurrar, puxar e apoiar o peso corporal. ▪ Atividades de flexibilidade envolvendo os principais movimentos articulares devem ser realizadas pelo menos 3 vezes por semana. ▪ Crianças e adolescentes devem ser encorajados a participar de uma variedade de atividades físicas agradáveis e seguras, como caminhadas, andar de bicicleta, praticar esportes diversos, se envolver em jogos e brincadeiras tradicionais da comunidade em que estão inseridas. Essas atividades melhoram os aspectos físico, emocional e social. ▪ Comportamentos sedentários devem ser evitados, e recomenda-se que o tempo de tela seja limitado a 2 horas por dia. Porém, esse limite não deve levar em consideração o tempo destinado ao uso de computador para a realização de tarefas escolares.

Fonte: SBP, 2017b.

NEONATOLOGIA

Classificação do recém-nascido conforme o peso ao nascer

Classificação	Peso
Extremo baixo peso	< 1.000 g
Muito baixo peso	1.000 a 2.499 g
Baixo peso	< 2.500 g
Peso insuficiente	2.500 a 2.999 g
Peso adequado	3.000 a 3.999 g
Macrossomia	> 4.000 g

Fonte: Tavares e Rego, 2007.

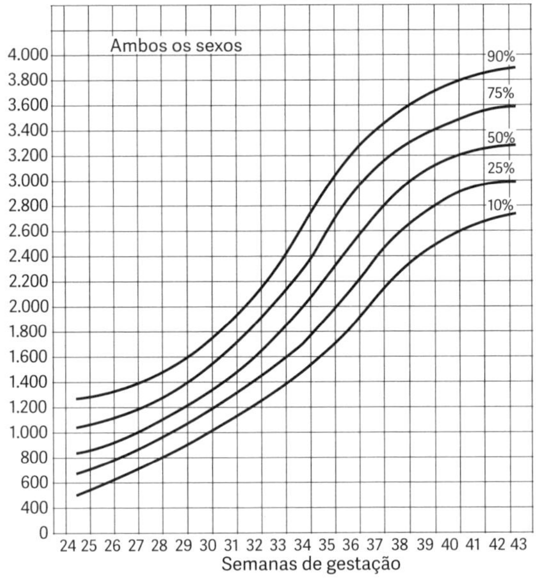

Curvas de crescimento intrauterino baseadas no peso de nascimento de RN novos, caucasianos, de Denver, Colorado, com idade gestacional variando de 24 a 42 semanas.
Fonte: Lubchenco et al., 1963.

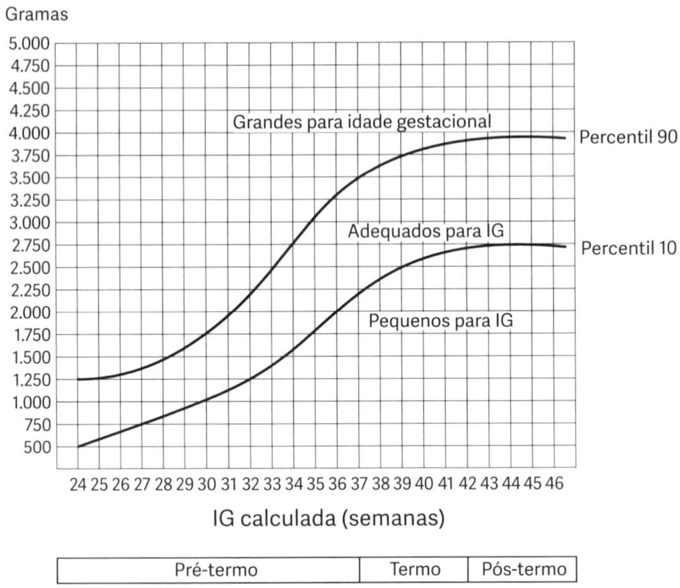

Exemplo de classificação de RN do Centro Médico da Universidade de Colorado, conforme peso de nascimento e idade gestacional.
Fonte: Lubchenco et al., 1963.

Classificação nutricional do recém-nascido

Escala de Apgar

Pontos	0	1	2
Frequência cardíaca	Ausente	< 100 bpm	>100 bpm
Respiração	Ausente	Fraca, regular	Forte, choro
Tônus muscular	Flácido	Flexão de braços e pernas	Movimento ativo/boa flexão
Cor da pele	Cianótica/pálida	Cianose de extremidades	Rosada
Irritabilidade reflexa	Ausente	Algum movimento	Espirros/choro

Fonte: Fletcher, 1998.

Classificação do recém-nascido em relação ao peso e à idade gestacional de nascimento

Classificação	Percentil
Pequeno para a idade gestacional (PIG)	< 10
Adequado para a idade gestacional (AIG)	Entre 10 e 90
Gigante para a idade gestacional (GIG)	> 90

Fonte: Marcondes et al., 2002.

Idade gestacional-Capurro

Cálculo da idade gestacional Método de Capurro					
Exame somático e neurológico					
Textura da pele	0	5	10	15	20
Forma da orelha	0	8	16	24	
Glândula mamária	0	5	10	15	
Pregas plantares	0	5	10	15	20
Sinal de cachecol	0	6	12	18	
Posição da cabeça: levantando o RN	0	4	8	12	
K = 200 K + pontos = idade gestacional em dias					
Exame somático					
Textura da pele	0	5	10	15	20
Forma da orelha	0	8	16	24	
Nódulo mamário	0	5	10	15	20
Pregas plantares	0	5	10	15	20
Formação do mamilo	0	5	10	15	
K = 204 K + pontos = idade gestacional					

Avaliação da idade gestacional: método de Capurro

Método de Capurro na avaliação da idade gestacional Método de Capurro: somático somatório: A, B, C, D, E + 204/7 e neurológico: B, C, D, E, F e G + 200/7					
Formação do mamilo A	Mamilo pouco visível, sem aréola 0	Mamilo nítido, aréola lisa, diâmetro < 0,75 cm 5	Mamilo puntiforme, aréola de borda não elevada > 0,75 cm 10	Mamilo puntiforme, aréola de borda elevada > 0,75 cm 15	
Textura da pele B	Fina, gelatinosa 0	Fina e lisa 5	Algo mais grossa, com discreta descamação superficial 20	Grossa, com sulcos superficiais, descamação de mãos e pés 15	Grossa, apergaminha-da com sulcos profundos 20
Forma da orelha C	Chata, disforme, pavilhão não encurvado 0	Pavilhão parcialmente encurvado na borda 8	Pavilhão parcialmente encurvado em toda a borda superior 16	Pavilhão totalmente encurvado 24	
Tamanho da glândula mamária D	Ausência de tecido mamário 0	Diâmetro < 5 mm 5	Diâmetro de 5 a 10 mm 10	Diâmetro > 10 mm 15	
Sulcos plantares E	Ausentes 0	Marcas mal definidas na metade anterior da planta 5	Marcas bem definidas na metade anterior e no terço anterior 10	Sulcos na metade anterior da planta 15	Sulcos em mais da metade anterior da planta 20
Sinal do xale (posição do cotovelo) F	Na linha axilar do lado oposto 0	Entre a linha axilar anterior do lado oposto e a linha média 6	Ao nível da linha média 12	Entre a linha média e a linha axilar anterior do mesmo lado 18	
Posição da cabeça ao levantar o RN – ângulo (Â) cervicotorácico G	Totalmente deflexionada Â = 270° 0	Â entre 180° e 270° 4	Â = 180° 8	Â < 180° 12	

Doenças associadas com baixo peso ao nascer (< 2.500 g) e alto peso ao nascer (> 4.500 g)

Associações com baixo peso ao nascer replicadas e amplamente aceitas	Associações com baixo peso ao nascer descritas, mas menos replicadas e/ou aceitas	Associações com alto peso ao nascer descritas
▪ Hipertensão arterial ▪ Doença arterial coronariana ▪ Diabetes tipo 2 ▪ Acidente vascular cerebral ▪ Dislipidemia ▪ Fatores de coagulação elevados ▪ Alterações do neurodesenvolvimento	▪ Doença pulmonar crônica ▪ Depressão ▪ Esquizofrenia ▪ Distúrbio do comportamento ▪ Tamanho reduzido de útero e ovário ▪ Pubarca precoce ▪ Câncer de mama ▪ Câncer de testículo	▪ Ovário policístico ▪ Câncer de mama ▪ Câncer de próstata ▪ Câncer de testículo ▪ Leucemia infantil

Fonte: de Boo e Harding, 2006.

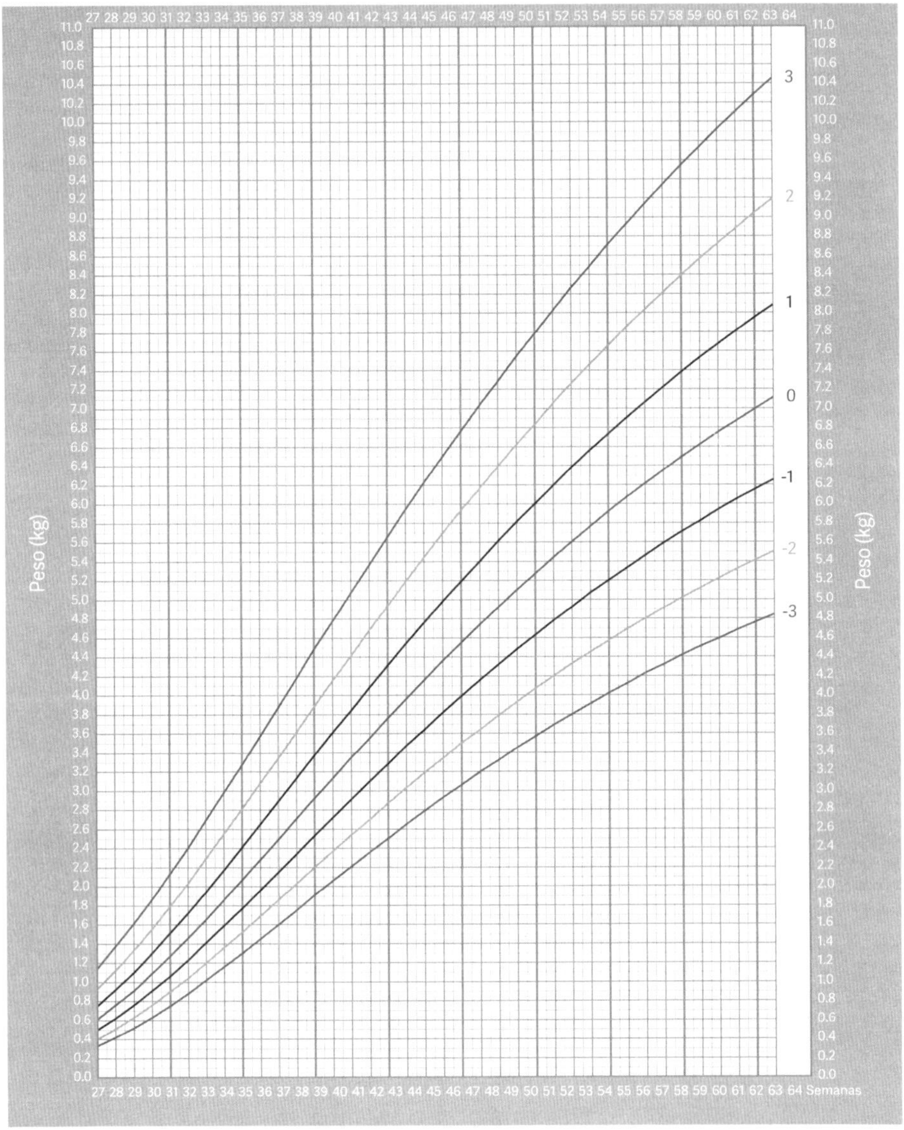

Ref: Villar et al Lancet Glob Heath 2015;3:e681-91.

Curvas de crescimento de recém-nascidos pré-termo (meninas) – Fenton

Ref.: Villar J, Giuliani F, Bhutta ZA, Bertino E, Ohuma EO, Ismail LC, et al.; International Fetal and Newborn Growth Consortium for the 21(st) Century (INTERGROWTH-21(st)). Postnatal growth standards for preterm infants: the Preterm Postnatal Follow-up Study of the INTERGROWTH-21(st) Project. Lancet Glob Health. 2015;3(11):e681-91.

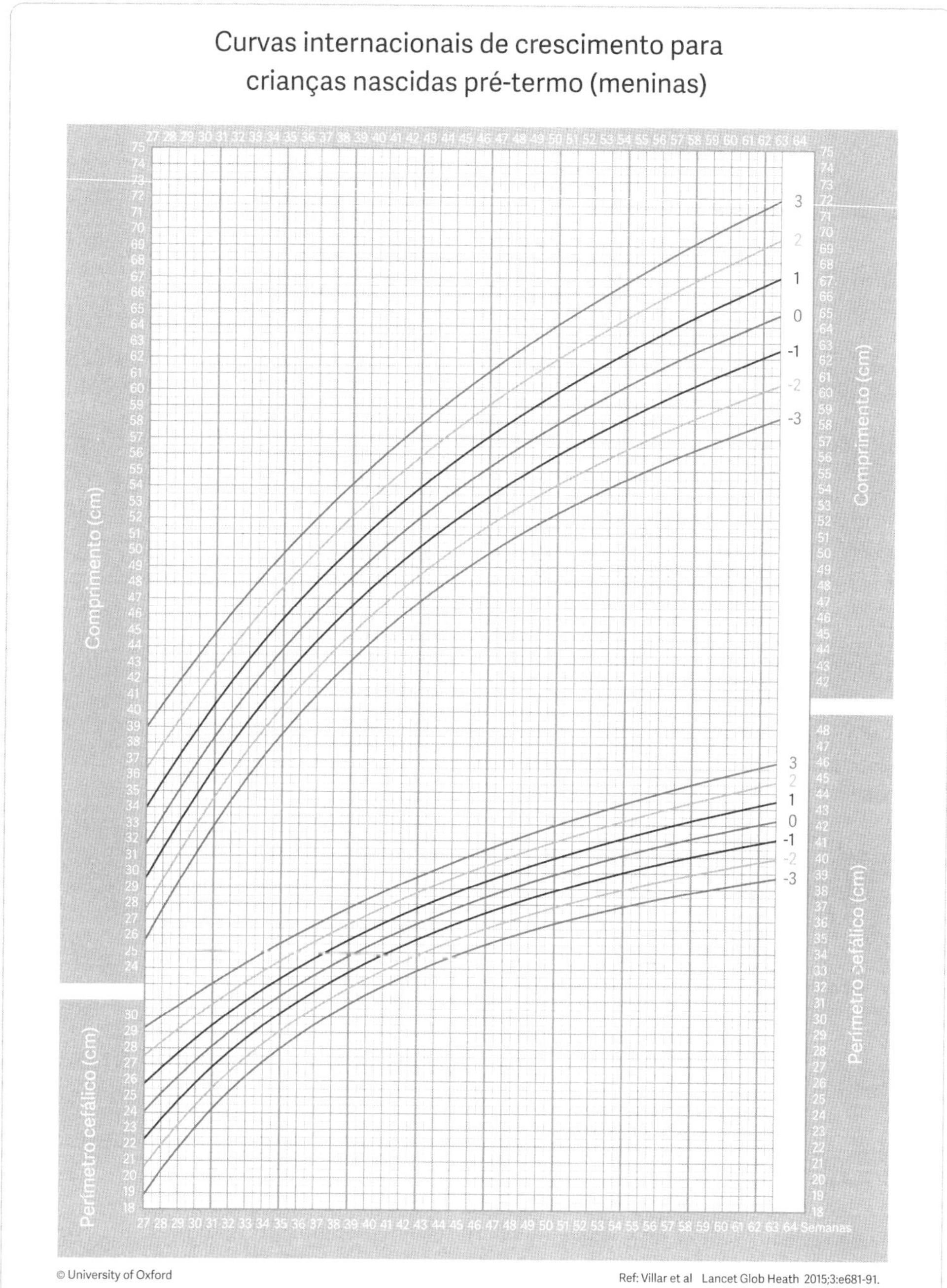

Curvas de crescimento de recém-nascidos pré-termo (meninas) – Fenton

Ref.: Villar J, Giuliani F, Bhutta ZA, Bertino E, Ohuma EO, Ismail LC, et al.; International Fetal and Newborn Growth Consortium for the 21(st) Century (INTERGROWTH-21(st)). Postnatal growth standards for preterm infants: the Preterm Postnatal Follow-up Study of the INTERGROWTH-21(st) Project. Lancet Glob Health. 2015;3(11):e681-91.

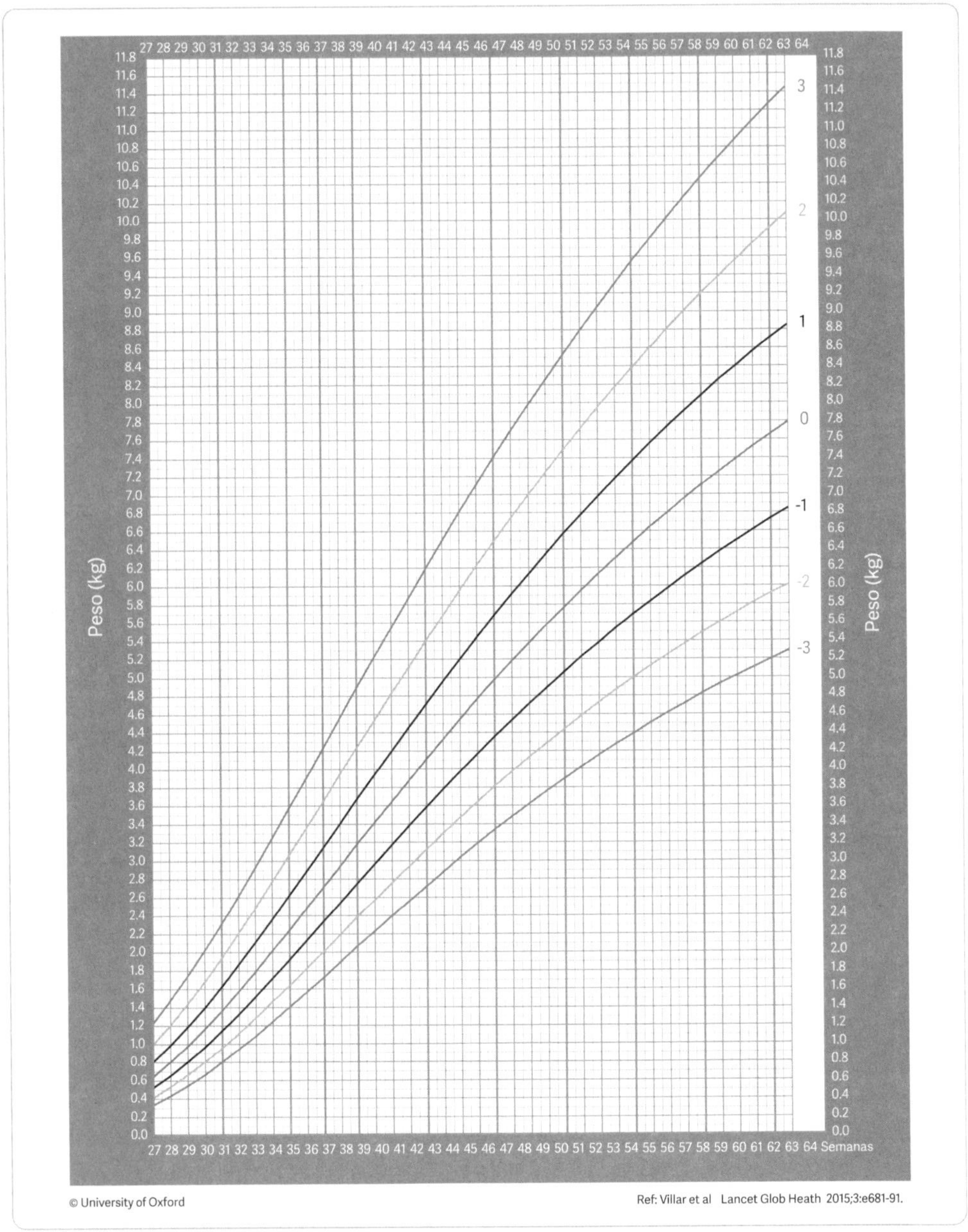

Curvas de crescimento de recém-nascidos pré-termo (meninos) – Fenton

Ref.: Villar J, Giuliani F, Bhutta ZA, Bertino E, Ohuma EO, Ismail LC, et al.; International Fetal and Newborn Growth Consortium for the 21(st) Century (INTERGROWTH-21(st)). Postnatal growth standards for preterm infants: the Preterm Postnatal Follow-up Study of the INTERGROWTH-21(st) Project. Lancet Glob Health. 2015;3(11):e681-91.

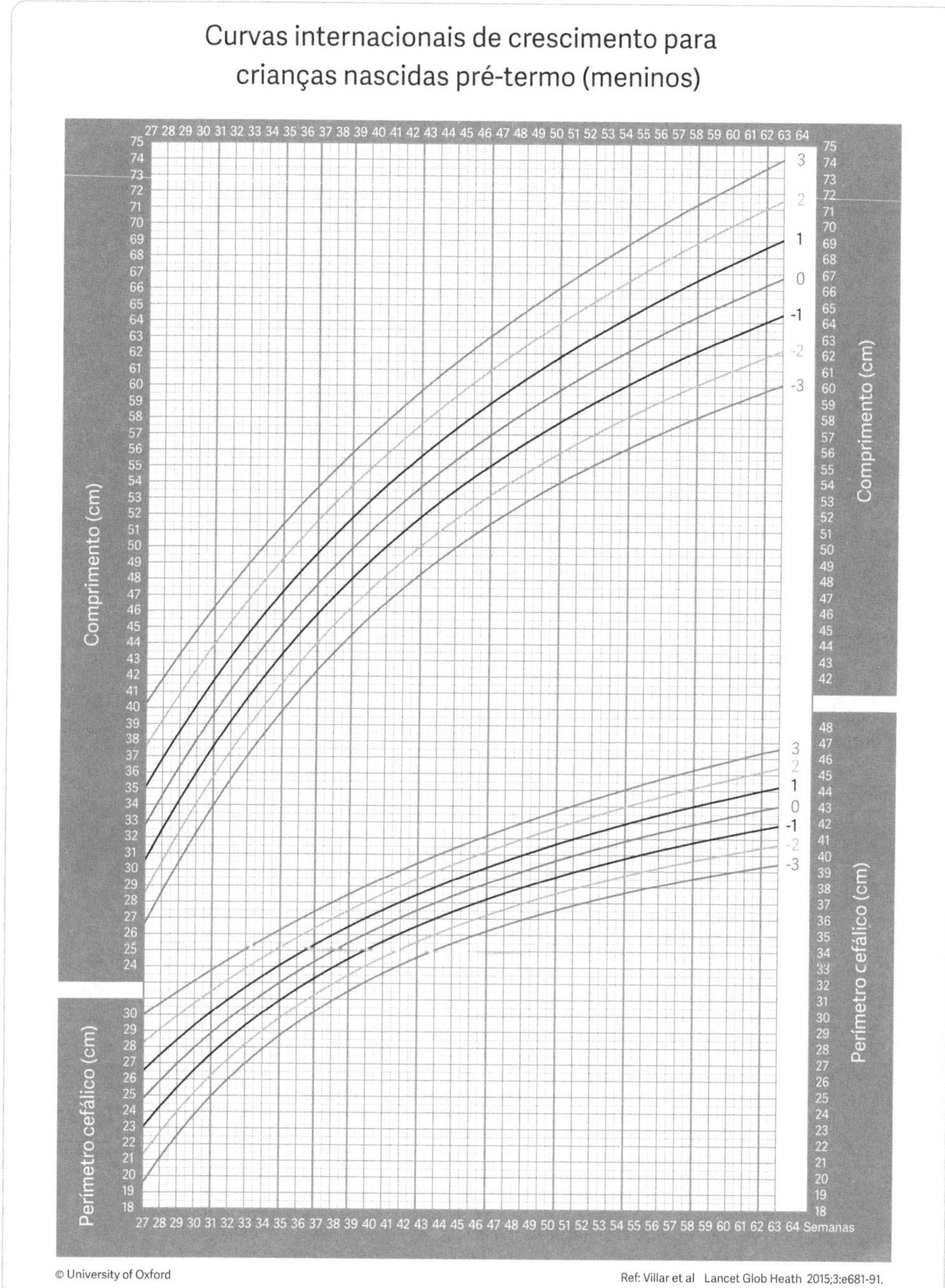

Curvas de crescimento de recém-nascidos pré-termo (meninos) – Fenton

Ref.: Villar J, Giuliani F, Bhutta ZA, Bertino E, Ohuma EO, Ismail LC, et al.; International Fetal and Newborn Growth Consortium for the 21(st) Century (INTERGROWTH-21(st)). Postnatal growth standards for preterm infants: the Preterm Postnatal Follow-up Study of the INTERGROWTH-21(st) Project. Lancet Glob Health. 2015;3(11):e681-91.

ADOLESCÊNCIA

Atendimento preventivo à saúde de 10 a 20 anos

Recomendação	Idade										
	10	11	12	13	14	15	16	17	18	19	20
Consulta médica	X	X	X	X	X	X	X	X	X	X	X
Vacinas	X	X	X	X	X	X	X	X	X	X	X
Exame físico (P, E, IMC, PA)	X	X	X	X	X	X	X	X	X	X	X
Desenvolvimento	X	X	X	X	X	X	X	X	X	X	X
Avaliação psicossocial/ comportamental	X	X	X	X	X	X	X	X	X	X	X
Rastreamento de depressão			X	X	X	X	X	X	X	X	X
Avaliação de uso de drogas		D	D	D	D	D	D	D	D	D	D
Acuidade visual	X	D	X	D	D	X	D	D	D	D	D
Acuidade auditiva	X		X				X			X	
Anemia	D	D	D	D	D	D	D	D	D	D	D
Tuberculose	D	D	D	D	D	D	D	D	D	D	D
Dislipidemia	X		D	D	D	D	D		X		
IST	D	D	D	D	D	D	D	D	D	D	D
HIV	D	D	D	D	D	X				D	D
Displasia cervical											X
Orientação antecipada	X	X	X	X	X	X	X	X	X	X	X

X: a recomendação deve ser realizada. ← X → faixa etária na qual a recomendação deve ser realizada. D: realizar avaliação de risco e, se positiva, proceder com recomendação.
E: estatura; HIV: vírus da imunodeficiência humana; IMC: índice de massa corpórea; IST: infecções sexualmente transmissíveis; P: peso; PA: pressão arterial.

Fonte: American Academy of Pediatrics, 2017.

Consulta do adolescente: perguntas para avaliação de HEEADSSS e SHADES

	Pergunta	Contexto
Pontos fortes	▪ "O que você mais gosta em você?" ▪ "O que alguém próximo a você diria sobre seus pontos fortes?"	▪ Começar com uma nota positiva para ajudar a construir relacionamento.
Casa	▪ "Onde você mora e quem mora lá com você"? ▪ "Como vão as coisas em casa?" ▪ "De quem você se sente mais próximo em casa?" ▪ "Você já se preocupou que sua família pode não ter dinheiro suficiente para comida ou necessidades básicas?" ▪ "Você já fugiu de casa?"	▪ Não presumir que o paciente viva com seus pais biológicos. ▪ Compreender a dinâmica doméstica. ▪ Considerar explorar a insegurança financeira e outras determinantes sociais/motivadores de problemas de saúde.
Educação	▪ "Em que série você está?" ▪ "Quais notas você tirou no último semestre?» ▪ "O que você quer fazer depois de diplomado?" ▪ "Com quem você almoça na escola?" ▪ "Você tem um grupo de amigos?" ▪ "Você já foi advertido na escola?"	▪ "Como está a escola?" é uma pergunta ineficaz na entrevista. ▪ Compreender o nível de "conectividade" e relações com outros. ▪ Se as notas caírem, investigar os possíveis motivos (depressão, drogas, transtorno de aprendizagem).
Emprego	▪ "Você está trabalhando? Onde?" ▪ "O que você fez para conseguir um emprego?" ▪ "Quantas horas por semana você trabalha? Você tem tempo suficiente para fazer o seu dever de casa e dormir?" ▪ "Você é bem tratado no trabalho?"	▪ Mais de 20 horas por semana é associado a resultados negativos (sofrimento emocional, uso de substâncias).
Alimentação	▪ "O seu peso ou formato do corpo causa algum estresse? Se sim, conte-me sobre isso." ▪ "O que você gosta e o que não gosta no seu corpo?" ▪ "Quantas refeições por dia você costuma comer? O que você come durante essas refeições?" ▪ "O que você está fazendo para se exercitar?"	▪ IMC normal ou trajetória de peso não exclui distúrbio alimentar. ▪ Ferramentas de triagem adicionais.
Atividades	▪ "O que você faz para se divertir?" ▪ "Quantas horas você passa na frente de uma tela (computador, TV, telefone)? Você gostaria de passar menos tempo *online*?" ▪ "Alguns adolescentes usam muito a internet. O que você usa da internet?"	▪ "Nada" ou "Sempre entediado" pode ser um alerta vermelho para possível condição de saúde mental depressão).

(continua)

(continuação)

	Pergunta	Contexto
Drogas	▪ "Algum amigo seu usou/ experimentou drogas ou álcool? Você já?" ▪ "Você já quis reduzir ou interromper seu uso?" ▪ "O que fez você decidir não usar/ experimentar drogas?"	▪ Normalizar a curiosidade e explorar comportamentos para ajudar a construir relacionamento. ▪ Reforçar comportamento positivo e explorar ações protetora, pois são marcadores de resiliência.
Sexualidade	▪ "Por qual nome você gosta de ser chamado?" ▪ "Você se considera um homem, mulher, ambos, não binário ou outra identidade?" ▪ "Que pronomes você usa?" (ela/ela, ele/ele, eles/eles, outro pronome ou vários conjuntos de pronomes)	▪ O paciente pode revelar um nome e pronome diferente que ele ainda não se sente confortável em compartilhar.
	"A próxima parte da nossa conversa será sobre sua saúde e práticas sexuais. Estas questões podem parecer pessoais, mas peço a todos os pacientes por ser importantes para a sua saúde geral. Antes de começar, você tem alguma dúvida ou preocupação sobre sua saúde sexual?"	
	Parceiros	
	▪ "Você está fazendo sexo de alguma forma (oral, vaginal ou anal)?" ▪ "Nos últimos meses, quantas relações sexuais parceiros você teve?" ▪ "Qual é/são o(s) gênero(s) do seu sexo parceiro(s)?" ▪ "Você ou seu(s) parceiro(s) atualmente tem outros parceiros sexuais?" ▪ "Você já falou sobre sua atividade sexual com seu cuidador?"	▪ Confirmar a idade do parceiro do paciente, por questões legais. ▪ Se um paciente já teve relações sexuais no passado, mas não atualmente, ainda é importante ter a história dessa relação sexual.
	Práticas	
	▪ "O que você faz nesses relacionamentos?" ▪ "Que tipo de contato sexual você tem ou já teve? Sexo genital? Sexo anal? Sexo oral?" ▪ "Como é o sexo para você? É uma experiência boa?" ▪ "Você já trocou sexo por algo básico, como dinheiro, moradia ou acesso a drogas?"	▪ Para os mais jovens, começar com pergunta aberta sobre comportamentos benignos (abraçar, dar as mãos, beijar) antes de perguntar sobre sexo. ▪ Usar frases simples e explícitas ajuda a minimizar confusão. ▪ O tráfico de seres humanos pode envolver trabalho forçado e/ou sexo em até 88% das vítimas.
	Proteção contra infecções sexualmente transmissíveis (IST)	
	▪ "Quais métodos de prevenção você usa para se proteger de IST?"	▪ Um preservativo externo/interno também pode ser discutido como preservativo "masculino/feminino".

(continua)

(continuação)

	Pergunta	Contexto
	História pregressa de IST	
	▪ "Você já foi testado para IST e HIV? Você gostaria de ser testado?" ▪ "Você já foi diagnosticado com uma IST? Quando? Você fez tratamento? Você já teve algum sintoma que persistiu?"	▪ Considerar possibilidade de contato direto para informações (resultados de teste de IST e discussão de medicação), especialmente se o cuidador não tiver conhecimento da história sexual do paciente.
	Intenção de gravidez	
	▪ "Você gostaria de engravidar no próximo ano?" ▪ "Como você apoiará financeiramente o bebê? Você ou seu parceiro querem terminar a escola? Você tem apoio familiar para isso?" ▪ "Você ou seu parceiro estão usando contracepção ou práticas de controle de natalidade? Você gostaria de conversar sobre maneiras de prevenir a gravidez?"	▪ Respeitar a autonomia do paciente e não presumir que todos os pacientes estão tentando prevenir a gravidez.
Suicídio/ depressão	▪ "Como você descreveria seu humor nas últimas 2 semanas?" ▪ "Você já se sentiu tão triste que desejou não acordar na manhã seguinte?" ▪ "Você tem um plano atual para prejudicar você mesmo ou acabar com sua vida?" ▪ "Você já tentou se matar? Quando? Como?" ▪ "Você se machuca de propósito?" (como se cortar, bater em si mesmo ou se queimar)	▪ Ferramentas para depressão, ansiedade geral ou Triagem para Ansiedade Infantil. ▪ Se houver preocupações com suicídio, aplicar teste de triagem de suicídio. ▪ Embora a maioria dos comportamentos de automutilação não seja tentativas de suicídio, o envolvimento em comportamentos autolesivos aumenta o risco de comportamentos suicidas subsequentes.
Segurança	▪ "Você se sente seguro em casa? Na escola?" ▪ "Alguém já ameaçou você, bateu em você, ou tocou você de forma inadequada?" ▪ "Você usa cinto de segurança? Capacete?"	▪ A segurança pode ser discutida durante a entrevista.

HEEADSSS – H: lar (home); E: educação (*education/employment*); E: distúrbios alimentares (*eating disorders*); A: atividades com pares (*activities*); D: drogas (*drugs*); S: sexualidade (*sexuality*); S: suicídio e depressão (*suicide/ depression*); S: representando segurança e violência (*safe*).
Fonte: Keshwani et al., 2023.

Consulta do adolescente: situações em que o sigilo deve ser interrompido ou mantido na consulta de adolescentes

Quebra do sigilo	Manutenção do sigilo
Presença de qualquer tipo de violência: emocional, maus-tratos, sexual, *bullying*, interpessoal no namoro etc.	Ficar, namoro; iniciação sexual (excluída violência por sedução ou imposição explícita)
Uso escalonado (cada vez maior) de álcool e outras drogas; sinais de dependência química	Experimentação de psicoativos (sem sinais de dependência)
Autoagressão, ideações suicidas ou de fuga de casa; tendência homicida	Orientação sexual, conflitos com identidade de gênero
Gravidez; abortamento	Prescrição de contraceptivos (para adolescente com maturidade para adesão)
Sorologia positiva de HIV (comunicar aos familiares e à parceria sexual)	IST (afastada violência sexual e desde que adolescente tenha maturidade para adesão ao tratamento)
Não adesão a tratamentos, deixando o adolescente ou terceiros em risco	
Diagnóstico de doenças graves, quadros depressivos e outros transtornos do campo mental	

Fonte: SBP, 2019b.

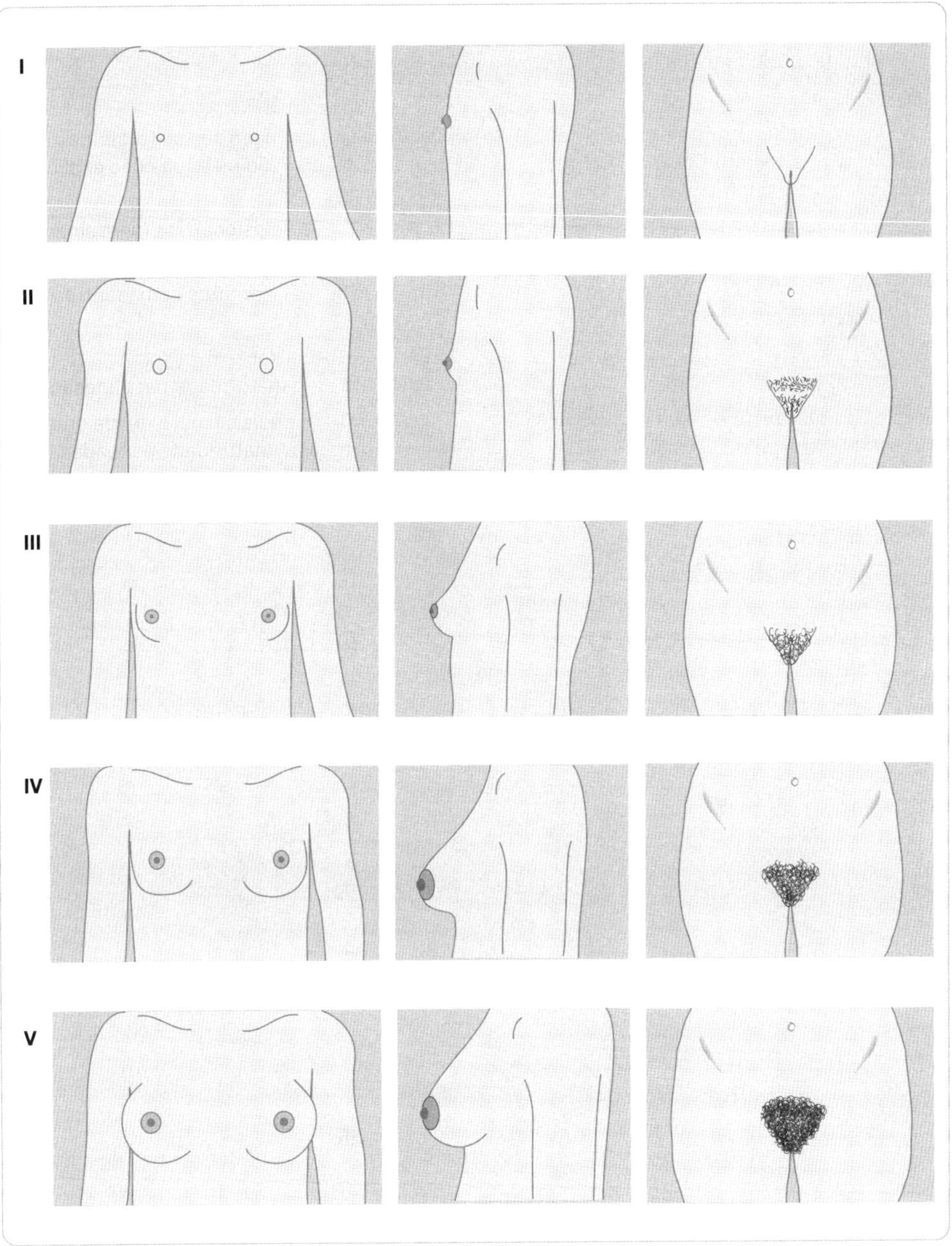

Adolescência: classificação de Tanner – meninas

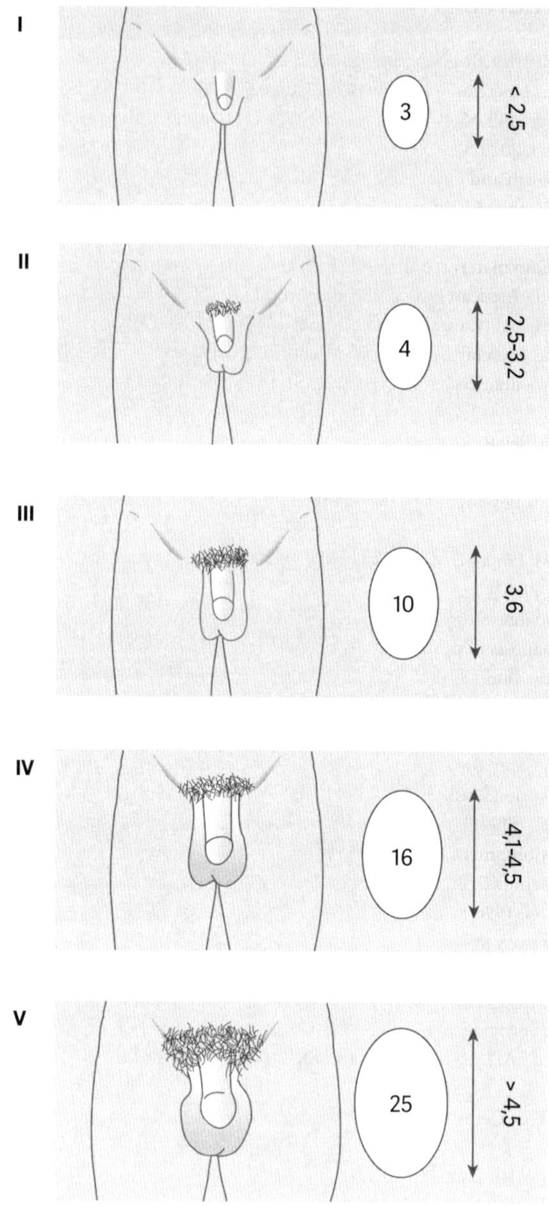

Adolescência: classificação de Tanner – meninos

SUGESTÕES DE LEITURA

American Academy of Pediatrics. Bright futures: guidelines for health supervision of infants, children and adolescents. 4. ed. Elk Grove Village: American Academy of Pediatrics; 2017.

Amos BL. Cough. In: Kliegman RM, Toth H, Bordini H, Basel D, eds. Nelson pediatric symptom-based diagnosis. 2. ed. Philadelphia: Elsevier, 2023.

Boques L, Levine DA. Growth and development. In: Marcdante KJ, Kliegman RM, Schuh AM. Nelson essentials of pediatrics. 9. ed. Philadelphia: Elsevier; 2023.

Brasil. Ministério da Saúde. Secretaria de Atenção à Saúde. Departamento de Atenção Básica. Saúde da criança: nutrição infantil: aleitamento materno e alimentação complementar / Ministério da Saúde, Secretaria de Atenção à Saúde, Departamento de Atenção Básica. Brasília: Editora do Ministério da Saúde; 2009. 112 p. : il. – (Série A. Normas e Manuais Técnicos) (Cadernos de Atenção Básica, n. 23).

Brasil. Ministério da Saúde. Secretaria de Atenção à Saúde. Departamento de Atenção Básica. Saúde da criança: aleitamento materno e alimentação complementar. 2. ed. Brasília: Ministério da Saúde; 2015. 184 p. (Cadernos de Atenção Básica; n. 23).

Dantzker D, Tobin M, Whatley R. Respiratory diseases. In: Andreoli TE, Carpenter CJ, Plum F, Smith LH, eds. Cecil essentials of medicine. Philadelphia: WB Saunders; 1986. p.126-80.

de Boo HA, Harding JE. The developmental origins of adult disease (Barker) hypothesis. Aust N Z J Obstet Gynaecol. 2006;46(1):4-14.

Eickmann SH, Emond AM, Lima M. Evaluation of child development: beyond the neuromotor aspect. J Pediatr (Rio J). 2016;92(3 Suppl 1):S71-83.

Evans OB. Manual of child neurology. New York: Churchill Livingstone; 1987.

Fletcher MA. Physical diagnosis in neonatology. Philadelphia: Lippincott-Raven; 1998.

Gewitz MH, Baltimore RS, Tani LY, Sable CA, Shulman ST, Carapetis J, et al. Revision of the Jones criteria for the diagnosis of acute rheumatic fever in the era of Doppler echocardiography: a scientific statement from the American Heart Association. Circulation. 2015;131(20):1806-18.

Gidding SS, Whelton PK, Carey RM, Flynn J, Kaelber DC, Baker-Smith C. Aligning adult and pediatric blood pressure guideline. Hypertension. 2019;73:938-43

Hirshkowitz M, Whiton K, Albert SM, Alessi C, Bruni O, DonCarlos L, et al. National Sleep Foundation's sleep time duration recommendations: methodology and results summary. Sleep Health. 2015;1(1):40-43.

Kayaba H, Tamura H, Kitajima S, Fujiwara Y, Kato T, Kato T. Analysis of shape and retractability of the prepuce in 603 Japanese boys. J Urol. 1996;156:1813-5.

Kercsmar CM. The respiratory system. In: Behrman RE, Kliegman RM, eds. Nelson essentials of pediatrics. 2. ed. Philadelphia: WB Saunders; 1994. p.445.

Keshwani N, Bretz L, Davidson A, Durante J, Kim GC. Update in adolescent medicine. In: Beckwith S. Update in pediatrics. 2. ed. Basel: Springer; 2023. p.3-60.

Kliegman RM, Greenbaum LA, Lye PS, eds. Pediatric strategies in pediatric diagnosis and therapy. New York: Elsevier; 2004.

Kliegman RM, Stanton BF, St Geme III JW, Schor NF, Behrman RE. Nelson: tratado de pediatria. Rio de Janeiro: Elsevier; 2009.

Kliegman RM, St. Geme JW III, Blum NJ, Shah SS, Tasker RC, Wilson KM, et al., eds. Nelson textbook of pediatrics. 21. ed. Philadelphia: Elsevier; 2020. p.2494.

Lissauer T, Carroll W. History and examination. In: Lissauer T, Carroll W, eds. Illustrated textbook of pediatrics. 5. ed. Elsevier; 2018.

Lubchenco LO, Hansman C, Dressler M, Boyd E. Intrauterine rowth as estimated from liveborn birth-weight data at 24 to 42 weeks of gestation. Pediatrics. 1963 Nov;32:793-800.

Lissauer T, Carroll W. Normal child development, hearing and vision. In: Lissauer T, Carroll W (eds.). Illustrated textbook of pediatrics. 6. ed. Elsevier; 2021.

Marcondes E, Okay Y, Costa Vaz FA, Ramos JLA, orgs. Pediatria básica. 9. ed. São Paulo: Sarvier; 2002.

Martins MA, Quintino CR, Tibério IFLC, Atta JA, Ivanovic LF. Semiologia clínica. Santana de Parnaíba: Manole; 2021.

National Heart, Lung, and Blood Institute. Report of the Second Task Force on Blood Pressure Control in Children, 1987. Pediatrics. 1987;79:1.

National High Blood Pressure Education Program Working Group on High Blood Pressure in Children and Adolescents. The fourth report on the diagnosis, evaluation, and treatment of high blood pressure in children and adolescents. Pediatrics. 2004;114(2 Suppl 4th Report):555-76.

Netto JMB, Uhlmann A. Enurese. In: Calado A, Rondon AV, Netto JMB, Bresolin NL, Martins R, Barroso Jr U, org. Uropediatria: guia para pediatras. Rio de Janeiro: Sociedade Brasileira de Pediatria/Sociedade Brasileira de Urologia; 2019.

Palyer B. Earache. In: Kliegman RM, Toth H, Bordini H, Basel D, eds. Nelson pediatric symptom-based diagnosis. 2. ed. Philadelphia: Elsevier; 2023.

Park MK. Park's pediatric cardiology for practitioners. 6. ed. Philadelphia: Elsevier; 2014. p.33.

Pasterkamp HJ. The history and physical examination. In: Chernick V, ed. Kendig's disorders of respiratory tract in children. 6. ed. Philadelphia: WB Saunders; 1998. p.88.

Pediatria Nestlé. Introdução alimentar: uma jornada de texturas e sabores. Disponível em: https://www.pediatrianestle.com.br/sites/default/files/2024-02/Livro_Introducao_Alimentar.pdf. Acesso em: 5 nov. 2024.

Pelech NA. Murmurs. In: Kliegman RM, Toth H, Bordini H, Basel D, eds. Nelson pediatric symptom-based diagnosis. 2. ed. Philadelphia: Elsevier; 2023.

Report of the Second Task Force on Blood Pressure Control in Children --1987. Task Force on Blood Pressure Control in Children. National Heart, Lung, and Blood Institute, Bethesda, Maryland. Pediatrics. 1987;79(1):1-25.

Sarni RO, Souza FI. Avaliação da condição nutricional da criança e do adolescente. In: Nóbrega FJ. Distúrbios da nutrição. 2. ed. Rio de Janeiro: Revinter; 2007.

Sociedade Brasileira de Neurologia Infantil (SBNI). Aprenda os Sinais. Aja cedo. 24p. Disponível em https://d1xe7tfg0uwul9.cloudfront.net/sbni-portal/wp-content/uploads/2019/09/1568137484_livreto_alta.pdf.

Sociedade de Pediatria de São Paulo (SPSP). Atualização de condutas em pediatria – Departamentos Científicos da SPSP. 2009, n. 34.

Sociedade Brasileira de Pediatria (SBP). Departamento de Nutrologia. Avaliação nutricional da criança e do adolescente: manual de orientação. Rio de Janeiro: SBP; 2012.

Sociedade Brasileira de Pediatria (SBP). Caderneta de Saúde da Criança Instrumento e Promoção do Desenvolvimento: como avaliar e intervir em crianças – Guia Prático de Atualização Departamento Científico de Pediatria do Comportamento e Desenvolvimento – n. 4.1, dezembro de 2017a.

Sociedade Brasileira de Pediatria (SBP). Manual do Grupo de Trabalho em Atividade Física. Promoção da Atividade Física na Infância e Adolescência. Julho de 2017b, n. 1.

Sociedade Brasileira de Pediatria (SBP). Departamento de Nutrologia. Manual de Alimentação: orientações para alimentação do lactente ao adolescente, na escola, na gestante, na prevenção de doenças e segurança alimentar. 4. ed. Rio de Janeiro: SBP; 2018. Disponível em: https://www.sbp.com.br/fileadmin/user_upload/_21089k-ManNutro_Alimentacao_para_site.pdf. Acesso em: 5 nov. 2024.

Sociedade Brasileira de Pediatria (SBP). Departamento Científico de Nefrologia. Hipertensão arterial na infância e adolescência. 2019a.

Sociedade Brasileira de Pediatria (SBP). Departamento Científico de Adolescência. Consulta do adolescente: abordagem clínica, orientações éticas e legais como instrumentos ao pediatra. Janeiro 2019b.

Sociedade Brasileira de Pediatria (SBP). Departamento Científico de Nutrologia. Manual de avaliação nutricional. 2. ed. atualizada. São Paulo: SBP; 2021a. 120p. Disponível em: https://www.sbp.com.br/fileadimin/user_upload/_22962f-ManAval_Nutricional_-_2Ed_Atualizada_SITE.pdf.

Sociedade Brasileira de Pediatria (SBP). Departamento Científico de Nutrologia e Pediatria Ambulatorial. Guia Prático de Alimentação da criança de 0 a 5 anos. Edição atualizada. São Paulo: SBP; 2021b. 74p. Disponível em: https://www.sbp.com.br/fileadmin/user_upload/23148cf-GPrat_Aliment_Crc_0-5_anos_SITE.pdf.

Sociedade Brasileira de Pediatria. Departamentos Científicos de Aleitamento Materno e Nutrologia. Aleitamento e alimentação complementar Análise sobre as recomendações da Organização Mundial de Saúde – 2023. Disponível em: https://www.sbp.com.br/imprensa/detalhe/nid/aleitamento-e-alimentacao-complementar-analise-sobre-as-recomendacoes-da-organizacao-mundial-de-saude-2023/.

Stephany A. Respiratory distress. In: Kliegman RM, Toth H, Bordini H, Basel D, eds. Nelson pediatric symptom-based diagnosis. 2. ed. Philadelphia: Elsevier; 2023.

Strufaldi MW, Kobinger ME, Lopes LA, Palma D, Puccini R. Crescimento. In: Morais MB, Campos SO, Hilário MO, editors. Pediatria: diagnóstico e tratamento. Barueri: Manole; 2013.

Tanner JM, Davies PS. Clinical longitudinal standards for height and height velocity for North American children. J Pediatr. 1985 Sep;107(3):317-29.

Tavares EC, Rego MAS. Prematuridade e retardo do crescimento. In: Lopes FA, Campos Jr D, eds. Tratado de Pediatria – Sociedade Brasileira de Pediatria. Barueri: Manole; 2007.

Van de Graaff KH. Human anatomy. New York: McGraw-Hill; 2002. p.554.

Van Why SK, Sreedharan R. Hypertension. In: Kliegman RM, Toth H, Bordini H, Basel D, eds. Nelson pediatric symptom-based diagnosis. 2. ed. Philadelphia: Elsevier; 2023.

Weffort VRS, et al. Avaliação do estado nutricional. In: Campos Jr D, Burns D (orgs.). Tratado de pediatria. Sociedade Brasileira de Pediatria. 3. ed. Barueri: Manole; 2014.

Weffort VRS, Ued FV. Avaliação antropométrica. In: Weffort VRS, Lamounier JA. Nutrição em pediatria: da neonatologia à adolescência. Barueri: Manole; 2017.

Yale SC. Sore throat. In: Kliegman RM, Toth H, Bordini H, Basel D, eds. Nelson pediatric symptom-based diagnosis. 2. ed. Philadelphia: Elsevier; 2023.

Yang S, Zusman N, Lieberman E, Goldstein RY. Developmental dysplasia of the hip. Pediatrics. 2019;143(1):e20181147.

Índice remissivo

S

T

U

V